风湿免疫疾病的诊断与治疗

(上)

刘东霞等◎主编

吉林科学技术出版社

图书在版编目（CIP）数据

风湿免疫疾病的诊断与治疗 / 刘东霞等主编. -- 长春：吉林科学技术出版社，2018.5
ISBN 978-7-5578-4398-4

Ⅰ.①风… Ⅱ.①刘… Ⅲ.①风湿性疾病－免疫性疾病－诊疗 Ⅳ.①R593.21

中国版本图书馆CIP数据核字(2018)第105798号

风湿免疫疾病的诊断与治疗

主　　编	刘东霞等
出 版 人	李　梁
责任编辑	许晶刚　陆海艳
封面设计	长春创意广告图文制作有限责任公司
制　　版	长春创意广告图文制作有限责任公司
幅面尺寸	185mm×260mm
字　　数	976千字
印　　张	51.75
印　　数	650册
版　　次	2019年3月第2版
印　　次	2019年3月第2版第1次印刷

出　　版	吉林科学技术出版社
发　　行	吉林科学技术出版社
地　　址	长春市人民大街4646号
邮　　编	130021
发行部电话/传真	0431-85651759
储运部电话	0431-86059116
编辑部电话	0431-85677817
网　　址	www.jlstp.net
印　　刷	虎彩印艺股份有限公司

书　　号	ISBN 978-7-5578-4398-4
定　　价	205.00元（全二册）

如有印装质量问题　可寄出版社调换
因本书作者较多，联系未果，如作者看到此声明，请尽快来电或来函与编辑部联系，以便商洽相应稿酬支付事宜。
版权所有　翻印必究　举报电话：0431-85677817

前　言

　　风湿病是一组侵犯关节、骨骼、肌肉、血管及有关软组织或结缔组织为主的疾病，其中多数为自身免疫性疾病。发病多较隐蔽而缓慢，病程较长，且大多具有遗传倾向。诊断及治疗均有一定难度；血液中多可检查出不同的自身抗体，可能与不同HLA亚型有关；对非甾类抗炎药（NSAID），糖皮质激素和免疫抑制药有较好的短期或长期的缓解性反应。

　　近年来风湿病学发展非常迅速，表现在新概念、新方法层出不穷，新的治疗药物不断上市。例如近年提出的COX-2新概念，使我们对非留体抗炎药的作用机制有了新的了解；类风湿关节炎特异性抗体的检测，使该病的早期诊断和治疗成为可能；类风湿关节炎治疗指南的更新，进一步规范了该病的治疗原则；干燥综合征和抗磷脂综合征诊断标准的重新修订，提高了这两种疾病诊断的准确性；炎性肌病免疫病理机制的深入研究，使该病的诊断和治疗水平有了较大的提高；生物制剂在类风湿关节炎及脊柱关节炎中应用指南的制定，使生物制剂的使用有了比较统一的认识；而且我们在国内首先应用银质针治疗风湿病得到了显著成效。

　　《风湿免疫疾病的诊断与治疗》是一部风湿病学专业书籍。全书分三篇共三十八章。上篇全面介绍了风湿病的诊疗技术，包括自身抗体的检测、关节穿刺、滑液分析、特殊的实验室检查和常见风湿病的影像学特点等。还有各类抗风湿药物的临床药理，指明其应用原则，并讲解了血浆置换和干细胞移植在风湿病治疗中的应用。中篇全面系统地阐述了各种风湿性疾病的病因病理、临床表现、诊断和鉴别诊断、治疗原则及预后。下篇是中医风湿病学。本书内容丰富，资料新颖，注重临床，具体实用。主要供风湿病专业和内科医师学习使用，也可供骨科和放射科医师参考。

　　限于主编的学术水平和经验，书中不足和错漏之处在所难免，衷心希望风湿科的同道和广大读者不吝赐教，予以指正。

目 录

上篇 风湿性疾病总论

第一章 风湿病的实验室检查 ... 2
- 第一节 血液检验 ... 2
- 第二节 尿液检查 ... 5
- 第三节 抗核抗体 ... 7
- 第四节 类风湿因子 ... 12
- 第五节 自身免疫病免疫学检验 ... 17
- 第六节 抗中性粒细胞胞质抗体 ... 24
- 第七节 抗磷脂抗体 ... 27
- 第八节 急性反应产物 ... 33
- 第九节 抗链球菌溶血素O试验 ... 41

第二章 关节穿刺及骨液分析 ... 43
- 第一节 关节穿刺术 ... 43
- 第二节 滑液分析 ... 47

第三章 脑脊液分析 ... 53

第四章 胸腔积液分析 ... 55

第五章 关节检查法 ... 58
- 第一节 手部关节检查 ... 58
- 第二节 腕和腕关节检查 ... 59
- 第三节 肘关节检查 ... 60
- 第四节 肩关节检查 ... 61
- 第五节 髋关节检查 ... 62
- 第六节 膝关节检查 ... 65
- 第七节 踝关节及足的检查 ... 68
- 第八节 骶髂关节检查 ... 68
- 第九节 颈部检查 ... 69
- 第十节 脊柱检查 ... 71

第六章 风湿病的骨关节影像学检查 ... 74
- 第一节 关节的简要X线解剖 ... 74
- 第二节 风湿病的骨关节影像学检查方法 ... 75
- 第三节 关节病变的读片方法和基本影像学征象 ... 76
- 第四节 类风湿关节炎 ... 78
- 第五节 强直性脊柱炎 ... 83
- 第六节 银屑病关节炎 ... 85
- 第七节 骨关节炎 ... 86
- 第八节 痛风性关节炎 ... 90
- 第九节 焦磷酸钙沉积症 ... 91
- 第十节 股骨头无菌坏死 ... 92
- 第十一节 激素性关节病 ... 93

第七章 风湿科常用药物 ... 94
第一节 非甾体抗感染药 ... 94
第二节 糖皮质激素 ... 100
第三节 环磷酰胺 ... 107
第四节 甲氨蝶呤 ... 110
第五节 硫唑嘌呤 ... 113
第六节 环孢素A ... 115
第七节 抗疟药 ... 117
第八节 来氟米特 ... 120
第九节 霉酚酸酯 ... 121
第十节 生物制剂 ... 123
第八章 风湿病的生物治疗 ... 126
第九章 静脉注射免疫球蛋白 ... 134
第十章 血浆置换 ... 139
第一节 概论 ... 139
第二节 血浆置换方法 ... 140
第三节 血浆置换的适应证 ... 145
第十一章 干细胞移植治疗风湿病进展 ... 149
第十二章 银质针导热疗法治疗风湿病的与应用 ... 159

中篇 各论

第十三章 类风湿关节炎 ... 160
第一节 类风湿因子 ... 161
第二节 分类标准或诊断标准 ... 163
第三节 和RA鉴别的疾病一览 ... 166
第四节 RA的关节表现及其他关节炎的鉴别诊断 ... 167
第五节 RA的症状及检查评价方法 ... 171
第六节 RA的药物治疗计划 ... 174
第七节 RA的非药物治疗 ... 191
第八节 RA的关节外症状及并发症 ... 193
第九节 Felty综合征 ... 197
第十节 银质针治疗 ... 198
第十四章 血清阴性脊柱关节病 ... 201
第十五章 贝赫切特综合征 ... 205
第十六章 系统性红斑狼疮 ... 212
第一节 系统性红斑狼疮 ... 212
第二节 亚急性皮肤型红斑狼疮 ... 226
第三节 药物性狼疮 ... 229
第十七章 干燥综合征 ... 233
第十八章 混合性结缔组织病 ... 241
第十九章 原发性抗磷脂综合征 ... 248
第二十章 硬皮病 ... 254
第一节 概述 ... 254

第二节	SSc 的诊断和鉴别诊断	257
第三节	SSc 病情各论和评价方法	259
第四节	皮肤硬化的治疗	268
第五节	根据病情而选择治疗方法	273

第二十一章 多发性肌炎和皮肌炎 278

第一节	一般诊疗对肌肉的筛查	278
第二节	肌肉异常的疾病、Pm 及 Dm 的鉴别诊断	281
第三节	Pm 和 Dm 的临床表现	287
第四节	特发性肌炎的定义和其他肌炎的分类	289
第五节	Pm 和 Dm 的诊断标准	292
第六节	诊断 Pm 或 Dm 后的对策	293
第七节	Pm 及 Dm 并发症的评价	295
第八节	Pm 及 Dm 的治疗	300
第九节	Pm 和 Dm 与恶性肿瘤的关系	308

第二十二章 血管炎 318

第一节	血管炎概论	318
第二节	巨细胞动脉炎和风湿性多肌痛	324
第三节	大动脉炎	331
第四节	结节性多动脉炎	339
第五节	韦格纳肉芽肿	345
第六节	变应性肉芽肿性血管炎	353
第七节	显微镜下多血管炎	360
第八节	川崎病	364
第九节	过敏性紫癜	375
第十节	冷球蛋白血症血管炎	381
第十一节	皮肤白细胞破碎性血管炎	388
第十二节	白塞病	390
第十三节	Cogan 综合征	400

第二十三章 骨关节炎 405

第二十四章 晶体关节病 422

第一节	痛风	422
第二节	焦磷酸钙沉积病	424
第三节	碱性磷酸钙晶体沉积病	435
第四节	假性痛风	441

第二十五章 其他关节病 443

第一节	风湿热	443
第二节	血清阴性滑膜炎综合征	447
第三节	回纹型风湿症	447
第四节	嗜酸粒细胞性滑膜炎	450
第五节	感染性关节炎	450
第六节	莱姆病	451
第七节	复发性多软骨炎	451
第八节	骨关节炎	455
第九节	掌趾脓疱病性骨关节炎和 SAPHO 综合征	456

第十节　色素性绒毛结节性滑膜炎	457
第十一节　滑膜软骨瘤病	458
第十二节　Charcot关节病：神经源性关节病	458
第二十六章　结节病	**459**
第二十七章　骨质疏松症	**466**
第一节　原发性骨质疏松症	466
第二节　继发性骨质疏松症	474
第二十八章　其他类型的风湿性疾病	**478**
第一节　肥大性骨关节病	478
第二节　骨Paget's病	481
第三节　poems综合征	486
第四节　结节性红斑	490
第五节　脂膜炎	493
第六节　复发性多软骨炎	499
第七节　股骨头缺血性坏死	505
第八节　结节病	509
第二十九章　血友病性关节炎	**515**
第三十章　自身免疫性肝病	**519**
第一节　自身免疫性肝炎	519
第二节　原发性胆汁性肝硬化	523
第三节　自身免疫性硬化性胆管炎	531
第三十一章　嗜酸粒细胞增多症和嗜酸粒细胞增多综合征	**536**
第一节　临床诊断的要点	536
第二节　末梢血嗜酸粒细胞增多原因一览	537
第三节　HES的治疗	540
第三十二章　幼年类风湿关节炎和Still病	**542**
第一节　多关节型、少关节型JRA的治疗	542
第二节　Still病以及成年人Still病	543
第三十三章　纤维肌痛综合征	**551**
第三十四章　强直性脊柱炎	**555**
第一节　病因病理	555
第二节　临床表现	555
第三节　诊断与鉴别诊断	556
第四节　银质针治疗	557

下篇　中医篇

第三十五章　风湿病的病因病机	**559**
第三十六章　风湿病的治疗原则及治法	**565**
第三十七章　中医病证辨证论治（风湿）	**575**
第一节　行痹	575
第二节　痛痹	581
第三节　着痹	588
第四节　热痹	594

第五节	燥痹	601
第六节	皮痹	611
第七节	肌痹	617
第八节	脉痹	621
第九节	筋痹	632
第十节	骨痹	637
第十一节	心痹	644
第十二节	肝痹	653
第十三节	脾痹	658
第十四节	肺痹	663
第十五节	肾痹	670
第十六节	尪痹	675
第十七节	历节	682
第十八节	痛风	693
第十九节	骨痿	697
第二十节	颈痹	702
第二十一节	肩凝症	709
第二十二节	腰痹	713
第二十三节	膝痹	722
第二十四节	足痹	727
第二十五节	产后痹	735
第二十六节	狐惑	744

第三十八章　中医综合治疗　751

第一节	针灸治疗风湿病	751
第二节	体针治疗风湿病	752
第三节	腹针在风湿病中运用	764
第四节	放血疗法	772
第五节	推拿疗法	777
第六节	抓痧疗法治疗风湿病	782
第七节	风湿病的中医外治疗法	793

上篇 风湿性疾病总论

第一章 风湿病的实验室检查

风湿性疾病的实验室检查对风湿性疾病的诊断是不可缺少的，其中部分项目不仅用于诊断，尚可作为病情活动和预后判定的指标。因此，临床医生应当熟悉这些检查的意义以达到正确诊断及时治疗的目的。

第一节 血液检验

一、红细胞计数

（一）原理

用等渗稀释液将血液稀释一定倍数后，滴入血细胞计数盘，然后于显微镜下，计数一定范围内的红细胞数，经过换算即可求得每升血液中的红细胞数。

（二）参考值

男：$(4\times10^{12} \sim 5.5\times10^{12})$/L[（400 万～550 万/μL）]；女：$(3.5\times10^{12} \sim 5\times10^{12})$/L[（350 万～500 万/μL）]；新生儿：$(6\times10^{12} \sim 7\times10^{12})$/L[（600 万～700 万/μL）]。

（三）临床意义

1. 生理变化　年龄与性别的差异如下。男性：6～7 岁时最低，2～30 岁达最高值，30 岁以后有所下降；女性：13～15 岁时最高，21～35 岁维持最低水平。

当感情冲动、兴奋、恐惧、冷水浴刺激时均可导致红细胞和血红蛋白暂时增多。高山作业及登山运动员的红细胞、血红蛋白均高于正常。长期多次献血者，红细胞亦可代偿性增多。妊娠期红细胞和血红蛋白均相对减少。

2. 病理变化　风湿病患者大都有不同程度的贫血。如类风湿关节炎可出现低血红蛋白小细胞性轻至中度贫血；系统性红斑狼疮呈正常色素细胞性贫血。失血（如非甾体抗感染药造成胃肠道溃疡）、造血物质缺乏（如 mTX 造成叶酸代谢障碍）、红细胞破坏过多（如系统性红斑狼疮对自身抗体介导的免疫损害）、骨髓造血功能障碍等，可使红细胞和血红蛋白减少。

二、血红蛋白测定

（一）原理

血液在血红蛋白转化液中溶血后，除 SHb 外，各种血红蛋白均可被高铁氰化钾氧化成高铁血红蛋白（Hi），再与 CN 结合生成稳定的棕红色氰化高铁血红蛋白（HiCN）。

HiCN 最大吸收波峰 540nm，最小吸收波谷 504nm。在特定标准条件下，毫摩尔吸光系数为 44L/（mmol·cm）。因此根据标本的吸光度，即可求得血红蛋白浓度（g/L）。

在没有符合 WHO 标准的分光光度计的条件下，亦可用 HiCN 参考液制备标准曲线，或求出换算常数（K 值），间接计算血红蛋白浓度（g/L）。

（二）参考值

男：120～160g/L；女：110～150g/L；新生儿：170～200g/L。

（三）临床意义

其生理、病理变化与红细胞计数相似。但在各种贫血时，由于红细胞平均血红蛋白含量不同，红细胞和血红蛋白二者减少程度可不一致。因此同时测定红细胞和血红蛋白，对贫血类型的鉴别有重要意义。如只需了解有无贫血和贫血恢复程度，可只测血红蛋白。

三、红细胞比积测定

（一）原理

红细胞比积（PCV 或 Hct）是指红细胞在血液中所占容积的比值。通常将不改变红细胞体积的抗凝血置于温氏（Wintrohe）管或毛细管中，经一定离心力离心后，计算被压紧的红细胞层占的比值。

（二）参考值

男：0.4～0.54；女：0.37～0.47。

（三）临床意义

红细胞比积增高可见于大面积烧伤和各种脱水患者。测定红细胞比积后，以了解血液浓缩程度，可作为补液计算的依据。在各种贫血时，红细胞减少，红细胞比积常随之减低。但因不同性质的红细胞大小不同，两者减低不一定平行。临床上常用以计算红细胞平均容积和红细胞平均血红蛋白浓度，有助于贫血的鉴别与分类。

四、红细胞沉降率测定

（一）原理

离体抗凝血液置于特制刻度测定管（魏氏法血沉管）内，垂直立于室温中，60分钟时观察上层血浆高度的数值（单位为mm）。

（二）参考值

男：＜15mm/h；女：＜20mm/h。

（三）临床意义

血沉测定是各种风湿病和炎症性疾病的最简便而又重要的检测手段，血沉增快可见于急性风湿热、急性感染（全身性或局部感染）、活动性结核病、类风湿关节炎、系统性红斑狼疮、皮肌炎、急性心肌梗死、慢性肾炎、甲状腺功能亢进、恶性肿瘤、严重贫血、月经期、妊娠期及老年人等。

血沉减慢见于低纤维蛋白血症、真性红细胞增多症、镰形红细胞增多症、过敏性疾病、室温过低或抽血后放置过久等。

定期反复检查血沉，可有助于推断疾病的发展或逐步痊愈，对某些疾病的鉴别有一定帮助，如对类风湿关节炎与骨关节病的鉴别等。

五、白细胞计数

（一）原理

用稀醋酸溶液，将血液稀释一定倍数并破坏红细胞后，滴入计数盘中，在显微镜下计数一定范围中的白细胞数，经换算即可求得每升血液中各种白细胞的总数。

（二）参考值

成人：$(4\sim10)\times10^9$/L；新生儿：$(15\sim20)\times10^9$/L；6个月～2岁：$(11\sim12)\times10^9$/L。

（三）临床意义

1. 生理变化　新生儿较高，出生后12h达最高值，以后逐渐下降，儿童白细胞数稍高于成年人。一天之内早晨休息状态白细胞最低，下午最高。妊娠、分娩、剧烈运动及体力劳动均可使白细胞数增高。

2. 病理变化　白细胞显著增高见于白血病；临床上白细胞增高常见的原因是急性化脓性感染，如脓肿、阑尾炎、蜂血症等；Still病白细胞明显增高；结节性多动脉炎白细胞亦增高；RA白细胞正常或升高；SLE半数患者白细胞减少，但并发感染后白细胞计数可正常或增多。白细胞减少见于某些传染病；脾功能亢进白细胞轻度到中度减少；放射治疗及肿瘤化疗期间白细胞亦减少；1/5～1/4干燥综合征患者白细胞减少。

六、白细胞分类计数

（一）原理

白细胞的胞质、颗粒、核、核仁等含有不同的化学成分，其与各种染料的亲和力不相同。经染色后能着上不同的颜色，根据颜色的差异，可将白细胞区别并进行分类。计数100或200个白细胞，求其各类白细胞所占的百分率，即为白细胞分类计数。

（二）参考值

中性粒细胞：杆状核 $1\%\sim5\%(0.04\sim0.5)\times10^9$/L，分叶核 $50\%\sim70\%(2\sim7)\times10^9$/L，嗜酸粒细胞：$0.5\%\sim5.0\%(0.05\sim0.5)\times10^9$/L；嗜碱粒细胞：$0\%\sim1\%(0\sim0.1)\times10^9$/L；淋巴细胞：$20\%\sim40\%(0.2\sim0.4)\times10^9$/L；单核细胞：$3\%\sim8\%(0.08\sim0.8)\times10^9$/L。

（三）临床意义

1. 中性粒细胞增加多见于各种化脓菌所致的急性传染病、Still病、结节性多动脉炎、SIE、干燥综合征、皮肌炎、伤寒、麻疹、结核等，中性粒细胞减少也可见于再生障碍性贫血。

2. 嗜酸粒细胞增高见于少数RA重症患者、某些寄生虫病、某些皮肤病和酸性粒细胞性白血病等，也可见于过敏性血管炎。

3. 淋巴细胞增多见于结核、传染性淋巴细胞增多症等。

七、嗜酸粒细胞直接计数

（一）原理

用稀释液将血液稀释一定倍数，并破坏红细胞，将嗜酸粒细胞颗粒染色，混匀后充入计数池中，计数一定体积内嗜酸粒细胞数，即可算得每升血液中嗜酸粒细胞数。

（二）参考值

$(0.05\sim0.5)\times10^9$/L。

（三）临床意义

1. 增多见于硬皮病、嗜酸性筋膜炎、过敏性疾病、寄生虫感染、霍奇金病、肺癌、剥脱性皮炎、银屑病、湿疹等。

2. 减少见于伤寒、副伤寒早期，肾上腺皮质功能亢进。

第二节 尿液检查

(一) 一般性状检查

1. 尿量

正常人尿量多少主要取决于每日饮入的水量（饮水多，尿量多；饮水少，尿量少）和机体由其他途径（如出汗）所排出的液体量。

随气候、出汗量、饮水量不同而异，一般健康人为 (1.0～1.5)L/24 h，即每小时 1mL/kg 体重；小儿按公斤体重计算尿量较成人多 3～4 倍。

尿量增多见于：①生理性，饮水过多、饮浓茶及酒精类、精神紧张等。②病理性，常见于糖尿病、尿崩症、慢性骨炎及神经性多尿等。

尿量减少见于：①生理性，饮水少、出汗多等。②病理性，常见于休g、脱水、严重烧伤、急慢性肾炎、心功能不全、肝硬化腹永等。流行性出血热少尿期、尿毒症、急慢性肾衰竭等。

(二) 颜色

正常人的尿液呈淡黄色。尿的颜色与尿液稀释程度有密切关系。在日常生活中常常会观察到，饮水多，排尿多，尿的颜色浅；饮水少，出汗多，尿量少时，尿液的颜色深。尿液中含有各种色素如尿色素、尿胆素、尿红素等。尿色素只由肾脏产生。服用某些药物后，尿色可有改变，如口服复合维生素、呋喃类药物，尿色变深；口服利尿药氨苯喋啶后，尿呈蓝色。

(三) 透明度

分为透明、微浑、浑浊、极浑、乳糜状。

(四) 酸碱反应

正常尿液可呈弱酸性 (pH 在 5.5～6.5)，但因饮食种类不同，pH 波动范围可为 4.5～8.0。肉食者多为酸性，蔬菜水果可致碱性。测定尿液酸碱反应时，标本必须新鲜，报告用"酸性""中性"或"碱性"报告。久置腐败或泌尿道感染，脓血尿均可呈碱性。结石尿的草酸盐、磷酸盐、碳酸盐结石见于碱性尿，胱氨酸结石多见于酸性尿。酸中毒及服用氯化铵等酸性药物时尿可呈酸性。

(五) 比重

尿比重是指相同体积的尿和纯水在同一温度下的重量之比。健康成人在普通饮食条件下尿比重为 1.015～1.025。如果尿比重经常≤1.010，多见于慢性肾小球肾炎、肾盂肾炎，是因肾小管浓缩功能障碍引起；尿比重在 1.010±0.003，多由于肾实质受到严重损坏，肾浓缩与稀释功能丧失所造成；肾性尿崩症时尿比重极低，几乎接近纯水的比重。

二、尿沉渣的显微镜检查

(一) 白细胞

尿中白细胞一般多为中性分叶核细胞，在肾移植术后和淋巴细胞白血病的患者尿中可见大量淋巴细胞。白细胞在尿中呈圆形，在显微镜下看不见核，仅见淡灰色带折光的颗粒状胞质，加酸后胞质清晰透明，可见明显突出的细胞核。中性粒细胞在炎症过程中破坏或死亡，其细胞结构模糊，外形不规整，浆中颗粒变粗大，核看不清，易聚集成团。这些变性白细胞称为脓细胞，它与完整的白细胞并无严格的界限，难以区别。当尿液标本在室温中久置后，受酸碱度、渗透压等影响，白细胞形态亦可发生退行性改变，实无区分的意义。但仅白细胞数量的变化即可说明炎症的存在，因此检验报告时不必说明是否有脓细胞。白细胞（中性粒细胞）有时难与肾小管上皮细胞区别，但粒细胞过氧化酶染色阳性，后者为阴性。

（二）红细胞

尿中红细胞形态有三种。新鲜红细胞为淡黄色，圆盘形，稍有折光性；在低渗和高尿素尿中，胞体胀大，血红蛋白可逸出而成为大小不等空环形，称影细胞；在高渗或低尿素尿液中，因脱水而呈星状皱缩红细胞。

尿中球形草酸钙、脂肪球和污染而来的酵母菌，在形态上与红细胞相似，应注意鉴别。必要时可做瑞氏染色或隐血试验，协助鉴定。

正常成人24小时尿中排出红细胞不超过10^9个，一次离心尿镜检，为0～3/高倍（男性尿均值为0.4～0.7，女性尿均值为0.5～1）。平均高倍视野有1～2个红细胞，即为异常表现，若达3个/高倍以上，则视为镜下血尿。血尿的来源部位可通过尿三杯试验协助判断，亦可结合红细胞形态特点以及伴随成分进行分析。急性泌尿系感染或泌尿系结石时，所见红细胞常为新鲜完好的；肾小球肾炎，尤其是慢性者，所见红细胞常为影细胞。有人认为影细胞＞80%时应考虑肾小球肾炎。此外，出血性疾病，肾移植术后，尿中常发现较多的红细胞，后者一周后可逐渐减少而消失，发生排斥反应时，尿中红细胞可再度增多。狼疮性肾炎大多有程度不等的镜下血尿。

（三）其他

狼疮性肾炎和各种风湿性疾病引起的肾脏疾病均可见到管型和上皮细胞。

三、尿液化学检验

（一）尿液蛋白质定性试验（加热醋酸法）

1. 原理 加热使蛋白质变性凝固，加稀醋酸使pH下降，约达到蛋白质等电点(pH为5.0左右)，有利于变性凝固的蛋白质沉淀。加酸还可消除因尿液受热而出现的磷酸盐结晶等。

2. 临床意义

(1) 生理性蛋白尿

剧烈活动、受热、受寒和女性月经期均可一过性尿中蛋白增高。

(2) 病理性蛋白尿

见于各种肾小球肾炎，肾病综合征（包括狼疮性肾炎肾病型，糖尿病型肾病综合征等），肾盂肾炎及系统性红斑狼疮的肾脏损害（本病肾脏损害高达90%～100%）等。

（二）尿中血红蛋白检验（尿隐血试验）

1. 原理 血红蛋白中的亚铁血红素与过氧化物酶的结构相似（但其结合的蛋白质不同而具有弱过氧化物酶活性），能催化过氧化氢放出新生氧，氧化受体氨基比林使之呈色，借以识别微量血红蛋白的存在。

2. 临床意义 常见能引起血红蛋白尿的疾病如下：①自身免疫性溶血性贫血、系统性红斑狼疮等。②阵发性夜间血红蛋白尿。③"行军性"血红蛋白尿等。

第三节 抗核抗体

抗核抗体（antinuclear antibody，ANA）又称抗核酸抗原抗体，是一组将自身真核细胞的各种成分脱氧核糖核蛋白（DNP）、DNA、可提取的核抗原（ENA）和RNA等作为靶抗原的自身抗体的总称，能与所有动物的细胞核发生反应，主要存在于血清中，也可存在于胸水、关节滑膜液和尿液中。

抗核抗体在多种自身免疫病中均呈不同程度的阳性率，如系统性红斑狼疮（SLE，95%～100%）、类风湿性关节炎（RA，10%～20%）、混合性结缔组织病（mCTD，80%～100%）、干燥综合征（SS，10%～40%）、全身性硬皮病（85%～90%）、狼疮性肝炎（95%～100%）、原发性胆汁性肝硬化（95%～100%）等，但经皮质激素治疗后，阳性率可降低。抗核抗体在类风湿患者中约有20%～50%IgG型ANA呈阳性，小儿类风湿ANA的阳性率19%～35%，伴发虹膜睫状体炎者阳性率高（50%～90%），故ANA阳性预示类风湿有发生慢性睫状体炎的可能。已发现75%类风湿患者有多形核白细胞的特异性ANA或抗中性粒细胞胞质抗体（ANCA）可使白细胞核受到破坏。

抗核抗体的经典意义是指针对真核细胞核成分的自身抗体的总称。随着人们对抗核抗体认识的深入，发现了许多针对细胞质成分的抗体，如抗核糖体抗体、抗Jo-1抗体等。因而，ANA的现代定义已不再局限于细胞核内，而扩展到整个细胞，其靶抗原包括细胞核、细胞质、细胞骨架、细胞分裂周期蛋白等全部细胞成分。

一、分类和命名

（一）命名

习惯上抗核抗体有下列四种命名法：①以首次检出这种抗体的疾病命名，如抗SS-A抗体、抗SS-B抗体就是首先从干燥综合征中检出的抗体。②以首次检出这种抗体的患者名字的前两个字母命名，如抗Sm抗体、抗ma抗体和抗Jo-1抗体等。③以抗原在细胞内的位置命名，如抗中性粒细胞胞质抗体、抗着丝点抗体等。④以抗原的化学组成命名，如抗DNA抗体、抗RNP抗体等。随着抗原化学组成的不断阐明，将会有更多的抗核抗体按抗原的化学组成命名。

（二）分类

抗核抗体有多种分类方法，每种分类方法的侧重点各不相同。例如根据靶抗原分子的理化性质和分布部位可分为以下几种抗体：①抗ds-DNA抗体。②抗组蛋白抗体。③抗DNA-组蛋白复合物抗体。④抗非组蛋白抗体。⑤抗核仁抗体。⑥抗其他细胞成分抗体等。按照抗核抗体的免疫荧光核型又可以分为细胞核均质型、细胞核斑点型、细胞核颗粒型、核仁型、细胞骨架型、细胞质颗粒型等。

二、抗核抗体的测定方法

目前，ANA检测成为临床上一个极其重要的检查项目。间接免疫荧光法是检测ANA的标准方法，可作为过筛试验。此后又相继出现了免疫双扩散、对流免疫电泳、ELISA等方法。

(一) 间接免疫荧光法

传统检测 ANA 的方法是 1957 年 Frious 等人建立的间接免疫荧光法 (indirect immunofluorescent, IIF)，采用鼠肝细胞作为核抗原，但某种特定的抗体所对应的抗原在不同种属和不同脏器的细胞核中含量是不同的，因此用不同底物片测定同一标本时就可能出现不同的结果。一般而言，作为底物，同种细胞优于异种细胞，自身细胞优于同种细胞。目前商品化试剂盒多以 Hep-2 细胞作为核抗原。

抗核抗体的核型有一定临床参考价值。某种核型可能伴有某种特定的抗核抗体和风湿病，但这种关联是不可靠的。当血清中含有多种抗体时，随血清稀释度不同，可能会表现出不同核型。核型的价值大部分被测定特异性抗体所代替。常见的核型见表 1-1。

表 1-1 抗核抗体的免疫荧光模型及临床相关疾病

荧光模型	靶抗原	主要相关疾病
核均质型	ds-DNA	SLE
	核小体	SLE
	组蛋白	DIL
	ss-DNA	不具有疾病特异性
核颗粒型	nRNP、Sm	SLE、mCTD
	SS-A、SS-B	SLE, SS
	Ku	SLE、重叠综合征
	PCNA	SLE
	mi-2	Dm
核斑点型	着丝点蛋白	局限型硬化症
	核点	PBC
核仁型	Scl-70	弥散型硬化症
	Pm-Scl	Pm/Dm
	RNA 多聚酶 I 抗体	弥散型硬化症
	原纤维蛋白抗体	弥散型硬化症
核膜型	Gp120、板层素等	PBC
胞质颗粒型	AMA	PBC
	Jo-1	Pm
	核糖体 P 蛋白	SLE
	PL-7, PL-12	Dm
	EJ, OJ	Dm
	溶酶体、高尔基体	临床意义不明确
胞质纤维型	波形蛋白	临床意义不明确

续表

荧光模型	靶抗原	主要相关疾病
	原肌球蛋白	临床意义不明确
	肌动蛋白	AIH

注：SLE：系统性红斑狼疮；DIL：药物诱导型红斑狼疮；mCTD：混合性结缔组织病；SS：干燥综合征；Dm：皮肌炎；Pm：多发性肌炎；PBC：原发性胆汁性肝硬化；AIH：自身免疫性肝炎

（二）对流免疫电泳及免疫双扩散法

在用间接免疫荧光法对自身抗体进行初筛后，针对可溶性核抗原相应的自身抗体，往往采用对流免疫电泳及免疫扩散法进行进一步的确认或鉴定。

对流免疫电泳（CIE）及免疫扩散法（ID）均需要在琼脂糖凝胶上进行。首先在铺好的琼脂糖板上打孔，然后按一定顺序加入适量的可溶性抗原以及适当稀释的待测血清。对流免疫电泳法需在电流的作用下（电泳仪）进行，而免疫扩散法在湿盒内放置于室温下反应即可，在已知抗原与待测血清之间出现沉淀线即为阳性结果。

（三）酶联免疫吸附法

酶联免疫吸附法是比较敏感的检测方法，但特异性不及 CIE 及 ID 法。

具体方法：先将纯化的抗原包被在固相载体上，与一定稀释度的待测血清反应。然后与酶标记的第二抗体（抗人 IgA、IgG、IgM 或 IgGAM 的混合物）反应，其酶可催化色原底物，自然状态下无色，在酶的作用下变为有色产物）最后在酶标测定仪一定波长下进行比色，测定吸光度。

（四）免疫印迹法

免疫印迹法可以进一步确认阳性结果或鉴别其特异性。实验原理是将经电泳分离的抗原提取物转印到硝基纤维膜上（抗原中的不同组分将按分子量大小在膜上依次排开），加入已经稀释的待测血清，再加碱性磷酸酶标记的抗人抗体，最后加入碱性磷酸酶底物。若标本中含待测的特异性抗体，相应的抗原条带将显色。

三、临床意义

抗核抗体可在许多疾病中出现。现简述如下：

（一）系统性红斑狼疮（SLE）

ANA 阳性本身不能确诊任何疾病，但 ANA 阳性且伴有特征性狼疮症状则支持狼疮诊断。约 99%（86%～100%）的活动期 SLE 患者 ANA 阳性，其滴度也常＞1:80。ANA 阴性几乎可除外 SLE 的诊断，对于未经治疗的疑似患者，多次检查抗核抗体，若结果阴性应考虑其他疾病的可能。但应注意有 5% 的 SLE 患者 ANA 可为阴性，因为测定 ANA 通常用鼠肝或鼠肾作底物，而这些组织核内含 SS-A、SS-B、Jo-1、rRNP 抗原相对较少，所以不易测出其相应抗体。此外，部分临床缓解的 SLE 患者血清 ANA 可转为阴性。

抗核抗体对系统性红斑狼疮的诊断有帮助，但对预后和疗效观察的意义观点不尽一致。一般认为抗核抗体在狼疮活动期阳性率和滴度均增高，在缓解期阳性率和滴度均减低。但除了抗 ds-DNA 抗体和抗核糖体 P 蛋白抗体外，绝大多数 ANA 滴度与疾病活动性无关。而且滴度随底物不同而异，在不同实验室临界滴度可能会不同，在解释滴度变化时，要考虑这些因素。

（二）其他结缔组织病

可见于盘状红斑性狼疮、皮肌炎、类风湿关节炎、硬皮病、干燥综合征、血管炎等。在非狼疮性结缔组织病中，ANA 阳性率约为 50%，ANA 作为自身免疫性疾病的筛选试验必须强调中高滴度。

（三）非结缔组织病

消化系统疾病（如慢性活动性肝炎、溃疡性结肠炎、原发性胆汁性肝硬化、酒精性肝病、自身免疫性肝炎）、肺病（特发性肺间质纤维化、石棉诱导的肺间质纤维化、原发性肺动脉高压）、造血系统疾病（如巨球蛋白血症、淋巴瘤、特发性自身免疫性溶血性贫血、恶性贫血、特发性自身免疫性紫癜）、感染性疾病（结核病等）、恶性肿瘤（淋巴瘤、白血病、黑色素瘤以及卵巢、乳腺、肺、肾等处的实体瘤）、其他疾病包括内分泌疾病（1 型糖尿病、Gmves 病）、神经系统疾病（多发性硬化）、终末期肾衰竭、器官移植后、重症肌无力等。这类疾病中的 ANA 滴度往往较低。

（四）药物反应

服用某些药物如普鲁卡因胺、三甲双酮、肼屈嗪、苯妥英钠、异烟肼、磺胺类、保泰松、对氨基水杨酸等均可出现 ANA 阳性。但停药后 ANA 滴度随之下降。

（五）正常人

只有少数正常人可出现低滴度的 ANA 阳性。一般当血清稀释度 1:4 时，男性有 3% 阳性，女性有 7% 阳性，而 80 岁以上健康老年人阳性率可达 49%。

需强调的是：由于某些原因 ANA 可呈假阳性和假阴性。ANA 主要用于自身免疫性结缔组织病的筛选试验，因为低滴度的 ANA 可在感染、肿瘤及正常人中出现，未加稀释的正常人血清约 1/3 也可呈阳性反应，一般滴度在 1:40 以上应考虑结缔组织病的可能，ANA＞1:80 则有较大临床意义。

四、分类

抗核抗体的分类，由于核抗原不同，有多种不同的 ANA。

（一）抗 DNA 抗体

抗 DNA 抗体有抗双链 DNA(ds DNA)和抗单链 (ss DNA)抗体之分。抗 ds DNA 抗体与 SLE 的关系密切，且随疾病的活动度而升降，病情好转者其滴度多下降甚或转阴。抗 ss DNA 抗体则与抗 ds DNA 不同，可在多种疾病出现，包括一些非自身免疫性疾病，如细菌和病毒感染。故在临床上无实用价值。而抗 ds DNA 抗体被认为是红斑狼疮（SLE）所特有。

抗 DNA 的自身抗体在 SLE 发病中起一定作用。在一些 SLE 患者，DNA 大分子存在于循环中或黏附于多种器官的微血管结构，这些循环或器官原位抗原型 DNA 均可与循环自身抗体发生反应，形成免疫复合物，激活炎症系统，在一些器官如肾脏，肺和脑组织引起免疫复合物介导的疾病，导致组织损伤。

抗可提取的核抗原 (extractable nuclear antigen.ENA) 抗体 此抗体原经盐水或磷酸缓冲液处理，易从胞核中提取出来，且不含 DNA。应用免疫荧光技术，抗 ENA 抗体型染色多呈斑点型。此类抗原分为九种，故产生九种相应抗体。

1. 抗核糖核蛋白抗体（antiribonucleoprotein；抗 RNP 抗体）　抗原来源与 Sm 相同。它对去氧核糖核酸酶不敏感，但对核糖核酸酶、胰酶敏感。1972 年把它作为诊断混合性结缔组织病（mCTD）的重要血清学依据。但以后发现本抗体可在多种风湿性疾病出现，不具备对某个病的特异性，但有助于鉴别结缔组织病和非结缔组织病。抗核 RNP 抗体见于近 32% 的 SLE 患者，几乎见于所有 mCTD 患者。

2. 抗 Sm 抗体　Sm 系一患者 Smith 的简称。1966 年 Tan&Kunkel 首先在患者 Smith 体中发现。抗原来源于小牛、兔胸腺、人脾等组织的一种酸性糖蛋白。抗 Sm 抗体可见于 1/3 或以上的 SLE 患者，不出现于其他疾病中，对 SLE 诊断有特异性，成为很有价值的 SLE 诊断标志，但无此抗体不能排除诊断。

3. 抗 SS-A 抗体　系在发现 Sjogren 氏综合征（SS）的"A"抗原后而命名，主要见于 SS。本抗原可以从人、牛、猪脾中提取。它除存在核内外，也存在于细胞质内。对胰酶敏感，对核糖核酸酶抵抗，能耐热（56℃）。

4. 抗 Ha 抗体　抗 Ha 抗体可与小牛胸腺可溶性核提取物（以及小牛和鼠的肝提取物）起反应。见于 SS 患者，亦称之为 SS-B 抗体，应用沉淀素反应，补体结合以及荧光技术检测。多数人认为 13%SLE 及 33%SS 患者有抗 Ha 沉淀性抗体。

5. 抗 Pm-1 抗体　系多发性肌炎的特异性抗体。抗原系小牛胸腺核提取物，有人暂称之为 Pm-1。最初有人应用补体结合抑制试验，确定该抗体特性，在皮肌类患者中发现 Pm-1 抗体。有人测定在多发性肌类患者阳性率 13.6%，皮肌类（Dm）20%，系统性硬化并肌炎 25%，SLE 并肌炎偶有阳性，在其他疾病和正常人均阴性。说明本抗体对肌炎诊断有一定特异性。

6. 抗 mA1 抗体　为发现抗核酸蛋白抗原的抗体，称之为抗 mA1 抗体。该抗体只出现于某些严重的 SLE 患者中。

7. 抗 Scl-70 抗体　因出现在硬皮病且其分子量为 70 000，故名。抗原为碱性非组蛋白，北京协和医院对系统性硬化用免疫双扩散法测定得抗 Scl-70 抗体阳性率为 60%。在其他结缔组织和非结缔组织病偶有阳性，而正常人均阴性，说明本抗体有较高的特异性，是系统性硬化的标记抗体。

8. 抗 Jo-1 抗体　因患者而命名。国外报道在多发性肌炎（Pm）患者阳性率为 30～50%，并发有肺间质纤维化的肌炎则达 60%，而在皮肌炎（Dm）患者则低于 10%，在其他疾病均阴性。

9. 抗 Ku 抗体　因患者命名，国外报道本抗体多见于并发有肌炎的系统性硬化患者，阳性率达 55%。

总之，抗 Pm-1，抗 Jo-1，抗 Ku 都与肌炎有关。

（二）抗组蛋白抗体

组蛋白是一组碱性蛋白质，含有稍高量的赖氨酸及精氨酸。是与 DNA 形成的复合物，结合成 DNA 一组蛋白。组蛋白抗体见于药物诱发的 SLE。国外报道，用免疫荧光三步法测 23 例药物致狼疮阳性率为 96%，12 例 SLE 中 42% 阳性。北京协和医院以同样方法检测 488 例服用异烟肼，68 例服用苯妥英钠，40 例服用复降片（内含肼苯哒嗪），都在服用 6 个月以上者和另 133 例服他巴唑 3 个月以上者，无一例查到本抗体。这种差异可能与我国服用肼苯哒嗪和普鲁卡因酰胺的患者较少之故，也不能除外人种不同而造成的差异。

（三）抗着丝点抗体

其抗原为紧附于染色体着丝点的 DNA 蛋白质。因此需要选择分裂相活跃的细胞作为底物，这种细胞的着丝点较易被暴露。多选用人喉癌上皮细胞（HEP-2），其优点是核大，分裂相多。国外报道本抗体多见于 CREST 综合征（即表现为软组织钙化，雷诺现象，食管功能低下，指端硬化，毛细血管扩张）。阳性率达 90% 以上，称之为 CREST 的标记抗体。根据协和医院观察测定结果，我国系统性硬化绝大部分是弥散型，CREST 型极少见；抗着丝点抗体的阳性率在系统性硬化为 20%，CREST 型 38%，弥散型 10%，说明它不一定是 CREST 型的标记抗体。

（四）抗核仁抗体

抗核仁抗体是一组对核仁不同 RNA 成分的抗体。由于成分（4～6sRNA）不同，因此构成斑块，斑点，均质等不同图形。本核体在以 HEP-2 细胞为底物间接免疫荧光检查为明显。协和医院免疫组的阳性率是 PSS38.5%，SLE6.1%，RA15.3%，（阳性者都并发有指端硬化），SS8.6%，Pm/Dm10.0%，雷诺现象 25%，其他结缔组织病和正常人均阴性。抗核仁抗体不仅在 PSS 最多见，且滴度亦高，故它对 PSS 诊断有一定的帮助。

抗核抗体的检测在自身免疫病的临床诊断、鉴别诊断、评价疗效和预后估计中具有较大的意义，因此常将抗核抗体的检测作为自身免疫病的重要初筛试验。

第四节 类风湿因子

类风湿因子（RF）是一种以变性 IgG 为靶抗原的自身抗体，无种属特异性。类风湿性关节炎（RA）患者和约 50% 的健康人体内有产生 RF 的 B 细胞克隆，在某些病理因素如变性 IgG 或 EB 病毒直接作用下，可大量合成产生 RF。RF 与天然 IgG 结合能力较差，但易与免疫复合物中的 IgG 或聚合 IgG 反应。现已证实，IgG 分子重链的 CH2 功能区富含有天冬酰胺交联形成的寡糖，该糖蛋白据谓是与 RF 反应的抗原结合表位。RF 有 IgG、IgA、IgM、IgD、IgE 5 种类型，检测 RF 对类风湿性关节炎（RA）的诊断、分型和疗效观察有重要意义。检测 RF 的方法很多，常用的有胶乳凝集试验和 ELISA 法，胶乳法主要测定的是 IgM 类 RF。ELISA 法则可用于测定不同 Ig 类别的 RF，而且还可实现定量检测，较有实用价值。

一、类风湿因子的产生

RF 分为种系基因编码的自然发生 RF 和类风湿关节炎特异性 RF。自然发生 RF 对 IgG 分子特异性差，亲和力低，仅有 Igm-RF，而无 IgG-RF 和 IgA-RF，血清滴度一般较低。而类风湿关节炎特异性 RF 对 IgG 分子亲和力高，特异性强，血清滴度高，除 Igm 型 AF 外，还有 IgG 型 -RF 及 IgA 型 -RF，其独特型也和自然发生 RF 不同。因而，类风湿关节炎特异性 RF 与自然发生 RF 产生的细胞基础、产生部位、产生机制可能不同。

（一）类风湿因子产生机制

RF 对应抗原为免疫球蛋白 IgG。一般情况下，IgG 反应性 T、B 淋巴细胞在免疫系统发育过程中对 IgGFc 片段产生免疫耐受。那么 RF 是如何产生的，目前有以下假说：

①B细胞多克隆激活。②抗原刺激、理化因素导致IgG分子变构。③超抗原机制等。

1. B细胞多克隆激活　　非特异B细胞激活剂如EB病毒可诱导健康人或小鼠外周血淋巴细胞合成低亲和力Igm-RF，其独特型为遗传决定的17.109交叉独特型（CRI），为种系基因编码的自然发生RF，其产生细胞基础为CD5$^+$B细胞，CD5$^+$B细胞占外周血中B细胞的20%左右，另外淋巴结和扁桃体淋巴滤泡中也有大量CD5$^+$B细胞，CD5$^+$B细胞对T细胞不依赖，因而不可能发生抗体类型转换，只产生Igm型-RF。

2. 抗原诱导　　类风湿关节炎特异性RF的轻链、重链序列与种系基因编码的RF不同，有多处基因突变，且突变主要集中在高变区。类风湿关节炎特异性RF尤其是IgG型-RF亲和力高，并有单一特异性，对非相关抗原无交叉反应，提示类风湿关节炎特异性RF为特异抗原诱导的、T淋巴细胞辅助下或超抗原作用下产生的。

用含IgG的免疫复合物或某些细菌长期免疫动物可诱发RF产生，可能是由于免疫复合物中IgG分子构象发生变异，被产生RF前体B细胞捕获、加工，并与前体B细胞表面mHC-II分子结合，递呈给特异性T细胞合成RF并发生类型转换。持续微生物感染如结核杆菌、奇异变形杆菌一直被怀疑是引起RA的原因，因而类风湿关节炎特异性RF的产生可能遵循这个机制。

健康个体血清中及其滑膜组织的IgG的主要亚类为IgG，但RA滑膜组织的IgG3亚类明显升高，且RA滑膜组织的IgG分子缺少半乳糖，与正常IgG有差异。再者，IgG-后期糖化末端产物（IgG-AGE）出现于RA患者血清中。虽然IgG分子亚类偏差与RF产生的关系不清，但少半乳糖/无半乳糖IgG分子、IgG-AGE的结构构象发生变异，可能诱发RF产生，因而RA滑膜组织产生RF可能有其独特机制。

3. 超抗原机制　　生命早期，产生RA特异性RF的前体B细胞数量很少，相应T细胞不能有效地识别它们，因而产生RF前体B细胞表面的多肽（包括独特型多肽），不能完全引起相应T细胞耐受。某种超抗原存在时，为相应T细胞和产生RA特异性RF的B细胞间提供一额外连接，解除了T细胞的不完全耐受状态，为产生RA特异性RF的B细胞提供辅助，促进该B细胞合成RF，并发生RF类型转换。

（二）类风湿因子产生部位和细胞

对RA患者骨髓、外周血、滑液中的淋巴细胞进行检测，发现上述组织的淋巴细胞/浆细胞均分泌RF，但RA患者外周血淋巴细胞产生的RF，其编码V$_H$、V$_L$基因类型与健康人、淋巴增生性疾病RF的编码V$_H$、V$_L$基因类似，而与RA滑膜、滑液淋巴细胞（主要为CD20$^-$CD38$^+$浆细胞）产生的RF编码VH、基因不同，因而RA滑膜组织和滑液是合成RA特异性RF的主要场所，其细胞基础为CD20$^-$CD38$^+$浆细胞。RA患者可能既有自然发生RF，又有类风湿关节炎特异性RF。

二、类风湿因子的抗体特点

（一）类风湿因子的抗原识别

RF与天然IgG反应，更易与凝集IgG、免疫复合物中变性IgG反应，还可与同种异体IgG，甚至与其他物种IgG尤其是兔IgG反应。说明RF对应的抗原决定簇不仅存在于正常IgG，也存在于变性IgG、同种异体IgG以及异种IgG分子上。

与其他抗体一样，RF也有交叉反应性，其针对的抗原决定簇不仅存在于IgG分子上，而且还存在于一些非相关抗原上如核抗原。

（二）类风湿因子与抗原间的反应

Igm-RF 有 5 个亚单位，每个亚单位有 2 个抗原结合点，从结构上讲 Igm-RF 对 IgG 分子的结合价应为 10，但 Igm-RF 对 IgG 分子的实际结合价仅为 5，可能是由于每个 Igm-RF 亚单位有 1 个抗原结合点因空间障碍而不能与 IgG 结合。Igm-RF 与单体 IgG 结合属于弱抗原抗体键，与凝集 IgG 或免疫复合物中 IgG 可形成稳定复合物，可能是因为凝集 IgG 或免疫复合物中 IgG 与 Igm-RF 为多价结合，多价抗原抗体反应总和可产生稳定结构。

IgG-RF 和 IgG 分子结合时，IgG 分子的功能抗原价为 1，同样可能是由于 IgG 和 IgG-RF 结合时分子构象发生变化。

IgG-RF 对应的抗原决定簇还可能存在于 IgG-RF 本身，即 IgG-RF 既有抗体特性又有抗原特性。不存在天然 IgG 分子时，IgG-RF 可自身结合形成二聚体、四聚体、八聚体或更高聚合体（图 1-1）。IgG-RF 自身结合的功能抗原价为 2，否则 IgG-RF 的自身结合终止于二聚体，而不能形成多聚体。即使存在天然 IgG 分子，IgG-RF 也优先自身结合形成二聚体，但天然 IgG 分子会终止二聚体进一步聚合，形成一个 IgG-RF 二聚体结合两个天然 IgG 分子的中间复合物，因为天然 IgG 分子与 IgG-RF 反应功能效价为 1。IgG-RF 自身结合形成多聚体的能力取决于 IgG-RF 的浓度、亲和力以及 IgG-RF 与天然 IgG 分子的比例。

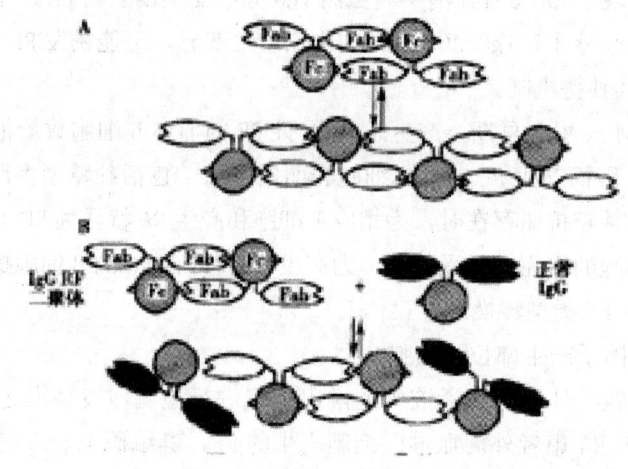

图 1-1 IgG-RF 二聚体

A. 在缺少正常 IgG 分子情况下，高浓度 IgG-RF 形成 IgG-RF 二聚体，进一步形成 IgG-RF 多聚体。B. 正常 IgG 分子存在时，并不影响 IgG-RF 二聚体形成，但终止了 IgG-RF 二聚体的进一步聚合，形成一个 IgG-RF 二聚体结合两个天然 IgG 分子的中间复合物

三、类风湿因子的生理和病理作用

（一）类风湿因子的生理作用

1. 调节免疫反应

（1）增强 CD5$^+$ B 细胞的抗原捕获和递呈作用：CD5$^+$B 细胞不仅存在于外周血，也存在于扁桃体淋巴滤泡周围和淋巴结过渡区。免疫复合物经淋巴管进入淋巴结，居于淋巴结周边过渡

区，此时 CD5⁺B 细胞以其表面 Igm-RF 捕获免疫复合物，加工处理复合物中的抗原成分，并递呈给抗原特异性 T 细胞。

(2) 封闭 Fc 信号　免疫应答产生的抗体反过来抑制免疫反应，这种调节源自 IgG 抗体的 Fc 信号。免疫反应过程中，外源性抗原结合 IgG 抗体形成复合物，免疫复合物连接 B 淋巴细胞表面的抗原受体和 Fc-γ 受体，使 B 细胞失活。Igm 型 -RF 和免疫复合物中 IgG 分子 Fc 段结合，减弱了 Fc 信号的抑制作用，这样即使体内有大量免疫复合物，免疫反应也能持续下去。

Fc 抑制信号可能也是自身耐受发生机制，因而 Igm-RF 减弱 Fc 信号的抑制作用，使机体易发生自身免疫性疾病。这可以解释，为什么许多自身免疫性疾病产生 Igm-RF 的 CD5⁺B 细胞数目增多。近来有学者报道，CD5⁺B 细胞在 RA 和干燥综合征患者中分别占 47% 和 46%，并且与 RA 的活动性有关。

1. 清除免疫复合物　Igm-RF 使含 IgG 分子的免疫复合物聚集到较大程度，更有效地固定补体，通过广泛的补体受体被单核 - 吞噬细胞系统更快清除。因而在慢性炎症性疾病中，Igm-RF 可使机体免受免疫复合物的损伤。

2. 增强清除非有效量 IgG 抗体包被的细胞和微生物　在含 IgG 分子的免疫复合物中加入 Igm-RF，可增强免疫复合物的补体固定作用。如感染小鼠的锥虫被 IgG 抗体包被时，并不能被消除，但当加入 Igm-RF 时，可激活补体系统，锥虫被杀死。

(二) 类风湿因子的病理作用

1. 关节炎性损伤　由于 RA 关节滑液中缺少正常 IgG 分子，IgG 型 -RF 自身结合形成多聚体复合物。IgG-RF 多聚体沉积于关节表面，激活补体引起关节炎性损伤。另外，RA 滑膜巨噬样细胞表面有 IgG 分子及 C3 受体。IgG-RF 与滑膜巨噬样细胞反应，使之释放 IL-1 等细胞因子，这些细胞因子反过来作用于滑膜细胞而使之产生前列腺素和胶原酶，同样导致关节炎性损伤。因而 IgG-RF 是引起关节炎症损伤的一个重要因素。

2. 类风湿性血管炎　在外周血液循环中，类风湿关节炎特异性 RF 与自身 IgG 分子结合形成稳定的免疫复合物，或是被单核 - 吞噬细胞系统清除，或是沉积于血管壁，激活补体导致血管炎。

四、类风湿因子的检测

RF 的检测方法包括凝集试验、浊度散射比浊法和酶联免疫吸附法 (ELISA)。凝集试验仅能检测到 Igm 型 -RF；而浊度散射比浊法可定量检测 RF，但不能分型；ELISA 法可检测出 Igm 型 -RF、IgG 型 -RF 和 IgA 型 -RF。

血清中大部分 RF 或以自由形式存在，或与正常 IgG 分子结合形成可解离性的不稳定免疫复合物。但有相当一部分高亲和力 RF，一旦合成分泌后，即与自体 IgG 分子结合形成稳定的免疫复合物 (隐性 RF)，或沉积于组织器官，或被单核 - 吞噬细胞系统清除，因而 RF 检测结果不能准确反映 RF 合成情况。

(一) 凝集反应

凝集试验是通过 Igm-RF 多价性交联乳胶颗粒或红细胞表面 IgG 分子，产生肉眼可见凝集物，因而此方法主要检测 Igm-RF。

（二）浊度散射比浊法

浊度散射比浊法的基本原理为待测血清中的 RF 与包被 IgG 分子的乳胶颗粒形成免疫复合物，激光通过比色杯检测反应体系中免疫复合物浊度，在乳胶颗粒包被 IgG 分子浓度过量的情况下，散射光强度和反应体系中免疫复合物量同样与相应 RF 浓度成比例，根据标准曲线推算出 RF 浓度。此法提供了较为准确的 RF 总量情况。

（三）酶联免疫吸附试验

酶联免疫吸附试验的基本原理为，人或动物 IgG 分子共价或化学交联吸附到固相递质微孔酶标板上，加入待检血清共育，固相化 IgG 分子尽量与血清中全部 RF 结合，加入酶标抗 Igm 抗体、抗 IgG 抗体或抗 IgA 抗体，分别检测出 Igm-RF、IgG-RF 和 IgA-RF。

上述几种检测方法各有优缺点，但直至目前 RF 检测仍没有统一标准化。这是因为：①各实验室检测的 RF 方法不同，有不同检测结果。②即使用同一种检测方法如凝集试验、ELISA，各实验室检测出的 RF 滴度结果亦无可比性。③RF 阴性与阳性分界点难以统一确定，分界点的确定常取决于各实验室应用的参考血清。

五、类风湿因子的临床应用

1940 年首次采用兔 IgG 致敏的羊红细胞测定 RF，随后乳胶凝集试验广泛应用于测定 RF。这两种方法起初是测定 IgmRF。采用兔 IgG 测定人类 RF，较人 IgG 敏感性低但特异性高，在实际诊断中通常用兔 IgG 代替人 IgG。因两者存在交叉作用，目前乳胶凝集试验仍作为一项简单的试验用作 RF 活力过筛及半定量测定方法。

在一些大实验室，上述方法已被定量分析所取代。主要的定量分析方法有利用包被了人 IgG 的乳胶颗粒比浊法，或者用可溶性人聚集 IgG 的浊度分析法。这些定量分析试剂盒已标准化，均以国际参照标准定量。另外，许多实验室用 ELISA 定量法。这些试验方法初步应用于检测 Igm 和 IgARF，也用于检测 IgGRF。但标准化仍不理想，产生如检测 IgmRF 阳性血易出现 IgA。产生 IgGRF 假阳性结果的原因是 IgmRF 结合到酶标记的抗 IgA、IgG 二抗 IgG 的 Fc 片段上，为避免此错误，应采用胃蛋白酶消化标记的 Fab 片段。此外，在测定中也容易因 RFs 被血清中 IgG 结合而出现 IgGRF 假阴性。

RF 阳性是美国风湿病学院规定的诊断经典 RA 的标准。然而实际情况是出现 RF 阳性或阴性既不能确认也不排除 RA。RF 阳性仅为 RA 的一有力支特点，RF 阴性不能除外 RA，如其他标准符合，血清阴性患者亦可诊断。直到现在，RF 试验仍很大程度上受到准确度和精确度不足的影响。不同实验室得出的效价无可比性，即使同一实验室，不同方法亦有差异。由于国际参照标准国际单位 IU/mL 的应用，如今的准确度已有很大提高，定量法减少了分析中的误差。但在 cut-off 值上仍有问题遗留。Cut-off 值一般由不同实验室各自的参照材料决定，这可能造成误差。因为 RF 在健康人中的阳性率不随年龄增加，实际上在许多非风湿病的、老年患者中阳性率会增加，因而在检测一般人群中应做年龄校正。

循环中的 RF 浓度因种族而异，但无性别差异。在无症状个体中，Igm 和 IgGRF 水平升高提示有发生 RA 的危险，且据报道患病危险率与 RF 效价有关。RA 发病率男女之比为 1:3，女性 RF 阳性者患 RA 的概率会增加，其他易感因素包括家族有 RA 病史。

70%～90% 的 RA 患者：RF 阳性，但也可见于其他风湿性疾病，感染及肺疾病。RA 患者 RF

效价与疾病活力相关，血清阳性较阴性患者更易患严重疾病，高效价RF也与严重疾病和不良预后相关。

5%的JRA患者中可见RF，ACR定义发病年龄小于16岁的类风湿关节炎称为青少年型类风湿关节炎（JRA），在1~3岁有一发病高峰，3岁以上儿童始发病较迟。多关节JRA患者中RF检出率更高，RF很少见于低龄JRA患儿，但可见于许多其他儿童的结缔组织疾病。RF试验对诊断帮助有限，高效价RF患儿可表现出多关节JRA，但65%~75%血清阴性JRA患者血清中有19s1gMRF，据报道这些隐藏的RF效价与疾病活动性有关，但因测定方法有限，使隐藏RF研究资料很少。在RA中，RF阳性JRA患儿较阴性患儿预后差且易发风湿结节和HLA-DR4。

RF测定结果的诊断价值由许多因素决定，RF在RA患者中检出率为50%~90%。敏感度亦为50%~90%。从人群中发病数量及频率来看，阳性预测值（PPV）和阴性预测值（NPV），是以测定结果为依据进行计算。PPV和NPV可因选择人群不同而改变，筛查一般人群，0.5%~3%有RA，PPV在20%~30%，而NPV为93%~95%。如检测的具有症状的人群或易患人群，PPV、NPV将发生改变。并且RF测定作为一个有用的诊断指标，对于JRA患者RF的阳性率较RA明显低，仅5%。说明RF诊断价值也非常低。在非风湿性疾病中，RF测定有助于先天性梅毒患儿的诊断。

RF是最广泛研究的自身抗体之一，它们与RA关系密切，也可见于其他疾病和健康个体中。它们在免疫应答中发挥生理作用，但在不同疾病中也有许多相关的致病作用。研究表明，RF在健康个体和不同疾病患者中有不同的结构和功能特性。这些特性是RF异常调控的结果，包括遗传因素和环境因素的相互作用。

第五节 自身免疫病免疫学检验

自身免疫病是指机体的免疫功能紊乱时，对自身抗原成分产生自身抗体或致敏淋巴细胞，并造成组织损伤的一系列临床和病理过程。可通过检测自身抗体，对自身免疫性疾病进行诊断与鉴别诊断。

一、抗核抗体（ANA）检测

系统性自身免疫性疾病以由于体液免疫异常产生抗细胞内蛋白和核酸抗原的自身抗体为主要特点，在系统性红斑狼疮、硬皮病、干燥综合征、混合性结缔组织病、药物性狼疮、皮肌炎、多发性肌炎等疾病中可观察到这种现象。其重要的免疫学特征是在患者的血清或组织中可以检测到自身抗体或免疫复合物。故临床采用间接免疫荧光法来检测。每种疾病都伴有特征性的自身抗体谱。

这些与疾病相关的自身抗体作为客观的血清学资料，有助于临床医师对相关疾病做出更准确的诊断。

（一）原理

以小鼠肝细胞、Hep-2细胞（人喉癌细胞）、HeLa细胞（宫颈癌细胞）或小鼠腹水癌细胞等作为抗原片，待测患者血清中如含有抗核抗体（ANA）时，可与细胞核中的靶抗原结合，洗涤时结合的 ANA 不会被洗脱，与随后滴加的荧光素标记的抗人 1g 再发生结合反应，于荧光显微镜下检查时，即可在细胞核区出现典型的荧光图像。

（二）观察结果

在 Hep-2 细胞核或浆位置上出现特异性亮绿色荧光染色为 ANA 阳性，ANA 阴性则无特异性荧光染色。以 Hep-2 细胞作为底物测定，ANA 效价应＞1：20 或 1：40，方能判定阳性。对于阳性血清应稀释后测得抗体最终效价。实验结果报告方式应包括 ANA 荧光染色核型及抗体滴度。抗核抗体（ANA）阳性常见荧光染色核型：①周边型（rim）或称核膜型（membranous，m）-抗 ds-DNA 抗体、抗 Lamim 抗体。②均质型（homogeneous，H）-抗 DNA 抗体、抗组蛋白抗体、抗 DPIP 抗体。③斑点型（speckled，S）-抗 ENA 抗体。④核仁型（nucleolar，N）-硬皮病相关自身抗体。⑤散点型或称着丝点型（discrete speckled）-抗着丝点抗体（ACA）。⑥线粒体型（mitochondria）-抗线粒体抗体（AMA）。⑦核糖体型（rihosomal RNP）-抗核糖体抗体（抗 rRNP）。

（三）临床意义

临床上 ANA 的检测，实际上是指总抗核抗体检测。ANA 阳性的疾病很多，最常见于弥散性结缔组织病，某些非结缔组织病也可阳性（如慢性活动性肝炎、重症肌无力、慢性淋巴性甲状腺炎等），正常老年人也可出现低滴度的 ANA 阳性。ANA 检测在临床上是一个极重要的筛选试验，ANA 阳性（高滴度）标志了自身免疫性疾病的可能性，ANA 检测对风湿性疾病的诊断和鉴别具有重要意义。

二、抗 DNA 抗体的检测

1957 年，Ceppelini 等首先描述了 SLE 患者血清中存在同脱氧核糖核酸（DNA）反应的成分，但直到 1975 年 SmLlar 等报告了抗 DNA 抗体与 SLE 有密切关系，并认识到抗 DNA 抗体检查对 SLE 的诊断价值。70 年代中后期，数种定性、定量的抗 DNA 抗体检测方法被建立、完善，并应用于临床。

抗 DNA 抗体一般可分成与天然（双链）DNA 反应的抗体和与变性（单链）DNA 反应的抗体两种抗体：抗双链 DNA（double stuanded DNA，ds-DNA）抗体，或称抗天然 DNA（native DNAt nDNA）抗体；抗单链 DNA（single sLranded DNA，ssDNA）抗体，或称抗变性 DNA（denatured DNA）抗体。

抗 ds-DNA 抗体主要见于 SLE，是目前公认的 SLE 高度特异性抗体，被列为 SLE 诊断标准之一。抗 dsDNA 抗体在 SLE 中，阳性率在 60%～90%。活动期 SLE（肾型，非肾型）阳性率 80%～100%；非活动期 SLE，阳性率 30%。抗 ds-DNA 抗体对 SLE 诊断特异性为 900k，敏感性（活动期）为 70%，阳性者 90% 以上为活动期 SLE 患者，而在非 SLE 患者和正常人则多为阴性。有时其他结缔组织病患者抗 ds-DNA 抗体也可阳性，如干燥综合征、药物性狼疮、混合性结缔组织病等，但附性率低，一般＜10%，抗体效价也较低，且此类患者一般认为是 SLE 重叠综合征。

抗 ds-DNA 抗体与 SLE 疾病活动性关系密切，其抗体效价随疾病的活动或缓解而升降，活动期增高，缓解期降低甚至转阴。因此，抗 ds-DNA 抗体常被作为 SLE 活动的指标，可用于监视 SLE 病情变化、SLE 疾病活动期判断、药物治疗效果观察等。

抗 DNA 抗体在 SIE 的发病机制中起重要的作用。在一些 SLE 患者，DNA 大分子可存在于循环中或黏附于多种器官的微血管结构，这些循环或器官原位抗原型 DNA 均可与循环自身抗体发生反应，形成抗原抗体免疫复合物，激活炎症系统，如补体途径，在一些器官，抑肾脏、肺、关节和脑组织引起免疫复合物介导的疾病，导致组织损伤。临床表现为肾小球肾炎、关节炎、皮肤红斑、精神神经症状及多部位血管炎等所致的临床征象。

抗 ss-DNA 抗体对疾病诊断缺乏特异性，虽然 SLE 患者中其阳性率为 70% 以上，但也可以在多种风湿性疾病（如 DLE 60%～80%，mCTD 20%～50%，Pm，Dm 40%～50%，SSc 14%，SS 13%+RA 80% 等）或非风湿性疾病（如慢性活动性肝炎，细菌、病毒感染等）中出现，有些正常老年人也存在抗 ss-DNA 抗体，故临床上实用价值不大，一般不用于临床常规检测。

抗单链 DNA 抗体主要见于 SLE，阳性率 60%～70%，且抗体效价高，而在其他疾病少见且抗体效价低。因抗原纯化困难，故未应用于临床检测。

抗 z-DNA 抗体对 SLE 有很高的特异性，临床意义同抗 ds-DNA 抗体相似。因其对应靶抗原的特殊构象（非天然的左双螺旋 DNA），抗原纯化困难，故未应用于临床检测。

由上述可知，临床常规检测抗 DNA 抗体，一般是指检测抗 ds-DNA 抗体。抗 ds-DNA 抗体的检测方法很多，目前临床常规检测广泛应用的方法有：间接免疫荧光法（IIF），包括短膜虫法（CL-IIF）和马疫锥虫法（TE-IIF）两种方法、放射免疫分析法（RIA，即 Farr 法）、酶联免疫吸附试验（EUSA 法）、免疫印迹法（IB），斑点金免疫渗滤试验（DICFA，即金标记）、间接（被动）血凝试验（PHA）等。国外临床常规检测抗 ds-DNA 抗体，目前以 ELISA、CL-IIF 法为主，国内则以 IIF(CL-IIF 及 TE-IIF)、Farr 法、金标法为主。上述各种检测抗 ds-DNA 抗体方法，市场上均有商品试剂盒供应。以下简介各种临床常规常用的检测抗 ds-DNA 抗体方法。

（一）间接免疫荧光法

间接免疫荧光法（IIF）为目前临床常规检测抗 ds-DNA 抗体最常用的方法。1964 年 Beck 等证明锥虫类（单细胞）的核和动基体为纯 ds-DNA，不含组蛋白等其他成分。

1975 年 Aarden 等报告用短膜虫（Crirhidia Lucilia, CL）培养片，1978 年 Konice 等报告采用感染马疫锥虫（Trypanosoma Epuiperdam, TE）的大鼠血涂片作为抗原底物，采用 IIF 法检测抗 ds-DNA 抗体。20 世纪 80 年代初，北京协和医院在国内首先建立了这两种检测抗 ds-DNA 抗体的方法。北京协和医院检验科荧光免疫室于 1980 年建立 TE-IIF 检测抗 ds-DNA 抗体的方法，近二十年临床应用表明：该法特异性强，重复性好，结果稳定可靠；方法要求条件低，操作简便易于推广，该室制备 TE 抗原基质片技术方法稳定，制备的抗原片质量稳定可靠，使用方便，已为国内许多家医院临床开展检测抗 ds-DNA 抗体提供了帮助。

用短膜虫（crithidia luciliae, CL，动基体含 ds-DNA）制成抗原片，与患者血清反应，如血清中含有抗双股 DNA(ds-DNA) 抗体时可与 CL 动基体中 ds-DNA 结合，在加入荧光素标记的抗人 Ig 抗体反应后，于荧光显微镜下可见短膜虫动基体呈现黄绿色荧光。

抗 ds-DNA 抗体对系统性红斑狼疮（SLE）有较高的特异性。主要见于活动期或并发肾炎的患者。能结合补体的抗 ds-DNA 抗体在系统性红斑狼疮及并发狼疮肾炎患者的发病机制中尤其有重要作用。修订的美国（1982）及我国（1985）诊断 SLE 的标准中，均已列入抗 ds-DNA 抗体这一指标。

（二）酶联免疫吸附试验测定抗 DNA 抗体

将 DNA 抗原包被于预处理过的聚苯乙烯反应板微孔内，待测血清中如有抗 DNA 抗体则与 DNA 结合，再与加入的酶标记葡萄球菌 A 蛋白（SPA）反应，在底物作用下呈色，根据呈色程度判定结果。其临床意义基本同"间接荧光抗体法"。

三、抗 ENA 抗体的检测

可提取核抗原（extractable nuclear antigen，ENA）是核抗原中的一类蛋白的总称。因这类核蛋白的共同特点是不含有组蛋白，且均能溶解于生理盐水和磷酸盐缓冲液，故被称为可提取性核抗原。可提取性核抗原大多数属于酸性蛋白，对 RNA 酶敏感，56℃时 10 分钟即可使其灭活。各种来源的 ENA 没有种属间的差异，在哺乳动物的内脏和组织中均可以获得，但有明显的组织不均一性。比如来源于兔胸腺和人脾的两种 SSA 对抗 SSA 抗体的检出率就有显著的差异。

这些可被提取的核抗原产生的抗体，被称为抗 ENA 抗体。抗 ENA 抗体的检测对临床诊断、治疗及预后判断以至于基础研究均有相当重要的意义。从广义的角度来看抗 ENA 抗体包括的范围很大，凡是可以用盐水和磷酸盐缓冲液提取的抗原所检测到的抗体均在其列。除了常规检测中经常遇到的抗 Sm、U.RNP、SSA、SSB、ScL-70、Jo-1、rRNP 抗体以外，其他如抗 Pm-1、Ku、mi-2、RANA、PCNA、RA33、Sa、Filaggrin 等也应属于这类抗体。但通常所提到的抗 ENA 抗体只是指常规检测的那几种。抗 ENIA 抗体大多数以 IgG 型为主。

目前抗 EHA 抗体可以用许多种方法进行检测，从经典的对流免疫电泳（CIE）、免疫双扩散（ID）到当前广泛采用的免疫印迹法（IBT）、酶联免疫吸附法（EUSA）、免疫沉淀法（IP）、点免疫印迹法（DT）。这里主要对流免疫电泳、免疫双扩散、免疫印迹三种检测的方法，结果判断及临床价值做一概要介绍。

（一）对流免疫电泳（CIE）

在双扩散的基础上利用电场作用使抗原和抗体做定向运动。由于蛋白质是两性递质，在不同的 pH 溶液中带不同的电荷，在碱性溶液中带负电荷，在电场中由负极向正极泳动。而抗体为球蛋白，相对分子质量较大，在碱性溶液中不带电荷或带少量的负电荷，同时因受电渗逆流的影响只向负极泳动，抗原抗体克服了多方向扩散的缺点，在相遇的位置抗原抗体按理化性质相对应地进行特异性结合，从而出现肉眼可见的沉淀反应。

（二）免疫双扩散法（ID）

将一定浓度的琼脂糖制成凝胶板，打孔，分别加入抗原和待测血清，使抗原和待测抗体在琼脂糖制成的固相载体中向孔的四周自由扩散，待测抗体一般相对分子质量在 20 万以下者在凝胶中呈自由扩散状态。而不同的抗原分子由于结构、形状、带荷电量、扩散系数等不相同，因而在凝胶中扩散的速度有差别。当抗原和抗体经过扩散在凝胶中相遇，由于抗原抗体是蛋白质，具有对应的极性基，在溶液中呈胶体并带电荷，在琼脂板中电解质的参与下，它们互相吸附从亲水性变为憎水性，形成特异的抗原抗体复合物，这时由于相对分子质量不断加大，不再继续扩散而形成肉眼可见的沉淀线。那些性质不相同的分子则可通过这个沉淀带继续扩散直到形成它们自己的抗原抗体复合物沉淀线为止。所以不同的抗原抗体所形成的沉淀线各有各的位置。为了区别不同的抗原抗体复合物的沉淀线，ID 法要用已知的标准抗体做阳性对照；以检测出待测血清中是否有相同的抗体。

（三）免疫印迹法（IB1）

免疫印迹法是近年来新建立和不断发展起来的一种免疫化学技术，最早应用于 DNA 和 RNA 的检测，1979 年 Towbin 等在蛋白质的研究之中引进了此法。其原理为：将具有多种抗原性的细胞核盐水可提取性抗原（ENA），经凝胶电泳分离后，转印于硝酸纤维素膜上。

抗 ENA 抗体广义有 10 余种，狭义的一般指抗 Sm 和抗 RNP 两种。抗 Sm 抗体针对的核抗原与 U_1、U_2、U_3、U_4、U_5、U_6、RNP 有关，相对分子质量 28～30kD，抗 RNP 抗体针对的核抗原主要与 u-RNP 有关，相对分子质量 68～70kD。一般情况下，RNP 抗原与 Sm 抗原极难分开。临床上，抗 Sm 主要见于全身性红斑狼疮及其重叠综合征，被视为 SLE 的标志抗体，抗 RNP 见于多种风湿病患者（包括 SLE）、类风湿关节炎、进行性全身性硬化症（Pss）、皮肌炎等，但以混合性结缔组织病（mCTD）患者抗 RNP 阳性率最高（95%～100%），且为高效价，故此抗体对 mCTD 的诊断有主要参考价值。

抗 SS-A 与抗 SS-B 对应的抗原均为 RNA 与蛋白质的复合物，相对分子质量分别为 60～61kD 与 45～50kD，前者存在于核与胞质内和人类角质细胞表面，后者只存在于核中。抗 ss-A 阳性主要见于干燥综合征及并发 SLE 的干燥综合征，也见于 mCTD 等。在亚急性皮肤红斑狼疮，有环状皮损者和抗核抗体阴性的 SLE 患者，抗 SS-A 都有较高检出率。母血中抗 SS-A 可以通过胎盘途径引起新生儿狼疮综合征：导致房室传导阻滞、间隔缺损及肝功能障碍。抗 ss-B 对干燥综合征的特异性更高，对 SLE 伴干燥综合征患者检出率高于单纯 SLE 患者。而 mCTD、Pss、皮肌炎、类风湿关节炎患者抗 ss-B 多为阴性。在抗 SS-A 阳性患者中，大部分也可同时伴有抗 ss-B 阳性。

抗 Scl-70 抗体的靶抗原为相对分子质量 70kD 的碱性蛋白质。抗 Scl-70 为进行性全身硬化症的标志抗体，特异地出现在该病患者中，阳性者多伴有肺纤维化。局限型硬皮病患者多为阴性。在伴有进行性全身性硬化症的重叠综合征患者也有较高检出率，其他风湿病患者极少阳性。

抗 Jo-1 抗体是多发性肌炎（Pm）和皮肌炎（Dm）的血清标记性抗体，在 Pm 中阳性率可达 25%，该抗体阳性患者常会同时出现肌炎，肺部间质性病变及关节炎等症状，易被临床误诊为慢性肺部感染或类风湿关节炎。

抗 D'E 多肽抗体，国内文献报道仅见于 mCTD 患者。

抗 Dm-53 抗体，国内文献报道仅见于皮肌炎（Dm）患者，该抗体与国外文献报道的 mi-2 抗体是否是同一抗体，有待进一步证实。

抗 RA-54 抗体，国内文献报道仅见于类风湿关节炎患者，阳性常约 14%。

四、抗心磷脂抗体的检测

（一）原理

将心磷脂抗原预先吸附于一固相载体表面，与待测的抗体特异结合，再加入酶标抗原，形成酶标免疫复合物，作用于酶相应底物而显色，显色的深浅与检测的抗体量成正比。

（二）临床意义

抗心磷脂抗体（Anti-cardiolipin，AcL）是抗磷脂抗体中的一种，抗磷脂抗体指与体内不同磷脂成分发生反应的抗体，包括狼疮抗凝物、抗心磷脂抗体、抗磷脂酰丝氨酸抗体和抗磷脂酸抗体等。

AcL可在多种风湿性疾病中出现，包括系统性红斑狼疮（30%）、硬皮病（23%）、干燥综合征（15%）等疾病。在AcL阳性的情况下，临床上将一组包括反复动静脉血栓形成、血小板减少、习惯性流产、神经精神等症状称为抗磷脂综合征。

五、抗组蛋白抗体的检测

（一）原理

抗组蛋白抗体（AHA）的检测原理同"抗心磷脂抗体（AcL）"。

（二）临床意义

组蛋白为一组（CH1、H2A、H2B、H3、H4）与DNA结合的富含赖氨酸与精氨酸的碱性蛋白，无种属特异性及脏器特异性。抗组蛋白抗体主要见于药物（普鲁卡因酰胺、肼苯哒嗪等）诱发的狼疮（尤为活动期）、类风湿关节炎（尤其是伴有血管炎的患者）。抗组蛋白抗体主要为Igm类，次为IgG类。

六、抗中性粒细胞胞质抗体（ANCA）自身抗体谱

ANCA是包含十余种特异性靶抗原抗体的自身抗体谱，到目前为止，已被证实的ANCA的靶抗原有蛋白酶3(PR3)、mPO、HLE、LF、Cath G、BPI、H-LAmP2、Lys、天青杀素、防御素、α-烯醇化酶、β-葡萄糖醛酸酶等，抗中性粒细胞胞质抗体（ANCA）对系统性血管炎、炎症性肠病等疾病的诊断与鉴别诊断具有重要意义。

检测ANCA的常用方法有IIF法、ELISA、免疫印迹法、免疫沉淀法、放射免疫法等。目前，AN-CA已成为系统性血管炎、炎症性肠病等疾病诊断及鉴别诊断的常规检测项目。

（一）原理

应用酒精固定的白细胞制备的抗原底物片，主要表现为两种阳性荧光染色型：中性粒细胞胞质弥散性颗粒样染色，并在核叶之间有重染者称之为胞质型ANCA，其靶抗原主要是蛋白酶3(proteinase3, PR3)；中性粒细胞环绕细胞核周围胞质亮染者则称之为核周型ANCA(perinuclear ANCA, pANCA)，其靶抗原主要是髓过氧化物酶(myeloperoxidase, mPO)。最近有学者报告了第三种荧光染色型——非典型ANCA(atypical ANCA, aANCA或xANCA)；此型中性粒细胞胞质染色兼有cANCA和pANCA两种特性，其荧光染色胞质呈均匀的细小颗粒状，弥散分布于胞质有时并发核周重染。aANCA由于不易与pANCA区分，并且主要靶抗原还不清楚，所以许多实验室将其列入pANCA之列，作为pANCA的一个亚型。

（二）临床意义

ANCA是系统性坏死性血管炎的血清标志抗体，最常见于韦格纳肉芽肿，显微镜下多动脉炎(microscopic polycuteritis, mPA)及坏死性新月体性肾小球肾炎(necrotizing crescentic glomerulonephritis.NCGN)等。AnICA对血管炎的诊断和鉴别诊断、分类和疗效观察均具有重要意义。

七、类风湿关节炎早期诊断的实验室检测

（一）抗核周因子（APF）

APF对RA（类风湿关节炎）诊断的特异性高达90%以上，是早期诊断RA的有效指标之一。

APF 靶抗原存在于人颊黏膜角质透明颗粒中。1995 年 Sebbag 从颊黏膜细胞中提取抗原进行免疫印迹实验，APF 与抗 Profilaagurin（角蛋白丝聚集原或 Filaggrin 前体）的单克隆抗体可显现相同的条带，故认为 APF 的真正靶抗原就是这种 (pro) Filaggmin。但 Hoet Rm 在体外成功培养并诱导出了 Profilanin，发现 APF 阳性血清并不发生反应。由此推想，可能 APF 靶抗原是体外感染诱导颊黏膜细胞产生的一种蛋白占有报道 EB 病毒的感染可导致 APF 阳性结果，但阳性颊黏膜提供者 EBV 检测结果及传染性单核细胞增多症患者 APF 检测结果并不坚持这种观点。

APF 的真正靶抗原仍有待关注。

（二）抗角蛋白抗体（AKA）

AKA 对 RA 诊断的特异性 89%，敏感性 44.3%。其靶抗原角蛋白覆盖于鼠食管上皮角质层，但 Qmsmono 实验证明兔抗人角蛋白抗体并不能阻断 AKA 阳性血清与鼠食管上皮角质层的结合。Cirbal E 从鼠食管黏膜上皮提取到 A、B、C 三种食管上皮低盐提取物，都能与 AKA 反应。同样用鼠食管上皮角蛋白预吸附 RA 血清，并不能改变 RA 血清的 AKA 活性。

可见 AKA 针对的抗原不同于鼠食管上皮角蛋白，而可能与食管上皮的 (Pro) Filaggrn（角蛋白丝聚集原）有关，这种抗原物质可能是鼠食管上皮晚期分化蛋白。Vicent 等从人体乳房上皮中提取出一种能与 AKA 反应的 40kD 蛋白质，并证明这种蛋白质是皮肤上皮中的 Filaggrin 的酸性或中性形式。1B 法检测 40%～75% 的 RA 患者阳性，而非 RA 患者仅 5%～7% 微弱反应。

（三）抗 Sa 抗体

抗 Sa 抗体的检测与抗 ENA 抗体相同，凡是在相对分子质量为 50 和（或）55kD 部位出现条带者为阳性。抗 Sa 抗体是 1994 年由加拿大学者 Despres 首先从患者血清中发现，相应的核抗原称为 Sa 抗原。核酸酶消化实验证明它是一种相对分子质量为 50～55kD 的非酰基多肽。

Sa 抗原存在于人体的正常组织如脾、胎盘和 RA 患者的血管滑膜翳中。抗 Sa 抗体主要为 IgG 型，没有发现单独 Igm 型，且多出现于疾病的头几个月内，在 RA 患者的滑液中也有高浓度的 Sa 抗体检出，由此推断 Sa 可能为推动原位免疫损伤发展过程的抗原成分之一。抗 Sa 抗体与 Ro，La，Sm，UIRNP，Scl-70，Jo-1 等核抗体不发生交叉反应，从而证明 Sa 抗原不是以上可抽提核抗原在 40～60kD 间的降解产物。抗 Sa 抗体与 RA 特异的其他抗体如抗 RA33 抗体，APF 也不是相同的反应系统。我们的资料证明：抗 Sa 抗体对 RA 诊断的特异性和敏感性分别为 91.55% 和 36.68%。

（四）抗 RA33 抗体

RF 对 RA 的诊断缺乏特异性，而 APF、AKA、抗 Sa 抗体和抗 RA33 则对 RA 都有很高的特异性。其特异性可分别达到 91.57%、87.45%、91.55%、89.76%，但其敏感性都不如 RF。因此如将上述四种抗体作为 RA 早期诊断的抗体谱系，彼此各互补印证，则可弥补 RF 对 RA 诊断的敏感性低和特异性差的缺陷，并能提高对 RA 早期诊断的准确性。据统计，若上述两种抗体阳性，其诊断符合率即可达 90% 以上，三种抗体阳性，其诊断符合率即可达 95% 以上，若四种抗体均为阳性，则诊断符合率可达 100%。因此，做此四种抗体的检测，可缩短诊断时间，有利于早期治疗，同时也可对疾病的进展、转归、预后做出判断。目前，寻找对 RA 早期诊断的高度特异的自身抗体已成了当前风湿病学的一个热点，也许不久的将来，会有更加特异的抗体和更加简便的方法对 RA 进行早期诊断。

（五）抗环瓜氨酸肽（CCP）

抗体上述的 APF、AKA 及抗 Sa 抗体、抗 RA33 抗体对 RA 具有令人满意的敏感性和很高的特异性，而且可在 RA 的早期出现，后来发现 APF 与 AKA 的靶抗原是真核细胞上皮细胞分化终末阶段的细胞骨架成分 filaggrin，而且 RA 患者血清中能用免疫印迹法（west-ern blot，WB）检测到针对 filaggrin 的抗体 AFA。1998 年，荷兰学者 Schellekens 发现瓜氨酸是 AFA 识别 filaggrin 表位的组成性成分，2000 年他们首次合成由 21 个氨基酸残基组成、含瓜氨酸的环肽（CCP）为抗原，用 EUSA 方法检测 RA 患者血清的抗 CCP 抗体并取得令人满意的结果。为提高瓜氨酸肽链的抗原活性，荷兰学者将一条由 19 个氨基酸残基组成的瓜氨酸肽链中的两个丝氨酸替换为半胱氨酸，并使半胱氨酸环化形成 β-转角结构相似的二硫键，成为环瓜氨酸肽（CCP）。采用环瓜酸肽为抗原用 ELISA 法检测类风湿关节炎的抗 CCP 抗体，敏感性和特异性均较用直链线性瓜氨酸肽为抗原有明显提高。Schellekens 等的试验结果显示，抗 CCP 抗体对 RA 的敏感性为 68%，特异性为 98%。

我国曾小峰、艾脉兴等报道，用 ELISA 检测抗 CCP 抗体对于 RA 的敏感性和特异性分别为 46.60%、96.63%，阳性预测值和阴性预测值分别为 93.83% 和 62.17%，可用于 RA 的临床检测及早期诊断。抗 CCP 抗体可视为 RA 新的血清学指标，具有广泛的临床应用及研究前景。若与 RF 结合使用，可提高对早期 RA 诊断的特异性和敏感性。

第六节 抗中性粒细胞胞质抗体

一、概述

抗中性粒细胞胞质抗体，指与中性粒细胞及单核细胞胞质中溶酶体酶发生反应的抗体。当中性粒细胞受抗原刺激后，胞质中的 α-颗粒释放蛋白酶-3、髓过氧化物酶物质及白细胞抗原生成，刺激机体而产生 ANCA。

现已证实，ANCA 包括一个自身抗体谱，其靶抗原包括多种物质，如蛋白酶 3(PR3)、髓过氧化物酶（mPO）、弹性蛋白酶（HLE）、乳铁蛋白（LF）、组织蛋白酶 G(CG)、杀菌/通透性增高蛋白（BPI）、天青杀素、溶菌酶、β-葡萄糖醛酸酶、α-烯醇化酶、防御素以及人溶酶体相关膜蛋白等，它们具有不同的生理功能，而且不同的靶抗原表现的荧光模型不同，具体见表 1-2。

表 1-2 ANCA 不同的靶抗原及其相关荧光模型

ANCA 靶抗原	乙醇固定下的相关模型
蛋白酶 3(PR3)	c-ANCA，极少 p-ANCA
髓过氧化物酶（mPO）	p-ANCA，极少 c-ANCA
弹性蛋白酶（HLE）	p-ANCA
组织蛋白酶 G(CG)	p-ANCA

续表

ANCA 靶抗原	乙醇固定下的相关模型
天青杀素（AZU）	p-ANCA
乳铁蛋白（LF）	p-ANCA
溶菌酶（LYS）	p-ANCA，x-ANCA
杀菌/通透性增高蛋白（BPI）	x-ANCA，p-ANCA

注：c-ANCA：胞质型 ANCA；p-ANCA：核周型 ANCA；x-ANCA：不典型 ANCA

二、抗中性粒细胞胞质抗体的疾病谱

自从 ANCA 被第一次报道以来，其所涉及的疾病范围不断增加，如炎性肠病、身免疫性肝病、感染、恶性肿瘤以及其他的结缔组织病，但仍以其与血管炎的关系研究较多，尤其是 c-ANCA 和韦格纳肉芽肿以及 p-ANCA 与显微镜下多血管炎的关系。c-ANCA 在韦格纳肉芽肿的检出率为 80%～90%，其敏感性与疾病的类型以及活动与否有关。初发的不活动的韦格纳肉芽肿阳性率最低，而活动的典型病例阳性率接近 100%，因此 c-ANCA 是韦格纳肉芽肿的相对特异性抗体。c-ANCA 另一个要的临床意义是其滴度与疾病的活动性相关，病情稳定时滴度下降，病情活动时滴度升高。p-ANCA 主要见于显微镜下多血管炎、Churg-Stmuss 综合征以及坏死性新月体肾小球肾炎，其滴度亦与病情活动有关，可用于指导治疗、判断疗效，但其相关性略差，临床上应予以注意。ANCA 在其他疾病中的意义有待于进一步明确。

C-ANCA/PR3-ANCA 阳性和 P-ANCA/mPO-ANCA 阳性的患者，除了疾病谱的不同之外，其在系统性血管疾病中，累及器官的数量和程度亦有所不同。一般抗 PR3 抗体阳性的患者与抗 mPO 抗体阳性的患者相比，有较广泛的肾外器官受累；抗 PR3 抗体阳性患者较多出现肉芽肿，而在抗 mPO 抗体阳性者则少见。肾脏受累率在抗 PR3 抗体和抗 mPO 抗体阳性的血管炎患者中差异不大，为 75%～90%。研究还发现抗 PR3 抗体阳性的原发性坏死性新月体性肾小球肾炎患者多伴有急性肾衰，如肾小球坏死；而抗 mPO 抗体阳性患者多伴有慢性肾损害，如肾小球硬化。此外，由肺泡出血导致的急性呼吸衰竭也较多发生于抗 PR3 抗体阳性的血管炎患者中。

三、抗中性粒细胞胞质抗体的病理作用

ANCA 靶抗原的生理功能可能在 ANCA 相关疾病的发病机制中起一定作用。大部分 ANCA 靶抗原都存在于中性粒细胞颗粒，尤其是嗜天青颗粒中。各种刺激导致中性粒细胞活化、脱颗粒，致使中性粒细胞表面表达各种蛋白酶，并释放至细胞外环境，从而可以与存在于循环中的 ANCA 相互作用。ANCA 靶抗原大部分的生理功能依靠于它们的蛋白水解活性，但仍有些潜在的功能与此活性无关，提示 ANCA 靶抗原的不同结构域负责不同的生物功能。实验证实，来自不同患者的 ANCA 所针对的靶抗原表位存在一定的差异。从理论上讲，ANCA 与抗原结合后会减弱该抗原的活性，但临床观察发现抗原抗体结合的相互作用是异质性的。因此，确定 ANCA 特异的反应表位以及明确抗体结合对靶抗原功能的影响可以更好地明确 ANCA 在血管炎发病中的作用。

ANCA 相关系统性血管炎的发病机制较为复杂，涉及 ANCA、促炎细胞因子、内皮细胞及其他免疫效应细胞的相互作用。1991 年德国 Ludemann 提出 ANCA 介导的血管损伤模型，其主要

内容为：中性粒细胞细胞质内 PR3、mPO 在细胞因子，如 IL-8、IL-1 和 TNF 等刺激下，从中性粒细胞内部转移到细胞表面，并与 ANCA 相结合，使细胞表面表达黏附分子，从而黏附到上皮细胞表面；ANCA 与 PR3、mPO 等抗原物质相互作用，致中性粒细胞脱颗粒释放 RP3、mPO 和 HLE 等蛋白酶，导致内皮细胞损伤，引起血管炎。ANCA 在 ANCA 相关血管炎中致病的证据主要来自于临床和体外试验，已有充足的体外实验证明 ANCA 是有害的，但 ANCA 是血管发生损伤的初始原因还是继发因素，目前尚未定论。在受到炎症刺激后，抗原成分向细胞表面移位，并出现相应中性粒细胞的凋亡，ANCA 和中性粒细胞表面的抗原结合后进一步促进细胞凋亡和释放氧自由基，从而产生第二阶段的损害。上述病理过程显示了一个自我放大机制，即 ANCA 和细胞表面抗原结合诱导白细胞活化和凋亡，又会顺次导致致敏的或凋亡的中性粒细胞表达 ANCA 抗原，从而产生下一步的 ANCA 结合。近期 Yang 等人分别对静息（未致敏）、致敏及凋亡的中性粒细胞表面做 ANCA 相关抗原和其他颗粒性抗原检测，结果显示静息的中性粒细胞表面没有 ANCA 抗原表达；在致敏的或激活的中性粒细胞表面有 ANCA 及其他颗粒抗原成分表达；在凋亡的中性粒细胞表面有 ANCA 抗原表达。由此推测凋亡中性粒细胞表面的 ANCA 抗原可能参与了 ANCA 自身免疫应答的过程，并且扩大了血管炎的炎症反应范围。ANCA 还可直接与内皮细胞表面的 PR3 和 mPO 相结合，这些靶抗原是由中性粒细胞释放并黏附种植到内皮细胞上的。可见 ANCA 可通过以下途径产生损伤：刺激和激活中性粒细胞使之释放毒性产物；直接与内皮细胞结合导致内皮细胞功能失调或溶解；对中性粒细胞所释放酶的中和作用给予抑制。已确立有 3 种细胞毒物质在这一病理过程中引起组织损伤，包括蛋白酶、活化氧基和一氧化氮（NO）及其衍生物。其中 NO 在内皮细胞损伤中的作用较为局限，活化的内皮细胞、多形核粒细胞及单核细胞主要通过 iNOS(inducibleNOsynthase) 合成大量 NO，NO 在组织损伤中可作为效应分子。

四、抗中性粒细也胞质抗体的检测

目前，用于 ANCA 检测的方法主要有 3 种。间接免疫荧光法（IIF）是最常用也是最原始的检测方法，但 IIF 并不能区分出特异的抗原，临床常作为筛选试验。酶联免疫吸附试验法（ELISA）用以进一步区分 ANCA 的特异性抗原，作为 ANCA 的确认试验，常用直接法或夹心法检测。其他的检测方法如放射免疫法、免疫印迹法或免疫沉淀法等也曾用于 ANCA 的检测，但现已很少用于常规检测。我们所说的经典的 c-ANCA 和 P-ANCA 是根据乙醇固定的中性粒细胞的免疫荧光模型来定义的（图 1-2）。中性粒细胞胞质弥散性颗粒样染色并在核叶之间有重染者，为胞质型（c-ANCA），其靶抗原主要为 PR3，是一种位于中性粒细胞嗜天青颗粒中的中性丝氨酸蛋白酶，由 228 个氨基酸残基组成，分子量为 26 800。在以前文献中提及的 ANCA 都指 c-ANCA。中性粒细胞环绕细胞核周围胞质亮染者，为核周型（p-ANCA），其靶抗原主要为髓过氧化物酶，有 2 条重链和 2 条轻链构成，分子量为 133 000～155 000。

IIF 在检测 ANCA 时可因细胞底物的固定方法不同而有差异。用甲醛固定的底物，检测时均表现为 c-ANCA，而无 P-ANCA，这是因为细胞胞质内许多 ANCA 抗原如 mPO 不能从嗜天青颗粒中释放出来，故表现为胞质内均一的荧光染色模型，即 c-ANCA。但用乙醇固定时，mPO 等物质可以从嗜天青颗粒中释放出来，并由于其强大的正电荷而吸附于细胞核的周围，形成 p-ANCA（图 1-3）。这种荧光模型的转变有助于对 P-AN-CA、不典型 ANCA 和 ANA 的鉴别。ANA 均质型荧光模型易在乙醇固定的中性粒细胞上表现为核周型或核周型／均质型荧光模型，在 p-ANCA 和 ANA

同时阳性时则难以判断。以上情况如再用甲醛固定的标本检测，真正的 p-ANCA 则表现为 c-ANCA，而 ANA 假阳性者则为阴性。

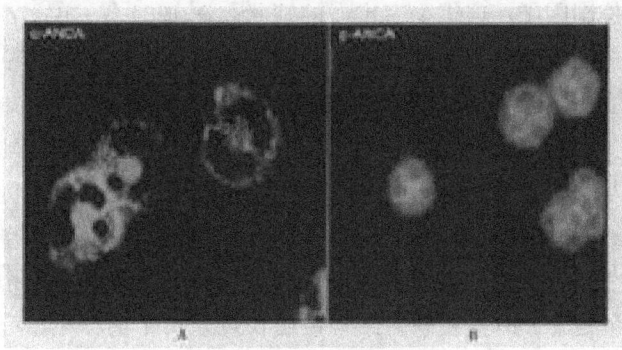

图 1-1 ANCA 的荧光模型
A 为 c-ANCA；B 为 p-ANCA

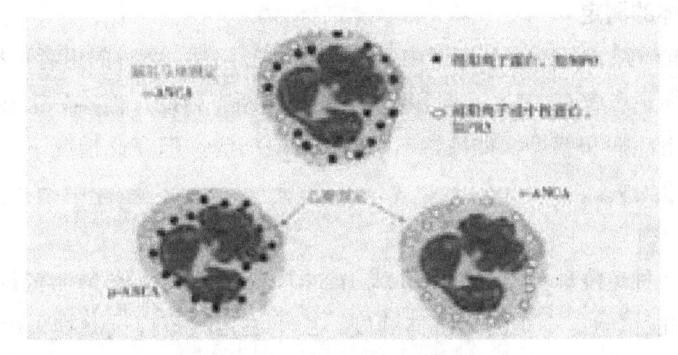

图 1-2 ANCA 的两种荧光模型成因

为提高 ANCA 检测的准确性和对临床的指导意义，应联合检测 IIF 筛查试验和 ELISA 确认试验。仅用 IIF 法检测 ANCA 而无抗原确认，降低了 ANCA 对疾病诊断的特异性，仅检测 PR3 和 mPO 而无 IIF 检测，降低了 ANCA 的应用范围。此外，用 IIF 法检测 ANCA 时，应严格排除 ANA 的干扰，防止出现假阳性结果。

第七节 抗磷脂抗体

一、抗磷脂抗体的概述

在系统性风湿性疾病的诊断中，抗磷脂抗体这个词包括多种特异性不同的自身抗体。靶抗原为带负电荷的阴离子磷脂，如心磷脂。它们在自身免疫性患者血清中的反应性需要辅助因子（β_2-糖蛋白Ⅰ即载脂蛋白 H）。抗磷脂抗体可以导致梅毒试验假阳性反应，即 VDRL 阳性或螺旋体特异性抗体试验阴性而心磷脂-补体固定实验阳性，属于 SLE 分类标准之一。另外，它可以引起狼疮抗凝现象，导致 APTT 延长。

1952年Conley和Hartmann报道了两例系统性红斑狼疮患者血清中存在一种独特的凝集抑制因子。这种因子引起全血凝集时间和凝血酶原时间延长。margolius和Jackson等发现虽然这些患者有凝集抑制因子，但很少有出血的症状。在1964年，Bowie等报道了8例有这种凝集抑制因子存在的系统性红斑狼疮患者，其中4例出现血栓形成。1972年Feinstein和Rapaport将这种抑制因子命名为狼疮抗凝物（lupusanticoagulant，LA）。后来Thiagarajan和Shapiro等发现大多数狼疮抗凝物能与磷脂（cardiolipin）发生反应。此后，人们认识到LA实际上是一种可以与磷脂结合的自身抗体。1983年Harris等以心磷脂为抗原，建立了测定抗心磷脂抗体（anticardiolipin antibodies，aCL）的放射免疫法和酶联免疫吸附试验法，并证明aCL与LA及其他抗磷脂抗体有相似的生物免疫学功能。1990年有数个研究组均报道了在用酶联免疫吸附试验测定aCL时需要磷脂结合蛋白β₂糖蛋白Ⅰ的存在，目前认为aCL识别的是血浆中的一种磷脂结合蛋白——β₂糖蛋白（β₂GPⅠ），而非磷脂本身。根据这些发现，研究者把以β₂GPⅠ为靶抗原的抗磷脂抗体称为抗β₂GPⅠ抗体。

二、抗磷脂抗体的测定

80%的抗磷脂抗体综合征（APS）患者中可检测出aCL阳性，20%的患者可检测出LA阳性。有一点很重要，如怀疑患者有APS，aCL和LA阳性对诊断有帮助，但实际上aCL可在其他疾病中出现，包括结缔组织病和感染，如梅毒、Q热和艾滋病等，但在此情况下一般为Igm型低滴度aCL阳性，与血栓无关。

（一）狼疮抗凝物

狼疮抗凝物是一种免疫球蛋白，属IgG或Igm型，在体外能延长磷脂依赖的凝血时间，因此检测LA是一种功能试验，不是测定抗体滴度。由于测定狼疮样抗凝物采用的是间接法，最好同时做2种或2种以上的凝血实验，并注意试剂的敏感性和操作技术的可靠性才能提高检出率。国际血栓和止血协会科学和标准化分会建议诊断狼疮抗凝物阳性的标准包括：①1个或1个以上的磷脂依赖的抗凝血时间延长。②这种抗凝时间的延长不能被加入等量的正常血浆所纠正，但可被冻融的血小板或磷脂所中和。③无特异性的凝集抑制因子存在。

目前实验室常用的检测狼疮抗凝物的方法主要包括：活化部分凝血活酶时间、稀释Russell蝰蛇毒凝血时间、白陶土凝血时间、血小板中和试验等。其中最常用的是测定活化部分凝血活酶时间，同时还需做矫正试验。

1. 活化部分凝血活酶时间　活化部分凝血活酶时间是以鞣花酸激活因子ⅫE和Ⅺ，以脑磷脂（部分凝血活酶）代替血小板第三因子提供催化表面，加入Ca^{2+}后观察缺乏血小板的血浆凝固所需的时间，即为活化部分凝血活酶时间。当检测凝集功能发现有活化部分凝血活酶时间延长并且不能被加入正常的血浆所纠正时就应怀疑狼疮抗凝物的存在。在内源性凝血功能筛选试验中，活化部分凝血活酶时间比凝血酶原时间（PT）更敏感，这可能是因为在活化部分凝血活酶时间试验中所用的磷脂浓度较低的缘故。

2. 稀释的Russell蝰蛇毒凝血时间　标准的Russell蝰蛇毒凝血时间很早就被用于测定凝血酶原时间的变化。后来将这种方法做了改进，用于狼疮抗凝物的测定。即将蝰蛇毒液及磷脂均进行稀释，从而大大提高了狼疮抗凝物质测定的敏感性。因为Russell蝰蛇毒液可直接激活因子X，所以如果患者有因子Ⅶ缺乏或因子Ⅶ抑制因子存在，狼疮抗凝物试验可以是正常的结果。

3. 白陶土凝血时间　白陶土凝血时间是用白陶土为激活剂来测定血浆凝固时间。在测定过程中不加入另外的磷脂，依靠血浆中固有的磷脂或从血小板释放的磷脂。因此血小板的污染对实验的结果影响很大。通常用直径为 0.2μm 的纤维素脂过滤器以去除血小板。在狼疮抗凝物质筛选试验中，白陶土凝血时间的阳性率最高，但它的特异性相对较差，因为它与复钙时间很类似，在有其他循环抗凝物存在时，白陶土凝血时间也延长。所以做白陶土凝血时间都应同时做另外的相关试验加以证实。

4. 血小板中和试验　为进一步证实狼疮抗凝物的存在，需做血小板中和试验。常用冻融的血小板作为磷脂的来源进行血小板中和试验。

很多因素可以影响狼疮抗凝物检测的结果。这些因素主要包括：①所用的检测试剂中磷脂的含量对检测的敏感性影响很大。目前测定激活的部分凝血酶原时间所用磷脂的含量（浓度）尚无统一的标准。较敏感的测定方法，如白陶土凝血时间试验，在测定过程中并不加入磷脂，而是用血浆中固有的磷脂或从血小板释放的磷脂。②经离心后血浆如果存在血小板或血小板成分则会影响测定的结果，特别是在测定前血浆经过冷冻保存。但使用经两次离心的血浆，或血浆经 0.2μm 过滤器过滤后则可避免这个问题的出现。③狼疮抗凝物测定的敏感性取决于检测时所加入的正常人血浆与患者血浆的比例，而这种比例的多少各实验室并不一致。大多数学者认为当加入等量的正常血浆而不能纠正凝集试验时可认为有狼疮抗凝物存在。也有学者建议用 4:1 或 1:4 的血浆比例。④依赖于狼疮抗凝物的蛋白质对狼疮抗凝物的测定的影响各不相同。例如 Galli 等发现在有凝血酶原依赖的抗体存在时白陶土凝血时间大多为异常，而当有 β_2GPI 依赖的抗体存在时则大多为稀释的 Russell 蝰蛇毒凝血时间异常。测定方法的非标准化和多种因素对实验结果的影响是导致各实验室对狼疮抗凝物阳性率报道存在很大差异的原因。

（二）抗心磷脂抗体（aCL）

Harris 等根据狼疮抗凝物测定需要磷脂存在的原理，研制了 aCL 的放射免疫测定法和酶联免疫吸附试验测定法。该方法得到了第一次抗心磷脂抗体标准化国际研讨会的认可。

酶联免疫吸附法（EILSA）可对 Igm、IgG 和 IgA 型抗心磷脂抗体进行定量或半定量检测，较 LA 检测更敏感。第一届国际抗磷脂抗体标准化会议将 IgG 型抗心磷脂抗体的测量单位规定为 GPL(Gphospholipid)，Igm 型抗心磷脂抗体的单位为 mPL(mphospholipid)，IgA 型抗心磷脂抗体的单位为 APL(Aphospholipid)，以此可提高各实验室检测的一致性和重复性。绝大多数抗磷脂抗体综合征者只有 IgG 型抗心磷脂抗体，而无其他亚型存在。IgG 型抗心磷脂抗体比 Igm 或 IgA 型抗体对诊断抗磷脂抗体综合征更具特异性。

在 2006 年第 11 届抗磷脂抗体国际会议前的研讨会上，对抗心磷脂抗体检测的时间和滴度做了明确的规定，需 2 次或 2 次以上测定患者血清或血浆中 IgG 和（或）Igm 型 β_2GPI 依赖的 aCL 阳性，抗体水平应达中高滴度（如 >40GPL 或 mPL，或 >99 百分位数），2 次测定的间隔至少大于 12 周。

现认为 aCL 分两类：一类是非 $\beta_2GP\,I$ 依赖性抗体，为一过性，多见于传染性疾病（梅毒、疟疾、结核），临床上无动静脉血栓发生；另一类是 β_2GPI 依赖性抗体，多见于自身免疫疾病，与血栓密切相关。持续中高滴度的 IgG 型 aCL 被认为与血栓形成有很强的相关性，但是未发现抗体浓度与血栓形成程度之间的关系。

（三）抗β₂糖蛋白Ⅰ（β₂GPⅠ）抗体

1990年3个研究小组同时发现抗磷脂抗体综合征（APS）患者的aCL识别的是血浆中的一种磷脂结合蛋白——β₂GPⅠ，而非心磷脂本身。根据这些发现，一些研究者在包被抗原和缓冲液中添加外源性β₂GPⅠ，希望以此提高aCL检测的特异性和敏感性。第3届aCL国际标准化工作会议纪要报道，如不存在β₂GPⅠ时，APS患者血清中分离出的免疫球蛋白也可与心磷脂结合，但加入β₂GPI可以显著增强它们的结合力。

现用纯化的β₂GPⅠ直接包被酶联免疫吸附板来检测抗磷脂抗体，被检测出来的抗体称为抗啐GPI抗体，此抗体与血栓的相关性比aCL强，假阳性低，从而可为临床提供更加可靠的实验诊断依据。

在2006年第11届抗磷脂抗体国际会议前的研讨会上，对抗β₂GPⅠ抗体检测的时间、滴度和方法都做了明确的规定，需2次或2次以上测定患者血清或血浆中IgG和（或）Igm型抗β₂GPⅠ，2次测定的间隔至少应大于12周，滴度大于99百分位数为阳性，依据欧洲论坛标准化小组推荐的抗磷脂抗体ELISA方法测定。

三、抗磷脂抗体的产生的机制

抗磷脂抗体产生的机制目前仍然不清楚。细胞凋亡时在其表面产生空泡，空泡含有丰富的带负电荷的磷脂，而磷脂可能具有抗原性而导致系统性红斑狼疮患者自身抗体包括抗心磷脂抗体的产生。β₂糖蛋白Ⅰ或其他磷脂结合蛋白如凝血酶原、膜联蛋白V（annexinV）等与凋亡细胞的表面的磷脂结合，诱导凋亡细胞与抗磷脂抗体发生反应。另一方面，β₂糖蛋白Ⅰ具有免疫调节作用，β₂糖蛋白Ⅰ致敏的小鼠可产生针对心磷脂和科糖蛋白Ⅰ的抗体，且抗心磷脂抗体的产生早于抗哚糖蛋白Ⅰ抗体。

系统性红斑狼疮患者抗磷脂抗体阳性率高也提示可能有另外的机制参与抗体的生成。例如免疫监督的缺陷，抗原交叉反应和独特型网络的失平衡等。抗磷脂抗体的出现与遗传因素有一定关系，不少研究发现HLA-DR53与抗心磷脂抗体有关；而狼疮抗凝物质的出现与HLA-DQ及HLA-DQ7有关。

四、抗磷脂抗体发生免疫反应的机制

狼疮抗凝物、抗心磷脂抗体两者间的关系目前并不完全清楚，一般认为它们可能针对不同的抗原成分，例如抗心磷脂抗体可能结合β₂糖蛋白Ⅰ-磷脂复合物，而狼疮抗凝物可能在带负电荷的磷脂存在的条件下与凝血酶原复合物结合。

抗心磷脂抗体实际上识别β₂糖蛋白Ⅰ上的一个表位，而只有当β₂糖蛋白Ⅰ与带负电荷的磷脂结合后这个表位才被暴露。另外当β₂糖蛋白Ⅰ结合到其他物质表面，如酶联免疫吸附试验的塑料微孔板表面或细胞膜表面时，该表位也被暴露。β₂糖蛋白Ⅰ是一种脂结合蛋白，有326个氨基酸，分子量为50kD。它在血浆中的浓度大约为4μmol（200μg/mL），其中40%与脂蛋白结合，所以β₂糖蛋白Ⅰ也被称为载脂蛋白H（apolipoproteinH）。β₂糖蛋白Ⅰ是补体调控蛋白（complement control protein，CCP）超家族的一员。它们存在一个或多个由62～66个氨基酸组成的含有二硫化键的共同结构。哚糖蛋白Ⅰ含有5个这种补体调控蛋白的重复区结构，位于羧基端的第5个补体调控蛋白与其他4个的结构略有不同，它有1个相对独特的构型，即

含有3个二硫键桥和1个带正电荷的序列CKNKEKKC(位于281～288残基),现认为带负电荷的磷脂是与β₂糖蛋白Ⅰ的第5个补体调控蛋白区结合。

对于多数患者,狼疮抗凝物的作用与β₂糖蛋白Ⅰ的存在有关,但也有一部分患者与凝血酶原的存在相关。凝血酶原是一个62kD的维生素K依赖的凝血因子,在钙离子存在时,它与带负电荷的磷脂,特别是与磷脂酰丝氨酸结合。大约3/4的狼疮抗凝物阳性的患者可以检测到抗凝血酶原抗体。而有25%的狼疮抗凝物阳性患者凝血酶原水平较低。低凝血酶原血症有助于抗体与凝血酶原的结合,而不抑制凝血酶原的功能活性,但可导致这种凝血酶原被很快清除。有些抗体能特异地与磷脂-凝血酶原复合物结合。这些抗体不仅通过Ⅹa抑制凝血酶原的活化,还通过Ⅸa因子抑制因子Ⅹ的活化。抗凝血酶原抗体和抗啐糖蛋白Ⅰ抗体常同时存在。

另外,Horrko等发现许多抗心磷脂抗体能与含有被氧化的酰基链的心磷脂发生反应,但不能与含有未被氧化的酰基链的心磷脂起反应。提示这些表位位于被氧化的磷脂上,或者是已被氧化的心磷脂与相关蛋白如啐糖蛋白Ⅰ或其他的磷脂结合蛋白质结合而新产生的。

抗心磷脂抗体具有异质性。不同患者血清中存在的抗心磷脂抗体所针对的靶抗原并不完全一样。其抗原决定簇可以是带负电荷的磷脂,也可以是与磷脂结合的蛋白质。另外,患者常同时出现多种抗磷脂抗体。除了抗β₂糖蛋白Ⅰ抗体和抗凝血酶原抗体以外,还发现许多针对其他带负电荷的磷脂结合蛋白,如蛋白C、蛋白S和膜联蛋白V的抗磷脂抗体。上述各抗体间存在一定的交叉反应(表1-3)。

表1-3 抗磷脂抗体间的相关性

抗体	与抗磷脂抗体的反应性	与狼疮抗凝物的反应性
抗啐糖蛋白Ⅰ抗体	阳性	阳性或阴性
抗凝血酶原抗体	阴性	阳性
抗蛋白c抗体	阴性	阴性
抗蛋白s抗体	阴性	阴性

五、抗磷脂抗体与临床的相关性

(一)流行病学调查

狼疮抗凝物和抗磷脂抗体可见于多种疾病中,但最多见于原发性抗磷脂综合征和系统性红斑狼疮中。抗心磷脂抗体在正常人群中的阳性率约为5%,而在系统性红斑狼疮患者中的阳性率为50%～60%。用白陶土凝血时间测定狼疮抗凝物在正常人群的阳性率约为3.6%。而在系统性红斑狼疮患者的阳性率为10%～50%。

(二)血栓形成

抗心磷脂抗体阳性的患者深静脉血栓形成及肺梗死的发生率比阴性者将增加4～7倍。有研究发现血栓的发生与两个相互独立的风险因素有关:既往有血栓病史和IgG型抗心磷脂抗体阳性且滴度大于40U/mL。有报道抗心磷脂抗体阳性者死于心血管疾病者明显高于年龄、性别相当的抗心磷脂抗体阴性对照者。

对于系统性红斑狼疮患者,抗心磷脂抗体的存在提示有血栓形成的可能。可表现为动脉、静脉和微小血管的血栓形成。而狼疮抗凝物的存在比抗心磷脂抗体阳性更强烈提示动脉和静脉血栓的形成。因此，对于预测动脉血栓形成，稀释的 Russell 蝰蛇毒凝血时间比其他方法更好。另外，抗心磷脂抗体的预测价值，随其滴度的增加而增加，滴度轻度增高对预测血栓的意义不大。虽然 IgG 和 IgM 型抗心磷脂抗体均有意义，但 IgG 型意义更大。有研究表明抗 β_2 糖蛋白 I 的抗体与血栓形成的关系比抗心磷脂抗体与血栓形成的关系更密切。也有人发现抗凝血酶原抗体与血栓形成有关。

抗心磷脂抗体的存在被认为是卒中的一个危险因素。但这可能只适用于系统性红斑狼疮患者及某些自身免疫病。因为很多研究发现在非系统性红斑狼疮患者中抗心磷脂抗体的存在与卒中的发生无明显关系。

（三）反复流产

抗心磷脂抗体的存在与系统性红斑狼疮患者反复流产的发生有关。而对于非系统性红斑狼疮患者反复流产的发病风险则难以估计。与抗磷脂抗体有关的反复流产主要发生于妊娠中后期，是否与第一个 1/3 期内流产的发生有关尚未肯定。

（四）血小板减少

20%～40% 抗磷脂抗体综合征（APS）患者出现血小板减少，通常呈轻至中度减少，偶有严重血小板减少者。在系统性红斑狼疮和 APS 患者中血小板减少与抗心磷脂抗体和（或）狼疮抗凝物阳性密切相关。macchi 等报道了慢性免疫性血小板减少性紫癜患者中抗心磷脂抗体或狼疮抗凝物的阳性率为 46%，两者同时存在者占 16.1%。

（五）抗心磷脂抗体与感染

许多感染性疾病如 HIV、疟疾、麻风、梅毒和 Q 热等疾病中均可检测到抗心磷脂抗体，但抗体多为一过性。在麻风病中，抗磷脂抗体的存在与血栓性疾病的发生无明显关系。在 HIV、疟疾等疾病中，抗心磷脂抗体的存在仍然与血栓的发生有关。

六、临床意义

（一）SLE

根据检测方法及其分析灵敏度的不同，抗磷脂抗体在 SLE 中的阳性率可达 15%～70%。该抗体阳性的 SLE 患者，与动脉及静脉血栓、习惯性流产、血小板减少、Coombs 阳性的溶血性贫血和某些罕见的症状相关，但其相关程度和各种检测方法对这些症状的临床灵敏度和特异性，各家报道并不一致。高滴度的抗心磷脂 IgG 类抗体，阳性狼疮抗凝集试验的异常，疾病静止期抗体的阳性，是这些病症高风险的指标。回顾性研究发现，抗磷脂抗体先于这些症状而出现。

（二）原发性抗磷脂综合征（APS）

如患者出现血栓、习惯性流产、血小板减少、溶血性贫血、网状青斑、各种神经症状以及抗磷脂抗体阳性，不符合 SLE 或其他疾病诊断标准，则可诊断为原发性 APS。小部分转归为 SLE。

（三）其他疾病

抗磷脂抗体不是 SLE 或 APS 特异性抗体，它们在下列病症中以不同频率存在：

多种风湿性和非风湿性疾病，如风湿性关节炎、青少年慢性关节炎、强直性脊椎炎、牛皮癣性关节炎、各种结缔组织病和脉管炎，多肌痛性风湿和风湿热。

血液学上，骨髓增生和淋巴瘤疾病。

心肌梗死。

艾迪生病。

药物诱导的狼疮综合征。

多种病毒感染，如 HIV、EBV、微小病毒 B_{19}；细菌感染，如螺旋体病、梅毒、结核、洛矶山斑疹热以及原虫感染。

5% 健康人，随年龄增高阳性率上升。

除了原发性 APS 或 SLE，这些抗体和前述病症之间通常没有相关性。另外，HLA 等位基因 DRw53 和 DR4 或 DR7 只与原发性 APS 相关，某些情况下，与抗磷脂抗体阳性的 SLE 相关。

第八节 急性反应产物

机体在炎症反应的过程中，常常伴有远离炎症部位的一些反应和多器官功能障碍等系统性变化。早在 1930 年人们就注意到上述现象，并从肺炎球菌肺炎患者血清中发现 C 反应蛋白 (C-reactive protein, CRP)。这种由局部炎症所触发的系统性反应，在急性和慢性炎症中都能见到，称之为急性时相反应 (acute-phase response, APR)。

目前临床常用的 APR 有 C 反应蛋白及血清铁蛋白。而在疾病状态下，血浆纤维蛋白原和免疫球蛋白的变化会导致血沉 (ESR) 的变化，故 ESR 也是临床医生诊治疾病的常用观察指标。

一、C 反应蛋白

人类 C 反应蛋白 (C-reactive protein, CRP) 是指在机体受到感染或组织损伤时血浆中一些急剧上升的蛋白质（急性蛋白）。CRP 可以激活补体和加强吞噬细胞的吞噬而起调理作用，从而清除入侵机体的病原微生物和损伤、坏死、凋亡的组织细胞，在机体的天然免疫过程中发挥重要的保护作用。关于 CRP 的研究已经有 70 多年的历史，传统观点认为 CRP 是一种非特异的炎症标志物，但近十年的研究揭示了 CRP 直接参与了炎症与动脉粥样硬化等心血管疾病，并且是心血管疾病最强有力的预示因子与危险因子。

（一）CRP 的结构和生物学特性

CRP 由 5 个完全相同的单体组成。单体呈球体，相互之间以非共价形式在同一平面排列成对称的环状五球体，相对分子质量为 11.5～14kD。CRP 主要在 IL-6 介导下由肝脏产生，外周血淋巴细胞亦能少量合成。电泳分布在 γ 区带，有时可以延伸到 β 区带，其电泳迁移率易受一些因素影响，如钙离子及缓冲液成分等。

（二）CRP 的检测方法

测定 CRP 的方法最早是在 1930 年由 Tillet 建立的，即在试管中将患者血清与肺炎双球菌混合，通过肉眼观察是否有凝集现象来判断患者是否有感染。到 1950 年，Anderson 等首次建立了利用兔抗 CRP 血清的毛细管沉淀试验以及基于沉淀试验改进的各种免疫扩散法，这些方法由于灵敏度差、检测时间长、影响因素多而限制了其在临床上的应用。20 世纪 70 年代以来，随着分子生物学和免疫学的发展，CRP 已能被提纯，测定方法得以改进，可达到精确、微量、定量测定，CRP 随之在临床受到广泛应用。目前，测定 CRP 的常规方法主要有乳胶凝集试验和免疫比浊法（如散射、透射比浊法）以及放射免疫测定法（HIA）、酶联免疫吸附试验（ELISA）和发光法，其中免疫比浊法方便、快速、灵敏，已在临床广泛使用。新的敏感方法可以检测出血清中很低浓度的 CRP，称为高敏 CRP(hs-CRP)。

（三）CRP 的参考范围

CRP 有多种，下面列举了几种测定方法及其正常值：乳胶凝集试验（LA）：阴性；火箭免疫电泳：< 3.5mg/L；免疫透射比浊法：< 0.8mg/dl；放射免疫测定法（RIA）：< 8mg/L；酶联免疫吸附试验（ELISA）：0.42～5.2mg/L。若以放射免疫测定法的< 8mg/L 为正常，90% 正常人血清中的 CRP < 3mg/L，99% 正常人血清中的 CRP < 10mg/L。若以免疫透射比浊法的< 0.8mg/dl 为正常，则 1～10mg/dl 为轻、中度异常，> 10mg/dl 为显著异常。

（四）CRP 的临床应用

血清 C 反应蛋白真正的正常范围不易确定，因为正常人体每天可能发生轻微的损伤，引起 C 反应蛋白水平轻度升高。成人血中 C 反应蛋白浓度为 0.05mg/dl，绝大多数健康人的 C 反应蛋白浓度低于 0.2mg/dl。C 反应蛋白轻度升高见于少数妊娠妇女，大部分新生儿在出生后第 3 天仍可测到 C 反应蛋白，出生后 7 天消失。通常低于 1mg/dl 可以认为是正常或无意义的升高，1～10mg/dl 为中等程度的升高，超过 10mg/dl 为显著升高。在感染、炎性疾病、组织损伤、恶性肿瘤、手术创面及组织坏死等情况下，几小时内迅速升高，在 24～72h 内可达高峰，超过正常水平的十倍、百倍甚至千倍。疾病得到控制后，C 反应蛋白水平在 24h 内降至峰值浓度的一半。C 反应蛋白血浆浓度的半衰期为 4～6h。CRP 上升速度、幅度及持续时间与病情及组织损伤的严重程度密切相关，因此，与传统检查项目和其他急性时相蛋白相比，CRP 更为灵敏可靠。

1. 风湿性疾病中的应用　C 反应蛋白在各类活动性风湿性疾病中升高的程度不尽相同。在幼年类风湿关节炎、成人 Still 病患者中，C 反应蛋白明显升高；在多发性大动脉炎患者，中等程度升高；在系统性红斑狼疮、皮肌炎、硬皮病患者，C 反应蛋白轻度升高或不升高。临床上可见到超高水平 CRP（> 6.4mg/dl）的风湿病有：系统性血管炎、反应性关节炎、成人 Still 病、伴全身症状和急剧进展的关节软骨破坏的类风湿关节炎。

值得一提的是：类风湿关节炎活动期 98% 的患者 CRP 升高，缓解期 92% 的患者 CRP 正常。说明 CRP 可作为判断关节炎活动的一项指标。但是解释 CRP 水平还应个体化，CRP 的绝对值并不能完全反应关节受累的情况，例如在多数以小关节受累为主要表现的患者中，CRP 的水平通常会低于少数以大关节受累为主要表现的患者。此外，C 反应蛋白的测定在判定系统性红斑狼疮患者是否并发感染方面，有很大价值。因为 80% 的狼疮患者有发热症状，判定发热的性质至关重要。我们发现，大部分系统性红斑狼疮患者活动期，C 反应蛋白在正常水平，少部分患者可以轻度升高，即使在严重的狼疮患者，C 反应蛋白升高的程度较之类风湿关节炎患者为低。C 反应蛋白在 6mg/dl 以上，更大可能是狼疮并发感染。

2. 感染疾病中的应用　感染性疾病包括各种原因引起的急性或慢性炎症性疾病。细菌感染使 CRP 常常升高，而病毒感染时 CRP 变化不大或基本保持不变，因此，CRP 的检测可用于细菌性感染和病毒性感染的鉴别。新生儿期感染性疾病缺乏特异性表现，特别是新生儿败血症，其病原菌的分离、培养时间长，培养阳性率低，从而使早期诊断受到限制。血清CRP的迅速增加与参与炎症发生和组织损伤、修复过程有关，故CRP可作为新生儿感染性疾病早期诊断的客观指标。

3. 恶性肿瘤中的应用　CRP的检测可作为恶性肿瘤与良性肿瘤的鉴别。有人对454例不同类型肿瘤的患者进行了CRP检测，结果发现，在肺癌的阳性率为100%，上颌骨囊肿24例及子宫肌瘤144例中只有1例为阳性，唇腭裂46例均为阴性，说明恶性肿瘤进展迅速，多伴有组织严重损伤，故CRP阳性。另外CRP也是肿瘤患者生存率及手术治疗判断预后的一项有意义的指标。

4. 心血管疾病中的应用　近年来的研究表明，CRP对急性冠状动脉综合征具有预测价值。与其他两种心肌损伤的血清标志物肌钙蛋白Ⅰ（cTnⅠ）、肌酸激酶同工酶（CK-mB）相比，CRP对不稳定心绞痛的诊断敏感性较高，这是由于血液中cTnⅠ、CK-mB主要来自于心肌细胞，只有当心肌细胞膜严重缺血、缺氧、坏死时，才通过破损的细胞膜大量释放入血，因此两者对心肌细胞的微小损伤缺乏敏感性。相反CRP作为一种人体内对炎症反应较为敏感的急性时相反应物，在心肌动脉血管炎症早期即可轻度升高，并早于其他两项指标出现于外周血中。标准的CRP试验对急性期升高1000倍的蛋白浓度才有反应，而如此高的浓度只有急性感染和组织损伤时才能诱发。用新的敏感方法检测血浆hs-CRP，发现其轻度升高可预测不稳定型心绞痛患者发生冠状动脉事件的危险性。GRP水平对冠状动脉病变患者的生存有独立的预测价值，是冠状动脉病变的重要危险因子。

5. 外科手术和ICU中的应用　CRP在外科手术后无疑会增高，且一般在手术后第2天达到高峰，随后以较快的速度降低，5～7天后恢复正常。有文献对术后感染组与非感染组患者血清中CRP浓度进行了比较，发现感染组患者血CRP明显高于非感染组，其差异有统计学意义。经清创、抗感染等治疗后，47例患者中有37例CRP值恢复正常。因此，对术后患者进行CRP的动态观察，可作为判断患者术后是否继发细菌感染的早期指标之一。

6. 妇科疾病中的应用　CRP对于如子宫附件炎等妇科感染性疾病有重要参考价值。通过对几种妇科常见病的临床监测能够较明确地鉴别炎症疾病与非炎症疾病，如子宫附件炎、慢性盆腔炎与其他非炎症性宫外孕、急性流产等急腹症以及子宫肌瘤的鉴别。其中炎症类疾病CRP远远高于正常值上限，而非炎症反应CRP基本正常。在急、慢性盆腔炎中CRP升高较明显。

7. 其他疾病中的应用　CRP可作为肾移植后出现排异反应的一项灵敏和早期的指标。对糖尿病患者动态测定CRP，有助于监测和控制糖尿病患者感染、血管内皮功能障碍等并发症的发生和发展。

综上所述，检测CRP对许多疾病的诊断、疗效观察及预后判断有较好的临床意义，但不能仅仅依靠单次检测结果进行判断，要结合临床进行动态检测，综合分析。

二、血清铁蛋白

血清铁蛋白简称铁蛋白。铁蛋白（serum ferritsn, SF）是去铁蛋白（apoferritin）和铁核心Fe^{3+}形成的复合物。

铁蛋白的铁核心Fe^{3+}具有强大的结合铁和贮备铁的能力，以维持体内铁的供应和血红蛋白相对稳定性。SF是铁的贮存形式，其含量变化可作为判断是否缺铁或铁负荷过量的指标。

铁蛋白是1937年由Lautherge首先分离出来的一种分子量较大（约460000）的含铁蛋白质，广泛存在于机体组织细胞内和体液中，主要分布于肝、脾、骨髓内，是单核-吞噬细胞系统储存铁的主要形式。外周血中铁蛋白则来自于单核-吞噬细胞系统的主动分泌或单核-吞噬细胞死亡的被动释放。增高可见于铁负荷过重，此外还见于感染性疾病、肝炎、肝硬化、脂肪肝、甲状腺功能亢进症、糖尿病和肾衰竭等。近年来，铁蛋白在某些疾病患者血清中的显著增高备受关注。有报道铁参与动脉粥样硬化，冠心病及高血脂者SF可增高达正常值的1～2倍。另有报道在恶性肿瘤性疾病中也会有血清铁蛋白(serumferiitin, SF)SF的明显增高，尤其是肺癌和肝癌患者，但是这些疾病中增高往往都在正常值5倍以内。自1972年放射免疫分析(RIA)用于SF测定以来，SF检测已广泛应用于多种疾病的诊治工作中。其中，以对成人Still病的诊治有更为突出的意义。

（一）血清铁蛋白测定的参考值

男性：15～200μg/L，女性：12～150μg/L

1. 降低　常见于：①缺铁性贫血，一般于早期即可出现血清铁蛋白减低，是早期诊断缺铁性贫血的重要指标。②失血、营养缺乏等，可作为孕妇、儿童铁营养状况调查的流行病学指标。

2. 增高　常见于：①体内贮存铁增加。如血色病、频繁输血。②铁蛋白合成增加，如感染、恶性肿瘤等。③组织内铁蛋白释放增加，如肝脏疾病等。可作为肝脏疾病（如肝癌、病毒性肝炎、酒精性肝病）、恶性肿瘤等的辅助诊断指标。慢性病性贫血。

（二）血清铁蛋白的临床意义

1. 血清铁蛋白与风湿病　在风湿病诊治中应用SF最多的是成人Still病(adult onset Still, sdisease, AOSD)。AOSD是一病因未明，以高热、一过性皮疹、咽痛、关节炎或关节痛为主要临床表现，并伴有周围血粒细胞增高，肝功能异常，肝、脾、淋巴结肿大等多系统受累的一种临床综合征。由于缺乏特异性诊断标准，很多患者被延迟诊断或误诊。有学者观察到91.7%的患者均有SF增高，70.8%的患者较正常增高8倍以上，58.3%的患者较正常增高10倍以上，20.8%的患者甚至会增加50倍以上，最高者74700μg/L，是正常值的439.4倍。但SF的增高与ALT和ESR之间没有相关性($P > 0.05$)。被观察患者均对糖皮质激素(GCS)治疗有效，SF水平越高者所需剂量越大，结论是检测SF对AOSD诊断具有重要的临床意义，其浓度的检测有助于指导临床治疗。AOSD患者SF升高的机制是：人体肝脏是铁的主要储存场所，也是铁蛋白合成及含量最多的地方。约3/4的AOSD活动期患者伴有肝脏损害，肝细胞炎症反应使铁蛋白合成明显增加，部分肝细胞变性坏死使铁蛋白释放入血，加上肝脏受损处理铁蛋白能力下降，造成SF上升，铁蛋白增高程度与肝细胞受损程度呈平行关系。虽然很多疾病可出现SF增高，但AOSD患者SF增高更明显（多在8～10倍以上）。因此，SF显著增高仍然有助于诊断。有学者认为SF达2500μg/L时对AOSD具有较高的特异性(96.51%)和阳性预测值(83.33%)，并强调发热待查患者中SF达2500μg/L时有83%的把握诊断其为AOSD。除辅助诊断外，SF的检测在AOSD的治疗及病情活动度的判断上也有其重要作用。

2. 铁蛋白与血液病铁蛋白变化与下列疾病有关：

（1）白血病　1973年国外首先报道急性白血病患者SF升高，以急性非淋巴细胞白血病(ANLL)升高最为显著，其次为急性淋巴细胞白血病(ALL)。慢性粒细胞白血病(CmL)SF亦升高，但不及ANLL显著。Jone报道了35例急性粒细胞白血病（AmL）患者的SF值为正常对照组的10倍，升高程度与外周血白细胞数和骨髓幼稚细胞百分率呈正相关。白血病细胞内铁蛋白释放入血是SF升高的重要因素，在治疗前和未缓解时升高，完全缓解时SF明显下降，但仍不能恢复正常，有学者指出完全缓解期SF仍高者易复发。因此，SF的变化可提供体内残留白血病细胞的信息，对预防复发和延长缓解具有实际意义。

（2）缺铁性贫血　近年来研究发现，铁蛋白是缺铁性贫血的一个特异性指标，缺铁性贫血的发生可分为三个阶段：第一阶段是缺铁期，贮存铁减少，SF开始下降，其他铁生化指标无变化；第二阶段是铁不足的红细胞生成期，贮存铁耗尽，SF降低，转铁蛋白、血清铁降低，红细胞形态正常；第三阶段是缺铁性贫血期。除上述各指标改变外，伴有低色素小红细胞改变。由于血清铁测定误差较大，同一个体一日之内不同时间的测定值差异较大，且易受机体生理情况的影响，而SF一日间波动较少，特别是在储存铁耗尽或贫血发生前，其浓度即已降低，比血清铁和转铁蛋白的浓度更能反映体内储存铁的情况。因此，SF测定被许多临床专家称为是诊断缺铁性贫血最可靠和最敏感的指标，特别是可及早诊断体内铁缺乏使患者得到早期治疗。

（3）骨髓异常增生综合征　骨髓异常增生综合征（mDS）是一种起源于造血干细胞的获得性克隆性疾病，以全血细胞减少、骨髓病态造血为特征，由于部分患者可进展为AmL，因此，mDS被认为是白血病发生的前期过程。有学者对27例mDS患者的测定结果表明，各型患者SF均显著高于对照组。17例患者治疗缓解后SF明显下降，而一旦复发又再次增高，3例转变为AmL者SF继续升高。因此，mDS患者SF含量的变化，可以反映其体内红细胞破坏和铁利用障碍的程度，并对mDS分型及预后判断具有重要价值。

3. 铁蛋白与肝脏疾病　有学者通过检测酒精性肝炎患者SF的水平，发现其与正常组比较，增高十分显著（$P < 0.01$），异常率达到93.88%。与其他肝脏疾病的SF异常率相比，慢性乙型肝炎组（54.55%）、恶性肿瘤化疗组（28.57%）、急性黄疸性肝炎组（71.43%）、肝炎后肝硬化组（61.54%）、慢性重症肝炎组（88，89%），差异显著（$P < 0.01$）。尽管SF的测定对酒精性肝炎诊断不存在特异性，作者观察病例也还有待增加，但联合运用其他实验室检测指标检测SF，可为酒精性肝炎的诊断提供有效的实验室参考依据。

4. 铁蛋白与恶性肿瘤　近年来的研究表明，SF的增高可以作为诊断恶性肿瘤的辅助实验指标。有学者检测了110例肿瘤患者的SF，与对照组相比差异显著（表1-4）。其机制虽未明确，但较为一致的观点是：①肝细胞损害降低了SF的储存量并减慢了铁蛋白的转运速度。②瘤细胞合成铁蛋白异构体增多，释放速度加快。

表1-4　110例肿瘤患者血清铁蛋白水平与阳性率

组别	例数（H）	SF水平（μg/L）	阳性率
肝癌	27	853.29±1157.29	66.6%
肺癌	38	632.82±379.50	87.2%
白系血液病	24	823.65±1156.11	62.5%
红系血液病	21	982.22±457.56	85.2%
正常对照	30	156.94±102.73	

5. 铁蛋白与脑血管病　有学者通过对120例缺血性脑卒中患者和100例健康人SF和hs-CRP等血液炎症相关因子的检测分析发现，缺血性脑卒中患者组SF(176.8±49.3)g/L，hs-CRP(23.6±6.11)mg/L；健康人SF(87.3±28.7)g/L，hs-CRP(2.23±0.21)mg/L。两组相比差异显著。

6. 铁蛋白与肾衰竭　尽管SF浓度通常与血清铁水平呈正相关，被认为是衡量体内储存铁的敏感指标，但在急性肾衰竭(ARF)时，可出现血清铁水平正常或降低，而SF浓度升高。ARF较慢性肾衰竭(CRF)患者SF水平明显增高，两者之间的差异可能是体内急性期反应(APR)程度不同的体现。APR的实质是各种刺激导致机体一系列病理生理改变，它受许多因素的调控，在炎症病变的发生发展中起着重要作用。急性肾衰竭早期，体内单核细胞和吞噬细胞产生的炎症相关细胞因子增加，它们以直接或间接的方式影响急性时相蛋白的增加。ARF患者SF水平明显增高说明体内吞噬细胞已活化，同时也说明ARF患者SF水平升高并不是铁储存增加所致，而是与早期可能出现APR密切相关。因此，在伴APR的急性肾衰竭早期出现SF水平增高，并非是不可预知的现象。慢性肾衰竭患者肾移植术后，纠正其贫血至关重要。大多数学者认为，体内储存铁水平是影响患者贫血纠正的重要因素，而最可靠的缺铁诊断指标当首推SF水平。有学者通过对112例肾移植患者为期3年的随访结果发现，SF水平自肾移植术后迅速下降，至第6个月达到最低值，以后缓慢回升，而且随着时间进展，高铁患者的SF逐渐下降，低铁患者的SF逐渐上升，至术后第3年时所有患者的水平趋于一致。另有学者对35例成功肾移植患者SF连续监测的研究结果表明，SF随着血红蛋白的上升而显著下降，并随血红蛋白稳定而稳定，两者之间存在较好的相关性，所以SF是肾移植患者反映体内铁贮存情况的准确指标。对肾移植患者应常规检测SF，以便尽早发现铁缺乏并给予补铁，帮助其迅速纠正贫血，防止缺铁性贫血的发生。

7. 铁蛋白与人类免疫缺陷病毒感染　人类免疫缺陷病毒(HIV)感染是艾滋病(AIDS)的发病原因。HIV感染者早期SF水平显著升高，一些研究结果提示，铁蛋白在本病进展中甚至有特异作用。国外学者观察了49例HIV感染患者的SF水平与病情进展的关系，在5年期间有20例发展为第Ⅳ阶段，他们的SF水平明显高于其他患者，且病情进展快，病死率高，浓度每增加1000μg/L，AIDS进展的风险就增加1.4倍，死亡风险增加1.6倍，说明高铁蛋白血症是HIV感染进展的关键因素之一。高铁蛋白的这种作用可能是由于铁超负荷时，二价铁离子增高，通过反应参与了羟基的产生，羟基直接或通过炎症递质促进了病毒的转录及复制。

总之，自从建立了放射免疫分析后，铁蛋白的测定已广泛应用于临床。能反映体内铁存储量及机体的营养状态，是判定体内铁缺乏和铁负荷过大的最可靠指标。由于SF参与许多疾病的病理生理过程，在疾病的发生发展中起到了重要作用，单独测定不能对某种疾病做出特异性诊断，但对疾病的疗效观察、预后判断具有普遍的临床意义。

三、红细胞沉降率

红细胞沉降率(erythrocyte sedimentation Rate, ESR)是指红细胞在一定条件下沉降的速度而言，简称血沉。在健康人血沉数值波动于一个较狭窄范围内。在许多病理情况下血沉明显增快。红细胞沉降是多种因素互相作用的结果。将抗凝的血静置于垂直竖立的小玻璃管中，由于红细胞的比重较大，受重力作用而自然下沉，正常情况下下沉十分缓慢，常以红细胞在第一小时末下沉的距离来表示红细胞沉降的速度，称 ESR。

（一）血沉的调控机制

1. 异常血浆蛋白对血沉的影响　血沉快慢的关键，在于红细胞是否易于发生叠连。红细胞叠连指红细胞彼此以凹面相贴而重叠成串钱状。由于红细胞与血浆间的摩擦力为红细胞下沉的阻力，而叠连红细胞的表面积与容积比减小，也即是与血浆接触面积减小，彼此摩擦力也就减小，因而下降加速。正常情况下红细胞除具有一定的表面张力外，在红细胞膜外还有一层水化膜使红细胞互相隔离，红细胞表面带负电荷，因此红细胞互相排斥而不凝聚下降。如血浆成分或红细胞本身发生表面自由能、吸附、凝集作用、电荷降低和红细胞水化膜破坏等变化时，血沉则发生改变。影响血沉的因素很多，其中最基本的因素是血浆纤维蛋白原和球蛋白等带正电荷的大分子。结缔组织病、各种炎症、多发性骨髓瘤和瓦登斯特巨球蛋白血症都可使球蛋白增多，各种炎症和损伤可使急性反应物增加，血浆纤维蛋白原就是主要急性反应物之一。球蛋白吸附在红细胞表面，在相邻细胞间发生桥联作用，引起细胞聚集。血浆蛋白分子越大越能使红细胞聚集，在血浆中纤维蛋白原的作用比球蛋白更强。此外，带正电荷的球蛋白增加时，红细胞失去负电荷，不互相排斥而易形成缗钱状，血沉就加快。血浆中带负电荷的清蛋白增加后，血沉就变慢。血脂对血沉也有影响，研究表明，血浆胆固醇增加可以使血沉加快，卵磷脂增加使血沉变慢。

2. 红细胞异常和药物对血沉的影响　红细胞的形状和大小也可以影响红细胞呈串钱状，如不均性红细胞症、小细胞症、球形红细胞症、镰状红细胞，可使血沉变慢。在急性时相血清蛋白异常增加时，两者作用相互抵消使血沉反而正常。另外，改变红细胞的浓度可影响血沉，贫血导致红细胞沉降加快，但缺铁性贫血由于红细胞本身重量减轻，不易下沉，致使 ESR 的加速不如想象的明显，此外如果红细胞太少，则影响其聚集成串钱状，以致血沉的加快与红细胞减少不成正比。红细胞增多症可以使血沉减慢。患者正在使用的某些药物也可以影响血沉，检测来自肝素化患者的血标本时发现血沉极度增快，可达 100mm/h。

（二）血沉的测定方法

国际血液标准委员会认定魏氏法为标准的测定方法。在标准的魏氏法中，1.6mL 静脉血加入 3.8% 枸橼酸钠溶液 0.4mL 充分混合，混合后的抗凝血被置于 200mm 长的魏氏圆柱管内，垂直地置于支架上。一小时后，准确读出红细胞自然下降的距离，用 mm/小时（mm/h）表示。

（三）临床意义

1. 血沉增快　在临床上更为常见，魏氏法不论男女其血沉值达 25mm/h 时，为轻度增快；达 50mm/h 时为中度增快；大于 50mm/h 则为重度快。潘氏法不论男女血沉达 20mm/h 者均为增快。

(1) 生理性增快：妇女月经血沉略增快，可能与子宫内膜破伤及出血有关，妊娠 3 个月以上血沉逐渐增快，可达 30mm/h 或更多，直到分娩后 3 周，如无并发症则逐渐恢复正常。其增快可能与生理性贫血、纤维蛋白原量逐渐增高、胎盘剥离、产伤等有关。60 岁以上的高龄者因血浆纤维原蛋白量逐渐增高等，也常见血沉增快。

(2) 病理性增快：

1) 各种炎症：细菌性急性炎症时，血中急性反应相物质（acutephase reactant）迅速增多，包括 α_1 抗胰蛋白酶（α-antirypsin）、α_2 巨蛋白（α_2-mactoglobulin）、C 反应蛋白

(c reactive protein)、肝珠蛋白(haptoglobin)、运铁蛋白(transferrin)、纤维蛋白原(fibrinogen)等，主要因有释放增多甚至制造加强所致。以上成分或多或者少地均能促进红细胞的串钱状聚集，故炎症发生后2～3d即可见血沉增快。风湿热的病理改变结缔组织性炎病症，其活动期血沉增快。慢性炎症如结核病时，纤维蛋白原及免疫球蛋白含量增加，血沉明显增快。临床上最常用血沉来观察结核病及风湿热有无活动性及其动态变化。

2) 组织损伤及坏死：较大的手术创面可导致血沉增快，如无并发症，一般2～3周内恢复正常。心肌梗死时常于发病后3～4d血沉增快，并持续1～3周，心绞痛时血沉正常，故可借血沉结果加以鉴别；组织损伤坏死等引起血沉增快的机制大体同时。

3) 恶性肿瘤：ESR加快可能与肿瘤细胞分泌糖蛋白（属球蛋白）、肿瘤组织坏死、继发感染及恶液化气质贫血等因素有并。良性肿瘤血沉多正常，故常用血沉作为恶性肿瘤及一般X线检查等所不能查见的恶性肿瘤。对于恶性肿瘤患者增快的血沉，可因手术切除或化疗放疗较彻底而渐趋正常，复发或转移时又见增快。

4) 各种原因导致的高球蛋白血症(hyperglobuinemia)：亚急性感染性心内膜炎、黑热病、系统性红斑狼疮等所致的高球蛋白血症时，血沉常明显增快略种原因引起的相对性球蛋白增高如慢性肾炎、肝硬化时血沉亦常增快。多发性骨髓瘤、巨球蛋白血症时，浆细胞的恶性增生致使血浆病理性球蛋白高达40～100g/L或更高，故血沉增快。巨球蛋白症患者，血浆中Igm增多，其血沉理应增快，但若Igm明显增多而使血浆沾稠度增高即高沾综合征时，反而抑制血沉，可得出一个正常甚至减慢的结果。

5) 贫血：轻度贫血对血沉尚无影响，若血红蛋白低于90g/L时，血沉可因而增快，贫血越严重，血沉增快越明显，乃因红细胞数量稀少，下沉时受到的摩擦阻力减少等所致。故明显贫积压患者作血沉检查时应进行贫血因素的校正，而报告其校正后的结果。低色素性贫血，因红细胞体积减小，内含血红蛋白量不足而下沉缓慢；遗传性球形细胞增多症、镰形细胞性贫时，由于其形态学的改变不利于缗钱状聚集，故其血沉结果均常降低。

6) 高胆固醇积压症：特别是动脉粥样硬化血胆固醇明显增高者，血沉每见增快。

炎症时白细胞计数与血沉结合起来分析对辅助诊断及疗效观察更有益。白细胞的增高及其分类变化直接受细菌素、组织分解产生等影响，故变化出现早，对急性炎症的诊断、疗效观察更为重要，而血沉增快乃继发于急性反应时相产物的增多，特别是受纤维蛋白原和球蛋白增高等影响，相对来说，出现较晚，故对观察慢性炎症特别是判断疗效更有价值。鉴于血沉增快大多因血浆中蛋白质成分改变所引起，而这种改变一旦发生并不能迅速消除，因此复查血沉的间隔时间不宜太短，至少需一周。

2. 血沉减慢

意义较小，可因红细胞数量明显增多及纤维蛋白原含量严重减低所致见于各种原因所致的脱水血浓缩、真性红细胞增多症和弥散性血管内凝血等。

总之血沉通常作为粗筛试验：只是一种辅助手段，不能单凭血沉的数值来肯定或否定某一种病，需要与其他化验结果和临床资料结合分析，才能对疾病的诊断有所帮助。

第九节 抗链球菌溶血素 O 试验

抗链球菌溶血素"O"试验，简称抗"O"，是机体产生的以链球菌溶血素 O 为抗原的抗体。通过测定血清中的 ASO 抗体效价，来判断患者有无 A 族溶血性链球菌感染，可作为 A 族溶血性链球菌感染性疾病的辅助诊断方法之一。但本试验无特异性意义，因为 A 族链球菌感染后，可引起人类多种疾病，如链球菌感染引起相应的扁桃体炎、猩红热、急性肾炎、亚急性细菌性心内膜炎、肾病综合征等均可引起 ASO 升高。人感染溶血性链球菌后，血清中可以出现多种抗体，如抗链激酶抗体、抗透明质酸抗体和抗"O"溶血素抗体，而抗"O"溶血素抗体对检测风湿病是否活动的一种血清学诊断试验较有意义。风湿病活动期 60%～80% 的患者 ASO 是升高的，多次检测均正常有助于排除风湿病。

一、抗链球菌溶血素 O 试验的原理

链球菌溶血素 O 对氧不稳定，在空气中迅速失去溶血活力，检测 ASO 时，先将链球菌溶血素 O 还原，恢复其溶血活力，再与不同稀释度的患者血清混合，继加 O 型红细胞或兔红细胞悬液作为指示剂。如溶血素 O 被血清中的相应抗体所中和，则加入的指示红细胞不被溶解。如血清中无相应抗体或抗体量不足以中和加入的溶血素，则发生不同程度的溶血现象。

二、试剂

（一）溶血素 O

有商品供应，按说明书稀释后使用，溶血素 O 活性（结合单位）的标定必须用丹麦国立血清研究所制备的 WHO 标准抗溶血素 O 抗体精确滴定。溶血素 O 对热不稳定，短期保存可存放于 4～10℃的冰箱中，几个月以上应低温冰冻贮存。

（二）ASO 缓冲液

取磷酸氢二钠十二水合物 9.06g，磷酸二氢钠二水合物 10.89g，氯化钠 4.6g，使溶于少量蒸馏水后并补足至 1000mL，pH 为 6.5。

（三）红细胞悬液

取枸橼酸钠抗凝的兔或 O 型人血，用 ASO 缓冲液洗涤 3 次，最后 1 次洗涤后，必须经 2000r/min 离心 10～15min，离心后尽可能吸尽无色的上清液，并以 ASO 缓冲液配制成 5% 悬液，用时轻轻摇匀。

（四）还原剂

商品还原片剂可按说明书使用，其主要成分是 2:1 的无水亚硫酸氢钠和无水亚硫酸钠。也可在临用前将 ASO 缓冲液以 2mol/L 氢氧化钠校 pH 到 8.0，加入 L-半胱氨酸盐 7g/L 使溶解即成。

三、操作方法

1. 用 ASO 缓冲液将血清标本稀释成 1:100 和 1:500 二个稀释度。
2. 按说明书建议配制 1 结合单位/mL 的还原溶血素 O，准确吸取一定量溶血素，首先用还原剂溶液稀释到最终体积的 1/3 左右，放置 15min，使溶血素充分还原，然后准确稀释到指定

体积，在45min内使用。

3. 取70mm×100mm小试，并以已知ASO单位的标准血清作对照。

4. 结果报告：主要观察上清液是否有溶血现象，以呈完全不溶血的血清最高稀释倍数为该标本的ASO单位/mL。

四、正常值

< 500U。

五、化验结果临床意义

（一）升高：

1. 溶血性链球菌感染、猩红热、丹毒、链球菌性咽炎、扁桃体炎。对风湿热、急性肾小球肾炎有间接诊断价值，若多次检测结果递增、并伴有红细胞沉降率（ESR）加快可有助于诊断。

2. 少数非溶血性链球菌感染：病毒性肝炎、肾病综合征、结核病、结缔组织病、亚急性感染性心内膜炎、多发性骨髓瘤等。

3. 寒冷地区、寒冷季节。

（二）降低

药物性（水杨酸盐类、肾上腺皮质激素、抗生素）。

（李浩炜）

第二章 关节穿刺及骨液分析

第一节 关节穿刺术

关节穿刺术（arthrocentesis）是指在无菌操作下，以空芯针穿刺进入关节腔内抽取滑液，进行滑液分析，以协助临床诊断，并可通过向关节腔内注射药物达到治疗关节疾病的目的。

在常见的关节炎中，对类风湿关节炎，骨性关节炎和感染性关节炎进行穿刺和滑液检查，除了是重要的诊断手段外，关节腔内注射药物还是非常有效的治疗方法之一。而在其他一些可引起关节病变的疾病中，如晶体性关节炎、淀粉样变、血友病、血色素沉着病、甲状腺功能减退等，滑液检查则成为重要的鉴别诊断依据。

一、关节穿刺术的适应证

1. 怀疑化脓性关节炎时，可以行关节穿刺以获取关节液并协助诊断，病变早期意义较大。及早获取关节液，进行检测并进行细菌培养和药敏试验，从而有利于作为进一步治疗的依据，另外还可以在必要时向关节腔内注射抗生素用于治疗。

2. 当外伤后发生关节积液时，可以通过关节穿刺，彻底抽尽关节积液，从而有利于预防关节内感染和后期的关节粘连，避免更多地影响关节功能。

3. 当患者其他症状不是十分典型时，进行关节诊断性穿刺，并通过关节液化验进行鉴别诊断，可以用于很多关节疾病的鉴别诊断。

4. 通过进行关节穿刺，如果抽出物为含有脂肪球漂浮其上的血性液体，则有助于进行关节内骨折的诊断。

5. 通过进行关节穿刺，向关节腔内注射空气或造影剂，进行关节造影术，以了解关节软骨或骨端的变化，用于相关疾病的诊断。

二、关节穿刺术的禁忌证

1. 穿刺局部皮肤破溃、皮疹。
2. 沿穿刺部位及路径存在感染（如蜂窝织炎、关节周围感染）。
3. 凝血机制障碍，但如果已行预防性治疗，则可视病情谨慎行事。
4. 无法配合的患者，特别是在穿刺过程中不能保持关节固定者。
5. 无法识别骨性标志，进针途径难以确定时。
6. 难以进入的关节腔，如肥胖患者不宜行髋关节穿刺。
7. 体格检查时不能肯定有关节渗出液，除非高度怀疑有化脓性关节炎存在时。

此外，由于穿刺时毛细血管破裂，针头可能会将细菌带入无菌的关节，有人主张菌血症时（确诊或怀疑）不宜进行关节穿刺。但在临床实际运用过程中，应根据情况对每个病例区别对待。在菌血症时，如怀疑有感染性关节炎，应及时进行关节穿刺。而在其他的情况下，如向关节腔内注射糖皮质激素，医生则应权衡利弊，慎重决定。

三、患者的准备和穿刺目的

（一）患者准备

1. 要让患者明了关节穿刺检查的必要性。
2. 要让患者了解关节穿刺术的具体过程以及可能发生的危险。
3. 得到患者的同意，必要时签署知情同意书。
4. 准备必要的止痛药及镇静剂。

（二）目的

1. 检查关节腔内积液，以明确诊断。
2. 抽出关节腔内积液、积血或积脓，以达到减压。
3. 关节腔内注入某些药物进行治疗。

四、并发症

一般来说关节穿刺术是一项比较安全的技术操作，尤其是在那些容易穿刺的大关节，比如膝关节。但仍有可能出现并发症，常见的有：

1. 麻醉不佳，患者疼痛剧烈。
2. 医源性关节腔内感染（如果正确操作，其发生率只有1/15 000）。
3. 出血或血肿形成。
4. 针尖穿刺伤及骨膜所引起的疼痛。
5. 软骨损伤。
6. 肌腱损伤。
7. 神经损伤造成的瘫痪。

通过术前周密准备，严格遵守操作规程，这些并发症可减到最低程度。

五、术前准备

物品准备：乙醇、碘溶液、无菌手套、孔巾、方纱、镊子、无菌透明试管和1%利多卡因等器械和药品，有时还需准备EDTA或肝素抗凝剂。

如果是大关节，应准备20mL注射器，如果是小关节或估计渗出很少，则使用3mL注射器，这时可不必准备无菌试管，穿刺完毕，可将拿掉针头的注射器包好直接送到实验室。

六、麻醉方法

进行关节穿刺时，一般采用局部麻醉，多采取1%的普鲁卡因5～10mL做皮内、皮下和关节囊的浸润麻醉，对普鲁卡因过敏的患者也可采用利多卡因。对于关节穿刺术，很少有其他麻醉方法的使用报道。

麻醉时，局部严格消毒，术者戴无菌手套，铺无菌巾。进行普鲁卡因局部麻醉，右手持注射器，左手固定穿刺点，当针进入关节腔后，右手不动，固定针头及注射器，左手抽动注射器筒栓进行抽液或注射等操作。

七、操作方法

关节穿刺应严格掌握适应证，并严格按无菌操作技术进行。选择穿刺点应避开血管、神经、肌腱、皮损处等，并易于进入关节腔之处。可借助骨性标志和关节运动明确关节间隙，选定穿刺点。穿刺之前，将穿刺关节做主动或被动全方位运动，以使关节液各成分均匀分布，提高滑液分析的准确性和可靠性。穿刺时，患者应保持放松，否则会增加关节腔内压力，造成穿刺困难。有些情况下，如类风湿关节炎、骨性关节炎的关节液中蛋白含量很高，非常黏稠，极易凝固，如需要送检时，可预先于注射器或试管中加入抗凝剂，避免关节液凝固。糖皮质激素是关节腔注射的常用药物，如注射后局部浓度过高，可致软组织和神经萎缩或坏死，故应避免将其直接注入附近的神经，并在注射前以麻醉剂稀释激素原液，一天内注射的关节不超过两个，一年内同一关节注射次数在三次以内，关节越小，激素剂量应越少。此外，因其增加感染危险，如体内存在感染灶时，应严禁关节内注射。

  以最常见的膝关节穿刺为例，简述关节穿刺方法。

  患者取仰卧位，膝关节屈曲于20°位置，放松股四头肌。先用弹性绷带或以手加压，使分散移动的关节液集中于关节腔内。接着选择髌骨上缘、髌骨侧缘或髌骨下缘为进针点。其中，髌骨侧缘穿刺常用于关节腔压力较高时。髌骨侧缘穿刺点的选择方法如下：通过髌骨上缘下方2cm处引一水平线，该线与髌骨侧缘交叉点即为穿刺点，内侧更为常用（图2-1）。

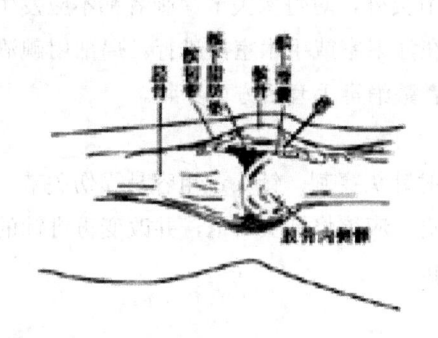

图2-1 膝关节穿刺（内侧）

  以甲紫标记穿刺点，以碘酒、乙醇消毒皮肤。术者应着帽子、口罩、戴无菌手套，最好采用坐位，凳子与病床的高度相适应以便于操作。穿刺处铺孔巾，行局部麻醉（注意：麻醉方法可因病情不同而异。如果关节张力较高，解剖标志明显，只给予皮肤表面麻醉即可。其他情况多采用利多卡因皮下麻醉，一般不必将利多卡因注射入深部组织，否则因利多卡因有抗菌作用，可能会影响细菌培养结果）。将注射器的针头刺入皮肤标记处，边抽吸边缓慢进针，当针头穿入关节腔时会有"突破"感。

  采用髌骨侧缘穿刺时，穿刺针应直接平行进入关节腔。一旦注射器内有滑液流出，即停止进针，开始抽取滑液，操作中动作宜缓慢柔和，以免造成创面和出血。一般认为，抽吸关节渗液应尽量彻底。在更换注射器时，要使用镊子固定针头。抽完滑液后，可根据病情需要向关节腔内注射各种药物，如抗生素、糖皮质激素、甲氨蝶呤等。拔除针头后，将关节稍加压或以弹性绷带包扎。如果穿刺部位正确，患者只有一些轻微的疼痛，若穿刺过程中持续疼痛，可能是软骨或骨膜的损伤，这些深部组织对利多卡因的麻醉作用不敏感，也可能由于操作中穿刺方向改变，针头进入了未经麻醉的组织。有些病例出现"干抽"现象，可能是由于滑膜皱襞像瓣膜一样堵塞了针头，这时可轻轻移动针头，或向针头内注入少量液体，就可纠正"干抽"现象。如果采用髌骨下方进针，就可以避免这一现象的发生。

髌骨上缘穿刺常用于髌上囊张力性渗出时（通常与关节腔相通）。有时穿刺会造成窦道，穿刺越容易，形成窦道的可能性越大，特别是在穿刺点直接定位于滑囊上时，所以穿刺点的选择非常重要。髌骨下缘穿刺所造成的软骨损害较髌骨侧缘为少，通常用于膝关节屈曲挛缩的患者。

除关节穿刺外，有时根据病情需要进行腱鞘穿刺注射药物。

上述所有这些原则也适用于除膝关节以外的其他关节及其周围组织的穿刺和注射。

八、术后护理

术后应将关节加压包扎，以免产生新的积液，嘱患者适当休息，制动患肢，稍后可下地活动。如有积液反复产生，可重复抽取，并可向关节腔内注射药物进行治疗，如甲氨蝶呤、抗生素、糖皮质激素等。

九、注意事项

（一）严防感染

除本身已是化脓性关节炎外，对每例关节穿刺者都不应发生关节内感染。术者必须严格遵守无菌操作原则，穿刺应在注射室或手术室内进行。局部用碘酒、乙醇严格消毒，其范围要足够大，并敷以消毒巾，术者戴消毒手套后方可穿刺。

（二）针头不可太粗

一般用18~20号注射针头穿刺，针头过粗容易损伤关节，太细又不容易抽出关节液。穿刺过程中如果针头碰到骨质，应该将针头后退，并改变再进针的方向，切忌强行进针，否则容易损伤关节面或将针头折断。

（三）关节液应送检

抽出的关节液，除了做培养、药敏试验或动物接种外，还应该做常规检查。对送化验的标本应先放入抗凝剂，以免凝结。抽取的关节液还应该认真进行肉眼观察，初步判定其性状，予以及时治疗。正常滑液为草黄色，清晰透明；若为暗红色陈旧性血液，往往为外伤性；抽出的血液内含有脂肪滴，则可能为关节内骨折；浑浊的液体多提示有感染；若为脓液，则感染的诊断确定无疑。

（四）糖皮质激素注射

反复在关节内注射糖皮质激素，可造成关节损伤，因而，任何关节内注射类固醇，不应超过3次。

（五）其他

在关节穿刺时，应尽量抽尽关节液，并根据积液性质酌情注入抗生素。术后应对局部进行加压包扎，以减少关节肿胀及疼痛，同时亦可减少再渗出。根据积液多少，可确定再穿刺的时间，一般每周穿刺2次即可。

第二节 滑液分析

滑液又称关节液。由关节滑囊和腱鞘的滑液膜分泌的，含有类似黏蛋白物质的透明黏质润滑液，有润滑的作用，是人体器官组织的分泌物，起着润滑、滋润器官和排出毒素的作用。滑液的主要成分是水和大量营养物质，不仅能濡养关节、胃、脑、髓等组织器官，还能把人体的代谢产物通过汗、尿等方式不断地排出体外，使机体各器官组织的活动正常。若滑液减少，或滑液变得黏稠，就会使代谢产物潴留于体内，产生各种疾患。如关节滑液随年龄增大而减少，关节缺少润滑剂，关节就会因磨损而出现退行性关节炎、骨刺、骨质疏松等，节软骨长期缺乏关节滑液还会造骨化关节坏死。

由于毛细血管内皮的屏障，正常滑液中很少有凝血酶原、纤维蛋白原、某些凝血因子及补体成分等，因此不能凝固。滑液清亮，透明，具有黏性，起到润滑和保护关节的作用，并维持关节的功能。滑液作为一种黏胶状物质具有重要的稳定性，这种黏着性质是由所有关节内结构之间都有的滑液薄层决定的，当这层滑液增多为病理性渗出时，其稳定作用即消失。正常情况下这些滑液量很少，不易抽出，如膝关节仅含1～4mL。在疾病情况下，毛细血管内皮屏障被破坏，血浆滤过增加，形成明显的关节积液，临床上易于抽取，且血浆中大分子成分亦进入关节腔，加之关节滑膜和软骨产生的一些特异蛋白质，改变了正常滑液的性状。正因如此，大部分关于滑液的了解来自于严重关节疾病的患者而不是来自正常人。由于膝关节渗出在临床上最常见，滑液量大，容易穿刺，使目前大部分有关滑液的资料更加局限于在膝关节所见。

滑液分析是临床工作中很有价值的辅助检查手段，它可以提供特定的诊断线索，指导医生选择有效的治疗。尤其在痛风、假性痛风和化脓性关节炎等单关节炎的诊断和鉴别诊断中更为重要。但滑液检查也有局限性，如关节渗出少、小关节的渗出、患者不能配合，特别是抽取髋关节渗液等情况时，不易得到标本；测定结果可能存在误差，或缺乏特殊意义；另外有时判断检验结果也会出现困难。

滑液的检查项目一般包括常规检查和特殊项目检查。对于不明原因的渗出液需进行的常规检查包括：外观、细胞计数、生化检查、革兰染色、常规培养和偏振光显微镜检查晶体（类固醇晶体、尿酸、钙盐、焦磷酸化合物）。特殊检查的项目有：黏度、黏蛋白凝结试验、尿酸水平、奈瑟菌属培养、结核培养，如果怀疑为真菌感染，应进行巧克力琼脂培养基接种。其他根据病情需要可选择的检查项目包括：蛋白含量、乳酸脱氢酶、类风湿因子、补体、细胞学检查。近年来的研究发现，可以通过测定关节液中的软骨脱落颗粒的大小，多种细胞因子水平（如不同种类白介素含量、肿瘤坏死因子-α、硫酸软骨素、糖基多糖、金属蛋白酶等成分的含量），协助诊断关节炎性质并判断病变程度。使用多聚酶链式反应（PCR技术）可以检测滑液细胞中的衣原体DNA，协助诊断某些反应性关节炎。滑液对流免疫电泳可诊断化脓性关节炎，滑液刚果红染色可确诊关节的淀粉样变。

抽取滑液时，如滑液量较多，可将其分至事先预备好的试管中。第一管为无菌管，用做革兰染色及培养；第二管进行黏蛋白凝结试验（非抗凝管），用于观察滑液颜色、透明度、黏稠度、透明质酸定性、自发凝集性以及湿涂片晶体检查。第三管（加入 EDTA 或肝素抗凝）进行细胞计数、化学分析、晶体以及其他的检查。标本应迅速进行检测，否则会影响检测结果的准确性。尽管对滑液测定结果的分析目前尚无统一标准，但在没有其他方法的情况下，关节穿刺术仍是一个最简单易行、相对创面最小的收集临床资料的方法。现将滑液分析的项目及其临床意义分述如下。

一、外观检查

（一）滑液量和颜色

一般来说，所有滑膜关节均存在滑液。根据滑液渗出的量可初步衡量关节局部刺激、炎症或感染的严重程度。渗出量越大，抽出液越多，可能关节病变越严重。但若因滑液内存在纤维蛋白、米粒体或因滑液被炎症物质形成的纤维分隔而抽吸不完全时，则抽出的滑液量与关节腔内炎症程度不成正比。

在白色背景下观察滑液颜色。正常滑液无色或微黄，非炎性滑液为淡黄或黄色，炎性滑液颜色则从黄色到黄绿色甚至发白。但应注意，慢性关节炎的滑膜增生和退化可以形成含"米粒体"（由胶原、细胞碎片和纤维蛋白等组成）的滑液，易与化脓性滑液相混淆；有时滑液由于含有大量结晶、纤维蛋白、淀粉或软骨碎片而显得混浊和发暗。黏液性水肿、大剂量糖皮质激素治疗后或心力衰竭引起的滑液为无色。褐黄病的滑液含有类似于胡椒样的黑色颗粒；有尿酸盐或轻磷灰石的滑液可以是白色、黄色糊样；含胆固醇的滑液为金黄色。

血性滑液为均匀一致的血液分布，不凝固。常见于关节创面、神经病性关节病、出血性疾患和肿瘤等。若滑液中有脂肪微滴，伴有或不伴有骨髓成分，常提示关节创面；伴有血友病或其他凝血机制障碍者，即使轻微的创面也可引起血性滑液，其特点是量大、不凝和均匀血性分布，离心后出现黄色上清液。如果受伤后关节肿胀迅速，滑液为全血性液体，其血细胞比容和白细胞计数接近或等于外周血及排除血友病等血液系统疾病后，则应考虑关节骨折。对于一个反复出现膝关节腔内出血，发病间期各项体检及 X 线检查均为正常的患者，应怀疑有无血管瘤。

区别血性滑液是因穿刺引起还是真正的血性滑液，可根据以下几点来鉴别：①观察抽吸过程中血性滑液的流出情况。若为穿刺引起的出血，则滑液内血液分布不均，随抽吸移动而血性成分越来越少，或在抽吸结束时出现血性液体。②穿刺引起的出血在更换部位后多消失。③穿刺引起的出血，滑液血细胞比容低。④穿刺引起的出血常自发凝集。

（二）透明度

正常和非炎性滑液为透明黏稠液体。炎性滑液则透明度差，呈半透明或不透明的淡黄色或黄色混浊性液体，炎性病变越重，外观越混浊，甚至呈脓性。部分滑液呈云雾状，原因可能是含一定数量的红细胞、白细胞或晶体等其他内容物。

一些非炎性滑液外观也可为模糊、不透亮，这可能是因混杂了其他一些非细胞成分，如焦磷酸二氢钙、碱性磷酸钙、尿酸钠、胆固醇结晶或脂性微滴等所致。胆固醇性结晶呈微微发亮的油状液体。

（三）黏稠度

正常或非炎性滑液因含丰富的透明质酸而呈黏性，黏稠度与透明质酸含量成正比。炎性滑液的黏性则因透明质酸的长链被解聚而降低。一般来说，关节炎症越重，滑液黏稠度越低。但在化脓性关节炎滑液含有大量白细胞时也可使其变得很黏稠；在重度水肿或外伤引起的急性关节腔积液，因滑液中的透明质酸被稀释，即使关节无炎症，黏稠度也降低。

（四）滑液分析之自发凝集试验

由于正常滑液缺乏纤维蛋白原、凝血酶原、第V及第Ⅵ因子、凝血因子、组织凝血激酶和抗凝血酶，故不能自发形成凝集块。而在大多数病理状态下，滑液可形成凝集块，且其形成的速度和大小与炎症程度直接相关。试验时将刚抽出的滑液立即注入不含抗凝剂的试管内，静置3～4h后观察结果。

二、滑液细胞计数及分类

滑液细胞计数对确定诊断、指导治疗有很大的意义。如果临床上怀疑感染，则滑液细胞计数的结果可能对诊断有重要影响。如低到中度怀疑一个患者是化脓性关节炎，但其滑液白细胞计数是50000/mL，又没有其他原因解释时，在培养结果回报之前，医生一般会采取较积极的治疗，给予患者静脉注射抗生素；而在另一种情况下，虽高度怀疑感染存在，但滑液白细胞计数只有1200/mL，则医生可能选择在门诊进行比较保守的治疗，同时等待培养结果。通常把细胞计数2000/mL作为划分炎症性关节炎（如感染）或非炎症性关节炎（如创面）的一个界限，其准确率在90%以上。

根据绝大多数医生的经验，细胞计数越高，感染性关节炎的可能性越大，但也不完全如此。在大多数情况下，滑液白细胞计数大于50 000/mL时，其病因可能是感染、晶体性关节炎系统性风湿性疾病，但非感染性关节炎中，也曾发现白细胞计数超过100 000/mL者。因此只有将临床症状及体征、晶体检测、革兰染色、细菌培养以及病程等资料综合考虑，才能在所有这些可能性中将各种疾病区分开来。

滑液白细胞分类计数也能准确地反映关节炎是炎症性或非炎症性的。有人发现，以多形核白细胞占75%为界限，分类计数在诊断中的敏感性达75%，特异性可达92%。但正像滑液白细胞计数并不能准确区分炎症及非炎症性关节炎一样，多型核白细胞的百分率，有时也很难让医生判断出是感染性关节、晶体关节炎、反应性关节炎甚或为骨性关节炎、外伤等。但滑液白细胞分类计数提供的信息并不是滑液白细胞计数的简单复制，实践中发现，同时参考两项检测结果比单独使用二者，诊断价值更大。

在某些情况下，滑液白细胞分类计数会提供一些有意思的资料：如嗜酸性粒细胞增多，往往提示有寄生虫感染、过敏性疾病、肿瘤或莱姆病等；"ragocytes"也叫类风湿细胞（指中性粒细胞中含许多空泡或颗粒，是炎症活动的非特异指征），出现此种细胞的类风湿关节炎预后较差；狼疮细胞或恶性细胞，可以通过细胞分类及Wright血细胞染色发现。由于这些情况很少见，并且也缺乏特殊意义，所以并不是常规检测项目。如果临床怀疑为肿瘤性渗出，则应进行滑液的细胞病理学等有关检查。

三、滑液的培养与革兰染色

（一）滑液培养

滑液培养在明确化脓性关节炎的诊断、特异病源体的鉴定及药敏试验、监测病情变化以及治疗方面有很高的临床价值。早在1894年，就有人从滑液中首次培养出淋球菌。对那些非淋菌性感染性关节炎的患者，如果近期内没有接受过抗生素治疗，则其滑液培养的阳性率可达

75%~95%。

在判断滑液培养结果时，应考虑到下列几种可能情况：

1. 当滑液培养结果阴性，而身体其他体液或组织培养阳性时，必须对滑液培养的敏感性做出正确的评估。例如，患者出现炎症性单关节炎，而在其血中培养出金黄色葡萄球菌，可假定其关节炎为同种病菌所致，可采用同样的抗生素治疗。

2. 临床中另一个常见的情况是，新近发生炎症性单关节炎患者的所有培养物，包括关节液、血液、尿液、直肠及口咽刮取物均为阴性，这样的患者可能是：①反应性关节炎。②与感染无关的其他问题（如晶体性关节炎）。③培养阴性的肯定的淋球菌感染。④标本处理不当、培养基不合适或微生物生长缓慢等亦会造成阴性结果。

3. 滑液培养结果阴性并不能绝对除外化脓性关节炎，那些在关节穿刺前接受过抗生素治疗的患者更是如此。

（二）滑液革兰染色

滑液革兰染色是一个不需复杂设备、操作简单、结果快速可靠、费用低廉的检测方法。它与滑液培养互为补充。某些情况下，革兰染色可能是关节感染的唯一证据，并且可用来指导抗生素的选择及疗程。其缺点是不同检测者读取的结果可能出入很大，而且对淋菌感染的敏感性较低。滑液革兰染色在非淋菌感染的化脓性关节炎中阳性率达50%~75%，而淋菌性关节炎中则不到10%。如果一个有经验的化验师或医生明确肯定样本为革兰染色阳性，这个结果的特异性往往很高，即便随后的培养结果报告为阴性，也应将其作为一个感染的证据。

疑有临床少见的感染存在时，与其相关的滑液染色及培养可能并不是滑液分析的常规检查项目，这时，医生应注意对检查项目的特殊要求。比如，怀疑厌氧菌、分枝杆菌或真菌性关节炎时，需要注意相关微生物的特殊处理，选择特定的染色剂和培养基。

四、滑液的化学成分分析

一般来说，滑液糖含量在风湿性炎症性疾病时绝对或相对下降，而在细菌感染时，其糖含量下降极为明显。但依据滑液糖含量绝对值进行分类诊断往往准确性较差，在禁食6h后测定滑液糖与血清糖含量之差更为准确，但这种方法在大多数情况下往往被忽视。滑液糖含量对于炎症性关节病变的定性只有20%的敏感性，将其界定于75mg/mL特异性可达84%。尽管化脓性关节炎常见糖含量极低，但糖含量正常也不能除外这一诊断。而其他的炎症性疾病（偶尔甚至包括非炎症性病变）也可有滑液糖含量下降。由于这一测定准确性较差，所以是否将其作为滑液常规分析项目一直存在争论。

对临床来说，滑液糖含量还是有意义的。比如，先期曾使用过抗生素的病例如伴有炎症性单关节炎，滑液及其他培养可能是"阴性"，这时，滑液糖含量测定如明显降低，则化脓性关节炎的可能性大大增加。

医生应根据患者的不同情况提出不同检测要求，如为狼疮性关节炎，可查关节液中的抗核抗体、补体等。如疑为类风湿关节炎，则可查类风湿因子。在鉴别诊断阶段，应进行补体测定。据报道，在痛风、瑞特综合征以及感染等情况下补体升高，而在系统性红斑狼疮及类风湿关节炎中补体水平下降。

五、偏振光显微镜下晶体检查

进行滑液分析的另一个重要原因是诊断晶体性关节炎（使用偏振光显微镜检测滑液中是否存在双折射的晶体）。一般情况下，关节穿刺术并不是诊断痛风或假性痛风[更确切地说是"焦磷酸钙"沉积症（calcium pyrophosphate depositiondisease, CPPD）]的常规手段，致使许多痛风或假性痛风患者未能明确诊断，接受了不必要的治疗，如抗生素或终身的降尿酸疗法。虽然这种检测的意义较化脓性关节炎为低，而且检测的准确性并不是百分之百，可一旦在滑液中发现尿酸盐或焦磷酸钙结晶，尤其是白细胞中存在晶体时，则基本可以确定痛风或"焦磷酸钙"沉积症的诊断，所以，这种检查是相当特异的。有经验的医生对痛风的检出率很高，可达80%～95%。显微镜下尿酸钠结晶呈细针状或钝棒状，5～2μm，其折射角为45°。单纯的高尿酸血症患者的滑液中很少找到尿酸盐晶体。假性痛风焦磷酸钙的检出率约65%～80%，焦磷酸钙的折射角为20°～30°，晶体是棒形和菱形，细胞内外均可发现。有时滑液中还可见到钱币样晶体，是为羟磷灰石，如用茜素红染色可进一步鉴定。草酸盐也可导致炎症性关节炎，由于很少见，又需要特殊的检查手段，因此并不是常规检测项目。

在晶体性关节炎的鉴别诊断中，临床医生和检验技师的经验都很重要。因为关节液中可能混有外源性的晶体、灰尘甚或各种碎片，这些成分也有双折射性。比如，外科手套的滑石粉或先期注射的类固醇激素均可造成关节液的晶体"假"阳性，这些晶体一般与白细胞无关，在显微镜下有不同的表现，并可从临床上经询问病史找到线索（如类固醇注射后的关节穿刺）。当滑液中观察到脂肪滴，在湿片上呈较暗的椭圆，在偏振光显微镜下显示为"马耳他十字（maltesecross）"形式的双折射阳性，则提示可能有骨折。滑液中也能见到胆固醇晶体，它是非特异性的，大多数时候出现于类风湿关节炎中，也可见于其他的慢性炎症性关节病变中。晶体检查的敏感性取决于滑液是否立即送检、滑液的温度以及疾病的性质。

六、滑液结果判断

根据对滑液的测定及结果的分类，通常将其分为非炎症性、炎症性、化脓性、出血性四种类型（见表2-1、表2-2），据此可为临床诊断指明一个大概的方向或对排除某种诊断有指导意义（如炎症或非炎症）。如表现为非炎症状态，则应考虑与非炎症病变相关的诊断，如骨性关节炎或外伤。在半数情况下，滑液检查结果可能会导致疾病分类的错误判断（如炎症与非炎症比较），而且滑液测定结果在不同疾病中会出现重叠。因此，不能依靠滑液分型做出确切诊断。尽管如此，滑液细胞计数及分类，还是可以提供准确而完整的资料以供临床分析。此外，滑液的革兰染色、细菌培养以及晶体检查，加之必要时进行的补体、类风湿因子、抗核抗体等的检查都可提供较可靠的信息。

检查结果会出现两种情况，一是能够做出特异性诊断，如细菌培养阳性可明确诊断、为化脓性关节炎，白细胞中检出双折光尿酸盐结晶可诊为痛风性关节炎。另一种是对诊断或排除某种疾病有一定指导意义。这就要求医师将各项实验结果与临床表现结合起来通盘考虑，才可能做出正确判断。例如，血性渗出液最常见的原因是创面，其次可能是凝血机制障碍（医源性的或病理性的），肿瘤也是多见的原因，但其确切原因（半月板撕裂、韧带断裂、凝血因子缺乏等）以及最佳的处理方法并不能通过滑液分析来决定，应结合其他化验和临床表现综合考虑。又如一个年轻女性，其滑液中发现"晶体阳性"，这一结果很可能是错误的（可能是穿刺中使用的手套上的滑石粉污染），因为在年轻女性中，晶体性关节炎的发生率远远少于风湿性疾病和感染所致关节炎。当一位老年患者的滑液细胞计数为 5000/mL，同时有其他的关节退行性表现，应警惕其伴有晶体性关节炎，因为骨性关节炎这样的非炎症性疾病，即使是白细胞计数轻度升高也不多见。单个关节病变不仅仅见于感染及痛风，还要排除其他的诊断，如果患者为年轻男性，应除外血清阴性脊柱性关节炎。

表 2-1 滑液分型

	正常	第一型（非炎症性）	第二型（炎症性）	第三型（化脓性）
外观				
颜色	清亮-淡黄	草黄-黄色	黄色或白色	白色
清亮度	透亮	透亮	透亮或不透亮	不透亮
黏性	很高	较高	低	很低
自发凝集	不	常常巾巾	常常	常常
黏蛋白凝集试验	良好	良好或较好	较好，差，易碎	差，易碎
白细胞（/mL）	<150	<3000	3000~5000	>50000
中性粒细胞（%）	<25	<25	>70	>90
滑液糖低于血糖	10%	10%~20%	30%~50%	80%~90%
蛋白（mg/dl）	1.3~1.8	3~3.5	>4.0	>4.0

表 2-2 各型滑液中的常见疾病

第一型（非炎症性）	骨性关节炎，创面，缺血性坏死，系统性红斑狼疮，"早期"类风湿关节炎，慢性或缓解期的晶体性关节炎，结节性多动脉炎，硬皮病，关节淀粉样变，风湿性多肌痛，大剂量糖皮质激素治疗
第二型（炎症性）	类风湿关节炎，脊柱关节炎，急性晶体性关节炎，病毒性关节炎，风湿热，白塞病，部分化脓性关节炎
第三型（感染性）	细菌性关节炎，结核性关节炎，真菌性关节炎
第四型（出血性）	创面（尤其是半月板或韧带损伤、骨折），凝血机制障碍，抗凝治疗后，肿瘤或骨髓增生性疾病，"焦磷酸钙"沉积症，镰状细胞病，关节修复术

需要注意的是，滑液与其他体液一样，可以传播一切借助体液传播的疾病，切记不要以皮肤直接接触。

（敬胜伟）

第三章 脑脊液分析

脑脊液（Cerebro-Spinal Fluid, CSF）脑脊液为无色透明的液体，充满在各脑室、蛛网膜下隙和脊髓中央管内。脑脊液由脑室中的脉络丛产生，与血浆和淋巴液的性质相似，略带黏性。脑脊液属于细胞外液。

正常成年人的脑脊液约 100～150mL，其比重为 1，呈弱碱性，不含红细胞，但每立方 mm 中约含 5 个淋巴细胞。正常脑脊液具有一定的化学成分和压力，对维持颅压的相对稳定有重要作用。患中枢神经系统疾病时，常常要做腰椎穿刺吸取脑脊液检查，以协助诊断。脑脊液的性状和压力受多种因素的影响，若中枢神经系统发生病变，神经细胞的代谢紊乱，将使脑脊液的性状和成分发生改变；若脑脊液的循环路径受阻，颅内压力将增高。因此，当中枢神经系统受损时，脑脊液的检测成为重要的辅助诊断手段之一。

脑脊液可通过脊髓腰椎部、小脑延髓池、脑室等部位穿刺取得。风湿性疾病中进行腰穿的指征包括：①怀疑并发颅内感染。②直接测量颅内压。③测定各种抗体、化学成分等。但有明确颅内压增高、有出血倾向、腰椎畸形或穿刺部位局部感染等则为腰穿禁忌证。

正常脑脊液为无色透明液体，水分占 99%，比重为 1.006～1.009，PH 为 7.3～7.4，白细胞计数 $(0～5)\times10^6/L$。白细胞分类主要为单核细胞，如混有血液，其白细胞数计算公式为：白细胞数 = 含血脑脊液白细胞 - [白细胞（血）× 红细胞（脑脊液）/ 红细胞（血）]；或估计：白细胞数 = 含血脑脊液白细胞 -（脑脊液红细胞 +700）。蛋白质含量为 0.15～0.4g/L，糖含量为 3.3mmol/L，为血糖的 60% 左右，氯化物含量为 119mmol/L。正常脑脊液压力在成人卧位为 0.98～1.47kPa(100～150mmH$_2$O)，约相当于脑脊液流速 60 滴 / 分，最高为 1.76kPa(180mmH$_2$O)，儿童较成人略低。

风湿性疾病出现中枢神经系统损害时，脑脊液会有相应的变化，包括压力，白细胞计数的改变，蛋白、糖、氯化物含量的变化，也可出现各种抗体成分，甚至细菌或真菌检查阳性。

脑脊液检查适用于所有伴有中枢神经系统病变的红斑狼疮患者。红斑狼疮是一个多系统脏器受累的疾病，其中枢神经系统病变的发生率为 10%～70%。大部分狼疮脑病患者的脑脊液常规检查未发现显著的变化，少数患者可发现有白细胞计数增多，蛋白水平增高，糖含量降低。出现这种情况时，要排除急性或慢性的颅内感染（见表 3-1）。急性狼疮脑病时，尽管不伴有颅内感染，脑脊液中白细胞增高也很常见。此外，白细胞计数升高、蛋白升高、糖含量降低在横断性脊髓的患者中非常多见。横断性脊髓炎是系统性红斑狼疮少见的症状，其中有 63% 的患者出现脑脊液改变，也有可能是系统性红斑狼疮并发了水痘带状疱疹病毒感染，此时可在脑脊液中检测到病毒。并发中枢神经系统病变的狼疮患者，脑脊液中可发现 IgG、Igm、IgA 等免疫球蛋白升高。此外，在狼疮脑病患者中，25%～66% 的患者免疫球蛋白指数（脑脊液 / 血浆 IgG）升高，25%～65% 的 Q- 清蛋白（脑脊液 / 血浆清蛋白）增高（血脑屏障遭到破坏），20%～80% 的系统性红斑狼疮患者可出现寡克隆区带。经过有效的治疗，这些改变在一些患者中可恢复正常。脑脊液中也发现抗神经抗体，特别是有精神症状出现时，抗神经细胞抗体及抗核糖体-P抗体明显升高。在狼疮脑病的脑脊液中，还发现可溶性白介素IL-2受体水平、IL-6、IL-8升高，以及可溶性粘连糖蛋白和一氧化氮代谢产物的增加。其他的脑脊液检查，如免疫复合物、抗ds-DNA抗体、抗核抗体、补体、β_2-微球蛋白以及环鳞腺苷水平对诊断也有帮助。

表3-1 中枢神经系统受损的系统性红斑狼疮病入的脑脊液分析

项目	阳性率(%)	临床意义
常规检查		
白细胞升高	6～34	除外感染及NSAID所致脑膜炎
蛋白增高	22～55	非特异
糖含量下降	3～8	除外感染及横断性脊髓炎
特殊检查		
抗神经元抗体(IgG)	90	弥散性病变，以及40%的定位病灶
Q-清蛋白增高	8～33	血—脑屏障破坏
IgG/Igm指数增高	25～66	弥散性病变
寡克隆带(＞2条)	20～82	弥散性病变

10%～49%的白塞病患者会出现中枢神经系统损害，5%的患者可以脑病为首发症状，脑脊液中蛋白含量升高，白细胞计数升高，抗分枝杆菌热休克蛋白IgG(65kD)明显升高，IL-6持续升高，后者经治疗可明显下降。斯蒂尔病、结节病、结节性多动脉炎等疾病的脑脊液压力、白细胞计数及蛋白轻度至中度升高也较常见。类风湿关节炎可由于继发性压迫脊髓而出现脑脊液循环梗阻，产生Quickest压颈试验阳性及脑脊液蛋白升高。在继发脑卒中的患者中，脑脊液中红细胞及蛋白均明显增高。

风湿性疾病出现中枢神经系统损害的另一个重要原因是感染，常见结核、真菌感染，与患者免疫功能低下及大量使用免疫抑制药有关，其脑脊液的改变类似于单纯颅内感染。结核感染时可发现脑脊液压力增高，白细胞计数增高，以单核细胞为主，蛋白明显升高，糖及氯化物明显降低，涂片抗酸染色可能发现抗酸杆菌，腺苷脱氨酶(ADA)是判断结核活动性及恢复与否的很有用的指标。真菌感染以新型隐球菌脑膜炎多见，脑脊液可出现压力明显升高，白细胞增高，以淋巴细胞占优势，蛋白增高、糖降低等改变。脑脊液涂片墨汁染色及真菌培养，可获准确诊断。某些系统性红斑狼疮患者并发中枢神经系统病毒感染时，脑脊液中除发现抗核抗体滴度增高外，无其他异常改变。

药物引起的脑病在风湿病也不少见，其中以药物性无菌性脑脊膜炎(drug-induced asepticmeningitis, DIAm)最为常见。糖皮质激素、非甾体抗感染药、抗生素、静脉注射免疫球蛋白、甲氨蝶呤、环孢素A、单克隆抗T_3受体抗体等都能引起DIAm。其脑脊液与感染性脑脊液无法区分。临床上尽管患者不能除外DIAm，但在细菌培养结果回报之前，应先予抗生素治疗。

（张　静）

第四章 胸腔积液分析

任何原因导致胸膜腔内出现过多的液体称胸腔积液,俗称胸水。我们常说胸腔积液,实际上是胸膜腔积液。正常人胸膜腔内有3mL～15mL液体,在呼吸运动时起润滑作用,但胸膜腔中的积液量并非固定不变。即使是正常人,每24小时亦有500～1000mL的液体形成与吸收。胸膜腔内液体自毛细血管的静脉端再吸收,其余的液体由淋巴系统回收至血液,滤过与吸收处于动态平衡。若由于全身或局部病变破坏了此种动态平衡,致使胸膜腔内液体形成过快或吸收过缓,临床产生胸腔积液。按照胸腔积液的特点分类,可以将胸腔积液分为漏出液、渗出液(浆液性或血性)、脓胸、血胸、乳糜胸。

风湿病是一种侵犯全身结缔组织的多系统疾病,以纤维素样变性、坏死及血管炎等表现为基本的病理变化,而肺及胸膜由丰富的间质、血管构成,所以很容易受累。风湿病引起的胸腔积液可能是由胸膜下或胸膜的免疫或非免疫性炎症所引起的毛细血管通透性增高所致。系统性红斑狼疮常累及胸膜,其胸腔积液的发生率为11.6%～44%。类风湿关节炎胸腔积液的发生率为3.3%～10%。其他结缔组织病,如系统性硬化症、干燥综合征、Reiter综合征、强直性脊柱炎、系统性血管炎、白塞病、混合性结缔组织病、多发性肌炎和皮肌炎、结节病等均可导致胸腔积液,但发生率较低,一般<10%。

实验室检查对胸腔积液的诊断起着极其重要的作用。通常通过胸腔穿刺收集标本。一般取中间段积液,常规检查需10mL(测比重时可适当增加),生化检查10mL,普通细菌培养10mL,结核菌培养100mL,细胞学检查以200～250mL为宜。所取标本最好半小时内送检。

正常人胸腔中胸液量约为0.3mL/kg,为淡黄色透明液体,其蛋白含量<20g/L,糖含量及pH水平接近于血清中水平,白细胞计数<$0.1×10^9$/L。

一般来说,明确胸液的渗、漏性质,是确定胸液病因的基础。但根据上述指标确定漏出液和渗出液的敏感性和特异性均不高,目前常用Light标准作鉴别,该标准的敏感性和特异性分别达到99%和96%。Light标准具体如下:符合以下一个或一个以上标准的为渗出液:①胸液蛋白与血清蛋白的比值大于0.5。②胸液乳酸脱氢酶(LDH)与血清LDH的比值大于0.6。③胸液LDH大于正常血清LDH的2/3上限。(特殊:部分充血性心力衰竭导致的胸液,如符合渗出液标准,应同时检测血清和胸液的清蛋白水平,如血清与胸液清蛋白差值大于12g/L,仍考虑为漏出液。)

风湿病中产生渗出性胸液的原因多为疾病本身所致,如系统性红斑狼疮患者的渗出性胸膜炎,有时则为并发胸膜感染所致,如真菌、细菌、病毒感染。而漏出液可见于风湿病继发的低蛋白血症、肺栓塞等情况。

一、类风湿关节炎

与本病女性多见相反,胸腔积液男性明显多于女性(男性约占70%)。常为单侧胸腔积液,少数情况下可为双侧,量少,可自然吸收,也可见持续数月或数年不吸收的大量积液,有时需反复抽吸。部分患者对糖皮质激素治疗反应良好。

胸液检查特点为：①为典型的渗出液，外观可呈浆液状、乳状，偶为血性。②蛋白＞30g/L，乳酸脱氢酶（LDH）含量较高，常＞1000U/L，而糖含量非常低，常＜1.66mmOl/L(30mg/dl)，慢性病例糖含量将进一步降低，pH常＜7.3，偶见胆固醇结晶。③有核细胞数增多，T淋巴细胞所占比例升高。④胸液中补体成分如CH_{50}、C_3、C_4含量降低，胸液类风湿因子滴度升高，常＞1:320，并高于相应的血清值；⑤细菌学检查阴性。

二、系统性红斑狼疮

系统性红斑狼疮所致的胸腔积液70%为双侧性，30%为单侧性，有时可交替出现。多数为少量到中等量积液，可自行吸收，但易复发。有时与心包积液同时出现。抗感染治疗无效，而对非甾体抗感染药或糖皮质激素治疗反应良好，积液通常可吸收。

胸液特点为：①为渗出液，外观可为透明、浑浊或血性。②蛋白＞30g/L，乳酸脱氢酶（LDH）含量升高，但很少＞500U/L，糖含量与血清浓度相似，pH＞7.3。③白细胞一般＜$1×10^9$/L(1000/mm^3)，单核细胞为主，慢性病例中淋巴细胞比例升高。④补体成分如C_3、C_4明显降低，找到狼疮细胞的阳性率低但特异性高，抗核抗体（ANA）阳性，滴度超过1:160，或胸液ANA/血清ANA＞1时更有诊断价值。⑤细菌学检查阴性。

系统性红斑狼疮所致的胸腔积液常要与类风湿关节炎所致的胸腔积液相鉴别，区别在于系统性红斑狼疮的胸液生化更接近于血液生化，而类风湿关节炎的胸液则是典型的渗出液，有明显的高LDH、低糖、低pH的表现。另外还需注意少数肿瘤如淋巴瘤引起的胸液中也可出现ANA阳性，因此对于ANA阳性的胸液鉴别还需考虑肿瘤。

三、其他的风湿性疾病

在一些系统性血管炎，如韦格纳肉芽肿、Churg-Stmuss综合征等，可发生渗出性胸液，有的胸液中可以测到抗中性粒细胞胞浆抗体，Churg-Strauss综合征的胸液中嗜酸性粒细胞比例升高。

混合性结缔组织病的胸腔积液一般为少量、双侧，绝大多数可自行吸收，为渗出液，糖含量及补体水平多正常，细胞分类以中性粒细胞增多为主。

血清阴性脊柱关节炎中，Reiter综合征出现胸液的概率较强直性脊柱炎和银屑病性关节炎等为多，为渗出性，无特异性。

系统性硬化症、白塞病、多发性肌炎及皮肌炎、干燥综合征、结节病等偶见胸液，亦为渗出性改变。

四、感染性疾病

在大部分风湿性疾病中，由于患者免疫功能低下，而且治疗多用激素和免疫抑制药，造成患者极易发生各种感染，尤以肺部、胸膜感染多见。细菌、病毒、真菌所引起的胸腔积液均可见到，常见的是结核性胸腔积液、肺炎链球菌及金黄色葡萄球菌等导致的肺炎伴胸腔积液、曲霉菌及隐球菌等引起的真菌性胸腔积液。胸腔积液常为单侧。

胸液检查：为渗出性，蛋白＞30g/L，LDH升高，糖含量低于血糖水平，白细胞计数常＞$1×10^9$/L(1000/mm^3)，细菌、真菌的染色及涂片阳性，培养阳性。聚合酶链反应（PCR）通过体外扩增DNA片段的方法检测病原微生物，与传统检查方法相比较具有简便、实用的特点，对临床诊断有一定指导意义，但我国PCR试剂生产尚未规范，此项检查暂未应用于临床。

结核性胸腔积液是我国最常见的胸腔积液,因患者免疫功能低下或者激素和免疫抑制药的应用,使结核性胸腔积液在风湿性疾病患者中发生率明显升高,且发病较隐蔽,发展迅速。结核性胸液多为单侧,通常小到中量,偶尔大量。为渗出液,外观多呈草黄色,可呈毛玻璃状,糖含量和pH中度下降,细胞分类中淋巴细胞比例升高。抗酸杆菌涂片阳性率只有5%～10%,培养阳性率只有25%。胸液中腺苷脱氨酶(ADA)含量升高,敏感性和特异性均较高,大于50U/L时对诊断结核性胸液有一定帮助。

有时,原发病所致胸腔积液与感染性胸腔积液可能同时存在,因此,风湿性疾病患者出现胸腔积液,在明确其是否存在感染性渗出前,不主张单独使用糖皮质激素和免疫抑制药,可将二者与抗感染药物同时使用或先使用抗感染疗法,否则易致感染加重或扩散。

(李 莉)

第五章 关节检查法

关节的物理检查在关节病诊断中占有重要的地位，它可发现关节外形、结构及功能的异常，使关节局部或全身性疾病得以正确诊断。

对患者进行关节检查时，要让患者放松和配合，检查者动作要轻柔。一般先从上肢关节开始检查，然后是躯干和下肢关节。每个关节按视、触、动、量的顺序系统地检查。检查时应将患侧与健侧对比，或与检查者的健康关节对比。对关节活动度的测量推荐使用国际统一的中立位0°记录法。

不同的关节炎侵犯关节的情况不同，其在关节周围的表现也不完全一样。下面将常见部位的关节物理检查方法做一介绍。

第一节 手部关节检查

手，是人或其他灵长类动物臂前端的一部分。由五只手指及手掌组成，主要是用来抓和握住东西，两个手相互对称，互为镜像。

一、正常结构特点与活动范围

手包括4组平行排列的小关节，即自近端至远端的腕掌、掌指、近端指间和远端指间关节。其中掌指、近端指间和远端指间关节为铰链关节。手的皮肤在掌面和背面不同，手掌皮肤较厚，其下有纤维组织与深筋膜相连，缺乏活动性；而手背皮肤较薄而松，活动性大，适于手指的屈伸活动。此外，手部淋巴管位于手背软组织内，所以手部炎症肿胀时，一般手背明显，而手掌却不明显。

手的自然休息姿势是腕背屈（约15°），拇指靠近食指旁边，其余四指屈曲位，从第二至第五指各指的屈度逐渐增大。手的功能位是准备握物的位置，腕背屈较多（接近30°），并向尺侧倾斜约10°，拇指在外展对掌屈曲位，其余各指屈曲。

二、物理检查

（一）一般检查

为判断关节肿胀。需观察关节背侧皮肤皱纹有无减少，并与正常关节相对比。手指肿胀可因关节或关节周围组织病变引起。滑膜肿胀通常为局限于关节的对称性肿大，而关节外肿胀常为弥散性并超过关节范围，或仅累及手指或关节的一侧，呈非对称性肿大。整个手指的弥散性肿大提示为腱鞘炎，常见于脊柱关节炎，如反应性关节炎或银屑病关节炎，称为"腊肠指"。还应注意鉴别肿胀是骨性膨大还是软组织肿胀，如骨关节炎在远端指间关节和近端指间关节的骨性膨大分别称为Heberden结节和Bouchard结节，而类风湿关节炎为软组织肿胀，很少累及远端指间关节。同时应注意与手指上的其他疾病引起的结节，如痛风石及罕见的多中心网状细胞增生症结节相鉴别。

注意观察手有无畸形改变，如尺侧偏移、天鹅颈样畸形、纽扣花样畸形、手指短缩或望远镜手及槌状指等。前三者主要见于类风湿关节炎晚期，而手指短缩或望远镜手主要见于银屑病关节炎残毁型，槌状指见于外伤后。尺侧偏移是因掌指关节慢性炎症引起肿胀和扩张，使关节囊和肌腱拉长及松弛，再加上肌肉力量不平衡等，最终导致手指伸肌腱滑离掌骨头，滑向关节尺侧而形成的。天鹅颈样畸形指手的近端指间关节过伸，及远端指间关节屈曲的畸形改变。这是因为能使近端指间关节伸直的骨间肌和其他肌肉的挛缩所致。纽扣花样畸形是指近端指间关节屈曲挛缩和远端指间关节过伸的畸形改变，这是因滑过近端指间关节的伸肌腱与中节指骨基底部分离，使侧带向掌侧移位，穿过关节支点而行使关节屈曲作用。手指短缩或望远镜手是因指骨末节溶解所致。槌状指是指末节指骨始终保持屈曲位而不能伸直，这是因伸指肌腱在远端指间关节水平撕或破裂引起的。

触痛的检查方法在掌指关节是用拇指和食指挤压关节的上下侧或左右侧；在近端指间关节和远端指间关节则最好用拇指和食指触压关节的内外侧。与此同时观察患者对触诊的反应。在手的功能位上，让患者快速握拳和完全伸开手指，可了解手的活动功能。如果患者能完全握拳，记录为100%，如手指尖能触到手掌则记录为75%。对指功能（尤其是拇指）对评价手功能起关键性作用。如患者不能完全握拳，则应进一步评价患者的对指功能，可观察患者能否捡起地上的小物品。

另外，还应观察患者的指甲变化，有无杵状指或其他异常所见。银屑病关节炎常有指甲凹陷、松离和纵嵴等。

（二）特殊检查

1. murphy 征　是检查月状骨脱位的试验。让患者握拳，观察第3掌骨与第2和第4掌骨水平情况。正常情况下第3掌骨比第2和第4掌骨更为突出，如第3掌骨与第2和第4掌骨在一个水平，为阳性。

2. 握力检查　握力检查是让患者紧握住检查者的2个或2个以上的手指，然后检查者再用力抽出，观察抽出的难易程度。比较准确的方法是先把血压计的气囊袖带对折两次，然后用其余部分绕成一卷，检查者将袖带充气至20mmHg，让患者用无支撑的手用力握压袖带，观察水银柱上升的最大高度为该手的握力。检测握力可了解患者关节炎程度或肌力的大小。

第二节　腕和腕关节检查

腕是胳膊下端与手掌相连的部分。

一、正常结构及活动范围

腕部包括桡腕关节、远端桡尺关节和腕间关节。桡腕关节即腕关节，是由桡骨远端关节盘和一排三个腕骨（舟状骨、月状骨和三角骨）构成。远端桡尺关节常与桡腕关节分开，主要与手和前臂的旋前和旋后相关。腕间关节在近、远两排腕骨结合处，从尺侧向桡侧分别是钩骨、头状骨、小多角骨和大多角骨。拇指的腕掌关节能大幅运动,骨性关节炎常有该关节的骨擦音。腕掌侧厚韧的腕横韧带与腕骨形成腕管,内有指深和指浅屈肌腱和拇长屈肌腱及正中神经通过。桡骨茎突部有一个骨纤维性鞘管,内有拇长展肌腱及拇短伸肌腱通过。

正常腕关节的活动包括掌屈、背伸、桡侧和尺侧偏移及旋转运动。活动范围是背伸70°～80°,掌屈80°～90°,桡偏20°～30°和尺偏50°。掌屈受限最能体现腕关节的活动异常。

二、物理检查

(一)一般检查

1. 关节屈伸活动 可用简单的合掌法测量。先将双手掌及手指紧贴,两腕充分背伸,对比两侧的角度;再使两手背贴近,双腕充分掌屈,对比双侧的角度。如果一侧活动范围受限即可明显测出。类风湿关节炎常有关节积液、关节屈伸受限,甚至完全固定。

2. 关节触痛 应使用拇指和食指,拇指放在腕关节背侧,食指在掌侧,其他手指可支撑和固定患者的手,按压患者的腕关节。触压腕关节背侧判断滑膜炎更为可靠。

3. 关节肿胀 腕关节肿胀可因腱鞘炎或(和)滑膜炎引起,注意观察肿胀的形状、部位和质地。如外表形状不规则、肿胀较弥漫、从肌腱向前和向后突出及质地较软提示有关节积液;而外表呈圆形、局限在第二掌骨基底部的指总伸肌腱和桡伸肌腱间的腕背侧、质地较硬、有明显囊性感及可随手指的屈伸而改变提示腱鞘囊肿。当关节有大量积液时,检查者用拇、食两指分别放在患者腕关节的背侧及掌侧,当挤压背侧肿胀处时,掌侧手指可触及液体传导的波动。

(二)特殊检查

1. 腕屈试验(Phalen征) 当腕自然下垂,持续1min后可出现食指及中指麻木及疼痛,疼痛偶向肘和肩部放射。此征阳性可见于腕管综合征。

2. 握拳试验(Finkelstein征) 此试验常用于诊断桡骨莲突部狭窄性腱鞘炎。患者将拇指握于掌心,腕关节向尺侧倾斜活动,即可引起桡骨茎突处剧痛,检查者再用拇指按压患者的桡骨茎突隆起处,患者常因剧烈疼痛而躲避检查。

3. Tinel征 叩击腕管处正中神经区可引起食指及中指放射性疼痛,或叩击尺管处的尺神经可引起小指放射性疼痛。前者见于腕管综合征(carpaltunnelsyndrome),而后者见于尺管综合征。

第三节 肘关节检查

肘是上臂与前臂相接处向外凸起的部分:胳膊肘儿。

一、正常结构及活动范围

肘关节主要由肱尺关节、肱桡关节及近端桡尺关节3个关节组成,其中最主要的是肱尺关节,它是铰链关节。肘关节运动主要为屈伸运动,其次是旋前和旋后运动。正常肘关节屈曲时手能触肩,屈曲度为150°～160°,此时肱骨内上髁、外上髁及尺骨鹰嘴三点连线应为一等腰三角形；肘关节完全伸直时，尺骨鹰嘴的桡侧应有一小凹陷（肱桡关节体表标志），以及肱骨内上髁、外上髁及尺骨鹰嘴应在同一条直线上；同时肘关节应略有过度伸展（约5°），无侧方活动，前臂与上臂纵轴呈10°～15°外翻角（携物角）。携物角大于15°时称为肘外翻，小于时称为肘内翻。

二、物理检查

1. 一般检查　　首先观察肘关节的外表，若呈梭形肿胀，并在完全伸直时尺骨鹰嘴桡侧小凹陷消失，提示较大量的关节积液。积液量少时，应屈肘90°，从后方观察其外形改变，并与对侧肘关节相对比。如直接在鹰嘴突上的浅表肿胀提示鹰嘴滑囊炎，见于反复局部外伤或类风湿关节炎或痛风性关节炎等。同时屈肘观察肱骨内上髁、外上髁及尺骨鹰嘴三点连线是否成一等腰三角形，如不成等腰三角形提示关节脱位或骨折。肘关节触压痛、活动受限和骨摩擦音的检查方法是，检查者一只手握住患者的前臂使其肘关节屈曲约70°，另一只手的拇指放在患者的肱骨外侧髁和鹰嘴突间的鹰嘴外侧槽中，另一或两个手指放在相应的鹰嘴内侧槽中，按压并被动活动患者的肘关节，使之屈曲、伸直和旋转，可得到阳性结果。检查皮下结节时令患者屈肘90°，检查者用整个手掌面从后往前滑过肘关节伸侧。类风湿关节炎常有肘关节积液和活动明显受限，有时在距尺骨鹰嘴远端数cm的前臂伸侧可及皮下结节。应注意与痛风石相鉴别，痛风石多在尺骨鹰嘴附近，较大、较硬并可移动和无压痛。

2. 特殊检查

(1) Tinel征：在肘部内侧叩击尺神经时可有放射至手指尺侧远端的牵涉痛，为Tinel征阳性。见于肘后迟发性尺神经炎（肘后尺管综合征）。

(2) mill征：肘关节伸直时屈腕，并使前臂做旋前动作，可引起肱骨外上髁部疼痛，为mill征阳性。此征常见于肱骨外上髁炎（网球肘）。

第四节　肩关节检查

由于肩关节外科专业程度较高，其体检方法也具有一定的特殊性。

与传统骨科的体格检查程序类似，对于肩关节疾患也是从"视、触、动、量（包括特殊试验）"等方面进行检查。

一、正常结构特点与活动度

广义的肩关节包括盂肱关节、肩锁关节、胸锁关节和肩胛胸壁关节，但通常仅指盂肱关节。盂肱关节属于球窝关节，由肱骨头和肩胛骨关节盂构成。关节窝平浅，呈椭圆形，表面覆盖一层透明软骨，其中部较厚，周缘较薄。关节头比关节窝大，后者仅能容纳关节头的1/4～1/3，加上关节囊松弛，故肩关节运动范围大，是人体活动度最大的关节。但另一方面肩关节的稳定性差，易引起关节脱位。

正常肩关节有前屈、后伸、上举、内收、外展、内旋及外旋功能。沿额状轴做屈伸运动，前伸约70°，后伸约60°，外展约100°～120°，内收20°。上肢下垂时旋转幅度最大，可达 120°。

二、物理检查

1. 一般检查　为全面检查应让患者取坐位，面向光源，尽量脱去内衣，同时观察患者脱衣时有无活动障碍，并比较两肩外形是否对称。检查顺序是肩锁关节、胸锁关节及锁骨上区，最后检查盂肱关节。应仔细检查肩部触痛的具体部位。在肱骨头外侧的肩峰下有触痛提示撞击综合征（又称肩峰下滑囊炎、冈上肌腱炎和肩袖损伤）。肩关节外展外旋时，靠肩外上部的肱骨沟触痛提示肱二头肌腱鞘炎。类风湿关节炎可在喙突下和侧盂有触痛。关节肿胀常最先出现在关节前盂。

临床上常让患者主动或被动完成一正常人些动作，以粗略检查肩关节活动范围是否正常，如：①肘关节贴在胸前，手能触摸对侧耳朵，说明肩内收正常。②手能从颈后摸到对侧耳朵，说明肩关节前屈、外展及外旋活动正常。③手能从背后摸到或接近对侧肩胛骨下角，则说明肩关节内旋及后伸功能正常。类风湿关节炎和肩周炎患者常有各个运动方向的受限。

2. 特殊检查

(1) 前屈上举征（impingementsign，撞击征）　检查者以手扶患者患侧前臂，使之于中立位，再前屈、上举，使肩袖大结节附着点撞击肩峰前缘，如有肩痛为阳性。阳性见于撞击综合征。

(2) 前屈内旋试验　检查者将患者患侧肩前屈 90°，屈肘 90°，用力内旋肩关节，使病变之肩袖撞击喙突肩峰韧带，产生疼痛为阳性。

(3) 痛弧　肩关节在不同角度主动外展时出现的疼痛，称为痛弧。如外展 60°～120° 范围内产生明显疼痛，而小于 60° 或大于 120° 时疼痛消失，提示肩峰下的肩袖病变。外展 150°～180° 出现疼痛则见于肩锁关节病变。

(4) 落肩征试验（droparmsign）　外展上肢于水平位，观察是否能维持该状态而不落下。如落下为阳性，提示肩袖套可能有撕裂伤。

(5) 杜加斯征（Dugas）　把手放在对侧肩上，同时使肘紧贴胸壁，如肘不能紧贴胸壁为阳性。见于肩关节前脱位。

(6) 肱二头肌长腱抗阻试验　前臂旋后，肩前屈 90°，伸肘位，检查者用手下压前臂抗肘屈曲，如出现肩痛为斯比德（Speeds）征阳性。屈肘 90° 位，检查者拉前臂抗屈肘，肩痛则为叶加森（Yergason）征阳性。以上均说明肱二头肌长腱有损伤或炎症如腱鞘炎。

第五节　髋关节检查

一、正常结构特点与活动度

髋关节由股骨头和髋臼组成。由于关节盂唇的纤维软骨环、致密关节囊和周围韧带以及强壮的肌群，使髋关节具有良好的稳定性。

正常髋关节有屈、伸、内收、外展、内旋及外旋共 6 个方向活动。各个方向的活动范围大致应分别不小于 130°（膝关节屈曲时）、15°、30°、45°、30° 和 45°。在膝关节伸直时，因腘绳肌肌腱限制，髋关节只能屈曲90°左右。同样，当髋和膝均屈曲时，髋关节的内旋和外旋度数因髋关节周围韧带的松弛而增加。髋关节是下肢最易出现病变的关节之一，它的损伤和疾病常造成严重的功能障碍。

二、物理检查

1. 一般检查

（1）触诊检查：髋关节的肿胀一般难以见到，对髋痛者应进行仔细的触诊。髋痛的原因很多，包括滑膜炎、滑囊炎和肌腱端炎等。首先应注意触痛的部位，如局限于髋外侧大转子区的触痛，且疼痛可因主动抵抗髋外展而加重，提示转子滑囊炎。髋外侧和后方的触痛常为肌腱端炎。臀区触痛可见于坐骨滑囊炎。髋前方和腹股沟区的触痛多提示髋关节本身的病变，尤以骨性关节炎和脊柱关节炎多见。腹股沟区的触诊很重要。如在该区有局限性肿胀和触痛，疼痛随髋后伸而加重，应怀疑髂腰肌滑囊炎；无肿胀者应怀疑髂腰肌肌腱炎。

腹股沟区的触诊还可发现其他的异常，如疝、股动脉瘤、淋巴结肿大、肿瘤和腰大肌脓肿或肿块等。

（2）姿势、步态和骨盆倾斜检查：患者站立，检查者从患者前面观察其双侧的髂前上棘是否在同一个水平，从后面观察其两侧的臀纹是否对称，判定是否有骨盆的倾斜。同时需要鉴别骨盆倾斜是因髋关节病变，解剖上的双侧下肢长短不一，还是脊柱侧凸引起。下肢长短测定的方法是，让患者仰卧位，下肢完全伸直，测定双侧的髂前上棘至内踝的距离（正常双侧相差1cm以内）。双下肢不等长除了真正的不等长外，还可因骨盆倾斜、髋外展或内收挛缩引起。

让患者步行，观察步行姿势。髋关节疾病常见两种异常步态，即止痛步态和川登冷堡（TVendelenberg）步态。前者是患者步行由病侧髋关节负重时，髋关节出现倾斜，使负重迅速跨过该病变关节。此步态常见于外展肌的疼痛性痉挛。后一种步态是当病变关节负重时，病侧骨盆下降，躯干移至正常侧，常见于髋外展肌力差者。这两种步态无诊断特异性，它们均可见于髋痛者。正常人可有轻微的Trendelenburg步态。

（3）活动度检查：检查髋关节活动时，检查者必须用双前臂及手放在患者双侧髂骨嵴上面以固定骨盆，防止骨盆运动和脊柱的代偿运动而造成假象。有神经损伤及病变者（如小儿瘫、脊髓病变）应先做主动运动检查，而一般髋关节病变可直接做被动运动检查。

1）内旋和外旋：内旋和外旋疼痛并伴活动受限（尤其是内旋）是髋关节病变的敏感指标，检查方法包括单侧测量法和双侧同时测量法。前者是令患者仰卧，下肢伸直，检查者以手掌放在患侧大腿前面，把患侧向内外滚动。如髋关节挛缩不能伸直时，可将髋与膝均屈曲至90°，把小腿作为杠杆，做内、外旋活动。也可让患者俯卧，伸髋屈膝90°位，做内、外旋检查。后者是令患者仰卧，使其双髋及双膝同时屈曲。两膝并列不动，两足充分分离，观察两髋的内旋度。再使两足跟并列不动，两膝充分分离，观察两髋的外旋度。另一方法为，双膝自然伸直，医生站在床尾，用双手分别握其双踝，使其内旋或外旋，但此法不适于膝关节有病变的患者。

2）内收及外展：检查方法包括单侧测量法和双侧同时测量法。前者是令患者仰卧，医生一手或前臂按住髂前上棘以固定骨盆，另一手握住受检测踝部，使下肢伸直，然后外展下肢。再将受检侧大腿内收到对侧大腿上，分别记录外展和内收的角度。后者是令患者仰卧，两腿平伸，医生站在床尾，以双手分别握住患者的两足跟，使双腿充分分开，观察两髋的外展度。髋内翻、髋关节后脱位及炎症性疾病均有外展受限；髂胫束挛缩则髋关节内收受限。

3) 屈曲及伸展：患者在仰卧位时可用3个连续步骤，比较双髋的活动度。首先将左膝屈曲，充分屈左髋，观察右髋伸展度，然后保持左髋充分屈曲，使右髋充分屈曲（注意勿使骨盆前倾），比较双髋屈曲度之差，再保持右髋充分屈曲，伸展左髋，观察其伸展度。正常情况下，一侧膝关节可贴近胸壁，而另一侧髋仍可保持伸直。

4) 俯卧位检查：首先观察俯卧时的姿势，髋关节屈曲挛缩者不能完全俯卧。然后令患者用力主动收缩臀肌或伸两腿抬高，比较臀肌萎缩情况及收缩时的肌张力。

5) 最后进行髋关节超伸检查：检查者一手固定患者的骨盆，另一手握住患者踝部，使之屈膝向后提起下肢，观察髋关节后伸角度。髋后伸检查较困难，因易受到腰椎过伸、骨盆旋转、臀部软组织运动及对侧髋屈曲的影响。后伸的受限常继发于髋的屈曲挛缩。

2. 特殊检查

(1) "4"字试验（Patricktest）：患者仰卧位，一侧下肢伸直，屈曲对侧膝关节并将对侧足置于伸直侧的膝上，检查者向下压屈曲的膝关节及对侧的髂骨前部，如患者不能完成此动作或有明显抵抗或疼痛，为阳性。阳性可提示屈膝侧髋关节病变、髂腰肌挛缩或骶髂关节的异常。

(2) 扬特（Ymmt）征：为区别髋关节屈曲畸形是髂腰肌挛缩还是因髂胫束挛缩引起，先按托马斯征的检查方法进行，当托马斯征出现阳性时，保持健侧髋和膝的极度屈曲体位，将患肢缓慢外展，观察其屈曲畸形是否改变。如患肢外展到一定角度，髋关节屈曲畸形消失而可伸直，即为阳性。阳性提示患髋的屈曲是由髂胫束挛缩引起的。

(3) 托马斯（Thomas）征：患者平卧位，将健侧髋及膝关节极度屈曲，以使腰部放平紧贴床面，防止腰椎前凸的代偿，此时若患侧髋关节表现为屈曲畸形，即为托马斯征阳性。记录患肢与床面的角度，即为患侧髋屈曲畸形之度数。Thomas征阳性时，髋关节肯定存在屈曲挛缩或强直畸形，见于骨关节炎、强直性脊柱炎和髋关节结核等。

(4) 推拉试验（telescopetest，望远镜试验）：患者取仰卧位，患侧屈髋和屈膝各90°，健侧伸直，检查者一手掌固定患者骨盆，其拇指触按腹股沟处大腿内侧，其他手指置于髋侧后部，另一手握患肢膝部并反复上拉和下推，如有髋脱位，则感到大转子有过多的上下活动移位，有时可听到清脆的弹响。

(5) 蛙式试验：又称屈膝屈髋外展试验。将患者的双髋和双膝关节各屈曲90°，外展双髋正常可近70°～90°，若不能达到，应疑有先天性髋脱位。此检查多用于1岁以下的婴儿。

(6) 奥托兰尼（Ortolani）试验：患者仰卧，屈髋和屈膝各90°，检查者的手掌扶住患侧膝及大腿，拇指放在腹股沟处大腿内侧，其他手指放在股骨大粗隆处，先用拇指向外后推并用掌心由膝部沿股骨纵轴加压，同时大腿轻度内收，如有先天性髋脱位，则股骨头向后脱出，而伴有弹响，此时外展大腿，并用中指向前顶压大粗隆，股骨头则复位，当股骨头滑过髋臼后缘时，又可听到脆响，即奥托兰尼征阳性。此征用于诊断早期新生儿先天性髋脱位。因该试验可导致股骨头表面的软骨损伤，故不能重复进行。

(7) 巴尔娄（Barlow）试验：此为Ortolani试验的改良检查法，可同时检查两侧。保持Ortolani体位，检查者中指放在大转子处，拇指在小转子部位施加压力，如感到股骨头向后滑出髋臼，双手放松后立即复位者，说明髋关节不稳定，且以后极易发生脱位。

(8) 艾利斯（Allis）征：患者仰卧位，两侧髋与膝同时屈曲并列，两脚并齐，平放于床面。观察双膝的高低（即大腿的长度差）。如一侧低于对侧且上移，即为阳性，提示股骨头短缩或上移，或有髋关节骨折或后脱位。胫骨短缩时，此征也是阳性，需用其他方法测量股骨长度来鉴别。

(9) 髋关节承重功能试验：又称川登冷堡（Trendelenberg）征。如需检测一侧髋病变，嘱患者抬起对侧下肢，观察单独用病变侧下肢能否站立，同时观察对侧臀纹及髂骨翼是上提还是下降。如对侧臀纹及髂骨翼下降，即为阳性。阳性提示髋外展肌（尤其是臀中肌）的肌力下降。该试验无特异性，引起髋外展肌无力的原发性神经或肌肉疾病及髋病均可阳性。

第六节 膝关节检查

膝关节，由股骨内、外侧髁和胫骨内、外侧髁以及髌骨构成，为人体最大且构造最复杂，损伤机会亦较多的关节。

关节囊较薄而松弛，附着于各骨关节软骨的周缘。关节囊的周围有韧带加固。前方的叫髌韧带，是股四头肌肌腱的延续（髌骨为该肌腱内的籽骨），从髌骨下端延伸至胫骨粗隆，在髌韧带的两侧，有髌内、外侧支持带，为股内侧肌和股外侧肌腱膜的下延，并与膝关节囊相编织；后方有腘斜韧带加强，由半膜肌的腱纤维部分编入关节囊所形成；内侧有胫侧副韧带，为扁带状，起自内收肌结节，向下放散编织于关节囊纤维层；外侧为腓侧副韧带，是独立于关节囊外的圆形纤维束，起自股骨外上髁，止于腓骨小头。关节囊的滑膜层广阔，除关节软骨及半月板的表面无滑膜覆盖外，关节内所有的结构都被覆着一层滑膜。在髌上缘，滑膜向上方呈囊状膨出约4cm左右。称为髌上囊。于髌下部的两侧，滑膜形成皱襞，突入关节腔内，皱襞内充填以脂肪和血管，叫作翼状襞。两侧的翼状襞向上方逐渐合成一条带状的皱襞，称为髌滑膜襞，伸至股骨髁间窝的前缘。

一、正常结构特点与活动度

膝关节包括3个关节，即髌股关节及内侧和外侧胫股关节。关节的稳定性由内外侧副韧带、前后十字韧带和关节囊等保持。侧副韧带保持内外侧的稳定性，而前、后交叉韧带则维持前后和旋转的稳定性。膝关节腔与周围多个关节囊如后内半膜肌囊、髌上囊、髌下囊及鹅状滑囊等相通。

正常膝关节有屈曲、伸直和旋转功能。正常膝关节能伸直至水平位和屈曲至130°～150°，被动活动时可超伸5°～10°，屈膝时足跟可接触臀部。当屈膝90°时，因内、外侧副韧带松弛，膝关节可有10°内旋及20°外旋活动。膝关节伸直位时则无内收、外展及旋转活动；屈曲位时，正常髌腱两侧应出现凹陷（俗称"象眼"）。

二、物理检查

（一）一般检查

检查时应充分暴露和放松膝关节，并注意对比左右两侧。患者仰卧位，膝关节伸直位，观察关节有无发红、肿胀及肿胀的具体部位，如髌上和髌骨侧面饱满或肿胀提示关节积液或滑膜炎；髌骨表面局部的肿胀常见于髌前滑囊炎；沿关节线前外侧或内侧的局部肿胀提示半月板囊性肿胀。屈曲位时，观察"象眼"是否存在，如消失也提示膝关节积液或滑膜炎。

从髌骨上缘 10cm 处的大腿伸侧开始触诊，了解关节及关节周围有无发热、增厚、结节、疏松体和触痛。注意触痛的具体部位，如关节间隙的触痛提示关节软骨、内侧或外侧半月板、前交叉韧带、内侧或外侧副韧带、髂胫带或腓骨头的受累。膝关节间隙触诊最好的姿势是仰卧位，足静止不动，髋和膝关节分别屈曲 45° 和 90°。肌腱附着点触痛提示肌腱端炎。滑囊炎是膝关节局部触痛的另一原因，以鹅状滑囊和髌前滑囊最常受累，其触痛点定位准确，偶有轻微肿胀，但髌前滑囊炎可明显肿胀。髌骨的触诊也很重要，膝关节伸直位时，压迫髌骨使整个关节面与下面的股骨相接触，移动髌骨是否有骨摩擦感。正常功能的膝关节也可有轻度骨摩擦感，而有明显骨摩擦感可提示髌股关节的骨性关节炎或髌骨软化症。为鉴别胫股关节还是髌股关节的病变，可把髌骨上抬，同时被动屈伸膝关节，如无疼痛提示髌股关节的病变。

关节肿胀者，应鉴别是由关节积液还是滑膜增厚引起的。增厚的滑膜质地柔软，与周围的软组织和肌肉有明显的不同，滑膜增厚通常最早出现在内侧髌上囊和内侧胫股关节处。如浮髌试验明显阳性提示关节积液。当积液量少（4～8mL），浮髌试验可疑时，检查者可用一只手的手掌从膝内侧向外上方按压，将液体挤入外上部髌上囊，然后轻轻敲打膝关节的外侧，如在关节内侧间断性地出现流体波或膨胀，即"膨隆征"，提示为积液。如关节肿胀明显而浮髌试验不明显，触之有揉面感及"膨隆征"持续存在，提示增厚滑膜。关节积液者需定期测量关节的周径。

检测膝关节的活动范围时，如膝不能完全伸直提示屈曲挛缩或大量关节积液，过度超伸为膝反张。膝伸直位时有内收、外展及旋转活动，提示侧副韧带和（或）交叉韧带的松弛或损伤。为鉴定是侧副韧带还是交叉韧带的损伤，首先让患者的膝关节保持在伸直位，检查者用一只手固定股骨下端，另一只手握住踝关节近端使小腿外展，如膝关节内线有分离提示内侧副韧带和后交叉韧带撕裂，如为阴性，再把膝关节屈曲 30° 进行同样试验，如出现阳性，提示内侧副韧带撕裂，而后交叉韧带正常。同样，膝关节不同弯曲度的内翻试验也可鉴定外侧副韧带伴或不伴后交叉韧带损伤。

另外，检查者把手放在膝关节上，被动运动膝关节有无摩擦感，阳性结果见于骨性关节炎或半月板损伤。为进一步检查半月板，嘱患者小腿内旋，膝关节屈曲 90°，如在内侧或外侧关节线有局限性触痛分别提示内侧或外侧半月板损伤。当然还可进行旋转挤压试验和 Apley 研磨试验等鉴定。

注意观察患者的站立和行走情况。站立时两腿并拢，观察双膝及踝能否同时并拢。若两踝能并拢但双膝分开者为膝内翻（"O 形腿"）；两膝并拢而双踝分开者为膝外翻（"X 形腿"）。观察患者行走时的步态，注意有无跛行、屈曲挛缩和关节锁定。关节锁定指突然不能伸直关节，可伴有疼痛和弹响，常提示有明显的关节内异常，包括疏松体或软骨撕裂等。并从患者身后观察有无腘窝 Baker 囊肿。Baker 囊肿是半膜肌囊内侧的肿胀，可破裂进入腓肠肌，引起腓肠肌的肿胀，这是类风湿关节炎患者单侧腓肠肌肿胀最常见的原因，这应与深静脉血栓形成相鉴别。

（二）特殊检查

1. 回旋挤压试验　又称麦克马瑞（mcmurray）试验，检查时患者仰卧，医者一手握足，一手固定膝关节，使患者膝关节极度屈曲，尽力使胫骨长轴内旋，并向内推挤膝关节使其外翻，小腿外展，慢慢伸直膝关节。如果膝关节外侧有弹响和疼痛，即本试验为阳性，表明外侧半月板有损伤。按上述原理做反方向动作，使膝关节外旋内翻，小腿内收，然后伸直膝关节，如果有弹响和疼痛，即为阳性征，表明内侧半月板有损伤。

2. 研磨提拉试验　又称阿普莱（Apley）试验。

（1）挤压或研磨试验：患者俯卧位，膝关节屈曲90°，医者一手固定腘窝部，另一手握住患肢足部，向下压足，使膝关节面靠紧，然后做小腿旋转动作。如有疼痛，提示有半月板破裂或关节软骨损伤。

（2）提拉试验：本试验有助于鉴别损伤处发生在半月板还是在侧副韧带。患者俯卧，膝关节屈曲90°，医者一手按住大腿下端，另一手握住患肢足踝部，提起小腿，使膝离开检查床面，做外展、外旋或内收、内旋活动，若出现膝外侧或内侧疼痛，则为提拉试验阳性。表明有内侧或外侧副韧带损伤。

3. 屈膝旋转试验　又称梯布瑞尔-费舍（Timbrill-Fischer）试验。检查时患者坐于床边，双膝屈曲足下垂，医者用拇指压在患者关节间隙的前侧方，相当于半月板处，另一手内旋和外旋患者小腿，反复多次。如有半月板破裂，可能在医者拇指下突然感有物体移动并引起疼痛。

4. 膝侧副韧带损伤试验　检查时患者仰卧位，膝关节伸直，如检查内侧副韧带，医者一手置患者膝外侧推膝部向内，另一手拉小腿外展，这时产生松动感和内侧疼痛，即为本试验阳性，表明膝内侧副韧带损伤或撕裂。反之，检查外侧副韧带有无损伤或断裂。

5. 半月板重力试验　检查外侧半月板时，患者侧卧位，将大腿垫高，使小腿离开床面，嘱患者作膝关节屈伸运动，使外侧半月板受到挤压和研磨，如有外侧发生疼痛或出现弹响即为阳性征。接着检查内侧半月板，嘱患者反方向侧卧，上面的腿略外展，做膝关节屈伸活动，使内侧半月板受到挤压和研磨，若无弹响和疼痛，内侧半月板正常。若出现弹响和疼痛，即本试验为阳性。

6. 抽屉试验　检查时患者仰卧位，双膝屈曲90°，医者用大腿压住患者的足背，双手握住小腿近端用力前后推拉。如果小腿近端向前移动，表明前交叉韧带断裂；反之，有向后过多的移动，表明后交叉韧带断裂。

7. 浮髌试验　检查时患腿伸直，医者一手压在髌上囊部，向下挤压使积液局部于关节腔。然后用另一手拇、中指固定髌骨内外缘，食指按压髌骨，若感觉髌骨有漂浮感，重压时下沉，松指时浮起，此即浮髌试验阳性。表明膝关节腔内有积液。

8. 绞锁征　患者坐位或仰卧位，嘱其膝关节屈伸活动数次，若出现关节疼痛且不能屈伸，即为阳性征，表明半月板撕裂、移位而发生膝关节绞锁。

第七节 踝关节及足的检查

踝关节（ankle joint），由胫、腓骨下端的关节面与距骨滑车构成，故又名距骨小腿关节。胫骨的下关节面及内、外踝关节面共同形成的"冂"形的关节窝，容纳距骨滑车（关节头），由于滑车关节面前宽后窄，当足背屈时，较宽的前部进入窝内，关节稳定；但在跖屈时，如走下坡路时滑车较窄的后部进入窝内，踝关节松动且能作侧方运动，此时踝关节容易发生扭伤，其中以内翻损伤最多见，因为外踝比内踝长而低，可阻止距骨过度外翻。

足，即由五个脚趾和脚掌和脚背组成。走路必要的器官。

一、正常结构特点与活动度

踝关节实际是由距跟关节和距下关节组成。距跟关节是铰链关节，由胫腓骨远端和距骨体近端组成。胫骨是踝关节的负重部分，腓骨只在腓侧构成关节。内、外踝是以嵌合形式包绕距骨以确保踝关节的稳定。踝关节的前后关节囊均较松弛，使关节可以屈曲和伸直。关节囊表面是肌腱，两侧是紧密相连的韧带，使踝关节保持稳定。正常的跟腱两侧呈凹陷状（肥胖者除外）。

踝关节活动主要为背屈和跖屈。足的内外翻活动主要在距跟关节，前足的内外翻、内收及外展主要在距下关节及跗跖关节。踝关节可跖屈约45°，背曲约20°，内翻和外翻约20°～30°。足中段运动很少。正常跖姆及跖趾关节主动背伸可达45°左右。

二、物理检查

首先在患者足不负重情况下，观察其足弓弧度、跟腱两侧的凹陷、踝关节及跖趾关节等部位是否异常，如有肿胀和压痛，应注意其具体部位，如踝关节肿胀是最可能位于关节前或前外侧，因该处的关节囊最松弛。跗间关节滑膜炎位于足背；跟痛症多在跟骨前下方内侧，相当于跖腱膜附着于跟骨结节部；跟腱下黏膜囊炎在跟骨后上方；姆囊炎在第一跖骨头的胫侧；扁平足常在内踝下方；跖痛症多在第二、三跖骨头下方。跖底筋膜炎则位于跟骨沿跖底长轴，特别是跟骨底部。

观察足部皮肤颜色、温度和足背动脉及胫后动脉搏动情况、趾甲压迫后转红时间。血栓闭塞性脉管炎等血管病可引起足部缺血，足下垂位呈砖红色或发绀，抬高时很快变得苍白，皮肤脱毛，失去弹性，趾甲粗糙，变厚且不规则，动脉搏动减弱或消失，趾甲转红时间延长。

足印对检查足弓、足的负重点及足宽度很重要。扁平足、高弓足及足内翻等与正常人有明显差别。类风湿关节炎晚期可出现姆外翻、趾骑跨、跖趾关节脱位及跖骨头下纤维脂肪垫消失等异常。

第八节 骶髂关节检查

骶髂关节（sacroiliac joint）由骶骨与髂骨的耳状关节面相对而构成。关节囊紧张，并有坚强的韧带进一步加强其稳固性，运动范围极小，主要是支持体重和缓冲从下肢或骨盆传来的冲击和震动。在结构上属滑膜关节，从运动方式上可看做屈戍关节或滑车关节。其大小个体差异较大，即使在同一个人两侧也不尽相同。

一、正常结构特点

骶髂关节在构造上属于滑膜关节，也是滑动关节。关节面覆盖以软骨，骶骨面软骨为透明软骨，厚度为髂骨面软骨的2～3倍。而髂骨面软骨为纤维软骨，厚度一般不足1mm，因而可能是较易发生病变的部分原因。

该关节由骶骨和髂骨的耳状面构成，骶骨耳状面不规则约在上3个骶椎的外侧面，向外向后，前面较后面宽。髂骨耳状面位于髂窝后部的髂骨内侧面，向前向内。整个关节呈后内向，关节间隙非常窄。虽然关节面大部分平滑，但表面都有很多凸起与凹陷，使两个关节面密切相嵌，加以强有力的韧带，使关节有很大的稳定性。

骶髂间隙包括关节部和非关节部。真正的滑膜关节位于骶、髂骨间隙的前下部，而后上部则由骶髂骨间韧带所填。

刚出生时，骶髂关节呈窄直状与脊柱平行。其形态随年龄的增长而变化。由于骶骨和髂骨间的扭力，以及成长过程中机械因素造成的骶骨弯曲等原因，逐渐向后向下弯曲。成人耳状面多呈L形，其长臂呈后下走向，而短臂则与长臂成直角，呈后上走向。但个体差异很大，可呈V形、卵圆形或三角形。关节结构的差异不仅见于不同个体，同一个体两侧间也可不同。

二、物理检查

（一）一般检查

骶髂关节的检查主要依靠触诊。患者俯卧位，检查者用手掌放在髂嵴周围，而拇指放在骶髂关节上直接按压关节。有骶髂关节炎者可出现疼痛。也可按压骶骨，间接引出骶髂关节的疼痛。

（二）特殊检查

1. 床边试验（GaemLen征）患者仰卧位，身体贴近床边，检查者一只手按住患者一侧屈曲的小腿，使其尽量贴近腹壁，另一只手则按住该侧悬于床缘外的大腿往下压使该侧下肢过伸，如该侧骶髂关节出现疼痛为阳性，提示该侧骶髂关节有病变。

2. "4"字试验 如前述。骶髂关节炎可出现屈膝侧阳性。

第九节 颈部检查

颈部（neck），也等同于颈，多节绦虫之头节中，具各种固着器（吸盘、吸叶等），固着在宿主的消化管壁上的部分，称为颈部。一般较头部细，但粗颈绦虫（Taenia taen-iaeformis）则较头部粗。此颈部靠旺盛的细胞分裂，在后方分节形成新节片。此颈部为绦虫的生长带。

一、正常结构特点与活动度

颈椎是椎骨中体积最小但活动度最大的骨骼，其解剖生理功能复杂，易发生外伤或劳损等病变。第1颈椎（寰椎）无椎体和棘突，其侧块上面与枕骨构成枕寰关节；其正中后面与第2

颈椎（枢椎）的齿状突构成寰齿关节。寰椎下关节面与枢椎上关节面构成寰枢关节。颈椎的关节突关节排列于水平位，有利于颈部屈伸和旋转，但因关节囊较宽松，活动范围大，易发生脱位。椎动脉在颈椎横突椎动脉孔中穿过，易受增生的椎体骨质或突出的椎间盘压迫。

正常颈椎的生理弯曲为前凸。颈椎的活动范围是前屈45°，后伸50°～60°，两侧转动60°～80°，左右侧曲各为40°。粗略地测定，患者屈颈时，下颌应可触及胸骨柄；后伸时双眼可直视天花板；旋转时下颌可触及锁骨远端；侧屈时耳郭可接近肩部。这些运动主要靠寰枕关节和寰枢关节完成（约占50%以上）。

二、物理检查

（一）一般检查

患者坐位，将头摆正，观察有无侧弯、扭转、后凸或屈曲等畸形。颈椎小关节炎或斜方肌纤维织炎患者在头摆正时，患侧即会出现疼痛。颈椎结核或强直性脊柱炎患者则会出现固定性后凸或屈曲畸形。然后，触诊检查棘突有无移位和有无局限性压痛部位。

检查颈椎活动时，固定患者双肩，以防躯干参与运动。检查患者的前屈、后伸、两侧转动和左右侧屈有无受限。如强直性脊柱炎或类风湿关节炎侵犯颈椎时，这些活动将明显受限。颈椎间盘病变者则有向患侧的侧屈及后伸受限。

（二）特殊检查

1. 转头闭气试验　患者端坐，两手置于膝上，仰头并转向健侧，然后深吸气并闭住，检查者触诊患者两侧的桡动脉搏动，如减弱或消失即为阳性。多见于胸廓出口综合征。

2. 椎动脉扭转试验　令患者仰头，并向侧方快速旋转时，如出现头晕、眩晕、恶心、呕吐或视物不清等症状时，即为阳性。阳性提示椎动脉被牵拉压迫，见于颈椎病和类风湿关节炎等。

3. 后仰椎间孔挤压试验（Jacksontest）　患者取坐位，头稍后仰，检查者双手交叉放在患者头顶上，再向下方挤压。如引起颈部疼痛，并向患侧上肢放射，即为阳性。阳性结果见于颈椎病。怀疑有颈椎结核或不稳定性骨折者，为防止脊髓损伤，最好不做此试验。

4. 侧屈椎间孔挤压试验（Spurlingtest，图5-1）　患者取坐位，头稍后仰并向患侧屈曲，下颌转向健侧，检查者双手放在患者头顶向下挤压。如引起颈部疼痛，并向患侧手部放射即为阳性。最常见于$C_{5～6}$椎间盘突出症，此时疼痛向拇指、手及前臂放射。怀疑有颈椎结核或不稳定性骨折者，为防止脊髓损伤，最好不做此试验。

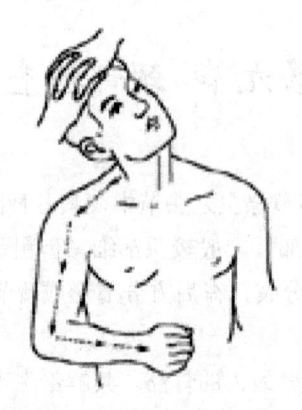

图5-1 侧屈椎间孔挤压试验

第十节 脊柱检查

人类脊柱由33块椎骨（颈椎7块，胸椎12块，腰椎5块，骶骨、尾骨共9块）借韧带、关节及椎间盘连接而成。脊柱上端承托颅骨，下联髋骨，中附肋骨，并作为胸廓、腹腔和盆腔的后壁。脊柱具有支持躯干、保护内脏、保护脊髓和进行运动的功能。脊柱内部自上而下形成一条纵行的脊管，内有脊髓。注：脊柱不等于脊椎，脊柱是由N脊椎组成的。

一、正常结构特点与活动度

脊柱是身体的支柱，由脊椎骨和椎间盘组成，前者占脊柱长度的3/4，后者占1/4。脊柱周围有坚强的韧带相连，还有很多的肌肉附着。脊柱不仅能负荷重力、缓冲震荡和保护脊髓及神经根，而且参与组成胸、腹和盆腔，并保护其中的脏器。

上位椎骨的下关节突与下位椎体的上关节突构成关节突关节。关节突关节前方直接与脊髓神经相贴，该处的增生、肿胀或松动，易压迫脊髓神经。腰椎的关节突关节较狭小，易发生骨折，而脱位较少。此外，胸椎还有由肋骨小头和胸椎体相连的肋椎关节，及由肋骨结节与横突组成的肋横突关节。以上关节均为滑膜关节。

脊柱正常的生理弯曲是颈椎略前屈，胸椎略后突及腰椎略前凸。脊柱的运动主要在颈椎和腰椎，一般情况下，正常人站姿伸膝位前屈时，两手尖可触及足部或地面（约90°），后伸双手指尖可触及腘窝上沿（约30°），左右侧弯时两手指尖可触及膝外侧（20°～30°），坐位脊柱旋转时，双肩与双膝夹角成60°左右（图5-2）。

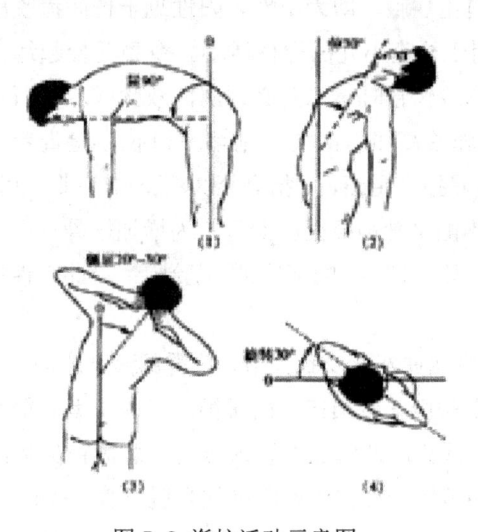

图5-2 脊柱活动示意图

二、物理检查

（一）一般检查

充分暴露患者脊柱，双足并拢站立位，双下肢直立，双手自然下垂，检查者要注意如下情况：

①脊柱是否居中，有无后凸、前凸及侧弯畸形。②两肩是否等高，双髂嵴上方是否水平。③双侧骶棘肌是否对称，有无萎缩或痉挛。腰椎前凸加深见于慢性下背痛综合征，前凸消失见于强直性脊柱炎。

检查脊柱压痛部位时，应使患者俯卧位，使椎旁肌肉放松，准确找出压痛部位。一般自上而下用拇指按压棘突、棘间韧带和两旁的腰背筋膜、肌肉及椎间关节等。有压痛表明病变较浅，而叩击痛提示病变深在，如脊柱结核和其他炎症时，叩击痛明显大于压痛。

为了解脊柱的活动度，可做前屈、后伸、左右侧弯和旋转动作。让患者弯腰手触向足趾，测量指尖离地面的距离（指地距），可粗略了解腰椎前屈和髋关节运动状况。

（二）特殊检查

1. 枕墙距和扩胸度测定　令患者靠墙直立，双脚跟贴墙，双腿直立，背贴墙，收颔，眼平视，测量枕骨结节与墙之间的水平距离。正常应无距离。如有距离可见于强直性脊柱炎及其他脊柱病变。在第4肋间隙测量患者深吸气和深呼气胸围之差，为扩胸度测定。正常应大于2.5cm，低于此值见于强直性脊柱炎。

2. 跟臀试验（Ely test）　俯卧位，患侧屈膝，使足跟靠近臀部，这时股神经与股前侧肌群受到牵拉而出现股前方放射痛。阳性主要见于$L_{2\sim3}$或$L_{3\sim4}$椎间盘脱出。此外，腰大肌脓肿、脊柱强直、四头肌挛缩和骶髂关节病变时也可呈阳性。

3. Schober试验　令患者直立，在背部正中线髂嵴水平做一标记为零，向下5cm做标记，向上10cm再做另一标记，然后令患者前弯腰（双膝保持直立）测量两个标记间距离，若增加少于4cm即为阳性。阳性说明腰椎活动度降低，见于强直性脊柱炎中晚期。

4. 坐位屈颈（Lindner）试验　患者坐位，双腿伸直，然后颈部前屈，如出现下肢放射性疼痛，或患者为减轻牵拉痛而不自主屈膝，即为阳性。阳性见于椎间盘脱出征或坐骨神经受压。

5. 拾物试验　主要用于检查小儿的脊柱活动。令患儿拾起地上放着的物品，观察其拾取动作是否正常。如腰椎病变或僵直时，患儿必须屈曲双膝或双髋而脊柱保持挺直位。

6. 直腿抬高试验和直腿抬高加强试验　患者平卧位，检查者一手握患者足跟，一手握膝伸侧，保持下肢伸直位，缓慢抬高足跟，如抬高至30°～70°时，引起下肢放射性疼痛为阳性，提示椎间盘脱出征，此时该侧坐骨神经根已受压。为增加坐骨神经牵拉强度，再被动使踝关节背屈，则下肢放射痛明显加剧，即直腿抬高加强试验阳性。此阳性结果可进一步支持椎间盘脱出症。

7. 骨盆旋转试验　极度屈曲双髋及膝关节，使臀部离开床面，如出现腰骶部疼痛为阳性，提示腰骶部有病变，尤其是腰骶韧带损伤。而腰椎间盘脱出者此征为阴性。

8. 仰卧挺腹试验　本试验通过增加椎管内压力，刺激被炎症激惹的敏感神经根，引起神经根放射区疼痛，根据疼痛范围和部位来诊断椎间盘脱出症。操作分如下4步：①患者仰卧位，双手放于腹部或身体两侧，以头枕部和双足跟为着力点，将腹部和骨盆用力向上挺起，若患者感到腰痛，并向患侧腿部放射，即为阳性。②维持挺腹位，深吸气后屏气，再用力鼓气，持续约30s至面色变红，如有放射性腰腿痛，即为阳性。③保持上述挺腹位，用力咳嗽，若有腿部的放射性疼痛也为阳性。④仰卧挺腹位，检查者用手压迫双侧颈内静脉，若出现患侧放射性腿痛也为阳性。

9. 股神经牵拉试验（Yeoman test） 俯卧位，下肢伸直，检查者一手压住骶部，另一手握住患侧踝部或托住膝部，使患侧下肢向后过度伸展，如出现沿股神经的放射性疼痛为阳性。阳性见于腰3、4椎间盘脱出。个别骶髂关节病变患者，该试验也为阳性。

10. 脊柱被动伸展试验 为了解小儿脊柱活动情况，令患儿俯卧位，检查者将患儿双小腿向上提，观察腰部伸展是否正常，有无僵直现象。

（李浩炜）

第六章 风湿病的骨关节影像学检查

在现代医学的临床诊断工作中，除了询问病史和以视诊、触诊、听诊、叩诊为基础的体检之外，还要采用许多其他检查方法，如影像学检查、实验室检查和病理组织检查等，以便尽早做出正确的诊断。不同的检查方法所要解决的问题不同。

风湿病影像学检查是一种特殊的"视诊"，可以看到人体内部的解剖结构，如骨关节及其周围组织、脊髓、心肺、胃肠道等，和部分生理功能，因此，它有特殊的诊断效果。所以，它已被广泛应用于风湿病的临床诊断工作之中。

第一节 关节的简要 X 线解剖

关节是指骨与骨之间的间接连接，由两块或两块以上骨构成，内有滑膜及关节腔，可活动。关节面、关节囊和关节腔是关节的三个基本构件。X 线片上的关节面是指关节软骨下很薄的一层骨皮质，呈纤细光滑的致密线，厚度不足 0.5mm。关节囊的外缘和滑膜在 X 线片上多不显影（关节囊外有脂肪层和关节内存在含多量脂肪滑膜皱襞者例外）。关节腔是关节软骨之间的细窄缝隙。由于关节软骨在 X 线片上不显影，因此 X 线片上的关节间隙不等于解剖学上的关节腔，X 线片上的关节间隙主要由关节软骨的厚度决定。婴幼儿的关节软骨厚，其关节间隙亦宽。随着年龄的增长，关节间隙逐渐变小。X 线片上正常成人关节间隙宽度参考值：掌指关节 1.5mm；腕骨间关节 1.5～2.5mm；桡腕关节 2～2.5mm；肘关节 3mm；肩关节 4mm；胸锁关节 3～5mm；颞颌关节 2mm；寰齿关节 0.7～2.3mm；骶髂关节 3mm；髋关节 4～5mm；膝关节 4～8mm；踝关节 3～4mm；跖趾关节 2mm；各趾间关节 1.5mm；耻骨联合 4～6mm；椎间隙 2～6mm；椎小关节 1.5～2mm。

为了更好地了解和掌握关节炎的发生和发展，就必须了解滑膜关节的解剖。滑膜关节由两个覆盖透明软骨的骨端组成，关节周围有关节囊包绕，关节囊内被覆滑膜。关节边缘一小部分骨质裸露而未覆盖关节软骨，滑膜直接与骨接触。滑膜一般衬在关节囊的内面，但不覆盖在关节软骨上。滑膜由内层的滑膜细胞和外层的滑膜下组织两层结构构成。在接近关节面处，滑膜外层与关节囊内关节软骨边缘的骨膜融合在一起，通过一个移行部与关节软骨相连接，滑膜内层覆盖于关节面软骨的边缘，逐渐变薄消失。滑膜的血液供应由关节纤维囊而来的微小动脉支提供，此动脉支再反复分支形成血管丛，直接位于滑膜内层之下，很接近滑膜表面。由于滑膜血管丛表浅，所以临床上常易见到关节腔内出血、出现渗出液和渗出液易于吸收等现象。常见的滑膜关节包括：指间关节、肩锁关节、颞颌关节、椎间小关节、寰枢关节、髋关节、骶髂关节的下 1/2、肋椎关节、膝关节、肘关节等。

第二节 风湿病的骨关节影像学检查方法

一、X线检查

X线检查简便、经济且具有良好的空间分辨率，其空间分辨率大于CT和MRI。常用正位和侧位摄片，但手腕关节和骶髂关节常拍摄正位片即可。为观察骨的微细结构变化，也可应用X线放大摄影，但其密度分辨力并不理想，不适于对软组织病变的分析，仅能反映出密度差较大的软组织病变（如钙化、积气、脂肪瘤等）。

二、计算机X线摄影（CR）和直接数字摄影（DR）检查

CR和DR均属于数字X线摄影，曝光量较小，曝光宽容度较大，可行图像后处理，图像存储和传输简便快捷，骨小梁和软组织显示优于普通X线。CR属于光板技术，间接扫描感光板，批处理量差。DR属于电子板技术，平板探测器直接采集数据，批处理量大，因此DR是目前和以后大多数医院普及和发展需求的X线检查设备。CR和DR对骨关节解剖结构的显示优于普通X线片。除可显示关节的骨质改变外，还可经过图像的再处理来观察关节软骨及其周围软组织的改变。普通X线片、CR和DR均作为风湿病性关节疾病的首选检查。

三、计算机断层摄影（CT）检查

CT具有极好的密度分辨率，分辨组织密度差异的能力较普通X线检查要敏感10～25倍，利用窗宽、窗位的选择可得到良好的对比，亦可应用静脉内注射造影剂进行增强扫描来观察骨和软组织结构。常规轴位扫描能良好地显示骨和软组织的解剖结构和病变，避免结构重叠，但缺乏整体概念，对平行于扫描层面的裂隙或撕裂易遗漏。矢状位和冠状位的图像重建则有助于空间关系的观察。CT扫描可明确关节周围结构、骨关节及软组织病变的大小、范围和密度变化以及病变对邻近组织的侵袭。高分辨率CT(HRCT)容易获得高质量的骨结构图像，可分辨mm大小的病变，利于观察骨小梁的变化，一般应用于早期骶髂关节炎的观察。CT可以发现普通X线检查难以发现的病变，对确定病变性质亦有一定帮助。但CT的空间分辨力不及普通X线检查，不能替代X线检查。在风湿病性关节疾病的检查中，CT因具有X线辐射损伤，常不用作常规检查。CT一般常被用于观察骶髂关节、椎间盘和椎小关节、胸肋关节、胸锁关节、股骨头、寰枢关节和齿状突的早期或可疑异常改变。

四、发射型计算机断层摄影（ECT）检查

骨骼对ECT(emission computed tomography)扫描比较敏感，一次扫描可得到全身骨骼的闪烁图，适用于全身性筛选检查。ECT的敏感性高，可发现早期病变，有利于定位及定量检查，还可用以进行动态观察和功能研究。但其特异性低，不适用于定性诊断，适用于多发病变的筛选。

五、磁共振成像（MRI）检查

MRI是一种无创无辐射损伤的检查方法，可作任意层面成像，其密度分辨力很高，可较准确地区分同一解剖部位各种组织和脏器的轮廓及其间的界限。其软组织分辨率极高，具有多参数和多平面成像的特点，特别适用于肌肉骨骼系统的检查，能够清晰显示正常与病理肌腱、关节软骨、骺软骨及关节囊、滑囊、腱鞘等。MRI对软组织层次的分辨力虽优于CT，但其对钙化

的识别则不及CT。骨皮质无信号，不能显示骨的微细结构。此外，MRI还具有成像时间长及检查费用昂贵等缺点。MRI的关节检查一般必须附加脂肪抑制（饱和）技术（如短时反转恢复序列STIR、梯度回波T/WI、快速小角度激励成像FLASH等）和凡加权（T_2WI）扫描。目前，临床上对X线检查不能确诊或可疑的早期关节疾病多直接选择MRI检查。增强MRI特别适宜于发现早期关节炎、骨髓炎、骨髓水肿和肿瘤性病变等，多应用于类风湿关节炎早期的手腕关节、强直性脊柱炎早期的骶髂关节等的观察。

第三节 关节病变的读片方法和基本影像学征象

关节病变的影像学检查有多种方法，读片时必须仔细观察关节的对位、关节间隙、关节面、周围骨质结构、关节囊、肌腱韧带及关节周围软组织等有无改变。应注意区别正常结构和正常解剖变异；抓住重点表现，分析主要表现和次要表现，将一切线索连贯起来，结合临床进行系统和全面的分析讨论，通常情况尽可能用一个诊断来解释所有的影像学表现，也可保留一个以上的初步诊断，但要提出最大可能性的诊断。进行诊断分析时应注意考虑其合理性，理由不甚充分时，应对原诊断提出质疑，并重新分析和讨论所有的影像学表现。在诊断的过程中，应首先考虑常见病和多发病，少见病则应在鉴别诊断中予以考虑，以提高诊断的正确性。要定期对一些有病理结果的病例进行影像学、临床及病理三方面结合的回顾性分析，以便吸取成功的经验和应汲取的教训。

关节病变的读片步骤一般分为以下几个方面：

一、关节对位

包括关节对位正常、半脱位和全脱位三种情况。关节本身或其周围软组织的变化可引起关节对位异常，即关节面骨的中轴不在一条直线上，表现为关节畸形、脱位、半脱位。屈曲或过度伸直的关节畸形常见于类风湿关节炎、银屑病关节炎和硬皮病。关节脱位或半脱位可见于类风湿关节炎、银屑病关节炎及夏科关节。掌指关节和腕关节尺侧偏斜常见于类风湿关节炎。足拇趾内翻常继发于痛风性关节炎和类风湿关节炎。

（一）关节间隙增宽

一般见于关节积液，类风湿关节炎可因关节周围韧带松弛而使关节间隙增宽，远端指间关节间隙增宽是银屑病关节炎的典型表现，神经性关节病的骨吸收也可导致关节间隙增宽。透明软骨或纤维软骨增生时亦可引起关节间隙增宽。

（二）关节间隙狭窄

关节间隙狭窄常提示有关节软骨破坏，一般常伴有关节面骨质侵蚀破坏或周围硬化性小囊状改变。各种关节病所引起的关节间隙狭窄的X线表现也不尽相同。类风湿关节炎的关节间隙狭窄呈一致性狭窄，发生于骨质侵蚀之前，一般从关节的两侧开始，但也可以不对称。类风湿关节炎的骨质破坏多在发病2年内出现，进展较为缓慢，通常以年计；结核性关节炎的关节间隙狭窄多从关节的两侧非持重部位开始，呈不一致性狭窄，进展缓慢，以月计，晚期才出现骨质破坏；急性化脓性关节炎的关节间隙狭窄始于关节的持重部位，呈一致性狭窄，进展迅速，以日计，很快会出现关节软骨下骨质的破坏；痛风性关节炎则骨质侵蚀发生在关节间隙狭窄之前；骨性关节炎的关节间隙狭窄以持重部位较为显著，远端指间关节狭窄则以两侧较为明显。

（三）关节强直

关节强直是关节软骨完全破坏的结果，分为骨性强直和纤维性强直两种。骨性强直多见于化脓性关节炎，表现为骨小梁通过关节腔，关节间隙显著狭窄或完全消失，相对应的两个骨端紧密相连，犹如一骨。该处密度与周围骨质完全相同。纤维性强直则表现为关节间隙狭窄，但无骨小梁通过关节面。该处骨密度一般较低，有骨质稀疏现象。由于有纤维组织粘连而使关节失去活动功能。类风湿关节炎的关节强直多发生于晚期，常为纤维性强直。CT显示关节强直的整体性不及X线平片。在MRI上，骨性强直的征象为关节软骨完全破坏，关节间隙消失，骨髓信号贯穿于关节骨端之间；纤维性强直尽管有关节间隙存在，但骨端之间可见高、低混杂的异常信号，骨端边缘不整，甚至破坏。

（四）关节软骨钙化及关节内游离体

关节软骨钙化分为骨性关节面上的不规则钙化、局部骨性关节面隆起增厚及关节间隙内出现异常钙化三种表现；可见于关节的退行性改变、假性痛风及氟骨性关节病等。关节内游离体可因关节活动而改变其在关节腔内的位置，故又称关节鼠。游离体可以是骨、软骨或滑膜源性的，在关节内可完全游离，也可有一软组织蒂。游离体的形态各异，可单发或多发。X线片上表现为关节内"石榴子"样或其他形态的骨性或有钙化的软骨性骨体，少数病例可见数个米粒样或巨大游离体，游离体表面光滑、大小数量不等，其中心密度较外周低。病理研究显示游离体表面为钙化环，中心是骨髓组织。CT可显示各种类型和不同部位的游离体，其显示率最高。游离体在MRI上呈皮质骨和骨髓的正常信号强度。游离体最常发生于膝关节和髋关节。其常见病因为滑膜骨软骨瘤病、剥脱性骨软骨炎、骨性关节炎、神经性关节病（Charcot's关节）等。

二、关节骨质结构

（一）骨质疏松

骨质疏松即骨质疏松症，是多种原因引起的一组骨病，骨组织有正常的钙化，钙盐与基质呈正常比例，以单位体积内骨组织量减少为特点的代谢性骨病变。在多数骨质疏松中，骨组织的减少主要由于骨质吸收增多所致。以骨骼疼痛、易于骨折为特征。病理上表现为骨小梁间隙增大、骨皮质变薄等。一般根据骨质疏松累及的范围将其分为广泛性骨质疏松、区域性骨质疏松和局限性骨质疏松三种。广泛性骨质疏松多由全身性疾病引起，可累及中轴骨和四肢骨，但最早和常见累及部位为脊柱。区域性骨质疏松多为各种原因引起的废用性改变。局限性骨质疏松常见于类风湿关节炎等疾病的早期或关节结核等局部病变的周围。脊柱骨质疏松时表现为椎体X线透过度增加，密度减低，骨小梁减少、稀疏，终板变薄，可有椎体楔形或双凹变形等。四肢骨的骨质疏松常表现为骨皮质变薄，干骺端或骨端局灶性或全部骨小梁稀疏甚至消失，X线透过度增加等。

（二）骨侵蚀

骨侵蚀是由于增生滑膜和肉芽组织的直接机械作用所致，见于许多关节炎。骨侵蚀常始发于无关节软骨覆盖的邻近关节囊或韧带附着处的关节边缘。普通X线片上，最早期的骨侵蚀常表现为关节骨皮质线消失,可见裸露的骨小梁。骨侵蚀主要表现为骨性关节面毛糙、模糊、糜烂、中断或消失,呈小囊状破坏。由于普通X线的密度分辨率较低,在观察关节软骨时需做关节造影检查。在超声波上,透明软骨呈低回声束,可显示软骨变薄或破坏,但超声波判断软骨增厚不可靠。CT和MRI可较好地显示局灶性软骨缺损、皮质骨侵蚀、软骨下囊肿等关节软骨面改变;CT关节造影可清楚地勾画出关节软骨;MRI能直接显示关节软骨,显著屈曲位可得到最佳层面显示关节软骨,利用乃、凡弛豫时间了解关节软骨成分的变化。

（三）骨质增生

指由于关节退行性变,以致关节软骨被破坏而引起的慢性关节病。又称退化性关节炎、骨关节炎及肥大性关节炎等。表现为关节边缘唇状或骨刺样增生,常见于骨性关节炎。有时可伴有关节间隙狭窄、关节内游离体或韧带骨化。

（四）骨端蘑菇状变形

表现为骨端蘑菇状增大。常见于股骨头无菌性坏死、夏科关节、血友病晚期和大骨节病等。

三、关节周围结构

观察关节周围的结构包括关节囊、肌腱、韧带及软组织等。关节周围肿胀是指关节囊积液和软组织肿胀或增厚,常见于结核性关节炎、化脓性关节炎、类风湿关节炎、外伤、血友病、色素性绒毛结节性滑膜炎及痛风性关节炎等。关节周围软组织肿胀是关节病最常见的X线表现,同时也是关节病的早期改变,且常为早期唯一表现。软组织肿胀X线表现为关节周围软组织层次模糊或消失。结核性关节炎的晚期可以出现软组织萎缩。类风湿关节炎的晚期则可并发软组织挛缩,致使出现关节脱位和畸形。痛风性关节炎的关节周围软组织内可见痛风石。关节囊钙化常见于夏科关节,及偶见于滑膜型结核性关节炎等。关节周围软组织钙化一般密度较高,易于识别。关节旁和关节囊钙化常见于硬皮病、钙化性肌腱炎、痛风、肿瘤样钙质沉着症、有透析病史的慢性肾病等。糖尿病患者常易发生关节周围软组织内血管性钙化。关节周围软组织肿块一般表现为局限性软组织密度增高,多伴有邻近继发性骨侵蚀。

关节病变首选的基础检查方法是普通X线摄影。根据病情需要可再选择其他必要的影像学检查。各种影像学检查方法均有其优点和缺点,只有综合分析临床表现及各种影像学检查结果,才能做出正确诊断。熟练掌握各种关节病的影像学特点,才能对上述关节疾病的读片方法应用自如。

第四节 类风湿关节炎

一、影像学检查方法的选择

类风湿关节炎(RA)是一种病因未明的慢性、以炎性滑膜炎为主的系统性疾病。其特征是手、足小关节的多关节、对称性、侵袭性关节炎症,经常伴有关节外器官受累及血清类风湿因子阳性,可以导致关节畸形及功能丧失。

临床上一般应首选拍摄双手关节正位X线片,并依据临床症状表现部位的不同,选择性地拍摄其他关节的 X 线片，如膝、足、髋、胸锁、肘、踝关节的正位片和跟骨侧位片等。CT 一般不作为 RA 诊断性检查的首选项，但在怀疑有寰枢关节、骶髂关节、胸锁关节、颞颌关节等复杂关节解剖部位累及时，可选择 CT 扫描，并同时申请多平面重建图像，以提供更多诊断细节信息。一般，当 X 线检查正常而临床高度怀疑或在 RA 的早期，可首先考虑选择 MRI 扫描技术，特别是对于手腕关节早期病变（如滑膜血管翳等）的显示，增强 MRI 检查技术优于其他任何影像检查。

二、基本征象 X 线表现

（一）骨质疏松

本征象是 HA 早期的常见表现。骨质疏松的程度因人而异，并主要与疾病的严重程度及病程等有关。病变常以关节的骨端和局部骨质改变较为明显。其原因可能与疼痛、废用、充血、神经营养变化等有关，但可能主要由废用引起。轻度骨质疏松的 X 线表现为局部骨小梁变细和减少，骨质透亮度增加，骨皮质厚度仍正常，但常有哈氏管扩大。中度骨质疏松的 X 线表现为整个骨密度减低，骨小梁模糊和稀少，或出现骨小梁缺损区，骨皮质变薄，并可有骨性关节面的骨板变薄及关节面模糊等改变。重度骨质疏松表现为关节周围及邻近的骨密度显著减低，骨小梁已显示不清，骨皮质菲薄，关节面模糊或消失。关节强直多年的病例也可在原骨小梁缺损区出现新骨重建，从而表现为网状结构，骨皮质呈致密性改变。

（二）关节间隙变窄及关节面和关节面下骨质破坏

本病发展至关节软骨破坏时，出现关节间隙变窄。一般呈均匀一致性，常伴有关节边缘的骨质侵蚀和破坏。关节软骨坏死后可出现关节面模糊、中断及不规则缺损，一般常伴有相应骨端的小囊状破坏。关节面下骨质破坏表现为骨端骨板下的骨皮质有小囊状骨质糜烂、缺损及凹凸不平，常见于关节囊附着的关节边缘，对本病具有一定的诊断意义。RA 的晚期还可出现关节面骨质增生、硬化或部分骨性融合。

（三）骨膜反应

由于肌腱炎的刺激和关节腔积液可使骨膜抬起。在指（趾）骨中段肌腱和韧带附着处可出现羽毛状骨膜增生，及与短骨骨干相平行的层状骨膜下新生骨。这些变化最后可与骨皮质融合而使骨干增粗。骨膜下新生骨也可被完全吸收而不遗留痕迹。

（四）韧带骨化和类风湿骨炎

韧带骨化是韧带或肌腱附着于骨处的纤维软骨增生，经软骨内骨化形成。类风湿关节炎引起的韧带骨化极其广泛，骨化的边缘常不规则，密度极不均匀，可呈菜花状、羽毛状、骨刺样或唇状，向软组织内突出，常伴有局部骨质硬化。这些变化称为类风湿骨炎（rheumatoidosteitis），它好发于跟骨结节及坐骨结节等处。

（五）关节脱位和关节强直

RA 晚期，由于关节软骨广泛破坏，周围软组织肿胀消退及肌肉萎缩，可出现关节半脱位畸形。尤其在掌指关节处出现手指尺侧偏移，为 RA 手的特征性表现之一。关节间隙狭窄甚至消失，最后可导致关节纤维性或骨性强直。

掌指关节尺侧偏移半脱位和小指指间关节纽扣花状半脱位畸形（↑）

三、病理改变与相应的 X 线表现对照（表 6-1）

表 6-1 RA 病理改变与相应的 X 线表现对照

病理改变	相应的 X 线表现
滑膜炎及滑液增多	关节及其周围软组织肿胀、关节间隙增宽
充血	骨质疏松
血管翳破坏软骨	关节间隙变窄
血管翳破坏无软骨覆盖的关节边缘	边缘性骨侵蚀
血管翳破坏软骨下骨	骨侵蚀、软骨下骨囊性变
纤维性强直和骨性强直	关节变形、骨性强直
关节囊收缩、韧带松弛、肌肉挛缩	关节变形、脱位、骨折、骨碎片和骨硬化
肌腱韧带附着处邻近慢性腱鞘炎	与骨干平行的层状骨膜炎

四、X 线分期

依据关节破坏程度的不同将 RA 的 X 线改变分为以下四期。

表 6-2 依据关节破坏程度的不同将 RA 的 X 线改变分为四期

I 期 （早期）
1* X 线检查无破坏性改变
2   可见骨质疏松
II 期 （中期）
1* 骨质疏松，可有轻度的软骨破坏，有或没有轻度的软骨下骨质破坏
2* 可见关节活动受限，但无关节畸形
3   邻近肌肉萎缩
4   有关节外软组织病损，如结节和腱鞘炎
III 期（严重期）
1* 骨质疏松加上软骨或骨质破坏
2* 关节畸形，如半脱位，尺侧偏斜，无纤维性或骨性强直
3   广泛的肌萎缩
4   有关节外软组织病损，如结节或腱鞘炎
IV 期（末期）
1* 纤维性或骨性强直
2   III 期标准内各条

注：* 为病期分类的必备条件

五、各关节病变的 X 线表现

（一）手和腕关节

几乎所有本病患者的双手和腕关节均可受累，其中以掌指关节和近端指间关节的表现最具特征性。指间关节周围软组织呈对称性梭形肿胀，可有与骨干平行的层状骨膜反应，关节间隙呈一致性狭窄或消失，关节面下的骨端及腕关节出现骨质疏松。第二、三掌指关节的桡侧和尺骨茎突最早出现边缘性骨质侵蚀，腕骨的骨质侵蚀呈虫蚀状改变，其中以舟骨的桡侧韧带附着处最为明显。随着病程的进展，手部可出现近端指间关节过度屈曲和远端指间关节过度背伸的"纽扣花（buttonhole）"状关节脱位畸形，及与之相反的近端指间关节过度背伸和远端指间关节过度屈曲的"天鹅颈（goose—sneck）"样畸形。腕关节可向尺侧偏斜。最后发展为指间关节和掌指关节的纤维性强直。腕关节相互融合而导致骨性强直，腕关节的骨性强直常发生于中腕关节，而桡腕关节尚存在关节的活动功能。

（二）肩关节

肱骨大结节处可有明显的骨质疏松，关节间隙呈均匀一致性狭窄，常伴有关节面骨皮质硬化和肱骨头及关节盂边缘骨质侵蚀糜烂。如有肩关节间隙狭窄伴有肱骨头向上半脱位，则常提示有肩袖撕脱的可能。胸锁关节面模糊，关节面下骨质常出现小囊状改变。骨端的边缘可有小的骨质缺损区，在其周围常伴有硬化圈。锁骨远端增粗，骨小梁模糊，并呈明显的骨质吸收和骨皮质菲薄改变。

（三）肘关节

常为对称性受累，关节积液和关节囊增厚使关节周围的脂肪垫常被推移，在肱骨的远端形成典型的"八"字征。关节面下骨质侵蚀呈小囊状改变及出现骨质缺损区，常伴有硬化边，多见于关节的两侧骨端边缘，鹰嘴常出现骨质吸收和侵蚀。晚期常见关节半脱位畸形。

（四）足

病变主要累及跖趾关节和近端趾间关节。骨质侵蚀常位于跖骨头的内侧面，可有跖骨两侧的层状骨膜反应和跖骨端局限性骨质疏松。发展至病变的晚期，可出现跖趾关节和跖姆关节的脱位畸形，如姆外翻畸形。足跗关节则出现骨质侵蚀及关节间隙一致性狭窄，直至出现骨性强直。跟骨结节表现为骨质糜烂性侵蚀和硬化，跟腱附着处的软组织肿胀和密度增高，正常的脂肪垫消失。由于跟腱炎的刺激，跟骨后上方可出现反应性骨质增生，表现为骨刺样或羽毛状，即所称的类风湿骨炎。

踝关节可有踝后方软组织肿胀及与跟腱之间的间隙消失，关节积液，骨端骨质疏松，内踝关节面骨质侵蚀及关节间隙狭窄等表现。

（五）髋关节

关节间隙呈均匀一致性狭窄，一般以中心部较明显。病变的晚期，常并发有骨质退行性改变，可出现股骨头蘑菇状改变、股骨头半脱位及股骨头向内上移位及髋臼内突。病变常呈双侧性，形成所谓的 Otto 骨盆。继续发展则出现关节强直。骨质侵蚀和 S 变多位于股骨头及股骨颈之间，也可发生于髋臼和关节面下骨皮质，常并发出现局限性骨质疏松。

（六）膝关节

早期可见关节囊和关节周围肿胀，关节面下的骨端局限性骨质疏松。随着病情的进展则出现关节间隙变窄或消失，软骨下骨质呈小囊状破坏，尤以关节边缘的骨侵蚀最明显，常伴有关节的退行性改变，以及最后发展为膝外翻或膝内翻关节脱位畸形。

（七）骶髂关节

较少见。表现为关节面下骨密度减低，继而出现关节面下骨糜烂和小囊状改变及关节间隙狭窄，常呈非对称性，若出现对称性受累且骨侵蚀明显时，应考虑强直性脊柱炎或二者并发存在的可能。

（八）脊柱本病对脊柱的侵犯较少见，一般只有颈椎受累，其中以颈1、2椎体最为明显。X线表现为枢椎齿状突骨质侵蚀、糜烂及吸收，晚期则出现寰枢椎半脱位。其他表现包括骨质疏松、椎小关节骨质糜烂、椎间隙狭窄伴发椎体终板不规则侵蚀和硬化（但常不伴有椎体骨质增生）及第6、7颈椎棘突末端骨吸收等。

（九）颞颌关节

可出现关节间隙变窄，髁状突骨端模糊和骨质疏松及关节周围韧带钙化。

六、其他影像学表现

（一）放大摄影

有助于显示手和足小关节及跟骨的早期微小骨质破坏、关节囊肿胀和骨皮质内骨吸收等变化。

（二）CT

可清晰显示关节周围软组织肿胀及其密度改变；可显示骨端关节面边缘骨质小的侵蚀缺损和骨内骨质破坏。图像的多平面重建可显示关节间隙狭窄和关节面下骨质破坏，及关节骨端的骨质增生和关节脱位。对髋关节和寰枢关节的检查可以提供比普通X线检查更多的诊断信息。手和腕部普通X线检查阴性者，CT检查可发现早期的骨质侵蚀性病变。

（三）MRI

虽然MRI在发现早期RA改变的许多方面明显优于X线检查，但X线检查具有简便价廉且能显示多数可疑RA早期改变的特点，仍可作为临床的常规和首选检查方法。X线检查正常而临床高度怀疑RA时，可根据实际情况选择MRI检查。早期RA的病理改变主要是滑膜的炎性改变，表现为滑膜充血、水肿、渗出，中性粒细胞、淋巴细胞浸润，进而出现滑膜增厚、毛细血管增多，从而导致滑膜内富含毛细血管的肉芽组织形成血管翳。血管翳在MRI上表现为滑膜强化或增厚。由于RA各阶段的滑膜炎和血管翳的病理组织成分不同，其在MRI上的表现也不尽相同。在RA的早期和活动期，滑膜内产生富含毛细血管的肉芽组织、关节内液体增多，因而T_1WI像上滑膜炎和血管翳呈中等信号、T_2WI和STIR呈高信号，增强扫描后有明显强化；慢性期或静止期，增生的滑膜因其纤维组织成分明显增多、关节内液体减少，因而T_1WI像上呈中等信号、STIR像上亦呈中等信号，增强扫描后无明显强化。增强MRI扫描亦有助于滑膜炎和关节积液的区分。MRI还可显示X线和CT不能显示的骨侵蚀，但MRI不能显示手腕关节的骨质疏松。腕关节早期的骨质侵蚀表现为在正常关节面，胃，高信号的骨髓内出现低信号。类风湿皮下结节呈囊性伴周边强化和实性均匀强化两种表现。MRI可以清晰地显示枢椎上的齿状突结构，当齿状突被累及时，在图像上信号减低呈不均匀中等信号，并可显示寰枢椎半脱位及脊髓和脑干受压情况。

第五节 强直性脊柱炎

一、影像学检查方法的选择

强直性脊柱炎（AS）是以骶髂关节和脊柱附着点炎症为主要症状的疾病。与HLA-B27呈强关联。某些微生物（如克雷白杆菌）与易感者自身组织具有共同抗原，可引发异常免疫应答。是四肢大关节，以及椎间盘纤维环及其附近结缔组织纤维化和骨化，以及关节强直为病变特点的慢性炎性疾病。强直性脊柱炎属风湿病范畴，是血清阴性脊柱关节病的一种。该病病因尚不明确，是以脊柱为主要病变部位的慢性病，累及骶髂关节，引起脊柱强直和纤维化，造成不同程度眼、肺、肌肉、骨骼病变，属自身免疫性疾病。

在患者初诊时应首选拍摄骶髂关节正位、腰椎正侧位和骨盆正位X线片，并依据临床症状表现部位的不同，选择性地拍摄其他部位的X线片（如颈椎、跟骨等）。对X线检查正常而临床高度怀疑AS的，可首先考虑选择骶髂关节高分辨率CT扫描。其次考虑选择骶髂关节MRI扫描技术，MRI对于骶髂关节早期软骨改变和骨髓水肿的显示优于其他任何影像检查。MRI对了解软骨病变优于CT，但在判断骶髂关节炎时易出现假阳性结果，又因价格昂贵，目前不宜作为常规检查项目。

二、X线表现

（一）骶髂关节

1. 正常骶髂关节的X线表现　骶髂关节由骶骨和双侧髂骨构成。由于关节面呈斜行，在普通X线片上常因相互重叠而显示不佳。正常的骶髂关节表现为关节面光滑，关节间隙宽度较一致，关节上1/3为韧带固定，下2/3有滑膜覆盖。下部关节的骶骨侧软骨较髂骨侧厚2～3倍。因此，当病变侵犯骶髂关节时，髂骨的变化往往比骶骨早出现。由于骶髂关节的上部为韧带关节，韧带附着引起影像学上的关节间隙不规则和增宽，常会给诊断带来困难。此外，类似于关节间隙狭窄和糜烂的骶髂关节髂骨部分的软骨下老化是一自然现象，不应误诊为异常。

2. 骶髂关节炎的X线分级　通常按X线片骶髂关节炎的病变程度分为五级：0级为正常；Ⅰ级可疑异常；Ⅱ级有轻度骶髂关节炎，可见局限性侵蚀、硬化，但关节间隙正常；Ⅲ级有明显异常，呈中度或进展性骶髂关节炎，伴有侵蚀、硬化、关节间隙增宽或狭窄，或部分强直中的1项或1项以上改变；Ⅳ级为严重异常，完全性关节强直。

3. 骶髂关节炎X线表现　对AS具有诊断意义的证据是X线片证实的骶髂关节炎，它可能和临床症状同时出现，也可能稍晚出现。AS的X线征象一般较临床症状出现晚，多在发病后数月至数年才出现阳性表现，韧带骨化最早也需在发病后3年出现。随着病程的进展，病变可从腰椎自下而上延及至胸椎。

由于骶髂关节髂骨侧的软骨较骶骨侧薄，因此本病一般从骶髂关节的下2/3滑膜关节的髂骨侧开始，多呈双侧对称性。早期表现主要有关节面模糊，关节面下轻度骨硬化，软骨下可有局限性毛糙或小囊变，这种改变主要发生于关节的髂骨侧。关节间隙大多正常。病变至中期时，关节软骨已破坏，表现为关节间隙宽窄不一，关节面不规则，呈毛刷状或锯齿状及囊变，可有骨质硬化及部分强直。晚期，关节间隙变窄或消失，有粗糙条状骨小梁通过关节间隙，产生骨性强直，软骨下硬化带消失，并可伴有明显的骨质疏松。

（二）髋和膝关节

髋和膝关节是本病最常累及的关节，尤其在儿童。髋关节病变是本病致残的主要原因之一。髋臼骨侵蚀、白线中断，股骨头基部外侧孤立性骨赘和髋臼软骨下囊变是 AS 髋关节病变早期特征性的 X 线征象。髋关节常见的 X 线表现为关节面虫蚀状破坏，关节面下骨质囊状改变，骨皮质中断，关节间隙均一致性狭窄或消失，关节边缘常见明显的骨质增生和骨刺形成，偶见股骨头脱位。晚期发生骨性强直。

（三）脊柱改变

通常脊柱病变是由骶髂关节自下而上发展而来，并最终累及全脊柱。极少数呈跳跃性发病。病变早期表现为椎体上下缘局限性或较广泛的骨质侵蚀和破坏，因椎体前缘凹面消失，而形成椎体"方形"变，脊柱轻度骨质疏松，椎小关节的关节面模糊、毛糙、破坏和软骨下骨硬化。在病变的晚期，可见广泛的椎旁软组织钙化。前韧带、后纵韧带、黄韧带、棘上、棘间和肋椎韧带骨化及椎间隙的一侧形骨化桥，

椎小关节囊和关节周围韧带骨化表现为两条平行的"铁轨"状阴影，棘上韧带骨化则表现为一条正中垂直致密影形成所谓的"短剑征"。椎间盘纤维环的外层可见钙化，少数患者可出现椎间盘钙化。最后，形成典型的"竹节状"脊柱。椎间隙一般仍保持正常，严重时可出现狭窄和硬化。脊柱强直后，椎体可见明显的骨质疏松，并常伴有脊柱后凸畸形。如同 RA 一样本病也可并发寰枢关节半脱位，特别是在头部屈曲位的颈椎侧位片上更易显示，但其发生率远较 RA 低。椎体压缩性骨折的发生率约为 12%。

（四）骨炎

本病可在坐骨结节、耻骨和坐骨、股骨大粗隆、跟骨结节等肌腱附着处发生骨膜增生，表现为羽毛状或"胡须"样改变，常伴有局部骨质增生、硬化及囊状侵蚀破坏，一般自肌腱或韧带附着处的骨块开始并逐渐密度增高，直至伸延到韧带和肌腱。

（五）耻骨联合

表现为关节面糜烂并伴有周围骨质硬化。

三、骶髂关节的 CT 表现

（一）正常骶髂关节 CT 表现

在 CT 片上，骶髂关节的后上 2/3 为韧带关节，呈"V"字形，其变异较大；前下 1/3 为滑膜关节，表面呈波浪状。滑膜关节间隙的宽度一般 > 2mm，但未见超过 5mm 以上者。研究显示各年龄组关节间隙宽度无统计学差异，因此，2mm 可作为骶髂关节间隙宽度的低限。髂骨侧骨皮质两侧基本对称，但往往前部骨皮质较厚，并向后逐渐变薄。大多数人髂骨侧中部的骨皮质厚度均 > 2mm。骶骨侧的骨皮质较髂骨侧薄，但其厚度比较均匀一致，多数为 1～约 1/3 的正常骶髂关节前缘可有不同程度的骨质增生和硬化，并偶见骨桥形成。

（二）骶髂关节炎的 CT 表现及其分级

CT 难以显示滑膜软骨的形态变化，只有当关节骨质出现侵蚀、破坏以及骨密度发生变化时，CT 方能发现病变。平片及 CT 诊断 0 级病变的价值是十分有限的，相对于 X 线平片而言，CT 诊

断AS骶髂关节Ⅰ、Ⅱ级病变却具有明显的优势，CT克服了平片影像重叠的缺点，对于骶髂关节早期病变中的关节骨质形态及密度异常，如骨质细微侵蚀、硬化、软骨下小囊变均能予以显示，其敏感性明显高于平片。参照AS的X线分级标准，骶髂关节的CT片分级及表现如下：

0级：CT表现正常或仅有关节面模糊。

Ⅰ级：关节髂骨侧关节面模糊、局灶性骨硬化及软骨下骨质轻度糜烂，但关节间隙及韧带关节正常。

Ⅱ级：关节面模糊，局限性骨质疏松和硬化，软骨下骨质破坏和微小囊性变，关节间隙基本正常及韧带关节局部糜烂或正常。这种改变多见于髂骨侧关节面，骨质侵蚀和囊变多见于滑膜关节的中下部。

Ⅲ级：软骨下骨质有明显破坏和弥散性硬化，关节边缘模糊并呈毛刷状或锯齿状，骨质疏松和囊变也明显增多，少数可见骨皮质中断。关节间隙呈不规则狭窄或宽窄不均，可有部分强直。韧带关节骨质破坏。

Ⅳ级：全部关节呈严重性骨质破坏、硬化和骨质疏松，关节完全强直。

四、骶髂关节的MRI表现

MRI可以显示关节滑膜软骨的形态变化，对于平片和CT不能发现的AS骶髂关节滑膜软骨炎症以及关节面下骨髓水肿、渗出、脂肪聚积具有诊断优势。滑膜渗出性改变、软骨破坏在T_2WI上呈高信号、呈高或低信号，滑膜软骨变为不规则、碎裂，Gd-DTPA增强扫描后滑膜软骨和软骨下骨侵蚀区强化；骶髂关节面下骨髓水肿、渗出等炎性改变呈斑片状长乃、长凡异常信号，Gd-DTPA增强后呈局灶性强化；而关节面下骨脂肪聚积则呈斑片状短较长T_2信号改变。只有MRI能够显示AS骶髂关节的0级病变，MRI的优势在于早期诊断AS骶髂关节病变，其重要性在于通过观察AS骶髂关节滑膜软骨和关节面下骨的形态和信号改变，达到早期诊断AS的目的。

第六节 银屑病关节炎

一、影像学检查方法的选择

银屑病关节炎（PsA）是一种与银屑病相关的炎性关节病，有银屑病皮疹并伴有关节和周围软组织疼痛、肿胀、压痛、僵硬和运动障碍。部分患者可有骶髂关节炎和（或）脊柱炎，病程迁延，易复发。晚期可有关节强直。约75%的患者皮疹出现在关节炎之前，同时出现者约15%，皮疹出现在关节炎后的患者约10%。该病可发生于任何年龄，高峰年龄为30～50岁，无性别差异，但脊柱受累以男性较多。

临床上应选择拍摄双手腕关节、骶髂关节和双足X线正位、腰椎正侧位等。

二、X线表现

本病的基本X线征象有：关节周围软组织肿胀，关节间隙狭窄或增宽，关节边缘和中央部骨侵蚀及伴发的骨质增生，关节骨性强直及韧带附着点处细小羽毛状骨增生。骨质疏松不明显。

（一）手和足部

可见指（趾）间关节周围软组织肿胀呈"腊肠"样。关节面骨质破坏致关节间隙增宽。骨质侵蚀常由关节边缘部开始并逐渐向中央部扩展，常伴有不同程度的骨质增生，但多无骨质疏松表现。末节指（趾）骨和远端指间关节（跖趾关节）最常受累。末节指（趾）骨簇部常因骨质吸收变尖，而其基底部则常呈唇状增生膨大，构成"跳棋"样改变。如若再伴有中节指（趾）骨远端骨质吸收和变尖，则呈"铅笔套"样改变。肌腱或韧带附着点处骨质增生常呈细小羽毛状。晚期指间关节可发生骨性强直，多见于远端指间关节。跟骨后上方骨质侵蚀常伴有羽毛状或刺状骨质增生及硬化。

（二）骶髂关节

易出现骶髂关节病变，常为单侧受累，也可累及双侧。主要表现为关节面骨质侵蚀伴骨硬化，以髂骨侧明显，关节间隙增宽或变窄，可发生骨性强直，骶髂关节上方韧带骨化及韧带附着处骨质增生。

（三）脊柱典型的改变

是椎旁韧带不对称性骨化。这种韧带骨化常不规则且较粗长，一般介于两个邻近椎体的中部。可发生环寰枢关节半脱位，且常伴有齿状突骨硬化。

三、鉴别诊断

（一）类风湿关节炎

常侵犯近端指间关节，并呈对称性发病，骨质疏松明显，关节间隙常呈均匀性狭窄，常无椎旁韧带骨化，一般不累及骶髂关节。

（二）强直性脊柱炎

本病分为原发性和继发性两类，不伴发其他关节炎者为原发性即称强直性脊柱炎，伴发其他关节炎如银屑病关节炎或赖特综合征者为继发性。无论原发性或继发性都会出现骶髂关节或脊柱受累。强直性脊柱炎的骶髂关节炎为双侧对称性，且颈椎病变重，韧带骨化主要介于椎间盘两侧。而银屑病关节炎的骶髂关节炎多为单侧，颈椎受累少见，韧带骨化常介于两个邻近椎体的中部。

（三）侵蚀性骨关节炎

侵蚀性骨关节炎一般表现为远端指间关节呈对称性、不规则、关节面中心性的骨侵蚀性关节间隙狭窄，关节边缘骨赘形成，多累及手部指间关节。而银屑病关节炎呈不对称性骨侵蚀且远端指（趾）骨基底边缘增生膨大，手或足小关节均可累及。

第七节 骨关节炎

一、影像学检查方法的选择

骨关节炎为一种退行性病变，系由于增龄、肥胖、劳损、创面、关节先天性异常、关节畸形等诸多因素引起的关节软骨退化损伤、关节边缘和软骨下骨反应性增生，又称骨关节病、退行性关节炎、老年性关节炎、肥大性关节炎等。临床表现为缓慢发展的关节疼痛、压痛、僵硬、关节肿胀、活动受限和关节畸形等。本病好发于手、膝、髋和脊柱关节。临床上可将本病分为原发性和继发性两种类型，但X线片上二者并无区别。依据临床症状可选择X线检查：双手腕关节正位、双膝关节正侧位、骨盆正位、腰椎或胸椎正侧位、颈椎正侧双斜位等。CT和MRI一般用于腰椎间盘退行性变的常规检查。若要判断脊髓的压迫、膝关节半月板撕裂及肩袖撕裂等，应首选MRI检查。

二、基本X线表现

OA具有以下X线特征：①关节间隙不对称性和不均匀性狭窄。②关节边缘骨赘形成。③反应性软骨下骨硬化。④软骨下骨囊肿（囊性变）。⑤无骨侵蚀。⑥早期无骨质疏松。⑦关节内游离体。⑧晚期可发生关节变形和半脱位。

（一）关节间隙狭窄

本病早期关节间隙正常，随着关节软骨变薄、剥脱和破坏，关节间隙逐渐狭窄，其特点为不均匀性。常发生于关节持重最大的部位，如髋关节的外侧面和膝关节的内侧面。关节强直者罕见。

（二）关节面硬化和变形

常见关节持重较大部位的软骨下骨质，表现为不规则的硬化，关节面变形和变扁。

（三）关节边缘骨质增生

关节边缘骨质增生即骨刺或骨赘形成是OA特征性的改变，通常发生于韧带和肌腱附着处。表现为关节边缘呈刺状或唇状突起，可与邻近骨皮质相连形骨化桥，一般多无骨质疏松表现。

（四）关节鼠

关节鼠为关节边缘增生的骨赘或软骨剥离，并脱落入关节腔内形成的骨软骨游离体。通常呈圆形或椭圆形小块状，边缘光滑锐利，大小不等，直径约为0.1～1.5mm，多见于膝关节。

（五）软骨下囊变

表现为圆形、梨形或蜂窝状边缘有硬化的透亮区，为机械性作用后滑液沿关节面的皮质裂口进入关节面下而形成。好发于髋和膝关节。

三、各部位的X线表现

（一）手指关节

手指OA多见于中老年女性，女性发病率约为男性的10倍。通常首先侵犯远端指间关节，早期自食指和中指开始，以后发展至其他手指并可出现近端指间关节病变。除第一腕掌关节外，腕及掌指关节不受累。X线表现为远端或近端指间关节骨端增粗，关节面硬化，关节边缘刺状增生，骨赘形成，并可伴周围软组织局限性结节状肿胀和密度增高。远端指间关节局限性结节称为Heberden或Bouchard结节，关节间隙可见不均匀性狭窄，关节面不规则和关节面中央部骨质侵蚀，偶见末节指骨屈曲或半脱位畸形。

（二）髋关节

髋关节OA可继发于先天性髋关节脱位、扁平髋和外伤，也可为原发性，多见于老年人。早期的X线表现是髋臼和股骨头上缘骨质硬化，髋臼外上缘和股骨头内侧缘骨赘形成及股骨内侧骨皮质增厚。随着病情的发展，髋臼外缘和底部及股骨头内侧缘可出现明显的增生骨赘，骨赘较大时，可遮盖股骨头的上部，股骨头中部变扁和变宽，及关节间隙逐渐呈不均匀性狭窄。一般常见髋关节的内侧和上外侧面的关节间隙狭窄，而垂直面的间隙则较宽。单侧髋关节骨性关节炎时一般仅发生外侧关节间隙狭窄，而双侧髋关节OA时则常表现为内侧关节间隙狭窄。病变严重者关节间隙可完全消失，但一般不发生关节强直。少数病例可出现股骨头半脱位，或偶见髋臼向骨盆突入而出现Otto骨盆畸形。晚期常见关节面下骨质囊性变并伴边缘硬化。

（三）膝关节

早期X线表现为股骨内外髁关节面和胫骨平台关节面不规则，关节面和皮质下骨质致密和硬化，髁间嵴变尖及髌骨后缘和外侧缘增生形骨化刺。随着病变的进展，关节边缘骨赘逐渐增大，皮质下骨质囊性变，及关节间隙不均匀性狭窄。病变常自股胫关节内侧开始，髌股关节也常受累而出现髌股关节间隙变窄，关节面不规则和硬化，及软骨下囊变和边缘骨刺形成。至晚期，可发生关节内翻畸形或半脱位。关节内游离体的发生率较高，表现为关节周围有密度不均、大小和形态不一的单个或多个小块影，可见于关节腔内，也可见于滑膜处。偶见半月板钙化。

（四）踝关节

踝关节OA少见，多为外伤后的继发改变。X线表现为关节边缘增生，骨刺形成及关节面骨质致密和硬化。

（五）足

足部OA好发于第一跖趾关节，典型X线表现为关节间隙狭窄、关节面硬化、跖骨头增粗和边缘骨刺形成、软骨下骨质囊变和姆外翻畸形，并可发生第一跖趾关节强直。距舟关节改变主要有关节面硬化、关节边缘骨刺形成和关节间隙变窄。跟骨则常表现为跟骨下方跖肌腱附着处局部骨质增生、硬化和边缘骨刺形成。

（六）肩关节

肩关节骨质增生不常见，X线表现轻微，可仅有肩关节盂边缘硬化。常见肩锁关节边缘增生和骨刺形成。

（七）肘关节

主要表现为关节间隙狭窄，尺骨鹰嘴、琢突及桡骨小头唇状增生和硬化，偶见游离体形成。肩关节和肘关节发生骨性关节炎时，常有外伤病史。若没有外伤病史，则往往提示其他疾病。

（八）脊柱

本病一般始于椎间盘和软骨的退变，但椎间小关节和肋椎关节的改变较椎间盘的改变明显。X线片可见椎间隙和椎小关节间隙变窄，关节面硬化和表面不规则，椎小关节边缘肥厚和增大，椎体边缘唇样骨赘形成，及相邻两椎体间的骨赘连接形骨化桥。椎间小关节和椎体后缘骨质增生可产生相应的神经压迫症状。最后发生关节间隙消失和关节强直。椎体周围韧带也可发生增生和骨化。脊柱生理曲度变直，如颈椎前凸度变浅，胸椎后突度加大，腰椎变直。

颈椎病是指颈椎椎间盘组织退行性变后继发并累及周围组织结构出现的相应临床综合征。颈椎病分6型：颈型、根型、脊髓型、椎动脉型、食管压迫型和混合型。研究表明40～49岁年龄组无症状个体中有25%～72%的人颈椎X线片异常，60～69岁组，50%～75%颈椎X线片异常，70岁以上组则100%颈椎X线片有异常。颈椎退行性变主要包括：椎间盘退变、小关节退变、韧带退变和钩椎关节退变，所有这些退变均由椎间盘退变引起，因此颈椎椎间盘退变是导致颈椎退行性变的主要因素，颈椎椎间盘退变是颈椎病和椎间盘突出症的共同病理基础。颈椎病基本的 X 线表现为颈椎退行性改变和椎管狭窄。主要的 X 线表现为椎间隙狭窄，椎体边缘增生骨赘形成；椎小关节骨质增生，关节面硬化、粗糙、间隙狭窄；椎间盘变性钙化、真空现象；韧带骨化；终板硬化、许莫结节形成；生理曲度变直等。其中椎体后缘和椎小关节增生骨刺或骨赘形成最具有临床病理意义。

退行性椎间盘病 (degenerative disk disease, DDD) 分为四种类型：①椎间盘膨出 (intervertebraldisk bulge)：椎间盘物质以弥漫、非局限、宽基底、环状的模式向椎管移位，但纤维环仍完整。②椎间盘突出 (intervertebraldisk protrusion)：髓核通过邻近撕裂的纤维环伸出，但纤维环最外层仍完整，伸出部分与椎间盘之间有一较宽的颈部。③椎间盘脱出 (herniated intervertebraldisk)：髓核通过全层撕裂的纤维环伸出，伸出部分较大，但伸出的髓核仍与纤维环中央的髓核组织相连。④椎间盘游离 (intervertebral diskliberation)：疝出的髓核成为游离碎片进入椎管，并可自疝出的裂口处向上或向下移行。椎间盘易向后疝出的机制是髓核位置偏心性靠后且后部纤维环较薄。退行性椎间盘病的主要 X 线表现为椎间隙变窄、椎体终板硬化、边缘骨赘形成、椎间盘真空现象（80% 为氮气）和椎间盘钙化。MRI 表现为 T_2WI 正常高信号的椎间盘内信号减低（脱水性改变）。退行性椎间盘病终板硬化的 modic 分型，MRI 分三型：I 型呈水样长 T、长 T_2 信号；D 型呈脂肪样短、长 T_2 信号；E 型呈钙样长、短 T_2 信号。

四、CT 表现

CT 扫描如在髋关节可显示关节间隙变窄，关节内游离体，关节边缘硬化和骨赘形成，关节面下骨质囊变。脊柱关节可见韧带骨化，椎间盘变性，椎体边缘骨赘，椎板硬化，椎小关节不规则增生及椎管狭窄等。颈椎病的 CT 表现主要为椎体边缘不规则，骨赘形成。后纵韧带骨化，可造成椎管狭窄，脊髓受压。椎板不规则增生硬化，椎小关节不规则增生，椎间孔变小。椎间盘变性、气化。

五、MRI 表现

关节软骨变薄和微小局限性破坏及缺损，软骨下骨质呈液性信号强度的囊变。

T_2WI 像上，半月板撕裂表现为伸向半月板表面的线状高信号强度，半月板变性则表现为半月板内点状、类圆形或线状高信号强度影。

六、特殊类型的骨关节炎

侵蚀性骨关节炎

侵蚀性骨关节炎是一种手指间关节退行性变伴有炎性和侵蚀性改变的独立疾病。常见于绝经后的女性，多限于手部，主要累及远端和近端指间关节及第一掌腕关节。有明显的家族倾向性及反复急性发作的特点。

受累的关节出现疼痛和触痛，可最终导致关节的畸形和强直。滑膜检查可见明显的增生性滑膜炎，并可见免疫复合物的沉积和血管翳的生成。X 线表现以骨关节炎和 RA 的混合表现为特征（即骨增生和骨侵蚀同时存在），主要的 X 线表现为：远端指间关节呈对称性、明显且不规则的骨侵蚀性关节间隙狭窄，关节边缘骨赘形成，骨侵蚀常发生于关节面的中心，中央部骨侵蚀是本病的特征，其边界锐利且主要位于指间关节内，呈海鸥翅 (seagullwing) 样改变。关节间隙狭窄、有明显的软组织肿胀、骨质增生和硬化。晚期关节可塌陷、融合或畸形。与 RA 的边缘性骨侵蚀不同，本病的骨侵蚀最常始于关节的中央部。有时与银屑病性关节炎。

（一）快速破坏性骨关节炎

快速破坏性骨关节炎(rapid destructive osteo arthritis, RDOA)又称快速破坏性髋关节病(rapiddestructivehip-jointdisease)，X线表现以快速严重的髋关节破坏为特征，是一种骨关节炎的不常见快速破坏类型。临床上表现为快速进行性髋部疼痛和致残。一般从临床疼痛症状出现到 X 线出现严重破坏的平均病程约 14 个月。好发于老年妇女，平均年龄 72 岁，89% 的患者累及单侧髋关节。特征性的 X 线表现为股骨头和髋臼快速进行性萎缩性骨破坏。MRI 扫描在 STIR、脂肪抑制 T_2WI 和脂肪抑制增强 T_1WI 像上，髋部快速破坏性骨性关节炎表现为关节积液、股骨颈和股骨头骨髓水肿（T_1WI 低信号，T_2WI 高信号）、髋臼骨髓水肿、股骨头变平、软骨下囊变、股骨头低信号线、股骨头关节面下低信号带、邻近软组织内局灶性异常高信号。

（二）弥散性特发性骨质增生症

弥散性特发性骨质增生症(diffuseid iopathic skeletal hyperostosis, DISH)好发于中老年男性。病变累及整个脊柱，呈弥散性骨质增生和韧带骨化。一般无明显症状，少数患者可有肩背痛、发僵、手指麻木或腰痛等症状，病变严重时会出现椎管狭窄的相应表现。X 线片可见特征性的椎体前纵韧带和后纵韧带"流注"状骨化，以下胸段显著，骨化一般连续发生于 4 个或 4 个以上椎体，可伴有广泛的椎体边缘增生骨赘形成。棘上韧带和项韧带也广泛骨化，但受累节段的椎小关节和椎间盘常保持完整。

第八节 痛风性关节炎

一、影像学检查方法的选择

痛风性关节炎是由于尿酸盐沉积在关节囊、滑囊、软骨、骨质和其他组织中而引起病损及炎性反应，其多有遗传因素，好发于 40 岁以上男性，多见于第一跖趾关节，也可发生于其他较大关节，尤其是踝部与足部关节。依据临床症状可选择性拍摄双足和手腕关节正位 X 线片等，也可申请肾脏 CT 平扫。对可疑膝关节或足部的痛风石可选择 CT 扫描。

二、X 线表现

急性痛风性关节炎多表现为关节周围偏心性、非对称性、高密度的软组织肿胀。慢性痛风性关节炎则可导致永久性关节破坏。X 线表现为：

（一）软组织肿胀

常在关节周围软组织呈偏心性结节状肿胀，局部密度高，好发于足、手、踝及膝部，以足的第一跖趾关节最为常见。痛风结节钙化多位于软组织结节的边缘，呈不规则或云雾状。

（二）关节间隙均匀性狭窄

此征象一般只见于晚期关节炎，偶见关节骨性强直。痛风性关节炎一般即使有广泛的骨质侵蚀或破坏，其关节间隙大都保持正常。

（三）骨质疏松

病程较长者可出现局限性骨质疏松，或明显的废用性骨质疏松。

（四）骨质侵蚀

常在关节旁或软组织结节下，出现偏心性、圆形或卵圆形、边缘锐利及界限清楚的囊状穿凿样或虫蚀状骨质缺损区，其方向与骨的长轴一致，在其边缘常有硬化。缺损区的骨缘翘起，并伸向软组织的表现（悬崖状骨缘）经常可见。以上表现最多也最先见于足的第一跖趾关节，具有特征性。

双足第一跖趾关节内侧偏心性、穿凿状骨质缺损和软组织内痛风石，悬崖状骨缘征。

（五）缺损区边缘骨质增生、硬化及骨赘形成

此表现可能与局部病变的修复或继发性关节损伤有关。

（六）骨端增大和骨皮质膨胀

此征象多因尿酸盐结晶自中心向外增大，并有骨膜新生骨形成所致。

三、CT和MRI表现

CT和MRI常不作为常规检查，仅用于临床对可疑痛风石的发现。CT扫描表现为关节周围软组织肿胀、可见其内斑点状或团块状高密度痛风石，邻近骨侵蚀呈边界清楚的穿凿样骨破坏、骨缺损或糜烂。MRI扫描T_1WI像上痛风石呈低信号。

第九节 焦磷酸钙沉积症

一、影像学检查方法的选择

是一种累及关节及其他运动系统的与二水焦磷酸钙（CPPS）晶体沉积有关的晶体性关节病，因此，又称之为焦磷酸关节病。临床上好发于老年人，急性期以急性自限性的滑膜炎（假性痛风）最为常见，慢性关节炎表现则与骨关节炎有着密切的联系，以累及全身大关节如膝、腕、肩、髋等关节为主。

常规拍摄双膝关节正侧位、双手腕正位和骨盆正位X线片，对X线阴性而临床高度怀疑者可选择相应部位的CT扫描。

二、X线表现

（一）透明软骨钙化

表现为关节间隙内与骨性关节面平行的细线状钙化，为透明软骨表层钙质沉着所致。

（二）纤维软骨钙化

最常见于膝关节的半月板，其次为耻骨联合、腕关节的三角软骨盘、髋臼唇、肩胛骨的盂唇和胸锁关节的纤维软骨盘以及颈椎和腰椎椎间盘。表现为点状或线状钙化。

（三）关节囊和关节周围软组织钙化

关节囊钙化常见于肘、趾、掌、指及肩关节。软组织内钙化见于跟腱、肱三头肌和同上肌腱。

偶见于脊柱区软组织内钙化。

(四) 焦磷酸盐性关节病

X线表现与OA相似，表现为关节间隙狭窄、关节面硬化和关节面下数目较多且较大的囊变，可见软骨下骨碎裂和关节内骨性游离体形成。但常呈对称性发病，最常见于膝、腕和掌指关节。

三、鉴别诊断

主要应与膝关节OA发生半月板钙化鉴别，OA多有较明显的关节边缘骨赘形成，常有内侧不对称性关节间，隙狭窄和关节面局部硬化，而焦磷酸钙沉积症多呈对称性关节间隙狭窄，可累及不负重关节且软骨下囊肿数目多而且较大。

第十节 股骨头无菌坏死

一、影像学检查方法的选择

股骨头无菌性坏死，又名股骨头缺血性坏死，或股骨头骨软骨炎，或股骨头扁平症。此病多见于5～14岁的男性儿童，成人则多见与30～50岁女性。主要病变是股骨头骨骺坏死，死骨吸收后为肉芽组织所代替，最后股骨头失去其原有的密度而塌陷成扁平畸形，韧带中心之血管多呈闭锁不通的病理变化。

本病单侧受累多见。常规拍摄双髋关节正侧位X线片，根据需要选择双髋关节CT或MRI扫描。

二、X线分期

共分为四期：Ⅰ期：X线表现正常，股骨头外形正常，表面完整，可有骨质疏松或无异常表现。Ⅱ期：股骨头外形正常，关节间隙正常，邻近关节面下骨质局限性低密度区，呈新月状或线状透亮带（新月征），局部可见周围有硬化的小囊性变。Ⅲ期：股骨头持重面局部碎裂，软骨下塌陷，股骨头变形，但关节间隙正常。Ⅳ期：股骨头明显变扁，关节间隙变窄，髋臼边缘骨质增生，邻近关节面下骨质出现大小不等的囊性变。

三、影像学表现

(一) X线表现

X线早期表现为股骨头斑点状骨质疏松及关节面下新月状弧形低密度影（新月征）和内部裂隙样低密度影（裂隙征）。中期表现为股骨头关节面断裂、呈台阶状（台阶征）及股骨头基底部平行的双骨皮质影（双边征），台阶征和双边征是X线判断股骨头塌陷的早期征象。病变进展，可出现股骨头碎解、变扁和轮廓不规则，股骨头基底部骨折，关节间隙不规则性狭窄及髋臼关节面增生硬化。晚期表现为股骨头正常结构完全消失，关节面塌陷、股骨头变扁、其内可见硬化和囊变。可有髋关节半脱位。关节破坏严重时股骨头消失。继发骨性关节炎时，还可出现髋关节间隙变窄，髋臼缘和股骨头基底部骨赘形成，髋臼关节面硬化和囊变。

(二) CT表现

CT扫描早期表现为股骨头"星状征"的周边部分呈丛状或分支相互融合，股骨头内部可见点片状密度增高并骨增生。晚期表现为股骨头碎裂和变形，碎骨片间骨质吸收，呈大小不等、不规则的囊变区，"星状征"消失或明显变形，整个股骨头骨小梁融合，正常骨结构消失，代之以斑片状骨质增生。关节间隙变窄。多平面图像重建有助于显示细小骨折或关节面塌陷、股骨头和髋臼轮廓、髋关节间隙等改变。虽然 CT 早期可显示 X 线所不能显示的改变，但仍不如骨同位素扫描和 MRI 敏感。

（三）MRI 表现

MRI 扫描是目前早期诊断股骨头无菌性坏死的最准确和最敏感的影像学检查方法，且可用于评估疗效。MRI 早期表现为冠状面正常高信号的股骨头内出现异常带状或半月状的低信号。在 T_1WI 和 T_2WI 上病灶外周均有一低信号带，而在 T_2WI 上此低信号带的关节侧可见一对应高信号带，即"双线征"，这种双线征在鉴别诊断中有着重要作用，是活骨和死骨交界的标志。MRI 晚期表现为股骨头碎裂和变形，关节软骨破坏，关节面不规则，关节间隙狭窄，滑膜肿胀和关节积液（T_1WI 低信号，T_2WI 高信号）。儿童骨坏死 T_1WI 和 T_2WI 均为低信号或信号消失。

第十一节 激素性关节病

激素性关节病（steroidarthropathy）的发病机制尚不明确，一般认为与下列因素有关：①激素所致的脂肪代谢紊乱：一方面可出现高脂血症和血管内脂肪栓塞，另一方面又可使骨髓内脂肪细胞增生增大、髓内压增高、微循环血流速度减慢而致骨细胞营养障碍坏死。②激素抑制痛觉，致关节反复损伤。③激素影响关节软骨代谢，进而导致关节软骨变性坏死。④激素使机体免疫力下降，易致骨关节感染或使潜在炎症蔓延。激素所致的骨缺血坏死多见于患有结缔组织病等而需长期服用激素的患者，常累及负重关节，尤其是膝和髋关节。

X 线表现主要为：①关节周围软组织略肿胀，滑膜增厚。②关节面可见边缘模糊的局限性破坏和缺损，呈鼠咬状，骨缺损区边缘可有硬化；多见于关节的侧缘，与关节的注药部位有关。休息后骨质缺损往往修复较快。③骨质疏松不明显。④关节间隙多正常或稍有变窄。⑤愈后多不发生关节强直。⑥骨缺血坏死表现。

（敬胜伟）

第七章 风湿科常用药物

第一节 非甾体抗感染药

非甾体抗感染药(Nonsteroidal Antiinflammatory Drugs, NSAIDs)是一类不含有甾体结构的抗感染药,NSAIDs 自阿司匹林于 1898 年首次合成后,100 多年来已有百余种上千个品牌上市,这类药物包括阿司匹林、对乙酰氨基酚、吲哚美辛、萘普生、萘普酮、双氯芬酸、布洛芬、尼美舒利、罗非昔布、塞来昔布等,该类药物具有抗感染、抗风湿、止痛、退热和抗凝血等作用,在临床上广泛用于骨关节炎、类风湿性关节炎、多种发热和各种疼痛症状的缓解。

NSAIDs 对其靶器官、靶部位呈现治疗作用的同时,也干预了体内正常的酶,导致不良反应的出现;亦可能影响其他药物代谢的酶系,而发生药物相互作用。因此,使用该类药物时,应注意到 NSAIDs 对体内活性大分子作用的选择性及是否干预其他药物的代谢,使临床用药更加合理,发挥药物的最佳疗效,同时最大限度地减少药物不良反应及毒不良反应。虽然 NSAIDs 可用于各种病因引起的肌肉和关节疼痛、发热及关节炎的抗感染治疗,但不能消除致炎的根本原因,因此不能控制疾病的活动及进展,不能改变疾病的基本过程,而只能作为缓解症状的对症治疗。

一、化学结构

NSAIDs 包括不同化学结构的多种类型的药物,均具有抗感染、镇痛及解热的活性。NSAIDs 药物种类繁多,常用药品可按化学结构分类。

1. 水杨酸类 阿司匹林、二氟尼柳、水杨酸钠。
2. 丙酸类 布洛芬、萘普生、芬布芬、酮洛芬、洛索洛芬。
3. 苯乙酸类 双氯芬酸、醋氯芬酸。
4. 吲哚乙酸类 吲哚美辛、舒林酸、阿西美辛、依托度酸。
5. 吡咯乙酸类 托美丁。
6. 吡唑酮类 保泰松、羟基保泰松。
7. 昔康类 吡罗昔康、美洛昔康、伊索昔康、氯诺昔康。
8. 昔布类 塞来昔布。
9. 其他 尼美舒利、萘丁美酮。

二、药理作用

非甾体抗感染药是一组药物,其共同的作用机制是通过抑制环氧化酶(cycloxygenase' COX)的活性,阻断花生四烯酸的代谢产物——前列腺素的产生而发挥其抗感染、镇痛及解热效能。此外,其还存在一些与花生四烯酸代谢无关的抗感染机制。

NSAIDs 化学结构不同,但都通过抑制前列腺素的合成,发挥其解热、镇痛、消炎作用。

（一）解热作用

NSAIDs 通过抑制中枢前列腺素的合成发挥解热作用，这类药物只能使发热者的体温下降，而对正常体温没有影响。解热药仅是对症治疗，体内药物消除后体温将会再度升高，故对发热患者应着重病因治疗，仅高热时使用。

（二）镇痛作用

NSAIDs 产生中等程度的镇痛作用，镇痛作用部位主要在外周。对各种创面引起的剧烈疼痛和内脏平滑肌绞痛无效。对慢性疼痛如头痛、关节肌肉疼痛、牙痛等效果较好。在组织损伤或炎症时，局部产生和释放致痛物质，同时前列腺素的合成增加。前列腺素提高痛觉感受器对致痛物质的敏感性，对炎性疼痛起放大作用。同时 PGE_1、PGE_2 和 $PGF_2\alpha$ 是致痛物质，引起疼痛。NSAIDs 的镇痛机制是：①抑制前列腺素的合成。②抑制淋巴细胞活性和活化的 T 淋巴细胞的分化，减少对传入神经末梢的刺激。③直接作用于伤害性感受器，阻止致痛物质的形成和释放。

（三）消炎作用

大多数的 NSAIDs 具有消炎作用。NSAIDs 通过抑制前列腺素的合成，抑制白细胞的聚集，减少缓激肽的形成，抑制血小板的凝集等作用发挥消炎作用。对控制风湿性和类风湿性关节炎的症状疗效肯定。

（四）对肿瘤的防止作用

NSAIDs 对肿瘤的发生、发展及转移均有抑制作用，与其他抗肿瘤药物有协同作用。

机制：抑制 PGS 的产生，诱导肿瘤细胞的凋亡。对大鼠用氧偶氨甲烷诱导的结肠肿瘤组织中 COX-1RNA 在肿瘤和正常组织之间为等价强度，COX-2RNA 早肿瘤中比正常黏膜显著升高。在溃疡性结肠炎伴早期肿瘤（肉眼未能觉察），在肿瘤部位用原位杂交和免疫组化检测到 COX-2 表达增加。这些研究提示 COX-2 可能是大肠癌的早期诊断和预防的一个靶点。

从离体到在体动物实验，直到人类的流行病学群体资料，均证明 COX 抑制药和消化系统反应小的选择性 COX-2 抑制药至少对一种类型的结肠肿瘤、直肠癌的预防是有价值的。

三、临床应用

（一）抗风湿作用

长期以来，NSAIDs 广泛应用于对症治疗风湿性疾病，如痛风性关节炎、急性风湿热、赖特综合征、类风湿关节炎、强直性脊柱炎、骨关节炎、银屑病关节炎、幼年特发性关节炎等多种急、慢性关节炎，以及多种软组织风湿病等，可有效地缓解骨关节及软组织的疼痛、触痛、晨僵、肿胀、积液等炎症表现但不能根治炎症，不能防止组织损伤以及关节的破坏和失能。

（二）镇痛作用

前列腺素（PG）可产生致痛作用，皮下注射 PGE 可局部产生疼痛。低浓度的 PGE 主要是增加痛觉感受器对疼痛的敏感性，即降低痛阈；高浓度的 PGE 可直接刺激痛觉感受器，引起疼痛。NSAIDs 可以抑制前列腺素的合成，故有镇痛作用。临床上，NSAIDs 可作为癌性疼痛三阶梯治疗中的第一阶梯治疗药物，也可以用于拔牙、肛门手术等小手术后的镇痛，以及痛经、偏头痛等疼痛的治疗。

（三）退热作用

发热是由于各种原因导致体温调节功能异常，使机体产热过程超过散热过程，并保持产热与散热在高水平上的平衡,以致体温升高。大多数发热是由致热原所致,根据致热原的来源不同可分为传染性及非传染性发热。由各种病原微生物侵入机体引起的发热为传染性发热;由生物病源体以外的各种致热原引起的发热是非传染性发热,包括无菌性炎症、恶性肿瘤、超敏反应等。

近年来证明,体温调节中枢调定点的上移是以某些生物活性物质(如前列腺素、单胺、环化腺苷酸等)为中介来实现的。在脑内存在的与发热有关的前列腺素是 PGE_1 和 PGE_2,两者具有较强的致热作用。NSAIDs 通过抑制前列腺素的合成,使体温调定点恢复正常,从而产生退热作用。因此,非甾体抗药可以使过高的体温下降,而对正常体温影响甚微。

(四)抗血小板聚集作用

血栓素 A_2(TXA_2)在体内能加速血小板的聚集,形成血栓。NSAIDs 可抑制环氧化酶,使环氧化酶催化产生的 TXA_2 减少,从而抑制血小板聚集,防止血栓的形成。临床上将小剂量的阿司匹林(如阿司匹林 80mg,每日 1 次)用于有动脉血栓形成危险的心脑血管疾病患者,可减少脑卒中和心肌梗死的发生率及患者病死率。

(五)抑制恶性胖瘤及对 Alzheimer 病的作用

NSAIDs,特别是 COX-2 特异性抑制药可能具有抑制恶性肿瘤的作用,临床上可用于肿瘤的预防及辅助治疗。此外,长期服用 NSAIDs 的老年人中,阿尔茨海默病(Alzheimer's disease)的发病率可降低 50%。

四、不良反应

NSAIDs 的药理作用机制主要是通过抑制环氧化酶,减少炎性递质前列腺素的生成,产生抗感染、镇痛、解热的作用。和其他任何药物一样,NSAIDs 在发挥治疗效果的同时,也会产生一些与用药目的无关的有害反应,即药物不良反应。NSAIDs 的不良反应主要表现在以下多个方面。

(一)胃肠道

可出现上腹不适、隐痛、恶心、呕吐、饱胀、嗳气、食欲减退等消化不良症状。长期口服非甾体抗感染药的患者中,大约有 10%~25% 的患者发生消化性溃疡,其中有小于 1% 的患者出现严重的并发症如出血或穿孔。

(二)肝脏

在治疗剂量下,能导致 10% 的患者出现肝脏轻度受损的生化异常,但谷丙转氨酶明显升高的发生率低于 2%。

(三)神经系统

可出现头痛、头晕、耳鸣、耳聋、弱视、嗜睡、失眠、感觉异常、麻木等。有些症状不常见,如多动、兴奋、幻觉、震颤等,发生率一般小于 5%。

(四)泌尿系统

可引起尿蛋白、管型,尿中可出现红、白细胞等,严重者可引起间质性肾炎。在一项多中心的临床研究中,长期口服 NSAIDs 的患者肾脏疾病发生的风险率是普通人群的 2.1 倍。

(五)血液系统

部分 NSAIDs 可引起粒细胞减少、再生障碍性贫血、凝血障碍等。

（六）过敏

特异体质者可出现皮疹、血管神经性水肿、哮喘等过敏反应。

（七）心血管系统

有研究发现，NSAIDs能明显干扰血压，使平均动脉压上升。另有报道，服用罗非昔布18个月后，患者发生心血管事件（如心脏病发作和中风）的相对危险性增加了。

（八）妊娠期

NSAIDs被认为是诱发妊娠期急性脂肪肝的潜在因素；孕妇服用阿司匹林可导致产前、产后和分娩时出血；吲哚美辛可能会引起某些胎儿短肢畸形、阴茎发育不全。

NSAIDs虽然可以引起上述诸多的不良反应，但绝大多数患者在短期服用该类药物时出现的不良反应较轻微，能耐受，而且停药后不良反应即可消失，不会对该类药物发挥疗效产生影响。现在已有许多NSAIDs的品种作为非处方药（OTC）使用，患者不需要凭医师的处方就可以直接在药店里购买到OTC品种。因此，有必要提醒患者重视NSAIDs的安全使用、了解NSAIDs的安全使用知识。

五、代表药物

（一）吲哚美辛（indomethacin）

其抗感染镇痛作用比阿司匹林强，能很好地缓解由于炎症引起的疼痛，但不良反应也较大。本药口服吸收迅速、良好，血浆蛋白结合率90%；在肝内部分代谢，半衰期为4.5h，16%由尿中原型排出。用法：开始时25mg/次，每日3次，饭时或饭后立即服用；如未见不良反应产生，可逐渐增至100～150mg/d，分3～4次服用。

（二）阿司匹林（aspirin）

具有明确的解热、镇痛作用，也可用于风湿性疾病的治疗。至今，大剂量阿司匹林仍为治疗风湿热的首选药物，并能缓解各种急、慢性关节炎及腰背痛、扭伤、肌肉劳损引起的症状。大剂量使用可以阻止血尿酸的重吸收，使尿酸的清除率增高；小剂量应用可使肾小管分泌尿酸减少，进而使尿酸的清除率下降，长期使用可引起高尿酸血症。本药口服吸收迅速，酸性环境可促进吸收，服药后2～3小时血浆浓度达峰值，血浆蛋白结合率为50%～90%；在肝内代谢，半衰期为0.25h，约10%由尿中原型排出。用法：儿童体重在25kg以下者，每日100mg/kg体重；儿童体重在25kg以上者，每日2.4～3.6g，分次服用；成人一般口服每日3～6g，分次服用。

（三）布洛芬（ibuprofen）

动物实验证明，其抗感染、镇痛、解热作用比阿司匹林强；临床报道，用于风湿性关节炎及类风湿关节炎时，其消炎、镇痛作用与阿司匹林相似，剂量增大时抗感染作用突出。在治疗痛风时，其可减轻关节的疼痛、肿胀，但不降低体内尿酸的含量。本药口服吸收完全，达峰浓度的时间为1～2h，血浆蛋白结合率为99%；在肝内广泛代谢，半衰期为1～2h，尿中几乎无原型药物排出。其用法为0.2～0.8g/次，每日3～4次。

芬必得（fenbid）为布洛芬的缓释胶囊，用法为300～600mg/次，每日2次。

（四）萘普生（naproxen）

为具有抗感染、解热、镇痛作用的非选择性COX-2抑制药，临床疗效广泛，用于类风湿关节炎、骨关节炎、强直性脊柱炎、肌腱炎、急性痛风等，也可用于月经痛。本药口服吸收迅速而完全，给药后 2～4 小时血浆浓度达峰值，血浆蛋白结合率为 99% 以上；半衰期为 13～14h，由葡萄糖醛酸结合而代谢，代谢产物中 95% 由尿中排出，少于 1% 的原型药物经尿排出。其用法为 0.2～0.3g/次，每日 2～3 次。

（五）双氯芬酸（diclofenac）

其镇痛、抗感染及解热作用较强，广泛应用于各种急、慢性关节炎和软组织疼痛的治疗。本药口服吸收迅速，达峰浓度的时间为 1～2h，血浆蛋白结合率为 99.7%；在肝内代谢，有首过效应，尿中的原型药物排出不足 1%。用法：双氯芬酸钠片为 25mg/次，每日 3 次；双氯芬酸钠缓释胶囊为 75mg，每日 1 次。

（六）美洛昔康（meloxicam）

是一种烯醇酸类衍生物，为选择性 COX-2 抑制药。其口服或肛门给药都能很好吸收，口服后吸收稍慢，用药 3～5d 后进入稳态，血浆蛋白结合率大于 99%；在肝内代谢，半衰期为 20h，尿中几乎无原型药物排出，5% 以下的原型药物由粪便排出。本药用法为 7.5mg～15mg/d，分 1～2 次服用。

（七）洛索洛芬（loxoprofen）

为前体药，经口服吸收迅速，在肝酶的作用下转化为活性代谢产物 trarxs-oh 体（SRS 配体）而发挥作用。其特点是起效快，抗感染、止痛、解热作用均衡，安全性较好。血中洛索洛芬（未变化体）达峰浓度的时间约为 30min，trans-oh 体约为 50min，半衰期均为 75min，用药 8h 内从尿中排泄用药量的 50%。用法：慢性炎性疼痛为 60mg/次，每日 3 次；急性疼痛为 60～120mg，顿服。

（八）塞来昔布（celecoxib）

为特异性 COX-2 抑制药，在抗感染、止痛方面与双氯芬酸效果相同，均优于安慰剂。其空腹口服吸收良好，达到血浆峰浓度的时间为 2～3h，血浆蛋白结合率为 97%；在肝内泛代谢，半衰期为 11.2h，1% 以下的药物由尿原型排出。用法：200mg/次，每日 1～2 次。但要注意，对磺胺类药物过敏的患者慎用。

六、注意事项

（一）药物选择

NSAIDs 种类繁多，新药不断推出。这一方面使临床医生有了较大的选择余地，另一方面也要求我们熟悉掌握 NSAIDs 的共性及每个药物品种的特性，以便合理选用。

1. 依照 NSAIDs 的作用特点　选择 NSAIDs 普遍具有抗感染、止痛、解热等功效，但每个品种可能有各自的侧重点。如尼美舒利退热功力更强，甚至可作为退热药应用；吲哚美辛具有独特的抗感染、止痛作用，常用于治疗血清阴性脊柱关节病及痛风等疾病。

2. 某些药物疗效与剂量相关　某些 NSAIDs 应用中、小剂量即有退热、止痛作用；作为抗感染药应用时，常需大剂量，如阿司匹林的成人抗感染剂量为 4～6g/d，布洛芬的抗感染剂量大于 1.8g/d。对于抗感染剂量与止痛剂量接近的新药，患者更易接受。

3. 用药时间对药效的影响　NSAIDs 的解热、止痛作用在用药后较短时间内即可生效，而抗感染作用则需 2 周左右才能完全建立，因此需要足够的用药时间来评价抗感染疗效。

4. 药物间的相互作用　一般而言，多种以上 NSAIDs 并发应用并不能提高疗效，这可能是由于NSAIDs竞争性地与血浆清蛋白结合，使游离出的药物被代谢清除，从而相互降低血浆药物浓度。相反，合用时，药物不良反应却明显增加。

NSAIDs与其他药物之间的相互影响比较复杂。因大部分NSAIDs都与血浆清蛋白紧密结合，可以将其他药物从清蛋白的结合位点上置换下来，使其游离型浓度升高，也可影响其他药物的肝脏代谢和肾脏排泄。阿司匹林和其他NSAIDs可增加口服抗凝药、磺脲类降糖药、苯妥英、地高辛、磺胺和甲氨蝶呤的作用和毒性。某些NSAIDs可加剧华法林、双香豆素等口服抗凝药物的低凝血酶原血症，延长凝血酶原时间，增强抗凝血作用，甚至导致出血倾向。在NSAIDs中，对华法林影响较小的是双氯芬酸、氟比洛芬、布洛芬、酮咯酸、托美丁和萘普生。

NSAIDs可加强磺脲类降糖药的降血糖作用，甚至可引起低血糖。容易与口服降糖药相互作用的NSAIDs有双氯芬酸、依托度酸、非诺洛芬、氟比洛芬、布洛芬、吲哚美辛、酮洛芬、酮咯酸、甲氯芬那酸、托美丁、二氟尼柳、萘普生和舒林酸。昔布类药物可增强抗精神病药物利司培酮（risperidone）的疗效。有些NSAIDs可减弱呋塞米（速尿）的利尿排钠作用，但大部分情况下不影响噻嗪类的利尿作用。吲哚美辛和氨苯蝶啶合用会产生可逆性急性肾衰竭和高钾血症。NSAIDs还可以降低β—受体阻滞剂和ACEI的降压效果，但昔布类药物对赖诺普利（lisinopril）的降压作用无影响。

5. 注意效益与费用的比值　尽量选用疗效及安全性好的NSAIDs，避免使用毒不良反应大的药品，如保泰松等。在疗效、安全性相当的前提下，应选用价格低廉、服用方便的药品。

（二）个体化用药原则

临床医生面对的患者病情各异，对各种NSAIDs的反应、治疗效果、最大耐受剂量也存在较大的个体差异。可以说，当前没有任何一种NSAIDs对任何患者都是最好的，因此我们必须结合每位患者的具体情况选用NSAIDs。

1. 根据年龄用药　老年或年幼患者应减量使用NSAIDs。老年人胃肠道、肝肾功能相对较弱，对药品的耐受能力较低，应减量用药。另外，妊娠及哺乳期妇女应列为相对禁忌，以避免NSAIDs对胎儿、新生儿可能产生的不利影响。

2. 根据病种选药　因为不同病种对药物的要求及用药的持续时间不同，可以适当根据病种选药。风湿热首选阿司匹林；活动期类风湿关节炎患者需长期用药，可使用美洛昔康、萘丁美酮、依托度酸、双氯芬酸等疗效较好、相对安全的药品；骨关节炎不宜长期使用吲哚美辛、阿司匹林等干扰关节软骨基质合成的NSAIDs。

3. 适时换药　每个NSAIDs品种并非对每种疾病、每位患者均有效，因此当患者正规服用一种NSAIDs2～3周后证实确实无效，即可更换另一药品，但不应在短期内频繁换药。对于以前曾经应用有效的药品，可再次使用。

4. 注意伴发疾病　患者伴发活动性溃疡病、溃疡性结肠炎、近期胃肠道出血、肾功能不全、血细胞减少、出血倾向等，禁忌使用NSAIDs；肝功能不正常、围术期的患者亦应慎用；直肠、肛门疾病患者不宜使用栓剂；局部皮肤损伤的患者不宜使用外用药。

5. 注意药物的相互作用　患者同时服用其他药物时，应注意与NSAIDs的相互作用。NSAIDs可增加抗凝药物作用，引起出血；可降低β—受体阻滞药等抗高血压药物的效能；可对抗某些利尿剂的作用；可加强磺脲类降糖药物的降血糖作用，甚至引起低血糖；与激素合用时，可增加胃肠道不良反应的危险性；与洋地黄制剂合用时，应注意防止洋地黄中毒。

6. **警惕药物过敏** 本类药物之间可出现交叉过敏，当患者对其中一种药品过敏时，应慎用或禁用其他的 NSAIDs。

（三）全程观察药物反应

NSAIDs 的胃肠道等不良反应常与用药剂量、用药时间正相关，因此用药之初无不适并不等于药物是完全安全的，应在用药全程进行观察。

第二节 糖皮质激素

糖皮质激素（Glucocorticoid），又名"肾上腺皮质激素"，是由肾上腺皮质分泌的一类甾体激素，也可由化学方法人工合成。由于可用于一般的抗生素或消炎药所不及的病症，如 SARS、败血症等，具有调节糖、脂肪、和蛋白质的生物合成和代谢的作用，还具有抗感染作用，称其为"糖皮质激素"是因为其调节糖类代谢的活性最早为人们所认识。

糖皮质激素的基本结构特征包括肾上腺皮质激素所具有的 C_3 的羧基、$\delta 4$ 和 17β 酮醇侧链以及糖皮质激素独有的 17α-OH 和 11β-OH。

目前糖皮质激素这个概念不仅包括具有上述特征和活性的内源性物质，还包括很多经过结构优化的具有类似结构和活性的人工合成药物，目前糖皮质激素类药物是临床应用较多的一类药物。

糖皮质激素是治疗风湿性疾病的常用药物，临床上常用的几种糖皮质激素见表7-1。

表 7-1 常用糖皮质激素类药物的比较

药物	作用时间（h）	糖皮质激素效能	盐皮质激素效能	等价剂量（mg）
短效药物				
氢化可的松	8～12	1	1	20
可的松	8～12	0.8	0.8	25
中效药物				
泼尼龙	12～36	4	0.8	5
泼尼松龙	12～36	4	0.8	5
甲基泼尼松龙	12～36	5	0.5	4
长效药物				
地塞米松	36～72	25～30	0	0.75

一、药理作用

糖皮质激素类药物通过多种机制对多种原因（免疫因素、机械因素、化学因素和感染刺激物）导致的炎症均有抑制作用。其抗感染作用表现在对免疫调节蛋白和免疫调节细胞的抑制，具体机制包括：①减少炎症渗出。②降低炎症调节因子的产生和效能。③减少炎症细胞向炎症部位的聚集。④抑制炎症细胞的活化。总而言之，糖皮质激素类药物抑制细胞免疫甚于抑制体液免疫。

（一）对炎症调节因子的作用

1. 脂皮质激素和前列腺素　糖皮质激素类药物刺激脂皮质激素-1的合成，而脂皮质激素-1是一种可抑制花生四烯酸释放的蛋白质。由于花生四烯酸是前列腺素合成的前体，所以脂皮质激素-1也就抑制了前列腺素的合成。但是，脂皮质激素抑制花生四烯酸释放的机制尚存在争议，有可能由于是脂皮质激素-1对磷脂酶 α_2 和底物磷脂具有调节作用。此外，脂皮质激素-1还有不需依赖二十烷酸的直接免疫调节作用，例如对白细胞游走的抑制。

糖皮质激素类药物对前列腺素合成的关键酶（环氧化酶）也有抑制作用。但是只有COX-2可被糖皮质激素类药物抑制，而COX-1不受药物的影响。

2. 细胞因子　糖皮质激素抑制下列细胞因子的转录：TNF-α、IL-1、IL-2、IL-3、IL-4、IL-6、IL-8、IFN-γ、粒细胞-巨噬细胞集落刺激因子（Gm-CSF）。糖皮质激素类药物通过拮抗诸如AP-1等转录激活因子对基因转录的作用，不仅减少了细胞因子的合成和释放，而且直接减弱细胞因子的作用。糖皮质激素类药物在多个位点阻断细胞因子对T淋巴细胞的激活，包括抑制酪氨酸磷酸化、抑制 Ca^{2+} 韩调蛋白激酶 II、促进 mRNA 的降解。

3. 黏附分子　糖皮质激素类药物通过对 IL-1、TNF-α 等细胞因子的直接或间接抑制作用，可以抑制诸如细胞间黏附分子-1、内皮白细胞黏附分子-1等黏附分子的表达。

4. 其他炎症调节因子

糖皮质激素类药物诱导产生血管紧张素转换酶、中性肽链内切酶，可以降解缓激肽，使炎性渗出减少。此外，糖皮质激素类药物通过合成血管皮质素等蛋白质以及对内皮细胞的直接作用，可以降低血管通透性和炎性渗出。糖皮质激素类药物还可抑制诱导型一氧化氮合酶，减少纤溶酶原激活因子、血小板活化因子、胶原酶、弹性蛋白酶的形成，抑制趋化因子。

（二）对炎症调节细胞的作用

糖皮质激素类药物通过前文提到的多种调节因子作用于许多特定的细胞，这些细胞在炎症发生过程中起重要作用。

1. 中性粒细胞糖皮质激素　通过影响中性粒细胞发挥抗感染作用。该作用并非通过减少血液循环中的细胞数目实现，而是减少了炎症部位中性粒细胞的聚集。事实上，糖皮质激素反而会增加血液循环中中性粒细胞的数目。这是因为骨髓中中性粒细胞被释放，糖皮质激素抑制细胞凋亡，延长了中性粒细胞的生存时间，减慢细胞在血管内的迁移并减少中性粒细胞向炎症部位的运输。患者缓慢接受糖皮质激素以治疗炎性疾病时，这种细胞计数的增加更为显著。相对而言，中性粒细胞的吞噬作用和杀菌活性不受糖皮质激素的生理浓度或药理浓度的影响。

2. 巨噬细胞糖皮质激素　可使循环血液中的单核细胞和巨噬细胞减少，在炎症部位也是如此，这可能是由于其抑制了巨噬细胞迁移抑制因子的缘故。单核细胞和巨噬细胞功能被抑制，导致吞噬和杀菌活性受损，并且使巨噬细胞来源的细胞因子（TNF-α，IL-1）和类花生酸类物质（eicosanoids）释放减少。此外，糖皮质激素还阻断抗原递呈过程和 mHC-II 抗原在这些细胞上的表达。不过，糖皮质激素对单核细胞抗原递呈过程的阻断与对mHC-Ⅱ抗原表达的抑制没有联系。

3. 淋巴细胞 给予单剂量糖皮质激素最多4～6h后，可以使血液循环中淋巴细胞、单核细胞、嗜酸粒细胞的数目减少，但在24h内可恢复正常。所有淋巴细胞亚群均受影响，对T淋巴细胞的影响大于对B淋巴细胞的影响。糖皮质激素造成的淋巴细胞缺乏症，主要由淋巴细胞再分布所致。尽管某些激活的淋巴细胞亚群易通过凋亡溶解，但成熟的人类淋巴细胞暴露在糖皮质激素下是不会溶解的。

糖皮质激素抑制淋巴细胞在体内和体外的增生。抗原结合至T淋巴细胞受体引起反应，产生IL-2刺激T淋巴细胞增生。糖皮质激素可减少IL-2的产生和IL-2的基因转录，并通过阻断IL-2与IL-2受体的结合以及抑制IL-2依赖的细胞内蛋白的磷酸化，来减弱IL-2的作用。此外，其还可以抑制其他细胞因子，减少淋巴细胞的增生。

糖皮质激素对B淋巴细胞功能和免疫球蛋白的影响不很重要，这也反映出糖皮质激素对B淋巴细胞功能的改变不及对辅助性T淋巴细胞的改变。在低剂量时，糖皮质激素对免疫球蛋白水平和抗原刺激的抗体水平影响不大。

4. 嗜酸粒细胞 糖皮质激素可导致嗜酸粒细胞数量减少，这一作用是通过细胞的重新分布以及对IL-5等细胞因子的抑制实现的。那些细胞因子是嗜酸粒细胞生存所必须的，其受到抑制后会导致细胞凋亡增加。

5. 其他细胞 糖皮质激素使血液循环中嗜碱性粒细胞计数减少，抑制其迁移；减少组胺和白三烯的释放；同时，还可抑制肥大细胞脱颗粒。

（三）非免疫调节作用

糖皮质激素类药物具有与免疫调节无直接关系的作用，例如，其对代谢的作用即具有重要的临床意义。虽然其与免疫调节活性并无直接关系，但仍可能引起患者的不良反应。

糖皮质激素是异化作用激素，可以降解蛋白质，形成糖类；葡萄糖耐受。糖皮质激素类药物还能使血脂浓度发生改变，一般容易致使患者发展成为动脉粥样硬化。醛固酮是内源性的盐皮质激素，能促进肾小管对Na^+的重吸收和对K^+、H^+的分泌。大部分合成的糖皮质激素类药物没有或极少有盐皮质激素的作用。

二、不良反应

糖皮质激素治疗产生的不良反应主要是长期暴露于高剂量所致。一般来说，大多数不良反应与剂量相关。但是，短期肾上腺皮质激素治疗（2周或更少）时，即使使用高剂量，其风险性也低。尽管引起不同个体不良反应的阈剂量不同，但对比而言，只要接受糖皮质激素的剂量充足且时间足够长，所有人均可产生不良反应。

（一）免疫功能相关的不良反应

1. 增加感染的易感性 糖皮质激素类药物的免疫抑制作用可以产生不良后果，如增加细菌、病毒、真菌、原虫的感染风险。事实上，这方面的结果纷杂且难予评价，因为大部分身患严重疾病的患者本身即可能有较高的感染风险，而他们又倾向于接受高剂量的皮质类固醇治疗，或同时接受免疫抑制药物治疗。与高剂量的皮质类固醇治疗相比，低剂量的皮质类固醇即使延长使用时间，也不会增加患结核和其他感染的风险。

2. 其他　糖皮质激素类药物的抗感染作用可能掩盖与感染有关的发热及其他炎症表现，因而有可能延误感染的诊断。另一方面，肾上腺皮质激素治疗可导致中性粒细胞和总白细胞数量的增加，认识到这一点可能会避免诊断的困惑。

（二）胃肠道不良反应

1. 消化性溃疡　糖皮质激素类药物可能诱发或加重消化性溃疡。尤其在糖皮质激素与非甾体抗感染药合用时，更进一步增加消化性溃疡和胃肠道出血的风险。糖皮质激素可掩盖消化性溃疡的症状或其并发症相关的症状和体征，如胃穿孔等造成的腹膜炎症，从而导致延误诊断，增加患者病死率。

2. 胰腺炎　在动物研究中，皮质类固醇可导致胰腺损伤。在死前曾接受糖皮质激素治疗的患者中，可观察到胰腺异常的组织病理学改变，虽然这些改变中的大部分并没有临床表现。糖皮质激素导致胰腺炎的风险度虽然难以量化，但很低。在患有系统性红斑狼疮的患者中，这一并发症的发展可能与疾病本身有关，而与治疗的因果关系并不明显。

（三）骨骼和肌肉的不良反应

1. 骨质疏松　糖皮质激素可以减少肠钙吸收，增加肾钙丢失，继发甲状旁腺功能亢进，抑制骨化细胞功能，抑制生长因子，增加骨吸收，降低性激素的浓度等，上述环节均可能导致骨质疏松。使用糖皮质激素患者的骨折风险度为11%～15%，而且风险度的高低受糖皮质激素的剂量和疾病本身的影响。例如，类风湿关节炎所导致的功能损伤和药物的剂量均是骨折的风险因子。

糖皮质激素诱导的骨质丢失在治疗开始后的6～12个月发展最快，可导致某一处的骨质丢失达10%～40%，对骨小梁的影响比骨皮质严重。当不再给药后，骨质丢失可部分逆转。因骨质丢失引起的脊椎骨折比髋骨骨折更常见。骨质疏松是剂量依赖的，但是否存在阈剂量仍存在争议。一般认为，泼尼松用量超过7.5～10mg/d可导致能测量到的骨质丢失。研究表明，每日应用剂量在5～9mg时，即可能与腰椎骨质丢失有关，而与股骨颈骨质丢失无关；但当日剂量为1～4mg时，则与任何地方的骨质丢失均无关。

2. 骨坏死　系统性红斑狼疮患者发生骨坏死的风险较高，类风湿关节炎患者骨坏死的风险相对较低，但使用糖皮质激素后，上述风险均会进一步增加。骨坏死发病机制尚不明确，可能与脂肪栓塞以及髓质间血管被肥大的脂肪细胞压迫等有关。骨坏死最常累及髋关节，其次是膝和肩关节，并且通常为双侧同时受累。由糖皮质激素诱发骨坏死的风险性与使用剂量、时间和疾病本身有关。骨坏死最早可发生在治疗开始后的6周内。低剂量的泼尼松治疗一般不会诱发骨坏死。

3. 肌病　糖皮质激素可诱发肌病，特别在大剂量（>30mg/d）、长时间使用的情况下。肌病表现为渐进性肌无力，严重者甚至影响行走。如发现肌病，应尽快减少剂量，逐渐停药。虽然肌病的发生可能是由于蛋白分解过多造成的，但是给予促合成代谢的类固醇和补钾都没有治疗价值。

（四）皮肤不良反应

许多皮肤变化并无多大的临床意义，却会给患者带来很大烦恼，其中包括瘀斑、痤疮、多毛症、紫纹、皮肤变薄变脆。

（五）神经精神不良反应

糖皮质激素类药物可能导致的精神症状很多，主要有情绪变化、情绪不稳、欣快、失眠、抑郁、精神病等。在使用糖皮质激素治疗风湿性疾病的过程中往往会出现这些症状。其中最常见的是情绪变化，占精神方面不良反应的90%。严重的精神不良反应的发生率与所用药物的剂量有关。每天服用泼尼松不足40mg的患者中，精神不良反应的发生率为1.3%；在每天用药量为41～80mg的患者中，其发生率为4.6%；每天用药量超过80mg的患者中，其发生率则为18.4%。在预测危险度的各因素中，剂量是最可靠的。但是，即使在泼尼松每日用药量低于3mg时，有些患者也会出现情绪变化。

大多数精神方面的不良反应会出现在治疗开始后的5d内，但治疗数周后仍可见延迟反应。极少数患者可能会出现"类固醇精神病"，其症状一般在数天或数周后，随着用药剂量的降低而减轻。用酚噻嗪或锂剂对精神方面的不良反应进行治疗比较有效。

（六）心血管不良反应

1. 高血压 高血压的发生与糖皮质激素的内源性过度分泌和外源性过度给予有关。因为地塞米松没有盐皮质激素样作用，而泼尼松也仅有微弱的盐皮质激素样作用，故其诱发高血压的机制不能简单说成是由盐皮质激素样作用引起的水钠潴留。现在认为，血管对加压素反应的改变更为重要。低剂量的泼尼松（<10mg/d）对血压仅有很小的影响，不是高血压产生的重要原因。

2. 动脉粥样硬化 基于动物实验和临床研究得出，皮质类固醇有可能加速动脉粥样硬化的形成。系统性红斑狼疮患者采用泼尼松治疗是导致冠状动脉粥样硬化的独立的危险因子。此外，病重者有可能用更大剂量的泼尼松治疗，所以很难将疾病的干扰因素除去。本药产生动脉粥样硬化的机制可能是血清脂蛋白、血压和血管效应的改变。

（七）内分泌和代谢

1. 糖类代谢 糖皮质激素对糖类代谢的作用会导致糖耐量下降及胰岛素抵抗，偶尔发生明显的糖尿病，很少出现糖尿病性昏迷。当糖皮质激素治疗停止后，糖尿病常可逆转，但可能需要数周甚至数月的时间；有些患者可能需要使用胰岛素来控制糖尿病。

2. 脂肪代谢 使用中、高剂量糖皮质激素常可导致体重增加，这可能与食欲增加和代谢变化有关。高剂量药物可导致脂肪的重新分布，引起满月脸、向心性肥胖、水牛背等典型库欣综合征症状；低剂量用药时一般不会发生。

3. 蛋白质代谢 糖皮质激素可促进蛋白质分解代谢，造成负氮平衡、肌肉消瘦、伤口愈合不良。其对蛋白质、骨骼和生长激素的作用使儿童生长受到抑制。

4. 其他代谢 一些糖皮质激素的盐皮质激素样作用可引起钾排泄增多、低钾碱中毒和水钠潴留。

5. 下背侧丘脑-垂体-肾上腺（HRA）轴的抑制 突然中断糖皮质激素治疗可能引起急性肾上腺功能不全，如果不采取适当的防治措施，则有可能导致循环衰竭甚至死亡。肾上腺功能减退的明显症状有低血糖、嗜酸粒细胞增多、高血压、呕吐、腹泻、精神错乱以及无感染的高热。

HPA轴受到抑制的程度与治疗剂量和治疗持续时间有关，但是无法根据个体患者的治疗剂量、用药持续时间或血浆皮质醇浓度来预测HPA轴的功能。一日剂量的糖皮质激素对HPA轴的抑制可能随给药方式的差异而有所不同。一日剂量分成数次给予会增加抑制；单次晚间给药的抑制大于单次晨间给药；每日单次晨间给药的抑制大于隔日晨间给药。例如，泼尼松每次给药25mg，每日给药2次，则5日以内就会发生HPA轴抑制；如果采用低剂量每日用药1次，则即使有HPA轴的抑制，其发生也是相当缓慢的。同理，在中断糖皮质激素后，HPA轴恢复所需的时间与治疗持续时间成正比。经过长期糖皮质激素治疗后，HPA轴的反应可能需要1年才能恢复正常。

（八）眼部不良反应

接受糖皮质激素治疗的患者出现晚发性囊性白内障的频率会随着治疗剂量和持续时间的增加而增加。每天摄入15mg或更大剂量泼尼松且服药超过1年的患者中，有50%～80%的人出现白内障；而每日用药量不足10mg的患者则很少出现该不良反应。与老年患者相比，年轻患者或儿童造成白内障所需药物剂量更低，使用时间更短。糖皮质激素类药物诱发的晚发性囊性白内障通常为双侧，且进展缓慢，一般不会导致严重视觉损伤。此外，糖皮质激素类药物可升高房内压，加重青光眼。

（九）其他不良反应

中断糖皮质激素类药物治疗后，患者可能出现类固醇戒断综合征，其特点是：疲劳、关节痛、肌痛，偶尔有发热。但是，这种综合征并非因HPA轴受抑制所致。此外，极少数患者会出现对糖皮质激素的过敏样反应，目前尚无法对这种过敏现象予以解释。

三、临床应用

（一）替代疗法

用于急慢性肾上腺皮质功能不全，垂体前叶功能减退和肾上腺次全切除术后的补充替代疗法。

（二）严重急性感染或炎症

1. 严重急性感染，对细菌性严重急性感染在应用足量有效抗菌药物的同时。配伍GCS，利用其抗感染、抗毒作用，可缓解症状，帮助患者度过危险期。对病毒性感染，一般不用GCS，水痘和带状疱疹患者用后可加剧。但对重度肝炎、腮腺炎、麻疹和乙脑患者用后可缓解症状。

2. 防止炎症后遗症、对脑膜炎、心包炎、关节炎及烧伤等。用GCS后可减轻瘢痕与粘连、减轻炎症后遗症。对虹膜炎、角膜炎、视网膜炎、除上述作用外，尚可产生消炎止痛作用。

（三）呼吸疾病

支气管哮喘是由单纯气道平滑肌功能性过度痉挛深化为种气道慢性炎症性疾病的理论。此种炎症是由多种炎性细胞如肥细胞、嗜酸粒细胞、T淋巴细胞参与的。其主要的作用有：抑制花生四烯酸的代谢，减少白三烯和列腺素的合成；促使小血管收缩，增高其内皮的紧密度，减少血管渗漏；抑制炎症细胞的定向移动；活化并提高呼吸道平滑肌β—受体的反应性；阻止细胞因子生成；抑制组胺酸脱羧酶，减少组胺的形成等。但不同激素使用疗效差异有显著性。通过以上对照结论表明甲强龙的显效率高于对照组，临床观察引起水钠潴留及下背侧丘脑-垂体-肾上腺素轴（HPA）抑制等不良反应轻。地塞米松虽在临床广泛应用但起效慢，因在体内由肝脏转化为泼尼松后起效，且半衰期长对HPA抑制作用强而持久，对糖代谢的影响大。故两者比较甲强龙因起效快、半衰期适中、抗感染作用强、疗效显著值得推广使用。

（四）自身免疫性和过敏性疾病

1. 自身免疫性疾病　GCS对风湿热，类风湿性关节炎，系统性红斑狼疮等多种自身免疫病均可缓解症状。对器官移植术后应用，可抑制排斥反应。

2. 过敏性疾病　GCS对荨麻疹、枯草热、过敏性鼻炎等过敏性疾病均可缓解症状。但不能根治。

（五）治疗休克

对感染中毒性休克效果最好。其次为过敏性休g，对心源性休克和低血容量性休克也有效。

（六）血液系统疾病

对急性淋巴细胞性白血病疗效较好。对再障、粒细胞减少、血小板减少症、过敏性紫癜等也能明显缓解，但需长期大剂量用药。

（七）皮肤病

对牛皮癣、湿疹、接触性皮炎，可局部外用，但对天疱疮和剥脱性皮炎等严重皮肤病则需全身给药。

（八）恶性肿瘤

恶性淋巴瘤、晚期乳腺癌、前列腺癌等均有效。

（九）急性淋巴细胞白血病是常见的白血病之一

由糖皮质激素组成的方案是临床上常用的化疗方案，但是应用哪一种糖皮质激素最好尚存争议。有研究认为应用地塞米松的疗效好于泼尼松，因能透过血—脑屏障可以防治中枢神经系统白血病防止白血病复发，其所治疗的患者持续缓解时间延长。

四、注意事项

1. 区别高、低剂量是非常重要的。有些患者可能的确需要50～80mg的泼尼松进行治疗，但当给药时间超过2～3个月时，药物毒性会显示出来。7.5mg以上的泼尼松对绝大多数类风湿性关节炎患者，几乎在任何时候都是禁止使用的，除非患者并发有血管炎。然而，1～5mg/d的泼尼松治疗对许多类风湿关节炎患者都明显有益。

2. 大剂量糖皮质激素（泼尼松60～80mg/d）可以挽救急性暴发性系统性红斑狼疮、多肌炎和血管炎等疾病患者的生命。但是，治疗剂量必须在6～10周内降至30mg/d（或更低），然后用15mg/d（或更低）的剂量维持治疗。此外，这些疾病患者中的大多数还必须在开始治疗时采用其他免疫调节剂进行治疗。

3. 糖皮质激素是唯一能有效控制所有严重的慢性炎性风湿肌炎及血管炎等。为取得更好的疗效，通常将本药与其他免疫调节剂联用。甲氨蝶呤是较好的治疗类风湿关节炎和多发性肌炎的药物，而环磷酰胺能较好地治疗血管炎和一些狼疮性肾炎或脑病。

4. 一旦疾病已经得到控制，则必须将高剂量的泼尼松降低至15mg/d以下。患者接受泼尼松治疗的剂量如果高于30mg/d，可以每周5～10mg的幅度逐渐降低剂量；当剂量低至20mg/d时，应以每2～4周2.5～5mg的速度降低剂量；当剂量降到10mg/d后，则应以每月减少1mg的速度逐渐撤出。

5. 糖皮质激素的不良反应与剂量及治疗的持续时间有很大关系。当患者需要长时间（尤其是高剂量糖皮质激素）治疗时，必须对骨质疏松症进行干预治疗，而治疗方法依据测得的骨密度而定。对即将接受长期低剂量糖皮质激素治疗的患者,应定期测量其骨密度,以防止出现骨质疏松。

6. 不少风湿病学专家采用长期持续低剂量糖皮质激素治疗炎性风湿性疾病,而不会采用间断治疗。这是因为许多风湿病学家和患者都经历过如下情况:在取得满意治疗效果后停药,而疾病会在停药 1～6 个月后暴发性复发。普遍认为,不固定低剂量(1～5mg/d)的糖皮质激素治疗对许多患者有明显的疗效,但仍然需要长期大量的临床研究对此予以证实。

第三节 环磷酰胺

本品在体外无抗肿瘤活性,进入体内后先在肝脏中经微粒体功能氧化酶转化成醛磷酰胺,而醛酰胺不稳定,在肿瘤细胞内分解成酰胺氮芥及丙烯醛,酰胺氮芥对肿瘤细胞有细胞毒作用。环磷酰胺是双功能烷化剂及细胞周期非特异性药物,可干扰 DNA 及 RNA 功能,尤以对前者的影响更大,它与 DNA 发生交叉联结,抑制 DNA 合成,对 S 期作用最明显。

一、药理作用

环磷酰胺有细胞毒作用、免疫抑制作用和抗感染作用。

该药是一种周期非特异性烷化剂,主要阻断快速分裂的 S 期细胞,但对静息的 G_0 期细胞也有抑制作用。其活性代谢产物(如磷酰胺氮芥)可与细胞成分中的功能基团发生烷化作用,导致错码、嘌呤环破坏,并与 DNA 交联而影响其结构与功能,最后导致细胞凋亡。环磷酰胺作用于 T 淋巴细胞及 B 淋巴细胞,其抑制细胞分化及增生的作用缓慢而持久。但是,也有一些细胞对环磷酰胺不敏感,可能是由于这些细胞有更强的氧化活性,或者含有大量保护性巯基。

环磷酰胺可以影响细胞和体液免疫的所有成分,但对体液免疫反应的抑制作用比对细胞免疫的影响大。其主要作用于 B 淋巴细胞,通过抑制 B 淋巴细胞活性发挥免疫抑制作用,可减少免疫球蛋白的产生并降低血清中免疫球蛋白的浓度。环磷酰胺对 T 淋巴细胞的作用主要表现为选择性抑制 Ts 淋巴细胞,诱导 Th 淋巴细胞。

环磷酰胺的药理作用可归纳如下:

1. 抑制 T、B 淋巴细胞增生,在治疗早期首先抑制 B 淋巴细胞。
2. 抑制淋巴母细胞对抗原刺激的反应。
3. 降低血清免疫球蛋白水平,减少抗体的产生和有丝分裂原介导的免疫球蛋白的产生。
4. 与其他细胞毒药物相比,其免疫抑制作用强而持久,而抗感染作用相对较弱。

二、临床应用

该品为最常用的烷化剂类抗肿瘤药,进入体内后,在肝微粒体酶催化下分解释出烷化作用很强的氯乙基磷酰胺(或称磷酰胺氮芥),而对肿瘤细胞产生细胞毒作用,此外本品还具有显著免疫抑制作用。

临床用于治疗多种风湿性疾病,包括系统性红斑狼疮、类风湿关节炎、皮肌炎、系统性硬化病、系统性血管炎等。

三、不良反应

环磷酰胺的不良反应比较常见，往往因此影响治疗。临床应用时，应在用药前后密切观察有无不良反应出现，并以及时调整用药或给予治疗。

（一）泌尿系毒性

在长期大剂量应用环磷酰胺的患者中，可出现出血性膀胱炎、膀胱纤维化、移行细胞癌等。但是，这些不良反应在临床上并不常见。

出血性膀胱炎多在大剂量静脉注射时发生，其出现常常是停药的指征。值得注意的是，停药后也有大约25%的患者出现血尿。出现血尿的患者中，56%为镜下血尿，44%为肉眼血尿，但绝大多数患者无临床症状。如血尿较轻，可行减量处理；若减量后观察膀胱炎仍持续或加重，则即使药物效果较好，也应停药。为了预防出血性膀胱炎，应向患者强调在用药24h内多饮水，并尽量在早晨用药，以避免含毒性代谢产物的尿液在膀胱中存留。此外，美斯纳（巯乙磺酸钠）中的巯基可与丙烯醛结合形成无毒的化合物，也可与4-OH-环磷酰胺和4-OH-异环磷酰胺结合，从而降低膀胱炎的发生率。上述制剂一般在静脉滴注环磷酰胺同时输注，用量为环磷酰胺的1/5，并分别在静脉滴注后3、6、9小时重复应用。

移行细胞癌发生于大约5%的患者，比正常人群高出31倍左右。其在首次用药10年后的发生率约5%，15年后上升至16%。用药期间及用药后出现血尿的患者应长期追踪，并定期进行尿液检查。环磷酰胺的代谢物丙烯醛经尿路排泄可能与其致癌作用有关。

（二）骨髓抑制

环磷酰胺引起的白细胞减少、血小板减少、贫血（包括再生障碍性贫血）及全血细胞减少等均见报道。其中，发生率最高者是白细胞减少，其出现与用药剂量有关，一般在用药3～7天内出现。一般冲击治疗后8～12d，白细胞数最低，B淋巴细胞和T淋巴细胞都有下降，相对而言，B淋巴细胞恢复较快。此时应复查血常规，以调整下次治疗的剂量，避免血液系统不良反应的出现。

长期低剂量治疗的患者甚至在用药数月或数年后才出现白细胞减少，并常由此引起带状疱疹病毒、链球菌、真菌等感染，严重者不得不因此而停药。因此，必须定期监测患者血常规，白细胞计数应维持在 $(3.0～3.5)\times10^9/L$ 以上。用药期间要注意白细胞的动态变化，避免严重的白细胞降低，甚至出现粒细胞缺乏。出现白细胞降低的患者一定要将药物减量，甚至停药。维持量剂量的选定应以能控制病情，又不出现明显的不良反应为原则。

（三）生殖系

本药对生殖系统的影响比较常见。男性输精管上皮受损或莱迪希细胞（LeydIgGell）功能紊乱可致精子减少，女性可致闭经、卵巢纤维化或畸胎。其产生机制可能为环磷酰胺的活性代谢产物抑制卵泡细胞内的DNA合成酶及蛋白质，使初级及次级卵泡细胞凋亡。同时，卵泡刺激素代偿性增高，刺激产生新的卵泡细胞，而这些新生细胞对环磷酰胺更加敏感，持续恶性循环导致卵巢衰竭。

环磷酰胺性腺毒性的发生与用药疗程、总剂量及患者年龄均有关。可致闭经的环磷酰胺平均剂量：40～49岁组为5.2g，30～39岁组为9.3g。在系统性红斑狼疮患者中，有超过1/3的患者出现闭经，且以首次治疗年龄超过31岁及接受过15次以上冲击治疗的患者最易出现。

如能尽早发现并及时停药,则患者的生殖功能可恢复,尤其是年轻患者;如治疗时间长、剂量大,则其损害往往不可逆。CTX对长期口服者可能影响更大。并发甲状腺功能紊乱可能是患者卵巢功能的另一危险因素。

环磷酰胺可损伤染色体,造成畸胎。冲击和口服治疗的患者都有致畸的报道,包括各种胎儿面容畸形、肌肉骨骼异常(如皮赘、小指中节指骨发育不良、双侧肢体缺如、先天性张力减退)、血管瘤、心血管系统畸形和发育迟滞等,其中以四肢异常最为常见,占各种畸形的16%～22%。因此,尽管曾有环磷酰胺治疗后正常分娩的病例,在妊娠期间仍应尽量避免用药。

(四)感染

由环磷酰胺治疗引发的感染可以相当严重,但严重感染病例少见,包括肺炎、感染性关节炎和败血症等。并发激素治疗是风湿病患者出现卡氏肺囊虫病最主要的原因。此外,带状疱疹也很常见。感染的出现常与白细胞水平低、并发激素治疗有关,但血常规正常、未同时使用激素的患者也可出现严重感染。

(五)消化系统

环磷酰胺的消化系统不良反应发生率高,并与剂量有关,主要表现为恶心、呕吐、厌食和腹泻,偶致胃肠黏膜溃疡、出血。对于大剂量冲击治疗的患者,可影响肝功能,引起转氨酶轻至中度升高、黄疸、凝血酶减少等。有极少数风湿病患者在应用环磷酰胺治疗的过程中出现肝坏死。研究发现,这些患者在应用环磷酰胺之前都曾服用硫唑嘌呤,这提示两药并发使用可增加肝毒性。

环磷酰胺的代谢物磷酰胺氮芥是刺激胃肠道造成恶心的主要原因,因其在血中出现较慢,故呕吐反应多发生在用药后6～18h。因此,止吐药物应在用药几小时后使用。

(六)皮肤改变

包括脱发、色素沉着及各种皮疹等。其中不同程度的脱发与药物剂量有关,大多较轻,无需特殊处理,在停药后即可恢复。各种皮疹并不常见,但如出现严重斑丘疹,常需停药。

(七)肺间质纤维化

环磷酰胺很少引起肺间质纤维化。而且,即使患者出现肺间质改变,也很难鉴别是由药物引起还是由慢性感染或自身疾病引起。研究提示,肺间质纤维化的发生主要见于长期大剂量应用环磷酰胺的患者,但在低剂量长期用药者中也有出现,应引起充分的重视。

(八)肿瘤

环磷酰胺可增加肿瘤的发生率。用药患者中,淋巴瘤、白血病、皮肤和膀胱肿瘤的发病率均较正常人群高,是免疫抑制药增加患者病死率的主要原因,其相对危险系数为4.2(1.7～10)。

(九)其他不良反应

乏力、倦怠比较常见,甚至在停药后也可发生。此外,用药者还可见抗利尿激素样症状。大剂量冲击治疗时,可引起心包积液、心包填塞、心肌损伤和心肺功能不全,原因可能是血管内皮损伤所致的通透性增加以及出血导致的微循环障碍;虽发生率低,但是一旦出现,后果往往严重,甚至可造成死亡。另有极少数患者在大剂量冲击治疗后,出现关节痛和一过性滑膜炎。

一般主张在应用环磷酰胺期间,每1～2周检查血常规及尿常规,每月检查肝功能,以监测不良反应的发生;停药后也要继续每6～12个月检查尿常规,必要时做膀胱镜以监测膀胱肿瘤的发生。

第四节 甲氨蝶呤

甲氨蝶呤为抗叶酸类抗肿瘤药,主要通过对二氢叶酸还原酶的抑制而达到阻碍肿瘤细胞的合成,而抑制肿瘤细胞的生长与繁殖。

一、药理作用

甲氨蝶呤(methotrexate,mTX)为叶酸类似物,对二氢叶酸还原酶有高度亲和力,与之结合后抑制该酶活性,阻止二氢叶酸还原为活泼的四氢叶酸,使胸腺嘧啶核苷酸和嘌呤核苷酸的合成原料耗竭,阻断DNA及RNA合成。另外,还原型叶酸还是甘氨酸转变为丝氨酸和同型半胱氨酸转变为甲硫氨酸的辅助因子,其缺乏也抑制蛋白质的合成。

甲氨蝶呤具有抗感染和抗免疫作用,具体机制包括:①通过腺苷诱导的免疫抑制作用。②对炎性细胞增生和凋亡的影响。③对单核和淋巴细胞因子及其抑制因子的作用。④对环氧化酶和脂氧化酶的作用。⑤对金属蛋白酶及其抑制因子的作用等。

二、临床应用

甲氨蝶呤常用于治疗类风湿关节炎、强直性脊柱炎、多肌炎等多种结缔组织病,具体用法详见各相关章节。

三、不良反应

(一)肝脏毒性

发生率很低。有一项回顾性的研究结果显示,轻度肝纤维化的发生率是3%～35%,中度至重度肝纤维化发生率是0～10%,肝硬化发生率是0～2%。治疗前后肝活检的比较也得到了相似的结果,即累积剂量在1200～2600mg时,轻度肝脏纤维化的发生率是0～52%,严重肝脏纤维化和肝硬化的发生率是0.5年后严重肝脏疾病的发生率低于0.1%。有严重肝损害的患者常常伴有其他危险因素。

1. 强相关因素　酗酒;既往肝病史;肾功能不全。

2. 可能相关因素　治疗时间超过2年;累积剂量超过1500mg;以往用过砷剂;肥胖伴糖尿病。

3. 潜在相关因素　每周剂量超过25mg;肥胖、糖尿病、杂合的α_1-抗胰蛋白酶缺乏、费尔蒂综合征;曾经接受维生素A治疗;同时服用NSAIDs,与环孢素A合用。

RA患者使用甲氨蝶呤时,为了及时监测到肝毒性,美国风湿病学会提出以下建议。

(1)基本检查:

1)所有服用甲氨蝶呤的患者都应检查肝功能(转氨酶、清蛋白、胆红素)、血常规和血肌酐等。

2)以下患者考虑进行肝活检病理组织学检查:酗酒者、血清AST水平持续增高者、慢性乙型肝炎或丙型肝炎患者。

(2)每隔4～8周复查血清AST、ALT以及清蛋白水平。

(3)出现下列情况之一时,需做肝穿刺和病理组织学检查:

1)血清AST异常(9次检查中5次异常)持续1年。

2) RA病情已经控制，而清蛋白水平下降。

(4) 如果患者有上述异常之一又拒绝肝穿刺时，停止甲氨蝶呤治疗。

(5) 根据病理组织学检查结果，决定是否继续使用甲氨蝶呤。

为了减少甲氨蝶呤对肝脏的毒性反应，推荐每周而不是每天使用甲氨蝶呤。理论上，外周给药途径可以避免肝脏的首过效应，比口服给药相对安全，但并没有足够的证据支持，尤其因为甲氨蝶呤有显著的肠肝循环，胆汁中的浓度较高。很多学者建议在甲氨蝶呤治疗过程中补充叶酸或亚叶酸。减轻甲氨蝶呤对肝脏毒性的最佳叶酸剂量尚未确定，医生常使用与mTX周剂量等量或1/2、1/4量的叶酸，在应用甲氨蝶呤后12～24h服用。

（二）肠道反应

最常见，是导致减量甚至停药的主要原因，主要症状有食欲不振、恶心、呕吐、腹泻、腹痛、消化不良和体重减轻等。大多数症状比较轻，多在给药后短时间内出现。减少剂量，使用肠道外途径给药，或补充叶酸，均可减轻症状。并且，随着使用时间的延长，患者可逐渐耐受。

（三）血液学异常

毒性表现为白细胞减少、血小板减少、巨幼细胞性贫血和全血细胞减少等，发生率小于5%；明显的全血细胞减少发生率在1%～2%。发生血液异常的危险因素包括肾功能不全、透析、叶酸缺乏、急性感染、应用剂量错误（如按日给药）、饮酒、低蛋白血症或与丙磺酸、磺胺等合用。平均红细胞体积（mCV）明显升高可作为血液学异常的征兆；也有学者认为，红细胞分布宽度（RDW）的范围变化先于mCV的变化，对预示血液学异常更早、更可靠。当mCV异常增高时，有必要检查红细胞内叶酸和维生素B_{12}水平。当甲氨蝶呤诱发血液学改变时，应补充亚叶酸，一般在甲氨蝶呤使用后24～48h补充最有效，剂量与甲氨蝶呤等同。此外，输血、糖皮质激素或造血生长因子的使用对缓解甲氨蝶呤的血液毒性亦有效。

（四）肺损伤

甲氨蝶呤所致的急性和慢性肺部毒性在RA中常见。呼吸困难是出现最早的症状，其次是咳嗽、发热、头痛和不适感。临床症状可早于胸部X线病变征象出现。肺炎的发生率约为2.1%～5.5%，多数可完全治愈，少部分患者会遗留永久性肺损伤。有些患者可以并发感染等其他并发症而死亡，应引起医生的注意。在甲氨蝶呤治疗前，应了解患者的肺部情况，提醒患者在应用甲氨蝶呤期间对可能发生的肺部症状要有足够的重视，及时就诊，以期早期诊断、早期处理。

甲氨蝶呤相关的肺损伤有急性间质性肺炎、间质纤维化、非心源性肺水肿、胸膜炎和胸膜渗出以及肺结节等，其中以急性间质性肺炎最常见。由于RA本身亦可以引起肺间质纤维化，故有时区分肺间质纤维化是否由甲氨蝶呤所致相当困难。对伴有肺部疾病的患者使用甲氨蝶呤都应谨慎，一旦在治疗过程中出现肺间质纤维化，则只能停药，并追随观察。非心源性肺水肿和胸膜炎并不十分常见，仅见于大剂量甲氨蝶呤治疗肿瘤时，但亦有在RA患者中出现的可能性。曾经有过甲氨蝶呤治疗RA后迅速出现肺结节的报道，临床表现为咳嗽和气短，停药后症状缓解而结节仍存在。但是，肺结节的发生相当少见。

甲氨蝶呤相关肺损伤的典型临床经过为亚急性病程，干咳、气短和胸部不适是最主要的症状，还可有发热、疲劳感、呼吸急促和呼吸困难等。咳痰多因并发感染，胸部不适常是由于胸膜病变或呼吸窘迫所致。从使用甲氨蝶呤到出现肺损伤之间的时间不定，从1周到480周均有。甲氨蝶呤的总剂量在7.5～3600mg时，开始出现肺损伤。没有一个临床症状对诊断甲氨蝶呤相关肺损伤是特异性的，应对治疗过程中出现的任何新情况保持警惕，因为如果治疗不及时可进展至威及生命。

影像学检查对评估和诊断甲氨蝶呤相关肺损伤非常重要。正常的胸部影像学可排除甲氨蝶呤所致的严重肺损伤。甲氨蝶呤相关肺炎最典型的影像学表现是双侧间质和肺泡浸润，尤其在双侧肺底，这种表现被认为是肺泡和间质的病理改变。

甲氨蝶呤相关肺损伤的特征性病理改变有4种，分别是间质性肺炎、细支气管炎、巨核细胞集聚和间质纤维化。间质炎症的主要细胞类型是淋巴细胞，偶尔可见多形核白细胞。此外，还有巨核细胞形成肉芽肿、嗜酸粒细胞浸润、II型肺泡上皮增生和发育异常，也可见肺水肿和肺泡渗出，甚至进展到弥散性肺泡损伤。

甲氨蝶呤相关肺炎的诊断并不容易，需结合临床和实验室检查综合分析。对mTX相关肺炎的处理必须个体化，一般采用停药、支持治疗和应用皮质激素。

(1) 停药：有的患者停用甲氨蝶呤后，症状可得到缓解，而有的患者效果不大；有的患者症状好转后仍可继续使用甲氨蝶呤，而有的患者需永久停药。

(2) 支持治疗：主要是呼吸支持，包括辅助呼吸等。

(3) 应用皮质激素：可加快甲氨蝶呤相关肺炎的恢复，尽管有的患者无需使用皮质激素，而仅仅将甲氨蝶呤停药就可获得完全缓解。皮质激素的用法多主张泼尼松60mg/d以上，症状缓解后2～4周内减量。患者需要氧气支持且有明显的肺间质和肺泡浸润是应用激素的强指征。没有证据表明，补充叶酸或亚叶酸可缓解甲氨蝶呤相关性肺炎。

（五）局部骨病

甲氨蝶呤骨病包括：弥散性骨质减少，首先是骨皮质丢失；下肢胫骨、腓骨和跖骨压力性骨折，典型表现是突发的剧烈疼痛，负重时加重。普通X线检查有时不能发现病变，^{99m}Tc核素扫描对诊断有帮助。RA患者发生的严重胫骨下端骨折性疼痛，有时被误认为是踝关节滑膜炎的发作。10mg甲氨蝶呤肌内注射后，滑膜、骨皮质和骨小梁内甲氨蝶呤浓度会很高。体外实验表明，甲氨蝶呤明显抑制骨化细胞增生，刺激破骨细胞的聚集，从而增加骨破坏，抑制骨折愈合。

（六）中枢神经系统毒性

甲氨蝶呤引起的中枢神经系统不良反应多种多样，包括抑郁、意识模糊、记忆减退、嗜睡、头痛、疲惫等症状。有些症状可以在服药后24h内发生，但多数与服药时间的关系不易确定。大剂量甲氨蝶呤（>1g/m^2）引起的神经毒性发生率为15%左右，通常是可逆的急性类卒中脑病，表现为癫痫、意识模糊和偏瘫，也有慢性迁延性脑白质病。大剂量甲氨蝶呤治疗会增加脑脊髓液中的腺苷，加用氨茶碱或腺苷受体拮抗药可逆转这种现象。

（七）其他不良反应

很多患者服用甲氨蝶呤后常常出现乏力、周身不适、关节痛和肌痛的症状，增大剂量可以加重这些症状，减小剂量、将外周用药改为口服或分次给药可以减轻这些反应。大剂量甲氨蝶呤可造成肾衰竭，小剂量也可引起肾小球滤过率和肾小管功能的下降，停药后可使肾功能恢复正常。当与 NSAIDs 合用时，其肾脏毒性将会加重。小剂量甲氨蝶呤也可出现脱发、紫外线诱导的红斑反应、荨麻疹和皮肤血管炎。此外，阳痿、少精、男子乳房女性化等不良反应也有报道，停药后多数可以恢复正常。甲氨蝶呤有明显的致畸胎作用，如果计划怀孕生子，则女方必须提前1个月经周期停药，男方提前90天停药。

甲氨蝶呤引起结节并不普遍，发生率约8%，可在用药数月或数年后出现，且经常是在关节炎症缓解时。典型的征象是多发的小结节，有时为痛性，在手指和不常见的位置（如耳郭、脚趾甚至阴茎上）出现。位于心脏、肺和脑膜上的结节可引起严重的临床症状。甲氨蝶呤相关结节的发生可能和遗传因素有关。这种结节的组织学特征与类风湿结节相似，其形成可能与腺苷 A 受体促进多核巨细胞聚集有关。

甲氨蝶呤影响半胱氨酸的代谢。周剂量25mg 的甲氨蝶呤可以使血清半胱氨酸浓度一过性升高；小剂量甲氨蝶呤并不显著改变血清半胱氨酸浓度水平，但对先天性半胱氨酸代谢异常的患者用药必须提高警惕。由于半胱氨酸是心血管疾病的危险因素，所以治疗前和治疗过程中的血液检查是必要的。

由于甲氨蝶呤可以产生免疫抑制效应，故长期使用可能会增加感染的发生率。其增加普通细菌、带状疱疹病毒、隐球菌、巨细胞病毒、奴卡菌和卡氏肺囊虫等感染的概率一般很低。与皮质激素合用时；感染会大大增加。感染的部位大多在呼吸道、泌尿道和皮肤。

甲氨蝶呤不是致癌物，不会增加用药者的肿瘤发生率。然而曾有报道称，在接受低剂量甲氨蝶呤治疗的 RA 和银屑病患者中，发现霍奇金病（Hodgkin's disease）。淋巴瘤大多可于停药后消除，因此，甲氨蝶呤被认为与淋巴瘤发生相关。可是，在这些淋巴瘤中，多数可检测到 EB 病毒，而 EB 病毒与淋巴瘤之间呈正相关，所以甲氨蝶呤与淋巴瘤之间的关系还需进一步研究。即使如此，对有 EB 病毒感染的 RA 患者使用甲氨蝶呤时，仍须谨慎。

第五节 硫唑嘌呤

依木兰，薄膜衣片（Imuran）制造商：上海医药（集团）有限公司信谊制药总厂。性状：片剂为圆形，双凸，黄色薄膜衣片。注射粉剂 粉末为黄至琥珀色，无菌及冰冻干燥剂，含钠量约为4.5mg。

一、药理作用

本药是6-巯基嘌呤的咪唑衍生物，为具有免疫抑制作用的抗代谢剂。可产生烷基化作用阻断 SH 组群，抑制核酸的生物合成，防止细胞的增生，并可引起 DNA 的损害。动物实验证实，本药可使胸腺、脾内 DNA、RNA 减少，影响 DNA、RNA，以及蛋白质的合成，主要抑制 T-淋巴细胞而影响免疫，所以可抑制迟发过敏反应，器官移植的排斥反应。本药的疗效需于治疗数周或数月后才出现。在上消化道内吸收较佳。血浆中的硫唑嘌呤及6-巯基嘌呤水平与本药的疗效及毒性无相互关系。

（一）体液免疫

硫唑嘌呤可抑制抗体产生，尤其是 IgG 的产生；对 T 淋巴细胞依赖抗原的应答更易抑制。对于系统性红斑狼疮患者，硫唑嘌呤可减少自身抗体的产生；对于类风湿关节炎患者，其可降低类风湿因子（RF）水平。

（二）细胞免疫

硫唑嘌呤对细胞免疫的影响较体液免疫强，能抑制 T 淋巴细胞对抗原的识别。

（三）对巨噬细胞和天然杀伤（NK）细胞的作用

硫唑嘌呤减弱巨噬细胞对巨噬细胞移动抑制因子的反应，但对巨噬细胞介导的抗体依赖性细胞毒作用无明显影响。硫唑嘌呤不降低 NK 细胞数，但可抑制其活力，影响机体防御功能。值得注意的是，该抑制作用具有剂量依赖性。因此，临床应用中，应尽量选择有效范围内的最小剂量。

（四）抗感染作用

硫唑嘌呤可减少大鼠的单核细胞和中性粒细胞水平，降低血清 IL-6 浓度，但不影响血浆可溶性细胞因子受体水平，对其他细胞因子影响小。

二、临床应用

硫唑嘌呤可用于类风湿关节炎、系统性红斑狼疮、皮肌炎等自身免疫性疾病的治疗，具体方法详见各相关章节。

三、不良反应

尽管硫唑嘌呤的常见不良反应大多较轻，但也有19%～32%的患者因此而停药。其最明显的不良反应有骨髓抑制、胃肠道不适和感染等。

（一）感染

因硫唑嘌呤抑制细胞免疫和 NK 细胞活力，致使病毒、结核菌、沙门菌属及真菌感染率增高。其中，可引发感染的病毒包括肝炎病毒、疱疹病毒及巨细胞病毒等。

（二）胃肠道反应

在治疗开始数周内即出现，发生率可达 60% 左右，常见有食欲减退、恶心、呕吐、上腹痛、胃炎或腹泻等。不良反应的发生一般与剂量无关，停药后可缓解，采用胃肠动力药预防有效。此外，偶见胃肠道出血和胃溃疡等不良反应。在治疗炎性肠病和肾移植患者的资料中，有出现胰腺炎的病例。

（三）肝损害

硫唑嘌呤的肝损害作用并不多见，其中最常见的是肝酶升高，还可出现黄疸、肝纤维化、肝衰竭、肝静脉栓塞和过敏性肝炎等。及时停药后，一般可恢复。肝穿刺活检后的病理检查可见肝内淤胆、肝细胞不同程度坏死和中度门静脉炎。出现进展性肝硬化、肝衰竭的患者在病情加重之前的 6 个月常有持续的肝酶升高，因此应加强对患者的监测。肝功能减退者禁用。

（四）骨髓抑制

骨髓抑制的发生率约为 30%。患儿（如幼年型类风湿关节炎）应尤其注意。此不良反应多较轻微，严重者少见。在 1～3mg/(kg·d) 的低剂量范围内，用药产生的血液系统不良反应少见，长期大剂量应用或并发使用别嘌呤醇时，易发生不良反应，而停药后多可恢复。硫唑嘌呤对粒细胞和血小板的抑制作用较为明显，对红细胞系抑制作用较小。但是，也曾有用药导致巨细胞贫血、再生障碍性贫血及纯红再障的报道。并发使用甲氧苄氨嘧啶（trimethoprim）和ACEI类药物的患者，血液系统不良反应发生率高。

（五）肿瘤

使用硫唑嘌呤的患者，肿瘤发生率可能有所增加，如非霍奇金淋巴瘤、皮肤鳞癌等。

（六）超敏反应

硫唑嘌呤引起的超敏反应很少见。其典型症状包括发热、寒战、急性间质性肾炎和肝炎等，其他症状还包括各种皮疹、肌肉关节痛、呕吐、腹泻、低血压、肺炎、血尿或肾功能不全等。停药后症状可好转。

（七）致畸作用

硫唑嘌呤可导致染色体异常和胎儿发育迟缓，因此孕妇应避免使用。

（八）其他不良反应

皮疹、脱发、周围神经炎、血尿酸升高、蛋白尿等不良反应均可见，个别患者还可出现中毒性肝炎、剥脱性皮炎、动脉纤维化、视网膜出血、肺水肿或肺间质纤维化等。

四、注意事项

硫唑嘌呤的有效剂量为1.5～2.5mg/(kg·d)。在＜1mg/(kg·d)的剂量下，药物无治疗作用。在类风湿关节炎治疗中，可单用本药或与慢作用抗风湿药（SAARDs）合用。但是，单独应用硫唑嘌呤治疗类风湿关节炎的效果并不优于青霉胺或金制剂。其不良反应发生率与常用的慢作用抗风湿药类似。因此，硫唑嘌呤是类风湿关节炎联合治疗中可供选择的药物之一。

通常，硫唑嘌呤第1周起始剂量为50mg/d；如能耐受，可将剂量增加至2.5mg/(kg·d)。用药的前4周，应每2周检查血常规和肝功能1次，如血常规及肝功能正常，则改为每月检查1次。如果白细胞计数降至$3.0×10^9$/L以下，则必须停药；白细胞在$(3.0～4.0)×10^9$/L之间，则需提高监测频度，并考虑减量。减量后如血常规恢复，则在其后的治疗中，也最好应用较小的剂量。减量或停药后，恶心和其他胃肠道反应常会随之好转。如有过敏反应，则以后不应再用硫唑嘌呤治疗。

并发别嘌呤醇治疗患者，应将剂量减少至常规剂量的1/4～1/3。治疗肾功能不全的患者，也应根据肌酐清除率减少用药剂量。应用硫唑嘌呤时，应尽量避免同时使用ACEI类药物。孕妇不宜使用本药治疗。

第六节 环孢素A

环孢素A由11个氨基酸组成的环状多肽组成，属于强效免疫抑制药。临床上主要用于肝、肾以及心脏移植的抗排异反应，也可与肾上腺皮质激素同用，治疗免疫性疾病。

一、药理作用

环孢素A有较广泛的免疫抑制作用。其主要作用在免疫反应的诱导期，即抗原识别和克隆增生阶段，对细胞免疫和胸腺依赖性抗原的体液免疫有较高的选择性抑制作用。环孢素A的主要作用机制包括如下几点。

1. 环孢素A与亲环蛋白形成复合物，并结合细胞内钙调神经磷酸酶，干扰丝氨酸/苏氨酸磷酸酶活性，进而影响IL-2的激活和释放。

2. 环孢素A可直接抑制巨噬细胞释放IL-1和TNF-α，并抑制树突状细胞的抗原递呈及NK细胞的杀伤活性。

3. 环孢素A可抑制血管紧张素Ⅱ，有促进环磷腺苷生成的作用，进而干扰蛋白激酶A及G蛋白介导的细胞内信号传递。

4. 环孢素A还可直接抑制G蛋白的作用，从而影响细胞内信号的传递。

5. 环孢素A除抑制T淋巴细胞激活外，还可干扰多种细胞的增生，包括角质细胞、骨化细胞及鼠伊藤（Ito）细胞。

6. 环孢素A可刺激人的成纤维细胞及肝细胞增生。

二、临床应用

环孢素A被用于治疗类风湿关节炎、系统性红斑狼疮、干燥综合征、血管炎等自身免疫性疾病，详情参见各相关章节。

三、不良反应

环孢素A的不良反应主要包括肾损害、胃肠道反应、高血压、肝损害及风疹等，但在小剂量应用时，不良反应明显减少。在用药时，应强调对患者不良反应的监测。本药的突出优点是骨髓抑制作用较小。

（一）肾毒性

肾脏受损是环孢素A应用中突出的问题。接受环孢素A治疗的患者必须在治疗前检查血肌酐、尿蛋白及24h尿肌酐清除率，作为用药的参考。此后，应定期监测肾功能，一般为每2周1次。如发现血肌酐增量超过30%，应减少用药量；如肌酐值继续上升，则应停药。

环孢素A的肾损害可分为2种类型：一般为剂量依赖性，影响肾小球滤过率，是可逆的，可能与抑制对肾脏有扩血管活性的前列腺素合成而使肾血流量降低有关；另一种见于长期应用大剂量环孢素A的患者，可出现肾组织病理改变（如肾小管萎缩、灶性纤维化及微动脉损伤等），但不可逆损害多出现于治疗前血清肌酐大于正常人90mol/L及肌酐清除率小于70mL/min的患者。老年患者肾小球滤过功能下降，易出现慢性肾损害。因此用药时，应慎重选择病例，定期监测，以使产生不良反应的风险降至最低。

环孢素A不宜与有肾毒性的两性霉素B、氨基糖苷类抗生素及造影剂等合使用。此外，非甾体抗感染药对前列腺素的合成有抑制作用，与环孢素A合用时，剂量不应过大。

（二）肝损害

发生不良发应时，患者可见血清胆红素及胆汁酸升高、胆汁瘀积、肝功能障碍。

（三）胃肠道症状

患者可有厌食、恶心和呕吐症状，但很少因此而停药。

（四）肿瘤

环孢素A的致癌率与其他缓解病情药物相比，无明显差异。

（五）高血压

长期、大剂量用药者的高血压发生率较高，可能与继发肾小管功能损害导致水钠潴留有关。此外，环孢素A还有间接收缩血管的作用，也可导致血压升高。

（六）感染

长期应用环孢素A治疗的患者可出现各种机会致病菌、病毒和原虫的感染，如结核杆菌、EB病毒、巨细胞病毒、真菌、卡氏肺囊虫等。一旦发生感染，常需停药处理。

（七）其他不良反应

其他不良反应常见牙龈增生、脱发和多毛等，偶可见震颤、头痛、精神症状、皮疹及水肿等。减量用药后，上述症状大多可减轻。

四、注意事项

环孢素A的给药方式通常采取小剂量、长疗程。2.5～3.5mg/(kg·d)是较合适的剂量，最好每日2次给药，也可每日顿服。为了在环孢素A的不良反应和疗效之间取得平衡，目前主张从低剂量开始，初始剂量为1～2mg/(kg·d)；其后采用缓慢加量的原则，最好不超过3.5mg/(kg·d)。肾功能下降和血压升高是减小剂量甚至停止用药的指征。

如果用药4～8周后出现明显的临床效果，则认为有效，可用该剂量继续治疗。如用药4～8周后无效或仅有部分临床效果，则应加量；一般每间隔1～2个月增加0.5～1.0mg/(kg·d)，直至可耐受的最大有效剂量，但不能超过5mg/(kg·d)。如果疗效不再进一步增加或病情稳定3个月以后，可以每1～2个月减少0.5mg/(kg·d)的幅度逐渐减量，至最小有效维持剂量。若用药6个月以上或以最大耐受量维持3个月以上，而临床症状无好转，则应停药；如有部分好转，则可考虑联合治疗或换药。

下列情况不宜选用环孢素A治疗。

1. 有肿瘤或癌前病变及有肿瘤（基底细胞癌除外）病史：尤其是血液系统（含淋巴系统）和皮肤肿瘤。
2. 高血压难以控制。
3. 肾功能不全（血肌酐异常）。
4. 肝功能检查高于正常上限2倍以上。
5. 严重心肺功能不全。

如有以下情况，应谨慎用药。

1. 年龄65岁以上。
2. 高血压控制欠佳。
3. 免疫缺陷：选择性IgA缺乏除外。

第七节 抗疟药

20世纪60年代越南战争期间，越南热带丛林疟疾的流行是中、越战士非战斗性减员严重。

我国科技工作者经过艰苦努力，终于研制出了新型抗疟药青蒿素及其衍生物，是世界抗疟药史上的又一个重要里程碑。我国研究人员采用国际通用标准对青蒿素栓、青蒿琥酯、蒿甲醚和双氢青蒿素4个一类新药6种制剂进行了严格系统的临床研究，时间长达10年之久。

临床上常用于治疗风湿性疾病的抗疟药为氯喹和羟氯喹。

一、分类

抗疟药分类为：

1. 主要用于控制疟疾症状的抗疟药，如：氯喹、奎宁等。它们通过杀灭红细胞内期的裂殖体，中断疟原虫的无性生殖周期，发挥控制症状发作和症状抑制性预防作用。

2. 主要用于防止疟疾复发与传播的抗疟药，如伯氨喹等。它们通过杀灭间日疟继发性红细胞外期的子孢子及各种疟原虫的配子体，控制疟疾的复发和传播；

3. 主要用于预防疟疾的抗疟药，如乙胺嘧啶等。它们通过杀灭原发性红细胞外期的疟原虫，发近病因性预防作用。

4. 与抗疟药联合应用的药物。

5. 其他类抗疟药。

二、药理作用

抗疟药具有复杂的抗感染和免疫学作用。其是一种弱碱基化合物，可进入细胞的亚细胞间隙，提高该处的pH，改变细胞溶酶体、核内体和高尔基复合体等酸性微环境，干扰依赖酸性环境的酶的活性，从而干扰细胞的功能，抑制T、B淋巴细胞功能，影响单核和巨噬细胞的抗原过程，即影响炎症过程和免疫连锁反应。

抗疟药能影响炎症的某些基本过程。有人发现抗疟药可抑制中性粒细胞的趋化性和吞噬功能，抑制成纤维细胞的生长。

抗疟药可保护皮肤免受紫外线损伤，阻断紫外线照射引起的组织异常反应，这可解释红斑狼疮皮肤损害改善的原因。因为紫外线会使皮肤内DNA变性，产生具有较强抗原性的胸腺嘧啶二聚体，刺激机体产生抗DNA抗体，继而引起皮肤和内脏的炎症病变。

抗疟药在多方面影响免疫过程的多个环节。在类风湿关节炎患者中，抗疟药使类风湿因子滴度下降，使免疫复合物水平降低。抗疟药可干扰免疫细胞功能，阻断多种细胞因子的产生；还通过降低其mRNA的表达，限制细胞因子释放进入血浆和全血。此外，抗疟药还可增进正常人或系统性红斑狼疮（SLE）患者淋巴细胞的凋亡，影响细胞核内的某些反应。例如，氯喹通过其喹啉环与DNA上磷酸基团和核苷酸碱基相结合，形成氯喹-DNA复合体，从而稳定DNA，阻断脱氧核糖核酸酶的解聚作用，抑制DNA和RNA的多聚酶活性，妨碍DNA的复制。此外，其还可通过与DNA底物结合，阻断DNA和抗DNA抗体间的反应。

除上述作用外，抗疟药还有抗感染因子。

三、临床应用

抗疟药用于治疗系统性红斑狼疮、类风湿关节炎、皮肌炎等自身免疫性疾病，具体用法详见相关章节。

四、不良反应

抗疟药的不良反应和毒性反应由其日剂量所决定，羟氯喹的毒性约为氯喹的一半。如果把剂量控制在氯喹 250mg/d、羟氯喹 400mg/d 以内,则不良反应发生率可明显减少。

（一）皮肤和头发受损

苔藓样、荨麻疹样、麻疹样和斑丘疹样等皮疹多见。皮肤或头发出现灰色低色素或蓝黑色高色素等色素改变,多见于长期或大剂量用药的患者。但是,使用抗疟药治疗的患者很少见脱发。

（二）胃肠道反应

厌食、胃烧灼感、恶心、呕吐和体重下降是常见的不良反应,多见于用药初期。此外,腹胀、腹泻或腹部不适感也不少见,但未见胃肠道出血。

（三）神经系统症状

用药患者偶有头痛、头晕、失眠和神经紧张等症状,但是多数并不严重,且可恢复。

（四）眼部病变

1. 眼球调节反射障碍

患者发现看近处物体不能很快聚焦或看东西模糊,这可能是直接影响眼部调节中枢的结果,但也不排除其影响外周眼肌。用药后,偶见复视,可能因眼肌麻痹所致。

2. 角膜沉积

抗疟药沉积在角膜上,可能出现虹视现象。这种现象也见于青光眼,需与糖皮质激素类药物治疗所引起的青光眼症状相鉴别。

3. 视网膜病变

用药患者的视力可受影响,程度可从视力减退直至完全失明。病变特征为视网膜上呈点状、斑片状或团状的色素沉积。用药后,偶可见典型的牛眼(bulleye)样病变,视野从周围向中间变窄直至视野完全丧失。其病因可能是4-氯喹啉与视网膜上皮黑色素结合,减弱色素保护功能,最终导致视力丧失;还可能为药物使溶酶体功能失常,导致视网膜色素上皮异常。

视网膜病变又可分斑状病变前期和真性视网膜病变。前者实为后者早期,视网膜上呈现轻微的点状色素沉着,对红色视标丧失视野,停药后常可恢复;后者视网膜上色素改变更加明显,可出现牛眼样病变,对白色视标丧失视野,视力受损甚至完全丧失,很少有改善,即使停药仍会发展。

前两种异常表现较常见,尤见于高剂量时,停药几天后常可消失,为良性病变。眼科不良反应的发生可能与累积剂量相关,因此羟氯喹治疗半年以上或累积剂量超过100g者,应进行全面的眼科检查。

60岁以上患者眼部病变的发生率本来就较高,因此,应尽量不用抗疟药。

预防视网膜病变发生和发展的措施是:首先,严格控制抗疟药的日剂量;其次,定期进行眼科检查,一旦发现异常,立即停药。眼底和视野检查对提示病变的发生均有很高的准确性。

（五）其他不良反应

个别病例可发生心律失常、肝功能受损、肌无力、粒细胞减少和再生障碍性贫血等。

对于怀孕妇女,原则上不推荐使用抗疟药,因为抗疟药能穿透胎盘而影响新生儿。曾有报告称,抗疟药影响新生儿的听力。如果怀孕时已服用抗疟药,尤其是病情已经稳定者,可继续服药,因为停药可能使病情活动而危及胎儿,其危险性超过继续服药。

对于肾功能不良的患者,服用抗疟药会增加发生毒性反应的可能性,因药物从尿液排出受阻，会增加药物的体内蓄积。因此，对此类患者用药时，应适当减量。

五、注意事项

当前，国内外常用的剂量为羟氯喹 400mg/d，氯喹 250mg/d；如按体重计算，每日剂量分别为 6.5mg/kg 和 4mg/kg。把剂量控制在此水平以下，一般比较安全。但是，因为服药时间很长，累积剂量很高，也会有发生视网膜病变的可能性。定期做视野检查和眼底检查等，能及早发现早期的轻微病变，以便及时停药。服药前应先做视野检查，以确定患者服药前的视野基线，然后每 6 个月做 1 次眼科检查。如检查中发现任何异常变化，均应立即停药，以避免用药患者发生严重的视网膜病变。由于抗疟药初期的不良反应较多，而疗效又不能很快显示，如患者可耐受药物不良反应，应尽量坚持服药满 6 个月，再决定是停药还是继续治疗。药物起效后，应继续用到病情缓解，然后适当减量，控制病情在稳定期。

第八节 来氟米特

来氟米特是一个具有抗增生活性的异唑类免疫调节剂，其作用机制主要是抑制二氢乳清酸脱氢酶的活性，从而影响活化淋巴细胞的嘧啶合成。

一、药理作用

（一）抑制嘧啶的从头合成途径

来氟米特通过抑制二氢乳清酸脱氢酶的活性，阻断嘧啶的从头合成途径。来氟米特对不同种类细胞的抑制作用取决于该细胞利用补救途径合成嘧啶的能力，依赖从头合成途径的细胞（即增生活跃的细胞，如活化的淋巴细胞）是来氟米特的主要靶细胞。

（二）抑制酪氨酸激酶的活性

来氟米特通过抑制酪氨酸激酶的活性，阻断细胞信号传导过程。A771726 通过阻断酪氨酸激酶的活化，抑制了 T 淋巴细胞的增生过程。

（三）抑制 NF-κB 的活化

NF-κB 是一种转录因子，存在于细胞胞质中，包含 2 个亚单位（P_{50} 和 P_{65}）。NF-κB 与 IκB（NF-κB 的抑制性亚单位）结合在一起，处于静止状态；当外界的致炎信号传入细胞内后，IκB 被降解，NF-κB 被激活进入细胞核内，启动 NF-κB 所调控基因（如 IL-1、TNF 等）的表达。肿瘤坏死因子（TNF）在类风湿关节炎的疾病发生、发展过程中有极为重要的作用。A771726 通过抑制 NF-κB 而作用于 TNF，这也是来氟米特治疗类风湿关节炎的机制之一。

（四）抑制 B 淋巴细胞增生和抗体产生

来氟米特的活性代谢物 A771726 能够抑制淋巴细胞和非淋巴细胞的增生。但是，并不是所有的细胞都同样敏感，B 淋巴细胞是最敏感的细胞类型，T 淋巴细胞次之，上皮细胞、肿瘤细胞、成纤维细胞、巨噬细胞也可被 A771726 抑制。某些自身免疫性疾病（如系统性红斑狼疮）的主要病理特点是体内产生大量自身抗体，并由此引起一系列的病理反应过程和组织、器官损伤。药物抑制 B 淋巴细胞增生和抗体产生，对疾病有直接的治疗作用。

（五）抑制细胞黏附分子表达

毛细血管内的中性粒细胞、淋巴细胞等炎性细胞接受炎性病灶内释放的趋化因子等信号后，要通过毛细血管壁游走至炎性病灶，最终参与免疫反应。在这个过程中，首先需要毛细血管壁表达细胞黏附分子，然后中性粒细胞等炎性细胞才能附着于毛细血管壁，并最终穿过血管壁，游走到炎性病灶。来氟米特能够抑制细胞黏附分子的表达，进而阻止炎性细胞附壁和向毛细血管外游走。

二、临床应用

来氟米特用于治疗的自身免疫性疾病包括类风湿关节炎、系统性红斑狼疮、干燥综合征、系统性血管炎等，具体用法参见各相关章节。

三、不良反应

来氟米特的主要不良反应有腹泻、瘙痒、皮疹、一过性转氨酶升高和白细胞下降、可逆性脱发等，一般为轻度至中度，严重不良反应少见。

来氟米特禁用于妊娠或即将妊娠的妇女，因为动物试验发现其具有致畸作用。对于绝经前的妇女，在服用来氟米特前，应避免妊娠，并做好安全的避孕措施。该药物有较长的半衰期，其潜在的致畸作用可能在停药后继续存在，因此服药的年轻妇女更应引起注意。A771726 的血浆水平低于 0.02μg/mL 时，危险性极小。因此，即将妊娠的妇女应立即停用该药，并服用消胆胺（8g/次，每日 3 次，坚持用药 11 天），以消除血浆中的药物，并使 A771726 的血浆浓度低于 0.02μg/mL；如消胆胺治疗效果未达标，则需增加剂量。虽然目前无足够的临床资料证实男性服用来氟米特与胎儿致畸的相关性，但为了避免可能的毒性作用，男性也应在相应时期停止应用来氟米特，同时加用消胆胺治疗。

第九节 霉酚酸酯

口服吸收迅速，吸收率平均为 94.1%。单剂口服后约 40min～1h 血浆药物浓度达高峰，血浆蛋白结合率高达 98%，只有少量游离的 mPA 发挥生物学活性。

一、药理作用

霉酚酸酯（mmF）口服后在体内迅速水解为活性代谢产物 mPA，mPA 通过抑制嘌呤核苷酸从头合成途径的关键限速酶—次黄嘌呤核苷磷酸脱氢酶（inosinemonophosphate dehydrogenase，ImPDH），使鸟嘌呤核苷酸的合成减少，因而能选择性抑制 T、B 淋巴细胞的增生和功能。与 cyclosporin 不同，mmF 能抑制 EB 病毒诱导的 B 淋巴细胞增生，降低淋巴瘤的发生。

（一）抑制活化的淋巴细胞增生

mmF 口服吸收后，被肝脏的酯酶完全分解，产生具有活性的霉酚酸（myco phenolic acid，mPA）起效。mPA 通过抑制淋巴细胞内周期依赖性激酶（CDK）的活性，阻断 CDK 抑制药 P27(Kip1) 的清除，对淋巴细胞产生选择性抗增生作用。

具体而言，mPA 是单磷酸次黄嘌呤核苷酸脱氢酶（ImPDH）的选择性、非竞争性、可逆性抑制药，而 ImPDH 是鸟嘌呤核苷酸经典合成途径的限速酶。由于淋巴细胞缺乏补救合成途径，因此其增生更依赖于 ImPDH 的活性。ImPDH 受抑制，导致鸟嘌呤核苷酸缺乏，使 DNA 合成受阻，致使细胞静止于 G_1 期。

（二）直接抑制 B 淋巴细胞增生和抗体

（三）阻断细胞表面黏附分子合成

（四）抑制非特异性免疫反应

（五）对其他类型细胞的影响

mmF 对肾小球系膜细胞及血管平滑肌的增生也有抑制作用。研究表明，mmF 对血管内皮细胞的体外血管发生有一定的抑制作用，此外尚能显著抑制血管内皮细胞的增生和迁移能力，这可能就是 mmF 对狼疮性肾炎及其他血管炎有显著疗效的理论基础。

二、临床应用

mmF 用于治疗系统性红斑狼疮及狼疮肾炎、类风湿关节炎、系统性血管炎等自身免疫性疾病。

1. 器官移植主要用于肾脏、肝脏及心移植，能显著减少急性排斥反应的发生。

2. 自身免疫性疾病用于银屑病和类风湿性关节炎疗效较好，对系统性红斑狼疮血管炎、重症 IgA 肾病也有一定效果。

3. 卡氏肺囊虫病由于 mmF 抑制了卡氏肺囊虫生长需要的 ImPDH 的活性，因此，mmF 有预防卡氏肺囊虫感染的作用。

三、不良反应

mmF 主要通过阻断嘌呤核苷酸的经典合成途径，高度选择性抑制 T、B 淋巴细胞的增生，而对尚存在补救途径的正常体细胞影响较小。因此，相对于其他免疫抑制药而言，mmF 具有较少的不良反应。其主要不良反应有：①胃肠道反应，包括腹泻、便秘、恶心、呕吐、消化不良。②骨髓抑制，特别是白细胞减少。③并发某些感染等。其中，胃肠道反应多为自限性，停药后可恢复，并与用药剂量有关。与年轻人相比，老年人发生不良反应的危险性会增加。

动物实验显示，mmF 具有致畸作用，因此应避免用于孕妇。研究人员推荐，使用 mmF 期间及停止用药后 6 周内，应采取有效的避孕措施。此药可经乳汁分泌且对哺乳期婴儿有不良作用，因此应根据 mmF 对乳母的重要性，决定中止哺乳或停药。服用 mmF 的患者淋巴增生性疾病、淋巴瘤和皮肤癌的发生率大约为 1%。与其他免疫抑制药相比，mmF 在耐受性方面最突出的优点是很少有肝毒性和肾毒性。但是，对于严重慢性肾功能损害的患者，用药剂量应避免大于 1g/次，每日 2 次，并应密切观察患者对药物的反应。

四、注意事项

服用本药的患者在第一个月每周 1 次进行全血细胞计数，第二和第三个月每月 2 次，余下的一年中每月 1 次，如果发生中性粒细胞减少（中性粒细胞绝对计数小于 $1.3\times10^3/\mu L$）时，应停止或减量使用本药，并对这些患者密切观察。

严重慢性肾功能损害（肾小球滤过率小于 $25mL/min/1.73m^2$）的患者服用单剂量后，血浆 mPA 和 mPAG 的曲线下面积比轻度肾功能损害的患者及健康人高。应避免使用超过 1g/次，每日 2 次的剂量，并且应对这些患者密切观察。

肾移植后肾功能恢复的患者,平均 0～12h mPA 曲线下面积与正常恢复患者相仿。但 mPAG 的 0～12h 曲线下面积前者比后者高 2～3 倍。对这些肾功能延迟恢复的患者无需做剂量调整,但应密切观察。

接受免疫抑制疗法的患者常使用联合用药方式。本药作为联合应用免疫抑制药物时,有增加淋巴瘤和其他恶性肿瘤(特别是皮肤瘤)发生的危险。这一危险性与免疫抑制的强度和持续时间关,而不是与某一特定药物有关。免疫系统的过度抑制也可能导致对感染的易感性增加。临床试验中,本药已与以下药物联合应用:抗淋巴细胞球抗体、环孢素和皮质激素类药物,以预防排斥反应和治疗难治性排斥反应。

第十节 生物制剂

"生物制剂"在医药行业具体指"免疫生物制剂",是指用微生物(细菌、立克次体、病毒等)及其代谢产物有效抗原成分、动物毒素、人或动物的血液或组织等加工而成作为预防、治疗、诊断相应传染病或其他有关疾病的生物制品。

近年来,生物治疗在风湿病领域获得广泛的应用。已经有数种生物制剂被美国 FDA 批准用于风湿病的治疗,此外还有数十种生物制剂在进行临床实验,这些生物制剂有望成为治疗风湿性疾病的新型药物。目前,我国批准用于治疗风湿病的生物制剂主要是 TNF-α 抑制药,可用于治疗类风湿关节炎、强直性脊柱炎、银屑病关节炎等。

TNF-α 在 RA 的发病过程中处于关键地位,是产生类风湿滑膜炎的关键细胞因子。TNF-α 能够刺激滑膜增生并促进前列腺素和金属蛋白酶的产生,因此阻断 TNF-α 的作用即可阻断由其引起的细胞因子网络失衡,起到治疗作用。临床上经常应用的 TNF-α 抑制药包括抗 TNF-α 抗体和可溶性 TNF 受体。

一、英夫利昔单抗

英夫利昔单抗(infliximab,Remicade)是鼠/人嵌合型抗 TNF-α 单克隆抗体,属于 IgG1 型。Infliximab 由 75% 的人类抗体和 25% 的鼠抗体组成,由鼠抗 TNF-α 抗体的可变区和人 IgG1 的恒定区融合构成完整的抗体,可以与可溶性和膜结合型 TNF-α 结合。Infliximab 的半衰期为 8～9.5d,使用时静脉滴注时间不少于 2h。Infliximab 可以抑制促炎症细胞因子,减少淋巴细胞在关节部位的聚集,减少滑膜的血管生成。

Infliximab 的不良反应有以下几个方面。

(一)输液反应

小部分患者可在滴注后 1～2h 内发生输液反应,包括发热、寒战、瘙痒、荨麻疹和心肺反应(胸痛、低血压、高血压和呼吸困难)。严重不良反应包括瘙痒、荨麻疹和心肺反应,发生率为 0.5%。上述反应在对症处理或停止滴注后均可缓解。

(二)感染

使用 infliximab 可能导致发生感染的风险增加,特别是结核杆菌感染。研究表明,在大约 60 000 例使用 infliximab 的患者中，发生结核杆菌感染（大部分为继发）14 例，李斯特菌 (Listeria) 感染 2 例，链球菌感染 7 例，卡氏肺囊虫肺炎 5 例，疱疹病毒感染 8 例。

（三）产生抗 infliximab 抗体

重复使用 infliximab 可以产生抗 infliximab 抗体，在临床试验中发生率大约为 11%。较大剂量（3mg/kg，10mg/kg）联合 mTX 使用比小剂量单独使用时产生的抗体要少。

（四）自身抗体产生/类狼疮综合征

在大剂量 mTX/infliximab 联合使用时，26% 的患者产生了抗核抗体，抗体类型是 Igm，而安慰剂组的发生率是 6%；大约 4% 的患者产生了抗双链 DNA 抗体；极少数的患者产生了类似于系统性红斑狼疮的临床症状（类狼疮综合征），但没有产生肾脏和中枢神经系统的损害。停用 infliximab 并进行药物治疗后，症状缓解。

（五）恶性肿瘤/淋巴增生性疾病

在使用 infUximab 的患者中，有产生实体瘤和淋巴系统肿瘤的报告，但是没有证据表明 infliximab 会增加发生恶性肿瘤的风险。

此外，Infliximab 和 mTX 联合使用可以减少 RA 患者的关节破坏，用法为静脉滴注，起始剂量为 3mg/kg，在第 1、第 2、第 6 周各使用 1 次，然后每 8 周 1 次。具有活动性感染的患者不应使用此药；如果治疗过程中发生感染，则应密切观察。

二、肿瘤坏死因子受体－抗体融合蛋白

肿瘤坏死因子受体－抗体融合蛋白（etanercept，Enbrel）的组成结构为 2 个人类 75kD(p75)TNF 受体的胞外部分与人类 IgG1 的 Fc 部分相连，后者具有 CH_2 和 CH_3 结构域和铰链区。Etan-ercept 可以与 2 个游离型或结合型 TNF 相结合，但不能使所结合的细胞溶解。Etanercept 平均半衰期为 4.8d(4.1~12.5d)。

Etanercept 的不良反应包括以下几个方面：

（一）注射部位的反应

大约有 40% 的患者会在注射部位出现轻度至中度的反应，通常在治疗开始 3 周后出现，持续时间平均为 4~5 周，并随着药物的继续使用而消失，但也有些患者的反应持续时间比较长。

（二）感染

观察表明，etanercept 组和安慰剂组中，感染的发生率和感染的类型没有显著差别。

（三）神经系统病变

中枢神经系统病变包括脱髓鞘病变，例如新近发生的或复发的多发性硬化、脊髓炎和视神经炎等。使用 etanercept 可能会诱导或加重脱髓鞘病变，但是两者之间的关系并不确定。曾经发生过脱髓鞘病变的患者在使用 etanercept 时应引起充分的注意。

（四）血液系统

有报道称，有些患者在用药后发生了全血细胞减少，尤其是和其他会引起骨髓抑制的药物联合使用时，一般会在治疗开始 2 周后发生。一旦发生严重的造血异常，应该停止使用 etanercept。

（五）产生抗 etanercept 抗体

16% 的用药者至少出现过一次非中和性抗 etanercept 抗体，但此种抗体与治疗反应或不良反应之间的关系还不确定。

（六）自身抗体产生/类狼疮综合征

使用 etanercept 的患者中，11% 发现有新产生的抗核抗体，安慰剂组为 5%；15% 发现产生了抗双链 DNA 抗体，安慰剂组为 4%；没有患者产生类狼疮综合征或其他自身免疫疾病的临床表现。

（七）恶性肿瘤/淋巴增生性疾病

没有证据表明淋巴瘤的发生率会因 etanercept 的使用而增加。

此外，Etanercept 的推荐用法为 25mg/次，皮下注射，每周 2 次。其用于 4 岁以下儿童的幼年 RA 的安全性还需要评估。Etanercept 不应用于具有活动性感染的患者；如果在治疗中发生严重的感染或新出现的神经系统症状，则应该停用。

（张　静）

第八章 风湿病的生物治疗

一、概念

生物治疗是一个广泛的概念，涉及一切应用生物大分子进行治疗的方法，种类十分繁多。如果从操作模式上来分细胞治疗和非细胞治疗（包括抗体、多肽或蛋白质疫苗、基因疫苗、体内基因治疗等）。

二、理论根据

机体接受抗原性异物刺激后，经过感应、反应和效应三个阶段及时清除外来异物，保持机体内环境稳定，但不适当的免疫应答也会造成机体的损伤，自身免疫病就是不适当免疫应答的结果。在感应阶段，抗原性异物被抗原提呈细胞（APC）捕获、加工处理，处理后的抗原（Ag）和主要组织相容性抗原（mHC）结合，进而被特异性淋巴细胞的T细胞受体（TCR）所识别。这样形成的mHC-Ag-TCR三分子复合物为细胞活化提供了第一信号；T细胞表面的CD28分子与APC表面的$B_{7\sim1}$和$B_{7\sim2}$结合为细胞活化提供了第二信号。在反应阶段，识别抗原后的淋巴细胞在双信号刺激及细胞因子的作用下发生活化、增生、分化为致敏淋巴细胞和浆细胞。效应阶段指浆细胞分泌的抗体和致敏淋巴细胞释放效应性淋巴因子或直接发挥特异性细胞杀伤作用的过程。

在自身免疫病治疗中，为抑制免疫反应，减少组织和器官的损伤，我们可以通过非特异方法和特异性方法达到这个目的：

（一）非特异方法

选择性地针对参与免疫应答的细胞亚群或生物递质，通过清除活化细胞，下调致炎细胞因子水平，从而抑制过度的免疫病理反应，改善临床症状。可采用：①基因治疗，如通过转基因、DNA甲基化或RNA干扰等手段增加或减少目的基因的转录和翻译。②单克隆抗体，如用抗CD4单克隆抗体去除$CD4^+$T细胞，用抗CD20单克隆抗体去除B细胞。③免疫配体，即将膜受体的细胞外成分与Ig的Fc段融合在一起构成的可溶性蛋白，如CTLA4-IgG、sTNFa-IgG1等。④还可干预信号在细胞内的传递。

（二）特异性方法

针对三分子复合物mHC-Ag-TCR，选择性地干扰致关节炎抗原的递呈过程，特异地中止机体对特异病源体或自身抗原的反应，而不削弱机体正常的免疫反应。也可采用①T细胞接种。②口服免疫耐受。③特异抗原变构肽、特异mHC及TCR疫苗等。

三、生物制剂实例

常用治疗风湿病的药物大都疗效不佳，不良反应较多，所以人们一直期望新药物出现。随着对风湿病发病机制认识的深入和生物技术的进展，生物制剂应运而生，为风湿病的治疗带来了新的希望。生物制剂的种类很多，并在不断增加，由于篇幅所限，现择其要者简述如下。

(一)利妥昔单抗注射液(rituximab injection)

1. 利妥昔的作用原理　B细胞在自身免疫病机制中的作用尚不清楚,它可能通过多种机制参与疾病过程:①B细胞是高效的抗原呈递细胞,可同时提供两种信号,激活CD4$^+$T细胞。②在RA滑膜中的B细胞可分泌TNF-α、IL-1、IL-6等前炎症因子和趋化因子,进一步放大免疫反应。③分泌大量自身抗体,包括类风湿因子、Ⅱ型胶原抗体、抗蛋白聚糖抗体。大量自身抗体的生成导致免疫复合物的形成和补体的级联活化,引起组织损伤。④尽管T细胞的激活在RA发病中非常重要,但T细胞在关节内的激活和驻留取决于B细胞的存在。鉴于B细胞在自身免疫性疾病发病中的重要作用,如何清除B细胞就成为研究的热点。

CD20是B细胞表面的标志物,是分子量为33 000～37 000的膜相关磷蛋白。它表达于前B和成熟B细胞表面,在干细胞、原B细胞和浆细胞表面不表达,它不易从细胞上脱落,也无分泌性分子类似物。

利妥昔是人鼠嵌合性抗体,它含有人IgG1重链和kappa轻链恒定区和鼠的可变区序列,对人B细胞表面的CD20有较强的亲和力,能有效地清除B细胞。利妥昔清除B细胞的作用机制包括:①抗体依赖性细胞毒作用:自然杀伤细胞、吞噬细胞及单核细胞的Fcγ受体与结合CD20的利妥昔Fc段结合,通过释放含有穿孔素的颗粒和其他递质(包括特异性的酶和反应性氧中间体),使B细胞由于膜的破坏和(或)凋亡而溶解。②补体介导细胞毒作用:利妥昔与CD20结合,活化补体系统,形成膜攻击复合物,引起CD20$^+$B细胞裂解。③利妥昔还可促进CD20$^+$B细胞凋亡。通过这些机制利妥昔可引起CD20$^+$B细胞一过性去除,持续时间可长达6个月,随后在9～12个月左右,B细胞水平又慢慢恢复正常。

2. 利妥昔治疗　RA的临床研究 1999年Protheroe A等用利妥昔单抗治疗非霍奇金淋巴瘤患者,发现患者的并发症RA获得缓解,随着对RA致病机制研究的深入,支持利妥昔单抗可能有助于缓解RA的证据在不断增加。2004年公布了一个关于利妥昔治疗类风湿关节炎的随机、双盲、安慰剂对照临床试验结果。161例经甲氨蝶呤治疗仍然活动的RA患者随机分为4组:①口服甲氨蝶呤组。②利妥昔组。③利妥昔联用环磷酰胺。④利妥昔联用甲氨蝶呤。甲氨蝶呤剂量＞10mg/周;利妥昔在第1天和第15天分别静脉注射1000mg;环磷酰胺在第3天和第17天分别静脉滴注750mg。在第24周达ACR50%改善的患者,利妥昔联用甲氨蝶呤组(43%)和联用环磷酰胺组(41%)均显著高于单用利妥昔组(33%)或甲氨蝶呤组(13%)。在第48周,两个联用组患者达ACR50%改善的患者也均高于两个单用组。

2006年刚刚结束的DANCER研究(Dose Ranging Assessment; International Clinical Evaluation of Rutixiab in Rheumatoid Arthritis)是一项Ⅱb随机双盲安慰剂对照临床试验。

有465例对甲氨蝶呤和至少另外1种DmARDs和(或)TNF-α生物制剂疗效不显著的RA患者参加,用以评价不同剂量利妥昔的临床疗效,以及糖皮质激素对利妥昔疗效和耐受性的影响。利妥昔用法为在第1天和第15天分别输注:①安慰剂。②利妥昔500mg。③利妥昔1000mg。糖皮质激素用法为第1天和第15天输注利妥昔之前30～60min分别输注:①安慰剂;②100mg甲泼尼龙。③100mg甲泼尼龙,并在第2～7天口服泼尼松60mg,第8～14天予口服泼尼松30mg。患者分9组,每组随机接受利妥昔1种用法和糖皮质激素1种用法,所有患者均继续予甲氨蝶呤（10～25mg/周）口服治疗。结果表明，在第24周ACR20%改善率，利妥昔500mg组（55%）和利妥昔1000mg组（54%）均高于安慰剂组（28%）。ACR50%改善率，前2组（分别为33%和34%）也均高于安慰剂组（13%）。ACR70%改善率，前2组分别为13%和20%，亦高于安慰剂组（5%）。采用另外2种RA活动计分（DAS28和EULAR标准）也均表明利妥昔2个不同剂量组较未用利妥昔组可更显著地降低RA活动度。此外此研究还发现利妥昔耐受性较好，与未用利妥昔组相比，其感染发生率无明显差别。糖皮质激素对第24周的ACR20%改善率无明显影响，但可能减少利妥昔输注时的不良反应。

REFLEX是一项随机、双盲、安慰剂对照的III期临床试验，517名对TNF抑制药反应不佳的活动性RA患者被随机分到利妥昔单抗组和安慰剂组，所有患者都接受每周1次的甲氨蝶呤治疗。结果显示，与安慰剂相比，利妥昔单抗治疗可使临床表现明显改善。

3. 利妥昔单抗适应证　适用于CD20阳性弥漫大B细胞性非霍奇金淋巴瘤、先前未经治疗的CD20阳性III～IV期滤泡性非霍奇金淋巴瘤、复发或耐药的滤泡性中央型淋巴瘤。另外，欧盟和美国已批准利妥昔单抗联合甲氨蝶呤治疗成人严重活动性HA。国内正在进行利妥昔单抗联合甲氨蝶呤治疗成人严重活动性RA的临床验证。

4. 利妥昔单抗给药程序　利妥昔单抗应缓慢静脉内输注，在急救设备齐全，医护人员密切监视的临床环境中完成给药。

对所有的治疗过程，第一次和第二次输注的输注速率必须遵循以下方案：

（1）首次输注（第1天）　推荐对所有患者进行预处理，即用药之前30～60min给予对乙酰氨基酚1g、盐酸苯海拉明50mg口服，甲泼尼龙100mg缓慢输注，以减少可能出现的输液反应。

应该通过专门的通路进行利妥昔单抗输注，开始的速率是50mg/h。以每30min增加50mg/h的速率逐渐升高直至最大速率400mg/h。

患者出现轻度输液相关反应时，应该将输注速率降低到原速率的一半（例如从100mg/h降到50mg/h）。不良反应消失后，应等待30min再将输注速率复原。此时如果患者能够耐受，可以按照原方案继续输注。出现中度到重度输液相关反应（发热、寒战或者低血压）时，应该立即中止输注，并积极对症治疗。在所有的症状消失之前不可以重新开始输注，恢复输注时要从原速率的一半开始。如果患者对减速输注可以耐受30min，那么可以按照原方案继续输注。

输注结束后，静脉通路应该原位保持至少1h，以便在需要时能够静脉内给药。

（2）第二次输注（第15天）　很好耐受第一次输注的患者可以接受第二次输注，预处理同第一次输注。对第一次输注出现输液相关反应的患者，应该按最初的输注方案使用利妥昔单抗，输注的速率不要超过前次反应相关速率的一半。如果患者对减速可以耐受30min，那么可以根据输注进度表，将输注速率增加到下一个最接近的速率。第一次输注未出现过输液相关反应的患者，第二次开始速率是100mg/h，以每30分钟增加100mg/h的速率逐渐升高直至最大速率400mg/h。在患者出现输液相关反应时，处理方法同第一次输注。

5. 不良反应　利妥昔输注相关不良事件主要是输液反应。一般多见于第一次输液，多在30～120min内出现，表现为发热、畏寒或寒战、恶心、头痛，有时有一过性低血压。在利妥昔治疗淋巴瘤患者的研究中发现，第一次输注时有反应者可高达70%～80%，但多为轻、中度反应，时间短暂，减慢输液速度或短暂停输液反应可逐渐消失。在RA患者中，利妥昔输液反应要较淋巴瘤患者少见。在 DANCER 研究中,利妥昔 500mg 和 1000mg 组急性输液反应分别为 23% 和 32%,安慰剂为 17%。不用激素者利妥昔 500mg、1000mg 组和安慰剂组急性输液反应分别为 32%、37% 和 14%,同时使用激素时,3 组急性输液反应则分别为 19%、29% 和 19%,说明同时给予激素治疗可明显减少利妥昔急性输液反应。

(二)肿瘤坏死因子拮抗药

人肿瘤坏死因子(TNF)有两种分子形式,一种为 TNF-α,另一种为 TNF-β。TNF-α 主要来自单核-吞噬细胞,但活化的 T 细胞、NK 细胞和肥大细胞也可产生 TNF-α。TNF-α 合成初期是一个非糖基化的跨膜蛋白,经酶裂解后以 17kD 的片段从细胞膜上脱落下来,并以同型三聚体形式存在于循环中;TNF-β,又称淋巴毒素(lymphotoxin, LT),由活化的 T 细胞和 B 细胞分泌。尽管两型 TNF 有不同的细胞来源,DNA 水平上也仅有 28% 的核苷酸序列同源,但两者结合于相同的膜受体,并且具有非常相似的生物学功能。

TNF 有两种受体:TNFR Ⅰ(P55)和 TNFR Ⅱ(F75),两种受体都存在于几乎所有的有核细胞表面。TNFR Ⅱ的亲和力比较强,TNFR Ⅰ的亲和力相对弱一些。两者与 TNF 结合后产生的效应有所不同,TNFR Ⅰ主要增强细胞毒细胞的活性和促进成纤维细胞生长,TNFR Ⅱ主要是增进 T 细胞增生。

最初对 TNF 功能的认识仅限于对肿瘤的特异性杀伤作用,后来发现 TNF 也具有免疫调节作用,而且参与某些炎症反应的过程。低浓度的 TNF-α 主要在局部发挥作用,高浓度的 TNF-α 可以进入血流,引起全身性反应。

TNF-α 的多种作用与类风湿关节炎的发病有关:①TNF 能够增强 T 细胞产生以 IL-2 为主的淋巴因子,提高 IL-2R 的表达水平,从而促进 T 细胞的增生;还能促进 B 细胞增生、分化和产生抗体。②TNF 能诱导单核-吞噬细胞系统的前体细胞分化,增加其吞噬能力和氧化代谢水平,增加某些细胞的 mHC-Ⅰ类分子的表达,协同 IFN-γ 诱导 mHC-Ⅱ类分子的表达,提高吞噬细胞的抗原递呈能力。③TNF 可上调血管内皮细胞黏附分子,如 E-选择素、ICAm-1、VCAm-1 的表达,同时 TNF 有中性粒细胞和单核细胞趋化作用,使之容易迁移到发炎的滑膜部位,在滑膜处活化和脱颗粒,释放炎症递质。TNF 还诱使血管内细胞产生其他炎症递质,如 PG、白三烯、IL-6 和 IL-8 等,与白细胞产生的递质共同引起局部的炎症反应。④TNF 可刺激破骨细胞的活性,诱导破骨细胞吸收骨质,抑制新骨形成。刺激成纤维细胞和滑膜细胞的增生,引起血管翳生成。

由于 TNF 在 RA 发病机制中起关键作用,以它为靶位进行干预应当对 RA 有良好的治疗作用,事实正是如此,目前经临床证明对 RA 非常有效的抗 TNF 药物有英夫利昔单抗(infliximab)和依那西普(etanercept)、阿达木单抗(adalimumab)。

1. 英夫利昔单抗(infliximab)　1998 年 8 月美国 FDA 批准英夫利昔单抗用于治疗克罗恩病,1999 年批准英夫利昔单抗用于治疗类风湿关节炎,2007 年 9 月 1 日英夫利昔单抗在中国上市。

(1)作用机制:英夫利昔单抗是一个人鼠嵌合的抗 TNF-α 单克隆抗体,它可以高亲和力特异地与各种形式的 TNF-α 结合,包括可溶性 TNF-α、跨膜 TNF-α、与受体结合的 TNF-α,阻断 TNF-α 的生物效应。

(2)临床疗效:2004 年国外发表了两个随机、双盲、平行、对照、国际多中心的临床试验结果。

一个试验简称 ATTRACT 试验，另一个简称 ASPIRE 试验。

ATTRACT 试验将使用稳定剂量甲氨蝶呤至少 6 个月，但病情仍处于活动期的 428 例 RA 患者随机分为 mTX+ 安慰剂组和 mTX+ 英夫利昔单抗组。结果显示在 102 周时联合用药组达到 ACR20% 反应的患者比例（40%～48%）比 mTX 单独治疗组（16%）高，放射学总评分的中位变化值（0.50）比 mTX 单独治疗组（4.25）低，HAQ 评分显著改善。说明在 mTX 单药治疗无效的 RA 患者中，联合使用英夫利昔单抗和 mTX 治疗可显著地改善临床症状和体征，抑制关节损害的进展，并提高生活质量。

ASPIRE 试验的目的是比较甲氨蝶呤（mTX）联合英夫利昔单抗与单用 mTX 治疗早期活动性 RA 的疗效。1049 例患者按照 4:5:5 的比例随机分为 3 组：mTX+ 安慰剂、mTX+3mg/kg 英夫利昔单抗和 mTX+6mg/kg 英夫利昔单抗。这些患者入组前 4 周内未接受过 mTX 和其他 DmARDs 或生物制剂治疗。结果显示在第 54 周时两联合用药组 ACR 疗效标准改善的中位百分率均高于单用 mTX，影像学进展也低于单用 mTX 组，躯体功能改善显著程度优于 mTX+ 安慰剂组。说明对于早期活动性 RA 患者，应用 mTX 联合英夫利昔单抗治疗比单用 mTX 能够有更大的临床、影像学和功能受益。

2003——2004 年我国 5 个研究中心进行了一个随机、双盲、双模拟、平行对照、多中心临床试验。用 mTX 治疗至少 3 个月，病情尚未满意控制的 173 例 RA 患者被随机分为两组：一组用 mTX+ 安慰药；另一组用 mTX+ 英夫利昔单抗。结果显示：试验第 2 周时，英夫利昔单抗+mTX 组 ACR20% 改善者占 52.9%，对照组只有 14.0%(P=0.0003)；且关节肿胀数、关节触痛数、晨僵时间、疼痛 VAS 评分、CRP、ESR 等指标明显改善（$P<0.05$）。第 18 周，英夫利昔单抗+mTX 组 ACR20% 改善者 75.9%，对照组只有 48.8%(P=0.0003)；ACR50% 改善者 43.7%、对照组 25.6%(P=0.011)。与单用 mTX 对照组相比，其不良事件发生率差异无统计学意义 =(0.215)，多数不良事件无需停药，试验组有 1 例结核感染者。结论：英夫利昔单抗+mTX 治疗 RA 的疗效明显优于单用 mTX 的疗效，能迅速改善 RA 的各项症状、体征和实验室炎性活动指标。

（3）适应证：类风湿关节炎、克罗恩病、强直性脊柱炎。

（4）用法和用量：类风湿关节首次给予本品 3mg/kg，在首次给药后的第 2 周和第 6 周及以后每隔 8 周各给一次相同剂量。若疗效不佳，可考虑将剂量调整至 10mg/kg（或）将用药间隔调整为 4 周。本品应与甲氨蝶呤合用。

强直性脊柱炎首次给予本品 5mg/kg，在首次给药后的第 2 周和第 6 周及以后每隔 8 周各给一次相同剂量。

克罗恩病首次给予本品 5mg/kg，在首次给药后的第 2 周和第 6 周及以后每隔 8 周各给一次相同剂量。对于疗效不佳的患者，可考虑将剂量调整至 10mg/kg。

本品每瓶含英夫利昔单抗 100mg，根据患者体重计算所需药量。将每瓶药品用 10mL 无菌注射用水溶解，然后用 0.9% 氯化钠注射液将本品的无菌注射用水溶液稀释至 250mL。输液装置上应配有一个内置的无菌、无热源、低蛋白结合率的滤膜（孔径 $<1.2\mu m$）。输液时间不得少于 2h，具体输液速率见表 8-1。

表 8-1 输液速率

时间	输液速率	时间	输液速率
0 分钟	10mL/h 持续 15 分钟	45 分钟	80mL/h 持续 15 分钟
15 分钟	20mL/h 持续 15 分钟	60 分钟	150mL/h 持续 30 分钟
30 分钟	40mL/h 持续 15 分钟	90 分钟	250mL/h 持续 30 分钟

(5) 用药禁忌：心力衰竭的患者，对鼠蛋白质过敏者，对英夫利昔单抗任何成分（蔗糖、磷酸钠、吐温 80）产生过敏者，严重感染包括肺结核，由真菌或细菌引起并已扩散至全身的感染。

(6) 不良反应：根据国外文献，现有安全性资料来源于 2801 名接受本品治疗的患者，其中 RA1304 名，克罗恩病 1106 名，AS272 名，银屑病关节炎 102 名，其他疾病 17 名。输液反应（如呼吸困难、面色潮红、头痛和皮疹）是患者停药的主要原因。其他不良反应有：①全身性症状：乏力、胸痛、水肿、潮热、疼痛、寒战。②机体防御：易有结核、病毒性感染、发热、脓肿、蜂窝织炎、念珠菌病等。③肌肉骨骼系统：肌肉痛、关节痛。④消化系统：恶心、呕吐、腹泻、腹痛、消化不良、肠梗阻、便秘、肝功能异常。⑤呼吸系统：呼吸道感染、呼吸困难、鼻窦炎、胸膜炎、肺水肿。⑥皮肤及其附属物：皮疹、瘙痒、荨麻疹、出汗增加、皮肤干燥、真菌性皮炎、甲真菌病、湿疹、脂溢性皮炎、脱发。⑦心血管：高血压、低血压、心悸、心动过缓。⑧血液系统：淋巴结病、中性粒细胞减少症、贫血。⑨外周血管：面部潮红、血栓性静脉炎、瘀斑、血肿。⑩神经系统：头痛、眩晕、失眠、嗜睡。

2. 阿达木单抗（adalimumab）

(1) 作用机制：TNF 是一种自然产生的参与正常炎症和免疫应答的细胞因子。RA 患者的关节滑液内 TNF 水平增高，且 TNF 在 RA 的病理炎症和关节破坏过程中起重要的作用。阿达木单抗是一种重组全人源的单克隆抗体，它能特异与可溶性 TNF-α 结并发具有很高的亲和力，通过阻断 TNF 与其受体 P55 和 P75 的相互作用从而抵消其生物学功能。

(2) 临床疗效：本品的安全性和有效性评价基于国外 4 项随机、双盲、严格对照的临床试验的资料。入选的受试者均为中、重度活动性 RA 患者，其中 271 名参加了Ⅰ期临床试验；544 名参加了Ⅱ期临床试验；619 名参加了Ⅲ期临床试验；636 名参加了Ⅳ期临床试验。结果显示在所有的 4 项研究中，使用本品治疗的患者取得 ACR20%、50% 和 70% 反应的速度和比例均高于使用安慰剂治疗的患者；患者的 HAQ 功能障碍指数在用药 6 个月与用药前相比有显著性改善，明显优于安慰剂组。在Ⅲ期研究中，对患者放射学改变进行了评估，结果显示在治疗 6 个月后，总 Sharp 评分和侵蚀评分显著优于安慰剂组，并且能持续到 12 个月。

(3) 适应证：适用于对慢作用类抗风湿药物反应不佳的中至重度的活动性 RA 成年患者。

(4) 用法和用量：本品单独使用时剂量为每周 40mg，皮下注射。亦可以与 mTX 及其他 DmARDs 联合应用，此时剂量为每两周 40mg，皮下注射。

(5) 不良反应：下列是可能由阿达木单抗引起的临床和实验室不良反应，资料来源于国外Ⅰ～Ⅳ期临床研究。

常见的（1/100＜发生频率在 1/10）不良反应有：哮喘、流感样症状，上呼吸道感染、鼻炎、鼻窦炎、支气管炎、肺炎、泌尿系感染，咽痛、恶心、腹泻，头痛、目眩，贫血、高脂血症，注射部位出血、皮疹、瘙痒。

少见的（1/1000＜发生频率＜1/100）不良反应有：发热、过敏反应、呼吸困难、关节痛、肌痛、面部水肿、高血压、带状疱疹、真菌性皮炎、阴道和口腔念珠菌感染、蜂窝织炎、败血症、呕吐、消化不良、口腔溃疡、食管炎、胃肠炎、吞咽困难，SGPT上升、SGOT上升、尿素氮增高、高尿酸血症、碱性磷酸酶增高、肌酐磷酸激酶增高、乳酸脱氢酶增高、高脂血症、低钾血症，血尿、膀胱炎、月经过多、蛋白尿、尿频、抑郁、兴奋、失眠、嗜睡、眩晕、感觉减退、偏头痛、神经痛、震颤、味觉颠倒、视物模糊。

3. 依那西普（etanercept） 是通过基因工程将TNF膜受体的细胞外成分与人IgG1的Fc段融合在一起构成的可溶性蛋白。

（1）作用机制：在炎性关节病患者体内/存在着过多的TNF。依那西普可以竞争性地结合发中和可溶性TNF-α和TNF-β，从而使它们不能与免疫细胞表面的TNF受体结合，阻断TNF的作用，达到治疗的目的。

（2）临床疗效：国外的几个双盲、随机、对照临床研究结果显示，依那西普可以改善RA患者的临床症状，并且可以延缓关节间隙狭窄和骨侵蚀。2007年国内五个中心对152例活动期AS患者进行了双盲、随机、对照临床研究。患者被随机分两组，以依那西普50mg或安慰剂每周一次皮下给药，疗程6周。完成6周双盲治疗的患者可继续接受6周开放治疗。结果显示：经过6周双盲用药，依那西普组的受试者达到ASAS20、ASAS50和ASAS70比安慰剂组高，且随用药时间增长，达到ASAS20、ASAS50和ASAS70的受试者的比例逐渐增多。其他疗效指标包括受试者总体评价、医生总体评价、夜间和总背部疼痛、BASFI、BASDAI、脊柱活动度、完整关节评价等早在第2周开始就优于安慰剂（均$P<0.05$），显示出依那西普作用迅速，有着良好的治疗效果。且随着用药时间增加，患者的症状和躯体功能均逐渐出现好转。

（3）适应证：依那西普在国外从1998年起，已经被批准用于治疗类风湿关节炎、幼年型类风湿关节炎、强直性脊柱炎和银屑病关节炎，在国内完成治疗类风湿关节炎、强直性脊柱炎的注册前临床验证。同类产品在国内首先获得批准用于治疗类风湿关节炎，适应证已上报国家相关部门待批。另一个国产的依那西普已完成治疗类风湿关节炎和强直性脊柱炎临床验证，待批准上市。

（4）用法和用量：依那西普50mg皮下注射，每周一次；或25mg皮下注射，每周两次。

（5）禁忌证：对本品或赋形剂过敏者，有活动性感染，包括慢性或局部感染的患者禁用该药。

（6）不良反应：下列不良反应基于依那西普在成人进行的临床试验报告和上市后监测报告。在各器官系统中，不良反应按发生率高低分类列出，分类标准如下：非常常见（超过1/10）；常见（介于1/100与1/10之间）；少见（介于1/1000与1/100之间）；罕见（介于1/10 000与1/1000之间）；非常罕见（低于1/10 000）。

1）感染和侵袭：感染（包括上呼吸道感染、支气管炎、膀胱炎、皮肤感染）非常常见，但严重感染（包括肺炎、蜂窝织炎、脓毒性关节炎、败血症）少见。

2）血液和淋巴系统功能障碍：血小板减少症少见，贫血、白细胞减少症、中性粒细胞减少症、全血细胞减少症罕见，再生障碍性贫血非常罕见。

3）免疫系统功能障碍：变态反应（参见皮肤和皮下组织病变）、自身抗体形成常见，严重变态/过敏反应（包括血管性水肿、支气管痉挛）罕见。

4) 神经系统功能障碍　癫痫发作罕见，中枢神经系统脱髓鞘改变提示多发性硬化或局部神经脱髓鞘改变（比如视神经炎和横贯性脊髓炎）极罕见。

5) 皮肤和皮下组织病变　瘙痒常见，血管性水肿、荨麻疹少见。

6) 肌肉骨骼和结缔组织病变　亚急性皮肤红斑狼疮、盘状红斑狼疮、狼疮样综合征罕见。

7) 一般病变和注射部位反应　注射部位反应（包括出血、瘀斑、红斑、瘙痒、疼痛、肿胀）非常常见，发热常见。

8) 心脏功能障碍有充血性心力衰竭加重的报道。

（邓灵芝）

第九章 静脉注射免疫球蛋白

静脉注射免疫球蛋白(intravenous immunoglobulin, IVIG)最初用于人类免疫缺陷性疾病的替代治疗,近年来在多种自身免疫性疾病的治疗中得到广泛的应用,例如系统性红斑狼疮、类风湿关节炎、少年型类风湿关节炎和多发性肌炎、包涵体肌炎、皮肌炎、系统性血管炎以及成人 Still 病。下文重点叙述 IVIG 在风湿病中的作用机制、临床应用和常见的不良反应。

一、IVIG 的成分及药代动力学

(一)IVIG 的成分

目前临床上使用的 IVIG 是从人的血浆中分离、纯化及灭活病毒制备而成的,其主要成分为 IgG,含量在 95% 以上。另外还含有少量 IgA(< 2.5%)及 Igm。IVIG 同时还含有多种可溶性免疫调节因子如 CD4、CD8、转录生长因子 β(TGF-β) 等。由于供体血浆成分和含量的差异,不同批次生产的 IVIG 其 IgG 各亚群的含量也不全相同,其中 IgG_1 55%～70%,IgG_2 0～6%,IgG_4 0.1%～2.6%。

(二)IVIG 的药代动力学

静脉滴注免疫球蛋白 2g/kg(常用的临床治疗剂量)一次后,血清 IgG 水平增高 5 倍,由于血管外再分配,血清浓度在 72h 内可降低 50%,21～28d 后恢复到给药前水平。IVIG 的半衰期大约为 18～32d,类似于天然的免疫球蛋白。注射最初的 48h 内,由于血清 IgG 水平较高,IgG 可进入脑脊液,使脑脊液中的浓度增加 2 倍,但一周内降至正常。

二、IVIG 的作用机制

IVIG 可以作用于免疫反应过程中的多个环节,且彼此间相互影响:

(一)干扰协同刺激分子的表达,抑制抗原的呈递和识别

IVIG 能抑制干扰素 α(IFN-α) 介导的树突状细胞的分化,并且抑制成熟树突状细胞对核小体的摄取与消化作用。同时 IVIG 可抑制树突状细胞分泌协同刺激分子及相关的细胞因子(如 IL-12),阻断其抗原呈递功能,从而阻断 T 细胞的活化和增生。

(二)中和超抗原

细菌超抗原(SAg)可能参与多种自身免疫病中 T 细胞的活化,SAg 可直接与 TCR 的 Vβ 区结合激活 T 细胞。IVIG 的自身抗体,可以中和超抗原,阻止超抗原启动的细胞毒 T 细胞活化和克隆扩增。体外试验还发现 IVIG 也可以抑制 SAg 驱动的 T 细胞依赖性 B 细胞的分化增生。

(三)减少自身抗体的产生,加速自身抗体的清除

1. 提供抗独特型抗体 由于供者来源的多样性,使 IVIG 内 IgG 具有抗体独特型和抗独特型的多样性,可以结并发中和致病性自身抗体,阻止它们与自身抗原结合。试验证明提取 IVIG 的 F(ab')2 片段,可结并发中和多种已知的自身抗体,例如抗 DNA 抗体、抗中性粒细胞胞质抗体、抗乙酰胆碱受体抗体、抗甲状腺球蛋白抗体等。

2. 抑制自身抗体的产生 IVIG 含有抗膜免疫球蛋白分子(sIg)抗体,其 V 端与 B 淋巴细胞表面受体结合,C 端和 B 细胞表面的 FcγⅡB 型受体(FcγRⅡ-B)结合,使 B 淋巴细胞表面

受体与 Fcγ Ⅱ-B 受体发生交联。FqR Ⅱ-B 的胞内段带有免疫受体酪氨酸抑制基序（ITIm）传递抑制信号，可抑制 Ca^{2+} 通道的开放和活化，遏制 B 细胞增生、分化，抑制自身抗体产生。

3. 加速内源性致病性　IgG 抗体分解代谢研究发现 IgG 通过胞饮的方式被细胞摄取后，在内体的酸性环境中与细胞内受体 FcRri(FcRn 是一种特异性的 IgG 转运蛋白，这种蛋白受体最初发现于新生的肠道上皮，因此被称为新生 Fc 受体) 结合而避免被降解，完整地释放到血液循环中；未结合的 IgG 则被转运至溶酶体中降解。血浆 IgG 浓度决定其分解代谢率，IgG 的分解代谢呈浓度依赖性。WIG 治疗后，大量的非致病性 IgG 可能饱和细胞内 FcRn，从而加速内源性致病性 IgG 的分解代谢，降低致病性自身抗体的水平。

（四）抑制补体结合及膜攻击复合物（membraneattackcomplex，mAC）的形成

补体活化和 mAC 沉积于毛细血管内皮细胞引起的补体依赖性微血管病是特发性炎性肌病（idiopathicin flammatorymyositis，IIm），特别是皮肌炎的重要病理机制之一。早期动物研究及临床试验发现 IVIG 通过抑制内皮细胞对补体 C_3、C_4 片段摄取，抑制补体 C_3 结合及 mAC 的形成，抑制补体级联反应等途径发挥免疫调节效应。因此 IVIG 对补体系统的影响在 Dm 治疗中显得尤为重要。

（五）调节吞噬细胞表面 Fc 受体

吞噬细胞表面的 Fcγ 受体（FcγR）分为三种类型 FcγR Ⅰ、FcγR Ⅱ 和 FcγR Ⅲ，其生物免疫学功能各不相同，其中 FcγR Ⅰ 和 FcγR Ⅲ 传递活化信号，可增强吞噬活性，介导吞噬细胞释放 IL-1、IL-6 和 TNF-α 等炎性递质，并促进抗体依赖的细胞介导的细胞毒（ADCC）作用；而抑制性 Fc7RII-B 表达增高可产生免疫抑制作用。IVIG 的 IgG 分子可通过 Fc 段与吞噬细胞表面的 FCγR 结合，可能封闭活化受体 Ⅰ 和 fcγR Ⅲ，同时使抑制性受体 FcγR Ⅱ-B 增加，使 FCγRH-Ⅱ/FCγR Ⅲ 比例增高，从而抑制吞噬细胞的吞噬作用，相应的细胞因子表达减少，并抑制 ADCC。

（六）抑制致病性细胞因子和其他免疫调节分子

在 Kawasaki 病和类风湿关节炎中 IVIG 抑制淋巴细胞功能，使前炎性细胞因子如 IL-1、TNF-α 产生减少。另外，IVIG 还含有抗细胞因子抗体，可直接干扰细胞因子的功能。Kekow 等研究证实 IVIG 中游离的 TGF-β 能抑制 T、B 细胞及单核吞噬细胞的增生、分化、产生细胞因子，抑制成熟 B 细胞分泌 Ig 等活性，发挥免疫调节效应。

三、临床研究

IVIG 治疗风湿类疾病的有效性目前仍存在一定争议，现将已有的临床试验研究总结如下（表 9-1）。

表 9-1　IVIG 在风湿类疾病中的治疗效果

疾病	治疗效果	试验方法
Kawasaki	选择性治疗	随机对照试验
类风湿关节炎	未证实	开放对照试验
干燥综合征	未证实	病例报道
炎性肌病	有效	Dm 随机对照试验；Pm 开放试验

续表

疾病	治疗效果	试验方法
血管炎	可能有效	开放试验
系统性红斑狼疮	可能有效	开放试验

1. 系统性红斑狼疮（SLE） IVIG应用于治疗SLE的疗效目前还不肯定，大部分数据来自病例报道和小样本试验研究。虽然大部分研究结果表明IVIG治疗有效，尤其是对于其他治疗无效的急性期SLE起到一定作用。但是试验方案（如用药剂量、给药时间、联合用药等）和治疗结果的多样性使不同研究结果的可比性受限。有待进一步随机双盲多中心的试验以证实IVIG治疗SLE的长期安全性、有效性。

2. 类风湿关节炎 大部分的病例报道或开放性试验研究提示IVIG应用于治疗RA可以取得暂时的疗效，也有的研究结果证明无效。有待于进一步的多中心、双盲、随机、对照试验证实其确切的疗效。

3. 炎性肌病

(1) 多发性肌炎（Pm）：从多项开放性试验结果看IVIG治疗能迅速降低Pm患者肌酶的水平，改善肌力，维持缓解。联合应用泼尼松、免疫抑制药和IVIG比单独使用IVIG治疗效果明显，尤其对于复发性和难治性的Pm有效。

(2) 皮肌炎（Dm）：IVIG最适用于对激素产生抗药性的Dm，作为二线联合用药治疗激素和免疫抑制药治疗不能获得完全好转的患者，以及患有免疫缺陷症或禁忌使用激素和免疫抑制药的患者。Dalakas等首先报道了一项IVIG治疗皮肌炎的随机双盲对照临床试验，治疗组IVIG加泼尼松，对照组安慰剂加泼尼松，共治疗3个月，结果治疗组肌力评分明显增加，神经肌肉症状明显改善，伴随皮疹减轻。之后有多篇类似结果的报道。

(3) 包涵体肌炎（IBm）：目前对于IVIG治疗IBm的结果尚不一致，有待进一步的临床病例对照试验证实IVIG的疗效。另有报道对于一些IBm患者，尤其是伴有吞咽困难的IBm患者，单独使用IVIG或与皮质激素连用，吞咽困难的症状都可得到显著改善。

4. 系统性血管炎 目前一些开放性研究和病例报道证实IVIG在部分系统性血管炎患者有效，但仍需要前瞻性、对照、多中心的研究进一步证实。

四、IVIG的用法

IVIG常规治疗剂量是每月2g/kg，分5d给药，每日静脉滴注0.4mg/kg；也可每日1g/kg，共用2日，后者尤其适用于年轻无肾功能损害和心血管疾病者。因为药物迅速地血管外分布，2日注射法可使IVIG在短期内达到较高浓度，增强药效。体内外实验表明，一次IVIG 2g/kg，对于中和细胞因子、饱和FcR和抑制C_3的作用比分次使用更好。另外，临床治疗中发现2日注射法比5日注射法不良反应要少见。一般认为注射速率不应超过200mL/h或0.08mL/(kg·min)。

除常规治疗方案外，目前已有病例报告应用低剂量IVIG治疗难治性Dm、Pm有效。SadayAMA等报道1例对激素治疗无效的Dm患者，加用小剂量的IVIG 0.1g/(kg·d)，每周连用5d，2周后皮疹完全消失，口服倍他米松逐渐减量并维持在1.0mg/d，观察期间血清肌酶和醛缩酶均维持在正常水平。Genevay等报道1例难治性Pm患者应用低剂量IVIG(每月0.8g/kg)维持治疗1年，症状缓解，病情稳定，未出现不良反应。提示对于不同临床类型的患者，可采取不同的IVIG剂量。但低剂量IVIG的治疗应用尚有待进一步试验证实。

五、IVIG的不良反应

总的来说应用IVIG的不良反应较少，总不良反应发生率低于10%。常见的不良反应(1%～10%)表现为面红、发热、肌痛、头痛、恶心、关节痛、寒战、胸部不适等，不常见的不良反应(0.1%～1%)如下所列8项。发生这些反应的机制不明，但可能与补体激活攻击IVIG内含有的免疫球蛋白成分及制备IVIG时所应用的各种稳定剂有关。心血管疾病和充血性心衰的患者减低注射速率可以避免急剧液体超负荷所带来的不良反应。

（一）严重的过敏反应

极少数IgA缺乏或完全缺陷（＜0.05g/L）的患者使用IVIG可出现极严重的过敏反应。临床上无症状性选择性IgA缺乏比较常见（流行病学统计大约为1/1000），其中大约29%的患者血清中含有抗IgA抗体。当接受IVIG治疗时，IVIG中存在的极少量IgA可能与循环中抗IgA抗体结合形成大分子免疫复合物，引起过敏反应。因此那些存在高滴度抗IgA抗体的患者在治疗前应选用去除IgA的IVIG产品。

（二）流感样综合征

少数接受IVIG治疗的患者可出现流感样综合征，表现为头痛、寒战、肌痛等，多在治疗早期出现。Wittstock等研究发现当IVIG注射速度超过10g/h时易出现皮疹或轻度头痛，减慢注射速度后消失。某些具有偏头痛病史者，IVIG治疗可能引起偏头痛发作。Steg等报告了1例有偏头痛史年轻妇女在IVIG治疗后引起休g。另外在偏头痛患者中并发无菌性脑膜炎的比例较高。注射前给予普萘洛尔可预防偏头痛。我们在临床使用过程中也观察到部分患者在接受IVIG治疗过程中可出现明显的全身肌肉酸痛，用非甾体抗感染药可缓解之。

（三）血黏度增高及血栓事件

IVIG可引起血清黏度水平增高0.5cp，尤其是治疗前血黏度处于正常值高限和轻度偏高的患者（如冷球蛋白血症、高胆固醇血症、高1球蛋白血症）增加更明显。当血清黏度水平超过2.5cP（正常1.2～1.8cp）可使血栓事件发生的危险性增加，并可能引起极少见的休g、肺栓塞、心肌梗死。Wittstock等观察了117名接受IVIG治疗的患者，其中有2人出现深静脉血栓。因此，近期有深静脉血栓史或制动的患者在接受IVIG治疗后更易发生血栓栓塞事件，应慎用IVIG，并建议先做下肢超声扫描以排除亚临床性血栓，并且减慢注射速率。

（四）无菌性脑膜炎或皮疹

极少数患者在使用IVIG后可出现无菌性脑膜炎。这种反应与产品批号、注射速度、潜在疾病无关，预防性应用糖皮质激素也常无效。主要表现为严重的痛觉缺失，但可在24～48h内减轻。IVIG治疗后皮肤反应极少见，主要包括荨麻疹，苔藓样皮损，手掌瘙痒，肢端淤点等，可在IVIG注射后2～5h出现，并可能持续30h。Dalakas等观察了120名使用各种IVIG的患者，其中7人出现皮肤症状。

（五）肾小管坏死

极少数患者使用IVIG后可出现急性肾小管坏死，这种坏死大多是可逆性的，但也有致死病例报道。这种并发症可能与某些IVIG中高浓度的蔗糖有关。注射后1～10d血清肌酐可升高，2～60d内恢复正常。肾活检常可见到渗透性小管损伤和空泡形成。稀释IVIG，减慢注射速率或选择低渗透性产品均可减低危险性。具有肾脏病的患者且不能选择其他IVIG替代疗法的，须密切监测肌酐和血尿素氮水平。

（六）输液相关的急性肺损伤

有报道IVIG治疗后引起非心源性的肺水肿，多在输注后1～6h出现，表现为呼吸窘迫、肺水肿、低氧血症、发热等。因此IVIG患者在治疗中也应监测肺部不良反应。

（七）溶血性贫血

IVIG含有多种抗血细胞抗体，输注后在体内作为溶血素，结合于红细胞表面，引起极罕见的溶血。实验室检查直接抗球蛋白试验呈阳性。因此治疗中应监测患者各项溶血相关的临床征象和实验室检查指标。

（八）感染

IVIG是血制品，存在输注后感染的可能性。尽管目前还没有IVIG引起HIV、乙肝感染的病例，但已经有关于IVIG输注后丙肝感染的报道，因此应引起重视。

越来越多的研究资料表明IVIG最适用于作为二线联合用药治疗激素和免疫抑制药治疗无完全好转的病例，以及患有免疫缺陷症禁忌使用激素和免疫抑制药的患者。IVIG对IIm，尤其是对于复发性、难治性Dm和Pm具有良好的疗效，且患者耐受性好，不良反应少。但在其他的风湿类疾病中其效应谱尤其是作为一线药物治疗的效果尚未得到证实，结合其他药物治疗时的维持治疗剂量、给药频率及效果仍有待进一步研究。

（赵海燕）

第十章 血浆置换

血浆置换法是将红斑狼疮（或其他需求清除血浆中大分子毒素的）患者的血液引入一个血浆置换装置，将分离出的血浆弃去，补充一定的新鲜血浆或者代用品，如 4% 人血清蛋白，林格氏液等。来帮助清除体内可溶性免疫复合物及部分抗体，接受这一治疗的部分患者在治疗前循环免疫复合物水平很高，治疗后显著下降，常可获得较好的近期治疗效果。

第一节 概论

一、血浆置换治疗原理

将患者的血液引出体外，经过膜式血浆分离方法将患者的血浆从全血中分离出来弃去，然后补充等量的新鲜冷冻血浆或人血清蛋白等置换液，这样便可以清除患者体内的各种代谢毒素和致病因子，从而达到治疗目的。由于血浆置换法不仅可以清除体内中、小分子的代谢毒素，还清除了蛋白、免疫复合物等大分子物质，因此对有害物质的清除率远比血液透析、血液滤过、血液灌流为好。同时又补充了体内所缺乏的清蛋白、凝血因子等必须物质，较好的替代了肝脏某些功能。其特点为：①可以清除小分子、中分子及大分子物质，特别对与蛋白结合的毒素有显著的作用。②对肝衰竭中常见的电解质紊乱和酸碱平衡失调的纠正有一定的作用，但远不及血液透析和血液滤过。对水负荷过重的情况无改善作用。③采用这种方法需要大量血浆，能补充人体必要的大量蛋白、凝血因子等必须物质，但多次大量输入血浆等血制品，有感染各种新的病毒性疾病可能。④适用于各种重型肝炎患者。⑤置换以新鲜冷冻血浆（FFP）为主，可加部分代替物如低分子右旋糖酐、羟乙基淀粉等。

二、作用机制编辑

1. 血浆置换可以及时迅速有效地清除疾病相关性因子，如抗体、免疫复合物、同种异体抗原或改变抗原、抗体之间量的比例。这是 PE 治疗的主要机制。PE 对致病因子的清除要较口服或静脉内使用免疫抑制药迅速而有效。

2. 血浆置换有非特异性的治疗作用，可降低血浆中炎性递质如补体产物、纤维蛋白原的浓度，改善相关症状。

3. 增加吞噬细胞的吞噬功能和网状内皮系统清除功能。

4. 可从置换液中补充机体所需物质。应该说明的是，血浆置换治疗不属于病因治疗，因而不影响疾病的基本病理过程。针对病因的处理不可忽视。

血浆置换包括两部分，即血浆分离和补充置换液。血浆分离又可分为膜式血浆分离和离心式血浆分离。

三、血浆置换治疗原则

（一）同步应用免疫抑制药

TPE 的适应证多数与免疫球蛋白或免疫复合物增高有关。TPE 可以降低血浆中的免疫球蛋白或免疫复合物浓度，但不能抑制它们产生，因此应该并发使用免疫抑制药，主要包括糖皮质激素和细胞毒药物，以减慢病理性抗体再合成的速度。

（二）对 TPE 有反应的疾病最好早期治疗

在重症疾病的早期施行 TPE 治疗，可以减缓疾病进展，防止脏器功能进一步受损。如对 Guillain-Barrfe 综合征早期进行 TPE，可以防止呼吸肌麻痹引起的呼吸衰竭；如抗肾小球基底膜病，TPE 对快速升高的抗肾小球基膜抗体有明显下降作用，能迅速逆转严重的肺出血病程。

第二节 血浆置换方法

传统的 TPE 是利用血库的离心式血液分离设备将全血离心分离，可以选择性地去除各种成分血细胞和血浆，但是经常会导致血小板减少。以后使用高通透膜的中空纤维滤器以及类似透析的设备，中空纤维结构与中空纤维透析器相似，但其膜的孔径更大，这种方法常被称为膜式血浆分离法（member plasma separation，mPS）。mPS 是目前临床上应用最广泛的 TPE 技术，狭义的 P 血浆置换 E(plasma exchange，PE) 就指 mPS。离心法由于操作烦琐，不良反应较多，现在已趋于淘汰。离心法和 mPS 都称非选择性血浆分离技术，现在还有选择性血浆分离方法。各种选择性血浆分离方法是在血浆置换的基础上发展起来的，从单纯血浆置换到双重血浆滤过，再从双重血浆滤过到免疫吸附，其技术的进步不但表现为对血浆中致病因子清除的选择性更高，而且对血浆中有用成分的丢失范围与数量也更小。新技术主要包括双重滤过血浆分离法、免疫吸附法和细胞吸附法，还有一些风湿性疾病较少应用的技术，如肝素作用下体外 LDL 沉淀法、冷滤过法等不在这里介绍。

一、膜式血浆分离法

（一）原理

中空纤维的膜式血浆滤过器的膜孔径允许分子量在 3 000 000D 以下的物质通过，通常足以使免疫复合物（mW ≈ 1 000 000D）等血浆蛋白通过，所以这种膜可以达到允许血浆通过而阻止血液中有形成分通过的目的。以日本 Asahi 公司生产的 Plas-maflo 中空纤维血浆滤过器为例，膜材料为乙烯聚合物，表面积为 $0.3 \sim 0.8m^2$，膜孔径为 0.3pm。在血流速度为 100mL/min，跨膜压（TmP）为 40mmHg 时，膜的筛选系数（滤过液浓度/血液浓度）对于总蛋白为 0.9、清蛋白 0.98、IgG 0.98、IgA 0.85、Igm 0.85、C3 或 C4 0.85、纤维蛋白原 1.0、胆固醇 0.80、三酰甘油 0.85。

（二）置换液

选择 TPE 置换液的种类和剂量很重要，由于不同疾病和患者情况的多样性使制定一致的置换液处方有困难，临床上常常是制定大致的指导方针，再根据特殊情况进行修改。多数 TPE 需要使用胶体液以保持机体血流动力学的稳定。临床应用中，这类胶体液主要使用5%等渗钠溶液的清蛋白，或者新鲜血浆（freshfrozenplasma，FFP）。它们的优点和缺点见表9-2。

FFP的优点是其组成成分与从患者体内除去的血浆滤过液相似，能够补充在TPE中被清除掉的一些因子。缺点是不良反应较多，如过敏反应，经常出现风疹和荨麻疹，有时甚至很严重。使用FFP时，供者和受者之间的ABO血型必须一致。另外，有通过FFP传播乙型肝炎、丙型肝炎和人免疫缺陷病毒（HIV）感染等血清性传染病的危险。

表9-2 置换液的选择

置换液	优点	缺点
清蛋白	无患肝炎的危险	昂贵
	容易得到	无凝血因子
	过敏反应少见	无免疫球蛋白
新鲜血浆	不需考虑ABO血型	
	减少炎症递质	可传播血清性传染病
	含凝血因子	可能引起过敏反应、溶血反应
	含免疫球蛋白	必须解冻
	含"有益"因子	不易得到大量血浆
	含补体	必须ABO血型一致枸橼酸盐负荷

一些需要补充凝血因子的疾病只适合用FFP作为置换液：如血栓性血小板减少性紫癜、溶血性尿毒症综合征，已有止血缺陷和（或）治疗前低血清纤维蛋白原水平（<125mg/dl），急、慢性肝衰竭。对于有出血风险的疾病或血小板减少症，TPE之前应测定凝血酶原时间（PT）以及部分凝血活酶时间（APTT），如果PT和APTT比对照标本时间延长1.5倍以上，建议至少使用2～3U的FFP作为置换液的一部分进行输入。

清蛋白作为置换液可以克服FFP的一些缺点，通常用50g/L的清蛋白等渗钠溶液作为置换液，其输入速度与血浆清除的速度相等。较为经济的方法是在置换血浆量最初的20%～30%时，使用等渗晶体液，如生理盐水或乳酸林格液，然后再使用5%的清蛋白溶液置换，这样可以防止治疗开始时输入的清蛋白在TPE过程中被置换，最终血管腔内清蛋白浓度也能达到35g/L，可以维持血浆胶体渗透压并避免低血压，但不适宜于低蛋白血症的患者。使用清蛋白溶液最大的优点是不良反应极低。

当血制品短缺或考虑经济因素时，可以使用羟乙基淀粉等代血浆制剂作为部分或全部置换液。羟乙基淀粉的成分与糖原类似，不会产生免疫反应。有报告输注过程中出现头痛和背痛的不良反应，少数患者会出现总蛋白下降，外周水肿，其中3%的羟乙基淀粉安全性优于6%的羟乙基淀粉。

TPE时所给予的置换液总量应根据患者的容量状况决定。可使用人工或自动方法调整置换液输注速度，置换液总量通常是清除血浆容量的100%，至少不低于85%，不推荐较低剂量的置换液,这样容易引起血容量不足,导致血流动力学的不稳定。

二、双重滤过血浆分离法

双重滤过血浆分离法(doubl efiltration plasma pheresis,DFPP)分两步完成,第一步将全血分离成血浆和血细胞成分,第二步将分离出来的血浆再通过二级滤器(血浆成分分离器)分离出较大分子量的致病物质(丢弃),允许大多数较小分子量的物质像清蛋白(69000D)返回到患者体内。每次 DFPP 治疗丢弃的血浆和补充的置换液是等量的,约500mL,置换液用5%的清蛋白,可以不用 FFP。与普通 TPE 相比,DFPP 有节约置换液,减少血清性传染病的优点。

二级鸿器根据膜孔径的不同可以控制不同分子量的血浆蛋白滤过,以日本 Asahi 公司的 Cascadeflo 型号 EC 系列血桨成分分离器为例,不同型号二级滤器的孔径和分离透过性能(指返回体内部分)是不同的。临床上必须了解不同疾病的致病物质分子量的大小,以选择不同孔径的二级滤器。例如,SLE 等多数免疫介导疾病的致病物质是分子量150kD 左右的 IgG,此时选择 EC-30W 就可以达到既丢弃 IgG,又保留了一定量的清蛋白(32% 返回体内)等有用血浆蛋白的目的,但是总蛋白的丢失较大孔径的 EC-50W 会多一些,所以应该注意补充丢失的蛋白;而去除目的是分子量较大的 Igm(900~950kD)时,选择 EC-40W,就可以达到既去除较多的 Igm,又可以返回大量清蛋白的目的。而高脂血症的致病物质 LDL 等分子量在 220kD 以上,适合选择孔径最大的 EC-50W,此时丢失的清蛋白较少,可以少量补充清蛋白或不补充。

三、血浆吸附法

血浆吸附法(plasmaabsorption,PA)的基本操作程序也是两步:第一步同 DFPP 血液流经血浆分离器分离出血浆;第二步,将血浆引入吸附器与吸附剂接触,以吸附的方式清除致病物质,然后将净化的血浆和细胞成分一起回输体内。也有吸附装置不需要分离血浆而直接进行血液灌流(hemoabsorp,HA)吸附治疗。

按照吸附剂原理的不同分非特异性吸附(活性炭、树脂等)和特异性吸附。前者主要用于药物或毒物中毒的解救,后者主要指免疫吸附(immunoadsorption,IA)技术。PA 有明显的优点:①整个治疗过程不损失有用的血浆蛋白成分,所以不需要置换液,没有感染和置换液过敏等相关并发症。②不丢失有用的血浆蛋白。③能局效、特异性地除去致病物质。④不吸附药物。⑤专病专用吸附器,可根据疾病的不同选择特异性的免疫吸附器。

免疫吸附的关键部分是免疫吸附剂与免疫吸附器。将具有免疫吸附活性的物质固定在高分子化合物上制成免疫吸附剂,前者称为配体(lig-and),是与吸附对象发生吸附反应的核心部分,后者称为载体(carriermaterial),能够通过交联或偶联的方式牢固结合或固定配体,并作为基质起构架和固定作用。配体的吸附活性本质是与吸附对象(致病物质)之间的选择性或特异性亲和力,即分子间相互作用,包括生物学亲和力(如抗原-抗体反应)和物理化学亲和力(如疏水交互作用)。目前,被选用为免疫吸附剂配体的物质有蛋白A、特定的抗原(ds-DNA)、特定的抗体(抗人 LDL 抗体、抗人 IgG 抗体)、Clq、聚赖氨酸、色氨酸、苯丙氨酸等。被选用为免疫吸附剂载体的物质有琼脂糖凝胶、葡聚糖、二氧化硅凝胶、聚乙烯醇珠、树脂等。将不同吸附剂装入特制的容器里,这种装置称为免疫吸附器,免疫吸附器一般呈圆柱状,又称免疫吸附柱。现按免疫吸附材料与吸附柱种类分述如下。

（一）葡萄球菌蛋白A(staphylococciproteinA, SPA)

SPA是从金黄色葡萄球菌细胞壁上分离出来的一种分子量为42kD的蛋白质，是一种单链多肽结构，有N和C两个端点，N端是Fc段结合区，它作为配体可与血清中Ig分子（以IgG为主和少量Igm、IgA）高特异、高敏感性地结合，有意思的是这种结合在酸性环境（pH2.0）中会很快分离，IgG被洗脱，蛋白A回到原来的环境中（PH7.0），Fc段又恢复高特异、高敏感地结合Ig分子的特性。SPA的C端牢固地结合在葡萄球菌细胞壁上，能耐受温度、pH的变化和变性剂的作用而不脱落。利用SPA的这个特性，以往在实验室用来吸附和制备IgG，目前已广泛应用于临床免疫吸附治疗，一般处理3个血浆容量，可清除IgG80%～90%，其中吸附100%的IgG1、IgG2、IgG4，30%～50%的IgG3，30%～50%的Igm和IgA，对血浆清蛋白等其他蛋白无影响。

国外已上市的两种SPA吸附柱是由德国的Fresenius公司生产的Immunosorba（曾用名Excorim）和美国Cypres公司生产的Prosorba，两者均获得了美国FDA的认证，用于免疫球蛋白相关疾病的治疗。Immunosorba可以重复使用，其吸附能力可以不断再生，因此具有几乎无限的吸附能力，可以迅速有效地清除抗体，同时减少血浆蛋白的丢失，不良反应小，不需要清蛋白置换液，每套吸附柱在同一患者可重复利用至少一年，则长期使用该方法的治疗费用较血浆置换法少。而Prosorba则不能再生，为一次性使用，其最大治疗血浆量为2000mL，对免疫球蛋白和循环免疫复合物的特异性清除能力有限，但仍然具有良好的免疫调节作用。

SPA免疫吸附疗效明显优于普通TPE，与其他IA不同的是它可以反复多次重复使用，但是由于价钱昂贵使推广应用受限，国内个别医院拥有这项设备。近年来国产SPA吸附柱也已研制成功，其吸附性能及临床疗效与进口吸附柱相当，但国产SPA没有配套的交替吸附和再生的机器设备，只能用单个吸附柱间断吸附，操作过程烦琐，耗费时间较长，还没有被临床广泛认可。

适应证：以IgG介导为主的各种免疫性疾病，包括：血液疾病（免疫性溶血性贫血、伴有白细胞抗体的白细胞减少症、伴有免疫复合物的过敏性紫癜）；风湿性疾病（系统性红斑狼疮，重症类风湿关节炎、皮肌炎、多发性硬化症、原发性小血管炎、结节性多动脉炎、干燥综合征等，特别是激素无效，或不适合应用激素的重症患者）。

多数患者可以良好耐受。不良反应有轻微发热、一过性低血压等。

（二）苯丙氨酸吸附（PH-350）和色氨酸吸附（TR-350）

苯丙氨酸和色氨酸都是疏水性氨基酸，侧链上的疏水基团可通过疏水亲和作用力与免疫球蛋白结合，其中苯丙氨酸对类风湿因子及抗ds-DNA抗体具有较高的选择性，色氨酸对抗乙酰胆碱受体抗体具有较高的选择性。日本Asahi公司用聚乙烯醇凝胶作载体，固定苯丙氨酸或色氨酸制成白色球型的吸附剂，用聚丙烯树脂制成柱状吸附柱，商品名分别称PH-350和TR-350。均为一次性使用，治疗时不能再生和重复使用，吸附率随血浆处理量的增加而减少，限制了每次治疗的血浆处理量（通常处理的血浆容量为3000mL）。

适应证：PH-350可用于多种自身免疫性疾病的治疗，尤其适用于类风湿关节炎及系统性红斑狼疮等。TR-350适用于重症肌无力和Guillain-Bar正常人综合征。

不良反应很少发生，有一过性的过敏反应，低血压、头痛、恶心、呕吐、胸痛、腹痛等。

（三）吸附 ds-DNA 抗体

用 SLE 的血清双链 DNA(ds-DNA) 作配体，固定在载体上，制成吸附柱，利用抗原-抗体生物亲和作用，吸附并清除 SLE 的抗 ds-DNA 抗体。国内已开发出这类产品并成功应用于临床，珠海丽珠医用生物材料有限公司生产的 DNA280，采用碳化树脂作吸附剂的载体，用火棉胶包膜固定小牛胸腺 DNA 片段，作为 ds-DNA 抗体的抗原，吸附器外壳为聚碳酸酯材料，可直接利用血液透析设备与使患者血液接触吸附剂作 HA 治疗，DNA280 为一次性使用。国内有学者应用 DNA280 治疗 SLE 患者 30 例，结果显示治疗后 ANA、ds-DNA 滴度明显下降（$P < 0.05$），但还缺乏大样本的 RCT 研究证实疗效。

（四）羊抗人 IgG 吸附

是由美国 Baxter 公司生产的使用羊抗人 IgG 做配体的琼脂糖 C1～4B 做载体的吸附剂 (Ig-Therasorba)，可重复使用，能够特异性吸附 IgG，其适应证类似于 SPA。有学者对 16 例环磷酰胺治疗无效的 SLE 患者用 Ig-Themsorba 治疗 1 年，治疗次数由每周 3.2 次逐渐减至 0.9 次，结果显示治疗 3 个月时，14 例患者对治疗有反应，对其中 11 例患者进行长期随访，3 个月时蛋白尿从 6～7g/d 降至 4.2g/d，12 个月时降至 2.9g/d；狼疮活动指数和抗 ds-DNA 抗体的水平也有不同程度下降；类固醇激素用量从 117mg/d 降至 3 个月时 29mg/d，12 个月时 9mg/d。另外，也较多用于治疗扩张性心肌病、小血管炎、局灶性节段性肾小球硬化、肾移植排斥反应以及血友病的抗 FH-抗体的吸附等。

（五）细胞吸附/除去法（leukocytapheresis，LCAP）

LCAP 是一种新型的血液灌流方法，通过过滤、吸附等方法选择性去除外周血液的白细胞（包括中性粒细胞、淋巴细胞、单核细胞），从而减轻这些致炎细胞对机体的免疫攻击。

1. LCAP 的机制　LCAP 的白细胞吸附过程是物理学与生物学相结合的过程，以 Asahi 公司的 LCAP 吸附器（商品名 Cellsorba）为例，吸附递质是由亲水性高分子微纤维无纺布制备的滤过柱，抗凝血经过特制的吸附递质时，淋巴细胞和粒细胞被选择性捕捉并吸附，未被吸附的血细胞随血浆一起回输到体内。通常白细胞计数在 LCAP 的第 1 个 30min 减少了 40%，但治疗结束后 20min 增加到治疗前的 170%，被吸附的白细胞主要是激活的和黏附因子阳性的白细胞，而治疗后快速补充的白细胞是机体自身稳定控制过度现象，这些新增加的白细胞来源于血管壁、脾脏和淋巴结的释放，是未激活的白细胞，即缺乏致炎能力的白细胞。从 LCAP 有效病例可以发现，治疗前细胞因子 TNF-α、L-1β、IL-2、TNF-7 和 IL-8 增高，治疗后减低，而无效的病例没有看见这种改变。说明 LCAP 的疗效是通过减少激活的白细胞（粒细胞、单核细胞、淋巴细胞、血小板）数量，进而减弱了白细胞的渗透能力，同时减少细胞因子产量以达到减轻组织炎症的作用。

2. LCAP 的治疗过程　LCAP 的治疗方式类似于血液灌流，用血液净化设备从患者的肘正中静脉或股静脉，以 30～50mL/min 的缓慢血流速度连续抽出 2000～3000mL 的血液，让其通过 LCAP 吸附器，吸附器的高分子纤维可以捕捉并吸附白细胞和部分血小板，处理后的血液再回输患者。整个过程历时 1～2h，每周 1 次，5 次为一个疗程，治疗中需要使用抗凝药。

LCAP 不良反应比较少，个别患者有恶心、呕吐、血压下降、发热等一过性的生物不相容反应。

3. LCAP 治疗适应证

(1)LCAP 治疗难治性炎性肠病：已有较多文献报告 LCAP 可以有效、安全地治疗难治性炎性肠病，其中主要指难治性溃疡性结肠炎和克罗恩病。1999 年在日本进行的多中心、随机对照临床研究报告 LCAP 治疗溃疡性结肠炎患者 105 例的疗效，与皮质类固醇治疗组对照，综合评定两组治疗有效率（临床症状、内镜检查和炎症标志物检查）和安全性，LCAP 组有效率为 58.5%，显著高于对照组的 44.2%（P=0.045），同时 LCAP 组不良反应发生率（8.5%）显著低于对照组（42.9%）。进一步的研究认为对重症、急症及难治性溃疡性结肠炎患者的活动期病变改善，以及使其尽早进入缓解期有明确疗效。

(2)LCAP 治疗类风湿关节炎：日本学者采用随机对照方法研究了 LCAP 对 25 例抗药性类风湿关节炎患者的疗效，发现每月 1 次，连续 3 个月 LCAP 治疗后，79% 患者的关节肿胀数、疼痛数及整体评价好转，而对照组无 1 例改善。治疗指征：处于类风湿关节炎活动期的都有效；疗效最好的是早期患者；对糖尿病或骨关节疾病风险高的，如并发肾性骨病，绝经期妇女，使用皮质类固醇有顾虑的患者；对那些药物疗效不理想的患者，疼痛关节数在 6 个以上，肿胀关节数在 3 个以上，即多药抵抗性类风湿关节炎都可以选择 LCAP 治疗。可以并发药物治疗或不用药物，LCAP 对不同的患者疗效可持续 3 个月到 1 年。有学者研究加大处理血液量由原来的每次 3000mL 增加为 5000mL，可能会使无效病例变为有效。

由于 LCAP 对细胞免疫紊乱和炎症因子异常的调节都有一定作用，不良反应很少，显示出了较好的应用前景，不断有应用 LCAP 治疗其他疾病的报告，如炎症反应综合征（SIRS）、突眼性甲状腺功能亢进、白塞病、艾滋病、原发性小血管炎致急进性肾炎等。

第三节 血浆置换的适应证

TPE 主要应用于免疫和代谢两大类疾病，涉及神经、血液、代谢、皮肤、风湿、肾脏病等多个领域，近十年，TPE 的临床应用愈来愈广泛，已涉及败血症、多脏器衰竭等危重医学领域。其中，治疗时机的选择非常重要，可以直接关系到疾病的疗效及预后。为了临床工作方便，多数专家建议将 TPE 适应证分为三类：第一类是对疾病治疗有确切疗效，即将 TPE 作为首选/常规治疗的疾病；第二类疾病是有证据支持，通常将 TPE 作为联合治疗，即作为药物治疗的补充手段；第三类是可能有效，循证医学证据不强，还在进一步研究中的疾病。本文重点介绍风湿性疾病的适应证。

一、风湿性疾病的 TPE 适应证

（一）系统性红斑狼疮（systemiclupuserythematosus, SLE）

SLE 是一种常见的全身性自身免疫病，以多脏器特别是肾脏受累为主，在患者血清中可以检测到多种自身抗体，包括抗核抗体（ANA）、抗 ds-DNA 抗体、抗 Sm 抗体、类风湿因子（RF）、抗组蛋白抗体、抗 SS-A 抗体及抗 SS-B 抗体等，同时在患者血清中免疫球蛋白也常有不同程度增高。理论上 TPE 可以有效清除致病性自身抗体及其形成的免疫复合物，达到缓解患者病情的作用。1992年一项随机对照临床研究对40例狼疮性肾炎患者在常规药物治疗基础上联合每周3次、连续4周的TPE治疗，随访结果显示，联合治疗对于近期控制患者的临床症状效果明显，但从远期效果看，临床症状和免疫学指标的改善均与单用免疫抑制药无明显区别。以后的研究证实，TPE快速清除循环中的抗体会触发反弹性的B细胞增生并且加速抗体的合成。不过，这些增生的B细胞对细胞毒药物的敏感性会更加增强，因此建议在TPE后立刻给予环磷酰胺治疗。目前多数专家建议TPE适用于需要快速缓解症状的重症SLE，如狼疮脑病，在TPE顿挫SLE病情后应立即给予免疫抑制药治疗。

TPE方案：对多脏器损害、皮质类固醇禁忌证或无效、中枢神经系统损害、全血细胞减少、活动性肾损害、伴发磷脂抗体综合征等重症患者，进行每日或隔日TPE，置换1～1.5个血浆容量，直到临床症状改善或实验室指标改善。置换液推荐使用等渗钠的5%清蛋白，有出血倾向时可以使用FFP。强调在TPE后立刻给予环磷酰胺治疗以期得到长期好转。也可以长期间歇性TPE并发免疫抑制治疗，以获得长期病情的缓解。

近期一些资料显示选择性血浆净化技术对SLE有显著的疗效，如DFPP、SPA、PH-350、ds-DNA免疫吸附等，能够有效降低抗ds-DNA抗体水平，减少蛋白尿，缓解狼疮活动程度，并减少类固醇激素和免疫抑制药的剂量，但目前尚缺乏大规模的随机双盲对照试验证实。

（二）类风湿关节炎和类风湿性血管炎

类风湿关节炎是一种常见的自身免疫病，患者体内可以检测到RF等多种抗体。对少数经内科治疗效果欠佳且血清中有高滴度自身抗体和免疫复合物的患者可考虑TPE和选择性血浆净化技术治疗。对难治性及重症类风湿关节炎，尤其对多种改善病情的抗风湿药（DmARDs）无效时，TPE不失为一种较安全和有效的补充治疗。美国风湿病学会2002年修订的类风湿关节炎治疗指南中将免疫吸附治疗已经列为重要的治疗方法。选择性血浆净化技术主要指葡萄球菌蛋白A免疫吸附和LCAP，更适用于类风湿关节炎，TPE适用于严重坏死性类风湿血管炎。

TPE指征：处于活动期的类风湿关节炎都有效，主要用于对皮质类固醇禁忌或药物治疗无效的患者，依患者的情况可以并发药物治疗或单独免疫净化治疗。

（三）抗中性粒细胞胞质抗体相关性血管炎

抗中性粒细胞胞质抗体（ANCA）相关性血管炎主要包括韦格纳肉芽肿（WG）、显微镜下型多血管炎（mPA）和变应性肉芽肿性血管炎（CSS），临床上常常表现为急进性肾炎。对于有威胁生命的肺出血的ANCA相关性血管炎患者，TPE作用肯定、迅速。对于表现为急性肾衰竭需要透析的患者，在药物治疗基础上加用TPE有利于肾功能恢复。

在第一周内，TPE应每天进行，共4天，置换液使用清蛋白和FFP（共4L）可避免凝血性病变，每例患者平均治疗9次（5～25次）。通过反复测定尿量、血清肌酐值以及ANCA滴度监测患者对治疗的反应。对于Igm-ANCA亚型的患者，由于标准的模式分离法对清除大的Igm免疫复合物效率相对较低，所以尽量使用离心式血浆置换。

此外，还有干燥综合征、硬皮病、炎性肌病、强直性脊柱炎和银屑病关节炎等风湿性疾病应用选择性血浆净化或TPE治疗有效的报告。

二、其他疾病的TPE适应证

以下这些危及生命或危及器官的情况也需要急诊TPE治疗：①抗肾小球基膜疾病

(Goodpasture 综合征)的肺出血。②高黏滞综合征，伴即将卒中或视力丧失的症状和体征。③微血管病变性血小板减少症（TTP/HUS）。④需要急诊手术的患者存在高水平的因子Ⅷ抑制因子，TPE 的目的是减少术中和术后出血的并发症。⑤Guillain-Barr6 综合征时呼吸功能不全。⑥重症肌无力时对药物治疗无效的呼吸抑制。⑦某种蘑菇或其他与蛋白结合力强的毒药中毒，如对硫磷、百草枯的急性重症中毒。

(一) Guillain-Barre 综合征

Guillain-Barr6 综合征是一种免疫介导的以周围神经脱髓鞘病变为特征的急性疾病。目前认为主要是由抗周围神经髓鞘质抗体（一种 Igm 抗体）介导的疾病。TPE 能非常有效地清除 Igm 抗体，在疾病早期静脉输入免疫球蛋白也能抑制 Igm 抗体。关于静脉用免疫球蛋白（intravenousimmunoglobulin, IYIg) 对急性 Guillain-Barr6 综合征的疗效是否相当于 TPE，还没有结论。多数 Guillain-Barr6 综合征治疗指南都将 TPE 作为首选治疗，当不能进行 TPE 时，通常行 IVIg。有研究将 IVIg 与 TPE 治疗 Giiillain-Barr6 综合征相比较，提示接受 IVIg 治疗的患者比 TPE 治疗有疾病复发的倾向。

准确诊断和尽早治疗是至关重要的。TPE 方案：最好进行 10 次以上 TPE，第一天置换 1～1.5 个血浆容量，以后的 4 天里每天进行 1 次 TPE，每次置换 1 个血浆容量，然后再隔日进行另外 5 次 TPE，每次置换 1 个血浆容量。置换液推荐使用等渗钠的 5% 清蛋白，也可以使用 FFP，为防止出血并发症，在后 5 次 TPE 使用 FFP 更为安全。在治疗结束时静脉输入 IgG(40g) 可能有益。也可以选择 DFPP 或 TR-350 等免疫吸附治疗。

(二) 重症肌无力

重症肌无力是神经肌肉接头传递障碍的慢性疾病，是自身乙酰胆碱受体（AchR）致敏的自身免疫病。治疗方法有应用抗胆碱酯酶药物、胸腺切除、免疫抑制药、TPE 等。TPE 可以短期改善患者病情，一些报告描述了 TPE 后肌无力戏剧性改善的结果。

建议 TPE 的指征：①对常规治疗（如抗胆碱酯酶药物和免疫抑制药）无反应。②病情急性恶化，如肌无力危象。③胸腺切除术前和术后，有较多文献证实 TPE 可以缩短术后通气支持的时间。④应用皮质类固醇激素治疗期间，患者病情加重。

TPE 处方：最初 1～2 周内进行 4～8 次 TPE，每次置换 1 个血浆容量，使用等渗钠的 5% 清蛋白置换液。若患者处于胸腺切除前期进行的 TPE，在治疗结束前给予 1L 的 FFP 作为部分置换液，有助于预防出血。病情严重的患者，最好每日或隔日进行 TPE，也可以选择 TR-350 等免疫吸附治疗。通常治疗结束前患者肌无力就明显改善，如眼睑下垂的突然能够睁眼，上肢肌无力的能够抬起上肢等，但是停止治疗后 2～4d 肌无力常常复发，建议同时给予药物治疗。少数患者已经成功地进行了 4 年以上的长期间歇性 TPE，每 3～6 周治疗一次，平均每年治疗 6.8～9.2 次。

(三) 抗肾小球基膜疾病 (Goodpasture's syndrome)

对于肾功能快速恶化（少尿需要透析，血清肌酐大于 60μmol/L）并伴有肺出血的重症患者，TPE 作为首选治疗。已证实 TPE 对快速升高的抗 GBm 抗体有明显降低作用，能够降低血清肌酐水平，有效而迅速地逆转严重的肺出血病程。

TPE 建议：频率应高，以便迅速降低循环血中抗 GBm 抗体水平，可以每天置换 2 个血浆容量，连续治疗 7 天，第 2 周继续隔日 TPE。注意，只有 65%～70%的患者血循环抗 GBm 抗体的测定为阳性，对于任何急进性肾衰竭的患者，常需进行肾组织活检以明确诊断，建议在肾组织活检前 2 天进行大剂量 TPE（每天置换 2 个血浆容量），然后在循环抗体水平降低状态行肾活检。最好使用枸橼酸盐抗凝以降低肺和肾出血的危险。TPE 的时间可能需要超过 2 周，根据患者的临床过程及抗 GBm 抗体的滴度来进行判断。置换液使用 5%的等渗钠清蛋白溶液，患者有液体超负荷现象时，可将清蛋白溶液的输入量减至血浆清除量的 85%，但不能再低于此值。

（四）血栓性血小板减少性紫癜（TTP）和溶血性尿毒症综合征（HUS）

伴有中枢神经系统和肾脏并发症的 TTP 和 HUS，病情进展迅速，病死率高，应尽可能早地开始 TPE。

推荐的方案：每天进行 TPE，前三次治疗每次置换 1.5 个血浆容量，随后每次置换 1 个血浆容量，直到血小板计数正常且溶血大部分停止（以乳酸脱氢酶水平低于 400U/L 为标准）。通常血清肌酐和尿量的恢复迟缓，往往在恢复了血小板数量后才能改善。

多数病例需要 7～10 次治疗才能缓解。50%的患者在停止治疗几天后会出现复发，所以建议暂不拔除血管通路的插管，直到血小板计数恢复；反之，可重新开始 TPE，隔日 1 次，再进行 5 次治疗。强调使用 FFP 置换清除的血浆，FFP 中存在的枸橼酸盐可以加重低钙血症的症状。

儿童 HUS 常为良性疾患，支持治疗经常有效，不首选 TPE。然而，对于给予支持治疗不能控制的重症儿童患者，TPE 将有作用。妊娠 TTP 往往预后不良，TPE 也是妊娠 TTP 患者的治疗选择之一，但应该考虑 TPE 可能对维持妊娠激素有清除作用。

（五）高黏滞血综合征

高黏滞血综合征最常见于 Waldenstrom 巨球蛋白血症，也常见于多发性骨髓瘤和冷球蛋白血症。其他少见的引起血清蛋白升高的原因，包括良性单克隆γ_球蛋白增多症、类风湿关节炎，也可以导致高黏滞血症。血液的高黏滞性是由浓度非常高的单克隆免疫球蛋白产生的，其可增加红细胞的聚集并阻碍血流，导致所有器官缺血和功能不全。

直到血浆黏度是水的 3～4 倍以上，患者才会出现头昏、视力障碍、手足麻木等临床症状。神经症状是由于血蛋白对血小板和凝血因子的影响所致的出血倾向和毛细血管通透性增高，视网膜病变和（或）视网膜出血、视盘水肿，也会出现高血容量、周围血管的扩张、血管阻力增加以及充血性心力衰竭。

TPE 治疗目的：降低血浆黏稠度，逆转神经症状，阻止出血倾向，逆转或阻止视力损害，减轻心血管负担。推荐的 TPE 处方：每天置换 1 个血浆容量，连续 2d，若血清 Igm 水平仍高于正常，继续每天置换 2 个血浆容量，再连续 5d。

其他 TPE 适应证还有家族性高胆固醇血症，急、慢性肝衰竭，高胆红素血症，肾移植急性排异反应，严重的药物、毒物中毒，败血症等较多难治性疾病。随着选择性血浆置换技术朝着更特异、更有效、更安全的方向发展，其应用越来越受到临床重视，相信今后会更多地应用于药物难治性疾病。

（敬胜伟）

第十一章 干细胞移植治疗风湿病进展

造血干细胞移植。人类造血干细胞形态上类似于小淋巴细胞，在骨髓中仅占有核细胞的1%左右。人类造血干细胞来自胚胎期卵黄囊的间皮细胞，是人体内最独特的体细胞群。具有极高的自我更新、多向分化与重建长期造血的潜能及损伤后自我修复的能力。另外还具有广泛迁移和特异的定向（所谓"归巢"）特性，能优先定位种植于适当的微环境（如骨髓等处）内，并以非增生状态和缺乏系列相关性抗原的方式存在。

一、概述

风湿病是机体免疫系统平衡失调后对自身抗原发生免疫反应造成的组织损伤，约累及世界3%～5%的人群。糖皮质激素和细胞毒药物仍然是治疗绝大部分风湿病的主要武器，近几年异军突起的生物制剂也为该类疾病的治疗提供了新的手段，这些治疗使患者的生存期延长，生活质量得到改善。但重症红斑狼疮、系统硬化症、难治性类风湿关节炎、幼年特发性关节炎等部分难治性风湿病依然得不到满意的疗效，仍有较高的致残率和致死率，它们不仅给患者造成极大的痛苦，而且给家庭和社会带来巨大的经济负担。因此，我们需要探讨新的药物及方法来控制病情，提高患者的生存质量。

造血干细胞（hematopoietic stem cell，HSC），也称为多能干细胞，是造血系统的鼻祖，它具有向各种髓细胞和淋巴细胞发育分化的潜能，同时也具有一定的自我更新能力，可通过移植重建造血系统和免疫系统。造血干细胞移植（hematopoietic stem celltransplantation，HSCT）是在骨髓移植的基础上发展来的，根据造血干细胞来源的不同可分为：骨髓干细胞移植（BmT）；外周血干细胞移植（PBSCT）；脐带血干细胞移植；胎肝干细胞移植。BmT和PBSCT是常用的方法。以供者来源不同又可分为同种异体造血干细胞移植（allogeneic hematopoietic stem cell transplantation，Allo-HSCT）和自体造血干细胞移植（autologous hematopoietic stem cell transplantation，Auto-HSCT），Allo-HSCT又分为同基因（identicaltwin）和异基因（sibling）HSCT。从理论上讲，Allo-HSCT应该能取得更好的疗效，但是Allo-HSCT除了配型困难外，还有其他如大剂量细胞毒药物导致的器官毒性、移植失败、移植物抗宿主病（graft-versus-hostdisease，GVHD）和感染等风险，即使在年轻患者，Allo-HSCT相关病死率仍高达15%～40%。因此，在治疗风湿病这类非恶性疾病时，Allo-HSCT不作为首选方案。

1977年，欧洲有4例RA患者，在使用金制剂后引起重型再生障碍性贫血（severe aplastic anemia，SAA），这4例患者接受异基因骨髓HSCT治疗后，人们意外而惊喜地发现在SAA得到缓解的同时，RA也得到不同程度的缓解，其中1例得到长期缓解。这就是HSCT治疗风湿病的最早来源。1993年，意大利圣马丁医院骨髓移植中心marmont教授在著名的Lupus杂志上提出HSCT治疗SLE的设想。1995年，欧洲抗风湿病联盟（European League Against Rheumatism，EULAR）和欧洲骨髓移植协作组（European Cooperative Group for Bonemarrow Transplantation，EBmT）提出了HSCT治疗自身免疫病的初步方案。1996年9月，在瑞士巴塞尔召开了第一届国际造血干细胞治疗自身免疫病（autoimmune disease，AD）专题研讨会，对原方案进行了修订，并开始了多中心研究 HSCT 治疗重症 AD。1997 年，英国谢菲尔德大学的 Snowden 博士等在英国的血液学杂志上发表文章，详尽评估了 HSCT 治疗 AD。同年，marmont 在国际上首次用自体骨髓 HSCT 治疗了 1 例 SLE 患者，并应用 CD34$^+$ 细胞分选技术，去除了 3 个对数级的 T 淋巴细胞，该患者在造血重建后获得临床缓解。几乎同时，美国西北大学的 Burt 博士也用 HSCT 治疗了 1 例 SLE 患者，这在美国也属首例。此后，世界各国包括我国陆续开展了该领域的研究，至 2006 年底，全世界已有将近 800 例难治性 AD 患者接受了 HSCT。目前，欧美正在进行 HSCT 治疗 AD 的 HI 期临床研究。

二、HSCT 治疗 AD 的机制

风湿病是一类异质性很强的疾病，是在多元性易感背景及多种环境因素的相互作用下，对自身抗原产生病理性反应的过程。其发病机制目前虽然未能完全明确，但 T、B 淋巴细胞功能异常在发病中的作用已得到公认，淋巴细胞的功能异常导致多种细胞因子及多种自身抗体产生，进一步损伤机体各组织、脏器。关于 HSCT 治疗自身免疫病的机制有很多假说，如"重建免疫系统"（resetting the immune system）、"逆转免疫时相"（turning back the immunolOgicalclock）、"减轻炎症负荷"（debulking of inflame matoryload）。迄今为止，其机制尚不完全清楚，可能包括：预处理过程中大剂量放化疗的免疫清除作用；T、B 淋巴细胞再生过程中诱导免疫耐受；免疫重建过程中达到新的免疫平衡；Allo-HSCT 的移植物抗自身免疫（GVA）效应；混合嵌合体（mC）诱导免疫耐受。

（一）大剂量化疗（预处理）的免疫清除

我们可以试想，既然免疫系统中所有的细胞都来源于造血干细胞，那么用大剂量化疗（预处理）摧毁患者的造血和免疫系统后，输注造血干细胞将可以在患者体内重建造血系统及免疫系统。目前预处理方案多选择以环磷酰胺（CTX）为主，辅以抗胸腺细胞球蛋白（ATG）和（或）全身照射（TBI）。CTX 作用于细胞周期的后 S 期，抑制快速增生的 T、B 淋巴细胞，减少炎症因子及自身抗体的产生，而对造血干细胞影响不大。ATG 为针对淋巴细胞的抗体，通过补体依赖的细胞毒作用进一步清除自体反应 T 淋巴细胞。研究表明，ATG 含有直接对抗多种 T 淋巴细胞表面活性分子如 CD2、CD3、CD4、CD8、CD18 和 HLA-DR 等的独特抗体，这些抗体具有很强的抑制 T 细胞免疫反应的作用，能逆转 AUo-HSCT 时 T 细胞引起的移植物排斥反应。TBI 可引起细胞内水分子的氧化，产生的自由基作用于 DNA 引起 DNA 链的断裂，双链断裂无法修复而最终导致细胞死亡。淋巴细胞是对放射最敏感的细胞群体，其在幼稚阶段对放射敏感性最高。因此，全身照射可以有效杀伤对 CTX 不敏感的记忆性 T、B 淋巴细胞，有助于疾病的缓解。

（二）Auto-HSCT 的治疗机制

早期的造血和免疫重建由早期造血祖细胞（HPC）产生，而 HSC 具有自我更新和向髓系和淋巴系分化的能力，促进长期的造血和免疫重建。在重建的过程中，主要通过以下机制诱导免疫耐受。

1.T、B 淋巴细胞再生过程中免疫耐受的诱导　对接受 CD34$^+$ 分选的 Auto-HSCT 治疗的患者研究发现，T 细胞再生时 T 细胞受体（Tcellreceptor，TCR）β 链 V 基因利用减少。TCR 基因重排减少导致对抗原刺激的反应减弱或无反应，这与移植后机会性感染有关 DTCR 切除环

(Tcellreceptorexcisioncircles, TRECs)是编码 TCR 的基因片段在重排过程中产生的一种游离 DNA 环。TRECs 被用于产生抗原特异性 T 细胞受体的 α/β 链,是了解胸腺功能的一项指标。研究表明,Auto-HSCT 后部分患者携带 TRECs 的淋巴细胞增多,表明胸腺被活化,理论上可以诱导对自身抗原产生中枢耐受,导致无反应性,使自身免疫病得以治愈。

正常 B 细胞的分化受一系列预先程序化的机制调控,表现在不同分化阶段 B 细胞 Ig 基因重排和特异性膜标记的变化。研究发现 Auto-HSCT 后 VH 基因库的表达与正常 B 细胞个体发生过程相似,即 VH2、VH4、VH5 及 VH6 基因表达相对增加,同时伴有 VH3 基因的减少,直到移植后 90 天,VH3 和 VH4 基因的表达与正常表达间差异无统计学意义;且重排的 VH 基因显示出某些功能上的不成熟,表现在受者的抗体与抗原特异性结合受阻,VH 基因重排后 B 细胞进一步分化的障碍,受者接种疫苗后不能获得高特异性、高亲和性的抗体。由于 B 细胞接触抗原后分泌的自身抗体参与了自身免疫病的发病和组织损伤,B 细胞再生过程中重排的 VH 基因功能上不成熟可以诱导免疫耐受,减轻免疫损伤。

2. 免疫重建过程中达到新的免疫平衡 HSCT 后免疫功能的重建至少包括以下几个方面:功能性 B 淋巴细胞的恢复;胸腺及胸腺外 T 淋巴细胞的发生和发展;免疫效应细胞,包括细胞毒性 T 细胞(CTL)和自然杀伤细胞(NK)的恢复;对抗原的处理及提呈功能的恢复。HSCT 后的免疫重建中淋巴细胞各亚群的重建不同步,B 淋巴细胞于移植后约 6~12 个月恢复,而 T 淋巴细胞需 1~2 年才能恢复。有研究发现大剂量化疗结合 Auto-HSCT 可以引起严重的、持续的 $CD4^+$T 细胞抑制,$CD4^+/CD8^+$ 淋巴细胞比例倒置可持续至移植后 2 年,记忆性 T 细胞($CD4^+$、$CD45RO^+$)占优势,分泌细胞因子的辅助性 T 细胞、CTL 和白细胞介素(IL)-2 应答性 T 细胞比率降低,这些 T 细胞对凋亡的易感性增加。对接受 $CD34^+$Auto-HSCT 患者的树突状细胞(DC1 和 DC2)研究还发现:DC1 和 DC2 的数量在移植后 60d 才恢复到动员后的水平,半年后仍低于正常值。

由于 HSCT 后,多种免疫细胞、免疫调节因子、抗体、补体等发生变化,原先的免疫网络和平衡被打破,在免疫重建过程中可能达到新的平衡,从而可能使自身免疫病得以长期缓解

(三)Allo-HSCT 的治疗机制

从理论上讲,Allo-HSCT 可能更有效,因为动物及临床实验表明自身免疫病患者存在 HSC 和间充质干细胞(mSC)缺陷;回输的干细胞源自于健康供者,不会混入患者自身的免疫细胞;移植物可产生抗自身免疫(GVA)效应;可形成混合嵌合体(mC),诱导免疫耐受。骨髓干细胞移植的移植物中含有构成造血微环境的基质细胞,不仅有利于造血干细胞的植活,并能促进造血和免疫重建。与 Allo-BmT 相比,Allo-PBSCT 后中性粒细胞和血小板的恢复更加迅速,而且在供者移植物去 T 细胞(TCD)和非 TCD 的 Allo-PBSCT 后,$CD4^+$T 细胞的重建都比 BmT 快,这可能与外周血移植物中含有较多的晚期祖细胞有关。

1.GVA 效应 GVA 效应是移植物抗受者的自反应 T、B 细胞,即供者的 T 细胞识别同种异型抗原而清除受者体内残余的记忆性 T、B 淋巴细胞。有学者研究证实非清髓性异基因造血干细胞移植(NST)后 GVA 效应与供者来源淋巴细胞的同种异体反应效应呈正相关。他们对费城染色体阳性并发重症银屑病关节炎的慢性髓系白血病患者进行 NST。移植后初期,银屑病、关节炎和白血病缓解,但随着受者来源的 DNA 的比例上升和出现费城染色体时,疾病复发。在间断应用环孢素预防移植物抗宿主病的过程中,供者 T 细胞的同种异体反应被活化,病情

再度得到缓解。

2. mC 的形成和免疫耐受的诱导

将骨髓移植到经预处理的受者体内可产生两种类型的嵌合体：一种是完全嵌合体，受者的整个造血系统由供者细胞替代，导致完全的供者造血重建；另一种是 mC，是通过较缓和的预处理不完全清除受者的造血系统而获得，供、受者的造血细胞共存于受者中。2004 年，Burt 等报道了 1 例 Auto-HSCT 后复发的 RA，用主要组织相容性复合体 (mHC) 相匹配的 NST 治疗效果显著，移植后 1 年，患者未发生急慢性 GVHD，不再应用免疫抑制药。在形成的 mC 中，供者来源的 T 细胞 (CD3$^+$) 占 55%，供者来源的髓系细胞 (CD33$^+$) 占 70%。mC 的形成有利于清除患者自反应淋巴细胞及诱导免疫耐受，从而达到自身免疫病长期缓解甚至根治的目的。

(1) mC 诱导免疫耐受的交叉反应学说：当异体 HSC 植活时，能持续提供祖细胞，在胸腺分化成 T 细胞和树突状细胞，通过胸腺内克隆选择机制清除异体反应倾向的初始 T 细胞，这是 mC 诱导免疫耐受的主要机制。在 mC 形成后，来自供、受者的部分 HSC 定居胸腺，并移行到胸腺的抗原提呈细胞 (APC) 池，但在受体胸腺中发育的初始 T 细胞失去了识别造血细胞表达的自身抗原和同种异型抗原的能力，被清除的细胞既有受者反应细胞又有供者反应细胞，结果外周血 T 细胞既耐受供者又耐受受者。目前认为在 mC 模型中，供、受者 T 细胞受体的交叉反应介导了受者自身肽-mHC 结合的初始 T 细胞对供者来源的造血细胞形成耐受；同样供者自身肽-mHC 结合的初始 T 细胞也形成对受者来源的造血细胞的耐受。非清髓性预处理时受体的外周血中异体反应性 T 细胞未被完全清除，为了诱导宿主对供者组织的耐受，使移植物植活，形成稳定的 mC，目前用协同刺激分子阻断剂来诱导外周克隆清除，仅选择性清除供者特异性 T 细胞或使其无能。

(2) CD34$^+$ 细胞否决效应 (veto effect) 参与免疫耐受的诱导：1984 年，Laesson 在小鼠混合淋巴细胞培养中观察到，当加入供者骨髓来源的单个核细胞时，能特异性抑制 CTL（受者针对供者）的生长，将此现象称为否决效应，参与免疫耐受形成。有研究发现人 CD34$^+$ 细胞具有否决效应，如加入混合淋巴细胞反应的人 CD34$^+$ 细胞可抑制同一来源的淋巴细胞增生。CD34$^+$ 细胞通过与受者效应 T 细胞接触，诱导此效应 T 细胞凋亡，使受者产生特异性免疫耐受。

三、HSCT 的治疗方法、疗效和安全性

理论上异体与自体 HSCT 均能治疗风湿病。1995 年在西雅图、1996 年在巴塞尔，风湿病学和骨髓移植学领域专家共同研讨 HSCT 治疗 AD 的方案，出于安全考虑，认为首选 Auto-HSCT。根据 2003 年美国血液学学会 (American Societyfor Hematology, ASH) 统计的 EBmT 和 IBmTR 的登记病例情况，Auto-HSCT681 例，AUo-HSCT44 例。移植的病种病例数由多到少依次为 SLE、RA、SSc、JIA。

HSCT 治疗风湿病的方法，一般包括干细胞动员、采集、冻存、预处理和干细胞回输。目前动员 HSC 的方法有 3 种：①单纯化疗动员。②化疗+粒细胞集落刺激因子 (G-CSF) 动员。③单纯 G-CSF 动员。单用 G-CSF 虽较安全，但病情容易复发及加重，化疗与 G-CSF 并用的动员方案可以更有效地扩张外周血干细胞池。对于风湿病，干细胞动员方案多选用 CTX 化疗加 G-CSF，动员中加大激素量可预防病情复发。当化疗药物应用致外周血白细胞 $< 1 \times 10^9$/L 且至少持续 2d 时，开始每天皮下注射 G-CSF 直至采集结束。注意开始注射 G-CSF 后每日监测白细

胞变化,以决定采集时机。外周血白细胞升至$2\times10^9/L$且较前一天成倍增长时为最佳采集时机。如以外周血$CD34^+$细胞含量为依据,则当$CD34^+$细胞为$(20\sim40)\times10^9/L$时可行采集。通常需连续采集2~4次,尽量保证分选后$CD34^+$细胞总量$>2\times10^6/kg$,从而保证造血重建及免疫重建。目前国际上各中心的方法不尽相同,有的进行$CD34^+$细胞的分选,获得高纯度的$CD34^+$细胞,有的则不分选。目前有研究认为是否进行分选与移植后病情的复发并无相关性,即$CD34^+$细胞分选并不能降低疾病的复发率。分选所得$CD34^+$细胞袋(细胞收集袋)加入细胞冻存液后进行-80T:冻存,以备回输。预处理选用较多的是以CTX为主的方案,加ATG或TBI。以SLE的预处理方案为例,可以单用CTX 200mg/kg;也可以用CTX 120~200mg/kg加上ATG 60~90mg/kg;也可以选择CTX 120~200mg/kg加上TBI 8~12Gy。TBI分次,应屏蔽肺部、生殖系统等,减少预处理相关的并发症和移植后远期的并发症。采集及分选后冻存的造血干细胞在37℃水浴下快速复温,10~30min内快速回输到患者体内。一般外周血白细胞降为零即骨髓衰竭常发生在预处理1周左右,此时用G-CSF可协助造血重建;当血小板降至$20\times10^9/L$,尤其是有出血倾向时应及时输注单采血小板。当外周血中性粒细胞计数连续3d大于$1.0\times10^9/L$、血小板计数连续3d大于$20\times10^9/L$时提示造血重建完成。

根据IBmTR和ABmTR统计中心提供的数据,到2006年,EBmT和IBmTR/ABmTR(Autologous Blood andmarrow Transplant Registry)登记治疗的患者有800例,其中风湿病有434例,具体见表11-1。下面就几种常见风湿病谈谈HSCT的国内外现状。

表11-1 至2006年6月EBmT数据库登记的风湿病

病种	例数	病种	例数
多发性硬化	228	免疫性血小板减少症	17
其他神经系统疾病	12	自身免疫性溶血性贫血	10
系统性硬化症	126	单纯红细胞再生障碍	5
系统性红斑狼疮	79	单纯白细胞再生障碍	2
类风湿关节炎	76	伊文思综合征	8
幼年特发性关节炎	62	血栓性血小板减少性紫癜	3
血管炎	38	炎性肠病	9
其他结缔组织病	19	其他	37

(一)SLE

SLE是一种累及多系统的炎性疾病。积极的治疗已使狼疮肾炎患者的10年生存率达到80%。从现有的资料来看,HSCT治疗SLE总的疗效优于其他自身免疫病如RA、SSc等,SLE移植相关并发症及病死率也低于SSc。虽有复发,但总的疗效令人满意。据EBmT统计,到2006年,共有79例成人和2例儿童SLE患者接受了HSCT治疗。Burt研究组提出了SLEHSCT的入选标准:①系统内脏损害如狼疮肺炎、脑炎、横断性脊髓炎等,糖皮质激素和CTX治疗至少3个月无效。②世界卫生组织(WHO)分型的Ⅱ、Ⅲ、Ⅳ型狼疮肾炎,按美国国立卫生研究院(NIH)方案治疗6个月无效。③难治性全血细胞减少,依赖成分输血,糖皮质激素和雄激素、烷化剂治疗无效。

④灾难性抗磷脂抗体综合征。EBmT 对成人 SLE 患者的入选 HSCT 的标准包括：① CTX 无效（每月 CTX 剂量达 500～1000mg/m²）的肾小球肾炎。②不能控制的血管炎（肺、脑、心）或依赖输血的血细胞减少症。2004 年，EBmT 对来自 23 个中心的用 Auto-HSCT 治疗的 53 例 SLE 患者进行了报道。这些病人中 83% 为女性，平均病程 6 年，平均符合 ACR 的 SLE 诊断标准数为 7 条，65% 为狼疮肾炎。大多数预处理采用静脉 CTX 50mg/(kg·d)×4d 和 ATG2.5～5mg/(kg·d)×4d，少数患者还用了淋巴结照射或甲泼尼龙冲击治疗。移植后随访 26 个月。随访 6 个月时，可评价的患者有 50 例，这其中 33 例患者的 SLE 疾病活动指数＜3 分，6 个月后，10 例患者病情复发。70% 患者移植后又开始使用免疫抑制药或生物制剂，但 40% 患者为其移植方案所计划使用。值得注意的是，36% 患者完全撤除了糖皮质激素。12 例患者死于移植后 1.5(0～48) 个月，其中 7 例死亡与移植相关。

近年来，国内也有多家医院将 HSCT 治疗 SLE 应用于临床。南方医院用 Auto-PB-SCT 治疗 12 例 SLE 患者，6 个月后患者血清中抗核抗体、抗 ds-DNA 抗体、抗 RNP 抗体、抗 Sm 抗体的含量恢复正常。同济医院对 8 例 Auto-PBSCT 治疗的 SLE 患者的风险进行分析，结果 8 例均出现移植后感染，真菌、巨细胞病毒、带状疱疹病毒感染各 1 例，5 例出现心血管并发症，表现为急性左心衰竭、心房纤颤和频发室性期前收缩，未出现严重的肝、肾功能损害。我院 HSCT 治疗难治性 SLE8 例，4 例为 Auto-BmT，4 例为 Auto-PBSCT，无移植相关死亡，移植后一年缓解率达 87.5%。

（二）RA

RA 累及世界上 0.3%～1% 的人口，部分 RA 患者对改善病情药（DmARDs）的反应较差和（或）只有短暂的反应，最终导致残疾。这些难治性患者是 HSCT 的适应证。1996 年，Joske 等用 HSCT 治疗了第 1 例 RA 患者。这是一位依赖轮椅的难治性 RA 患者，曾经用过多种 DmARDs 治疗均无效。采用 CTX4g/m² 和 G-CSF 进行动员，用 CTX 200mg/kg 进行预处理，之后进行了未经分选的 Auto-PBSCT。移植后维持缓解达 25 个月，病情出现反复，用甲氨蝶呤（mTX）10mg/周（移植前 mTX 无效）又控制病情达 12 个月。报告最多的病例来自 EBmT/ABmTR 所登记的 76 例 RA 患者，其中 73 例接受了 Auto-PBSCT，44 例进行了淋巴细胞去除，多数为 CD34⁺ 细胞分选。接受移植的患者中，74% 为女性，86% 类风湿因子阳性，年龄中位数为 42 岁。这些患者曾经用过平均 5 种 DmARDs 无效。这些患者都有不同程度的功能障碍，健康评定问卷（Health Assessment Questionnaire，HAQ）评分 1.4(1.1～2.0) 分，Steinbrocker 评分平均 2.39 分。62 例患者单用大剂量 CTX 200mg/kg 做预处理，7 例患者加用 ATG，2 例患者用 CTX+白消安，1 例患者用 CTX+TBI+ATG，1 例用氟达拉宾+ATG。随访时间中位数为 16(3～55) 个月。用 ACR 的反应标准来评定疗效，49 例（67%）患者达到 ACR50% 反应，HAQ 评分也有显著下降。大多数患者因为病情顽固或复发在 6 个月内重新开始用 DmARDs，这其中半数患者得到了疾病的控制。疗效与 RA 阴性相关，而与病程、移植前所用的 DmARDs、HLA-DR4 及是否去除淋巴细胞无关。没有发生与移植直接相关的死亡，有 1 例患者在移植后 5 个月死于感染及非小细胞肺癌。从这项研究可以看出，Auto-HSCT 对难治性 RA 是一个相对安全的治疗方法，虽然 HSCT 还不能治愈 RA，但可以使病情得到控制，即使复发，病情较原来的轻，对移植前原先无效的 DmARDs 出现反应。

国内，北京协和医院首次对 1 例 RA 患者进行 Auto-PBSCT 及 CD34⁺ 细胞分选治疗，干细胞动员方案为CTX及G-CSF，将采集物进行CD34$^+$细胞分选，-80T冰箱冻存。经CTX+ATG预处理后行干细胞回输，并应用GISF协助造血重建。移植后随访12个月，患者关节肿痛完全消失，生活质量明显改善，血沉、C反应蛋白降至正常，类风湿因子转阴。

（三）系统性硬化症（SSc）

系统性硬化症是一种原因不明的临床上以局限性或弥散性皮肤增厚和纤维化为特征的结缔组织病。除皮肤受累外，它也可影响内脏（心、肺和消化道等器官）。弥散性皮肤增厚、早期内脏受累的患者预后较差，有多项研究报告5年病死率为50%。到现在SSc还缺乏有效的药物治疗。近年来，国外很多Ⅱ期、Ⅱ期临床研究证实，Auto-HSCT使大多数患者皮肤的主观症状和客观表现都得到改善，肺部病变也得到稳定，但是，与预处理和移植相关的病死率也较高，达27%，其中10%由于本身疾病进展，17%由于移植并发症。至2002年8月，EBmT/EULAR国际干细胞研究计划共登记有来自9个国家22个中心的57例严重SSc患者。年龄中位数为40岁（9.1～68.7岁），男女比例为10:47，病程中位数为36个月（2.2～159.4个月）。PBSC动员采用G-CSF加或不加CTX，56例患者动员成功。69%移植物进行了CD34$^+$细胞分选。各中心的预处理方案不尽相同。14%的患者死于本身疾病进展，5年存活率达72%。剩下的50例患者移植后至少随访6个月，92%的患者得到了部分或完全缓解。随访3年，皮肤积分的中位数显著下降。肾脏和肺脏病变在移植后没有显著改善，可能由于脏器损伤的不可逆性。10个月内和5年内分别有35%和48%患者复发。

EBmT和EULAR正在对Auto-HSCT治疗SSc进行一项前瞻性的随机对照研究。在这项研究中，Auto-HSCT采用CTX+G-CSF动员，CTX 200mg/kg+ATG7.5mg/kg预处理，CD34$^+$细胞分选。与CTX 750mg/m^{2}治疗12个月进行对照。入选标准包括：①年龄16～60岁。②诊断符合SSc的美国风湿病学会标准。③弥散性硬化，病程＜4年，改良Rodnan积分多15分，近6个月出现心、肺、肾受累或原有的心、肺、肾受累明显进展。我们期待这个研究为Auto-HSCT治疗SSc提供更加客观的评价。

（四）JIA

近年来，人们越来越关注那些对非甾体抗感染药和免疫抑制药等传统治疗无效的JIA，尤其是系统性JIA患儿。生物制剂的使用无疑大大提高了这些患儿的疗效，但是，难治性JRA仍然有着较高的致残率，疾病本身和抗风湿药的毒不良反应使这些患儿的生活质量受到严重损害，甚至导致死亡。

1999年，荷兰的Wulffmat首次报道AutoHSCT治疗4例难治性JIA患儿，随访18个月，患儿关节肿胀、疼痛、晨僵都得到明显改善。6周内血沉、C反应蛋白均有明显下降，血红蛋白也基本恢复正常。不过，移植后有2例患儿感染水痘、带状疱疹病毒。继这个报道之后，9个儿科骨髓移植机构和EBmT数据库共登记了52例JIA患儿，分析了其中34例。这些患儿都有多关节炎伴关节侵蚀、骨质疏松和生长迟缓，所有系统性JIA的患儿都有发热、皮疹和激素相关不良反应。他们依赖激素，对大剂量的甲氨蝶呤（mTX）无效，其中10例对抗TNF治疗也无效。25例接受了BmT，另9例在用CTX(1.5～3)g/m^{2}和G-CSF1CW(kg·d)动员后接受了PBSCT。大多数的预处理方案以CTX+ATG为基础。19例患儿还在移植前1天接受了小剂量TBI。随访6～60个月，17例（50%）达到ACR70%反应，生活质量得到很大改善，6周内血沉、

C反应蛋白和血红蛋白恢复接近正常。再次接受糖皮质激素和mTX治疗。3个月后2例患儿的血沉再次升高，伴有髋关节和膝关节滑膜炎，其中1例感染水痘、带状疱疹病毒，另1例出现扁桃体炎。18个月后7例(21%)患儿病情轻度复发，经小剂量泼尼松和NSAIDs治疗3个月即可控制，尽管这样，这些患儿也获得ACR20%反应。4例(12%)对HSCT无效，关节炎持续，严重程度和移植前一样。4例(12%)患儿死亡，主要死因为骨髓抑制期的感染，其中3例感染了包括EB病毒和弓形体后出现了吞噬细胞活化综合征(macrophage activation syndrome, mAS)-系统性JIA的并发症。

四、间充质干细胞移植

理论上，Allo-HSCT应较Auto-HSCT有更好的疗效，但移植后排斥反应和移植物抗宿主病限制了Allo-HSCT在自身免疫病治疗中的广泛开展。虽然免疫抑制药的应用极大地提高了移植的存活率，有效地对抗移植物抗宿主病，然而，免疫抑制药的不良反应给患者的生理和心理上造成极大的创面。而间充质干细胞(mesenchymal stem cells, mSC)移植为解决这一问题提供了一条途径。mSC是一种存在于骨髓中的非造血组织干细胞，它能够分化成多种中胚层来源的细胞，在支持骨髓造血功能上起重要作用，并且具有多向分化潜能，易于体外分离扩增，可分化成多种细胞、组织和器官。随着对mSC认识的不断深入，人们还发现其具有较强的免疫调节功能和诱导免疫耐受。现在，mSC移植成为风湿病治疗领域里的又一热点。

（一）mSC的生物学特性

mSC是骨髓基质细胞的祖细胞，它与分化产生的骨髓基质细胞共同组成了造血微环境，以支持造血。近年研究发现mSC不仅可以分化为骨髓基质细胞，在一定条件下还可分化为多种细胞如骨化细胞、软骨细胞、脂肪细胞和肌细胞，甚至还可以分化为来源于不同胚层的神经细胞等。

mSC具有易纯化、体外扩增迅速、可长期传代的特点。1987年，Friedenstein首先发现在塑料培养皿中培养的贴壁骨髓单个核细胞在一定条件下可分化为多种中胚层来源的间质细胞。之后，不断有学者改进其分离方法。目前最常用的方法是将来源于髂骨或肋骨的骨髓细胞进行密度梯度离心，收集低密度细胞层接种于德氏修正伊氏培养基(DmEm)标准培养液，3～5d后可观察到有梭形细胞贴附于塑料培养板表面，通过换液除去未贴壁细胞。原代扩增大约需要10～15d，接近融合的细胞可采用胰酶消化传代，传代细胞扩增时间为7d左右。这些细胞经过20～30个培养周期后，依然保持其分化潜能。

体外培养的骨髓mSC具有异质性，其表型特征并非均一，在分化的不同阶段会发生改变，取材来源、培养、分离方法的不同也使mSC表型特征发生改变。因此，对mSC的分离纯化即分离单克隆细胞成分是一个重要的课题。目前已普遍认为mSCs不表达造血细胞和内皮细胞表面分子，如CD3、CD11、CD14、CD15、CD31、CD38、CD45和HLA-DR等，而具有特异的表面特征，可用特异性单克隆抗体来识别mSCs表面分子，从而达到mSCs的分离、纯化和富集。Stro-1是作为一个识别mSC的单克隆抗体。SB-10抗体可以作用于未分化mSC的表面抗原，这种抗原在细胞开始骨分化时消失，并在细胞表面表达碱性磷酸酶，这种特异性的SB-10抗原被称为活性白细胞黏附分子(ALCAm, CD166)，它在mSC向骨分化的进程中起重要作用。SH-2抗体可识别人mSC转化生长因子β受体endoglin(CD105)，可应用免疫磁珠分离技术来分离人mSC。SH-3和SH-4这两种抗体均能识别mSC膜结合末端核苷酸外切酶。SH-2抗体不识别造血细胞和骨细胞。研究还表明 mSC 表达大量的细胞黏附分子，在细胞间黏附、归巢、支持造血、调节免疫细胞功能中起重要作用。

（二）mSC 的免疫学特性

mSC 的免疫学特性研究大多建立在体外细胞培养基础上，大量的体外细胞培养试验证明它具有诱导免疫耐受和免疫抑制的特性。mSC 表达的 mHC-1 类分子可激活 T 淋巴细胞提供第一信号，但由于缺乏协同刺激分子，不能产生第二信号，将导致 T 淋巴细胞无能，从而可诱导免疫耐受。另外，一些研究报道 mSC 可抑制丝裂原、抗 CD3 抗体或同种异型抗原对 T 细胞的激活作用。mSC 抑制作用的机制有人认为需要细胞间的直接接触，也有人认为这种抑制的产生是一些可溶性因子调节的结果。mSC 可在体外抑制细胞毒性淋巴细胞的产生并可逃避细胞毒性淋巴细胞和自然杀伤（NK）细胞对它的杀伤。mSC 在分化成其他细胞类型时仍保留其免疫调节作用，这就意味着移植的 mSC 可发挥长期的免疫调节作用。

（三）mSC 与自身免疫病

mSC 的无或低免疫原性及免疫调节活性，非常适合于细胞治疗。mSC 可诱导宿主免疫耐受，即使输入异种 mSC 不仅不产生细胞毒性，还能降低移植排斥反应，mSC 在发挥它的免疫调节作用时也不受 mHC 的限制。最近有报道 mSC 能抑制人严重性急性 GVHD。多项研究证明，mSC 与造血干细胞（HSC）共移植可促进 HSC 的成活和造血作用。接受同种异基因 BmT 并同时接受同种异基因 mSC 移植者 GVHD 发生率明显降低，体外扩增的 mSC 可广泛用于减轻异基因移植排斥的移植前处理、降低 GVHD、促进移植物存活以及造血干细胞增生。因此，mSC 来源可以不受限制，不需要 mHC 配型，在诱导移植耐受和治疗 AD 中存在广阔的应用前景。

自身免疫病被认为是干细胞病，患者的 mSC 存在功能缺陷，但是，是 mSC 本身基因存在异常，还是在其分化成各种细胞过程中出现异常还不清楚。应用多种自身免疫病动物模型实验，发现同种异基因 BmT 可治疗 SLE、RA 等 AD，但存在疗效短、易复发的问题。应用狼疮鼠模型 mRL/1pr 实验，将正常鼠骨髓（包含少量的 T 细胞和 mSC）直接注射入 mRL/1pr 小鼠骨髓腔内，能使狼疮鼠存活 2 年以上并无临床症状发生，且未发生 GVHD。据报道，来自狼疮鼠模型 BXSB 的骨髓 mSC 与正常鼠骨髓 mSC 相比，存在结构与功能缺陷。我们的研究亦显示，狼疮鼠骨髓 mSC 的免疫调节作用与正常鼠骨髓 mSC 比较存在差异，这也进一步支持 mSC 与 HSC 共移植可用于治疗 SLE 和其他自身免疫病。因此，全骨髓移植或 mSC 与 HSC 共移植可用于降低自身免疫病复发率并延长患者生存期，预防并治疗急性 GVHD。但最近研究发现给经诱导发生 RA 的小鼠注射 mSC 治疗，有加重滑膜炎的作用，临床症状加重，尤以关节内注射症状加重明显，表明 mSC 对 RA 关节炎的改善无作用。因此，mSC 在不同免疫病中的作用不同，它们对免疫系统的调节、不同免疫病的疗效有待于进一步研究。最近，我们用异体 mSC 移植治疗 SLE5 例患者，收到了较好的效果，无移植相关并发症。以 mSC 为载体的基因治疗可能是将来研究的热点。

五、面临的问题和展望

从目前全球大规模的造血干细胞移植（HSCT）治疗风湿病的结果来看，风湿病患者对 HSCT 有很好的耐受性并且大多数可获得明显缓解。遗憾的是，移植后疾病的复发较常见，但有些患者能长期缓解，复发的患者又重新获得了对既往无效药物的敏感性。现在，国际上有多项前瞻性研究正在进行中，如 2003 年在美国芝加哥启动的 HSCT 治疗 SLE 的 IE 期临床研究。还有前面提到的 EBmT 和 EULAR 正在进行的 Auto-HSCT 治疗 SSc 的前瞻性随机对照研究。在基础研究方面，移植后免疫重建是目前研究的热点。这些研究不仅可能为 HSCT 治疗风湿病提供更加客观、翔实的依据，而且对于探讨 HSCT 治疗风湿病的机制、移植后复发的机制甚至风湿病本身的发病机制均具有重要的意义。HSCT 治疗风湿病尚存在许多亟待解决的问题，如病例入选条件、最佳预处理方案、去 T 细胞的利弊、移植后免疫重建过程如何等等。我国也亟须成立我们自己的自身免疫病造血干细胞移植治疗协作组，开展全国多中心研究，制定规范的入选标准、疗效考核标准和随访标准等，使我国风湿病学在这一领域跻身世界前列。

（李　莉）

第十二章 银质针导热疗法治疗风湿病的应用

风湿病的临床表现为多脏器损害，比较复杂。但是有许多风湿病以关节痛及肌痛为主要临床表现，给患者带来很大痛苦。肌肉骨骼系统的疼痛性疾病中，除了外伤，其余的均为风湿性疾病。疼痛部位见于骨、软骨、关节滑膜、关节囊、韧带、肌腱及其附着点。肌痛疼痛的起源有肌肉本身、神经源性、筋膜、脂肪组织等。

笔者在长期临床实践中，对银质针导热疗法治疗此类疾患进行了有益的探索与尝试，并取得了较好疗效。

银质针采用85%白银和少许铜、铬、镍等金属熔炼压铸制成。针身、针柄为一体。针身粗约为1.1mm，针端尖而不锐，针柄长度为5cm，针身的长度分为6cm、8cm、10cm和12cm四种规格，以适用于人体的不同部位。临床治疗时，依肌肉厚薄程度、进针方向及穿过肌肉深度选取不同规格的银质针，一般来说，腰臀部肌肉丰满可选择较长的针，其次是颈背部，关节周围部位则选取较短的针即可。

银质针的特点：一是针体较粗，直径为1.1mm、1.0mm及0.45mm等规格，直径0.45mm银质针笔者主要用于四肢及手足小关节的治疗，银质针不会因为肌肉的过度收缩而引起断针或滞针。普通不锈钢制成的毫针，它的直径细而质地硬，若向深层组织进针，一旦由于强烈的肌肉收缩反应，极易发生断针或滞针，造成意外；二是质地较柔韧，以白银为主体原料的银质针质地较柔韧，可以沿着骨膜的骨凹面弯曲推进而不折断，有利于较远距离的针刺，比普通针灸部位深在而且治疗范围大，且容易准确地刺到发痛部位；三是传热作用快，白银传导热能快，针体针尖温度适中，患者感觉局部温热舒适。这种热能传导到深层疼痛部位且扩散到周围病变软组织，依据针数多少和密集程度，形成穿透肌肉组织深达骨膜的热反应，这是一般物理疗法所不能比拟的；四是针体较粗，对痉挛或挛缩组织有松解作用；五是针体较粗，经过导热后容易形成新生血管。总之，银质针经过导热后治疗慢性软组织疼痛，可以达到消除病变部位无菌性炎症、增加局部血供、解除痉挛或挛缩，从根本上治愈慢性软组织疼痛类疾患。

导热方法：王福根教授根据艾绒加热原理，经过反复实验研究，运用先进工艺和计算机技术，设计出银质针导热巡检仪来进行加热，银质针导热巡检仪具有温度控制平稳、操作简便、安全实用、工作效率高等优点。经过系列的实验和临床研究，证实用银质针导热巡检仪治疗具有消除局部损害性炎症，改善组织血液供应，松解肌肉痉挛，解除疼痛的治疗作用，王福根将此疗法称之为银质针导热疗法。银质针导热疗法是严格按照人体软组织外科解剖和软组织压痛点分布规律，采用精确的银质针针刺疗法，导入所需的最佳温度，从而消除无菌性炎症，松解肌肉痉挛，增加局部供血，促进组织修复和肌细胞再生，求得解除软组织疼痛的一种治疗方法。

（李浩炜）

第十三章 类风湿关节炎

类风湿性关节炎（rheumatoid arthritis, RA）是一种以慢性多关节炎为主要表现的全身性自身免疫性疾病，主要侵犯关节滑膜，其次为浆膜、心、肺、血管、眼、皮肤、神经等结缔组织。更确切地说，其名称应是类风湿病。因为它不但侵犯关节滑膜，也常累及其他器官，除关节炎外，还可引起皮下结节、心脏炎、心肌炎、胸膜炎、间质性肺炎、眼损害、淀粉样变、血管炎以及神经损害等。虽然如此，它毕竟是以关节症状为主，关节仍然是类风湿病的主要受害者，有人将类风湿性肉芽比作局部恶性病变，因为它毫不留情地侵蚀和破坏关节的软骨面、软骨下骨质、关节囊、韧带和关节附近的肌腱组织，造成关节脱位、畸形或强直，最后使受害关节完全丧失功能，故人们习惯上仍称其为类风湿性关节炎。

类风湿性关节炎是一个世界范围内的疾病，分布于所有的种族和民族，世界上总的发病率各种报道不尽相同，但是多数认为为0.3～1.5%。各个国家和地区的患病率不同，民族间存在较大差异。在世界上以温带、亚热带和寒带地区多见，热带地区少见。在气温和湿度变化大的北欧、美国、英国、法国、意大利、苏联等国家的某些地区多见，发病率较高，发病率约在0.5%～3.0%。从种族来讲，患病率差异显示较大，美国Pina、Chippeua的印地安人患病率超过5%，为高发民族，而在非洲一些地区的民族中发病率甚至低于0.2%，可见其有一定的种族倾向，似与遗传有关。我国国内有调查结果显示，患病率约为0.32%～0.36%，以东北、华北地区为多。据中华医学会风湿病学会于北京和广州的调查资料，类风湿性关节炎的患病率北方为0.34%，南方为0.32%。尽管国内各种调查发病率略有差异，这可能与样本量、调查人群有一定关系，但总的来说我国不属于高发地区。

类风湿性关节炎在各年龄中皆可发病，多见于女性，女性比男性发病率高2～3倍。通常患病率随年龄增长而增加，以40～60岁为发病高峰。据调查，我国发病年龄平均为36.5±12.3岁，日本人则为48.5±13.4岁。从以上情况看，各地区、民族间发病年龄亦有所区别。在绝大多数情况下，本病不致影响人的寿命，但少数患者可造成严重残废，使患者完全丧失劳动能力，如病变严重破坏颈椎并造成病理性半脱位和高位截瘫，或类风湿性血管炎累及重要脏器的血管，可能危及患者的生命。关于病死率，美国1955报告经9.6年观察，结果为每年24.4/1000人，直接死于类风湿血管炎、肺淀粉样变者为5%，但死于其他原因者也比一般人群为高（感染4%对1%，肾病7.8%对1%，呼吸道病7.2%对3.9%），还有报告类风湿性关节炎患者发生淋巴瘤概率比一般人群高2～3倍。

一、临床要点
（一）关于生命预后的危险因子

1%以下的并发血管炎，或者严重的关节外症状，持续的炎症继发淀粉样变性，限制运动或者使用激素治疗关节外症状，会出现相关的感染。急性间质性肺炎和血管炎，必须使用激素治疗。

（二）影响功能预后的危险因子

10%以下的重度关节破坏（mutilans），相当多的患者对药物抵抗，导致增生性病变和变形，激素治疗或者卧床，导致骨质疏松症，继而压缩性骨折等。

（三）诊疗的现状

临床实际中，诊断RA的多数患者，尚未进展到难治性关节炎（参考的发生率见后述），另外，推测很多患者因为不治疗而关节炎进展。

（四）药物之外的可行措施

适当的骨科手术和康复尤为重要。

（五）对今后的展望

抗风湿药是最有效的治疗手段，全部患者初发时即得到有效治疗，预测实际情况会更好。

二、流行病学

RA患病率的统计各种各样（日内会志，1994，83:1897），但无明显的种族和地区差别，与寒冷及温暖无关，黑种人稍微减少，在日本为0.6%，推算患者总数为70万人，美国则为1%。此数字是其他风湿类疾病总和的10倍（川崎病除外），可称得上常见病。

据说日本风湿科专科医生尚不能满足需要，认为此问题解决后，RA患者会得到有效的治疗，关节预后会更好。

如果纳入幼年型关节炎的多关节炎型，RA发病年龄从小儿到老年均有分布，40岁左右为高峰，但任何年龄均可发病。

女性患者明显增多，为男性的3倍，妊娠期间略有减轻，一般分娩有加重的趋势。经验认为精神刺激或骨折为发病契机，或病情加重，但也有很多病例显示与此无关。关节负荷加重，明显使炎症恶化。

HLA-DR4的亚型Dw4，14，15及DR1，或者HLA-DR等位基因型DRB1*0405与疾病易感性相关，但极少数发生RA，所以尚不能作为日常诊疗的参考，一般日本人40%的携带DR4，29%的为DRB1*0405。

有姊妹、母女均发病者，但发生率极低，不能当成遗传性疾病，其遗传背景的参与程度与SLE相当。

第一节 类风湿因子

类风湿因子（rheumatoid factor, RF）可分为Igm、IgA、IgG、IgD、IgE五型（注：在临床内科学中描述为四型，没有IgD型；但在实验室诊断学中描述为5型），是类风湿关节炎血清中针对IgG FC片段上抗原表位的一类自身抗体，类风湿因子阳性患者较多伴有关节外表现，如皮下结节及血管炎等。Igm型RF阳性率为60%~78%。

类风湿因子（rheumatoid factor, RF）阳性是诊断RA的有力证据，但其他风湿病阳性者也很多，另外健康人也有，诊断时要参考关节的表现。

此项检查已经成为常规项目，经常有下列疑问：①间质性肺炎的患者，有关节痛，RF阳性，可以诊断RA吗？②健康查体时RF阳性，将来会发生RA吗？③住院患者（外科、心血管科等），偶然发现RF阳性，需要注意当前疾病的治疗吗？应该做其他检查吗？

答案见下述及后面的诊断标准：

RF是IgG的Fc段结合的抗体，有Igm，IgG，IgA，IgE等各种类型，但出现率最高的是Igm-RF，临床诊断使用的是RA试验（人IgG附着的乳胶颗粒），或RAPA（兔子IgG附着的明胶颗粒），临床也测定IgG-RF，这是自身凝集而成的巨大免疫复合物大颗粒分子，认为加重炎症的作用。

有观点认为，病毒造成的IgG结合蛋白抗体，其中的抗独特型抗体，即是RF。

半乳糖缺失的IgG自身抗体（CA-RF），抗体也存在全部类型（IgG，Igm及IgA型）。RA，幼年发病型关节炎和干燥综合征中，CA-RF阳性率要高于上面的Igm-RF，可以提高疾病的检出率。在RA血清中，缺失IgG重链结合的半乳糖的IgG增多，但类风湿关节炎中的RF和这种缺损型IgG的亲和力，未能证明高于一般的IgG。

一、RF的临床意义

RF主要为Igm类自身抗体，但也有IgG类、IgA类和IgE类。各类RF临床意义有所不同。RF是一种以变性IgG为靶抗原的自身抗体。未经治疗的类风湿性关节炎患者其阳性率为80%，且滴定度常在1:160以上。临床上动态观察滴定度多少，可作为病变活动及药物治疗后疗效的评价。其他风湿性疾病如SLE阳性率为20%～25%；硬皮病与皮肌炎阳性率为10%～24%，滴定度较低。RF有IgG、IgA、Igm、IgD和IgE五类，用凝集试验法测出的主要是Igm类。多数作者认为，Igm类RF的含量与RA的活动性无密切关系；IgG类RF的含量与RA患者的滑膜炎、血管炎和关节外症状密切相关。IgA类RF见于RA、硬皮病、Felty综合征和SLE，是RA临床活动的一个指标。IgD类RF研究甚少。IgE类RF除RA患者外，也见于Felty综合征和青年型RA。在RA患者，高效价的RF存在并伴有严重的关节功能受限时，常提示预后不良。在非类风湿患者中，RF的阳性率随年龄的增加而增加，但这些人以后发生RA者极少。

类风湿因子（RF）是抗变性IgG的自身抗体，主要为19S的Igm，也可见7S的IgG及IgA。它能与人或动物的变性IgG结合，而不与正常IgG发生凝集反应。RF主要出现在类风湿性关节炎患者，70%～90%的血清中和约60%的滑膜液中可检出IgG类RF，这很可能是自身IgG变性所引起的一种自身免疫应答的表现。

IgG是感染等原因诱导的免疫应答中的主干抗体，这些抗体与相应抗原结合时会发生变性；此外，在炎症等病理条件下滑膜或其他部位可能产生不正常的IgG；这些变性IgG就构成自身抗原，刺激免疫系统产生各种抗IgG抗体。滑膜液中的IgG类RF与变性IgG结合而形成中等大小的免疫复合物，比血清中的Igm类RF更具有致病意义，因为这一类免疫复合物易于沉积在关节滑膜等部位，可激活补体，形成慢性渐进性免疫炎症性损伤。

RF的检测最初是用致敏绵羊红细胞凝集试验（Rose-Waaler法）进行检测，目前最常采用IgG吸附的胶乳颗粒凝集试验；但此法的灵敏度和特异性均不高，而且只能检出血清中的Igm类RF。IgG类和IgA类RF则需要用RIA或ELISA等方法检测。

RF在类风湿性关节炎患者中的检出率很高，RF阳性支持早期RA的倾向性诊断，如对年轻女性应进行 RA 和风湿热间的鉴别；而对非活动期 RA 的诊断，需参考病史。但 RF 也像 ANA 一样，并不是 RA 独有的特异性抗体。在 SLE 患者均有 50%RF 阳性，在其他结缔组织病如 SS、硬皮病、慢性活动性肝炎及老年人中均可有不同程度的阳性率。

二、RF 阴性的 RA

被称之为血清阴性 RA，但其中一部分前述的 CA-RF 阳性。

在临床上与 RF 阳性的 RA 比较，相对较多是轻度关节炎。至少被分成以下 2 组：①RA 中有妨碍 RF 检出的蛋白。②症状性的 RA：以巴尔博病毒感染为代表。

巴尔博病毒 19 是小儿传染性红斑的原因，在成年人与其他病毒相比，关节炎的发生率较高，多数为一过性的，但少数移行为慢性关节炎，其中也有 RF 阳性者，和 RF 阳性的 RA 难以区别，尝试和 RA 同样治疗。如果把 RA 看作综合征，其中的一部分就是巴尔博病毒感染导致。

三、抗核抗体与 RA

类风湿因子也常见于 RA 以外的其他风湿病，另外很多 RA 也见免疫荧光法测定的抗核抗体阳性，约占 40%，抗体效价不确定。即仅凭此两种血清反应，难以区别 RA 与其他风湿病。与此相对应的是，针对特异性抗原的抗核抗体，有助于诊断某个风湿病，且有特异性。

第二节 分类标准或诊断标准

关于 RA 的病情，能够从滑膜病变的病理理解或者定义，但临床实际中多数患者不能根据病理诊断。不仅 RA，其他原因不明的疾病，为了临床上选择便利的检查项目，暂定了分类标准。这是为了流行病学调查和总结治疗经验等，统一基本概念而进行的分类，但有的近乎于疾病定义，某些也作为诊断标准使用。下面所举的 RA 的 ARA 标准就混合了上述 3 种意义。

以此为方向，作为判断临床和决定治疗方针，按以下顺序进行分析。

一、RA 的分类标准

1987 版：American Rheumatism Association, ARA; Arthritis Rheum, 1988, 31:315; 现在 ARA 被更名为 American College of Rheumatology, ACR。

①晨僵：改善至少 1h。②有 3 个或以上区域的关节炎：包括左右 PIP，mCP，腕、肘、膝、踝、mTP。③腕、掌指或近端指间关节中，至少 1 个区域的关节炎。④对称性关节炎。指②定义的关节区。⑤类风湿结节。⑥血清类风湿因子阳性。⑦X 线表现：腕/指间关节的骨侵蚀、近关节面处骨质疏松。

①到④条要持续 6 周以上，所谓关节炎是指关节的肿胀或积液。

满足以上 7 条中的 4 条或以上即分类为 RA。

注：PIP：近端指间关节；mCP：掌指关节；mTP：跖趾关节。上述的 14 个关节并非 RA 的患病关节的分布，而是选取的敏感性和特异性较高的项目。

判定方式举例：持续 6 周以上的关节肿胀，例如，左手指任何一个 PIP，不管几个手指，右手指的任何一个 PIP，累及手指的顺序并非左右相同，包括 mCP，满足②③④即可判定。

虽然有"一整天的僵硬",但晨僵不等于24h,总有"好转"的时间,大多数在中午前改善。

此标准没有指定除外疾病,但关节表现明确能够由其他疾病说明时,则不是RA,例如恶性淋巴瘤或骨髓瘤的关节浸润,能够带来关节肿胀和破坏。

另外,例如SLE+RA,可以如此考虑。SLE不具备RA基本病情,满足上述标准的特发性关节炎,分类为RA较妥当。

1958年ARA旧的标准规定,假如并存其他风湿病,则不能看作RA,所以以往文献很难得到SLE+RA、Pm+RA等承叠综合征的信息,现在可看作重叠综合征。

二、ARA标准对诊断RA的意义

研究262例RA和262例其他疾病(骨关节炎、SLE和银屑病关节炎及其他),专家评价满足此标准的RA病例,占真正RA的比率(敏感性)为91%～94%,非RA的疾病不满足此标准的比率(特异性)为89%(Arthritis Rheum, 1988, 31:315)。

敏感性是推算得出的,不可能特定为任何时点均能满足,根据日本风湿病调查研究,早期的类风湿关节炎,ARA标准的敏感性,不过50%左右。

诊断可能的RA,有利于把握早期RA,在日本提议下述的早期标准。

三、关于RA的早期诊断

认为RA早期治疗,关节预后会很好,期望有早期的诊断方法。

所谓早期的定义,是指发病1年内,或者2年以内但无X线改变的RA。ARA标准似乎最短限制在6周,实际很少突然的多发的持续性肿胀,多数经历晨僵、倦怠、无肿胀的关节痛、少关节肿胀等阶段,随后进入反复发作的发病期。

前述ARA诊断标准的敏感性,早期低到50%左右,或者如山前的研究,在发病后2个月时14例中有3例能够明确分类为RA;6个月后9例中有7例,所以有如下的变更。

山前拟定的RA早期诊断标准。

将ARA标准变更如下:①晨僵时间缩短到15min以上。②3个以上的关节区肿胀,包含肩和远端关节在内,共18个关节区。③除腕、PIP及mCP外,也纳入踝和mTP肿胀。④对称性关节肿胀,定义为②中的18个关节区。①②③④条的持续时间缩短到1周以上。⑤类风湿因子未变(如同前述,初期阳性率要低,有30%左右)。⑥X线改变不局限手,也包括足趾在内,为软组织纺锤状肿胀和骨质疏松,或者骨侵蚀。

上述6项中满足4项,即诊断RA。类风湿结节多见于进行性、活动性较高者,所以剔除。

日本对此标准进行了验证,特异性为72%～97%,不逊于ARA标准,敏感性改善到76%。树形分类法选择上述几个诊断价值较高的项目进行组合,②和③项中选抒mCP或腕,②和⑤项,②和⑥项、⑤和③项中选mCP或腕,⑤加④项,以上任何3种情况出现1种即诊断RA。调查结果发现,采用较少的项目进行判定,敏感性(早期发现率)肯定上升,特异性也不落后。

但日常经验认为,例如SLE多见关节炎,但1个病变区的炎症持续时间短,且游走变动,与RA关节炎的鉴别非常重要。所以关节炎持续1周的判定是否妥当,可能有必要重新验证。

日本风湿病学会拟定的早期RA诊断标准。

①3个以上的关节压痛或者被动痛。②2个以上关节肿胀。③晨僵。④类风湿结节。⑤红细胞沉降率为20mm/h,或CRP阳性。⑥类风湿因子阳性。

上述项目中满足3个为RA。满足后必须开始详细观察病情演变，针对病情开始适当的治疗。

诊断RA并不单靠临床表现，所以也非开始使用抗风湿药的标准。但是前述的ARA标准可以作为抗风湿药使用的标准。

与ARA标准比较的不同之处是，采纳了关节疼痛和炎症反应，另外不论疼痛、肿胀的关节区域，DIP关节也可，且不管关节区数目而是关节个数，例如右手的第2、3指的PIP肿胀，在ARA标准只能当成1个关节区，而上述标准为2个关节。

上述标准由关节病专家从考虑RA的项目中抽出，又追踪调查验证，其确诊率达到70%以上。但干燥综合征满足⑤和⑥项的比例较高，且经常满足①项；背关节炎也有双膝的肿胀，常有DIP痛，加上高龄，也有血细胞沉降率和类风湿因子升高，能够满足上述标准。如果是专科医生，有上述标准外的专业知识，很容易与RA区别，但非专科医生教条式使用，难以保证高确诊率。

四、初诊时关节外表现在RA诊断标准中的意义

出现胸膜炎或间质性肺炎+关节痛，但不满足ARA诊断标准的病例，首先不能当成RA，即使RF阳性，也要保留RA的诊断。

假如活动性肺病变，不管是否与RA有关肯定要开始治疗。即使是RA，抗风湿药对RA肺病变也无效，但NSAIDs有时能够消除RA的胸腔积液，有试用价值。

也有的RA伴血管炎（所谓恶性类风湿关节炎），认为是RA有典型关节炎又有血管炎时，即能够明确是类风湿血管炎而非其他的血管炎。

五、和诊断标准无关而又诊断RA的这种情况极少见

RA的滑膜改变是淋巴细胞浸润+沿膜细胞增生+血管翳（覆盖部分软骨表面的肉芽组织），虽非特异性改变，但根据其程度综合判断，有病理学特征，但常不以此诊断。

例如膝、肘等单关节的炎症时，活检后能够从病理上诊断RA。临床也遇到过类似病例，随后发生对侧关节炎，相继出现腕关节炎，从而确诊RA。

RA也可以局限于单关节，但毕竟少数。仅凭X线上的骨侵蚀，CRP/红细胞沉降率升高和RF阳性，做出临床诊断是很危险的。

必须除外结核性滑膜炎，结核也见红细胞沉降率升高和RF阳性；也必须和肿瘤性疾病鉴别，如膝关节的色素沉着性绒毛膜结节性滑膜炎等，真正的关节肿瘤少见。

骨关节炎有时也发生骨侵蚀，称之为侵蚀性OA。

六、炎症反应：诊断时如何使用

初期的关节肿胀，有时红细胞沉降率和CRP不升高。在ARA标准不考虑这些，但如果升高是炎症性疾病的证据，为重要的参考项目。CRP也与炎症范围的大小有关，与大关节相比，指关节的炎症很难升高。

有的早期RA病例，有严重的膝等大关节炎，手指肿胀满足ARA标准，经常见CRP为0~10mg/L，红细胞沉降率正常，发病时红细胞沉降率的异常比CRP似乎更晚。

无肿胀仅有长期持续的关节痛，X线无变化时，如果无炎症反应，只需NSAIDs，观察病情，RF阳性也不支持RA。

第三节 和RA鉴别的疾病一览

所有的风湿病及其类缘性疾病,均有不同程度的关节痛,也有伴肿胀的多关节炎,部分也可以持续性的。

一、多发性肌炎、皮肌炎

初期出现慢性关节炎者不在少数。有很多本院病例在肌肉症状之前只有关节炎,3～5年后才出现肌肉改变,其中数例前医曾按RA诊断治疗,临床但未因此出现问题。

日本自治医科大学病例统计结果:92例不并发癌症的皮肌炎、多发性肌炎,其中51例(55%)有手指的痛、肿胀,40例患者病史确认关节痛,先发关节痛者12/40(30%),初诊为RA的5/40(13%),另外并发癌症的皮肌炎患者,关节痛的为0/26。

青霉胺诱发肌炎,所以不能作为首选药物治疗RA,否则,难以判断以关节炎为首发表现的肌炎,还是并发了青霉胺诱发的肌炎。

二、银屑病关节炎

患病部位不定,但无明显的骶髂关节炎或DIP关节炎时,和RA难以区别,也会形成残毁型关节炎。见到皮损即能诊断。外周关节炎和RA一样,抗风湿药(特别是mTX)有效,所以临床诊疗并不困难。

三、硬皮病

经常出现慢性关节炎,但部分分类为硬皮病+RA。

四、干燥综合征

很多患者表现不伴肿胀的关节痛,且经常并发RA。RA治疗过程中CRP阴性,红细胞沉降率非常高时,作为异常升高的原因,应该想到并发干燥综合征。

经治病例:发病时雷诺现象,31岁时发热,白细胞减少,抗核抗体和狼疮细胞阳性,面颊部红斑,多关节炎而被诊断SLE,泼尼松30mg/d后缓解,以后除关节炎外,其他SLE证候均消失。51～64岁观察到的病情,为典型的RA+干燥综合征。在RA发病之前,或许是单纯的干燥综合征。

五、SLE

SLE很少被误诊为RA。ARA确定的SLE诊断标准,区分SLE和RA的准确率非常高。但SLE并发的Jaccoud关节病有时误诊为RA。

六、Jaccoud关节病

明显的关节变形,非滑膜炎而是"关节、楚炎",有半脱位但无关节面破坏,所以手的X线即能排除RA,经常被误认为"进展变形后需住院的RA"。问诊要注意到关节缺乏疼痛而变形。最初作为风湿热的并发症而记载,但SLE及干燥综合征和Still病均能见到,"干燥综合征"曾引用本院的病例统计。

七、复发性多软骨炎

如果未注意到耳郭肿胀,或者相关的耳鼻咽喉科症状,可能在鞍鼻和咳血之前,误诊为血清阴性RA。

八、强直性脊柱炎

RF(-)，但也伴膝、肩、髋等外周关节炎，或者作为初发症状，有时和RA表现类似，与以脊柱损害为主的男性患者相比，女性病情多以周围关节损害为主，但指（趾）的表现和RA不同。对于脊柱关节病的外周关节损害，抗风湿药SASP也有效。

上述疾病即使初诊错误，也不会带来麻烦，但下面的疾病，不可以通过病情变化后再修正诊断。必须知道初期的治疗方案即完全不同，每个疾病在"痛风及其他关节病"中叙述。

九、结核性滑膜炎

多为大中关节的单关节炎，不要误诊为单关节RA，其慢性病程及X线表现和RA相似。

十、Lyme病

此种关节炎在日本极少见，但有时类似RA，也不是症状性RA，抗生素治疗有效，鉴别诊断非常重要。

1. 血液系统恶性肿瘤　和RA的关系有3种：并发、继发和误诊。临床最需注意的是误诊。

2. 多发性骨髓瘤　多见肩、髋关节痛，但腕、手指和踝关节很少受累。但有的报道伴发以上小关节受累。

2例患者，4年典型的RA病史，对治疗无反应，尸解后明确多发性骨髓瘤，见到的类风湿结节为淀粉沉积。1例作为RA治疗2年以上，最终被修正为霍奇金病。1例红血病性骨髓症（erythremicmyelosis）以RA发病20余年。报道极少见的1例血管内浸润型恶性淋巴瘤，表现为多关节炎，快速进展而死亡。

本院也有1例男性患者，有RA样多关节肿胀，以血性关节积液为契机进行检查，确诊恶性淋巴瘤。

另外记载5例真正的RA确诊继发多发性骨髓瘤，发病间隔分别是4年、5年、5年、12年和21年。但没有研究其发病率，并不能否认偶然并发。

112例多发性骨髓瘤或恶性淋巴瘤，4例见到RA，报道推定有因果关系。汇总21例免疫球蛋白重链病，4例有RA。

第四节　RA的关节表现及其他关节炎的鉴别诊断

RA与其他疾病鉴别时会遇到以下问题，例如，初发关节炎来院就诊的，还是经过一段时间后来就诊的；确诊的RA治疗过程中的表现是RA引起的吗？是否同时并发骨关节炎等。每项分别讨论较为困难，在此讨论以RA为代表的关节炎的一般临床表现。

如果认为诊断RA的意义是决定治疗的开始，前述的ARA诊断标准则成为临床诊断的基础。

一、受累关节的分布和发病形式

大部分RA病例，是包含手指关节在内的多关节炎。

即使没有PIP及mCP受累，但往往有腕、踝和mTP关节的受累。可能有这种观点，病程较长的患者，如果手指不受累，则肯定不是 RA，但实际上仍有 RA 的可能，也满足分类标准。

数日内急性发作的关节炎，首先不考虑 RA，但 RA 也有急性发病者。RA 治疗过程中加重的形式，也有伴突然高热的全身性疼痛。笔者笥见意外病例，单纯 RA，反复数次发热，每次均必须首先排除感染。根据日本风湿病学会的问卷调查，40% 的 RA 回答有急性发作的单纯关节异常，但急性发病是否在数日以内，问卷调查的结果未明。

一般 RA 为非进展性的，疼痛也非持续性的。也有患者不以关节炎主诉而就诊，而以肺病变等就诊。有时有信息认为过去是 RA，或 RF 阳性等，但均很难成为诊断的依据，需要观察一段时间后，通过骨的 X 线才能诊断是否为 RA。

二、关节炎的表现

肿胀是判定炎症的根据，渗出液或滑膜增生导致，肿胀未必有压痛。骨性增生（骨性结节）不能当成肿胀。

RA 的关节炎有时局部发红，但单个关节的发红灼热感，最好也先考虑感染，另外，感染也可以多发。RA 炎症导致关节囊破坏后，会出现发红、肿胀和疼痛。

晨僵是关节长时间不活动，渗出液潴留导致的发皱感，运动后渗出液弥漫则晨僵缓解。

三、关节畸形和关节周围及进展后的表现

一般经过 1 年多关节畸形，有时是数月。一般的关节畸形可以无骨破坏，肌肉挛缩和肌腱断裂、松弛也能引起，但 RA 伴关节面骨破坏。

RA 最易出现关节畸形，但也见于其他的风湿病。发生关节畸形，并不意味着向 RA 移行或者并发。

（一）PIP 表现

以 RA 为代表的各种外周关节炎均有肿胀，骨关节炎的骨赘造成的畸形称为 Bouchard 结节。

（二）DIP 表现

DIP 关节肿胀，为银屑病关节炎的好发部位，有时 RA 也会累及，骨关节炎无肿胀而是骨增生造成的畸形，称为 Heberden 结节。

（三）跖趾关节的骨破坏

RA 造成的跖趾关节骨破坏从关节面开始，X 线可以证实。现在也有例外，未经治疗的痛风会造成严重的跖趾关节破坏，是从关节面开始的局限性穿凿样破坏，与 RA 明显不同。痛风结节压迫也会造骨化萎缩。

（四）天鹅颈样畸形、纽孔样畸形、尺侧偏斜和关节半脱位

为 RA 典型的畸形，但少数也见于 Still 病、mCTD 及干燥综合征和 SLE。非 RA 患者显著畸形时，关节囊炎（Jaccoud 关节病）的可能性很大，X 线无骨破坏。

天鹅颈样畸形是指 mCP 和 DIP 屈曲，PIP 过伸，手指功能破坏很大。

纽孔样畸形是指 PIP 屈曲，DIP 过伸，类似扣纽扣时从纽孔穿过，PIP 骨节从条索状组织之间突出，伴有手指伸肌腱中央断裂，可考虑手术修复，但功能损害肯定低于天鹅颈样畸形。

尺侧偏斜是掌指关节半脱位，手指被牵引到尺侧方向。足趾同样，或者突出部位与鞋子摩擦，造成皮肤溃疡或者疼痛。

（五）望远镜镜筒样畸形

残毁样破坏导致指骨远端短缩，被松弛的皮肤包裹的伸缩状态，是 RA 最严重的功能障碍，也是银屑病关节炎的特征，在变形之前通过皮损能够和 RA 区别。

（六）膝髋关节畸形

很难区分是 RA 造成的，还是并发的骨关节炎造成的。

膝的骨关节炎 X 线有关节间隙变窄，为关节内侧面，而 RA 趋向于内侧外侧均等的变窄，但不常如此。

（七）骨性强直

关节间隙消失而导致骨性愈合。RA 多发于掌骨的基底部，轻症患者也见于其他关节。腕部以外的骨强直，见于进展性 RA。

RA 关节病变最终进展为骨性强直或残毁，前者居多，关节残毁经常混有骨性强直。

（八）手指伸肌肌腱断裂

急性发病，部分手指如同切断，不能随意运动，并向掌侧下垂。手术可以修复，不可放任不治疗。

（九）颈椎半脱位

颈部出现疼痛时，必须 X 线摄片（见后述）。颈椎错位明显时，要用 MRI 评价有无颈髓受压。颈髓压迫会造成肢体麻木感、四肢麻痹，甚至呼吸停止，是 RA 的严重并发症，切勿和常见的末梢神经性麻木感（如正中神经压迫的腕管综合征）混淆。

血管翳也会侵犯椎间板和椎间关节，造成椎体破坏，滑脱和脊髓受压。

（十）类风湿结节

RA 特有的皮下或者腱鞘的肉芽肿性结节，质地一般柔软，有时呈软骨样。经常见于关节的伸侧，但也见于枕部、肺部、胸膜和心脏。肺的类风湿结节则和肿瘤难以分辨。从米粒大小到鸽子蛋大均有，单发或多发，见于活动性较高时，能够自然消失。

家族性高胆固醇血症（Ⅱa 型）患病率 1/100 万，各关节伸侧也有皮下结节，是由于 LDL 胆固醇沉积造成，和不规则散发的类风湿结节不同，左右对称。无关节炎，不会和 RA 混淆。

痛风结节（tophus）是包裹尿酸结晶的肉芽肿，好发于足趾和耳郭（软骨）部位。

（十一）腘窝部囊肿及破裂

RA 的膝关节炎，前后囊腔均有滑液潴留，肿大膨隆形成囊肿。一旦囊肿破裂，富含嗜中性粒细胞的炎症性滑液，会流向腓肠肌下部，有时急性发作小腿发红、肿胀、疼痛，粗看类似感染，能够自然吸收。由此看来关节腔穿刺抽液后，有必要注入激素。

肩关节炎也会同样破裂，突然上臂肿胀疼痛而不能活动。也有主要累及肩关节的 RA，RA 整体活动性较低时，如果发生上述情况，容易和感染混淆，RA 的手关节也有关节囊肿。

滑囊炎：大关节附近的骨表面，肌腱、肌肉的下部有滑囊，和关节的滑膜相似，呈闭合的口袋。摩擦、外伤和感染会引起滑液潴留，导致滑囊炎，好发于膝、肘、髋关节，肩胛部也有，所谓的腘窝囊肿（poplitealcyst）本身和 RA 无关，黏膜潴留膨隆时可以切除。滑液停留于和关节囊交通的滑囊，称为 Baker 囊肿，但和关节囊不相通的滑囊形状相同。RA 的关节囊炎引起腘窝膨隆者，也称为 Baker 囊肿。

RA 或痛风因和关节囊相通，也会造成关节囊的炎症，有时出现真正的滑囊炎，滑液停留于肘关节鹰嘴部也产生大的囊肿，能够和真正的类风湿结节区别，而痛风关节炎的积液含有粉末状的白色尿酸盐结晶。

（十二）末梢神经压迫症状

出现腕管综合征（压迫正中神经），也有尺神经和腓神经受压。

四、RA 的影像学诊断

（一）X 线表现

1. 摄片的时机和部位：RA 的骨 X 线变化，病变从关节开始，波及周围，关节正常而远端部位的骨改变，非 RA 造成。有时 RA 的骨囊肿部位，充满了肉芽肿。在 RA 的关节症状不足半年以上者，一般的摄影方法难以明确其病变，所以初发关节症状立刻就诊时，普通 X 线检查无助于诊断。但据说使用乳腺摄影用的电影记录法，能够捕捉早期的变化，暴露部位（barearea）的骨萎缩，发病 4 周即能检出，MRI 也能发现微小的骨侵蚀。

患病时间较长，治疗后再就诊时，即使是初诊也可以使用普通摄片法，活动性 RA，出现关节炎 2 年以上时，70% 以上或 90% 以上的患者，X 线上出现骨侵蚀，早期即有破坏进展者，比例肯定更高。连续疼痛 2 年以上的部位，X 线检查正常，很难考虑 RA。

2. 摄片的方法：必须拍摄手关节正位片，包括腕关节在内，以及足趾的正位片，足趾关节病变较少，但 X 线也有变化。在此基础上再追加其他受累关节，RA 也出现颞颌关节和胸锁关节的炎症。

颈椎侧位的前屈像和后屈像会发现半脱位，主要是 C_1 及 C_2 寰枢椎不全脱位（atlanto-axial subluxation，AAS）。寰齿前间隙（atlanto-dental interval，ADI），即枢椎齿状突前缘和寰椎后缘的距离差距明显，>3mm 时，过度前屈则非常不安全。进一步张口位正位片，观察 C_1 及 C_2 和颅底的关系，会见到颅底凹陷的垂直性半脱位。

3. 阅片的顺序：暴露部位：关节面周围，无软骨覆盖部分有无骨质萎缩。→关节间隙是否狭窄，X 线透过的裂隙部分为软骨，如果消失则为狭窄，或者暴露部位的骨有无边缘糜烂（marginal erosion）→软骨下骨质有无糜烂→有无关节的骨性强直，或关节部位的骨溶解。

（二）X 线评价关节炎程度的标准

为不可逆的改变，也有的治疗后意外地改善。

经常使用 Steinbrocker 等的分类（引自美国关节炎基金会编，风湿病入门），定义的进展程度也包含了关节外表现。

Ⅱ型的暴露部位的骨糜烂，可以比软骨破坏（间隙减少）更早出现。

上述 X 线变化指最易受累的关节，例如腕部骨质是最早进展的部位，很多病例仅此变化明显，而全身改变较轻。所以此分类并不代表关节破坏的整体表现，最好用全部关节加权评价。

Sharp 积分法，故近的报道中最常用来评价药物疗效。与手相关的 PIP 及 mCP、腕、桡骨、尺骨（双侧）中的 17 处的骨侵蚀、18 处的关节间隙狭窄，评价后加权计分。

Larsen 的 grade 分类，与标准 X 线表现对比，评价骨破坏的程度，grade0 为正常，grade1/2/3 的程度几乎与上述的Ⅰ/Ⅱ/Ⅲ相同，grade4 为高度破坏，grade5 为残毁，将各个关节的统计量化。

残毁变形为最终结局,得分最高,但多数 RA 患者非此类型。其中的一种 RA 关节破坏,以手指镜筒样畸形而命名 [残毁性关节炎:残毁=松弛近乎断裂,笔帽征 (pencil in cup)],但其他关节也有严重的骨破坏(骨溶解)。骨性强直和骨溶解经常见于同一患者。

(三)骨膜、滑膜的 MRI

研究发现,RA 患者的正常膝关节,无症状关节也有滑膜细胞增生和 $CD4^+T$ 细胞的浸润,所以在肿胀之前,要开发能够捕捉炎症的检查手段。

镓造影 MRI 能够捕捉滑膜炎的早期表现,特别是手的 MRI 意义很大。单纯的滑膜炎尚不能称为 RA 的特异性表现,但报道在服药 (mTX 和 LEF) 4 个月后,MRI 就能判断是否有明确疗效。

相反,无肿胀迁延的关节痛,也能很好地利用 MRI 的判断是否存在滑膜炎,但从医疗经济学观点,可能不提倡。

第五节 RA 的症状及检查评价方法

一、RA 功能障碍的分类

RA 功能障碍是可逆的,有可能改善,其分类指日常生活的功能评价。

虽然病变关节范围广泛,但功能可以正常,仅一个关节破坏严重,活动范围也会受到很大限制,变形和 X 线改变相同,但因疼痛程度,其功能也有差异。

分类:1 级,无功能障碍;2 级,有限制但能够完成正常活动;3 级,工作和身体活动受到很大限制,需要帮助;4 级,长期卧床或轮椅,身体基本不能活动。

二、RA 关节活动性的评价方法

建立评价方法是为了将药物治疗的改善程度标准化,以便观察药效。

以前使用 Lansbury 指数:①晨僵持续的时间。②握力:血压计的空气袖带充气至 2.67kPa(20mmHg) 为止,单手握紧记录其升高后的 mmHg,但 2.67kPa(20mmHg) 以下的握力无法测定。③红细胞沉降率值。④关节计数:48 个关节的疼痛或肿胀的数目。以上均给予相应的得分,计算出总得分。

最近常使用 ACR 的核心评价法。共 68 个关节,上述的 48 个再加上肩锁、DIP 及足趾关节,压痛关节数,66 个关节(除髋关节外)的肿胀关节数,不管各部位压痛的所需力量,合计关节数,还包括患者和医师对整个活动性的主观评价,加上影像学对关节的评价,和 Lansbury 指数不同,包含了 CRP 或红细胞沉降率。

日常诊疗的评价方法更简单,根据 CRP,自觉症状,显著肿胀关节数的增减等进行判断。

评价的目的是为了调整药物,但抗风湿药的疗效,数月后才能评价,不主张每次门诊诊疗时反复更换药物。

三、推测 RA 病变关节的预后

越智等追踪 200 例以上的 RA,共 10~15 年,根据随访结果,将 RA 进展模式分为 3 类:少关节破坏型、多关节破坏型和残毁型,骨侵蚀总数的分值分为 3 个高峰,报道称任何一型与发病5年内的血清CRP值、补体C1q值相关。即当初的炎症程度越高，将来关节破坏进展越快。纵轴为时间，横轴为骨侵蚀总数，观察变化的趋势，关注向上凸起的曲线，即骨破坏在RA发病早期多发，能够判断预后。

早期破坏和其他的报道也一致，这也是应该尽早使用抗风湿药的根据。

四、RA恶化的主要因素

离奇而非常重要的经治病例：30岁女性RA，数年内关节功能分级2级，期待进一步治疗，接受了淋巴细胞输入疗法（以治疗癌症为主的免疫激活疗法），第1次治疗后症状恶化，第3次后全身疼痛不能活动，急救车送来初诊，短时间内转为残毁型RA。

某些免疫激活疗法会加重RA病情，尚不明确此病例是否如此。此病例并非开始就是明确的残毁型，在门诊经常被问到提高免疫的健康食品是否有益，正确的回答应该是，如果免疫活化，对RA是相当危险的。

上述病例抗风湿药起效后，RA病情稳定，有时因某些意外，诱发炎症恶化，后述的抗风湿药逃逸现象（escape）等，或许是内因，甚至导致关节残毁。

经验认为，职场精神紧张等似乎使RA恶化，但终归少数。关于RA的发病，根据问卷调查，回答紧张诱发者2例/20例。

五、RA整体预后的不良因素

所谓的重度关节功能障碍，几乎全部是残毁型，但此处指的整体预后含义更广，对生命预后也有影响。

日本研究班提出的恶性类风湿关节炎，并不意味着重度的关节功能障碍，概念内涵是整体预后不良型。

ACR在RA诊疗指南列举了以下项目，作为预后不良的因子：幼年发病、RF高值、红细胞沉降率升高、20个以上的关节肿胀，以及以下关节外表现：类风湿结节、干燥综合征、巩膜炎、巩膜外层炎、间质性肺炎、心包炎、系统性血管炎、Felty综合征等。

六、CRP在RA活动性评价中的意义

红细胞沉降率有助于初诊时判断有无慢性炎症，以及确认数年后缓解，初发病例的早期，如同前述，红细胞沉降率比CRP出现得晚，似乎升高更明显。以往用来评价活动性，但观察治疗反应的过程中，有观点认为CRP更适合。

作为与骨X线变化的正相关指标，CRP远比红细胞沉降率更有意义。

追踪91例RA的10年间关节破坏程度，CRP有很好的相关性。

追踪发病1年内的110例RA，3年以上的X线变化累积值，和CRP累积值呈TH相关。

以上是CRP能够成为RA疗效指标的根据，但这是相当粗略的指标，实际上RA的关节损害中，有嗜中性粒细胞、血管翳、金属蛋白酶和破骨细胞等参与，CRP值仅依存于IL-6，因此，称不上很合适的指标，RA的滑膜炎产生IL-6，强烈诱导肝CRP的产生，TL-1对此有增强作用。

共识的是有效的DmARDs治疗会降低RA的CRP值，NSAIDs几乎不下降。

普遍的临床经验认为，疼痛程度与CRP大致相关，但也有意外，不过仅有二成的患者如此，其中也包括非炎症活动导致的机械性疼痛在内。

例如，有的病例经常CRP＜10mg/L，但手指剧烈疼痛且肿胀，X线上的骨侵蚀随时间而加重。

手指小范围的炎症病灶，CRP很难参与，但或许有上述IL-6相关的其他破坏的主要因素。

另外，也有患者病史年余，CRP＞50mg/L，服用NSAIDs后，疼痛几乎完全消失。例如有的RA，X线评价为Ⅳ级，关节功能障碍为2级，已经有明显的关节挛缩和畸形，但病情不再活动等，或许也与本人的感觉或生活的态度有关。此时应该寻找有效的DmARDs，认为并不适合强度更大的特殊治疗。

七、RA的血液及生化学检查

RA病情活动时，一般出现贫血和低Alb，多见血小板增多和ALP3升高。多数贫血和低Alb提示慢性炎症，本身并非治疗的对象，激素治疗或抗风湿药起效后，CRP下降，贫血和低Alb会很快改善。使用促红细胞生成素虽然使RA贫血得到改善，但关节症状不改善。

炎症性贫血为正细胞性、正常或低色素性，铁下降，UIBC正常或正常以下。有时未经治疗病例的单纯炎症性贫血，一般不需治疗，但Hb40g/L以下的重度贫血者，必须治疗，甚至考虑输血。

炎症性贫血和NSAIDs溃疡性出血，或女性月经导致的缺铁性贫血可以共存，要注意mTX过量导致的大细胞性贫血。

血小板增加反映了炎症，有时是重度炎症，单纯炎症一般不超过$800×10^9/L$（80万/μL），但也有例外者，也作为早期RA的指标。

血液中IL-6升高比血小板数与红细胞沉降率及RF的关系似乎更密切。嗜酸粒细胞增加在RA也并不少见，似乎不认为与某种特定的病情有关。炎症反应+关节炎+RF阳性+嗜酸粒细胞增加，是变应性肉芽肿性血管炎表现的一部分，但此疾病的整体表现与RA有差异。

观察RA活动性及药物不良反应的检测还有血常规、肝功能、CRP，TP，Alb，BUN，Cr，尿常规+沉渣等，使用激素者要经常检查三酰甘油和总胆固醇。

八、连续治疗时需注意的主要诊疗信息

RA的自然演变时间较长，往往主管医师中途交接，掌握患者诊疗经过尤其紧要（表13-1）。

表13-1 患者的主要诊疗信息

发病年龄、有无RF治疗经历
1. 此前使用的抗风湿药的种类和时间，CRP的演变无效：使用数月被判定无效的因不良反应而停药时，不良反应的内容
2. 激素的用量和期限
3. 关节手术的内容
现病情：X线分类、日常功能分级、有无寰枢椎半脱位（AAS），血常规、CRP，Cr，尿检、RA关节外表现等；偶发的并发症（如糖尿病等）

九、药物的疗效判断：ACR的暂定方案

ACR20：疼痛关节数和肿胀关节数均改善达到20%以上；且以下内容中至少3项改善20%以上：疼痛、整体自觉症状、医师的整体评价、患者日常功能的自我评价、CRP或红细胞沉降率。

以上标准出于判断治疗药物与安慰剂的差别，制定如何治疗。临床实际中并不意味着某种

治疗满足了此条件，就不必更换效果更好的其他药物。所谓满足以上条件所谓的改善，与真正的好转差别相当大。ACR50 是指满足上述条件的 50%。

第六节 RA 的药物治疗计划

柳氮磺吡徒 (SSZ) 和甲氨蝶呤 (mTX) 普遍用于 RA 的早期治疗，认为早期炎症得到控制的患者在大幅增加，有报道早期治疗能够推迟骨破坏。抗 TNF 治疗疗效明确，但尚未明确能否长期连续给药，及如何回避不能连续使用的屏障等。控制炎症和其他抑制破骨细胞分泌的设想，也已经用于临床。标准化治疗有望从此开始，此处的内容可能数年后被更新。

一、抗风湿药疗效评价及使用方法

（一）早期使用抗风湿药治疗的意义

抗风湿药也称为缓解病情的抗风湿药 (disease-modifying anti rheumatic drug, DmARDs)。

不能证明防止关节破坏的药物，不能够缓解病情 (disease-modifying)，也有一种意见应该将激素和 NSAIDs 同列，称之为改善症状的抗风湿 (symptom-modifying antirheumatic drug)。但在下述的改善症状方面，DmARDs 和 NSAIDs 的作用不同，ACR 委员会将抗风湿药称为 DmARDs。

1. 有证据表明早期使用 DmARDs 的疗效优于 NSAIDs　有随机开放试验 (Ann Intmed, 1996, 124:699)，将发病 1 年内的 238 例 RA，分为 4 组：单纯 NSAIDs 组，任意一种 NSAIDs 配合 DmARDs 中的羟基氯喹 (HCQ)、mTX 及口服金制剂 [如果出现不良反应，改为预先设计的氢化铵 D-PC)、SSZ 等其他制剂] 等。

1 年后共计 220 人完成试验，需要追加激素者，NSAIDs 组与 DmARDs 组分别为 40%, 19%；病变关节计数平均值下降为 -50, -89；缓解率 (A4 催时间＜15min，疼痛计分＜10mm，关节计数＜10，红细胞沉降率＜10mm/h) 为 11%, 24%；均有明显差异，但手足 X 线 Sharp 积分平均值为 +8, +7，无明显差异。

此结果品示，单纯 NSAIDs 也能够缓解初发 RA，如果某种 DmARDs 治疗"发病 1 年内的 RA"缓解率达到 10%，则提示为假药或者等同于 NSAIDs。

2. 早期选择药物的顺序　治疗 RA 要尽早使用抗风湿药，且选择有效率最高的药物，因为数个月后再发现无效，则失去了早期治疗的时机。越早治疗越容易奏效，也有观点是初期即最大限度地使用抗风湿药。

辅助性地使用 NSAIDs 镇痛，或者不持续使用激素，仅用于稳定初期的关节炎症。也有的观点与早期使用 NSAIDs 一致，在关节炎进展后，DmARDs 作为第二线药物使用，其理由是：① DmARDs 不良反应多。② RA 的初期诊断可能是错误的。③ 也有部分 RA，单纯 NSAIDs 能够自然缓解。

考虑①的情况是以前 DmARDs 用量过大，在日本是现用量的数倍，现在推荐的用量范围，治疗过程中 DmARDs 的不良反应，柝换他药后并非不能避免，即使出现不良反应后也可停药，多数还是安全的。

使用修改后的诊断标准，大部分②的情况能够克服。修改诊断后可以停用 DmARDs，对于非 RA 的关节炎，DmARDs 有时也有效果。但有的 DmARDs，如青霉胺，明确不应该早期使用。

SLE 及干燥综合征、mCTD 等，容易药物过敏，要避免误诊为 RA 而使用不必要的药物。

③和②有重叠，共识是单周期型和一过性 RA 可以如此，但未必均不需 DmARDs。

100 例发病不满 1 年的 RA，追踪 5 年，未见进展者，按旧的 ARA 标准，36 例可能的 RA 中有 18 例，64 例确诊的 RA 中有 36 例未见进展，比例相当大。

令人关注的是，无进展的可能的 RA，或许不是 RA。确诊的 RA 也有很多病例预后较好，但这些病例是否单纯 NSAIDs 即能取得满意疗效，尚未明确。

ACR 委员会制定了针对非专业医师的指南：①初发的 RA，NSAIDs 和（或）激素（泼尼松 ≤10mg/d）口服或关节腔注射。②上述方法不能缓解时，和专业医师约谈后开始使用 DmARDs。③应该尽早使用 DmARDs（确诊后 3 个月内）。

其中的①就是针对上述的③和②而设立。

3. 明确开始 DmARDs 的条件：满足 ARA 诊断标准，出现 X 线改变、RF 及类风湿结节、炎症反应等任何一项时，考虑开始使用。

另外，仅有关节表现满足 ARA 诊断标准，无炎症反应的病例，使用 DmARDs 的不利点和不使用失去早期治疗的不利点，将二者平衡后再判定。后述的不良反应，作为使用的不利点，注意了则很少出现。

举例说明判断准确的方案，PIP 中仅小指轻度肿胀，疼痛不明显，和全部 PIP 肿胀每日疼痛，在满足 ARA 分类标准上是同等的，但临床选择药物则差异很大。有轻症 RA 和重症 RA 的说法，初期选择药物之际，要考虑这种差别。

（二）选择和使用 DmARDs 的基础

1. DmARDs 的一般特性

（1）有效性的含义：所谓的有效，是指前述的活动性指数统计学上明显减少，其内容从"比安慰剂明显减少"，到"明显改善的病例增多"等均有。但本章探讨的有效性，是指实际诊疗的效果，意味着明显改善和缓解。ACR 列举的缓解条件（Arthritis Rheum，1996，39:713），指下述的项目全部消失：炎症性疼痛（可以是机械性的疼痛）；晨僵；疲劳感；滑膜炎表现；随时间进展的骨破坏；红细胞沉降率或 CRP 升高。

（2）起效时间：如同后述，因制剂而异，一般 1～6 个月。所谓推荐联合激素治疗，特指此阶段。

（3）有效率的差别：因药物而异，但不良反应有个体化差异和下述④和⑤的事实，各个 DmARDs 均有，以此进行选择。临床医生如果选择 DmARDs 的条件过多，会感觉能治疗病例的范围扩大，但尚未明确以往药物的主治范围是否真正如此。

mTX 普及之前的药物评价：

根据 1966——1989 年的临床试验，选择适合文献解析的安慰剂对照试验及药物比较试验，进行 meta 分析，共有 66 个文献报道，5343 例患者，平均治疗时间为 39.4 周，完成试验者 3957 例，括号内为最低使用剂量，口服金制剂(6mg/d)，HCQ(200mg/d)，CQ(250mg/d)，注射金制剂(每周50mg)，mTX(每周7.5mg)，SSZ(2g/d)，D-PC(500mg/d)。

有效性评价以压痛关节数、握力、红细胞沉降率等为基准，口服金制剂量低，注射用金制剂、mTX、SSZ及D-PC等疗效相当，但压痛关节数改善方面mTX最高，不良反应造成的脱落率方面，以注射用金制剂量多，口服金制剂和抗疟药最少。没有分析各药的诱导缓解率，但调查期间，使用mTX和SSZ的人数较少。

如同后述，关于mTX的疗效，随后有很多长期的前瞻性研究，注射用金制剂不良反应较大，大部分是高用量导致。

很多文献中的患者患病时间极不均衡，或许是进展性RA所有药物均难以见效。关于早期治疗的有效率，以往的相关信息很少。

(4) 应答(responder)，无应答(nonresponder)：任何药物均有下列情况，某个患者有效而其他患者无效。这意味着在随机抽取的RA患者群中，用活动性指数平均值下降评价DmARDs疗效并不恰当，所谓的有效率高，几乎等于高应答(responder)。

(5) 逃逸现象(escape)：所有药物均开始有效而数年后无效。很多DmARDs发生于2年以上，但mTX疗效能够持续5年以上，或许无效后的药物再次使用能够起效，但尚未明确。

(6) RA好转可以停服DmARDs吗：此前有效的DmARDs，假如不用替代药物而停药，认为数月内会复发，复发后再次使用原来药物是否有效，尚未明确。

如果已经过了逃逸期限，得到缓解的RA，预想不必再服药，但停药后仍会复发，再次使用仍能改善，笔者曾经历过类似的意外病例。

文献举例1：随机双盲多中心研究，使用下述药物中任何一种，注射金制剂、HCQ、D-PC、SSZ、AZA、mTX等，共2～33年，中位数5年，满足ARA缓解标准的285例RA，分为继续治疗组142人和停药组(安慰剂)143人。52周后，继续治疗组关节炎恶化者22%，安慰剂组为38%(P=0.002)，停用后关节恶化的药物有HCQ和SSZ，复发率没有明显差别的是注射金制剂和D-PC，其他例数较少，无法判断，但2例停用mTX后均恶化。

文献举例2：D-PC缓解率较低，但缓解病例继续治疗是否有意义的前瞻性研究，使用D-PC1年以上的440例RA中，关节炎消失者40人，其中满足ARA缓解标准者35人。除去6个月后复发的2人，38人随机分为继续治疗组(中位数500mg/d)和逐渐减量组(-125mg/d)。1年后复发者(指1个以上的关节炎)，继续治疗组为2/19，逐渐减量组为15/19，逐渐减量组复发病例继续原来药量，4个月后13/15的再次缓解。

即在非逃逸期间有效，域好别减量，但恢复到原量也有效。

(7) 长期疗效：DmARDs的疗效，即使在较短时间内认为有效，但长期疗效仍不满意。以往很少有发病时即用有效率高的药物治疗，然后观察这些病例的长期疗效。1986——1996年的10年间，英国前瞻性研究了289例RA患者，结论是尽管使用了多种DmARDs，多数患者的关节预后和整体预后依然不良，但初期mTX的使用率仅2%，10年后上升到36%，相反D-PC的使用率从47%降到3%，即在最近的论文中，反映出的信息也是初期无有效的治疗药物。

(8) 长期用药的安全性：DmARDs不出现不合体质的不良反应，就能够继续使用，但有关初期使用的安全性的论文不多。记录时间较长到观察终点无脱落病例的是：口服金制剂5年，

SSZ 55年，mTX 12年，但绝不意味着各药的安全界限和非逃逸能够使用的期限。

2. 来氟米特和mTX的疗效评价 12个月的随机双盲对照试验，平均患病时间6.7年，对以往药物抵抗的482例RA，分别使用来氟米特(LEF)20mg/d，mTX每周7.5～15mg及安慰剂，ACR20的改善率分别是41%，35%和19%，LEF和mTX效果相当，平均起效时间分别是8.4周和9.5周之后，骨X线的破坏进展比安慰剂明显延缓。

999例RA使用LEF20mg/d，mTX每周10～15mg的2年随机双盲对照试验，以ACR改善度评价，mTX效果较好(Rheumatolgy, 2000, 39:655)，LEF开始前3d口服负荷量100mg/d。

3. mTX的评价 1984——1985年的双盲安慰剂对照试验的各个报道，全部为难治性RA，mTX每周7.5～20mg，短期观察6～24周，确认有效的指标以肿胀关节数下降为主，获得1987年美国FDA认可，日本则在12年后成为保险用药。不良反应停药率故高达到1/3，但后来报道停药率减少，原因是促进继续应用的知识，即减量或者相应的处理。

长期的观察报道多见于1985年后，不良反应以恶心和肝损害多见，脱发和间质性肺炎（各个文献的发生率是0/41，2/29，2/26，0/89）及全血细胞减少发生率较低。

口服金制剂无效病例，mTX延缓关节破坏的前瞻性研究，31例RA，平均患病时间8.1年，平均使用mTX为3.9年，诱导期是每周15～25mg肌内注射，口服每周10～15mg长期维持。改善指肿胀关节数和血沉减少＞50%，占68%，缓解者19%，X线的Larsen指数（总积分/测定的关节数）的增加度，金制剂治疗者每个月0.025，mTX治疗者每周0.005(P=0.01)。

延缓关节破坏疗效的前瞻性研究：89例未用过DmARDs的RA，平均患病时间(76±9.7)个月，使用mTX后共追踪到36人的X线骨侵蚀积分，开始时13.9±13.6，18个月后15.8±13.2，36个月后17.2±15.2，0→18个月和18→36个月之间的增加率无明显差异，间隙减小的积分亦如此。其中无效的8例，不良反应8例，因其他理由脱落28人，均未计算在内。

使用mTX的26例RA，共追踪10.5年的报道，关节疼痛和肿胀均改善50%者达到65%以上，因不良反应而脱落者3例。

执业门诊共统计治疗病例460例，包括短时间中断和追加其他DmARDs者，53%的患者在12年后仍在服用mTX。

与后述的TNF抑制药(etanercept)治疗的对照试验中，mTX组的不良反应脱落率为10/217例。此脱落率比前面的20世纪80年代报道的比较已经非常低，和日本医疗机构的经验类似。

4. TNF-α抑制药的疗效评价

(1)infliximab(remicade)抗TNF-α嵌合型抗体：mTX不应答的RA101例，共分为6组：infliximab，1，3，10mg/kg（分别在0，2，6，10，14周时静脉滴注），联合或不联合mTX每周7.5mg，和单用mTX（安慰剂）组比较，随机分组共观察24周，双盲比较用药后的改善度和疗效持续时间。低剂量：infliximab(1mg/kg)且不联合mTX组，50%患者形成抗嵌合抗体（中和抗体），推测是临床疗效减弱的原因，但3mg/kg或10mg/kg组，不管是否联合mTX，均临床改善并能获得相当长的疗效持续时间。

Infliximab 3mg/kg或10mg/kg静脉注射，每4或8周1次，与安慰剂比较，选取mTX抵抗的428例RA共54周，mTX继续应用，ACR20的改善比例为51.8%，17.0%，有明显差别，X

线评价关节破坏也未见进展。另外，全人源的抗体已经开发，不久上市。

(2)etanercept(enbrel)：重组的可溶性 TNF 受体和人 IgG$_1$Fc 段的融合蛋白：89 例 mTX 抵抗的 RA，etancercept25mg 皮下注射与安慰剂，24 周后的 ACR20 改善率分别为 71%，27%，有明显差别。

关于早期疗效，发病 3 年以内的 632 例 RA，比较 etancercept 25mg，10mg 皮下注射和 mTX(每周 7.5mg→20mg)3 组，1 年后无骨侵蚀的病例为 etancercept 25mg 组 75% 与 mTX 组的 57%，有明显差别。不良反应导致的脱落病例，etancercept 25mg 组为 5 例 /207 例，mTX 组为 10 例 /217 例。

5. IL-1 和 IL-6 抑制药　抑制 IL-1 受体的重组蛋白(anakinra：N 端的蛋白和生理蛋白不同)已经使用，但效果明显不如 TNF 抑制药，在日本使用的可能性不大。抗 IL-1 受体抗体正在试验中，似乎更有效。IL-6 的抑制治疗(tocilizumab：人源化的抗 IL-6 受体抗体)，在日本已经开发，其疗效与 TNF 抑制药匹敌。

6. 1 年余未经治疗的 RA，+ 使用 DmARDs 的疗效　根据已经掌握的知识，解读 DmARDs 疗效时，患病时间和治疗经历非常重要。将初发或早期病例、治疗抵抗病例、长期不治疗的病例等混杂，其评价结果多半不同。和安慰剂对照双盲试验中的 335 例 RA，比较 mTX(每周 7.5mg)、口服金制剂(6mg/d)及二者联用共 3 组，观察 2 年无缓解病例，临床表现、红细胞沉降率、脱落率等，3 组间无明显差别，其意在说明联合治疗并无优势，但意外的是 mTX 和口服金制剂疗效相当，虽然疼痛关节数的改善方面后者略有下降。上述的治疗对象是未使用过 DmARDs 的 RA，可以使用 NSAIDs 和口服激素，关注活动性达 6 个月以上的 RA，综合患者信息后平均患病时间 55～74 个月，即多数患者 5～6 年未治疗。

(三) 初发 RA 的 DmARDs 选择

从上述的有效性及后述的不良反应考虑，选择药物的根据是高的有效率／不良反应比，后述的多药联合，早期治疗显示有很高的改善率。

1. 现阶段的标准药物

(1)mTX，SSZ，HCQ：ACR 诊疗措施中，推荐较轻病例选择 SSZ 和 HCQ(日本未认可)，稍重病例用 mTX，SSZ 和 HCQ，并非"必有效的"，但是"十分有效，域安全的"。

mTX 起效时间最早是 1 个月，和 SSZ 相当，有效率(应答多)和疗效持续时间(不逃逸)长，为最优，是首选药物。

在美国有 45 万人使用 mTX，据统计其中 60% 为 RA，按美国 RA 患者 250 万人推算，当时的使用率为 10% 左右。

通过治疗研究文献记载的病例得知，长期未选择其他药物治疗，只使用 NSAIDs 和激素的 RA 患者，20 世纪 90 年代末美国依然很多。现在的第一选择用药，在美国是 mTX，欧洲是 SSZ。

ACR 委员会认为，HCQ 除可逆的低频度的视网膜病变外，不良反应很少，是 DmARDs 中最安全的。

(2) 金制剂：日本的风湿病治疗研究机构推荐金制剂。

(3) 布西拉明(bucillamine)：在日本也有医师作为第一选择用药。注射金制剂的疗效很早即确立，不良反应也少，但维持治疗之前，每 1～2 周肌内注射非常麻烦。与此相比，布西拉明不良反应无显著增加，可以口服，使用方便，但和 SSZ 一样不能长期处方，在最初每 1～2 周诊疗 1 次，确认有无不良反应。

(2) 患者用药时的注意事项：要时常给患者交代后述药物的不良反应，特别是用药期间要避孕。男女服用 mTX 均要避开可能妊娠期，但间隔后不妨碍妊娠。

美国 FDA 认可的抗风湿药物，患者自费容易买到，现在根据本人意愿即可使用，主治医师（有时非自己处方）的责任是正确传达使用方法和不良反应。

RA 做到早期治疗，缓解的可能性极大。DmARDs 起效时间相当长，高度活动的病例开始治疗后，依然感觉关节麻木和疼痛在进展，也有患者"服药后反而更坏了"，要解释这是错误的看法。

（四）已经治疗的 RA 的药物选择

调查无效／不良反应后，选择未使用过的 DmARDs。

SSZ 适合初期的 RA，但有报道病情进展时疗效下。金制剂和 D-PC 无效的病例 mTX 也有效，和临床经验高度一致。本院有很多经过年余，接受多种治疗方案后 CRP 高值的患者，开始 mTX 后几乎均能缓解，后述的联合药物的数据有所显示。

1. 起效时的思路 临床期待的疗效并非活动性指数轻度下降，而是 CRP 转阴和症状消失。理想的方案是不用 NSAIDs 和泼尼松，仅处方 DmARDs。但实际情况是多数 CRP 明显下降而不转阴，关节症状明显减轻，而疼痛需要镇痛药方能消失。

以上均视为 DmARDs 奋效，在逃逸之前继续使用。

2. 变更药物的无效指标 使用药物达 3～6 个月之久，CRP 和肿胀关节数无明显减少，视为药物无反应，此 DmARDs 不宜继续使用，但改为他药后病情进一步恶化，推测此前药物似乎有还某种疗效。

明确无效则停药或更换，但不明确时应该联合使用他药，某些指标难以明确量化，日本研究班设立了肿胀关节数、红细胞沉降率、CRP 和血小板的改善指标，制作了 DmARDs 更换／继用的临床指南。

关于 mTX 和 SSZ，经常见到常规最加量后开始起效，所以只在常用量范围内，不应该视为无效。

判定逃逸是指继续此前有效的 DmARDs 时，CRP 仍高值且仍有不堪忍受的关节炎［肿胀和（或）疼痛］。

新近再发少关节炎时，不能立刻视为无效，继续使用原来 DmARDs。关节腔注射激素，膝关节积液容易清除，仅此处理，有时 CRP 和全身状况改善非常明显，或经过数月后改善。

CRP 和关节痛，有时如同前述相互背离，假如此时一方转好，是否可以继续原方案的 DmARDs，仍未明确。

（五）多药联合及早期治疗的意义

RA 炎症改变确定后难以自行缓解，没有方法预测关节炎在最初 2 年内进展的难治性病例。任何一种 DmARDs 单独治愈 RA 均不可靠，所以有初期即多种药物联合使用的理论。

Wilske 以回顾性分析为基础，记录了初期 mTX+HCQ+ 激素 + 口服金制剂等联合治疗方案有效。mTX+激素疗效不满意的病例，认为追加口服金制剂、HCQ及硫唑嘌呤等也有效。

为了防止长期使用的毒性，一旦炎症得到控制，要使用序贯停用激素和mTX的下台阶方案。

(1) 早期联合治疗的有效性：以早期195例RA为研究对象，随机分为联合组：mTX+SSZ+HCQ+激素与单药治疗组（以SSZ开始，部分改为mTX，必要时追加激素），进行追踪调查，2年后的缓解率分别为36/97(37%)，18/98(18%)，有明显差别，ACR50的改善率为69/97(71%)，57/98(58%)，二者相当。此结果也显示了早期治疗的有效性。

初期短期加用大剂量激素联合治疗的COBRA试验：155例早期RA，发病后未满2年，中位数为4个月，进行随机双盲试验，分为单独SSZ组和联合组，后者即COBRA协议方案：SSZ2g/d+mTX每周7.5mg+泼尼松，每周泼尼松口服方案是（最/日）：60mg，40mg，25mg，20mg，15mg，10mg，7.5mg，维持至28周时停药，mTX在第40周停药。临床表现上，泼尼松停药后两组无明显差别，但手足X线骨破坏进展方面（以Sharp积分评价），联合组明显降低（表13-2）。

表13-2 初期短期加用大剂量激素联合治疗的COBRA试验结果

		28周	56周	80周
Sharp积分中位数（范围）	COBRA组	1(0～28)	2(0～43)	4(0～80)
	单独SSZ组	4(0～44)	6(0～54)	12(0～72)

例如，针对RA并发的间质性肺炎，经常大剂量激素治疗后减量时，则关节炎复发，但上述报道的结果显示，虽然有症状，但初期激素介入后关节破坏能够得到抑制。另外，从括号内的Sharp积分范围看，即使早期得到充分的治疗，依然有病例骨破坏进展。

上述试验的追踪调查，试验终了后，分属于两组的患者由各自的主管医师治疗，其结果是多数患者使用SSZ，部分患者使用mTX或激素，随后使用mTX的病例增加，但5年后的调查发现两组用药几乎相同，但Sharp积分的增加值/年平均值，原来的COBRA组与原SSZ组分别为5.6，8.6($P=0.033$)，保持着明显差别，再次揭示初期大剂量激素的有效性。

(2) 难治性病例有无追加联合治疗的意义：现在尚不能说此药无效，但认为无效而追加药物，结局是多数患者多药联合使用。但这种追加治疗的有效性尚未明确，也有的文献认为有效。根据美国报道，接受调查的风湿科联师中，几乎都给部分患者处方过联合用药。比较联合有效率低的药物和不联合者，二者统计学可能无明显差别。

mTX疗效不理想的32例RA，有报道追加对乙酰氨基苯乙酸后改善，其特征是不良反应较少，但和其他药物比较，有效率确实较低。今后需要探讨的是，一般不良反应较低的药物，或许是初期多药联用的候补药物。

mTX+SSZ比单独mTX有效。

mTX+环孢素(CyA)显示对难治性RA也有效，mTX并非无效，而是疗效不满意（使用过各种DmARDs）的148例RA，随机分为mTX[2.5～5mg/(kg·d)]+CyA组和mTX+安慰剂组，6个月后评价疗效，联合CyA组的压痛关节数和肿胀关节数均下降25%，未见影响使用的不良反应。

注射金制剂疗效不满意的病例，联合 CyA 无效。

现在难治性病例和病情进展后的追加药物疗法，证明确实有效的联合方案是前述的 mTX+TNF-α 抑制药。

多数联合治疗的报道，认为必须使用的药物是 mTX。注射用金制剂、乙酰氨基苯乙酸和 D-PC 等，共同的不良反应是肾小球损害，以膜性肾病居多，不联合，但有尝试者，以上药物组合使用，未被证明有效。

（六）抗风湿药的用法和用量

1. 以往的 DmARDs 在日本 HCQ 非保险用药，布西拉明（bucillamine）正在普及，不认为硫唑嘌呤是 DmARDs。经验用量和标准用量稍有差别，对上述表格修改为表 13-3。

表 13-3 ACR 诊疗药物

柳氮磺吡啶（SSZ）	0.5～1g/d，分 2～3 次（无效则按前表增量）
甲氨蝶呤（mTX）	每周 4～8mg（无效则按前表增量）
注射金制剂	初次每周 10mg→10mg 或每周 25mg，共 6 个月→维持量 10mg 或 25mg 每月 1 次
金诺芬（口服）	3～6mg/d，分 1～2 次
布西拉明	100～200mg/d，分 1～2 次（300mg/d 过量，尿蛋白多见）
青霉胺（D-PC）	100～200mg/ci（加量则不良反应增加）
其他：阿克他利片（actarit）	300mg/d，分 3 次

2. 使用方法补充 注射金制剂、布西拉明和 D-PC，经验认为稍减用量，效果并不改变，剂量可以比前表更低，据说布西拉明隔日口服也有效。注射金制剂见效总用最需达到 300mg 或者稍低，但期待 3 个月后有效。使用以上药物味觉障碍时，不必立即停药，试用富含亚铅的食品（绿茶、海苔等）或许改善。

餐后或空腹时服用 D-PC 均能吸收，饭后口服改为空腹口服，相当于加量，为防止疗效改变，要空腹且定时服用，可以联合维生素 B_6 10～20mg，铁剂妨碍吸收。

mTX 每周服用 1d，早晚各 1 片（2mg），或者早 2 片、晚 1 片，或早 2 片、晚 1 片，次日早 1 片。忘记服药时，不要晚上一并服用，改为次日服用。补充叶酸 5mg，每周 1 次，在非 mTX 服用日服用，并不减少疗效，能够避免部分因叶酸不足引起的不良反应。

3. 新制剂

来氟米特：起效时间 1～2 个月，服用方法：100mg/d，共 3d，以后 10～20mg/d，1/d，连续服用。

他克莫司：起效时间 1～2 个月，服用方法：3mg/d，夜间 1 次，连续口服。

infliximab(remicade)：起效时间 2～3 周，方法：3mg/kg 用注射用水 10mL 溶解后，混入生理盐水 250mL，静脉滴注 2h 以上，于第 0，2，6 周静脉滴注，以后 3～10mg/kg（保险规定 3mg/kg），每 4 或 8 周注射，肝肾功能下降者，不必变更剂量。

etanercept(enberl)：起效时间 2～3 周，血清中半衰期较短为 115h（3～6d），每周 2

次皮下注射,部位变动至少离上次 5cm 以上,4 岁以下安全性无保证,4~17 岁小儿:0.4mg/kg 每次≤25mg,成年人:每次 25mg。

（七）无效或不良反应而不能使用 DmARDs 时如何选择药物

经常见到某些患者以往对所有的 DmARDs 无反应,或因不良反应不能使用。以前尝试硫唑嘌呤,其次为环磷酰胺。环孢素有试用价值,但现在有个人负担增高的问题,多种药物无效的病例使用后,有的有效,但不全如此。

包含 mTX 在内的各种 DmARDs 无效者,报告 mTX 大剂量冲击有效,何不能轻易使用。

上述的比以上免疫抑制药更好的 TNF-α 抑制药,设想今后将成为难治病例的首选药物。

以下药物的不良反应,只在特定人群出现,和一般的 DmARDs 不良反应的特性不同,在全部人群均有危险,连续使用不良反应增加,这种性质要特别注意,特别是感染。

假如关节炎和 CRP 不改善,当然停药。环磷酰胺的不良反应最为明确,是最终选择。

1. 环孢素:2~5mg/(kg·d),分 1~2 次口服,从 2mg/(kg·d) 逐渐加量,保证服药前的血药浓度维持在 70~100ng/mL。该浓度常低于移植外科抗排异反应的所需浓度,此范围内肾毒性少见,但检测血清 Cr,升高则减量或停药。

疗效评价尚未明确,但难治性病例使用后有见效者。49 例难治性活动性 RA,逐渐加量到 5mg/(kg·d),1 年后无效者 39%,肾毒性 49%,其中 32 人脱落,剩余 17 人有效 (AnnRheumDis,1989,48:550)。

另外,环孢素 3.5mg/(kg·d),共观察 24 个月,20 例患者的平均 CRP 下降 72%,取得良好成绩。

2. 他克莫司　日本开发的环孢素类似药,获准治疗 RA。

3. 硫唑嘌呤　50~150mg/d。

4. 环磷酰胺　50~100mg/d。

5. mTX 大剂量冲击　是和通常 DmARDs 迥异的试验性治疗方案。针对 mTX 常规剂量在内的各种 DmARDs 无效的成年人患者,进行 mTX 冲击治疗,报道 8 例中 6 例有效。生理盐水 250mL 静脉滴注后,mTX 500mg/m^2 加入生理盐水 250mL 溶解后,静脉注射 1h,再次输液 500mL,24h 后开始,每 6h 口服亚叶酸钙 25mg/m^2,共 4 次。以上方案每 2 周进行 1 次,反复最长至 6 个月。

二、抗风湿药的不良反应

有皮疹等,基本检查项目包括血常规、尿常规、胸部 X 线、肝功能、肾功能等。

（一）概述和妊娠注意事项

1. 不良反应未必一定出现,因人而异。蓄积性的不良反应极其有限。

2. 立刻停药,多数不良反应并非不可逆的。但有时令人紧张,门诊有必要连续检测有关项目。mTX 的间质性肺炎和骨髓抑制发生率较低,但必须知道。

皮疹及金制剂、D-PC 和布西拉明引起的尿检异常并非少见,无视而继续给药,可能不单纯是小问题所能解释。

布西拉明和 D-PC 导致的肾病综合征,极少见但难以回避的不良反应,有时在用药 1~2 周后(即第 1 次处方后)迅速出现。

3. 不良反应的严重程度和发生率因药物而异,D-PC 不是首选药,因为有效率低而不良反应大。

4. 各种 DmARDs 的危险性和疗效不成比例，这对于选择用药相当重要，也是最初选择高效药物的根据之一。有效率高的药物，称之为强效制剂，常和不良反应大混为一谈，这是错误的。某种程度上成正比的药物，如口服金制剂与注射金制剂相比，确定有效率和不良反应发生率均低，但不能以此优先选择口服金制剂。

5. mTX 和 LEF 因致畸性而孕妇禁忌使用，但也不希望使用其他药物。ACR 指南中认为金制剂问题最少。肾功能下降者，mTX 有风险或禁忌。

6. 骨髓抑制危险性最高，从免疫机制推测也有较晚出现者，如 D-PC。除一般的输血，G-CSF 对应的处理外，也有的适合环孢素，所以要和血液科专家商讨。mTX 造成的（叶酸不足），多数能够提前预测到。

7. 肝损害是非特异性的，脂肪肝和 NSAIDs 经常见到，不要首先考虑 DmARDs。

8. 尿蛋白时，首先要和淀粉样变性鉴别。

RA 患者经常服用钙制剂 + 维生素 D，高龄患者有时导致高钙血症，继而血 Cr 升高。

9. 肾损害的检测方法：门诊患者留新鲜尿，查尿蛋白／尿肌酐（主要是 mg/mL），近似于 1d 尿蛋白量 (g)，尿蛋白定性 +/- 无意义。

其他指标有：淀粉样变性→出现尿蛋白后，血 Cr 升高；间质性肾炎→血 Cr 升高；膜性肾病→尿蛋白；肾小球肾炎→尿沉渣异常。

10. 妊娠及哺乳期的注意事项：见表 13-4。

表 13-4　妊娠及哺乳期注意事项

	妊娠中使用对胎儿的风险	使用时能否哺乳：婴儿的风险
阿司匹林	C, 妊娠后期 D	需要注意
NSAIDs	B, 妊娠后期 D	可以使用
泼尼松	B（不透过胎盘）	可以，口服中等量时 4h 后哺乳
地塞米松	C（透过胎盘）	可以，口服中等量时 4h 后哺乳
金制剂	C	20% 移行母乳，报道奋皮疹、肝炎、血液异常等，但问题很少
D-PC	D	不明
SSZ	B, 奸娠末期 D	报道便血 1 例，要注意
mTX	X	不可以
硫哗嘌呤	D	不可以
环磷酰胺	D	不可以
环孢素	C	不可以

B. 对人无风险，或者对人不明确，但对动物无风险；C. 不能否定风险，对人不明，但对动物有风险，或不明；D. 有不良反应的报道，但治疗的收益大于风险；X：明确有风险，不应该随意使用补充新药的信息。

LEF：妊娠期为 X，哺乳期不能使用；infliximab：奸娠期为 B，不希望用于哺乳期；

etaiiceiccpt；妊娠期为 B，不希望用于哺乳期。

(二) 抗风湿药的不良反应各论

1.SSZ 有皮疹、光过敏，磺胺药过敏者禁用。有时光线暴露部位皮肤色素沉着，影响外观。有头痛、情绪改变和消化系统不适感。

骨髓抑制：白细胞减少发生率 1%～3%，多数 6 个月内出现，极少见粒细胞缺乏症和血小板减少，G-6-PD 缺乏者引起溶血性贫血，但稀少；极少见再生障碍性贫血。

不孕不育症：可逆性精子数减少，2 个月后恢复。对女性无风险。

2.mTX 口内炎、恶心、轻度脱发等时常发生，但轻度时不需停药，多数即能恢复。但肾功能下降者，以上症状为 mTX 蓄积过量的报警信号，发现后有必要定期检测。明显的口内炎是后述的骨髓抑制的先兆，要立刻停药。

以上均可考虑叶酸不足，叶酸 5mg(1 片)口服，每周 1 次，在口服 mTX 的次日服用，也有观点数日后服用，不损害 mTX 的药效。也有报道服用 mTX 者，饮食中叶酸的摄取量与不良反应成逆相关。恶心多发生于服药的次日，可以联合多潘立酮和甲氧氯普胺等镇吐药。

(1) 肝损害：也见于 mTX 加量时，此时与用量相关。很少是药物蓄积的结果，使用年余者发生肝硬化，有时必须肝活检方能确认，但使用 10 年以内，且无肝功能异常者，不必进行。肝损害时不能用 mTX。服用 mTX 期间应该控制饮酒，饮酒过多者有时既存叶酸不足，会加重 mTX 的毒性，不能处方。

一般的肝酶升高，发现有因果效应的药物时，必须停药，但未必与 mTX 有关，或许是 NSAIDs，脂肪肝也常见。不能鉴别，单凭怀疑而停药，是 RA 难治的很大原因。

(2) 骨髓抑制：叶酸枯竭造成，服用一定量的药物，服药任何期间均可发生，和药物过敏造成的有所不同。明显的口内炎，创面很大，不能进食时，预测骨髓抑制的发生率增高。

每周 20mg 以下少见骨髓抑制，但肾功能下降者，每周 5mg 以下仍有危险。推算美国口服 mTX 者共 45 万人，总论中 1980——1995 年的文献报道，mTX 造成全血细胞减少者 70 例，死亡的 12 例中，10 例有肾功能障碍，也有的开始口服即有全血细胞减少。

mTX 的血药浓度，少量口服时，一般低到敏感度以下，无法测定过剩蓄积，而且也无法判断骨髓抑制的原因是否 mTX。检测血常规，红细胞 mCV 升高是需要注意的信号。但研究经治病例，明确 mCV 不是骨髓抑制的预测指标，也非疗效明确相关的指标。

如果停药 mTX，仍发现严重的血细胞减少，为了补充叶酸，要使用活性制剂甲酰四氢叶酸约(folinicacid)15mg，每 3h 静脉推注，共 9 次，然后每 6h1 次，共 8 次。根据减少的程度，也考虑输注血小板和使用 G-CSF。

(3) 间质性肺炎：没有明确的用量依赖性，发现近 50% 患者末梢血嗜酸性细胞增加，推测有过敏因素参与，组织病理和过敏性肺炎相似。症状和发病时间：亚急性发病，经过 3～4 周后病情明确。统计 29 例患者，重症 14 例，死亡 5 例。喘息者 93.1%，咳嗽占 82.8%，咳痰者 34.5%，即干咳者多见，发热占 69%。发病时间在 mTX 用药后 1～480 周，平均 (78.6±83.1) 周，48% 的在 32 周以内，11% 的在 10 周以内发生。既往有 mTX 性肺炎者，6 例再次使用，其中 4 例再次发生。

鉴别：X 线上呈现弥散性、散在性病变，和 RA 间质性肺炎的分布（从双肺下叶开始扩展）

相同，也有不同者。RA 间质性肺炎的 CT 表现，从背侧胸膜开始，但 mTX 肺炎并非如此。虽然发生率较低，但已知 mTX 肺炎伴胸膜炎，所以胸腔积液未必意味着类风湿性肺炎。间质性阴影时，单纯 X 线不明显，CT 有明确的区域性分布时也要考虑感染。

经支气管肺活检（TBLB）对鉴别 mTX 肺炎和类风湿肺有帮助，mTX 肺炎很难侵犯气道上皮，出现肺泡上皮，其中 II 型肺泡上皮的增生或剥脱，以嗜酸性细胞为主，另外，RA 的间质性肺炎，以气管壁的淋巴细胞增生为主。

伴发亚急性呼吸系统表现的间质性阴影时，首先停用 mTX。和感染的鉴别非常重要，如果是感染，应该是急性经过，但开始难以明确时，首先使用包括红霉素在内的广谱抗生素，假如与 X 线改变相比，血液气体分析下降更明显，要测定 β-D 葡聚糖。因为也有的报告 RA 使用 mTX 中出现卡氏肺囊虫肺炎，即使少量的 mTX，也会引起某种程度上的免疫抑制。

单独抗生素而缓解，mTX 随后仍使用，诊断为偶发的感染。提示必须和 mTX 诱发的间质性肺炎鉴别。除 RA 外，激素抵抗性肌炎也常联合 mTX。曾治疗男性多发性肌炎，激素减虽 CK 即上升，再次治疗时口服大剂量激素，并追加 mTX，3 周后出现咳嗽和肺部阴影，mTX 仅口服 1d，反复发热 2 次，

β-D 葡聚糖阴性，CmV 抗原阴性，佢仅停用 mTX 后，以上表现均消失，考虑可能是 mTX 肺炎。或许是大剂量激素口服过程中，表现较轻的 mTX 肺炎。

治疗：mTX 性肺炎停药即能改善，但依据病变程度，使用中等量以上的激素，以过敏性肺炎为准。

危险率：据统计间质性肺炎的发生率为 2%～6%，病死率 17.6%。已经明确存在间质性肺炎的病例，域好不使用 mTX，是肺储备能力下降的根据之一（ACR 指南，1996 年追踪日本约 200 例 RA 患者服用 mTX 者约 1 年，1 例发生间质性肺炎，口服每周 9mg(0.5%)，停药即改善。原来有 RA 间质性肺炎者，小规模调查认为发病风险增高，但不明确。报道原发性胆汁性肝硬化使用 mTX 者，14% 的发生间质性肺炎，和基础的肺疾病无关。

致畸形：认为有因果关系，孕妇禁忌 mTX。停药 mTX 后，能够安全妊娠的期限为，男性 3 个月后，女性 1 个月经周期后。避孕失败等妊娠后的问题，已知的有：唇裂、脑积水和流产等。

不孕不育症：可逆性的精子数减少，女性不孕少见。

是否诱发恶性肿瘤：mTX 是致癌剂之一，所以要注意有无致癌性，但现在认为无危险。

mTX 治疗的 426 例 RA 与未使用的普通 RA，癌发生率分别为 1.88%，1.43%，差别无意义。

干燥综合征与恶性淋巴瘤的发生，认为有因果关系，但在 RA 不明。报道 2 例 RA 口服 mTX 过程中，发生 B 细胞表型的淋巴瘤，肿大的淋巴结中证明 EB 病毒，停用 mTX 数周后，淋巴结肿大消失。

mayoCline 总结了 1976——1992 年的 16 263 例 RA，有 39 例并发恶性淋巴瘤（这并不代表 RA 的恶性淋巴瘤发病率），但其中使用 mTX 者有 12 例，其他 DmARDs 者 27 例，淋巴瘤的表型无差别，从使用剂量和发病时间分析，结论是 mTX 及其他 DmARDs 均不构成发病风险。

3. 金制剂　口服金制剂常见不严重的腹泻和软便，减量或停药即恢复。

以下不良反应主要见于注射金制剂，不管哪种不良反应，都可以停药，即使轻度的反应，反复使用都有可能发展到严重的不良反应。

经常出现口内炎、皮疹、瘙痒、脱屑等，减量停药均可，但现在推荐的小剂量仍发生时，停药是最可靠的。

(1) 血管神经性反应：有时颜面潮红和血压下降，注射1或2次也可发生，出现即停药，口服金制剂不出现，似乎仅限于注射金制剂。

(2) 骨髓抑制：特异性体质会迅速发生，少见中性粒细胞和血小板减少，极少见再生障碍性贫血，重度时处理同原发性。引用 ACR 指南（1996），血小板减少为 1%～3%。

(3) 肾损害：常见尿蛋白和尿沉渣出现红细胞，可发生于治疗的任何时期。尿检反复阳性则需停药，少数为膜性肾病型肾病综合征，此时激素需要 30mg/d 以上。有的恢复需要1年以上，但一般预后良好。

NSAIDs 的不良反应或 RA 本身的轻微肾病变，有时也见尿沉渣异常，见到尿检异常时，难以区别原因。RA 尿蛋白时，要充分考虑淀粉样变性的可能性，原本尿检异常的患者，如果开始注射金制剂，今后无法监测金制剂导致的肾损害，最好不使用。

ACR 指南中，金制剂肾毒性的危险因素，除体质的原因以外，其他原因不明，先行潜在的肾损害，不能作为风险因素，尿沉渣见红细胞，未必是严重肾病的征兆，尿蛋白＞0.5g/d，应该停药。

在显性尿蛋白之前，连续使用注射金制剂也会出现肾损害，是金制剂所致还是淀粉样变性，不做肾活检难以判断。

(4) 间质性肺炎：少见，但已成为共识。亚急性发病，早期发现时，呼吸系统症状较轻，X 线特征为弥漫的斑片状明影，双侧出现，但不同于 RA 本身导致的从下肺开始扩散，以中肺为中心分布，往往容易区别。停用注射金制剂后，根据病情使用中等量以上的激素。少见死亡病例，平时就要嘱咐患者，咳嗽、喘息即就诊。也有必要定期 X 线摄片，捕捉其变化作为诊断标准。RA 肺病变（包括间质性肺炎）者，没有不能使用金制剂的说法。

4. 青霉胺（D-PC） 大量口服常有口内金属味、异味症和胃炎，欧美治疗 RA 原来用觉是 1500mg/d，现在改为 500mg 左右，日本不使用。出现异味症时很难继续用药，停药恢复需要1个月以上。

(1) 皮疹：常见，多数见于早期。瘙痒和荨麻疹时，联合抗组胺药仍能继续使用，但要严密观察病情。

以下不良反应均需停药：

(2) 骨髓抑制：少见，发生与用药时间无关。普遍认为血小板减少多见，也有再生障碍性贫血，有时重症，从免疫机制（骨髓抑制）推测，有时用环孢素控制不良反应。

(3) 肾损害：少见，发生与时间无关。也有肾病综合征和肾功能不全。必须检查尿蛋白和沉渣。吩咐患者见到水肿马上就诊，早期注意到骨髓抑制和肾损害，及时停药，均非不可逆性损害。

(4) 诱发自身免疫病：已知有 SLE 及多发性肌炎（Pm）、重症肌无力、Goodpasture 综合征、寻常型天疱疮。统计的发生率要高于偶然并发，以此为基础，正在研究分析对体外淋巴细胞的影响。Pm 的确切发生率为 1% 左右，329 例 RA 中有4人发生，D-PC 使用时间为 15～53 个月，1 例只停药即缓解，但其他病例需要激素治疗。特别是为了避免 Pm，D-PC 不作为第一选择药物。

初期的 RA 使用 D-PC 后发生的风湿病,是原有的 SLE 或 Pm 淤致的关节炎,还是 RA 治疗的不良反应诱发其他风湿病,难以区别。

笔者经验 1 例患者,门诊开始 D-PC 治疗,2 周后发生肾病综合征,数月后重症肌无力 (mG),14 个月后出现以上域终消失,未引起严重事件,但 Pm 需激素治疗。肾病综合征的水肿和 mG 引起的复视,问诊后诊断立刻明确,但 69 岁女性发生 Pm,叙述的倦怠感和下肢沉重,未想到是 RA 以外的症状,酶学检查发现 LDH 升高令人吃惊,追加测定 CK 后即确诊,反省自己在上述化验前应该觉察到。

(5) 间质性肺炎:少见,但确实存在。口服和注射用金制剂一样。

也有急性呼吸衰竭的报道,当成弥散性肺泡炎,但 RA 本身也能引起。

5. 布西拉明 有皮疹和骨髓抑制,注意事项同一般药物。

(1) 肾损害:注意事项和上述的注射用金制剂及 D-PC 相同,能够引起膜性肾病,或者微小病变性肾病,系膜增生性肾病,所以不希望联合使用注射金制剂、D-PC 和布西拉明。布西拉明的尿蛋白发生率要高于注射金制剂,何必须停药率未见明显增高,对应的处理是减量,包括隔日给药,多数能够维持疗效。尿蛋白在 100mg/d,200mg/d,300mg/d 时与剂量高度相关,50 岁以上发病率增高,报告轻度者不需停药,大部分病例也能消失。

通常剂量限于 100mg/d,确认安全后可以 200mg/d,微量蛋白尿和镜下血尿均需警惕,考虑减量或停药。也有刚开始口服,到下次门诊就诊时,突然出现肾病综合征,但终归少数。

经治病例:22 岁女性,布西拉明治疗 2 周后确诊肾病综合征,停药及泼尼松 30mg/d,以后逐渐减量,1 年内尿蛋白消失。

有诊疗 500 人次以上的风湿病专家,认为布两拉明的安全性及危险性和 D-PC 相同。

(2) 间质性肺炎:发病形式及病情也和注射金制剂相同,使用历史较短,报道不良反应例数较少,但认为最好同样需要警惕。

(3) 自身免疫病:关于诱发自身免疫病的机制,和 D-PC 相同,但不如前述的 D-PC 那样高度警惕,现在依然能够作为首选药物。报道发生多发性肌炎样症状和膜性肾病 1 例,只需停药肌炎即缓解,但尿蛋白迁延不愈,治疗需要泼尼松 30mg/d。

6. 其他曾使用的药物

(1) 咪唑立宾 (mizoribine):孕妇禁忌。价格极高,处方初发的 RA,不仅给个人带来经济负担,也有损健康保险制度的健全性。在 DmARDs 中的位置,有待今后的研究。

(2) 氯苯扎利二钠:特征性的不良反应:是间质性肾炎,并不少见。有效率不高,注意无尿蛋白和沉渣中无红细胞而血清 Cr 升高。

7. 来氟米特 (LEF) 在 DNA 复制的水平上,抑制活化淋巴细胞的嘧啶合成,分解后半衰期达 15d,分解后从肠道到肝反复循环,半衰期特别长。

和 mTX 联合,二者发挥作用途径不同,所以高度抑制淋巴细胞的活化,期待提升临床疗效。

不良反应:欧美少见的间质性肺炎的不良反应,日本的发生率为 1%,有因 DAD 和感染高发死亡的严重真实事件。既往 mTX 肺炎者、并发间质性肺炎者和 65 岁以上的患者不推荐使用。10%～15% 的患者有腹泻、恶心、感染、皮疹和脱发等,肝损害不少见,但减量或停药即缓解。

笔者医院曾见非常少见的 1 例血小板减少,迁延很长时间。

有致畸性，禁忌孕妇，也禁用于哺乳期和小儿。预期妊娠时，停用 LEF 后，推荐口服促进从体内排泄的考来烯胺，8g/d，共 11d。

8. infliximab(remicade)：抗 TNF-α 嵌合型抗体，明确对 RA 和克罗恩病有效。推荐联合 mTX 治疗 RA，其必要性如前述，尚无确定性的根据。克罗恩病也可以不反复使用而单次使用，激素无效的瘘口，疗效显著且能够使其闭锁。单独用于 RA，临床表现改善后有篮板效应，适合反复使用。对于孕妇尚无致畸性的报道，不希望哺乳者使用。已知的主要不良反应有头痛、发热、皮疹、腹泻、腹痛和感染。一旦出现抗双链 DNA 抗体 + 狼疮样症状，立刻停药。已知少数诱发脱髓鞘病变。感染期间不要给药。20 万人使用后，发生结核 80 例以上，高于统计的偶然发生率，多数见于联合 mTX 治疗，既往肺结核者需要注意。553 例 RA 的研究报道，判定因不良反应而死亡者 1 例，为非定型的抗酸杆菌症。出现药物过敏则不能继续使用。

9. etancrcept(enbrel)：来源于重组后的 DNA，为可溶性 TNF 受体和人 Ig_1Fc 段的融合蛋白。

主要不良反应有头痛、感染、皮疹、消化系统症状，尚无注射部位常见的过敏反应的报告。小儿类风湿关节炎（JRA）比成年人多见消化系统症状。报道少见的不良反应有恶性肿瘤、重度感染、心肌梗死和全血细胞减少，未发生实验性肿瘤。关于结核发病的注意事项和 infliximab 相同。

三、激素的地位

常思考和其他风湿性疾病一样的治疗能够诱导缓解 RA 吗？从观察到的事实看，如果 CRP 能够持续转阴，更换药物的原因是不能容忍的库欣综合征。过去曾试用激素冲击治疗，但后来发现疗效不能长期维持。

RA 并发需要治疗的间质性肺炎和 DmARDs 不良反应导致的肾病综合征时，有时使用泼尼松 30～60mg/d，但此期间缓解的关节炎和 CRP，随着减量而再度上升，或许能够改善病变过程，但尚不明确关节炎是否完全恢复。但发病早期的 RA，mTX+SSZ+泼尼松治疗，泼尼松 60mg/d 治疗 1 周，每周减量直到 7.5mg/d，维持 7 个月后停药，报告随后 5 年间骨破坏得到抑制，其意义深远。

与此相反，并发的恶性淋巴瘤化疗缓解后，RA 不缓解，必须 DmARDs 治疗（有经治病例另外接受骨髓移植的患者，早期即散见 RA 缓解者。有可能灭绝了使 RA 炎症持续的异常淋巴细胞的增生，从而可能抑制滑膜细胞的增生。

（一）小剂量激素适合吗

为了评价小剂量激素的疗效，不期待炎症指标转阴。观察 100 例发病 2 年内的 RA 的双盲试验，泼尼松 7.5mg/d，2 年后用手指 X 线评价疗效，其结果是 Larsen 积分及关节破坏进展的病例数减少（也可以联合 DmARDs）。

有骨质疏松的不良反应，本身并无太大问题，但有时继发压缩性骨折。据小样本观察，平均泼尼松 6.6mg/d，用 2 年，无骨质疏松的危险，但量再少也有可能压缩性骨折，各种报道均有，难以明确安全范围。考虑下述问题不容置疑是最本质的。

RA 引起疼痛和压缩性骨折的确切概率，均为棘手的问题，骨质疏松症个体差异很大，日本人与欧美人相比，尽管钙摄入量较少，但压缩性骨折的危险性相对较低。即在上述剂量范围且 2 年以内，小剂量激素是有利的。

DmARDs 起效前数个月，使用泼尼松≤10mg/d，适合控制疾病初期的炎症，旅行、宴会等需要减轻症状时，短时间增量也未尝不可（ACR 指南，1996）。

间断使用时可以迅速停药，但连续服用者停药，必须缓慢减服。即便有溃疡、手术、感染等各种理由，立刻停药有时很危险，不能口服时，可以静脉滴注维持。

（二）长期使用小剂量激素的研究

实际上很多病例，长期单靠 DmARDs 很难控制。长期使用激素会怎样？泼尼松 10mg/d 左右，5～10 年为观察期限，有或无防止骨破坏的疗效均有，即长期疗效不肯定。

一般情况下，为了缓解高度活动性病例的疼痛，可以使用泼尼松，此种病例的 CRP 并不能转阴。极少量的泼尼松 2.5mg/d，也能缓解疼痛，使 CRP 不同程度下降，加量后的疗效（但名 10mg/d）比 NSAIDs 的确更可靠，泼尼松期待的主要效果是镇痛。

小量激素出现不良反应后，有很多相应的处理方法。骨质疏松症和动脉硬化均不可逆，但动脉硬化和前述的骨质疏松症相似，个体差异也很大，血压、血脂等是正相关要素，有很大影响。

有报道 RA 患者出现冠状动脉疾病，统计 57～74 岁的 11 例 RA 患者，其中 9 例有高血压、高脂血症、糖尿病中的任一种。使用激素者 10 例，以上病变难以判断是 RA 活动造成的，还是长期使用激素的结果。

所以，与为了改善 QOL 而明确镇痛相比，激素的风险普遍存在，其理论根据不清楚。从糖尿病家族史、既往结核史、提前显现的骨质疏松症等考虑，以上因素分别为不良反应的高危人群。

消化性溃疡明确的危险因素不是激素而是 NSAIDs，但联合激素，放大 NSAIDs 的溃疡风险。实际上二者经常联用，而且撤减激素时，因为疼痛加重，往往难以撤减。

出现溃疡时要停用 NSAIDs，继续使用激素，加用 PGE₂ 制剂（米索前列醇）和质子泵抑制药。激素导致的 PGs 抑制，是 COX-2 选择性抑制。

1. 激素的口服方法　希望按生理节律，每日早晨 8:00 一次性口服，但为了控制某段时间疼痛加重，或分次服用，口服泼尼松后 3h 开始起效，维持 18h 左右。为了抑制次日清晨的症状，可以晚上服用，假如只是 1～2d，服用常用量的 2～3 倍也无妨。

2. 激素处方的现状　日本和美国一样，40% 以上的 RA 患者处方激素，笔者统计门诊患者，也是 40% 左右，其中多数沿袭前面医师的处方。美国也有 50%～70% 的记录。根据后面列出的日本多中心的调查，包含骨关节炎在内，使用 NSAIDs 的 1008 例患者中，RA 为 964 例，联合泼尼松者 393 例。此次调查预先将超过 5mg/d 的病例排除在外，所以整体的 RA 中，使用激素的比例会更高。

3. 激素关节腔注射　激素缓释制剂（曲安奈德和倍他米松）等，对于大、中、小关节，分别注入 10～20mg，5～10mg，1mg。如果有积液，局部麻醉后用 18～14 号空针穿刺抽液，有时要用生理盐水冲洗干净。清除含有米粒大小纤维蛋白的滑膜肿块，必须使用粗针，普通的冲洗只能用于膝关节。冲洗干净后，针头保持原样，更换针管后注入激素。ACR 指南仅限于每 3 个月 1 次。

注意无菌操作，聚维酮碘消毒，不能使用大苏打，不用手套和洞巾，当日避免入浴。次日开始炎症性疼痛得到控制，但由此增加运动量和关节负荷，会促进关节破坏，适得其反。

预定人工关节手术的关节，为了预防感染，不进行关节注射治疗。

四、NSAIDs

出于镇痛，如果本人感觉不必服用时，可以不服用 NSAIDs。抗风湿药奏效的患者，经常要求如此，但多数是不得不继续服用。

RA 伴发胸膜炎，不经常出现，但 NSAIDs 反应良好，有时中单用即能消除胸腔积液。但一般来说 NSAIDs 对于 RA，不像 Still 病和部分痛风，成为治疗药物。

种类繁多，但体内的动态分布（特别是持续时间）各药不同，必须阅读说明书。但关于效果，应该相信本人自觉的镇痛作用，关于消化道的不良反应均相同。

吡唑酮类制剂不良反应较多，阿司匹林对日本人的胃刺激较大，一致的见解是 COX-2 选择性较高的药物，胃肠道刺激较轻。

口服剂量为常用量，不能数种药物联合使用，但允许定时口服 + 直肠给药。

栓剂：也有人说此制剂使用方便。H 刺激是血液循环介导的，比内服要弱。腹泻因制剂而异，要根据本人要求，选择合适药物。

经常和抗溃疡药物联合使用，但多数报道否定 H_2 受体拮抗药对 NSAIDs 胃溃疡的预防效果，但能够预防相对发生率较低的 NSAIDs 十二指肠溃疡，且根据后述文献，大规模调查发现，一般胃药不显示预防的效果（PG 制剂除外），相反有意见认为，如果胃酸抑制，掩盖轻溃疡疼痛，反而增加危险。

米索前列醇被证明有预防效果，PG 制剂孕妇禁忌，常见腹泻。联合使用并不影响 NSAIDs 的镇痛效果。

胃刺激的程度，与药物有很大关系，明确吲哚美辛最强。禁忌用于溃疡的根据，对部分 NSAIDs 尚无验证的数据，而是从以往的 NSAIDs 类推而来。

（一）相互作用

阿司匹林（现在日本很少用来治疗 RA）增强甲苯磺丁脲的药效。拮抗华法林与血浆蛋白结合的药物，意味着作用容易增强，其相互作用较多，应该检测 PT(INR)，但除吡唑酮类药物之外，几乎没有其他 NSAIDs 联合的危险依据。

利尿药、ACE 阻滞药和 NSAIDs 联用，使肾血流下降严重，对于高龄者尤其注意。

（二）妊娠注意事项

妊娠后期有对胎儿影响的数据，此阶段最好不用，但并非禁用。必须镇痛时，选择对胎儿安全的替代药泼尼松，但妊娠中为减轻 RA 而必须使用时，分娩后有可能需要更大量的泼尼松。

（三）肝损害

过敏、骨髓抑制、肝损害，为药物的一般反应，但长期连续使用 NSAIDs，也要注意以下事项。

药物性肝损害一般容易出现在 2～3 周后，但 NSAIDs 的肝毒性较弱，连续使用很少见到肝酶急剧上升。如果数月后肝酶依旧 100U/mL 左右，非病毒性肝炎，肝超声正常时，不能排除 1 年前开始服用的药物导致，可以尝试停用 NSAIDs，有时肝酶转为正常。确认肝酶正常后，可以改为其他 NSAIDs。

（四）肾损害

危险因子：高龄、利尿药/ACE 阻滞药、肝硬化、心脏疾病等。

有肾血流下降、间质性肾炎、肾病综合征、肾功能不全等。

间质性肾炎发生在服药后数日至 18 个月之间，特异性体质有急性发生者，也有时伴发热、肾疼痛。

水肿也在 NSAIDs 服用数日后明显，有时较轻但迁延。如果尿蛋白阴性，考虑肾血流下降的原因。有可能肾损害或者明显水肿时，立即停药。

加重肾损害最危险的药物是吲哚美辛，随意使用风险较大。

必须与非 NSAIDs 导致的水肿鉴别，膝关节炎时，因循环障碍常有小腿水肿。炎症性的血清低蛋白血症也是水肿的原因。

（五）胃十二指肠溃疡（NSAIDs 溃疡）

发生率高，是 NSAIDs 使用的最大问题。

根据日本多中心的调查，服用 NSAIDs 者 1008 例，其中 RA964 例，多数服药时间 3 个月以上，内镜检查发现，胃溃疡占 15.5%，十二指肠溃疡占 1.9%，胃炎占 38.5%，急性胃黏膜病变（acute gastricmucosa lesion, AGmL）的发生率为 0.6%。41% 的胃溃疡，41% 的十二指肠溃疡，63% 的胃炎无症状。

以前即被公认的好发部位是胃前庭、小弯侧，但其他部位也不少见。

危险因素有 50 岁以上、多利 1NSAIDs 联用、联合激素等，与使用 NSAIDs 的种类无关。

从预防的目的看，令人意外的是，抗溃疡药物使用组（527 例）和未使用组（195 例）比较，溃疡和再炎的发生率均无差别。强化预防药物使用者为 31/287 例 =10.9%，其中使用 H_2 受体拮抗药中的 4/32=12.5%，以及不使用胃药组中的 18/192=9.2% 发生了胃溃疡。但 PG 制剂低剂量使用者仅有 2 例，无法进行评价。

出现溃疡时，使用质子泵抑制药，停用 NSAIDs。但联合米索前列醇，有继续使用胃肠刺激较轻的 NSAIDs。H_2 受休抑制药耐药的胃溃疡，继续 NSAIDs 而加服米索前列醇，治愈的成绩较高。

第七节 RA 的非药物治疗

一、关节破坏进展及其对策

关节破坏进展的方式，一般是非均一性的，多数病例限于轻度的 X 线破坏。残毁型关节炎明确与持续高疾病活动性（高 CRP）相关。每个病例的进展方式，或许也和使用药物的疗效及关节负荷加剧炎症恶化等有关。

（一）保守对策的意义

药物治疗防患于未然是最理想的，但一旦关节变形，日常劳作不要加重关节负荷，对应处理有各种器具，有时需要手术等所谓的机械性方法。

经验和事实均证明，关节负荷加重会使炎症恶化，所以减轻关节负荷非常重要，注意避免写字和搬运等工作，通过志愿者帮助等方式，避免过度活动。

可以每日轻微地运动，预防关节屈曲挛缩。限制过度活动并不至于关节挛缩。

不增加体重负荷和肌力锻炼并不矛盾。躺在床上或坐在椅子上活动，条件允许可以在温水池中步行。

部分残毁型关节炎难以避免轮椅生活，但多数病例任其自然也未必如此。原因是个体差异所致。至关重要的是必须患者本人想脱离轮椅。

手术能否去除疼痛或恢复功能，要与骨外科医师商讨。

即使抗风湿药无效，也有望滑膜纤维化而炎症消退。有肩关节炎时不能使用拐杖。肥胖者膝和踝关节痛，减轻体重很重要。也有很多关节痛不是RA，而是骨关节炎（OA），X线也能推断，但从肿胀膝关节抽出黏稠透明的穿刺液，则能够确诊OA。

下肢变细不能支撑身体时，必须锻炼肌肉的力量，适合温水池中步行。搜寻最近的游泳池或者康复医院。水中步行的时间要慢慢延长，每次40min左右，尽可能每日1次。康复医院的住院时间，以3个月为最佳。

膝关节屈曲强直则难以收缩，但肘关节屈曲，多半不影响功能。炎症关节一般喜欢屈曲位，有患者膝下填入枕头入睡，但屈曲位长期卧床，起立也变得困难。

前述的各种指（趾）关节变形，根据其形态使用夹板，具体要和骨外科和康复专家商谈。为防止足（趾）偏斜造成摩擦，也有常识性对应处理，如穿宽松鞋、足底板、足趾间加裹纱布等，但依然和专家商谈为好，但专用的鞋子，价格很高。

手指伸肌肌腱断裂：有可能手术修复，立即介绍到骨外科。

颈椎半脱位：如果压迫脊髓，或ADI>10mm且不稳定，必须颈椎手术固定，但如果无神经受累，只需装具固定，通过骨性强直而稳定。此时避免颈部体操，尤其前后运动，禁忌蛙泳，不能使用高枕。简易的颈椎固定带和支具，保护颈部且能减轻疼痛，比任何镇痛药都有效。

（二）骨外科的治疗

人工关节置换和骨形成术也有止痛的作用。对于"整体的炎症得到控制，只有1~2处的关节炎症很强"，或"关节畸形造成姿势不当而疼痛"，此时手术有可能明显改善。要在体力和肌力不下降期间进行手术，恰当的顺序是膝、髋和肘关节。肩部手术能够止痛但不改善关节功能。膝人工关节的耐用性，要好于髋关节，能够长期或者半永久性使用。最大的制约因素是偶发的异物感染。

多数滑膜切除术只有短期疗效，但大范围切除，复发时反复切除等所谓的积极切除，也有观点认为和药物治疗并列，意义重大。

颈椎固定术前述。小关节矫正手术的适应证，因医师而看法不一。

（三）剧烈疼痛的对策

剧烈疼痛而在家卧床，会导致肌肉萎缩，从而进入4级（关节功能分级），有无法恢复的危险，必须住院治疗，采取解除体力负荷，关节腔内注射激素，温水中步行等措施，条件允许可全部进行，如果是非残毁型关节炎，千方百计地控制在3级以前。

当下的剧烈疼痛，NSAIDs栓剂无效，则首先注射激素（利美达松），使其缓解1~2d。喷他佐辛对关节炎疼痛无效，如果有效，疼痛则有可能是RA以外的因素导致。

和一过性的压缩性骨折的疼痛不同，对于RA的疼痛，应该考虑长期的对策，不能使用吗啡镇痛。

二、体外循环治疗

双重膜过滤的血浆净化疗法,多数的关节炎能够缓解,但疗效为一过性。对恶性类风湿关节炎(伴血管炎的 RA)是否有效,将在后述。双重膜滤过会丢失相当多血清 IgG。IgG 下降对 IgG 的产生造成篮板效应,见"治疗药物"的同步治疗法的原理。即身免疫病使用血浆净化疗法,除 TTP 外,必须联合激素,单独血浆净化疗法的疗效,难以判断。

新鲜冰冻血浆有病毒感染的风险,另外人 Alb 制剂价格昂贵,上述的血浆置换一般不用于 RA。

RA 使用 Alb 制剂进行血浆置换,与单采疗法双盲对照试验,即分离自身血细胞和血浆,冉混合后回输入体内,其疗效相当。也有报道否定血浆置换的疗效,但人工膜和血液的接触本身,不能完全否定有可能收到某种疗效。离心分离淋巴细胞法,治疗 5 例 RA,均无效。

白细胞吸附柱因纤维成分不同分为 2 种,粒细胞吸附器 (adacolumn) 只吸附颗粒细胞,纳入保险适合溃疡性结肠炎;白血球清除器,一般吸附白细胞,保险适应证为 RA 和溃疡性结肠炎。以上均为自身静脉血低速循环,治疗安全,几乎无不良反应,能够缓解关节炎症,约 50% 病例有效,效果持续时间从数日到 6 个月。

第八节 RA 的关节外症状及并发症

一、干燥综合征

RA 并发干燥综合征者较多见。明显的高 γ 球蛋白血症在干燥综合征比 RA 本身更容易见到。m 蛋白的出现,有时是恶性淋巴瘤的先兆,要定期检查。RA 见到白细胞减少,要考虑干燥综合征、Felty 综合征(伴中性粒细胞减少)和药物性。

二、肺并发症

见表 13-5。

表 13-5 RA 的关节外常见肺并发症胸膜炎

间质性肺炎(包括 BOOP)
闭塞性细支气管炎、支气管扩张症、弥散性广泛细支气管炎
肺内类风湿结节:直径数 mm 至数 cm 的结节(伴尘肺多发时称为 Caplan 综合征)
少见肺血管炎

肺并发症以男性 RA 居多,其发生与 RA 严重程度、发病时间和关节炎曾经是否治疗无关。RA 的死亡原因除感染外,其次为肺并发症。

据统计有 14% 的间质性肺炎先发于 RA,病情呈现进展状态时,不管何时发生,治疗要独立于 RA 的诊断之外,排除感染后使用激素。

胸膜炎的发病,也有的关节炎不活动。并发干燥综合征而引起的下呼吸道及肺间质病变,和 RA 直接导致的肺病变难以区别。

抗风湿药导致的间质性肺炎，和偶发的感染鉴别时，RA 的间质性肺炎开始于背部胸膜，肺纤维化或急性加重是从肺底部开始向上扩展，据此特征容易诊断，但 BOOP 的阴影分布复杂多变。

RA 导致的急性闭塞性细支气管炎，有致命的肉芽肿性病变。抗风湿药引起者，文献中以 D-PC 多见。

肺的类风湿结节，和肿瘤混杂难辨，多发时类似甲状腺癌转移。

（一）间质性肺炎

有关间质性肺炎的评价方法、治疗适应证和治疗方法，与"多发性肌炎和皮肌炎"内容相同。

肌炎伴发的各种肺改变几乎和 RA 同样（AmRevRespirDis, 1985, 131:770），如寻常型（普通型）间质性肺炎（usual interstitial Paneumonia, UIP）、闭塞性细支气管炎伴机化性肺炎（bronchiolitis obliteranswith organizing Paneumonia, BOOP）、弥散性肺泡损伤（diffiisealveolardAMAge, DAD）、细胞性间质性肺炎（cellular interstitial penumania, CIP）等，但以 UIP（慢性经过）和 BOOP（急性病情有治疗适应证）为多。

少见的急性致命性呼吸功能不全，很可能是 DAD。一般重症间质性肺炎有环孢素的适应证，也同于肌炎并发的间质性肺炎。

BOOP 和一般的间质性肺炎一样，从肺底部开始分布，散在性的，变动或不移动，但见到和胸膜连接。有时呈孤立性的，粗看和肿瘤相似，但和胸膜连接处有浸润影。适合激素治疗，但有时不治疗也会消失。

淋巴组织增生（lymphoid hyperplasia, LH）显示结节性阴影，和恶性肿瘤、淋巴瘤鉴别，必须通过组织活检（TBLB）。有干燥综合征时，尤其要和恶性淋巴瘤鉴别。

RA 有时以间质性肺炎首发，注意评价肺损害时如果同时见关节炎，则明确基础疾病是 RA，此时间质性肺炎的治疗与关节炎不相关。使用大剂量激素时，关节炎一般会消失，不会带来其他问题，但减量时关节症状再次复发。可以开始抗风湿药治疗（如 SSZ，参照 COBRA 试验）。在残存间质性肺炎时，和 mTX 诱发的间质性肺炎难以区别，域好不立即使用 mTX。

间质性肺炎一旦缓解，激素减量过程中，关节炎加重，也不要以此而继续使用中等量以上的激素，针对间质性肺炎继续减量直至维持小剂量，患者屡屡诉说减量困难，关节炎的控制要依赖于抗风湿药。

包括流行性感冒病毒在内的感染，也会使原来的间质性肺炎急性加重，必须引起注意。

外院的 RA 病例，常年服用泼尼松 5mg/d，胃溃疡导致出血，停用泼尼松后入院治疗，2～3d 后突然出现弥散性肺间质性阴影，进而呼吸衰竭而死亡。以上信息不能除外感染，也无组织病理诊断，但有可能快速停用激素导致的急性间质性肺炎或者闭塞性细支气管炎，至少不能如此快速停用激素。

（二）胸膜炎

RA 尸解胸膜炎高发，但临床上显性胸腔积液的发生率 < 10%，严重的更少，单用 NSAIDs 即能消失。

胸腔积液的性质为渗出性，含糖低，腺苷脱氨酶（ADA）升高，和结核相同，所以主要问题是和结核的鉴别诊断。

（三）下呼吸道病变

根据国外文献总结，除闭塞性细支气管炎和支气管扩张症之外，还有闭塞性细支气管炎伴机化性肺炎（BOOP）。弥散性泛细支气管炎（diffuse pan bronchiolitis, DPB）是日本发现并确立的疾病概念，在 RA 也可并发，日本的呼吸科医师已达成共识。

诊断 DPB 时必须有严密的组织学检查，难以评定 RA 的并发率。以上病情，间质性肺炎及胸膜炎之外，作为 RA 的并发症临床上的问题是，出现慢性支气管炎者不在少数，很多并发鼻旁窦炎，以下发生率的数据作为参考，其中的一部分可能是 DPB，但无组织活检。

竹石等根据个人的治疗病例总结，300 例 RA 的病史中，22 例慢性支气管炎，诊断根据是 1 年中至少 3 个月以上，几乎每日咳嗽+咳痰，其中女性 21 例，年龄（57±8）岁，平均 RA 患病时间（14±5）年（7～24 年），从 RA 发病到慢性支气管炎发病平均时间为（7.1±4.8）年，用力呼气量（FEV_1）＜70%者 14 例，副鼻窦炎 16 例，并发间质性肺炎 7 例，肺活量（VC）%＜80%者 4 例，没有估算支气管扩张症的并发率。全部病例均使用红霉素或克拉霉素，从长期经过看，没有改善病例。

存在慢性下呼吸道感染时，人工关节置换受到限制，但并不是不能手术。

三、心脏病变

（一）心包炎

RA 尸解心包炎发生率为 30%～50%，但有临床表现者不足 10%，根据左侧胸痛，心包摩擦音及 X 线和心脏超声波检查等诊断。

文献报道也有重症病例，统计 17 例，心包积液为渗出性，糖/补体降低，LDH/γ 球蛋白高值。50% 有心功能不全，17% 的有心脏压塞。17 例为典型的 RA，类风湿结节 47%，RF 阳性 93%，也有可能性 RA 并发的报道，心外膜少见类风湿结节。

和胸膜炎一样，必须和结核鉴别。发生和关节炎的活动性无关，也见于初发病例。发生后 DmARDs 治疗也无影响。

轻症只需 NSAIDs，病情抵抗则使用激素，对心脏压塞或缩窄性心包炎无效，必须手术切除，术后预后良好。这种重症病例，占男性 RA 的 0.64%，女性 RA 的 0.06%。

（二）心脏瓣膜病变

以主动脉瓣关闭不全为主，为瓣膜或瓣环的炎症性肥厚，少见类风湿结节导致。尸解也有其他瓣膜病变，心脏超声未见瓣膜钙化。均无临床上已知的心功能不全、高血压等诱发原因，此时推断为 RA 引起，如果病情进展则需人工瓣膜置换。

自验 RA+干燥综合征的病例，64 岁女性，1 年病史，射血分数（ejection fraction）70%→40%，认为病情进展。高度末梢循环不良，小腿弥散性的动脉硬化狭窄。心脏超声无特殊发现，不能确定由 RA 造成，与末梢循环不良的关系不明，但有可能 RA 导致。

（三）心肌炎、传导阻滞

尸解认为心肌间质炎症或少见的类风湿结节导致，似仅少数报道呈现临床症状。

（四）心肌淀粉样变性见下述。

四、肾损害

RA 出现肾损害时的鉴别对象见表 13-6。

表 13-6　RA 出现肾损害时的鉴别对象

药物：金制剂，布西拉明、D-PC 等→尿蛋白
NSAIDs →各种异常
氯苯扎利二钠，环孢素→肾功能下降
淀粉样变性→经过尿蛋白后肾功能下降
并发干燥综合征→肾小管酸中毒，肾功能下降
恶性类风湿关节炎→和血管炎共存，但肾病变少见

据统计多数 RA 的尿蛋白为药物性膜性肾病导致。

排除以上后，RA 也有镜下血尿。中野等发现电镜上多见基膜变薄，但很难有肾功能下降。另外，也多见系膜增生性肾炎，特别是 IgA 肾病。

五、淀粉样变

伴有慢性炎症的血清淀粉样蛋白 A(SAA)，沉积在消化道、肾和心脏。腹泻导致的营养障碍，肾功能不全及心功能不全成为死亡原因。

肝脾也有沉着，但不会造成临床问题。沉积在肺的病例报道很稀少。

引起淀粉样变的慢性炎症性疾病的代表是 RA，JRA 也有，从小儿到老年人均可发病，但 RA 发病年龄多数为 50～70 岁，RA 患病的平均时间为 15 年，也有早期发病者。据统计 RA 淀粉样变的并发率为 5%。

SAA 作为急性相蛋白，和 CRP 值平行，在预测到淀粉样变的危险上，不测定 SAA，如果能够测定 CRP，非常重要。

但定义的 SAAI 遗传基因外显子碱基突变的 α，β，γ 型中，γ 纯合子的淀粉样变风险较高，所以被定义为淀粉样变。

蛋白尿或以便血开始的难治性腹泻，也继发心功能不全，必须和药物的不良反应鉴别，在 RA 的治疗过程中，要注意以上症状。

为提高诊断中安全措施下内镜黏膜活检，进行刚果红染色，但消化道阳性，仍不能断定蛋白尿是由淀粉样变性引起。也可心脏超声检查。

是否适合激素治疗仍不明确，但报道能够明显改善临床症状。另外，和炎症性淀粉样蛋白(AA) 不同，伴骨髓瘤的 AL，来源于免疫球蛋白。激素有促进 L 链生成等机制，使 AL 型淀粉样变性恶化。

沉积后的 SAA，血中浓度下降，推测是游离造成。

治疗：为了使 CRP 或 SAA 消失，使用中等量激素。但如前述，激素治疗 RA+ 能使 CRP 维持阴性，其适应证仅限于淀粉样变引起脏器损害时使用。

激素＋二甲亚砜(DmSO) 治疗腹泻有效，激素冲击有效 (高杉等)，报道 1 例肾病综合征，泼尼松 50mg/d+ 环磷酰胺 50mg/d 口服缓解。自验 Still 病例，激素 +DmSO，急性腹泻和便血迅速消失，内镜表现改善。

DmSO用法：5～10mL+糖浆20mL，每日分2次口服。黏血便尝试10～20mL+生理盐水50mL连续灌肠。服法的弊端是特有的恶臭，市售药物的气味等难以应对。未必有异味症，但如果出现则进食困难，从而很难继续使用。没有内脏损害的不良反应，少见过敏性皮炎和头痛。DmSO并不能溶解淀粉样蛋白，有阻止沉积的作用。

和欧美不同，DmSO非日本保险用药，不是因危险性，而是使用者太少，难以办理认可手续，上述的信息要传递给患者，签署"同意使用承认外的医药协议"后，方能从药局购买使用。

六、类风湿脑膜炎或硬脑脊髓膜炎

经常出现皮下类风湿结节是肉芽肿，在心、肺也可形成，腕管综合征出现末梢神经压迫等症状。

少见的报道中，同样的肉芽肿，在硬脑脊髓膜造成肥厚性病变，也有的发生于蛛网膜。临床症状有，抽搐、意识障碍、腰骶部压迫造成的神经症状等（尸解发现的无症状的1例病变报道及综述）。

第九节 Felty 综合征

Felty综合征又称为关节炎-粒细胞减少-脾大综合征、类风湿性关节炎-脾大综合征、感染性关节炎。其病因不明，可能为自身免疫性疾病。1924年Flety首先报道成人慢性类风湿性关节炎并发粒细胞减少及脾大，此后屡见报道，遂将具备上述三大主征的疾患称为Flety综合征。

临床特征是典型的RA，有脾大和中性粒细胞减少[$< 2\times 10^9$/L，持续3个月以上]。可检出抗中性粒细胞抗体，但原因不明。见到白细胞减少时，首先必须和药物导致的骨髓抑制鉴别。

在Felty综合征，有时出现嗜中性粒细胞之外的全血细胞减少的倾向，要考虑继发性的脾亢。

本病比较少见，RA的并发率约1%，在日本更少见。东京大学曾报道3例，日本自治医科大学总结20年的病例，似乎只见3例。其他有32例的报道，报道金制剂有效，以下总结上述报道。

多见50岁以上发病，但也有20岁发病的。从发生RA到Felty综合征要数年以上，甚至在32年后，女性略多。高发IgG型类风湿因子，容易伴发血管炎。并发干燥综合征的发生率高达53%，肝损害不少见，出现感染则预后不良，与RA发病20年后，出现嗜中性粒细胞减少的患者相比，生存率下降20%。中性粒细胞在0.5×10^9/L(500/μL)以下者少见，多数保持在1×10^9/L(1000/μL)。但认为治疗后中性粒细胞正常后，也容易感染。

泼尼松30mg/d有效，中性粒细胞恢复正常，随着减量有时也会下降，但也有激素无效者。也可脾摘除，但多数效果为一过性的，经治病例1例，1周后即恢复到原来的低值。

60%以上的病例金制剂有效。报道mTX和G-CSF有效。

第十节 银质针治疗

一、类风湿性关节炎膝关节病变治疗

（一）、操作方法

1. 从髌骨下缘髌韧带两侧即膝眼处布针，一侧2行2～3针，针间距为1cm，针尾呈扇状刺入髌骨下1/2段髁尖粗糙面，艾球燃1壮后起针。针间刺入髌骨深部粗面，不能有穿透落空感。

2. 将银质针与银质针导热巡检仪连接，设置合理温度，时间15～20min。

（二）、注意事项

1. 银质针治疗该症多数效果满意，绝大多数经2次针刺（间隔2～4周）可获得显效。只有对银质针难以治愈的少数顽固病例，由于附着处滑膜病变严重或脂肪垫挛缩变性，才采用髌下脂肪垫松解手术。对继发性髌垫损害则应对原发性髋关节或踝关节周围软组织损害进行治疗。

2. 对膝关节肿胀，关节积液反复发作者，应做膝关节积液抽吸、冲洗和关节内注药（地塞米松和抗生素），关节包扎加压、制动，必要时全身应用抗生素。待关节肿胀消退后再行银质针治疗。

3. 银质针治疗后多在2周内控制下地行走，减少次数和时间，且限于平地行走，不宜上下阶梯。2周后如能配合中药外敷，疗效更佳。1个月后进行股四头肌锻炼；以增加关节稳定性与远期疗效。

二、类风湿性关节炎髋关节病变的治疗

（一）操作方法

1. 耻骨上、下支股内收肌群附着处布针2行，每行5～6枚，间距1.5cm，沿内收肌向后方斜刺达骨膜。

2. 股骨小粗隆髂腰肌附着处布针2行，每行4～5枚，间距1.5cm，腹股沟下侧沿股前向上后方斜刺达骨膜。

3. 坐骨结节内下部内收大肌附着处布针3枚，斜刺达骨膜。髋后部。转子间窝与髋臼缘布针呈弧形8～12枚斜刺达骨膜。

4. 将银质针与银质针导热巡检仪连接，设置合理温度，时间15～20min。

（二）、注意事项

1. 选择病例为股骨头缺血坏死Ficat分期为Ⅰ～Ⅲ期；影像学检查：股骨头未崩塌变形，关节间隙存在，未出现骨性关节炎。采用银质针治疗能收到明显的髋周肌肉松解痛、血供改善的作用，从而缓解疼痛与增加筋关节功能。

2. 耻骨上下支行针时，切忌将针刺入闭孔或腹股沟韧带下间隙，以免刺伤闭孔血管或旋被动脉引出闭合性大出血。且治疗时须将阴囊（男性）连同精索用纱布托起，否则，会刺伤精索。

3. 操作完毕，要在每行银质针之间填好纱布条（约4层），银质针与阴囊之间、与股内侧之间亦须填入纱布条，以免银质针针体接触阴囊和股内侧皮肤而发生烧伤。艾绒燃完后起针。

须压迫止血2min，碘酒消毒、纱布覆盖后，还要用小沙袋置于腹股沟行针部位压迫2时，防止术后肿胀渗血。3d内以卧床为主，以免腹股沟及股内侧皮肤摩擦引起进针点感染。

三、类风湿性关节炎踝关节病变的治疗

（一）操作方法

患者取仰卧位，足踝部用枕头垫起，局部浸润麻醉。

1. 内踝后下方软组织进针法于内踝后与下方各一横指交界处，沿踝管布针分2行，每行2～3枚，针距1cm，针端指向近侧，每针须刺入胫骨后肌腱鞘内，因沿腱鞘走行，可避免伤及胫后神经或胫后动、静脉。针刺入深度为1.0～1.5cm。

2. 外踝后下方软组织进针法踝关节直角中立位，取外踝后方与下方各一横指交界处，平行腓骨轴向分2行布针，每行2～3枚，针距1cm，针端指向近侧，每针需刺入腓骨长短肌总腱鞘内，针刺深度为1～2cm，当进针刺入鞘内敏感的炎性粘连组织时会引出明显的疼痛，但不会伤及腓肠神经。

3. 跗骨窦脂肪垫进针法在外踝前方踝关节跖屈足内收位布针6枚，分2行，每行3枚，针尖斜向趾短伸肌沿跟骨体外上方附着处及跗骨窦脂肪垫。针端可触及距跟旁前侧韧带和距跟骨间韧带。进针中一般不易伤及腓浅神经。

4. 将银质针与银质针导热巡检仪连接，设置合理温度，时间15～20min。

（二）注意事项

踝关节周围软组织损害所致的疼痛，大多为慢性迁延过程，症状顽固，时轻时重，一般疗法难以奏效。采用银质针治疗效果显著，起到"以针代刀"的局部松解作用。但是，患者需在1个月内避免跳跃、长途步行或登高运动，使踝周软组织得以较充分地修复，从而能逐步适应日常活动。治疗时要选用4号针或5号针，这样针体不会倾倒接触皮肤而发生烧伤。对于部位多、病程长、症状重的患者，可分次进行治疗，必要时1个月后重复治疗，以取得远期疗效。

四、类风湿性关节炎肘、腕关节病变的治疗

（一）操作方法

1. 仰卧上肢外展位，在肘关节内、外侧伸、屈肌群附着处布针2行，每行3～6枚，间距1.0cm，沿局部肌肉走形方向从远侧及近侧分别斜刺达骨膜。

2. 腕关节治疗时平卧或坐位，腕部垫枕，手掌朝上，分别于腕关节两侧肌附着处布针3～6枚，间距1.0cm，沿局部肌肉走形方向从远侧及近侧分别斜刺达骨膜。必要时可第二次于腕背侧布针3～6枚，间距1.0cm，沿局部肌肉走形方向从远侧及近侧分别斜刺达骨膜。

3. 将银质针与银质针导热巡检仪连接，设置合理温度，时间15～20min。

（二）注意事项

1. 选择病例为肘腕关节关节间隙存在，未出现畸形。采用银质针治疗能明显使关节周围肌肉松解、血供改善的作用，从而缓解疼痛与增加关节功能。

2. 在肘腕关节行针时，切忌野蛮操作，以免刺伤局部血管或肌腱。

3. 操作完毕，要在每行银质针之间填好纱布条（约4层）。起针后需压迫止血2min，碘酒消毒、纱布覆盖后，还要用小沙袋置于行针部位压迫2时，防止术后肿胀渗血。

五、类风湿性关节炎指、趾关节病变的治疗

（一）操作方法

1. 患者仰卧位，在患病指趾关节内、外侧肌腱及关节囊附着处布针（直径0.45银质针）2行，每行2～4枚，间距1.0cm，纵行方向从远侧及近侧分别斜刺达骨膜。

2. 将银质针与银质针导热巡检仪连接，设置合理温度，时间15～20min。

（二）注意事项

1. 选择病例为指趾关节间隙存在，未出现畸形。采用银质针治疗能明显使关节周围肌肉松解、血供改善的作用，从而缓解疼痛与增加关节功能。

2. 在指趾关节行针时，切忌野蛮操作，以免刺伤局部血管、神经或肌腱。

3. 操作完毕，要在每行银质针之间填好纱布条。起针后须压迫止血2min，碘酒消毒、纱布覆盖后，还要用小沙袋置于行针部位压迫0.5h，防止术后肿胀渗血。

（李浩炜）

第十四章 血清阴性脊柱关节病

这是一组慢性炎症性风湿性疾病，具有特定的病理生理、临床、放射学和遗传特征，炎性腰背痛伴或不伴外周关节炎，加之一定特征的关节外表现是这类疾病特有的症状和体征。这一类疾病包括：强直性脊柱炎(ankylosing spondylitis, AS)，反应性关节炎(reactive arthritis, ReA)，银屑病关节炎(psoriatic arthritis, PsA)，炎症性肠病性关节炎(arthropathy of inflammatory bowel disease, IBD)，未分化脊柱关节炎和幼年慢性关节炎。赖特综合征(Reiter's syndrome, RS)与反应性关节炎为同义词，现已很少使用。该类疾病常在中青年发病，除银屑病关节炎发病无性别差异外，其他几种疾病男性均多于女性。

脊柱关节炎与HLA-B27基因有很强的相关性，这使其概念得到了很好的统一。血清阴性脊柱关节病的真正概念早在十余年前就被Wright等明确。术语"血清阴性脊柱关节病"被用来描述一类相关的，具有许多相同的临床、放射学和血清学的特征，还有家族性和遗传关系的异质性疾病。这些疾病最初包括强直性脊柱炎，反应性关节炎，赖特综合征，溃疡性结肠炎和克罗恩病相关的关节病，惠普尔病和白塞病。这些疾病具有许多不同点和相似性，包括类风湿因子阴性，没有皮下结节，放射学的骶髂关节炎伴或不伴炎性的外周关节炎和家族聚集性。

每个疾病由脊柱炎、骶髂关节炎、叫肢关节炎等混合组成，似都有共同的病情，RF均阴性。此疾病谱均有下述的任何一个或几个复合的临床表现。

①急性或慢性臀部、腰部、背部的疼痛或僵硬。②急性或慢性四肢大关节炎。③被误认为类风湿关节炎(RA)的慢性小关节炎。

外周关节炎和RA有相似之处，以前被纳入风湿性疾病中，或被分类为不典型的RA的异型，但是遗传背景不同。

RA和HLA-DR4相关，脊柱关节和HLA-B27相关，所以，血清阴性脊柱关节病也被称作HLA-B27关联的风湿性疾病，但并非全部病例B27阳性。HLA-B27阳性率，北美白人占5.6%，日本人占0.4%。阳性者的发病率是2%～20%。在B27阳性的强直性脊柱炎的家族中，脊椎关节炎的发病率为25%～50%。如此高的发病率和家族聚集性，在HLA-DR4和RA之间看不到。

1. 炎症部位的病理　RA是关节腔内的滑膜炎，此疾病群与之对立，基本是韧带、肌腱的骨附着部位的炎症，等同于附着点炎(cnthcsopathy)，关节破坏少见。

2. 脊柱关节以外的表现　有时伴葡萄膜炎、主动脉瓣膜闭锁不全、皮疹、尿道炎等。

此组疾病，根据发病形式(急性，慢性)的差异，受累关节的分布，皮疹，有无尿道炎等，有以下分类。

慢性：强直性脊柱炎(ankylosing spondylitis, AS)、银屑病关节炎(psoriatic arthritis, PsA)、部分JRA少关节型。

急性：Reiter综合征或反应性关节炎(reactivearthritis)

急性和慢性混合出现：炎症性肠病伴发的关节炎。

以上疾病也可重叠。

未分化脊柱关节病(undifferentiated spondylarthropathy)。

分析下面引用的 403 例的脊柱关节病(欧洲分类),认为未分化脊柱关节病占所有病例中的 1/4(109 例)。

此疾病谱有各种诊断标准,但下述分类较为简单。临床从各自疾病的特征比较容易诊断,或根据病变过程很容易修正判断。

欧洲脊柱关节病研究组织(The European Spondylarthropathy Study Group)拟定的脊柱关节病诊断标准。

炎症性腰背痛或滑膜炎(非对称性或下肢为主),加上下面的 1 个以上(可以不同时期),就认定为脊柱关节病。

本组疾病有家族史、牛皮癣、炎症性肠疾患,1 个月内先发的尿道炎、子宫颈炎、急性腹泻,左右交替的臀部痛、附着点炎(enthesopathy)、骶髂关节炎。

没有把 HLA-B27 列入诊断条件,因为与对照组比较,考察此标准的有效性时,对照组的 HLA 数据不够充分,但认为 B27 有诊断意义。

讨论 403 例患者,其敏感性/特异性是:HLA-B27 为 68.1%/90.8%,附着点炎为 56.4%/77.6%,骶髂关节炎 54.4%/97.8%。

AS 必发中轴关节(骶髂关节和脊椎)病变,呈对称性、持续性。AS 之外发生率各不相同,多数为非对称性和非持续性。

HLA-B27 或 B39:考虑此疾病谱时,必须查 HLA-B27 或 B39。

普通日本人的 B27 阳性率是 0.4%,但是在 AS 及 Reiter 综合征和反应性关节炎中,日本患者的 B27 阳性率也很高,但并非 100% 的阳性,即使阴性也不能否定诊断。如果是 B39 阳性,则支持上述疾病的诊断。

日本报道 48 例 AS 患者,40 人 B27(+),B27(-) 的 8 人中 3 人 B39(+),对照组 B39 阳性率为 6.2%。

银屑病关节炎和炎症性肠疾病中,B27 的阳性率较低。但如果有皮疹和肠病变,很容易诊断。

一、X 线表现

(一)骶髂关节炎

早期的检查结果是关节边缘的硬化。关节间隙不狭小,而是扩大,边缘不整齐,但无关节破坏。

(二)附着端点炎

注意大小关节周围、髂骨周围、跟骨底等处有小的硬化表现。

(三)椎体韧带骨化(syndesmophytes)

AS 一定呈对称性,向上进展。一部分重症病例经过椎体方形改变后,有可能变成竹节状。AS 以外的脊柱关节病,是非对称性的,不连续的。

二、雷特综合征

有关节炎、无菌性尿道炎、结膜炎等三联征,但并非诊断条件,男性居多。

以尿道感染或性交后的宫颈感染(主要是衣原体)或者感染性腹泻症(菌痢、沙门菌、耶尔森菌、弯曲杆菌)为发病契机。

耐人寻味的是，致病菌不同而Reiter综合征的临床表现谱也不同。志贺菌与沙门菌中，尿道炎分别为69.5%，12.5%，结膜炎为88.4%，9.2%，差异相当大。

淋球菌感染导致化脓性关节炎，但不发作Reiter综合征。感染继发的Reiter综合征是无菌性的。Reiter综合征的尿道炎，与初发感染的尿道炎不同，是反应性的尿道炎，抗生素无效。肠源性的感染，也会继发无菌性尿道炎。

感染1～6周后，急性发作膝、腕/踝、指（趾）等非对称关节炎。初发症状有腰臀部痛和肌肉痛。

与滑膜炎相比，Reiter综合征以肌腱附右端炎为主，所以手指的特征是腊肠指，并非RA样的纺锤状肿胀。

关节炎6个月内缓解，非持续性的，但也有反复发作者，有可能与免疫反应的周期、感染菌的残存或者再感染有关。

本病有骶髂关节炎和脊柱炎（非对称的较多），慢性病例中极少数类似强直性脊柱炎。

其他的皮肤黏膜损害有：龟头炎、葡萄膜炎，发生率比结膜炎低，一般为轻症，但有虹膜睫状体炎、巩膜炎、角膜溃疡，也有角膜溃疡而失明者。手掌、足底、四肢及躯干有溢脓性皮肤角化症。也见无痛性的口腔内溃疡。

溢脓性皮肤角化症和掌趾脓疱病（日本人中较多的皮疹，部分伴有关节炎）相似。外观和病理与脓疱性银屑病均相似。

贝赫切特综合征（Behcet病）的阴部溃疡，男性出现在阴囊，偶尔也在龟头。此时并发葡萄膜炎和口腔内溃疡，贝赫切特综合征和Reiter综合征有时相似。

贝赫切特综合征和掌趾脓疱病，也有时被分类为血清阴性脊柱关节病的类缘疾病，和欧美相比，是日本特有的疾病，和HLA-B27不相关。

治疗：NSAIDs。皮肤、黏膜病变使用类固醇软膏。

三、强直性脊柱炎

女性强育性脊柱炎（AS）的脊柱病变较轻，四肢关节病变（主要是膝，肩，骶）相对较重，所以有时当成RF阴性的RA。患病率无性别差异，但以腰臀部痛（骶髂关节炎）主诉来就诊的典型病例，几乎均为男性。日本的患病率是RA的1/20左右。

脊柱僵硬以早晨比较严重，运动后减轻，这在问诊上非常重要，与包含腰椎间盘突出在内很多腰痛病完全不同。

在30岁之前病情缓慢进展。进展的顺序为：对称性的骶髂关节炎→上行的脊柱炎→椎体方形变和韧带骨化→强直导致驼背（ankylos=屈曲）→部分患者进展到晚期，出现脊柱竹节状改变，但长期的轻症患者也很多见。

有观点认为10年后病情有自然消退的趋势，所以能够通过体操锻炼来减缓脊柱变形。

四肢附着端点炎中的25%有葡萄膜炎，部分有尿路结石，主动脉瓣膜闭锁不全、心传导障碍，以及上肺的浸润影、纤维化（是否胸廓运动受限的缘故）。

治疗：NSAIDs和体育锻炼为基础治疗。有人认为柳氮磺吡啶有效。

四、银屑病关节炎

银屑病作为皮肤疾病，统计有二成伴发关节炎。多数关节炎继发于皮疹之后，先发关节炎时，在内科和骨外科就诊，见到皮疹以后确诊。

小关节炎（主要是 DIP，PIP，mTP）高发，对称性多关节炎者不少见，所以初期也有的被诊断为 RA，也有指关节的残毁性破坏。香肠样的指肿胀为韧带炎导致，为特征性改变。

并发骶髂关节炎、脊柱炎者也很多，但通常是非对称性的，所以 X 线表现和 AS 不同。

指甲病变高发，典型的病变是甲剥离症（onycholysis）。

治疗：mTX 有效，方法与 RA 同样，口服每周 1d，联合 NSAIDs。一般的 DmARDs 对末梢关节炎有效，但对脊柱炎无效。

五、细菌性肠炎或生殖器衣原体感染后的反应性关节炎

指感染 1～4 周后，急性的一过性的膝、踝等大中关节炎以及骶髂关节炎。现在日本风湿热急剧减少，被认为是急性大关节炎的第一候补，有时是贝赫切特综合征的初发症状，高龄患者也考虑可能是假性痛风。

一般看到急性关节炎时，必须问诊有无先行的腹泻，也应该检查血清衣原体抗体，有时单靠问诊无法知晓。HLA-B27 检查，对诊断反应性关节炎非常有帮助。

反应性关节炎不仅继发于腹泻，也包含尿路感染。另一方面，广义的 Reiter 综合征被定义为"感染继发的关节炎"，可以没有黏膜表现，所以和反应性关节炎是同义语。

治疗：可以使用 NSAIDs，但急性关节炎的疼痛非常强烈，累及关节同上述疾病，甚至无法行走，此时要积极使用激素，泼尼松 30mg/d 左右，随着症状减轻，及早减量、停药。

六、炎症性肠病性关节炎（溃疡性大肠炎、克罗恩病）

25% 的出现非破坏性、游走性的外周关节炎，如膝、脚踝、手腕及其他部位。15% 有皮肤黏膜病变，如结节性红斑、口腔内溃疡，5% 的出现强直性脊柱炎样的脊柱病变。外周关节炎、皮肤黏膜病变和肠炎的活动性平行，但脊柱炎与肠炎的患病时间不平行，也可发生于肠炎缓解后。另外，发生脊柱炎者，B27 阳性率是 50%，即 B27 的有无是独立的，炎症性肠疾病自身伴随脊柱炎和关节炎。

（敬胜伟）

第十五章 贝赫切特综合征

贝赫切特综合征又称白塞病，是一种全身性免疫系统疾病，属于血管炎的一种。其可侵害人体多个器官，包括口腔、皮肤、关节肌肉、眼睛、血管、心脏、肺和神经系统等，主要表现为反复口腔和会阴部溃疡、皮疹、下肢结节红斑、眼部虹膜炎、食管溃疡、小肠或结肠溃疡及关节肿痛等。贝赫切特综合征需要规律的药物治疗，包括各种调节免疫的药物，不治疗则预后不好，严重者危及生命。

难治性葡萄膜炎和进行性的中枢神经损害、难治性消化道溃疡等，是本病较为严重的表现。眼病的治疗全部依靠眼科医师。内科医生需要注意的是侵犯相对较少的消化道、大血管、中枢神经病变等特殊类型的贝赫切特综合征。相对应的临床上分为3种：眼病、特殊型和剩余的平时不严重只需对症处理的患者。在以往使用的环孢素和激素上，眼科和内科的治疗并不矛盾，根据治疗的情况，要密切合作。现在令人关注的药物是TNF-α抑制药，有报道对葡萄膜炎和消化道病变疗效显著，与克罗恩病（Crohn病）类似。今后研究的焦点是，这种治疗能否持续使用，或者缓解后能否用原来药物维持，其次是感染（发生率较低），以及高额的医疗费用等。

流行病学：从日本到南欧均有发病，以东亚沿丝绸之路为主。最初报道该病的是土耳其的眼科医生Behcet，土耳其和韩国尤其多见。据说移居夏威夷的日本人比白种人多见。日本患者数约18 000人，无性别差异，30岁左右多见，眼病男性居多。幸运的是多数患者非特殊类型，女性更少见，所以内科领域诊疗女性患者相对容易。病死率约1%，多数是特殊类型，国外统计中枢神经病变的比例较高。

一、诊断方法

风湿病及类缘性疾病的诊断，至今有两个疾病需严格遵照诊断标准：贝赫切特综合征和SLE。

贝赫切特综合征从实际临床观点出发，诊断标准即是疾病的定义，实际亦如此，但这种情况，从不同专业领域方面看，出现问题的是后述的肠贝赫切特综合征。即未满足诊断标准者，不能作为贝赫切特综合征进行治疗，或不能诊断贝赫切特综合征，对于现在的诊断标准，以后肯定要继续研究。

（一）诊断标准

虽然有国际诊断标准，但日本对于贝赫切特综合征的经验和研究非常丰富，病情或许有种族差别，所以使用日本标准较为妥当——1987年贝赫切特综合征诊断标准（见表，引用67子，1988，28:66）。

1987年贝赫切特综合征的诊断标准。

1. 主要症状

(1) 复发性阿弗他口腔黏膜溃疡。

(2) 皮肤坏状：①结节性红斑。②皮下血栓性静脉炎。③毛囊炎样皮疹，痤疮样皮疹。

(3) 眼症状：①虹膜睫状体炎。②视网膜脉络膜炎。③认为AB经过后的虹膜睫状体瘢痕、晶体上色素沉着、视网膜脉络膜萎缩、视神经萎缩、并发白内障、继发青光眼、眼球结核等。

(4) 外阴部溃疡。

2. 次要症状

(1) 不伴变形或强直的关节炎。

(2) 附睾炎。

(3) 以回盲部溃疡为代表的消化道病变。

(4) 血管病变。

(5) 中等度以上的神经病变。

3. 病型诊断标准

(1) 完全型：疾病过程中具条4条主要症状。

(2) 不完全型：①病程中具备3条主要症状（或2条主要症状加2条次要症状）；②眼症状加1条主要症状（或2条次要症状）。

(3) 可疑：出现部分主症状，但不满足不完全型的诊断条件及典型的次要症状反复出现或者有恶化倾向。

(4) 特殊病型：①肠道贝赫切特综合征。②血管贝赫切特综合征。③神经贝赫切特综合征。

4. 参考检查

(1) 皮肤针刺反应。

(2) 炎症反应：ESR上升，血清CRP阳性，末梢血白细胞增加。

(3) HLA-B51(B5) 阳性。

补充

1. 主要症状和次要症状、不典型病例不一定完全具备。

2. 皮肤症状中的①、②、③任何一项多发时可以作为1个项目；眼症状中的①、②亦如此。

3. 关于眼部症状，确实发生过虹膜睫状体炎、视网膜葡萄脱炎后，确诊的虹膜睫状体瘢痕、晶状体色素沉着、视网脱脉络膜萎缩、视神经萎缩、并发的白内障、继发的青光眼、眼球结核等，均可以作为主要症状，但病变原因不清者，只能作为参考。

4. 关于次要症状，必须注意次要症状需要鉴别的疾病非常多（具体参考鉴别诊断），不能充分鉴别时，只能作为参考检查。

5. 炎症反应不充分时，贝赫切特综合征可疑。或γ球蛋白显著增高、自身抗体阳性等，肯定属于风湿病范畴。

6. 主要鉴别对象如下

(1) 侵犯黏膜、皮肤和眼的疾病：多形性渗出性红斑、急性药物中毒、Reiter病。

(2) 具有贝赫切特综合征主要症状之一的：口腔黏膜症状：慢性复发性阿弗他病、Lipschutz病（也有外阴溃疡）。眼病：转移性眼内炎、败血症性视网膜炎、钩端螺旋体病、结节病、强直性脊柱炎、中心性视网膜炎、青年复发性视网膜玻璃体出血、视网膜静脉血栓症等；皮肤症状：化脓性毛囊炎、寻常型痤疮、结节性红斑、游走性血栓性浅静脉炎、羊发的血栓性静脉炎、Sweet病等。

(3) 贝赫切特综合征次要症状相混淆的疾病：关节炎：RA, SLE, PSS等风湿病，痛风等；

消化系统病变：急性阑尾炎、克罗恩病、溃疡性结肠炎、急慢性胰腺炎等；附睾炎：结核等；血管系统症状：高安动脉炎、Buerger 病、动脉硬化性动脉瘤、深部静脉血栓症等；中枢神经病变：感染性、变应性的脑脊髓膜炎、脑炎、脊髓炎、SLE 及脑、脊髓的肿瘤、血管损害、梅毒、多发性硬化症、精神病、结节病等。

（二）贝赫切特综合征的临床表现

4 个主症，5 个次要症状，另有发热、炎症反应、精神倦怠。

（三）初诊时的要点

初发症状有：4 个主症，大关节炎、发热、精神倦怠。但主症并非同时出现。消化道、大血管、中枢神经病变等，不伴主症时不出现。

贝赫切特综合征的发热或大关节炎，属于疾病常见表现，仅作为鉴别的候补。

不明热、不明炎症的病例，很像贝赫切特综合征，但不满足诊断标准时，不能考虑贝赫切特综合征，要包括侵袭性检查在内的检查措施追究 CRP 升高的原因。构成贝赫切特综合征各个临床表现，任何一项均无特异性。

二、临床表现各论

（一）眼表现

葡萄膜炎（uveitis）及其引起的瘢痕是贝赫切特综合征最棘手的问题。前部葡萄膜炎：虹膜炎、睫状体炎。中性粒细胞浸润较多，则前房积脓；后葡萄膜炎：脉络膜炎。炎症可波及邻近的视网膜。

据统计 60% 的贝赫切特综合征患者出现眼病，50% 出现后葡萄膜炎，20% 会失明。一旦出现眼病，多数 5 年内累及双眼。男性患者是女性的 2 倍，且男性多见重症，以青壮年居多。眼病首发者占 20%，后葡萄膜炎反复发作会造成严重的视力损害。

葡萄膜炎的一般鉴别（见后述），存在分歧。贝赫切特综合征前后葡萄膜皆可受累，不局限于虹膜睫状体炎。

一般见到眼角局部充血时，很少是病理性的（如眼疲劳、结膜炎等）；瞳孔周围充血，肯定是病理性的（虹膜睫状体炎）。

畏光、充血、眼痛、视力异常时，一定遵从眼科的检查，但即使无眼部自觉症状，怀疑贝赫切特综合征者，也全部要眼科检查。

贝赫切特综合征发作眼病时，视力、视野损害的加重或者缓解，以小时为单位，通过问诊会得到类似经验。

（二）口腔内阿弗他溃疡

虽然确定肉眼能够发现，但有时也要依靠问诊。贝赫切特综合征多发阿弗他溃疡（5 处以上即为多发），特点是疼痛、始终反复发作、疮面发白周围发红、无水泡、面积大。部位在口唇内侧，包括舌在内的整个口腔，波及咽喉。

因为缺乏炎症表现，把阿弗他溃疡称为口腔炎欠妥，可作为问诊的语言使用。如果问："有口腔炎吗？"多数人回答有。日常诊疗中，这些炎症多数是小点状，位于牙齿对应的部位，不能当成贝赫切特综合征的阳性表现，否则误诊。

发热、炎症反应、关节痛、不确定的疼痛、腹痛、中枢神经病变、血管病变等，考虑原因的话，医生多半认为或许就是贝赫切特综合征，其理由多因口腔炎。有时需要医生的诱导式询问发现，有时是患者自己叙述。

其实以上均无病理上的意义，感染、高安动脉炎、炎症性肠病、病毒性关节炎、反应性关节炎、其他的中枢神经病变等，都足以出现以上表现。炎症性肠病时，伴发口腔炎也并非偶然。

曾治疗一例极端离奇的年轻患者，认为结节性红斑是非特异性的，问诊发现口腔炎，当成贝赫切特综合征而使用激素，这也无可厚非，但后来发现粟粒状结核。翻看过去的胸部X线片，发现结核感染初期导致的结节性红斑，即一开始就应该能够判断中纯的结核。

（三）毛囊炎、粉刺样皮

毛囊炎可以不长在毛赛，但实际上毛囊也是贝赫切特综合征炎症部位。因为是无菌性嗜中性粒细胞活化，即所谓的粉刺而非毛囊炎。针刺反应是指针刺2d后明显的发红、化脓，可见于采血针眼。因为伤口难以愈合，容易被剃刀划伤也有同样意义。

（四）外阴部溃疡

贝赫切特综合征男性多发于阴囊，阴茎和龟头也有；女性多发于阴唇。患者可以感觉到疼痛，但仅凭问诊，和口腔炎一样容易误诊，因为会残留瘢痕，有时可做参考。

明显的溃疡和其他表现共存时，强烈提示贝赫切特综合征。

男性出现于龟头时，及女性出现溃疡时，和Reiter病相似，但后者不痛。

Reiter病出现急性关节炎、尿道炎、结膜炎和虹膜睫状体炎，先发腹泻或者衣原体导致的性器官感染，HLA-B27阳性。

（五）关节炎

有时是贝赫切特综合征的首发症状，所以贝赫切特综合征是急性关节炎的候补发病原因，病程中也有时反复出现。

大关节炎，且急性发病，所以初发时要和反应性关节炎、病毒性关节炎及风湿热相鉴别，反应性关节炎问诊发现先发的腹泻，HLA-B27阳性；病毒性关节炎有自愈性。

病程中出现时，关节炎倾向于变动性、游走性。也有慢性病例，但非破坏性的。

伴或不伴炎症反应和发热，也可以自然消失，是贝赫切特综合征的特征之一。

（六）结节性红斑

鉴别对象较多，本章最后一并讨论。

被分类为间隔性脂膜炎（后述），但非贝赫切特综合征特有。

表面发红，轻度突起的皮下硬结，直径1～5cm，压痛，周围水肿，仅凭外观难以确定。多发于小腿伸侧，有时在大腿和前臂，贝赫切特综合征也有手掌出现者，为例外的部位，是否结节性红斑，不活检难以确定。

结节性红斑+关节炎（+发热）的病例，如果后述的基础疾病全部排除，诊断疾病为"结节性红斑"。伴随其他症状，可能是贝赫切特综合征。

假如活检病理表现为血栓性静脉炎，暂定"血栓性静脉炎"是恰当的。有时癌症引起的血栓性静脉炎，外观也类似结节性红斑。

（七）难治性皮肤溃疡

贝赫切特综合征的结节性红斑，会扩大而自然坏死，形成深的溃疡，必须入院治疗，一般发生在小腿，在此之前应该已确诊贝赫切特综合征，鉴别诊断并不困难。

（八）血栓性静脉炎

从一般的发病率看，往往是贝赫切特综合征之外的特发性的血栓性静脉炎。

有时见于上述的基础疾病，公认胰腺癌容易出现。也可以是Buerger病的部分表现，但该病以动脉堵塞为特征。

贝赫切特综合征有时伴发深部静脉血栓症，被分类为血管型贝赫切特综合征。出现深部静脉血栓症者，鉴别诊断时，必须全部检查抗磷脂抗体。

（九）附睾炎

内科少见的疾病，结核、结节性多动脉炎和贝赫切特综合征均可累及，贝赫切特综合征出现的多为一过性。但附睾炎患者普遍在泌尿科就诊，需要注意的是，和既往的口腔炎、未亲眼见到的外阴溃疡一样，通过问诊才能确定是贝赫切特综合征的阳性表现。

（十）肾损害

未列入诊断标准条目，但贝赫切特综合征有时见到尿蛋白，有病例报道是脱性增生性肾病。

三、迟发的特殊类型（特殊型贝赫切特综合征）

虽说是迟发，似出现下述病情后，初次就诊或以早期贝赫切特综合征就诊时，能够确诊特殊型贝赫切特综合征。

（一）血管病变（血管型贝赫切特综合征）

贝赫切特综合征的病理基础是微小血管或其周围的炎症，但累及大中动脉、大中或深部静脉时，称为血管型贝赫切特综合征。

由于动脉壁的炎症和静脉血栓，分别会引起血管闭塞、动脉瘤和静脉瘤；多数病变部位见综述。

1. 表现、症状　以静脉系统高发。

2. 静脉　上腔静脉综合征表现为体表静脉怒张；布-加综合征（Budd-Chiari syndrome, BCS）出现小腿的水肿或者肿胀（末梢循环不良导致），不少该综合征是由贝赫切特综合征引起。

3. 动脉　动脉瘤和动脉瘤破裂（见剧痛、休克）；脑缺血引起偏瘫、失神（盗血）、动脉搏动消失、间歇性跛行、肾血管性高血压、股骨头坏死、坏疽；肺动脉瘤和支气管的瘘孔导致的血痰等。累及冠状动脉者少见。

以上表现在内科被认为很常见，必须排除常见的基础疾病，如同前述，如果有模糊的口腔炎等，很可能将其他疾病当成贝赫切特综合征。所以，"血管型贝赫切特综合征，是贝赫切特综合征典型症状出现之后，（此时尚未诊断贝赫切特综合征）经过数月数年后发生的"，这一观点对于临床诊断至关重要。

血管病变可以成为贝赫切特综合征的开端。

以前有贝赫切特综合征，但1年余无主要症状，不进行治疗，但呈现上述的血管症状时（如果曾就诊于其他医院），有可能延误血管型贝赫切特综合征的诊断。这种现象也见于因偶发疾病手术后导致肺梗死，因为无基础疾病，不能断定贝赫切特综合征导致的血栓栓塞，但已确诊贝赫切特综合征者，必须事先考虑到风险很高。同样，已经确诊的高龄贝赫切特综合征患者，出现下肢循环功能不全（下肢肿胀），也要考虑可能是血管型贝赫切特综合征。

（二）消化道病变（肠道贝赫切特综合征）

贝赫切特综合征发生溃疡以回盲部多发，但从食管至直肠均有，容易呈多发性。口内的阿弗他溃疡无炎症表现，似消化道病变为炎症性，黏膜及肌肉层有淋巴细胞和浆细胞的浸润，也可累及浆膜层。

有报道根据内镜所见，分为深的界限明确型、浅的多形型和狭窄卵圆形的阿弗他型。深的界限明确型有时穿孔，出现腹痛和便血。

鉴别：肠道贝赫切特综合征的深部溃疡，全层性、裂沟和肉芽肿等表现，和克罗恩病相同，但贝赫切特综合征无明显的类上皮肉芽肿。另外，初期的克罗恩病也有浅、小的阿弗他性溃疡，类似贝赫切特综合征。从食管至直肠均可发生，好发于回盲部，也可穿孔，也和贝赫切特综合征相同。克罗恩病也有关节炎、虹膜睫状体炎、口内阿弗他溃疡和结节性红斑，在病理、临床上似乎难以区别，但实际上发生临床表现的时间上有所不同。克罗恩病或因发热开始，作为前驱症状，加上血沉加快，是不明热的候补疾病之一；或者突发消化道病变而引起注意，如腹痛、腹泻、便血、穿孔、肠梗阻等，出现上述关节外症状，在肠道病变恶化之后。

肠道贝赫切特综合征，原则上与克罗恩病相反，具备贝赫切特综合征的其他表现，诊断以腹痛为契机，或者即使初诊时有肠病变，也早有了皮肤黏膜症状。但有时克罗恩病和贝赫切特综合征难以区别，需经过长时间的观察。

所谓的"贝赫切特综合征特有症状"，即根据特奋的症状即可诊断为贝赫切特综合征。作为贝赫切特综合征，假如是报告未记载的非典型贝赫切特综合征，或者某一阶段内，实际上和克罗恩病的界限非常模糊。

另外，肠结核和急性感染性回肠末端炎症，通过抗生素和NSAIDs治疗可以和肠炎鉴别，贝赫切特综合征经常使用NSAIDs治疗。

（三）神经型贝赫切特综合征

临床表现复杂，如运动麻痹、运动失调、脑神经麻痹、痴呆、脑膜炎和脑炎等。部分为复视、构音障碍和人格改变，例如判断力正常，但本该干净的人变得邋遢等。

病因是大脑、小脑、脊髓和脑脊髓膜的炎症病变，涉及整个中枢神经系统，但尸解的共同患病部位是脑干。

除微小血管周围炎症的基本病理改变之外，脑静脉血栓造成的脑脊液压力升高和头痛（颅内压升高导致）等，也称为血管型贝赫切特综合征。

贝赫切特综合征患者有时出现难治性头痛，要和颅内压升高鉴别。狼疮的中枢神经病变，也有静脉窦血栓、影像学及脑脊液正常，单纯压力升高的假性脑肿瘤，以及无特异性异常的狼疮性头痛等，二者都要考虑抗磷脂抗体的参与。

急性亚急性病情，部分病例激素治疗有效，但慢性期病情则加重。特别是痴呆，对治疗无反应，对QOL带来极大影响，常因偶发事故而死亡。

1. 脑脊液检查　压力、细胞和蛋白升高、IL-6升高等，会提高诊断率。上述为急性改变，但痴呆时的异常表现仅IL-6升高，所以测定细胞因子，怀疑神经贝赫切特综合征而检查脑脊液时的必查项目。

2. MRI　在急性期见乃加权的高信号，激素治疗后能够消失。临床上，贝赫切特综合征要与多发性硬化鉴别。痴呆则要和阿尔茨海默症及动脉硬化性导致的多发腔隙性脑梗死鉴别。大多数神经贝赫切特综合征患者的 HLA-B51 阳性,占到所有贝赫切特综合征的 50%,所有日本人 HLA-B51 的阳性率为 14%,这或许对明确诊断有帮助。

(四)假贝赫切特综合征

部分被误诊贝赫切特综合征的患者,没有明显的脏器损害而胡乱使用激素,频繁辗转于数家医院,这种共同经历的人群称之为伪贝赫切特综合征。也有患者反复应用镇静药中毒,精神科医师不能诊断为某种精神疾病,而判定性格异常。无法确定哪种疾病,此时必须注意以下情况。

贝赫切特综合征也会反复出现不稳定的疼痛和重度的精神倦怠,但炎症反应完全正常,泼尼松疗效显著。没有上述的经历时,不能诊断假贝赫切特综合征,而是真正的贝赫切特综合征,有时本人也因被误解为发牢骚而苦恼不已。

(敬胜伟)

第十六章 系统性红斑狼疮

第一节 系统性红斑狼疮

系统性红斑狼疮（SLE）是一种多发于青年女性的累及多脏器的自身免疫性炎症性结缔组织病，早期、轻型和不典型的病例日渐增多。有些重症患者（除患者有弥散性增生性肾小球肾炎者外），有时亦可自行缓解。有些患者呈"一过性"发作，经过数月的短暂病程后疾病可完全消失。床表现复杂，病程迁延反复的自身免疫性疾病。多见于年轻女性，男女发病之比约为1:5～10。

一、病因及发病机制

本病病因至今尚未肯定，大量研究显示遗传、内分泌、感染、免疫异常和一些环境因素与本病的发病有关。

在遗传因素、环境因素、雌激素水平等各种因素相互作用下，导致T淋巴细胞减少、T抑制细胞功能降低、B细胞过度增生，产生大量的自身抗体，并与体内相应的自身抗原结合形成相应的免疫复合物，沉积在皮肤、关节、小血管、肾小球等部位。在补体的参与下，引起急慢性炎症及组织坏死（如狼疮肾炎），或抗体直接与组织细胞抗原作用，引起细胞破坏（如红细胞、淋巴细胞及血小板壁的特异性抗原与相应的自身抗体结合，分别引起溶血性贫血、淋巴细胞减少症和血小板减少症），从而导致机体的多系统损害。

（一）环境因素

病毒感染曾被认为是系统性红斑狼疮发病的重要因素。病毒本身有B细胞活化因子的作用，也可通过损伤抑制性T细胞，引起B细胞活化；还可能借助分子模拟机制或改变宿主抗原结构而刺激自身抗体的产生。但多年的研究仍未发现系统性红斑狼疮与任何病毒有确定的关联。某些超抗原可激活特定的T细胞而产生大量的细胞因子，导致系统性红斑狼疮活动。紫外线可使DNA变性从而刺激机体产生自身抗体。有研究发现，紫外线可刺激机体的角质细胞产生IL-1、IL-3、IL-6、TNF等细胞因子。磺胺衍生物、四环素及灰黄霉素可诱发皮肤的光过敏。药物在某些系统性红斑狼疮病例中可能具有一定作用，以普鲁卡因胺、肼屈嗪、异烟肼所致系统性红斑狼疮最多见。其成分中的联胺基团及某些巯基可能是诱导自身免疫所必须的。另外，饮食中的蘑菇、烟草及某些化妆品与系统性红斑狼疮发病也可能有一定关系。

（二）遗传

通过对动物狼疮模型的研究、人种比较及家族分析，揭示出红斑狼疮有很强的遗传倾向。

自1959年发现狼疮鼠模型以来，目前研究广泛的狼疮鼠模型有5种。其中NZB/NZW的第一代杂交鼠是与人类狼疮最相似的模型。该鼠B细胞和T细胞均有异常，可产生高滴度的抗DNA抗体，最终导致肾小球肾炎。提示遗传因素在鼠狼疮的发病中起决定作用。

美国的一个统计资料表明在年轻的黑人女性中，狼疮发病可达1/245，而欧美一般人群的发病率约为(1.8～50.8)/10^5。据初步流行病学调查，我国系统性红斑狼疮的患病率约为

$75.4/10^5$。在日本普通人群中系统性红斑狼疮的患病率为 $6.6\sim8.5/10^5$，而在系统性红斑狼疮家族内可高达 0.4%～3.4%。在单卵孪生子中患病一致率可达 50% 以上，而双卵孪生子中为 10% 左右。说明系统性红斑狼疮的患病率因人种、民族的不同而异。

近来的研究发现系统性红斑狼疮与 HLA 抗原相关，如 A1、B8、DR2、DR3 等在系统性红斑狼疮患者中的频率增高，其中 HLA-DR2 与系统性红斑狼疮关系密切，特别是在患狼疮肾炎患者中。在中国南部及日本人群中，HLA-DR2 阳性者患病的相对危险性为 2.4。另外 HLAII 类 DQA1*0102、0501 及 DQB1*0201、0602 的频率在系统性红斑狼疮患者中升高，且后者在高滴度抗 ds-DNA 抗体阳性患者中可达 90%。此外，还发现先天性补体（C2、C4）缺乏的人群中，系统性红斑狼疮发病率增高。目前已知 C4 的结构基因 C4A 和 C4B 位于 HLA-B 与 HLA-D 之间。几个研究报道指出，C4A 缺失的频率在系统性红斑狼疮患者中为 30%，在对照人群中为 15%。纯合子 C4A 基因缺失在系统性红斑狼疮中为 10%，对照组则只有 1%。而在 HLA-DR3 阳性的系统性红斑狼疮患者中可有一半表现为 C4A 基因缺失。由此推测系统性红斑狼疮致病基因可能位于 mHC 区域，与 HLAI 类或 II 类基因呈连锁不平衡，但系统性红斑狼疮的遗传不遵从孟德尔遗传法则，因此认为系统性红斑狼疮可能是多基因相互作用的结果。

（三）内分泌异常

Nasi 和 Kalscm 分析了 317 例幼年发病的系统性红斑狼疮和 1177 例成年发病的系统性红斑狼疮患者，发现男女发病率之比从幼年（1:2）到成年（1:6）逐渐增加，至 40 岁左右达最高峰（1:8），然后随年龄增加而减少，至 60 岁时为 1:2.3。另一方面，临床常见到因妊娠、流产或服用孕激素避孕药使系统性红斑狼疮症状恶化。上述事实说明系统性红斑狼疮与性激素有关。狼疮患者由于雌激素代谢异常，16α-羟基雌酮和雌二醇增高，雄激素水平降低。雌激素会减低 T 细胞的活性并显著降低 NK 细胞的功能，还可直接刺激 B 细胞，使之活化，并使 $CD5^+B$ 细胞增加，从而使自身抗体分泌增多。

（四）免疫功能紊乱

1. T 淋巴细胞　狼疮患者的淋巴细胞总数和 T 淋巴细胞数目减少，通常认为是抗淋巴细胞抗体所致，现在发现活化诱导的细胞死亡也是其原因之一。$CD4^+$ 与 $CD8^+$ 细胞的比值各报道不尽相同。比上述两种异常更重要的是细胞功能的减低。T 淋巴细胞对丝裂原和回忆抗原的增生反应减低，在狼疮活动期减低更甚。如果在培养液中加入 IL-2，增生反应可增强，而狼疮患者的 T 淋巴细胞分泌 IL-2 减少，所以这部分的细胞功能受损。但 T 辅助细胞对 IL-2 依赖性很少，它分泌 IL-4，向 B 细胞提供辅助，使体液免疫反应增强。T 抑制细胞的功能很难测定，各报告结论不一。但一般认为 T 抑制细胞可抑制分泌 IL-2 的 T 细胞功能，而不抑制向 B 细胞提供辅助的 T 细胞功能。此外，T 细胞活化后，正常情况下辅助 T 细胞短暂地表达 CD40L。但活动期系统性红斑狼疮患者的 T 细胞可测到 CD40L 的表达，系统性红斑狼疮患者的 T 细胞在体外被活化后，CD40L 表达持续时间延长，CD40L 与 B 细胞表面的 CD40 结合，可促进 B 细胞的活化。

2. B 细胞　系统性红斑狼疮的 B 细胞在无刺激情况下体外培养可自发产生免疫球蛋白，然而同样的 B 细胞对外源性刺激反应性却降低，推测这种 B 细胞已在体内被活化。但这种活化过程是 B 细胞本身异常，还是 T 抑制细胞作用减弱所致仍不得而知。

3. 抗核抗体　与自身抗原结合后，形成免疫复合物，沉积于某些特定部位，造成相应的组织损害。近来的研究表明，自身抗体能够穿透细胞膜进入活细胞内与细胞核或细胞质内相应抗原结合，干扰细胞功能，引起细胞凋亡。而细胞凋亡后释放的核小体 DNA 则进一步刺激自身抗体的产生。如抗-RNP 抗体进入具有 IgGFc 受体的 T 细胞后，T 细胞的抑制功能消失，从而影响机体的免疫调节作用，而抗 ds-DNA 抗体穿透肾小球细胞后，可引起肾小球足突细胞融合，造成蛋白尿及肾小球系膜细胞增生。

4. 细胞凋亡　最近越来越多的研究表明狼疮患者体内细胞凋亡异常，提示细胞凋亡过程参与了狼疮的发病。mysler 等人发现 Fas 在外周血 T 细胞和 B 细胞上的表达较正常对照高两倍。狼疮患者的淋巴细胞在体外的凋亡速度增加，伴之而来的是许多凋亡小体被释放出来。另一方面，有证据表明狼疮患者的单核-吞噬细胞系统吞噬功能降低。这两种因素都将导致凋亡小体不能被迅速清除，进而导致凋亡小体膜破裂，核小体释放入血，刺激机体产生抗 DNA 抗体、抗组蛋白抗体等多种自身抗体，引起狼疮的产生或加重狼疮的病情。

二、临床表现

系统性红斑狼疮是一个有多脏器受累的炎症性疾病，大多数患者起病缓慢，但也有急性发病者。临床可为全身症状及各器官受累的相应表现。各种临床表现的发生率见表 16-1。

表 16-1　系统性红斑狼疮主要症状的发生率

症状	发生率 (%)	症状	发生率 (%)
疲劳	80～100	胃肠道病变	38
发热	＞80	呼吸道病变	90～98
消瘦	＞60	心血管损害	46
关节痛	～95	淋巴系统损害	50
皮肤损害	＞80	中枢神经系统症状	25～75
肾脏病变	～50		

（一）全身症状

患者可出现疲劳。在某些患者，乏力可能是早期疾病活动的唯一指标，这时除血清 C3 有降低外，往往没有其他血清学或临床证据表明病情活动。80% 以上的患者出现发热，以高热多见。约 60% 的患者可能有体重下降，而患者体重增加则意味着可能伴有肾脏损害。患者的发热、乏力和体重减轻与一般感染症状无区别，临床上要注意鉴别。

（二）关节及肌肉表现

系统性红斑狼疮中关节炎和关节痛可达 95% 以上，可先于其他系统损害几个月至几年出现，有时甚至被误诊为类风湿关节炎。近端指间关节炎（痛）见于 82% 的患者，常为对称性、游走性，多关节受累，其疼痛程度往往超过关节的客观所见。其他易受累关节依次为膝、腕、掌指关节、踝、肘、肩、跖趾关节、髋关节、远端指间关节受累较少见。关节畸形虽不常见，但典型的天鹅颈畸形、尺侧偏斜和软组织松弛确有发生。如有关节积液，多为清亮至微混的渗出液，其白细胞计数一般低于 $3\times10^9/L$，以单核细胞为主，补体降低，抗核抗体常阳性。X 线示无关节间隙狭窄或侵蚀性改变，但可有骨质疏松和关节半脱位。有 30% 的患者出现肌痛、肌无力、肌酶谱增高，类似肌炎的表现。肌活检可见血管周围淋巴细胞及浆细胞浸润，很少见肌细胞坏死。这类肌痛对激素反应较好。

（三）皮肤黏膜损害

系统性红斑狼疮的皮肤损害包括特异性损害和非特异性损害，特异性损害有蝶形红斑、盘状红斑和亚急性皮肤性红斑；非特异性损害有大泡性皮损、脂膜炎、脱发、血管炎、荨麻疹样血管炎、网状青斑、雷诺现象、光过敏、口腔溃疡和指甲改变等。

1. 蝶形红斑　最典型的是面部蝶形红斑，可见于半数以上的病例，是位于两颊及鼻根部的轻微水肿型损害，但一般不累及鼻唇沟部位。往往由于日晒而诱发或加重。

2. 盘状红斑　可见于20%的患者，且可先于系统症状十数年出现。常见于光过敏部位，如前额、颧部、鼻、耳及躯干部。是界限清楚的浸润性硬红斑，红斑表皮萎缩，毛细血管扩张，上覆鳞屑，鳞屑与下面皮肤紧贴，揭掉鳞屑后，可见毛囊阻塞。

3. 血管炎　血管炎的表现随受累血管所处的层次和炎症轻重程度而异。累及真皮乳突上层小动脉和小静脉的血管炎表现为红斑和瘀点，严重者可有上皮坏死；真皮乳突深层和真皮网状层血管炎表现为紫癜样病变，严重者真皮和表皮连接处被破坏，可形成大泡和（或）溃疡；肌肉动脉受累可产生炎性结节，严重者可有深部溃疡；皮下组织血管受累可产生深部结节。其他血管炎表现有Osler结节、下肢紫癜等。

4. 脱发　脱发多见，表现为毛发稀疏、干枯、易折，疾病活动时明显，一般在治疗后可再生。

5. 狼疮脂膜炎　狼疮脂膜炎是不常见的症状，累及2%的狼疮患者，多见于20～45岁的女性。好发部位为前臂、臀部、头、颈和大腿。病变坚实，可有压痛，约3cm大小，表皮可有萎缩、溃疡、红斑或皮肤异色，病变消散后可遗留凹陷性瘢痕。

6. 雷诺现象　约有30%的患者出现雷诺现象，表现为甲床、手指、足趾等发作性的苍白，可能伴随疼痛，由中小动脉痉挛造成。常在寒冷、吸烟、紧张等情况下发生。

7. 光过敏　光过敏多见于暴露部位的皮肤，可以多次复发。对许多系统性红斑狼疮患者来说，光过敏不仅是局部现象，可能是更重要的系统性损害的证据。

8. 黏膜损害　系统性红斑狼疮的黏膜损害中以口腔溃疡最有意义，表现为多发性、复发性。有时类似于aphtha溃疡。

9. 其他　各种非特异的指甲改变可见于约1/3的患者，病变包括指甲凹陷、水平和纵向翘起，白甲病、甲脱离及甲皱毛细血管扩张和萎缩。

（四）肾脏

肾脏是系统性红斑狼疮中最常见的受累脏器，肾小球、肾小管及肾血管均可受累。在五年之内，临床出现肾脏受累可达75%，而肾活检则证实近100%的患者有肾脏损害。有肾脏受累者预后不良，Wallace等报道无肾脏受累者10年的病死率为11%，而有肾脏受累者10年的病死率为29%。

狼疮性肾炎是一个慢性过程，时有加重和缓解。临床表现与肾小球肾炎类似，从隐匿性狼疮肾炎到尿毒症均能见到。轻型可无症状，或有高血压和夜尿增多，血尿、蛋白尿多为间歇性的。肾病综合征型可有大量蛋白尿、低蛋白血症和水肿，也可有高血压和肾功能损害。急性进展性肾小球肾炎少见。患者在短时间内出现少尿性肾衰竭，病理呈新月体肾炎，常在严重弥散性增生性肾小球肾炎的基础上发展而来。

狼疮性肾炎一般认为是循环免疫复合物或原位形成的免疫复合物所致，患者单核-吞噬细胞系统清除免疫复合物能力及纤维溶解能力降低、血小板活化、抗磷脂抗体等对狼疮肾炎形成也有促进作用。

狼疮性肾炎的病情和预后是多因素决定的，因此在进行评估时要综合考虑临床、实验室及组织病理等各种参数。一般认为肾功能的测定（24h尿蛋白定量、肌酐清除率测定）对狼疮性肾炎的总体评估很有用处，而补体降低、抗DNA抗体升高与肾炎的严重程度和活动性密切相关。肾脏病理类型对判定病情及预后尤为重要，2003年国际肾病学会和肾脏病理学会对狼疮肾炎分型进行了修订（表16-2）。其中，Ⅰ型及Ⅱ型狼疮肾炎临床表现轻微，病死率低，往往死于肾外并发症，如狼疮脑病或严重的感染等，但少数患者可发展为更严重的病理类型，继而出现肾功能不全。Ⅲ型患者临床症状则较Ⅰ、Ⅱ型为重，慢性肾功能不全是其主要的死亡原因。Ⅳ型狼疮肾炎预后更差。Ⅴ型狼疮肾炎预后与原发性膜性肾病一样，单纯膜性狼疮肾炎较伴节段性硬化者预后佳。如组织病理学显示有肾小球细胞浸润、白细胞渗出、纤维蛋白样坏死、细胞新月体形成、透明栓塞和肾小管间质炎症，则可认为该肾炎处于活动期，如显示有肾小球硬化、纤维新月体形成、肾小管萎缩和间质炎症，则可认为该肾炎处于慢性期。

表16-2 国际肾病学会和肾脏病理学会狼疮肾炎分型（2003）

Ⅰ型	轻度系膜性狼疮肾炎：光镜下肾小球正常，但免疫荧光法测定系膜有免疫复合物沉积
Ⅱ型	系膜增生性狼疮肾炎：光镜下仅有程度不同的膜细胞或系膜基质增多，系膜区可见免疫复合物沉积；免疫荧光法可见少量孤立的上皮下和内皮下免疫复合物沉积，但光镜下正常
Ⅲ型	局灶性狼疮肾炎：活动性或非活动性局灶性、节段性或球性毛细血管内或毛细血管外肾小球肾炎，受累肾小球＜全部肾小球的50%。典型病理为局灶性上皮下免疫复合物沉积，有或无系膜病变
Ⅲ型（A）	活动病变：局灶增生性狼疮肾炎
Ⅲ型（A/C）	活动性和慢性病变：局灶增生性和硬化性狼疮肾炎
Ⅲ型（C）	慢性非活动性病变伴肾小球瘢痕形成：局灶硬化性狼疮肾炎
Ⅳ型	弥散性狼疮肾炎：活动性或非活动性弥散性、节段性或球性毛细血管内或毛细血管外肾小球肾炎，受累肾小球≥全部肾小球的50%。典型病理为弥散性内皮下免疫复合物沉积，有或无系膜病变。该型分为：弥散性节段性肾小球肾炎（Ⅳ-S），此型中，≥50%的受累肾小球有节段性病变；弥散性球性肾小球肾炎（Ⅳ-G），此型中，≥50%的受累肾小球有球性病变。节段性定义为肾小球病变范围小于肾小球毛细血管襻的一半，这一型包括有弥散性白金耳沉积，但无或仅有轻微肾小球增生性改变
Ⅳ-S(A)	活动性病变：弥漫节段性增生性狼疮肾炎
Ⅳ-G(A)	活动性病变：弥漫球性增生性狼疮肾炎
Ⅳ-S(A/C)	活动性和慢性病变：弥漫节段性增生性和硬化性狼疮肾炎
Ⅳ-G(A/C)	活动性和慢性病变：弥漫球性增生性和硬化性狼疮肾炎

续表

Ⅳ-S(C)	慢性非活动性伴瘢痕形成：弥漫节段性硬化性狼疮肾炎
Ⅳ-G(C)	慢性非活动性伴瘢痕形成：弥漫球性硬化性狼疮肾炎
Ⅴ型	膜性狼疮肾炎：在光镜、荧光显微镜或电镜下可见球性或节段性上皮下免疫复合物沉积或它们的形态学上的痕迹，有或无系膜区病变 Ⅴ型可与Ⅲ型或Ⅳ型并存，这时两型都应诊断。Ⅴ型可表现晚期硬化性狼疮肾炎
Ⅵ型	晚期硬化性狼疮肾炎：≥90%的肾小球呈现球性硬化，无活动性指标

（五）神经精神狼疮

神经精神狼疮可累及中枢和（或）周围神经系统，患者可表现弥漫、局灶或两者结合的症状，从轻微的认知障碍到严重的危及生命的症状均可出现（表16-3）。神经精神狼疮的损害表现为两大类型。一类是精神症状，患者可表现为认知障碍：近记忆和远记忆受损，判断理解、抽象思维、计算能力及其他高级精神功能紊乱，注意力不集中，定向力丧失，躁动不安；也可表现为思维混乱，怪异意念，妄想，幻觉，行为异常，抑郁，焦虑，惊恐，躁狂，木僵等。另一类是神经系统的定位表现，表现为动眼神经、展神经麻痹，三叉神经痛，脑血栓或脑出血，偏瘫，失语或发生癫痫，高颅压，头痛，横贯性脊髓炎等。而有些患者可出现周围神经病变，表现为感觉障碍，肌无力，腕或足下垂。神经精神狼疮发病机制不明，一般认为是多因素造成的。弥散性症状常为暂时的、可逆的，被认为是由于电冲动或神经递质受干扰所致，而局灶性症状常突然出现，持续存在，被认为是血管病变所致。将抗神经原抗体注入实验动物的脑室可引起神经症状，如癫痫或记忆受损，提示针对脑的抗体可引起某些神经精神表现。研究者发现75%以上的神经精神狼疮患者抗神经原抗体或抗淋巴细胞抗体升高，后者与脑组织有交叉反应。神经精神狼疮患者脑脊液中IgG类抗神经原抗体的检出率（90%以上）比无中枢神经系统受累的狼疮患者（10%）高，且脑脊液中IgG抗神经原抗体水平比同一患者血清中的高，该抗体的存在及其水平与弥散性症状密切相关。抗体可能是在中枢神经系统局部生成的，也可能是由于血管闭塞，血脑屏障破坏，抗神经原抗体从血清中进入到脑脊液。尸解证实神经精神狼疮患者的脑组织的大小血管有多种梗死和出血。引起这些改变的可能原因有：免疫介导的血管炎，抗磷脂抗体，补体来源的过敏毒素C3a、C5a激活炎性细胞，导致白色血栓等。

表16-3 系统性红斑狼疮患者的神经精神表现

中枢神经系统	
弥散性表现（35%～60%）	癫痫（15%～35%）
器质性脑综合征	癫痫大发作
器质性遗忘/认知障碍	局灶性癫痫
痴呆	颞叶癫痫
意识障碍	癫痫小发作
精神性脑综合征	其他

续表

精神病	头痛
器质性情绪/焦虑综合征	无菌性脑膜炎
局灶性表现（10%～35%）	脑假瘤
颅神经病	正常脑压的脑积水
脑血管意外/卒中	
横贯性脊髓炎	
运动障碍	
周围神经系统	
周围神经病（10%～20%）	其他
感觉性多神经病	自主神经病
多发性单神经炎	重症肌无力
慢性复发性多神经病	Eaton-Lambert 综合征
Guillian-Barre 综合征	

（六）呼吸系统

呼吸系统受累的频率各家报道不一。Carr DT 对 1000 例系统性红斑狼疮进行的前瞻性研究显示，临床症状明显的胸膜受累为 36%，肺脏受累为 7%。最常见的为胸膜炎，其他尚有急性狼疮肺炎、慢性间质性肺病并发纤维化、肺泡出血、呼吸肌及膈肌功能不良、肺不张、闭塞性细支气管炎、肺动脉高压和肺血栓。

1. 胸膜疾病　在呼吸系统中，胸膜受累最为常见。45%～60% 的患者有胸痛，16%～50% 的患者有胸腔积液，有时可能是狼疮的首发症状。积液可为双侧或单侧性的，多为中小量，大量积液少见。积液可为多种病因所致，为鉴别诊断，胸腔穿刺是必要的。胸腔积液外观为浆液或浆液血性，明显血性胸水少见。胸腔积液为渗出液，蛋白、乳酸脱氢酶浓度较血清中高；白细胞 $(0.23～15)×10^9/L$，急性期多形核白细胞为主，1～2 周后淋巴细胞比例增高；胸腔积液葡萄糖水平减低，但通常不低于 50mg/dl；胸腔积液中补体降低、免疫复合物升高，可检出狼疮细胞，ANA 抗体比血清中滴度低。

急性狼疮肺炎可见于 1%～4% 的狼疮患者。急性起病，表现为发热、胸痛、咳嗽、咳痰、偶有咳血、进行性呼吸困难、发绀。双肺底常闻广泛湿啰音，血气测定示低氧血症和低二氧化碳症，胸部 X 线片示单侧或双侧肺浸润，以下肺野为明显。肺膨胀不全、膈肌抬高和胸腔积液可同时存在。这些临床和 X 线表现均非特异性的，因此常需通过培养支气管灌洗液、经支气管肺活检等检查手段进行鉴别诊断。

2. 慢性间质性肺病　常见于类风湿关节炎、硬皮病、多发性肌炎/皮肌炎及混合性结缔组织病，也可见于系统性红斑狼疮。表现为进行性气短、干咳、啰音。胸部 X 线片示弥散性网状或网状结节阴影，以两下肺野为明显。肺功能检查呈限制性通气功能障碍，肺总量、用力肺活量、肺一氧化碳弥漫量减低。

3. 肺动脉高压　　肺动脉高压是少见但预后不良的并发症。并发肺动脉高压的狼疮患者一般年纪较轻，多为女性，有雷诺现象、肾脏受累，类风湿因子及循环狼疮抗凝物常阳性。临床表现各种各样，但通常起病隐袭，早期不易发觉，以后可出现气促、心悸、疲乏和胸痛。体检可发现肺动脉第二心音亢进，右心衰竭时可有三尖瓣关闭不全的杂音和出现右室奔马律。胸部X线片示右心室扩大，肺动脉段突出而肺野清晰。超声心动检查能敏感地评估右心室和肺动脉的压力，也可发现其他心室或瓣膜的异常。

（七）造血及淋巴系统

血液的有形成分、凝血机制和纤维蛋白溶解异常均可在狼疮患者中见到。

1. 贫血　　常见，可累及50%～80%的患者。慢性炎症、尿毒症引起的骨髓造血不良是贫血最常见的原因。贫血为正细胞正色素性，网织红细胞相对较低，血清铁较低，骨髓铁含量正常，骨髓细胞对铁利用有障碍。溶血性贫血见于10%～40%的患者，它以网织红细胞增多，珠蛋白减低，Coombs试验阳性为特征。其他原因如营养不良、失血、药物等均可引起贫血。

2. 白细胞减少（$<4\times10^9/L$）　　见于17%的患者，常为疾病活动的证据。白细胞减少可由免疫机制、药物和骨髓功能不良所致。免疫机制所致白细胞减少，经细胞毒药物治疗，常可使白细胞增多。淋巴细胞减少常伴有抗淋巴细胞抗体，有些抗体是针对T淋巴细胞的，可影响淋巴细胞功能。

3. 血小板减少　　见于20%～50%的患者，可由骨髓增生不良、无效血小板生成、血小板分布异常和血小板破坏过度等因素所致。血小板减少特别是免疫机制所介导的血小板减少可为狼疮的首发症状，几年以后狼疮的其他症状才出现。血小板减少会有出血倾向，但除非血小板少于$50\times10^9/L$或同时伴有凝血异常，自发出血少见。

4. 淋巴结肿大　　疾病活动期可有全身淋巴结肿大，常见于颈部、腋部及腹股沟。一般较软，无压痛及粘连。部分患者可出现轻度肝脾肿大。

上述症状可在疾病的进程中相继或同时出现，也可能反复出现。故系统性红斑狼疮的诊断需综合多个临床表现，并结合实验室检查才能做出。

（八）心血管系统

以心包炎最常见，可有心包积液，但心包填塞或缩窄性心包炎非常少见。心包受累可无临床症状，大部分经超声心动图、胸部X线摄片或尸检才发现心包肥厚或积液。临床表现有胸骨后疼痛，严重者可有呼吸困难、心动过速等症状。8%～25%的患者可有心肌炎，表现为休息时也有心动过速，且与体温不成比例，心电图异常，心脏肥大等。狼疮患者心肌梗死的发生率也比正常人群高。心肌梗死可由动脉硬化、冠状动脉炎、抗磷脂抗体或原位血栓形成等因素所诱发。部分患者可能出现内脏Raynaud's症，即遇冷时可引起短暂的肺动脉高压。

（九）消化系统

非特异性表现有食欲不振、恶心、呕吐。狼疮性肠系膜血管炎可致腹痛、腹泻、血便，这时应与肠道炎症和菌群紊乱相区别，便培养一般无致病菌生长，大便涂片显示无菌群紊乱，肠镜检查可见肠黏膜下血管炎。血管炎严重时可致肠穿孔，甚至死亡。此外，腹膜炎、腹水、肝功能异常、胰腺炎也时有发生。需要注意的是，有些病例的消化系统表现是由于治疗用药引起的。

三、检查

（一）一般检查

由于 SLE 患者常可存在多系统受累，如血液系统异常和肾脏损伤等，血常规检查可有贫血、白细胞计数减少、血小板降低；肾脏受累时，尿液分析可显示蛋白尿、血尿、细胞和颗粒管型；红细胞沉降率（血沉）在 SLE 活动期增快，而缓解期可降至正常。

（二）免疫学检查

50% 的患者伴有低蛋白血症，30% 的 SLE 患者伴有高球蛋白血症，尤其是 γ 球蛋白升高，血清 IgG 水平在疾病活动时升高。疾病处于活动期时，补体水平常减低，原因是免疫复合物的形成消耗补体和肝脏合成补体能力的下降，单个补体成分 C3、C4 和总补体活性（CH50）在疾病活动期均可降低。

（三）生物化学检查

SLE 患者肝功能检查多为轻中度异常，较多是在病程活动时出现，伴有丙氨酸转氨酶（ALT）和天门冬氨酸转氨酶（AST）等升高。血清蛋白异常多提示肾脏功能失代偿。在肾脏功能检查中尿液微量清蛋白定量检测，有助于判断和监测肾脏损害程度及预后。发生狼疮性肾炎时，血清尿素氮（Bun）及血清肌酐（Cr）有助于判断临床分期和观察治疗效果。

SLE 患者存在心血管疾病的高风险性，近年来逐渐引起高度重视。部分 SLE 患者存在严重血脂代谢紊乱，炎性指标升高，同时具有高同型半胱氨酸（Hcy）血症。血清脂质水平、超敏 C 反应蛋白（hs-CRP）和同型半胱氨酸血症被认为是结缔组织病（CTD）相关动脉粥样硬化性心血管疾病（ASCVD）有效的预测指标，定期检测，可降低心血管事件的危险性。

（四）自身抗体检测

目前临床开展的 SLE 相关自身抗体常规检测项目主要有抗核抗体（ANA）、抗双链脱氧核糖核酸（抗 dsDNA 抗体）抗体、抗可溶性抗原抗体（抗 ENA 抗体）（包括抗 Sm、抗 U1RNP、抗 SSA/Ro、抗 SSB/La、抗 rRNP、抗 Scl-70 和抗 Jo-1 等）、抗核小体抗体和抗磷脂抗体等。对于临床疑诊 SLE 的患者应行免疫学自身抗体检测。ACR 修订的 SLE 分类标准中，免疫学异常和自身抗体阳性包括：抗 Sm 抗体、抗 dsDNA 抗体、抗磷脂抗体和 ANA 阳性。

（五）组织病理学检查

皮肤活检和肾活检对于诊断 SLE 也有很大的帮助，皮肤狼疮带试验阳性和"满堂亮"的肾小球表现均有较高的特异性。

四、诊断

系统性红斑狼疮是一个累及多器官的慢性炎症性疾病，典型病例诊断较容易，而非典型病例诊断上往往较困难，所以需要根据临床症状和检查所见综合考虑。目前通常采用美国风湿病学会（ARA）1982 年修订的分类标准（表 16-4）。临床上，如果某个患者具有上述 11 项标准中的 4 项或 4 项以上表现，不论先后或同时出现，均可诊断为系统性红斑狼疮。

据日本厚生省免疫性疾病调查组的临床检验，该标准的敏感性为 97%，特异性为 89%。此外还发现：①如阳性项目增加到 5、6 或 7 项，其特异性将分别达到 97.4%、99.6% 及 100%。②初诊时只具备 3 项标准，但伴有低补体血症时，亦应怀疑系统性红斑狼疮。③如抗核抗体阴性基本可排除系统性红斑狼疮。

表 16-4　1997 年美国风湿病协会修订的系统性红斑狼疮分类标准

1. 颧部红斑	颧部扁平或高出皮肤的固定性红斑，常不累及鼻唇沟部位
2. 盘状红斑	隆起的红斑上覆有角质性鳞屑和毛囊栓塞，旧病灶可有萎缩性瘢痕
3. 光过敏	从病史中得知或医生观察到由于对日光异常反应，引起皮疹
4. 口腔溃疡	经医生观察到的口腔或鼻咽部溃疡，一般为无痛性
5. 关节炎	非侵蚀性关节炎，累及 2 个或 2 个以上的周围关节，以关节压痛、肿胀或渗出为特征
6. 浆膜炎	1) 胸膜炎：病史中有胸痛或经医生证实有胸膜摩擦音或存在胸腔积液；或 2) 心包炎：心电图异常或心包摩擦音或心包渗液
7. 肾脏病变	1) 蛋白尿，定量＞0.5g/24h，或定性＞3+；或 2) 管型：可为红细胞、血红蛋白、颗粒管型或混合性管型
8. 神经系统异常	1) 抽搐：非药物或代谢紊乱，如尿毒症、酮症酸中毒或电解质紊乱所致，或 2) 精神病：非药物或代谢紊乱，如尿毒症、酮症酸中毒或电解质紊乱所致
9. 血液学异常	1) 溶血性贫血伴网织红细胞增多，或 2) 白细胞减少：两次或两次以上检测＜4.0×10^9/L；或 3) 淋巴细胞减少两次或两次以上检测＜1.5×10^9/L；或 4) 血小板减少：＜100×10^9/L，但非药物所致
10. 免疫学异常	1) 抗 DNA 抗体：抗 ds-DNA 抗体滴度异常。 2) 抗 Sm 抗体：存在抗 Sm 核抗原的抗体。 3) APL 阳性，基于：①血清中 Igm 或 IgG 型 ACL 的水平异常。②用标准方法测定狼疮抗凝物结果阳性。或③梅毒血清学实验假阳性至少 6 个月，并经过梅毒螺旋体固定术或荧光螺旋体抗体吸收试验证实
11. 抗核抗体	用免疫荧光法或其他相当的测定方法测出某个时间的抗核抗体滴度异常，并除外"药物性狼疮"综合征

在实际工作中，虽然要首先考虑对分类标准的满足程度，但也应注意是否存在其他症状，这些症状虽然未包括在诊断标准中，但在系统性红斑狼疮中较常见，如脱发、Raynaud's 现象等。另外还要除外其他疾病。

诊断成立后，从治疗和预后角度考虑，可将系统性红斑狼疮粗略地分为只有发热、皮疹、关节炎、雷诺现象、少量浆膜腔积液、无明显的系统性损害的轻型，和同时伴有一个或数个脏器受累，如狼疮肾炎、狼疮脑病、急性血管炎、间质性肺炎、溶血性贫血、血小板减少性紫癜、大量浆膜腔积液等的重型。系统性红斑狼疮的疾病活动指数详见表 16-5。

表 16-5　狼疮疾病活动指数

项目	说明	记分
抽搐/癫痫	近期出现，除外代谢、感染和药物等原因	8

续表

项目	说明	记分
精神病	因严重认知障碍,导致活动能力改变,包括幻觉;思维不连贯;思维内容贫乏,无条理,行为怪异、混乱或精神紧张等,除外尿毒症及药物引起	8
器质性脑病综合征	定向力或记忆力或其他智力差,意识模糊,精神不集中,至少有下列两项感知异常;语言不连贯,失眠或白天困倦,精神运动减低或亢进	8
视力障碍	狼疮视网膜病变,细胞体,视网膜出血,脉络膜浆液渗出或出血,视神经炎(非高血压、药物或感染所致)	8
脑神经受损	新出现的知觉或运动神经病,涉及脑神经	8
狼疮性头痛	严重持续性头痛,可为偏头痛,麻醉性止痛剂无效	8
脑血管意外	新出现,除外动脉粥样硬化	8
血管炎	溃疡,坏疽,压痛性手指结节,甲周梗死,线状出血,活检和血管造影证实为血管炎	8
关节炎	至少两个关节痛并有炎症征象,如压痛、肿或积液	4
肌炎	肢端肌痛或无力并伴有CPK升高,肌电图改变或活检证实有肌炎	4
管型尿	血红蛋白或颗粒管型或红细胞管型	4
血尿	>5个红细胞/高倍视野,除外其他原因(结石、感染)	4
蛋白尿	>0.5/24h,新出现或近期增加0.5/24h以上	4
脓尿	>5个白细胞/高倍视野,除外感染	4
颧部皮疹	新出现或反复出现的炎性皮疹	2
脱发	新出现或反复出现的斑秃或弥散性脱发	2
黏膜溃疡	新出现或反复出现的口或鼻黏膜溃疡	2
胸膜炎	胸膜性胸痛,并有摩擦音或积液或胸膜肥厚	2
心包炎	心包痛伴心包摩擦音和(或)积液(心电图或超声证实)	2
低补体血症	CH50、C3、C4下降(低于正常值的最低限)	2
DNA抗体阳性	滴度增高	2
发热	>38℃(除外感染)	1
血小板减少	$<100\times10^9/L$	1
白细胞减少	$<3\times10^9/L$(非药物所致)	1

注:一般而言,5分以下为稳定;6~10分为轻度活动;11~20分为中度活动;20分以上为重度活动

五、治疗

因系统性红斑狼疮病因不明,故目前尚无病因疗法,但应掌握表16-6所列的基本原则。

表 16-6 系统性红斑狼疮的治疗原则

1. 早发现，早治疗
2. 脏器受损程度的评估
3. 初次彻底治疗，使之不再复发
4. 制定观察疗效的指标、活动性指标及脏器功能改善的指标
5. 治疗方案及药物剂量必须个体化，监测药物的毒不良反应
6. 定期全面检查，维持治疗
7. 恢复社会活动及提高生活质量

早发现、早治疗非常重要。了解脏器受累的范围、程度及疾病的活动性，对系统性红斑狼疮预后的判断和治疗方法的选择同样重要。

治疗可从以下四个方面着手：①去除诱因，包括避免日晒、停用可疑药物及预防感染等。②纠正免疫异常，如使用各种免疫抑制药、血浆置换。③抑制过敏反应及炎症，可使用非甾体抗感染药、糖皮质激素。④对脏器功能的代偿疗法，对肾衰竭者进行血液透析，循环功能障碍则给予前列腺素等。而其中最重要的就是纠正免疫异常，减轻自身免疫反应所造成的组织损伤。

（一）非甾体类消炎止痛药（nonsteroidal anti-inflammatory drugs，NSAIDs）

各种NSAIDs被广泛用来治疗轻症患者。虽然所有的NSAIDs的主要作用机制都是抑制前列腺素的生成，但每个药物之间以及各患者之间均有差异，因此，NSAIDs的选择需个体化。NSAIDs的主要不良反应为消化性溃疡、肝肾功能损害等。新近上市的选择性抑制COX-2的NSAIDs可能会减少这方面的不良反应。

（二）抗疟药

氯喹或羟基氯喹，对皮疹、低热、关节炎、轻度胸膜炎和心包炎、轻度贫血和血白细胞计数减少及并发干燥综合征者有效，有眼炎者慎用。长期应用对减少激素剂量，维持病情缓解有帮助。主要不良反应为心脏传导障碍和视网膜色素沉着，应定期行心电图和眼科检查。

（三）免疫抑制药

当激素疗效不好或因不良反应不能继续使用时，应使用免疫抑制药。特别是近年来认为长期使用激素会引起肾小球硬化，早期使用免疫抑制药可阻止或延缓肾炎转为慢性，因此主张尽早合用免疫抑制药，二者合用较单用效果好。

1. 国内认为以激素与环磷酰胺合用治疗狼疮肾炎为好，国外有些学者主张以激素与甲氨蝶呤合用效果好。硫唑嘌呤对肺脏受累的病例效果较好。雷公藤多苷是我国独有的药物，它有双重作用，一是抗感染作用，用后一周左右即显效，一是免疫抑制作用，与其他免疫抑制药显效时间类似，约1个月以上。免疫抑制药的疗程一般认为至少要持续一年以上。雷公藤多苷剂量为10～20mg，每日3次，甲氨蝶呤为7.5～15mg，每周1次，硫唑嘌呤、环磷酰胺为50mg，每日2次，也可将环磷酰胺500～1000mg加入5%葡萄糖溶液250mL中静脉滴注，每1～3个月一次。

免疫抑制药一方面非特异性地抑制免疫功能，同时也抑制异常克隆免疫细胞的增生，有助于恢复建立正常的免疫网络。

免疫抑制药的毒不良反应很大，最常见的是消化道反应，包括恶心、呕吐、肝功异常等，但对患者威胁最大的可能是骨髓抑制和继发感染，这种感染往往起病隐袭，进展迅速，临床工作中需严密观察。

2. 环孢素（CsA）是从真菌代谢产物纯化而来的中性小分子环形多肽，可抑制 IL-2、IL-3 及 IFN-γ 的基因转录，抑制原癌基因的表达，是一种选择性作用于 T 细胞的免疫抑制药。其治疗剂量为每日 3～5mg/kg，一个月后可根据病情改善程度开始减量，维持量为每日 2～3mg/kg，分 1～2 次服用。其不良反应发生率较高，依其严重程度和发生频率，分别为肾、肝毒性，神经系统损害及高血压等，目前主要用于其他药物治疗无效的系统性红斑狼疮患者。

（四）糖皮质激素

糖皮质激素是迄今为止治疗系统性红斑狼疮的最主要药物，有强大的抗感染及免疫抑制作用。对 NSAIDs 反应不良的轻症患者可予中小剂量泼尼松（5～20mg/d 为小剂量，20～40mg/d 为中剂量）治疗。对重症患者可予泼尼松 60mg/d，有时可用到 100mg/d，必要时，可以使用大剂量激素冲击疗法，即将 500～1000mg 甲泼尼龙加入 100～200mL 生理盐水中，于 1h 内静脉滴注，连续 3 日为一个疗程。冲击疗法可获迅速而显著的近期疗效，包括退热，缓解关节痛，消除皮疹，减轻血管炎，挽救重要脏器功能，特别是并发狼疮脑病、急性狼疮肾炎的情况下，有时可挽救患者生命。但其远期疗效尚待观察。冲击治疗后，可口服中等剂量激素维持治疗。

口服糖皮质激素的临床效果无明显差别，但一般倾向使用泼尼松，因为它的半衰期较短。通常早晨一次口服，如病情无改善，可将每日泼尼松量分 2～3 次服用，或增加每日剂量。最大剂量一般不超过 60mg/d，而且服用这个剂量不超过 6～8 周。在这个剂量下，患者反应不好，首先要检查有无其他并发症存在，如无其他原因可寻，可改用其他治疗方法。

为避免激素不良反应，病情基本控制后，可开始逐渐减量，轻症患者这段时间可为 1～2 周，重症患者一般需 4～6 周。口服剂量为 40mg/d 以上时，每 2 周可减 10%，待接近维持量时，减量速度渐慢，间隔 4～8 周为宜。所谓维持量，是抑制疾病活动，维持临床状况持续稳定所需的最小剂量。每个患者以及同一患者的不同时期，维持量可能不同，因此需个体化。一般有肾炎、血小板减少、间质肺炎等重要脏器受累的患者，往往需要一个 10～15mg/d 的维持量。轻症患者有进一步减量的可能，如减至 5～7.5mg/d 仍能长期维持缓解，可试着进一步减量，直至不用激素。

每次减量前都要根据患者主诉、临床症状和实验室检查结果对狼疮的活动性重新评估。临床症状要特别注意微热、倦怠、皮疹、肌痛、关节痛等变化，实验室检查中注意补体、抗 ds-DNA 抗体、蛋白尿、血常规的变化。如疑有复发的可能，应停止减量，密切观察。如临床活动性较明显，可增加日服量的 10%～20%，观察活动性有无改善。如有明显复发，则按初治方法重新开始治疗，复治时所需激素用量可能较初治时为大。

糖皮质激素治疗有较多的不良反应，最重要的是并发感染，尤以大剂量冲击治疗时为著。可以出现细菌感染（尤要警惕结核感染）、病毒及真菌感染等。但一般认为除非有陈旧性结核或高度怀疑真菌、细菌感染，可不给预防性抗生素。其他的不良反应尚有类固醇性糖尿病，主张以胰岛素治疗为好。如出现高血压、青光眼、股骨头坏死等需给予相应治疗。

(五)性激素

许多证据提示性激素在狼疮的发病机制中其重要作用,但迄今为止,大部分改变性激素水平的治疗措施都没有显示出对病程有明显的临床作用。

试验和临床提示用多巴胺受体激动剂(dopamine receptor agonist)溴隐亭(bromocriptine)可能是有益的。最近研究显示在轻中度活动期的患者中,普拉睾酮(prasterone)减低疾病的总体活动性,减低蛋白尿和皮质类固醇的需要量。达那唑(dan-azol)具有轻度雄激素和类孕激素的作用,可抑制卵泡刺激素和黄体生成素,并对免疫和单核-吞噬细胞系统有作用,适用于血小板减少,对盘状狼疮可能有效。用药期间应密切观察药物的不良反应。

(六)静脉注射免疫球蛋白(intravenousimmunoglobulin, IVIG)

大剂量免疫球蛋白静脉注射疗法近年来逐渐用于治疗系统性红斑狼疮。许多研究显示,IVIG可通过独特型网络抑制自身抗体的产生;可结合活化的补体,阻止其与靶细胞结合,从而避免组织损伤和破坏。同时可以提高患者对感染的抵抗力。IVIG对系统性红斑狼疮的皮肤损害、血细胞及血小板减少、狼疮脑病均有益,且有助于减少激素的用量。常用量为每日300~400mg/kg,连用5d,以后每月一次维持治疗。主要禁忌证为IgA缺乏症。不良反应常发生在用药过程中或用药后很短时间内,包括发热、寒战、肌痛、腹痛和胸痛,真正的过敏反应不多见。

(七)血浆处理

最早采用的是血浆交换法,即将部分分离出的患者血浆弃去,并补充一定量的正常人血浆或血浆代用品,从而达到除去体内可溶性免疫复合物、抗基膜抗体及其他免疫活性物质的目的。但由于它同时将血浆中的许多有用成分也弃去,输入他人的血浆又容易带来传染病,所以目前主要采用下列更好的方法进行血浆处理:①血浆双膜过滤:通过第一膜时将血细胞与血浆分离,通过第二膜时将血浆中的免疫复合物等高分子物质去除,滤后的血浆与血细胞一起返回体内。②冷却过滤法:将分离的血浆通过冷却槽,去除冷球蛋白,然后复温至体温,返回体内。③吸附法:用生物学或非生物学的固相免疫吸附剂,选择性地将免疫复合物或抗体去除。血浆处理适用于伴有狼疮肾炎或中枢神经系统损害的急性进展性系统性红斑狼疮、难治性病例、因药物不良反应而停药的病例、免疫复合物浓度高的病例。据报道,该疗法对红斑、雷诺现象、持续性蛋白尿、多发性神经炎等症状较为有效。抗体去除后,自身抗体生成细胞会反应性增生,这些细胞对环磷酰胺的细胞毒作用较为敏感,因而继用环磷酰胺冲击治疗能有利于疗效的巩固。

(八)全身淋巴结放射治疗

全身淋巴结放射治疗可使细胞免疫和体液免疫显著而长久地受到抑制,更能使CD4$^+$T淋巴细胞耗尽。可试用于大剂量激素及免疫抑制药治疗无效的病例,但确切疗效尚不明了。国内少用。

(九)治疗新进展

1.造血干细胞移植(hematopoietic stemcelltransplantation, HSCT):最早用于治疗恶性血液病,以后扩展到治疗遗传性疾病、自身免疫性疾病和某些实体瘤等。自1997年意大利学者marmont等首先报告自体骨髓干细胞移植(ABmSCT)治疗1例长期严重的SLE患者,并获显著疗效以来,HSCT治疗SLE已有很多报道。HSCT通过预处理、自体干细胞分选以及回输或者异基因干细胞移植等措施,可以最大限度地去除自身激活的细胞,使免疫细胞对自身抗原产生免疫耐受性，达到新的免疫平衡。目前，全世界有 100 多例 SLE 患者接受 HSCT，5 年缓解率 60%～70%。但 HSCT 也面临包括消化道反应、感染、出血、溶血性贫血、继发恶性肿瘤等在内的移植相关并发症及移植后复发等诸多问题，有待进一步研究。

2. 生物制剂：自 20 世纪 90 年代起，应用生物制剂治疗风湿性疾病渐成热点。目前已有不少与 SLE 相关的生物制剂进入实验研究和临床试验阶段。它们是：①抗 CD20 单抗（rituximab）：作用于 B 淋巴细胞表面的 CD20 抗原，选择性耗尽 B 淋巴细胞，效果满意且无严重不良反应，但有部分患者产生人抗嵌合体抗体（HACAs），影响治疗效果。②B 细胞耐受原（UP-934）：人工合成分子，能结合 B 淋巴细胞表面和循环中的抗 ds-DNA 抗体，并可与 B 淋巴细胞表面受体（BCR）结合启动信号传导系统使 B 细胞失活或凋亡。临床研究证实可以降低患者体内抗 ds-DNA 抗体的滴度，延缓狼疮肾炎的复发。目前多中心的临床Ⅲ期试验正在进行中。③抗 B 淋巴细胞刺激因子（抗 BLyS）抗体：BLyS 受体表达于 B 细胞表面。带有 BlyS 的转基因动物可以发展为狼疮样疾病；而敲除 BlyS 基因的狼疮动物疾病得到缓解。抗 BlyS 抗体最初用于狼疮动物模型，结果可以提高生存率。Ⅱ期临床试验证实抗 BlyS 抗体可以减少狼疮患者外周血 B 淋巴细胞数目，改善临床症状。④CTLA-4Ig：为一种可以阻断 T 淋巴细胞和 B 淋巴细胞间协同刺激途径的融合蛋白，已被美国 FDA 批准治疗类风湿关节炎。在狼疮动物模型中被证实可以减少尿蛋白并延长生存期。Ⅰ期临床试验正在进行。

第二节 亚急性皮肤型红斑狼疮

亚急性皮肤型红斑狼疮为介于系统性红斑狼疮与盘状红斑狼疮之间的一种类型，较少侵犯内脏。诊断要点：好发于青年，两性均可罹病，以女性多见。皮损广泛分布在颧颊部，鼻部，耳郭部，躯干，上臂伸侧，手和指背等处，皮损为鳞屑性红斑样损害，似银屑病或糠疹样，也可以呈环状，多环状，脑回状水肿性浸润性红斑，可伴毛细血管扩张和色素沉着。患者可以有发热，关节痛及光敏感，少数患者有心、肾受累，但较系统型为轻。

该病多见于女性，平均发病年龄为 40 岁。30%～50% 的患者有系统病变，满足 ACR 对系统性红斑狼疮的诊断标准。

一、发病机制

目前亚急性皮肤型红斑狼疮的发病机制不明。但观察到：①存在以 T 细胞为主的炎性细胞浸润；②常与抗 SS-A 抗体并存；③新生儿狼疮中常存在亚急性皮肤型红斑狼疮，因此推测可能是由抗体依赖性细胞毒机制所致。

二、临床表现

亚急性皮肤型红斑狼疮皮疹形态。

（一）丘疹鳞屑型

初起为小丘疹，逐渐扩大成斑块，附有少许鳞屑，可呈银屑病样或糠疹样。

（二）环形红斑型

初起为水肿性丘疹，渐向周围扩大，皮损中央消退，外周为轻度浸润的水肿性红斑，表面平滑或覆有少许鳞屑，但无明显毛囊口角栓，常呈环状、多形状或不规则形。愈后不留瘢痕，或可有暂时性色素沉着，或持久性毛细血管扩张和色素脱失。皮损主要分布于面、耳、上胸背、肩和手背等处。

患者常有不同程度的全身症状如关节酸痛、低热、乏力、肌痛等。光敏感也较常见。一般肾及中枢神经较少受损。

亚急性皮肤型红斑狼疮体征

1. 皮疹好发于暴露部位如双颊、鼻部、口唇、头皮、耳轮等处，若累及四肢及躯干，则演变成泛发型盘状红斑狼疮。

2. 主要疹型为盘状狼疮，早期表现为一处或数处扁平丘疹或斑丘性损害，逐渐向四周扩展，形成微隆起的环状或不规则红色斑块，表面附有黏着性鳞屑，有的轻度水肿，炎症明显；后期斑块颜色转暗，中央轻度萎缩，颜色变淡，萎缩处可见黏着性角质性鳞屑，不易剥除；强行剔除，基底可见扩张的毛囊口，鳞屑底部有角质栓，斑块愈后留下萎缩性瘢痕，若发生在毛发部位，则造成永久性脱发。

3. 不典型皮疹包括紫红色水肿性斑块、疣状损害、毛细血管扩张性红斑及冻疮样损害等。

三、检查

（一）血常规

少数可发生外周血白细胞总数减少。

（二）尿常规

大多数未见异常改变。

（三）血沉

加快。

（四）免疫血清学检查

少数可有 γ- 球蛋白升高，类风湿因子阳性及低滴度 ana 阳性。

（五）狼疮带试验

皮损区 90% 阳性，非皮损区阴性。

四、治疗

治疗包括一般防护、外用激素、皮损内注射激素和抗疟物。

（一）一般防护

嘱患者避免日光照射，穿长袖衣物，戴遮阳帽，涂广谱防晒霜。

（二）局部外用糖皮质激素

为避免皮肤萎缩，根据不同部位选用不同强度的糖皮质激素制剂。面部用低强度的，躯干和四肢用中等强度的，手掌和足部可用高强度的。推荐用 0.05% 丙酸氯倍他松（clobetasol propionate）软膏或 0.05% 二丙酸倍他米松（betamethasone dipropionate）软膏，每日 2 次，用 2 周，休 2 周，或 0.1% 曲安奈德（triamci-nolone acetonide）软膏治疗面部皮损，用 2 周，休 1 周。

局部应用激素对亚急性皮肤型红斑狼疮作用有限，因为如果皮损面积大，使用太多会有全身性不良反应。

（三）抗疟药

抗疟药在治疗许多狼疮皮肤损害中很有效，它还对骨骼肌肉症状、轻微全身症状如发热、疲乏有效，因此常为首选药物。

常用制剂是硫酸羟氯喹及氯喹。服用前者6周可达到血浆稳态浓度，服用后者4周可达到稳态浓度。组织中浓度是血浆浓度的20 000倍，停药后5年仍可测得相当的浓度。抗疟药一般均可耐受，不良反应少。对视网膜可能有不良反应，但当羟氯喹在每天6mg/kg以下，氯喹在每天4mg/kg以下时，临床很少有明显后遗症出现。治疗前及治疗后每6个月应进行一次眼科检查（包括视力、裂隙灯、眼底、视野等检查），以便发现早期可逆性视网膜病变。皮肤不良反应较轻微，但应告知患者曝光部位皮肤可能变成蓝黑色，浅色头发可能变白。偶尔会出现苔藓样药疹，这时应及时处理，因为它很可能是严重骨髓中毒的信号。抗疟药诱发神经病变极少，但在鉴别诊断中也应考虑到。

1. 羟氯喹　每天服600～800mg，在4周内可起效，由于其对视网膜的毒性，服用这个剂量不能超过6周。病情控制后，剂量应减为200～400mg/d。

2. 氯喹　每日服500mg，通常一个月内可起效。此后减为每天250mg，再服一个月，然后隔日250mg。服用氯喹期间应每3个月进行一两次眼科检查。对氯喹反应良好者，应改服羟氯喹，以减少不良反应（不可逆视网膜病、皮肤色素沉着、神经肌肉病和溶血）。

（四）维A酸

对抗疟药或激素反应不好的亚急性皮肤型红斑狼疮，用维A酸(tretinoin)治疗可能奏效，但停药后易复发，需长期维持治疗。这样就增加了该药的不良反应。常见的不良反应包括皮肤黏膜干燥、瘙痒、日光性唇炎、脱发及光过敏加重，减量后可缓解。合成维A酸可诱发肝炎和高三酰甘油血症，应定期检查肝功能和血脂。维A酸有致畸作用，服前作妊娠试验，服药间及停药后1～2年内采用避孕措施是必要的。

（五）沙利度胺

沙利度胺(thalidomide)是一种抗麻风制剂。最近研究显示，它可选择性抑制肿瘤坏死因子的生成，减少周围血中淋巴细胞的数目。对治疗亚急性皮肤型红斑狼疮有效。一般每天服100～200mg，2周内显效，1～2个月可完全缓解。停药后易复发，故需维持治疗，维持量为25～50mg/d。尽管它有较好疗效，但有明显致畸作用。另一主要不良反应为非剂量依赖性多神经病，其他不良反应有疲乏、眩晕、体重减轻、口干等。

（六）氨苯砜

氨苯砜(dapsone)用于治疗各种狼疮皮肤病，包括盘状狼疮、亚急性皮肤型、大泡型和狼疮脂膜炎病变。起始剂量为50mg/d，逐渐增至最大量150mg/d。血液不良反应常见，需密切观察。在大部分患者中有剂量依赖性溶血性贫血，高铁血红蛋白血症伴乏力、心悸、恶心、头痛和腹痛均可出现。

（七）细胞毒类药物

常用来治疗有内脏受累的系统性红斑狼疮，用于亚急性皮肤型红斑狼疮要权衡益处/风险，但在其他药物无效时可试用。

（八）体外光化学疗法

体外光化学疗法（extra corporeal photochemotherapy）是指在患者服用光敏药物甲氧沙林（rpethoxsalen）后，体外低能量UVA照射循环白细胞。最近显示它是有效的免疫调节方法。每个月连续2天，6个月后每4个月治疗2天，连续12个月。可使头发新生，皮肤免疫荧光消失，系统病变活动减少，但实验室指标不变，最常见的不良反应为恶心，阳光照射后可加重光过敏。

第三节　药物性狼疮

药物性狼疮即药物诱发的狼疮，是指服用某些药物后引起的关节痛、皮疹、发热、浆膜炎，血中出现抗核抗体，抗组蛋白抗体的一种临床综合征。

1945年Hoffmann首先报道了一个19岁的男孩，服用磺胺嘧啶后出现发热、皮疹、肌痛、肾炎和血沉增快等狼疮样症状。1952年肼屈嗪问世不久，morrow等注意到在服用该药的患者中，7%最终会出现狼疮样疾病。至1975年，文献报道的肼屈嗪诱导的狼疮已超过180例。1955年发现青霉素可引起狼疮样疾病。1957年发现抗癫痫药物可引起药物性狼疮，1962年报道了第一例普鲁卡因胺诱导的狼疮。1966年首次发现异烟肼可引起药物性狼疮，此后又发现它可使25%的患者出现抗核抗体（ANA）阳性。至今已发现80多种药物可引起狼疮样疾病，或加重业已存在的狼疮，其中相关性较强的药物有氯丙嗪、肼屈嗪、异烟肼、甲基多巴、青霉胺、普鲁卡因胺和奎尼丁。但上述药物有些已不再常用，最近米诺霉素、COL-3（基质金属蛋白酶抑制药）、辛伐他汀、胺碘酮、赖诺普利（lisinopril）、扎鲁司特（zafirlukast），特别是生物制剂依那西普（etanercept）、英夫利昔单抗（infliximab）等诱导狼疮样疾病的报道不断增多。随着新药物的出现，引起狼疮样疾病的药物数目可能会进一步增加。

一、发病机制

近50年来陆续发现可诱发狼疮药物有46种，常见的有肼屈嗪、普鲁卡因、异烟肼、二苯硫脲与细胞因子、氯丙嗪、卡马西平、保泰松、呋喃妥因、米诺环素、青霉胺、左旋多巴、谷胺酸、α-干扰素、苯一肼、可乐定、异博定等。

药物性狼疮的发病机制不明。它的出现与所用药物、遗传素质和免疫异常等多种因素有关。

（一）乙酰化表型

人对药物反应的差异是由遗传决定的。根据对肼屈嗪、普鲁卡因胺、异烟肼的代谢快慢不同，人群可分为快乙酰化和慢乙酰化两个表现型。慢乙酰化的基因型是乙酰转位酶隐性基因的纯合子。慢乙酰化者在白种人中占50%～60%，在黄种人中占5%～20%。虽然肼屈嗪、普鲁卡因胺诱导的药物性狼疮在两种表现型中均可见到，但慢乙酰化者出现ANA及药物性狼疮更快，所需药物累积剂量更低，所以大部分药物性狼疮患者是慢乙酰化者。

（二）DNA低甲基化（DNA-hypomethylation）

研究显示T细胞DNA甲基化在调节基因表达和细胞分化中起关键作用。通常DNA调节序列的甲基化伴随基因抑制，而低甲基化伴随基因表达。普鲁卡因胺或肼屈嗪可抑制T细胞DNA的甲基化，在体外活化的人CD4⁺T细胞用普鲁卡因胺或肼屈嗪处理后可变成自我反应细胞。阿扎胞苷（azaciti-dine）是一个有效的DNA甲基化抑制药，它对T细胞也有同样作用。自我反应T细胞可杀伤自身吞噬细胞，分泌IL-4和IL-6，促使B细胞分化成抗体分泌细胞，提示药物修饰的T细胞在诱发药物性狼疮中起重要作用。

（三）补体

经典补体途径在清除免疫复合物中起重要作用。肼屈嗪、青霉胺、异烟肼、普鲁卡因胺的代谢物均可抑制补体C_4与C_2的共价结合，从而抑制补体C_3的活化，导致免疫复合物清除障碍。有报道药物性狼疮患者的循环免疫复合物增加。

（四）药物-DNA相互作用

肼屈嗪与DNA-组蛋白复合物相互作用，使得组蛋白不易被蛋白酶消化，因而能保持其抗原性。与这一假说相一致的是：组蛋白的核心部分正是药物狼疮自身抗体所识别的对象。

（五）其他

近期资料表明，当活化的中性粒细胞的髓过氧化物酶把药物或其代谢物转换成活化产物时，这种产物可直接通过细胞毒作用或引起免疫紊乱，导致药物性狼疮的组织受损。

二、临床表现

（一）一般症状

半数患者可有发热和体重减轻。发热无特殊热型，可高达41℃。体重减轻各不相同，但可以很严重。

（二）心包炎

心包受累在普鲁卡因胺诱导的狼疮中比在肼屈嗪诱导的狼疮中多见，通常症状较轻，但缩窄性心包炎、大量心包渗出、心包填塞也有报道。在某些病例中LE细胞可在心包积液中检出。

（三）肾脏

肾脏受累不常见，但轻度血尿或蛋白尿并不少见。在极少情况下可有明显肾功能受损。肾活检的病理发现与系统性红斑狼疮无区别。局灶型、膜型和伴有或不伴有新月体形成的增生性肾小球肾炎可见到。补体、免疫复合物沉积亦可见到。

（四）皮肤

盘状狼疮、蝶形红斑及其他非特异性斑疹和斑丘疹均可出现，但不如系统性红斑狼疮常见。口腔溃疡、雷诺现象和严重脱发也较系统性红斑狼疮少见。

（五）胸膜炎

胸膜炎和胸腔积液常见。LE细胞和ANA可在胸腔积液中测到，有诊断价值。肺浸润和肺实质病变在普鲁卡因胺诱导的狼疮中比在肼屈嗪诱导的狼疮和系统性红斑狼疮中多见。

（六）肌肉骨骼系统

很常见，可影响80%的患者。药物性狼疮的关节炎与系统性红斑狼疮相似。通常为非畸形性的，累及多个关节，呈对称分布。单关节炎不常见。手的小关节最易受累，其次为腕、肘关节，肩、膝、踝关节受累较少。明显关节渗出不常见。滑液通常为非炎症性的（WBC $< 2 \times 10^9$/L），偶可发现狼疮细胞（LE细胞）。

肌痛见于50%的药物性狼疮，可以很严重。肌痛常为弥散性的，影响近端和远端肌群。长期服用普鲁卡因胺的患者可有肌无力，而无药物性狼疮的其他表现。

三、实验室检查

血液异常较系统性红斑狼疮中少见。可有轻度贫血、白细胞减少，偶见血小板减少。普鲁卡因胺、甲基多巴和氯丙嗪诱导的狼疮中可有Coombs试验阳性，但明显溶血少见。

均质型ANA阳性是最常见的血清异常。抗Sm抗体、抗ds-DNA抗体较系统性红斑狼疮少见。

药物性狼疮中的ANA主要针对组蛋白，但抗组蛋白抗体对药物性狼疮不是特异性的，50%～80%的系统性红斑狼疮中有抗组蛋白抗体，类风湿关节炎、Felty综合征，幼年类风湿关节炎和未分化结缔组织病中也可检得抗组蛋白抗体。

系统性红斑狼疮中抗组蛋白抗体可针对所有的组蛋白，主要针对H1和H2B。不同药物诱导的狼疮抗组蛋白抗体的特异性也不同正常人普鲁卡因胺诱导的狼疮中的抗组蛋白主要是IgG，针对(H2A-H2B)-DNA复合物和染色质。服普鲁卡因胺而无症状的患者的抗组蛋白抗体为Igm，针对无DNA的H2A-H2B二聚体。肼屈嗪诱导的狼疮的抗组蛋白抗体针对更广泛的表位，这些抗体常常针对无DNA的组蛋白，包括H3和H4，还有H3-H4、H2A-H2B和H1。在青霉胺、奎尼丁、柳氮磺吡啶诱导的狼疮中可测定(H2A-H2B)DNA抗体。

四、诊断和鉴别诊断

目前无特异的诊断标准，如患者过去无系统性红斑狼疮，在服某种药物的过程中出现狼疮的临床和血清表现，停药后临床症状很快缓解，血清异常也缓慢好转，则可诊断为药物性狼疮。

药物狼疮与系统性红斑狼疮相似，但有很大区别，主要表现在：①药物性狼疮不一定满足ACR的狼疮诊断标准。②药物性狼疮患者有其他疾病的表现，为治疗该疾病，患者正在服用某种药物，如类风湿关节炎患者服用青霉胺，高血压患者服用肼屈嗪或甲基多巴。③药物性狼疮患者的年龄较系统性红斑狼疮患者年龄大。④在药物性狼疮患者中无女性占优势的现象。⑤药物性狼疮的症状较轻，以全身症状、关节炎、胸膜炎、心包炎为主，与老年性系统性红斑狼疮相似。这些症状是可逆性的，停药后逐渐消失。⑥药物性狼疮和系统性红斑狼疮均可有ANA、LE细胞阳性，但抗ds-DNA抗体、抗Sm抗体在药物性狼疮中少见。

在有其他风湿病的患者中，药物性狼疮的症状可被误认为是原发病加重，从而加强原发病的治疗力度，使病情更加严重。因此在鉴别诊断中应考虑到该病。

五、治疗

原则是早诊断，及时停用诱发狼疮的药物。但血清ANA从阴性转为阳性不是停药的指征，因为其中只有一小部分患者出现临床症状，发展成药物性狼疮。自身免疫病患者在服用致狼疮药物的过程中若出现ANA或抗组蛋白抗体，这时应立即停止可疑药物。一旦停用致病药物，大部分药物性狼疮的症状是自限性的，无需特殊治疗。

肌肉骨骼症状可用非甾体抗感染药控制。对难治病例或易出现肾、胃肠不良反应的老年人，可采用短程低剂量糖皮质激素（如泼尼松）治疗。通常浆膜炎可用非甾体抗感染药物。但对严重的心包积液，需用大剂量糖皮质激素。肾脏受累轻微，一般不需要治疗，但在少数情况下，肾功能进行性减退，活检证实有狼疮肾炎者，则治疗与系统性红斑狼疮相同。

某些药物诱导的狼疮缓解后，再用该药物可引起狼疮复发。因此医生应选择其他药物。

一般认为，系统性红斑狼疮患者应尽量避免使用易诱发药物性狼疮的药物，但鉴于至今发现可引起药物性狼疮的药物有 70 多种，药物作用涵盖各个方面，如全面禁用，则几乎无药可用。一般的做法是，当需要时这些药物仍可使用，因为出现药物性狼疮的毕竟是极少数。

（李浩炜）

第十七章 干燥综合征

干燥综合征（Sjögren syndrome，SS）是一个主要累及外分泌腺体的慢性炎症性自身免疫病。为一常见的结缔组织病，其发病率仅次于类风湿性关节炎及系统性红斑狼疮。由于其免疫性炎症反应主要表现在外分泌腺体的上皮细胞，故又名自身免疫性外分泌腺体上皮细胞炎或自身免疫性外分泌病。本病分为原发性和继发性两类，前者指不具另一诊断明确的结缔组织病（CTD）的干燥综合征。后者是指发生于另一诊断明确的CTD如系统性红斑狼疮（SLE）、类风湿关节炎等的干燥综合征。受累组织的病理特点是慢性淋巴细胞与浆细胞浸润，从而导致腺体组织破坏。部分患者可出现单株B细胞增生性病变如巨球蛋白血症、轻链病等球蛋白病。在良性淋巴细胞大量浸润基础上可形成恶性淋巴瘤及介于良、恶性淋巴细胞浸润之间的假性淋巴瘤。

原发性干燥综合征属全球性疾病，在我国人群的患病率为0.3%～0.7%，多发生在30～65岁的中年妇女，在老年人群中患病率为3%～4%。女男发病比例可达9～10:1，儿童患者罕见。临床除有唾液腺和泪腺受损功能下降而出现口干、眼干外，尚可累及呼吸、消化、皮肤、肾脏、内分泌、神经、肌肉以及血液等系统，以抗ss-A、抗ss-B抗体阳性为其免疫特征。

一、流行病学

本病可发生于任何年龄，主要影响40～60岁的女性，女男比例约为9:1。

长期以来本病在一般人群中流行情况不明，过去国外有些患病率是从同期诊治患者总数中推算出来的，并非来自严格设计的流行病学调查，因而参考价值不大。1988年Drosos等人通过检查62例健康老年志愿者，发现患病率为2%～5%。1992年Vitali等用问卷方式对希腊一个小村庄的妇女进行了调查，发现确诊为干燥综合征者为0.6%，拟诊为干燥综合征者占3%。

多年来干燥综合征在我国一直被认为是一个"少见病"，1980年以前国内文献很少报道。1980年笔者在半年时间内共收治近60例干燥综合征患者，显示该病并不少见。1992年张乃峥等在对北京郊区2060人的调查中发现，本病患病率按圣地亚哥标准为0.29%，按哥本哈根标准为0.77%，说明本病患病率高于类风湿关节炎，居弥散性结缔组织病之首。

二、病因学

（一）病毒

在人体和实验动物中均发现宿主对病毒的自身免疫反应，因而怀疑病毒是某些自身免疫病的主要诱发因子。

巨细胞病毒可感染唾液腺，最初的研究发现在干燥综合征的血清中有IgG和Igm类抗CmV抗体，因而颇受关注。但该研究缺乏对照，也不能被他人所证实。

EB病毒是一个可能性更大的候选病毒。在免疫正常的情况下，初次感染的EB病毒可在腮腺中复制，但此后就处于潜伏期。在一些干燥综合征患者中发现EB病毒抗原在唾液腺上表达，唾液中EBV-DNA含量增多。但也有人认为EB病毒重新活化可能是淋巴增生的结果而不是原因。

逆转录病毒也可能是干燥综合征的病因。30%的干燥综合征患者有抗HLV衣壳P24糖蛋白抗体，而年龄匹配的健康对照者只有1%～4%阳性。进一步研究发现HTLV-1的tax基因存在于腺上皮细胞中，抗 tax 蛋白的单克隆抗体只能使上皮细胞着色。

上述资料提示上皮细胞一过性的或持续的病毒感染和新抗原的表达可能是干燥综合征的始因。它导致辅助/诱导记忆性 T 细胞和 B 细胞聚集，最后引起组织破坏。

（二）遗传因素

与年龄、性别相匹配的正常人群相比，干燥综合征患者的家庭成员干燥综合征及血清学自身免疫异常的发生率高。文献报道干燥综合征与 HLA-B8、DR3、DW52 相关，但这种相关性可因种族不同而异。有人报道大部分以色列和希腊患者具有 DRB1*1101 或 DRB1*1104 位点，它们与 DRB1*0301、DQA1*0501 呈连锁不平衡。美国患者，不论白人和黑人，DRB1*0201、DQA1*0501 的频率都增高。因此不分种族，大部分患者都携带 DQA1*0501 等位基因，提示在某些人的原发性干燥综合征中它可能是一个决定性促发因素。

临床上还发现某些 HLA 基因与干燥综合征自身抗体的产生和病情严重程度有相关性。如具有 HLA-DQ 抗原的干燥综合征患者多具有高滴度的抗 SS-A、抗 SS-B 抗体，且临床症状较重。

三、发病机制

干燥综合征的病因和发病机制一直是一个研究热点，但至今尚未阐明。一般认为它的发生和发展可分为三个阶段：①某一环境因子作用于有遗传敏感性的个体引起自身免疫反应。②通过正常的免疫反应机制使自身免疫持续下去。③不断产生的炎症引起组织损伤。

对早期干燥综合征研究显示局部淋巴细胞浸润从小管周围开始，小管和腺泡上皮细胞表达过量的 HLAII 类抗原，并且发现 c-myc 原癌基因只在腺泡上皮细胞表达，不在活化的淋巴细胞上表达。提示淋巴细胞浸润之前，腺泡上皮细胞可能起抗原提呈作用，启动自身免疫反应。

通常巨噬-单核细胞产生 IL-1，后者又可诱导不同细胞产生 IL-6，这两种细胞因子在免疫反应和炎症过程中起着重要的作用。但在干燥综合征的腺泡浸润细胞中，吞噬细胞数目很少。IL-1 和 IL-6 的 mRNA 可在腺泡上皮细胞表达，说明这些细胞参与了炎症过程，而不只是被动受损者。

T 细胞到达腺体以后，在原位克隆扩增，而且通过一个"表位扩展"（epitopespreading）过程使更多抗原表位被更多 T 细胞所识别，比如最初只针对 SS-A 抗原表位的 T 细胞反应可使更多 T 细胞对 SS-A 抗原的其他表位，甚至 SS-B 抗原上的表位起反应。"表位扩展"是由表达 HLAII 类抗原的细胞，如 B 细胞、树突状细胞所介导的。腺细胞表达 II 类抗原，有抗原提呈能力，因而也可能参与表位扩展过程。

上述资料提示在外分泌腺原位有免疫反应，其结果是吸引更多 T 细胞到达腺体内。由此而产生的细胞因子使炎症持续下去并激活 B 淋巴细胞，导致机体体液免疫反应和细胞免疫反应异常。

干燥综合征的过程涉及免疫、神经和内分泌等方面，它们组成了一个调控腺体分泌的功能环路。结膜（口腔黏膜）的摩擦和疼痛感觉传到中脑，中脑同时还接受大脑皮层的神经冲动。经过整合，中脑把信号传到血管和腺体。血管的传入神经是肾上腺素能的，可使血管释放水分成为泪液（唾液）；腺泡/导管的传入神经是胆碱能的，可促进泪液（唾液）分泌。

在干燥综合征中，腺体分泌功能减弱，其部分原因是腺体被破坏，但活检显示患者的泪液（唾液）的导管和腺泡只有 50%～60% 被破坏，其他分泌器官如肝、肾被破坏 80% 以上仍能维持功能，故推测剩下的腺体有功能不良。功能不良的原因可能是胆碱能神经释放神经递质乙酰胆碱减多或腺细胞对信号反应减弱。

四、临床表现

本病起病多隐匿，大多数患者很难说出明确起病时间。临床表现多样。病情轻重差异较大。

（一）口干燥症

因唾液腺病变，使唾液粘蛋白缺少而引起的下述常见症状。有70%～80%患者诉有口干，但不一定都是首症或主诉，严重者因口腔黏膜、牙齿和舌发黏以致在讲话时需频频饮水，进固体食物时必须伴水或流食送下，有时夜间需起床饮水等。50%患者表现有间歇性交替性腮腺肿痛，累及单侧或双侧。尚可有舌痛。

（二）干燥性角结膜炎

此因泪腺分泌的黏蛋白减少而出现眼干涩、异物感、泪少等症状，严重者哭时无泪。部分患者有眼睑缘反复化脓性感染、结膜炎、角膜炎等。

（三）其他浅表部位

如鼻、硬腭、气管及其分支、消化道黏膜、阴道黏膜的外分泌腺体均可受累，使其分泌较少而出现相应症状。

（四）系统表现

除口眼干燥表现外患者还可出现全身症状如乏力、低热等。约有2/3患者出现系统损害。

1. 皮肤黏膜　皮肤病变的病理基础为局部血管炎。皮肤干燥如鱼鳞病样，有结节性红斑、紫癜，雷诺现象和皮肤溃疡；阴道黏膜亦可干燥和萎缩。

2. 骨骼肌肉　关节痛较为常见，关节结构的破坏非本病的特点。肌炎见于约5%的患者。

3. 肺　大部分患者无呼吸道症状。轻度受累者出现干咳，重者出现气短。肺部的主要病理为间质性病变，部分出现弥散性肺间质纤维化，少数人可因此而呼吸衰竭而死亡。早期肺间质病变在肺X片上并不明显只有高分辨肺CT方能发现。另有小部分患者出现肺动脉高压。有肺纤维化及重度肺动脉高压者预后不佳。

4. 消化系统　胃肠道可以因其黏膜层的外分泌腺体病变而出现萎缩性胃炎、胃酸减少、消化不良等非特异性症状。肝脏损害见约20%的患者，临床谱从黄疸至无临床症状而有肝功能损害不等。肝脏病理呈多样，以肝内小胆管壁及其周围淋巴细胞浸润、界板破坏等改变为突出。慢性胰腺炎亦非罕见。

5. 神经系统　累及神经系统的发生率约为5%。以周围神经损害为多见，不论是中枢或周围神经损害均与血管炎有关。

6. 血液系统　本病可出现白细胞减少或（和）血小板减少，血小板低下严重者可出现出血现象。本病出现淋巴肿瘤，国外报道中约44倍高于正常人群。国内的原发性干燥综合征患者有出现血管免疫母淋巴结病（伴巨球蛋白血症）、非霍奇金淋巴瘤、多发性骨髓瘤。

7. 肾脏表现　干燥综合征（SS）为常见的伴肾脏损害的自身免疫性疾病，国内报道约有25%～50%患者有肾损害，临床症状轻重不一，轻者无症状，重者可因肾衰竭而死亡。损伤的部位以远端肾小管最多见且突出，占肾损伤90%，近端肾小管和肾小球受损较少见。

SS肾脏损害表现为间质性肾炎：肾小管性酸中毒，肾性尿崩症，泌尿系结石，肾钙化，范可尼综合征，肾小管性蛋白尿，尿路感染；血管炎：小动脉炎、坏死性动脉炎；肾小球肾炎（GN）：膜型肾小球肾炎，膜增生型肾小球肾炎，局灶节段增生性肾小球肾炎，系膜增生性肾小球肾炎。

(1) 肾小管性酸中毒（RTA）：干燥综合征肾脏受累的主要表现是肾小管功能障碍。大部分患者有远端肾小管性酸中毒，肾小管泌氢泌铵功能降低、高氯性酸中毒、低血钾、低钾性周期性麻痹。尿轻度丢失碳酸氢盐、血碳酸氢盐正常。少数患者表现为近曲小管损害为主的肾小管性酸中毒：碳酸氢盐重吸收障碍，尿中大量碳酸氢盐丢失。部分患者无明显肾小管性酸中毒的临床症状，常规生化检查无异常，但多次晨尿 pH > 6，仅氯化铵负荷试验后出现肾小管酸化功能缺陷。

(2) 肾性尿崩症：少数 SS 患者，当远端肾小管受损时，它对抗利尿激素的反应性降低，以致不能正常地回收水分，造成多尿、烦渴，每日尿量达 3000mL 以上，尿液浓缩功能降低、低渗尿，禁饮和注射加压素后，尿液渗透压和尿比重不能提高，表现为肾性尿崩症。

(3) 范可尼综合征：个别 SS 患者有小管功能受累伴正常血糖性葡萄糖尿，氨基酸尿，磷酸盐尿，高尿酸尿等表现。

(4) 泌尿系结石和肾组织钙化：SS 并发肾结石较正常人群为高，钙离子在尿液内浓度较高，容易沉淀形成尿路结石，钙离子沉积在肾组织时 X 线可见肾区内大小不一的钙化影。肾组织钙化多与肾小管酸中毒并发存在，肾性软骨病少见。

(5) 尿路感染：SS 中尿路感染发生率高，尤其在阴道干燥征患者中。58%SS 患者伴慢性或反复发作性脓尿。可见尿路梗阻，主要由尿路结石所致，亦有报道极少数病例中系假性淋巴瘤累及。

(6) 肾小管性蛋白尿：尿蛋白电泳示少量低分子蛋白尿，24h 尿蛋白质定量多在 1g 以下。

(7) 肾小球肾炎：SS 中少见肾小球病变，24h 尿蛋白质多 > 1.5g，伴或不伴镜下血尿，少数患者表现为肉眼血尿甚至肾病综合征。SS 中肾小球病变并非为主要肾脏损害。如出现肾小球病变多想到有否并发系统性红斑狼疮或混合型冷球蛋白血症（m 型）。

(8) 肾衰竭：SS 中小管间质受累严重者常伴有轻、中度肾衰竭。SS 中肾小管功能紊乱患者内生肌酐清除率常降低，Ccr 多低于 70mL/min。个别病例报道伴严重肾衰，但渐进性肾衰和尿毒症很少是造成患者死亡的主要原因。

五、实验室检查

大约 1/4 患者有轻度慢性贫血，10% 患者白细胞减少，血小板减少较少见。80% ～ 90% 的干燥综合征患者 ESR 升高，相比之下，CRP 水平常常正常。80% 患者出现高 γ 球蛋白血症。IgG、IgA、Igm 三种血清免疫球蛋白均可升高，尤以 IgG 明显。干燥综合征中最常见的化验异常有 ESR 升高、γ 球蛋白水平升高、类风湿因子阳性，还有一个现在已不常用的检测项目——麝香草酚浊度试验呈阳性，它们之间的内在联系就是 B 细胞活化，γ 球蛋白水平升高。

干燥综合征患者可出现多种自身抗体。50% ～ 80% 的患者抗核抗体阳性，但其抗核抗体谱与其他结缔组织病不同，以抗 SS-A/Ro 和抗 SS-B/La 抗体的阳性率最高，分别为 45% 和 20%（免疫双扩散法）。抗核抗体阳性可见于多种结缔组织病，但在红斑狼疮、干燥综合征和混合性结缔组织病中最为常见。抗 SS-A/Ro 可见于红斑狼疮、干燥综合征，但在后者中更常见。

用免疫印迹法可发现抗 SS-A/Ro 抗体在干燥综合征中主要针对 52kD 的多肽,而在红斑狼疮中主要针对 60kD 的多肽。抗 SS-B/La 抗体几乎仅见于干燥综合征,有人称之为干燥综合征的标记抗体。类风湿因子在干燥综合征中也很常见,阳性率为 40%～60%。其阳性率稍低于类风湿关节炎,但滴度与类风湿关节炎相差无几。

六、诊断

(一)诊断标准

干燥综合征缺乏特异的临床表现和实验室检查,因而迄今尚无公认的诊断标准。从 1976 年到现在共有 10 个诊断标准问世,它们是哥本哈根标准(1)76 年、表 17-1、日本标准 I(1984 年)、圣地亚哥标准(1986 年,表 17-2)、欧洲联盟标准 I(1993 年)、欧洲联盟标准 II(1996 年)、日本标准 II(1997 年)、日本标准III(2000 年)、美国-欧盟协作小组标准(如 01 年)、2002 年修订的干燥综合征国际诊断(分类)标准(表 17-3)。这些标准包含的项目不尽相同,因而敏感性和特异性也不一样,适用对象也略有差异,有的更适用于流行病学调查,有的更适用于疾病研究,有的更适用于临床诊治。

表 17-1 哥本哈根标准(1976～1977 年)

(1)干燥性角结膜炎:下列三项中至少两项阳性方可诊为干燥性角结膜炎
①Schirmer 滤纸试验;
②泪膜破裂时间;
③角膜染色(rosebengal 试验)
(2)口干燥征:下列三项中至少两项异常方可诊为口干燥征
①未刺激的唾液流率;
②唾液腺放射性核素造影;
③唇腺活检凡具有上述(1)和(2)两项者可诊断为原发性干燥综合征

表 17-2 圣地亚哥标准(1986 年)

(1)具有口干症状和体征及唾液流量测定阳性;唇腺活检至少 2 个灶性淋巴细胞浸润
(2)滤纸试验及角膜染色(rose bengal 试验)阳性
(3)RF ≥ 1:320,或 ANA ≥ 1:320,或抗 SS-A. 或抗 SS-B 抗体阳性
评定:必须除外其他已分类结缔组织病、淋巴病、艾滋病、移植物抗宿主病等。具备上述 3 条者为原发性干燥综合征;具备上述 3 条,同时符合类风湿关节炎、系统性红斑狼疮、炎性肌病、硬皮病或胆汁性肝硬化者为继发性干燥综合征

表 17-3 2002 年修订的干燥综合征国际诊断(分类)标准

I.口腔症状:3 项中有 1 项或 1 项以上
1. 每日感到口干持续 3 个月以上
2. 成年后腮腺反复或持续肿大

3. 吞咽干性食物时需用水帮助
Ⅱ. 眼部症状：3项中有1项或1项以上
1. 每日感到不能忍受的眼干持续3个月以上
2. 感到反复的沙子进眼或沙磨感
3. 每日需用人工泪液3次或3次以上
Ⅲ. 眼部体征：下述检查任何1项或1项以上阳性
1. Schirmer试验(+)(≤10mm/5min)
2. 角膜染色(+)(≥4vanBijsterveld计分法)
Ⅳ. 组织学检查：下唇腺病理示淋巴细胞灶≥1(4mm² 组织内至少有50个淋巴细胞聚集于唇腺间质者为一灶)
Ⅴ. 唾液腺受损：下述检查任何1项或1项以上阳性
1. 唾液流率(+)(≤1.5mL/15min)
2. 腮腺造影(+)
3. 腮腺放射性核素检查(+)
Ⅵ. 自身抗体：抗SS-A或抗SS-B抗体(+)(双扩散法)
注：(1) 原发性SS：无任何潜在疾病的情况下，有下述2条则可诊断：①符合表中4条或4条以上，但必须含有条目Ⅳ（组织学检查）和（或）Ⅵ（自身抗体）。②Ⅲ、Ⅳ、Ⅴ、Ⅵ 4条中任何3条阳性
(2) 继发性SS：患者有潜在的疾病（如任一结缔组织病），而符合表中条目Ⅰ和Ⅱ中任何1条，同时符合条目DKⅣ、Ⅴ中任何2条
(3) 必须除外：颈、头面部放疗史，丙肝病毒感染，AIDS，淋巴瘤，结节病，GVH病，抗乙酰胆碱药的应用（如阿托品、莨菪碱、溴丙胺太林、颠茄等）

(二) 诊断方法

1. 泪腺功能及形态的测定方法

(1) 泪液流量测定：取长35mm宽5mm的滤纸条，在距一端5mm处折叠，将折叠端置于眼下结膜穹窿的外1/3与中1/3连接处，闭目5min，取出滤纸，从折痕处开始测量湿润长度，小于10mm为异常。

(2) 泪膜破裂时间：向患者眼内滴入0.125%荧光素溶液一滴，嘱患者眨眼数次，然后向前平视。用裂隙灯（钴滤光片，3mm宽光线）扫视角膜，记录泪膜出现破裂的时间，少于10s为阳性。

(3) 活体染色：将荧光素和孟加拉玫瑰红(rose Bengal)混合液（均为1%）1滴滴入受试者眼内，嘱其眨眼5min，然后用生理盐水冲洗，在裂隙灯下检查角膜上的染色点数目，多于10个为阳性。

2. 唾液腺功能及形态的测定方法

(1) 自然唾液流率：患者静坐，留取10min的唾液，离心去沉淀，测定流率。干燥综合征患者唾液流率减少,然而流率测定与患者年龄、性别、服药、当天的时间等因素有关。在我国,＜40岁应＞0.1mL/min;＞40岁应＞0.06mL/min。

(2)腮腺造影　探查腮腺管口,以弯形钝针头插入导管,深约0.5～1cm,缓缓注入造影剂约1～2mL,拔出针头,以消毒棉球压迫腮腺管口,拍摄腮腺后前位和侧位片。然后取出棉球,令患者含漱米醋5min,再拍分泌期X线片。可能出现下列异常:①分支导管呈颗粒状扩张,颗粒直径小于1mm,大小一致,分布均匀,中间分支导管减少。②分支导管呈小球状扩张,直径大小不一,多数大于1mm,分支导管基本消失。③扩张的小球体融合成囊状。④腮腺不规则充盈。⑤分泌期有造影剂潴留。

(3)放射性核素造影:静脉注射^{99m}TC60分钟后,观察^{99m}Tc到达各唾液腺的量及排泌的速度,唾液腺功能低下时,其摄取及排泄均低于正常。此项检查灵敏度高,但特异性较差。

(4)下唇活检:Chisholm根据口唇活检材料,将淋巴细胞和组织细胞的浸润程度分为0～Ⅳ级。在4mm^{2}的观察范围内:0级无淋巴细胞浸润;Ⅰ级有轻度淋巴细胞浸润;Ⅱ级有中度淋巴细胞浸润;Ⅲ级有一个灶;Ⅳ级多于一个灶。所谓灶,指的是有50个以上淋巴细胞和组织细胞聚集在一起。Ⅱ级以上者为异常。

七、鉴别诊断

干燥综合征临床表现多种多样,患者可能因某一症状突出而到眼科、口腔科、肾内科、神经科、心内科等科室就诊,因此各科医师对该病都应有一定的了解。当患者主诉口眼干燥时,往往不容易漏诊,但当患者无口、眼干燥的主诉,而以腺体外受累为主要表现,比如皮疹、关节痛、低钾肌无力时,往往容易误诊。因关节痛、类风湿因子阳性误诊为类风湿关节炎;因转氨酶高、麝香草酚浊度试验阳性而诊为慢性肝炎;因抗核抗体阳性误诊为红斑狼疮等;当干燥综合征以肾小管酸中毒、间质性肺炎、外周神经炎、慢性胰腺炎等为突出表现时,临床医生可能会满足症状性诊断而忽略它只是干燥综合征的一个局部表现。此外,外分泌的任一环节功能失常都可引起口、眼干燥的症状和相关检查异常。这些环节包括黏膜、由黏膜向脑的传入神经、由神经节向黏膜的传出神经和腺体本身。比如某些药物如可乐定(clonidine)、阿米替林(amitriptyline)能可逆性地抑制传入神经;淀粉样变、结节病、血色病、高脂蛋白血症、慢性移植物抗宿主反应等可引起腺体本身病变。

漏诊和误诊往往由于临床医师对本病认识不足,只要在鉴别诊断中想到该病,一般不会漏诊。因此对有口和(或)眼干燥症状,初步化验血沉快,γ球蛋白增高者,应进行血清自身抗体(如ANA、RF、抗SS-A抗体、抗SS-B抗体)筛选检查,必要时进行干燥性角结膜炎、口干燥征的相应检查。

八、治疗

本病目前尚无根治方法,仅侵犯唾液腺及泪腺者预后良好。主要是采取措施改善症状,控制和延缓因免疫反应而引起的组织器官损害的进展,以及继发性感染。须追踪观察,定期复查,以便早期发现恶性淋巴瘤和其他并发症。

(一)眼部干燥易发生细菌和真菌感染。由于2/3的患者可发生葡萄球菌性睑缘炎,因此睑部分泌物应做培养并排除感染,积极应用抗生素治疗。用0.5%羧甲基纤维素人工泪液滴眼,改善眼干症状,戴眼镜以保护角膜和结膜,可的松眼膏有促进角膜溃疡穿孔的可能,应避免使用。国外有人以自体的血清经处理后滴眼。避免使用利尿药，某些抗高血压药（如盐酸可乐定）及抗焦虑药，它们均可使泪腺和唾液腺分泌功能进一步下降。注意口腔卫生，口干可以通过增加液体摄入量来缓解。咀嚼无糖的胶姆糖可以刺激唾液分泌，定期做牙科检查，有助于防止或延缓龋齿发生。服用副交感乙酰胆碱刺激剂，如匹罗卡品片及其同类产品，以刺激唾液腺中尚未破坏的腺体分泌，改善口干症状，有一定疗效，但亦有较多不良反应，如出汗及尿频。患者应避免摄入高糖或食用含糖块。经常使用含氟制剂严格控制牙菌斑生长。口腔念珠菌感染常见，制霉菌素局部应用有效。鼻腔干燥以生理盐水滴鼻为宜。阴道干燥可局部应用丙酸类非甾体药物润滑剂。有人试用必嗽平治疗本病，剂量为每日 24～48mg，分次口服，其作用可能是减低气管分泌物的黏稠度，以增加其分泌量，但疗效有待进一步观察。

一般 SS 患者病变进展缓慢，病情相对稳定，应尽量避免皮质激素治疗。SS 并发 SLE、SS 并发其他结缔组织病，或血管炎、肾损害、神经病变、弥散性间质性肺纤维化，腮腺肿大，冷球蛋白血症，高黏滞综合征为皮质激素和（或）免疫抑制药应用指征。皮质激素及环磷酰胺（CTX）等免疫抑制药治疗能改善全身症状，缓解或减少假性淋巴瘤的发生率，但不能改善口、眼干燥的临床症状。非激素类的抗感染药，对肌肉、关节痛有一定的疗效。SS 患者良性淋巴细胞增生，如已转变为恶性淋巴瘤时，则按淋巴瘤治疗方案进行联合化疗。

（二）干燥综合征肾脏受累如为轻度，病情相对稳定，无需任何特殊治疗。肾小管性酸中毒以对症治疗为主，纠正酸中毒及电解质紊乱，根据需要补充适当的钾盐和枸橼酸合剂（不同比例的枸橼酸、枸橼酸钠和枸橼酸钾）。选用肾脏损害少的非激素类解热镇痛剂如双氯芬酸、舒林酸治疗肌肉、关节酸痛。当肾脏疾病进行性发展，并发高 γ 球蛋白血症，肾脏病理提示肾间质大量淋巴细胞、浆细胞浸润或临床表现肾病综合征时，可使用肾上腺皮质激素和（或）免疫抑制药治疗。有报道长期小剂量皮质激素和 CTX 应用，可使肾间质细胞浸润消失，肾小管性酸中毒和肾功能改善。

（李浩炜）

第十八章 混合性结缔组织病

混合性结缔组织病（mixed connective tissue disease，mCTD）是一种以系统性红斑狼疮（SLE），系统性硬化（SSc），多发性肌炎/皮肌炎（Pm/Dm）及类风湿关节炎（RA）等疾病的症状相重叠为特征的风湿性综合征，其突出的特点是在其血清中有很高滴度的斑点型抗核抗体（ANA）和抗u1RNP抗体。

1972年Sharp等首先报告了25例患者具有多种自身免疫病相关表现，但又不符合系统性红斑狼疮（SLE）、系统性硬化症（SSc）、多发性肌炎/皮肌炎（Pm/Dm）和类风湿关节炎（RA）其中任一疾病分类诊断标准，并且血液中有高滴度的抗核糖核蛋白抗体（抗U1RNP），将其定义为mCTD。在此项报道中，患者的肺、肾、神经系统很少受累，只需应用小剂量激素治疗，病死率低，预后良好。

Sharp等的观点在8年后受到了严重挑战。1980年Nimelstein等对这25例患者中22例进行观察后发现mCTD并非良性疾病，病死率较高（8例死亡），同时不少患者发展转变为其他自身免疫病，尤其是系统性硬化症。此外，抗RNP抗体与患者临床表现的关联性尚不明确，并非所有具相关临床表现者抗RNP抗体均阳性，而具高滴度抗RNP抗体者可不出现mCTD临床症状。Nimelstein认为随着时间推移，这些患者已不再符合Sharp对该病的定义，由此引发了mCTD是否为独立疾病的争论。

通过近年来的研究，人们发现除具有无法分类为其他自身免疫病（如SLE、SSc等）的临床表现外，mCTD还具有独特的免疫学、遗传学特点，从而更多学者倾向于将该病作为一独立性疾病看待。但是该病不再被认为是良性疾病，其病死率与系统性红斑狼疮接近；如并发多脏器侵犯，特别是严重的肺动脉高压等，将直接威胁患者的生命。

一、流行病学

mCTD从儿童到老年都可罹患，年龄从2～80岁，平均37岁，80%的患者为女性，目前还未发现不同种族间发病的差别。mCTD的患病率尚未见报道，多数研究认为该病患者数为系统性红斑狼疮的1/4左右，推算其发病率约为10/10万。

二、病因和发病机制

该病病因及发病机制尚不明确。mCTD的发病与遗传素质，尤其是HLA-DR4、DR5有关。氯乙烯和二氧化硅是目前认为与mCTD有关的环境因素。与SLE不同，尚未有阳光照射或药物诱发mCTD的报道。研究资料表明mCTD是一种免疫功能紊乱的疾病，如有极高滴度的抗U1RN抗体，高球蛋白血症，抑制性T细胞缺陷，循环免疫复合物存在，组织中有淋巴细胞和浆细胞浸润等。有很多表现支持mCTD为一个独立的疾病；虽具备多种结缔组织病的重叠症状，但按传统分类标准不能确诊为某种特定的结缔组织病，且临床以手指雷诺征和腊肠肿常见；mCTD有极高滴度的抗u1RNP抗体，而其他抗核抗体滴度不高或阴性；与SLE相比，该病网状内皮系统清除免疫复合物的能力正常；血管的病理改变与SSc一样，均表现为广泛的血管内膜和（或）中层增生性损害，导致大血管和许多脏器小血管狭窄。本病患者免疫调节T细胞发育过程异常，与其他风湿病不同；常有肺动脉伴有轻度纤维化的增生性血管病变。有些患者最终会转变成典型的SSc和SLE，故有人认为mCTD并非为一个独立性疾病。

发病年龄从4岁到80岁，大多数患者在30～40岁出现症状，平均年龄37岁。女性多见，占80%。日本一项研究表明mCTD的发病率是2.7%，与之对照，SLE的发病率是20.9%，SSc为5.7%，Pm/Dm为4.9%。我国发病率不明，但并非少见。

三、病理

mCTD的组织学改变主要为血管的病变，表现为血管内膜增生、中层变厚、管腔狭窄，大小血管都可侵犯，血管的炎性浸润不突出。尽管血管的病变广泛而严重，而有明显临床表现的相对较少。其次是组织的淋巴细胞和浆细胞浸润。肺动脉高压和血管腔的狭窄有关，与肺间质纤维化关系不大。

四、临床表现

mCTD患者可表现出组成本疾病中的各结缔组织病（SLE，SSc，Pm/Dm或RA）的任何临床症状。然而mCTD具有的多种临床表现并非同时出现，重叠的特征可以相继出现，不同的患者表现亦不尽相同。

本病急性发作少见，可以不明原因的发热起病。在疾病的早期，大多数患者主诉乏力，肌痛，关节痛和出现雷诺现象。如果发现患者手或手指肿胀并伴有高滴度的斑点型ANA，就应该严密观察病情的进展，是否会发生mCTD。

（一）关节

几乎所有患者都有关节疼痛和发僵。60%的患者最终发展为明确的关节炎，通常伴有RA常见的关节变形，如尺侧偏斜，天鹅颈畸形和纽扣花畸形，放射学检查缺乏严重的侵蚀性病变，但有些患者也可见关节边缘侵蚀和关节破坏。少数患者可出现肋骨侵蚀性改变和屈肌腱鞘炎。50%～70%的mCTD患者类风湿因子（RF）阳性。

（二）皮肤黏膜

大多数患者在病程中出现皮肤黏膜病变。雷诺现象伴手指肿胀、变粗，全手水肿有时是mCTD患者最常见和最早的表现。有些患者的皮肤病变表现为狼疮样皮疹，尤其是颧部红斑和盘状斑块。黏膜损害包括颊黏膜溃疡，干燥性复合性口生殖器溃疡和鼻中隔穿孔。前臂屈肌，手、足伸肌和跟腱可出现腱鞘周围及皮下结节。硬斑病少见。96%以上的mCTD患者的指纹图形由正常尖形变成半圆形。

（三）肌肉病变

肌痛是mCTD常见的症状，但大多数患者没有明确的肌无力、肌电图异常或肌酶的改变。有明确炎性肌病的mCTD患者，有时伴高热，其在临床和组织学方面与Pm相同，表明疾病活动。

（四）心脏

20%的患者ECG不正常，最常见的改变是右心室肥厚，右心房增大和室间传导损害。10%～30%的患者出现心包炎，是心脏受累最常见的临床表现，心包填塞少见。早期检测有无肺动脉高压对开始早期治疗很重要。超声多普勒估测右室收缩压能检测到亚临床的肺动脉高压。以下6条标准中如果具备4条或更多，则可诊断肺动脉高压：①劳累性呼吸困难。②胸骨左缘收缩期的搏动。③肺动脉区第二心音增强。④胸部X线片示肺动脉增宽。⑤ECG示右心室肥厚。

⑥UCG示右室增大。传导紊乱包括束枝传导阻滞和全心阻滞。

（五）肺脏

85%的mCTD患者有肺部受累的证据，但大多数患者没有症状。症状包括呼吸困难、胸痛及咳嗽。胸部放射线检查异常表现包括间质性改变、胸膜渗出、肺浸润和胸膜增厚。最具有鉴别意义的肺功能实验是一次呼吸CO的弥漫功能。间质性肺部疾病通常呈进行性加重，有效容积和肺泡气体交换减少。肺出血也偶有报道。

（六）肾脏

25%患者有肾脏损害。高滴度的抗U1RNP抗体对弥散性肾小球肾炎的进展有相对保护作用。弥散性肾小球肾炎和实质间质性病变在mCTD很少发生，通常为膜性肾小球肾炎。有时也可引起肾病综合征，但大多数患者没有症状。有些患者出现肾血管性高血压危象，与硬皮病肾危象类似。长期肾脏病变可引起淀粉样变和肾功能不全。

（七）胃肠道

胃肠道受累是有SSc表现的mCTD患者的主要特征。65%以上的患者有症状和食道压力改变，与皮肤损伤的严重程度无关。mCTD的腹痛可能是由于肠道蠕动减少、浆膜炎、肠系膜血管炎、结肠穿孔或胰腺炎。

（八）神经系统

中枢神经系统病变并不是mCTD显著的临床特征。与SSc一样最常见的表现是三叉神经病。头痛是常见症状，多数患者可能是血管性头痛。有些患者头痛伴发热，有时伴肌痛，有些表现象病毒感染后遗症。这些患者中有些出现脑膜刺激征，脑脊液检查显示无菌性脑膜炎。mCTD的无菌性脑膜炎也被认为是一种对非甾类抗感染药（尤其是舒林酸和布洛芬）的高敏反应。脑出血少见。

（九）血管

中小血管内膜轻度增生和中层肥厚是mCTD特征性的血管病变，组织学改变与SSc所见相似。所有mCTD患者有SSc样的毛细血管显微镜下改变，73%患者可见灌木丛组织（bushy organization）。大多数患者有甲皱毛细血管襻的改变如毛细血管扩张，与SSc所见相同。甲皱毛细血管襻的SSc样改变是mCTD与SLE的特征性区别。抗内皮细胞抗体和血清VIII因子相关抗原水平的升高支持mCTD存在血管内皮细胞损伤。血管造影研究发现mCTD患者中等大小血管闭塞发病率高。

（十）血液系统

75%的患者有贫血，表现为慢性炎症性贫血。60%的患者Coombs试验阳性，但溶血性贫血并不常见。如在SLE所见，75%的患者有白细胞减少，以淋巴细胞系为主，这与疾病活动有关。血小板减少，血栓性血小板减少性紫癜，红细胞发育不全相对少见。大多数mCTD患者有高丙球蛋白血症，33%的IgG分子有抗U1RN特异性。

五、实验室检查

抗U1RNP抗体被认为是mCTD的血清学标志，特别是高滴度的抗体，血凝法测定抗体滴度至少大于1:600，相当于对流免疫电泳法1:64～1:128。U1RNP这一细胞核内大分子复合物参与将前RNA剪切为有功能的RNA，其结构包括一个RNA骨架（UI-RNA）、三种高度特异的蛋白成分（U1-A、U1-C、U1-70kD）及其他一些非特异组分（如 Sm 蛋白、SR 蛋白等）。针对 U1-70kD 的抗体最先产生，而针对 U1-A、U1-C 的抗体产生较晚。在一项研究中，抗 U1-70kD 和 UI-RNA 抗体的消失与疾病缓解相关。

抗 U1RNP 也广泛存在于其他自身免疫病中（系统性红斑狼疮约有 25%～30% 的阳性率，系统性硬化症 21%，而未分化结缔组织病 29%），但通常滴度较低，而且 mCTD 与系统性红斑狼疮抗原识别位点不同：mCTD 患者中 94% 可识别 U1-A 蛋白 35～38 位肽段，系统性红斑狼疮则仅有 20% 可识别。研究表明，系统性红斑狼疮患者抗 U1RNP 常见为 IgG 和 Igm，而 mCTD 则为 IgG，提示高滴度 IgG 型抗 UIRNP 抗体对临床诊断具有较高价值。有趣的是，抗 U1RNP 抗体和肺部表现（尤其是肺动脉高压）、雷诺现象、肾炎相关，雷诺现象出现的频率越高，肾炎的发生率就越低或肾炎较轻。此外，抗 U1RNP 抗体阳性者较抗体阴性者发生肺纤维化与肺活量减低的概率增高 2～3 倍。

需注意的是，并非所有呈现典型 mCTD 临床表现的患者抗 U1RNP 均阳性。患者可出现其他的抗 RNP 抗体，如针对不均一核蛋白（hnRNPs）的抗体。类风湿关节炎和系统性红斑狼疮也产生抗 hnRNP 抗体，特别是抗 hnRNP-A2/RA33 抗体，但与 mCTD 的抗原识别位点不同。hnRNP-A2/RA33 抗原的末端有两个 RNA 结合部位，mCTD 患者血清能同时识别两个部位的抗原决定簇，而类风湿关节炎和系统性红斑狼疮血清只能识别第二个表位（92～177 氨基酸序列）。系统性红斑狼疮和类风湿关节炎血清还存在抗 hnRNP-A1 抗体，而 mCTD 血清很少出现。

高滴度抗核抗体（ana）也是 mCTD 的特征之一，但抗体水平的高低与疾病的活动性不成比例。部分患者抗单链 DNA（ssDNA）抗体阳性，抗 ds-DNA 偶见阳性且是短暂的，也可能是由于 dS-DNA 中混含有 ssDNA 所造成的假阳性，长期高水平的抗 ds-DNA 和抗 Sm 抗体是不支持 mCTD 诊断的证据。分别有 32.7% 和 3.6% 的患者出现抗 SS-A 和抗 SS-B 抗体，其中前者的出现与颊部红斑和光敏现象有关。半数的 mCTD 患者 RF 阳性，RF 的高低与关节炎的严重性有关。此外，约 15% 的患者抗心磷脂抗体阳性，34% 的患者出现抗微纤维蛋白1（fibrillin-1）抗体，17% 的患者出现抗淋巴细胞抗体，10% 的患者血清梅毒学试验阳性。大部分患者有高球蛋白血症，血沉升高常常与疾病的活动性相关，低补体血症不如在系统性红斑狼疮中常见。

六、诊断

1986 年在日本东京举行的 mCTD 会议上，Sharp、KasukAMA 和 Alarc6n-Segoria 宣布了各自的 mCTD 诊断标准，1991 年 Kahn 又提出了新的标准，目前这四项标准均得到应用。据报道，采用 Sharp 标准进行诊断的患者在随访 5～10 年后只有约 1/3 仍能诊断为 mCTD，多数患者已分化为某一特定的自身免疫病，提示该标准特异性较低。Amigues 等以系统性红斑狼疮、多肌炎、干燥综合征和四项 mCTD 诊断标准对 45 例抗 RNP 抗体阳性的患者进行检验后发现，Alarc6n-Segovia 和 Kahn 的标准对于 mCTD 的诊断特异性和敏感性最高，分别为 86.3% 和 62.5%，如将标准中肌炎替代为肌痛，则敏感性可达到 81.3%。另一项研究则显示，对于 593 例已诊断为 mCTD、系统性红斑狼疮、系统性硬化症、多肌炎/皮肌炎、类风湿关节炎的患者来说，Alarc6n-Segovia 标准诊断 mCTD 的特异性和敏感性可达 100% 和 99.6%（该研究未采用 Sharp 标准）。

mCTD 四项诊断标准具体如下：

(一) Sharp 诊断标准（美国）

1. 主要标准

(1) 严重肌炎。

(2) 肺部受累 ①一氧化碳弥漫功能小于 70% 和（或）②肺动脉高压和（或）③肺活检显示增生性血管病变。

(3) 雷诺现象或食管蠕动功能减低。

(4) 手指肿胀或手指硬化。

(5) 抗 ENA 抗体多 1:10 000 和抗 U1RNP 服阳性、抗 Sm 抗体阴性。

2. 次要标准

①脱发。②白细胞减少。③贫血。④胸膜炎。⑤心包炎。⑥关节炎。⑦三叉神经病变。⑧颊部红斑。⑨血小板减少。⑩轻度肌炎。⑪手肿胀。

3. 诊断等级

(1) 确定诊断 符合 4 条主要标准，抗 U1RNP 滴度 > 1:4000 及抗 3111 抗体阴性；

(2) 可能诊断 符合 3 条主要标准及抗 Sm 抗体阴性；或 2 条主要标准和 2 条次要标准，抗 U1RNP 滴度 > 1:1000；

(3) 可疑诊断 符合 3 条主要标准，但抗 U1RNP 阴性；或 2 条主要标准，伴抗 U1RNP > 1:100；或 1 条主要标准和 3 条次要标准，伴有抗 U1RNP > 1:100。

(二) Kasukawa 诊断标准（日本）

1. 常见症状：①雷诺现象。②手指或手肿胀。

2. 抗 RNP 抗体阳性。

3. 混合症状

(1) 系统性红斑狼疮样表现：①多关节炎。②淋巴结病变。③面部红斑。④心包炎或胸膜炎。⑤白细胞或血小板减少。

(2) 系统性硬化症样表现 ①指端硬化；②肺纤维化，限制性通气障碍或弥漫功能减低；③食管蠕动减少或食管扩张；

(3) 多发性肌炎样表现：①肌无力。②血清肌酶水平升高（CPK）。③EmG 示肌源性损害。

4. 确诊标准至少满足常见症状中的 1 条加抗 RNP 抗体阳性以及混合症状 (1) ~ (3) 中至少 2 项中各 1 条或以上。

(三) AlarcGn-Segovia 诊断标准（墨西哥）

1. 血清学标准抗 U1RNP 多 1:1600（血凝法）。

2. 临床标准 ①手肿胀。②滑膜炎。③生物学或组织学证实的肌炎。④雷诺现象。⑤肢端硬化。

3. 确诊标准血清学标准及至少 3 条临床标准，必须包括滑膜炎或肌炎。

(四) Kahn 诊断标准（法国）。

1. 血清学标准存在高滴度抗 U1RNP 抗体，相应斑点型 ANA 滴度 > 1:1200。

2. 临床标准手指肿胀；滑膜炎；肌炎；雷诺现象。

3. 确诊标准血清学标准阳性，雷诺现象和以下 3 项中至少 2 项：滑膜炎，肌炎，手指肿胀。

七、鉴别诊断

mCTD 能否作为一个独立的疾病存在，这个问题在国内外的学者中都存在很大的分歧。近来的报道从基因、血清学和临床方面提供了足够的证据，支持 mCTD 与其他"已确定"的 CTDs 一样以同样方式定义为独立的疾病。mCTD 临床和血清学异质性与其他 CTDs 所见相平行。国内学者认为：把临床上具有 SLE、SSc、Pm/Dm 等重叠症状，无肾损害，血清学检查有高滴度斑点型 ANA 及高滴度抗 U1RN 抗体的患者，且又不能诊断为某一明确的结缔组织病（CTDs）患者，归属于 mCTD，即把 mCTD 从那些尚未分化为典型的、表现得十分混杂的 CTDs 中区分出来，有着一定的临床意义。对这些患者以小量激素治疗，或可改变疾病的转归，从而获得良好的预后。

mCTD 可能在某一时期以 SLE 样症状为主要表现，在另一时期又以 SSc 或 Pm/Dm 或 RA 样症状为主要表现，或最终转为某一特定的 CTD。因此，本病需与 SLE、SSc、Pm/Dm、RA 和原发性干燥综合征相鉴别。

有些患者可出现以下临床表现中的一项或几项：如雷诺现象、多关节炎、肌痛/肌炎、皮疹、贫血、肺间质疾病，浆膜炎及血管炎。但这些症状对各个明确的 CTDs 又无诊断上的特异性，另外 ANA 或 RF 阳性也可在多种疾病中出现。临床上将这类不符合某一明确的弥散性 CTDs 诊断标准的疾患称为未分化结缔组织病（UCTD）。UCTD 与 mCTD 概念不同，mCTD 为一独立存在的弥散性结缔组织病，而 UCTD 目前尚无统一的诊断标准。当患者具有高滴度抗 U1RN 但目前并不满足 mCTD 或其他疾病的诊断标准时，有人认为可初步称之为 UCTD，并应随诊下去。从长期随访结果看，诊为 UCTD 的患者确有一部分在随诊中进展成为某一种弥散性 CTDs，如大多数有高滴度抗 U1RN 抗体的 UCTD 患者 2 年内转变为 mCTD，低滴度抗 U1RN 的 UCTD 患者常发展为其他 CTDs，另外部分患者"长期"保持一种未分化状态（UCTD）。也许随着我们对疾病认识的不断深入，以及免疫学研究的深入对这些"长期"未分化状态的 UCTD 患者能提出明确的诊断。因此，UCTD 应保留用来描述那些临床状态：患者有某种 CTDs 的表现，但又符合某种特定的弥散性结缔组织病（包括 mCTD 在内）的诊断。

八、预后

mCTD 的预后因人而异，长期随访观察显示 1/3 患者呈良性病程，逐步趋于缓解；1/3 患者经免疫抑制治疗可获改善，但需长时间维持治疗；1/3 患者病情进展快，对药物治疗效果较差。病情缓解者抗 U1RNP 抗体滴度明显降低，而持续活动者抗 U1RNP 抗体仍维持较高水平。随着时间推移，由炎症引起的相关表现逐渐消失，雷诺现象和食管功能异常也得到改善，但指端硬化、肺功能减低、神经系统受累表现将长期存在，40% 患者在 15 年后仍有关节炎或关节痛。根据五项对 200 多例患者为期 6～12 年的随访观察，mCTD 平均病死率约为 13%，另两项随访 15～17 年的研究则报道病死率为 23%，计算年平均病死率在 0.75%～1.8%。导致死亡的最重要原因是肺动脉高压；严重感染列第二位，多为细菌感染，通常与过度免疫抑制治疗相关。

九、治疗

要根据患者的临床表现、疾病的进展、对治疗的反应来选择治疗措施。因为不同患者间的疾病发展、临床表现和预后的不同，治疗需遵循个体化原则。一般来说，与系统性红斑狼疮、多肌炎/皮肌炎相似的炎症性表现，如浆膜炎、皮疹、关节炎、心肌炎、肌炎、淋巴结肿大、贫血、白细胞减少等，对以糖皮质激素为主的免疫治疗效果好；而硬皮病样表现，如雷诺现象、指端/肢端硬化等，对激素治疗通常无效。对于肺动脉高压，应重视早期诊断，积极应用激素和免疫抑制药（以环磷酰胺为主），晚期患者可考虑给予前列环素（伊洛前列素）、内皮素受体抑制药（波生坦）、磷酸二酯酶抑制药（西地那非）等治疗。对于肾脏病变者，除使用激素外还需考虑加用环磷酰胺或霉酚酸酯，对于出现类似硬皮病肾危象病变的患者要常规给予血管紧张素转化酶抑制药（ACEI）。

（一）一般治疗

根据患者的症状而定，要注意休息，避免剧烈活动和日光暴晒，肢体保温，保持情绪稳定，以减少雷诺现象的发作。合理的营养也很重要。

（二）药物治疗

常用的药物有非甾体抗感染药（NSAIDs）、糖皮质激素、细胞毒类药物、抗疟药及血管活性药物等。

1. NSAIDs 有关节炎者可选用一种非甾体抗感染药控制症状，但需注意舒林酸类与布洛芬类NSAIDs可能增加无菌性脑膜炎的发生概率。

2. 激素 以往认为mCTD对激素的治疗反应良好和应该用激素长期治疗的观点是片面的，约2/3的患者对激素治疗有效，应根据病情的活动与否增减激素或停用。当出现较重的浆膜炎、肌炎、心肌炎、肾炎和血管炎时应选用中等量激素甚至大剂量冲击治疗。

3. 细胞毒类药物 当发生用激素疗效不佳的如肺动脉高压、肾脏病变、坏死性血管炎、高球蛋白血症等情况时，可选细胞毒类药物，如环磷酰胺（CTX）、霉酚酸酯（mmF）、硫唑嘌呤（Aza）等。CTX和Aza口服剂量为每日1～2mg/kg，静脉CTX 0.5～0.8g/m²每半月或一月一次酌情用药，也可开始就采用激素+细胞毒类药物联合，这样可减少两者的剂量和不良反应，同时又增加疗效。对于少数有关节骨破坏畸形者可给予甲氨蝶呤（mTX）每周10～15mg 口服或肌内注射，或来氟米特（LEF）10～20mg/d，抗肿瘤坏死因子类生物制剂可引起狼疮样表现，不主张使用。

4. 抗疟药物 用于轻症患者以改善病情，主要品种为羟氯喹，每日剂量0.4g。因该药对于心脏不完全传导阻滞的患者可能加重病情导致完全阻滞，应避免使用。

5. 其他药物 肺动脉高压的治疗近年来取得了较大突破，自从持续静脉输注依前列醇被批准用于肺动脉高压的治疗以来，相继又有吸入（伊洛前列素）、皮下（依前列醇）、口服（贝前列素）的前列腺素制剂被证实有助于控制肺动脉高压，改善活动耐量、血管阻力和血流动力学，从而为患者提供了更多的选择。内皮素受体拮抗剂也是一类令人关注的血管活性药物，2001年波生坦在美国得到批准用于治疗重度肺动脉高压；2007年6月，一种不良反应更小的选择性内皮素A受体拮抗剂安贝生坦也得到美国FDA批准应用于临床。此外，研究显示磷酸二酯酶5抑制药西地那非用于治疗肺动脉高压与波生坦有着相近的疗效。

平等可扩张血管，减轻雷诺症，5-羟色胺受体抑制药（氟西汀）和α肾上腺素能受体阻断药（哌唑嗪）等也对缓解雷诺现象有一定疗效。有高黏综合征者可选用阿司匹林、双嘧达莫等。

6. 对于重症、进展迅速的患者，血浆置换或静脉应用丙种球蛋白是一种可行的选择，但应与常规治疗相结合才能维持疗效。自体造血干细胞移植对部分难治性病例可能有效。

（魏其云）

第十九章 原发性抗磷脂综合征

抗磷脂综合征(Anti-phospholipid syndrome, APS)是一种非炎症性自身免疫病,临床上以动脉、静脉血栓形成、习惯性流产和血小板减少等症状为表现,血清中存在抗磷脂抗体(aPL),上述症状可以单独或多个共同存在。

APS可分为原发性抗磷脂综合征(PAPS)和继发性抗磷脂综合征(SAPS),SAPS多见于系统性红斑狼疮或类风湿关节炎等自身免疫病。此外,还有一种少见的恶性抗磷脂综合征(Catastrophic APS),表现为短期内进行性广泛血栓形成,造成多器官衰竭甚至死亡。PAPS的病因目前尚不明确,可能与遗传、感染等因素有关。多见于年轻人,男女发病比率为1:9,女性中位年龄为30岁。

一、病因

由于在APL阳性的人群中只有部分患者出现临床表现,故APS的发生还与其他因素有关。有研究提示这些抗体可抑制由带有阴性电荷磷脂催化的凝血瀑布反应。这些反应包括因子X的激活,凝血酶原-凝血酶的转换,蛋白C的激活,以及激活的蛋白C所致的因子Va的失活。APL抑制蛋白C激活或者中和对因子Va失活的作用,可使患者处于"血栓前状态"。已经证明抗心磷脂抗体(ACL)与磷脂酰丝氨酸的交叉反应使之与血小板结合并激活血小板,也可引起血栓形成。其他可能的机制还包括血小板合成的血栓素增加,抑制前列腺环素的合成,以及刺激由内皮细胞产生组织因子。

在APL介导的血栓形成过程中,一种名为 β_2 糖蛋白1(β_2GP1)的血浆蛋白很受关注。目前认为APL可通过中和 β_2GP1 的抗凝作用引起血栓形成。

自身免疫性APL通过结合 β_2GP1 或其他磷脂结合蛋白而与带负电荷的磷脂结合,为 β_2GP1 依赖性APL。然而,梅毒、非梅毒螺旋体、伯氏疏螺旋体、人类免疫缺陷病毒(HIV)、钩端螺旋体及寄生虫等感染,以及药物和恶性肿瘤诱导形成的抗磷脂抗体通常能与磷脂直接结合,为 β_2GP1 非依赖性抗体。

二、临床表现

(一)动、静脉血栓形成

APS血栓形成的临床表现取决于受累血管的种类、部位和大小,可以表现为单一或多个血管累及(见表19-1)。APS的静脉血栓形成比动脉血栓形成多见。静脉血栓以下肢深静脉血栓最常见,此外还可见于肾脏、肝脏和视网膜。动脉血栓多见于脑部及上肢,还可累及肾脏、肠系膜及冠状动脉等部位。肢体静脉血栓形成可致局部水肿,肢体动脉血栓会引起缺血性坏疽,年轻人发生中风或心肌梗死应排除PAPS可能。

(二)产科

胎盘血管的血栓导致胎盘功能不全,可引起习惯性流产、胎儿宫内窘迫、宫内发育迟滞或死胎。典型的APS流产常发生于妊娠10周以后,但亦可发生得更早,这与抗心磷脂抗体(aCL)的滴度无关。APS孕妇可发生严重的并发症,早期可发生先兆子痫,亦可伴有溶血、肝酶升高及血小板减少，即 HELLP(Hemolysis, Elevated Liver enzymes and Low platelets) 综合征。

（三）血小板减少

血小板减少是 APS 的另一重要表现。

（四）其他

80% 的患者有网状青斑，心脏瓣膜病变是后出现的临床表现，严重的需要做瓣膜置换术。此外可有神经精神症状，包括偏头痛、舞蹈病、癫痫、格林 - 巴利综合征、一过性球麻痹等，缺血性骨坏死极少见。

表 19-1 APS 的血栓临床表现

累及血管	临床表现
静脉	
肢体	深静脉血栓
脑	中枢静脉窦血栓
肝脏	
小静脉	肝大；转氨酶升高
大静脉	Budd-Chiari 综合征
肾脏	肾静脉血栓
肾上腺	中央静脉血栓；出血、梗死，Addison's 病
肺	肺血管栓塞；毛细血管炎；肺出血；肺动脉高压
大静脉	上/下腔静脉综合征
皮肤	网状青紫；皮下结节
眼	视网膜静脉血栓
动脉	
肢体	缺血性坏死
脑	
大血管	中风；短暂性脑缺血发作；Sneddon's 综合征
小血管	急性缺血性脑病；多发性脑梗死性痴呆
心脏	
大血管	心肌梗死；静脉搭桥后再狭窄
小血管	
急性	循环衰竭；心脏停搏
慢性	心肌肥厚；心律失常；心动过缓
肾脏	
大血管	肾动脉血栓；肾梗死
小血管	肾血栓性微血管病

续表

累及血管	临床表现
肝脏	肝梗死
主动脉	
主动脉弓	主动脉弓综合征
腹主动脉	附壁血栓
皮肤	指端坏疽
眼	视网膜动脉和小动脉血栓

三、实验室检查

(一) aPL 的血清学检查

1. 狼疮抗凝物 (LA)　LA 是一种 IgG/Igm 型免疫球蛋白，作用于凝血酶原复合物 (Xa、Va、Ca^{2+} 及磷脂) 以及 Tenase 复合体 (因子Ⅸa、Ⅷa、Ca 及磷脂)，在体外能延长磷脂依赖的凝血试验的时间。因此检测 LA 是一种功能试验，有凝血酶原时间 (PT)、激活的部分凝血活酶时间 (APTT)、白陶土凝集时间 (KCT) 和蛇毒试验 (dRVVT)。其中以 KCT 和 dRVVT 较敏感。

2. aCL　目前标准化的检测是用酶联免疫吸附 (ELISA) 法，持续中高滴度的 IgG/Igm 型 aCL 与血栓密切相关，IgG 型 aCL 与中晚期流产相关。aCL 分为两类，一类是非 $β_2$-GPⅠ依赖性抗体，多见于感染性疾病；另外一类是 $β_2$-GPⅠ依赖性抗体，多见于自身免疫病。

3. 抗 $β_2$-GPⅠ抗体　抗 $β_2$-GPⅠ抗体具有 LA 活性，用 ELISA 法检测，与血栓的相关性比抗心磷脂抗体强，假阳性低，诊断 PAPS 的敏感性与抗心磷脂抗体相仿。

4. 其他　如血、尿常规、血沉、肾功能和肌酐清除率等生化检查，此外抗核抗体、抗可溶性核抗原 (ENA) 抗体和其他自身抗体检查排除别的结缔组织病。

(二) 其他检查

1. 超声检查　血管多普勒超声有助于外周动静脉血栓的诊断；m 型超声、切面超声则有助于心瓣膜结构和赘生物的检测；B 超还可监测妊娠中晚期胎盘功能和胎儿状况。

2. 影像学检查　影像学检查对血栓评估最有意义，动静脉血管造影可显示阻塞部位，MRI 有助于明确血栓大小和梗死灶范围。

3. 组织活检　皮肤、胎盘和其他组织活检表现为血管内栓塞形成，一般无淋巴细胞或白细胞浸润，同样肾活检也表现为肾小球和小动脉的微血栓形成。

四、诊断要点

PAPS 的诊断主要依靠临床表现和实验室检查，还必须排除其他自身免疫病和感染、肿瘤等疾病引起的血栓。至今国际上无统一的诊断标准。

1. 诊断标准　目前诊断 PAPS 最常用的分类标准见表 19-2。一般认为抗 $β_2$-GPⅠ抗体比 1988 年 Asherson 提出的抗心磷脂抗体特异性高，故有中、高滴度抗 $β_2$-GPⅠ抗体阳性的患者应高度警惕 PAPS。

表 19-2 原发性 APS 的分类标准（Asherson，1988 年）

1. 临床表现
静脉血栓
动脉血栓
习惯性流产
血小板减少
2. 实验室检查
IgG-aCL（中、高水平）
Igm-aCL（中、高水平）
狼疮抗凝物（LA）阳性
3. 确诊条件
(1) 病程中至少有一个临床表现及一个实验室阳性指标；
(2) aPL 须 2 次阳性，时间间隔＞3 月；
(3) 建议作 5 年以上的随访，以排除继发于 SLE 或其他自身免疫病。

引自 Asherson RA.primary, secondary and other variants of the antiphospholipid syndrome.Lupus 1994; 3:293~298.

2. 鉴别诊断 单从临床表现或实验室检查很难确诊 PAPS。一个有中高滴度 aCL 或 LA 阳性的患者，并有以下情况应考虑 PAPS 可能：①无法解释的动脉或静脉血栓。②发生在不常见部位的血栓（如肾或肾上腺）。③年轻人发生的血栓。④反复发生的血栓。⑤反复发作的血小板减少。⑥发生在妊娠中晚期的流产。静脉血栓需与蛋白 C、蛋白 S 和抗凝血酶Ⅲ缺陷症、血栓性血小板减少性紫癜、纤溶异常、肾病综合征、阵发性夜间血红蛋白尿、白塞病及与口服避孕药相关的血栓等疾病相鉴别。动脉血栓需与高脂血症、糖尿病血管病变、血栓闭塞性脉管炎、血管炎、高血压等疾病相鉴别。

需要注意的是 aPL 的出现并不一定发生血栓，约 12% 的正常人中可以出现 IgG 或 Igm 类 aCL 抗体阳性。梅毒和 AIDS、Lyme 病、传染性单核细胞增多症、结核等疾病分别有 93%、39%、20%、20% 的抗磷脂抗体阳性率。一些药物如酚噻嗪，普鲁卡因酰胺、氯丙嗪、肼苯达嗪、苯妥英钠、奎宁，普萘洛尔和口服避孕药也可以诱导出 aPLs；另外，有一些恶性肿瘤如黑色素瘤、肾母细胞癌、肺癌、淋巴瘤和白血病等亦可出现 aCL 或抗 β_2-GP Ⅰ 抗体阳性。

五、治疗方案及原则

（一）血栓形成的治疗

APS 的发病机制未明确，尚无满意的治疗方案。目前治疗的目的主要是防止血栓形成，阻止习惯性流产和胎儿宫内死亡的发生。在血栓形成的急性期进行抗凝、抗栓治疗已成共识，然而在预防血栓形成和再栓塞的治疗方面仍有许多不同观点。对于伴发其他疾病的 APS 应该积极治疗伴发疾病。

1. 治疗原发病 抗磷脂抗体综合征可伴发于许多疾病，如系统性红斑狼疮、类风湿关节炎、病毒感染、肿瘤等，应首先积极治疗原发病。根据原发病的性质及患者具体临床情况酌情使用糖皮质激素、细胞毒药物（环磷酰胺或硫唑嘌呤）、血浆置换、静脉输注免疫球蛋白（IVIG）等免疫治疗手段，如对伴有 SLE 或肾病综合征的 APS 阳性者应用激素及环磷酰胺，伴严重血小板减少者可应用激素，必要时应用达那唑、IVIG 及血浆置换；伴溶血性贫血也需用激素和免疫抑制药。有人主张对于 SLE 患者，如果其血管堵塞的原因可能为炎性血管炎，可以应用大剂量泼尼松（60mg/d，分次口服）。

2. 预防血栓形成　目前，对于无临床症状的 APL 阳性患者是否需要治疗及如何判断疗效均有争议。由于正常人群中即有 2% 左右为 APL 阳性，另外部分 APL 阳性者可能与感染或药物有关，当这些因素祛除后，APL 会转阴。与自身免疫性疾病有关的伴发性 APL 阳性者，抗体经常自动减少或消失。原发性 APL 阳性者抗体通常是持续的，少数也可消失。只有接近 10% 的 APL 阳性者会最终发生血栓，因此，一般认为对 APL 持续阳性但无任何症状者不需要进行预防性抗凝治疗。但有学者主张，对于具有高滴度抗心磷脂抗体（尤其是 IgG 型者）或经筛选实验和确诊实验证实狼疮抗凝物阳性者，以及有手术、妊娠等诱发血栓因素存在者，应进行抗凝治疗，以预防血栓发生。多推荐应用小剂量抗血小板聚集剂如阿司匹林。阿司匹林能够抑制环氧化酶 1，使血栓素 \ (TXA_2) 生成减少，同时抑制血小板聚集，其适宜剂量为能够抑制 TXA_2 的生成而不降低前列环素的水平。目前推荐剂量国外为 150～350mg/d，国内为 100mg/d。

另外，有学者发现，羟氯喹对预防血栓形成有一定作用。羟氯喹能够很好地降低血胆固醇和血糖水平，从而影响动脉粥样硬化的危险因素，另外应用羟氯喹能够降低 APL 水平。因此主张对于有高滴度 APL 的无症状系统性红斑狼疮患者，可以长期应用羟氯喹，一方面控制 SLE 的皮肤、肌肉骨骼症状，另一方面降低血栓形成的危险性，最大剂量为 400mg/d。对于原发性 APL 阳性者，目前尚无明确证据证明应用免疫抑制药可以预防血栓栓塞的发生。

3. 血栓形成的治疗　血栓形成的治疗可分为急性期治疗及预防再栓塞治疗两种方案。

（1）急性期治疗：一般采用常规抗栓治疗，包括促进纤溶、抗凝以及必要时外科取栓等，但应根据年龄、血栓发生部位及并存的其他疾病来调整每个患者的治疗方案及用药剂量。

1）纤维蛋白溶解剂：常用纤维蛋白溶解剂包括组织纤溶酶原激活剂（tPA）、尿激酶（UK）和链激酶（SK）。给药方法有静脉内滴注法和选择性血管内给药两种。前者方便易行，诊断明确后能立即实施，但用药量大，不良反应相对较多；后者用药量少，可直接溶解血栓，便于掌握治疗剂量，但操作复杂、费时，可能延缓治疗时机，而且需要昂贵的设备及训练有素的医生。有人认为两种方法疗效一样，因此多采用前者。不同的药物对不同部位的血栓所需剂量不同，参考剂量为 SK15 万～150 万 U，UK60 万～345 万 U，tPA10～100mg，以维持纤维蛋白原（Fg）在 1.2～1.5g/L，凝血酶时间（TT）为正常对照的 1.5～2.5 倍，纤维蛋白（原）降解产物（TOP）在 300～40mol 为最合适。

2）抗凝治疗：常用的抗凝治疗为肝素加口服抗凝剂（华法林），多用在溶栓治疗之后。常用的有肝素和低分子肝素（LmWH）。肝素是未分层的混合物，相对分子量为 3000～57000。低分子肝素是指用化学和酶学方法将肝素裂解并提纯的一组相对分子量在 4000～6000 的葡糖胺。LmWH 与肝素相比有以下特点：①半衰期长，肝素为 0.4～2.5h，而 LmWH 是它的 2 倍；②抗血栓的作用强，而抗凝的作用弱。③对血小板作用小。④不易引起骨质疏松。LmWH 皮下注射，每日 1～2 次，每次 0.3～0.4mL。肝素用量在 10 000～30 000U/24h，间歇静脉注射或持续静脉滴注，同时进行实验室监测，使APTT较正常对照延长1.5～2.5倍或TT保持在正常值的1.5～2.0倍为标准。

口服抗凝剂多选用华法林。其为维生素K拮抗药，可使依赖维生素K的凝血因子合成受阻。因其起效较慢，因此在急性血栓栓塞性疾病早期均以肝素为先导，使达到肝素化，继而或同时服用华法林，首剂5～20mg，次日1/2～2/3量，继之按PT维持在正常的1.5～2.0倍（25～30秒），国际标准化比率（INR）在2.0～3.0之间进行调整，肝素与华法林交接时需两者重叠3～5天。

抗凝治疗过程中应密切观察有无出血发生，一旦发生应即终止治疗。由肝素引起者，用等量鱼精蛋白静脉滴注；华法林引起者，给予维生素K20mg静脉注射。

(2) 预防再栓塞　APL阳性患者血栓复发的危险性较高，因此一旦有肯定的血栓发作，只要APL存在，长期口服抗凝剂为首选治疗方法，主要药物为华法林或加用小剂量阿司匹林。但易增加出血机会，应特别注意，监测INR，对动脉血栓应控制在2.5～3.0，静脉血栓则宜在2.0～3.0。由于华法林能够通胎盘并引起胎儿畸形（胎儿华法林综合征）、自发性流产、胎儿出血等严重问题，因此女性患者在受孕之前必须停用华法林，而用肝素与小剂量阿司匹林（250～300mg/d）合用，分娩存活率至少83%。

4. 恶性抗磷脂综合征的治疗　本综合征常是骤然起病，一般主张抗凝同时使用较大剂量激素加环磷酰胺，必要时联合使用血浆置换和静脉注射免疫球蛋白冲击治疗。当急性期控制后，激素可快速减量，但环磷酰胺应继续维持。

有心瓣膜病变者一般认为抗凝治疗同时应加用激素治疗才能控制病情，少数严重心瓣膜病变者可考虑外科瓣膜置换。

（二）抗磷脂抗体与怀孕、反复流产的治疗

目前常用的方案有：肝素皮下注射、免疫球蛋白静脉冲击及泼尼松治疗等。根据不同情况APS孕妇可按以下情况处理：①既往无流产史，或妊娠前10周发生的流产，通常用小剂量阿司匹林治疗。②既往有妊娠10周后流产史，在确认妊娠后，皮下注射肝素5000U，每日2次，直至分娩前停用。③既往有血栓史，在妊娠前就开始用肝素或低分子肝素抗凝治疗。④产后治疗，由于产后前3个月发生血栓的风险极大，故产后应该继续抗凝治疗6～12周；在产后2～3周内可把肝素改用为华法林。⑤如果经肝素治疗仍发生流产者，可加用免疫球蛋白静脉冲击治疗，0.4g/(kg·d)，每月4天。免疫球蛋白治疗一般较为安全，但价格昂贵。⑥另外，也可用泼尼松20～40mg/d治疗，用以预防流产的发生，但长期使用激素可以引起严重的不良反应，因此只有在肝素及免疫球蛋白治疗无效时才考虑。

（三）血小板减少的治疗

30%的APS患者伴有血小板减少，对血小板计数＞$50×10^9$/L的轻度血小板减少而不并发血栓的患者，可以观察；对血小板计数＜$100×10^9$/L，有血栓患者谨慎抗凝治疗，可用小剂量阿司匹林（80～150mg/d）；对严重的血小板减少者，血小板计数＜$50×10^9$/L禁止抗凝，通常采用糖皮质激素和免疫抑制药治疗，大剂量丙种球蛋白注射，400mg/kg，待血小板上升后抗凝治疗。

（张　静）

第二十章 硬皮病

第一节 概述

硬皮病是一种原因不明的以皮肤、血管和内脏器官（包括胃肠道、肺、心、肾等）的纤维化为特征的结缔组织病。根据皮肤病变的范围和性质以及是否有内脏受累将其分为二大类。

临床表现以皮肤、消化道和肺的纤维化为特征，慢性病程经过，病理基础有血管病变和部分病例由此引起的严重脏器损害。临床上有两个要点：区分重症患者并做相应的处理和对轻症人群解释清楚病情。特征性的临床表现从指（趾）端开始的皮肤硬化，容易诊断，但也有患者的硬化不明显或不出现。

硬皮病（scleroderma）、系统性硬化症（systemicsclerosis，SSc）、系统性进行性硬化症（progressivesystemicsclerosis，PSS）等为同义语，多数是非进行性的，最近不常用 PSS。

硬皮病（scleroderma）一语，被广泛使用，也包含局限型硬皮病（localizedscleroderma），但本章主要讨论狭义的硬皮病，即 SSc。

流行病学：男女之比是 1：(3～9)，好发年龄是 30～50 岁，女性居多，小儿发病少见，男性患者似乎严重。统计日本患病率为 5/10 万人，美国是 (19～75)/10 万人，但在日本似乎在增加，预计患者数为 1 万人。

报道职业性硅土暴露者多发 SSc，因为家族内发病少见，认为与环境因素关系很大。从医疗的地域性考虑，如果某地 SSc 增多，或许要研究当地的环境。另一方面，有机溶剂和博来霉素引起 SSc 样症状，但不是 SSc。为美容而填充异物后发生 SSc，已经有很多争议，但似乎否定有因果关系。

一、根据对症处理或与患者沟通的方式进行分类

临床上 SSc 和其他风湿病的不同之处，激素并非特效药物。另一方面，幸运的是疾病然演变过程中，很多患者病情不加重，即 SSc 患者的表现差别较大。

皮肤硬化会给患者带来不安，但并非不可逆的，首先必须说明的是很多患者数年内自然软化。皮肤的硬化程度（范围和硬度）本身并不意味着预后不好，重度内脏损害并发率较低，一旦出现则预后不良。

后述的重度病情，倾向于"最初的 4～5 年形成或开始"。经过此阶段后，轻度肺纤维化，并无肺动脉高压的患者，基本无碍。曾治疗一例患者，皮肤硬化弥漫且为重度但住院卧床休息一段时间后，随后除轻度雷诺现象以外，未遗留任何皮肤硬化的痕迹，缓解达 20 年以上。

通过上述内容，相对应地分类 SSc。①应该警惕的内脏损害者：快速进展或相当长时期后病情进入危重，预测后者在发病 4～5 年。②不必过分担心者。③内脏损害轻微，但有必须重视的末梢循环不良（四肢末端坏死）者。认为以上分类较为实用，此分类方法与后述的弥散型、局限型或者重叠综合征等一般的病情分类方法，并无太多关联。

二、重叠综合征

重叠综合征指的是患有两种或两种以上结缔组织病的重叠，亦称为重叠结缔组织病。结缔组织病的重叠发生通常以传统的几个结缔组织病最常见，如系统性红斑狼疮、硬皮病、皮肌炎和多发性肌炎、类风湿关节炎、结节性多动脉炎等。也有以其中的一种或两种与其他结缔组织病或自身免疫性疾病发生重叠，如干燥综合征、韦格纳肉芽肿、原发性胆汁性肝硬化等。

诊断时从有利于今后的治疗考虑，首先要区别是单纯的SSc，还是和其他风湿病重叠的重叠综合征（和SLE或多发性肌炎、皮肌炎等重叠，或者是mCTD），病情不同，是否使用激素也不一样。

mCTD的SSc样表现和纯粹的局限型SSc，对比分析见"mCTD"。

关于肌肉表现，SSc本身有轻度的肌炎（见后述），必须区别是重叠综合征还是mCTD伴发的肌肉损害。SSc有时并发原发性胆汁淤积性肝硬化。也有时出现关节炎，应该看作SSc+RA。

某些化验检查的意义：

1. 初诊时化验检查。血细胞减少、尿检异常、血清CK升高、抗ds-DNA抗体、抗Sm抗体阳性时，考虑重叠综合征的可能。

2. 抗RNP抗体阳性，并不能马上想到mCTD，也可以是SSc。抗RNP抗体阳性且关节痛剧烈的SSc，多数学者认为，分类为mCTD并不恰当，或许要重新分类。

3. 以上检查，有时出现较晚，必要时重新评价病情。

三、SSc 临床表现

（一）一般表现

皮肤硬化造成运动受限，雷诺现象造成不愉快感，色素沉着造成美容上的问题等。有的皮肤硬化年余再自然变软，初期治疗尚有回旋的余地。

肺纤维化或肺动脉高压造成憋喘，食管蠕动功能下降造成反流性食管炎。肺动脉高压早期使用激素能够缓解，反流性食管炎可以用抗溃疡药治疗。

发生率更低的有指（趾）的溃疡、末节指骨溶解、皮下钙化、胸腔积液和心包积液等。

（二）部分患者的严重病情

见表20-1。

表20-1 部分患者的严重病情

亚急性进展的间质性肺炎和显著的肺动脉高压
硬皮病肾损害二急性肾功能不全或者TTP样病情，或者ANCA相关性血管炎造成的肾损害
心外膜纤维化/大量心包积液造成心脏压塞，严重的心律失常
重度的末梢循环不良，指（趾）坏疽
小肠的假性肠梗阻或吸收不良

例如日本自治医科大学1998年前的病历中，SSc导致的死亡患者数/登录患者数为24/87，远远高于SLE的24/250，但如同上述，SSc一般并非危重性疾病。皮肌炎因为癌症共存或者有无重症间质性肺炎，初期能够预测病情预后者不过两成。SLE的生命预后更难以预测，

与之相比，重症的 SSc 早期就能确定。

四、自身抗体及标准的 SSc 分类方法

（一）SSc 的 Bamett 分类（medJAust，1978，2:129）

Ⅰ类：指端硬化（sclerodactyly）；Ⅱ类：硬化涉及 mCP 关节以内，但未及躯干；Ⅲ类：硬化涉及躯干。

现在Ⅰ类和Ⅱ类的内脏并发症相同，一般也包括下述的局限型 SSc（= 后述的 CREST）。

（二）Leroy 等的 SSc 分类和病情特征

见表 20-2。

表 20-2 Leray 等的 SSe 分类和病情特征

弥散型 SSc（difTuse systemic sclerosis）
末梢（下同）和躯干的皮肤硬化
雷诺现象和皮肤硬化的间隔 1 年
抗拓扑异构酸（topoisomeraseⅠ）抗体（阳性率 30%）
放大镜下甲皱部（nailfold）毛细血管扩张和截断混合出现
早期高发间质性肺炎和消化道蠕动下降，有硬皮病肾损害
局限型硬皮病（limited systemic sclerosis）
末端硬化：手、颜面、颈部、足、腕为止
先发雷诺现象年余
抗着丝点抗体（阳性率 70%～80%）
放大镜下甲皱部（nailfold）毛细血管扩张，无截断现象
早期手和颜面部毛细血管扩张，迟发肺动脉高压，有皮下钙化、三叉神经痛

对上表内容的注释：上述两组伴随的不同临床表现并不绝对，局限型 SSc 也包括无皮肤硬化在内，称为无皮肤硬化的硬皮病（SScsinescleroderma）。甲皱部（nailfold）是指甲周围部分，容易发现微循环障碍。

少数病例从局限型进展为弥散型，某项统计发现，69 例弥散性 SSc 中的 9 例，从局限型发展为弥散型。

SSc 的皮肤硬化，常常始于指（趾）末端，但有的快速水肿并进展到硬化，也有的并非末端硬化，而是四肢近端部位和背部硬化更明显。

关于硬化的范围，mCP 关节已远的指端硬化为 sclerodactylia，腕关节已远的硬化称为 acrosclerosis。上述表中，以时为界限分为局限型和弥散型。

前述的严重并发症多见于弥散型 SSc，肺纤维化进展者，稍稍多见于局限型 SSc，但差别不大。

（三）无皮跌硬化的硬皮病（SSc sine scleroderma）

内脏病变和自身抗体均与 SSc 一致，但无皮肤硬化时称为无皮肤硬化的硬皮病（SSc sine scleroderma），从内脏病变相同看，也包括局限型 SSc，占 SSc 的 5%～10%，或许也有很多病

例未诊断 SSc。

（四）未分化结缔组织病（UCTD）

有雷诺现象，加上放大镜下甲皱部（nailfold）毛细血管扩张、抗着丝点抗体、手指的水肿/缺血等任一表现者，即能称为 UCTD。Leroy &medsger 认为，以上表现早期即能诊断 SSc，但此类患者均能发展到 SSc，还是仅到 UCTD 为止，尚未明确。

（五）CREST 综合征

Winterbauer(1964 年）将具有 calcinosis（皮下钙化）、Raynaud 现象 sclerodactylia(=sclerodactiyly，指端皮肤硬化）、telangiectasia（毛细血管扩张）的病例作为 SSc 轻症，命名为 CRST 综合征。

Rodnan 等（ArthritisRheum, 1975, 18:423）又加上 esophageal dismotility, hypomotility（食管蠕动功能低下），5 个项目出现 3 个以上，即称为 CREST 综合征。现在不管项目的数目，尚成局限型 SSc 的同义语。

认为 C，R，E，T，均见于弥散型 SSc，但弥散型 SSc 中 C 的发生率较低，有时迟发 R，所以在疾病初期，CREST 常常用来表达局限型 SSc 病变。

（六）自身抗体

抗核抗体的阳性率高达 90%，有诊断价值。RA 初期类风湿因子阳性率不过 30%，与之相对应，SSc 的抗核抗体的出现早于症状，几乎全部阳性。

血清抗 Scl-70 抗体（topoisomerase Ⅰ）主要见于弥散型 SSc，阳性率为 14/43=33%。

抗着丝点抗体主要出现在局限型 SSc，可以作为分型的指标，某种程度上也能判断预后。

其他抗体：抗核小体抗体、抗 RNA 聚合酶抗体Ⅰ或Ⅲ及抗 fibrillarin 的抗体等，在 SSc 的阳性率为 30%～80%，和肌炎重叠者有抗 Pm-Scl 抗体，或者抗 Ku 抗体，也见于 SSc，SLE 也有阳性者。

第二节 SSc 的诊断和鉴别诊断

一、诊断标准

根据前述的知识，诊断相对容易，皮肤硬化涉及掌指关节（mCP）或腕关节以上部位，基本确诊 SSc。弥散型和局限型的分界是肘关节，但指端硬化加上其他的临床表现，也能够诊断 SSc，美国的诊断标准，并不意味着是诊断 SSc 的必须条件，只是为了抽取确诊病例，便于统计的分类标准。日本研究班标准，又添加了爪甲上皮延长、全身色素沉着、皮肤颗粒状角化、舌系带短缩、食管蠕动功能下降等。

有时必须考虑下面的鉴别对象进行鉴别诊断。

二、鉴别的思路

几乎不可能将 SSc 以外的疾病误认为 SSc，抗核抗体对诊断也有帮助。

无皮肤硬化的 SSc，诊断时要注意修正，但见到皮肤以外的全身表现和异常的检查，诊断并非困难。食管蠕动功能下降也见于糖尿病,要注意特发性间质性肺炎+糖尿病的患者,但从整体表现能够诊断。

广义的硬皮病(scleroderma)也包括 GVHD(graft versus host disease)和化学物质等诱发的 SSc 样表现,以及遗传学代谢性疾病伴发的皮肤硬化,似以上疾病的整体表现不同于 SSc。

三、SSc 以外的广义的硬皮病

(一)指端硬化者从病程进行鉴别

振动病(有雷诺现象)、Ⅰ型糖尿病的儿童。骨髓移植伴发的移植物抗宿主病(GVHD):指移植 3 个月后发病的慢性型,有抗核抗体和血管病变,致病原因为 T 细胞。淀粉样变性(不一定从末梢开始)、肢端肥大症、werner 综合征。氯乙烯单体/博来霉素造成的 SSc 样症状,如雷诺现象,肺纤维化/UIP 样表现等。

(二)无指端硬化者

这些疾病无雷诺现象,很少成为 SSc 鉴别对象。

1. 局部型硬皮病(localized scleroderma) 有线状(liner)、斑点状/弥散性的局部型皮肤硬化。泛发性硬斑病(generalized morphea)和 SSc 重叠,难以区分。曾见 1 例线状硬皮病,继发肺动脉高压/食管纤维化/肺纤维化等典型的 SSc 表现,但是罕见病例,一般认为两者是不同的疾病。

2. 糖尿病性硬肿症(diabetic scleroderma) 透明质酸沉积伴胶原组织增加,导致的真皮肥厚,和 SSc 相似,但分布于面部、上背部和肩部。似乎与糖代谢异常有关,据统计占糖尿病患者的 2.5%。

3. 嗜酸性细胞性筋膜炎(eosinophilic fasciitis,Schulman 综合征) 四肢硬肿,手指肿胀且僵硬挛缩,这和 SSc 相同,但急性发病,疼痛,指(趾)和面部无硬化,也无雷诺现象。

4. 嗜酸性细胞增加性肌痛综合征(eosinophilia myalgia syndrome) L-色氯酸食品调制时混入异物,发病较快。

四、和 SSc 有相同表现的疾病

1. 出现雷诺现象的疾病

冷冻从业者、动脉硬化、Buerger 病、冷球蛋白血症、黏稠综合征等,在风湿病中出现时一般认为是 mCTD,化学物质也能导致。一般 3%~15% 的正常人也出现。

雷诺现象提示风湿病,尤其伴抗核抗体阳性、爪甲部毛细血管异常、老年发病、指尖缺血、高度挛缩、血中内皮素升高等。

2. 爪甲部毛细血管异常+雷诺现象

少见,但见于结节性多动脉炎、皮肌炎。

3. 全手肿胀

部分见于 SSc 的初期,黏膜性水肿(myxedema)、mCTD 等。

4. 指骨溶解

是 SSc 独有的表现。但也出现于少见的职业病如氯乙烯单体中毒,要听取从业史。

第三节 SSc病情各论和评价方法

包括皮肤硬化、肺纤维化、肺动脉高压、消化系统病变、硬皮病肾损害及其他问题。以下临床表现，贯穿于整个病程。

一、皮肤和关节

（一）皮肤硬化

瘙痒比硬化更早出现，初发时或复发时均可见到，是肥大细胞分泌组胺导致，也伴四肢和躯干的跳动感。手指肿胀时和mCTD的表现相同。水肿期甚至数月至数年，硬化进展的速度个体差异较大，但一般发病2～3年后达到高峰，以后有的趋于自然软化。皮肤软化的方向和硬化正好相反，从近端开始向末梢逐渐改善，往往残留指（趾）的硬化，但完全变软者也不少见。

皮肤硬化的程度，检查者用手按压，从正常到高度硬化，量化为0～3分，每个部位均要记录，花费很大心思研制了测量硬度的仪器，但未能普及应用。强调检查皮肤硬度要始终同一检查者，重复性较好，此种临床检查方法已经得到认可。

日常诊疗中，粗看即能诊断手指是否硬化、能否握拳、能否合掌等。多数情况下，不管早期是否激素治疗，病情均呈现自然演变而改善，但也有不改善者。

（二）雷诺现象

硬皮病的原因是胶原组织积聚，导致动脉壁肥厚，内腔狭窄同时容易缺血。认为来自活化的血小板的血栓素A_2及血清素、来源受损内皮的内皮素-1（强烈收缩血管）也参与其中，如此推测肺动脉高压和硬皮病肾损害具有相同之处。

明确的雷诺现象，不必用4℃冷水诱发。热成像能够记录循环障碍的范围，有助于判断疗效。

（三）硬化外的SSc表现

手或四肢的水肿及硬肿，红斑，色素沉着或消失（poildJodenna）。放大镜能够发现指甲周围的毛细血管扩张、纡曲、中断，为早期症状，初诊时能够见到。指尖的凹陷性瘢痕和软组织消失：缺血造成，也与反复发作的雷诺现象有关。

在SSc的任一阶段，肉眼见到毛细血管扩张（telangiectasia）。Rendu-Osler-Weber型：深红色斑状，见于手指、口腔和口唇，局限型SSc特异性早期出现，发生于小肠大肠黏膜时，造成便血。蜘蛛状血管瘤：SSc常见。斑状型：淡红色，弥散型SSc的迟发表现。

皮下钙化：多见手指和四肢，从沙粒到蚕豆，大小不一。

（四）舌系带

短缩或颜色变淡，张口舌尖抵住上齿能够清晰观察。

（五）骨、关节表现

关节痛、晨僵，初期发生率较高。X线呈现轻度的RA改变（相当于stage Ⅱ型），少数RA并发SSc。

无关节破坏，有时因硬化造成重度的关节屈曲挛缩。病程较长时，见到末节指骨无痛性溶解，尖端变细、消失。

二、肺纤维化

硬皮病导致的间质性肺炎，也称为 UIP（"多发性肌炎和皮肌炎"）和纤维性肺泡炎（fibrosing alveolitis）。病理上从肺泡间隔（间质）的细胞浸润到纤维化，不同阶段混合出现，CT 显示小轮状阴影时，称为蜂窝肺，部分病情包括非特异性间质性肺炎（NSIP），呈现急性进展。是 SSc 左右生活质量（QOL）预后的主要因素，也影响生命预后。

日本自治医科大学的 87 例 SSc 中，11 例因呼吸功能不全导致死亡，是主要死因。统计资料则以心功能不全为主。

15% 的 SSc 见到亚急性进展的致命性肺纤维化，发病 4 年内肺活量明显下降。

硬皮病的间质性肺炎，似乎不先于皮肤硬化出现，所以和类风湿关节炎、肌炎、血管炎等风湿病不同，临床诊断很少有从特发性间质性肺炎修正为 SSc 者。

间质性肺炎明显进展者多见于弥散型 SSc，但下述的大样本观察发现，局限型和弥散型几乎无差别，也有的弥散型 SSc 患者几乎无肺病变。

1. 890 例 SSc 的 18 年追踪调查见表 20-3。

表 20-3 890 例 SSc 的 18 年追踪调查

肺活量（预测比例）	轻症 > 75%	中度 50%～70%	重度
病例数（比例）	531(60%)	243(27%)	116(13%)
X 线显示肺纤维化	25%	48%	97%
平均 Dlco（预测比例）	85%*	60%*	47%
呼吸困难比例	52%*	77%*	94%
弥散型 SSc 的发生率	44%*	51%	56%
抗拓扑异构酶 I 抗体	17%*	34%	30%
抗着丝点抗体	39%	11%	2%*

＊有明显差别

从上表看出，重度肺纤维化，从皮肤硬化看，不只见于弥散型 SSc，局限型 SSc 也不少见。进一步发现皮肤硬化的程度（上表未引用）和肺病变严重程度也不相关。

抗着丝点抗体阳性者，很难发展为重度肺纤维化。抗拓扑异构酶 I（=Scl-70）抗体阳性，不是肯定的肺病变预测因子。

典型病例的早期纤维化，横隔膜上升（肺活量下降）具有特征性，X 线上和其他型的间质性肺炎差异很大，部分病例必须在家氧疗。

经治病例，横隔膜上升后病情迅速进展，期间在家氧疗 1 个月。

2. 活动性评价

评价方法和一般的间质性肺炎相同（"多发性肌炎和皮肌炎"），检查 CRP 及红细胞沉降率、LDH 及镓扫描等，血液的参数大多正常，1 年后仅轻度进展。多数病例如此，不必治疗。

亚急性进展：数周或数月内出现 X 线变化，PaO_2 下降，上述的血液检查异常时，适合激素治疗。

SSc 伴有 CRP 高值和发热时，首先考虑感染，但排除感染后，有的 SSc 激素冲击治疗反应良好。

(1) 为了排除感染，必须血／尿培养，检查的流感病毒抗原、β-D- 葡聚糖、巨细胞抗原血症均阴性，抗生素无反应，CT 确认弥散性分布（非区域性）。也要排除药物性因素。

(2) 间质性肺炎病情活动时，能够通过伴发的浸润影判断。

(3) 以上评价，在 2d 到数日内进行，CRP 不下降，不要盲目继续使用抗生素。

经治病例：局限型 SSc，76 岁，男性，对比呼吸症状，随时监测 X 线演变，无病情进展的表现，LDH 正常范围，但镓扫描浓聚，显示病情活动。考虑基础疾病为 SSc，以及年龄考虑，决定不治疗，观察病情变化，但 2 个月后出现进行性呼吸困难和 CRP，LDH 上升，激素治疗后反应良好，血气分析改善，病情稳定后决定在家氧疗而出院。这或许是镓扫描的意义，但尚未明确镓扫描显示浓聚，只是适用于 SSc，还是适用于所有病例。

经治病例：弥散型 SSc，57 岁，男性，发病后接受青霉胺治疗，6 个月内全身性皮肤硬化加重，出现肺纤维化，膈肌上抬。在家氧疗 6 个月后，呼吸困难进一步加重而就诊。发热，T39℃，CRP 100mg／L，排除感染后，激素冲击＋血浆置换（FFP 置换），炎症反应消失，血气分析改善，出院继续在家氧疗。

SSc 导致的少量胸腔积液，并不严重，但大量则预后不良。必须和病毒感染、结核、心功能不全等常见的胸腔积液进行鉴别。心功能不全的胸腔积液可以单侧，结核性胸腔积液几乎全部单侧。

三、肺动脉高压

肺动脉高压指肺动脉压力升高超过一定界值的一种血流动力学和病理生理状态，可导致右心衰竭，可以是一种独立的疾病，也可以是并发症，还可以是综合征。其血流动力学诊断标准为：海平面静息状态下，右心导管检测肺动脉平均压≥25mmHg。肺动脉高压是一种常见病、多发病，且致残率和病死率均很高，应引起人们的高度重视。

有血栓倾向时，多发的肺动脉梗死有时继发肺动脉压力升高，此时可以用肺血流灌注像或高分辨 CT 鉴别。

肺纤维化不严重时，低氧血症造成的右心功能不全，出院后必须家庭氧疗。是猝死原因之一。

研究 PH 的发生率，带来的临床问题是部分患者潜在 PH。潜在性的 PH 是否应该激素治疗，还是多数不必治疗，是今后研究的课题。

（一）SSc 患者心导管筛查的结论

一项前瞻性研究：确诊后的 SSc 不管有无 PH 表现，在征得患者同意后（全部患者的 1/3 同意），进行心导管检查。诊断 PH 的条件是 PA 平均压＞2.67kPa(20mmHg)，并且楔状压正常，排除左心功能不全导致。

结果，PH 发生率很高，弥散型 SSc 为 16/49(33%)，局限型 SSc(CREST) 为 5/10(50%)。如果以非侵袭性预测参数诊断，以 DLCO＜43% 为指标，PH 中的 67% 能够检出。重症患者 X 线右肺动脉主干直径增加及心电图（右心负荷增加）检出率较高，但对临界病例无帮助。其他文献统计 PH 的发生率高达 60%，但调查的是进行性 SSc 病例，推测其发生率增高。

1. 胸部 X 线表现或肺活量，与 DLCO 下降不相符者，考虑肺动脉高压。

2. 心脏超声多普勒出现三尖瓣反流时，能够估算肺动脉压力。三尖瓣压力校正差 ≥4kPa(30mmHg)+右房压=右室压，≥5.3kPa(40mmHg) 时为异常。

上述标准不能发现轻度的 PH，但至少见到以上异常时，可以开始激素治疗，也可通过心导管扩血管试验，选择血管扩张药。

听诊有 P_2 亢进，肺动脉瓣听诊区有反流音，有颈静脉怒张，水肿，喘憋等。X 线发现肺动脉段凸出，右肺动脉主干直径扩大（男>15mm，女>13mm）等，提示病情进展。

（二）临床上 PH 临床表现的发生率

为了比较弥散型 SSc 和局限型 SSc 的 PH 发生率和病情程度，回顾性分析大样本病例的结果，弥散型 SSc：14/677(2%)，局限型 SSc：60/580(10%) 远远低于前面的潜在性 PH 的发生率，但局限型 SSc 依然居多。

50% 的 PH 患者的平均 DLCO 下降，多数自觉劳作后喘憋，随后在 2 年内死亡。弥散型 SSc 的 PH14 例，有轻度肺纤维化，或未发现纤维化。5 例先发肾危象，后来恢复。弥散型 SSc 中的抗 U3-RNP 抗体阳性率，PH(+) 者 46%，PH(-) 者 6%，即该抗体为危险因子。

确诊的风湿病的显性 PH 患者中，抗 U1-RNP 抗体阳性者居多。调查日本自治医科大学 SSc 患者 77 例（包括重叠综合征，但不包括 mCTD），其中重度 PH6 例，在家或住院氧疗者 2 例（与上面不重复），并发 PH 而死亡者 4 例，其中 3 例重叠 SLE。

统计分析一般的风湿病 PH 患者 14 例，死亡 10 例，其中 SSc 1 例，SSc/SLE 重叠 3 例，SLE 2 例，mCTD 2 例，原发干燥综合征 2 例。死亡组的治疗方法，有泼尼松>40mg/d，环磷酰胺、血浆置换、钙离子拮抗药等，生存组很少需要强化治疗者。死亡组有指尖溃疡和重度心外膜炎。与雷诺现象共同之处是血管收缩物质—内皮素参与，推测与 PH 病情进展或快速死亡有关。

此报道未分析 PH 治疗的疗效，但早期激素治疗，超声统计有改善病例（SSc，SLE，mCTD）。伴有其他病情活动时需要治疗。风湿病种类不同，但并发的肺动脉高压的临床特征未见明显差别。

有研究报道 SSc，SLE，mCTD，Pm，Dm 等发生的 pH 的病理改变，肺动脉内膜有纤维性或细胞性肥厚，SSc 最明显，但也有无肥厚者，经常见到闭塞性动脉内膜炎，但基本无坏死性血管炎。

四、消化系统病变

（一）食管蠕动功能下降

SSc 只有轻度皮肤硬化，或者随后自然缓解，此时确认食管蠕动功能下降，有诊断价值。

检查方法：不使用抗胆碱药，站立位，背侧倾斜 5°，取斜位，使摄片范围包含中下部食管，避免和脊柱重叠。稀释后的钡剂 25mL，一次性咽下，分别在 0s，10s，20s，30s 时摄片。在 10s 时钡剂残留为轻度蠕动功能下降，30s 仍有残留为重度下降，这是最敏感的方法，很少假阳性。

造成反流性食管炎急需治疗，要问诊有无胸部烧灼感。食管症状至少要和冠心病鉴别。治愈后反复发作，也会造成上部食管狭窄，但和贲门失弛缓疝不同。

（二）胃及肠道病变

1. 蠕动功能下降：不仅食管，从胃到大肠均能够引起，以十二指肠、空肠、大肠多见。大肠和食管一样高发，便秘并不意味着病情进展。

2. 假性肠梗阻（CIPO）：发生率较低。小肠引起时最为严重，X线见空气影则容易诊断。肠道积气影也会自然缓解消失，最好不要立刻肛管减压。肠道积气像不明确时，也会有呕吐、便秘、痉挛性疼痛、腹部胀满等肠梗阻表现。

另外也有腹泻、脂肪便和体重减轻等表现，均为吸收不良导致。如果胆酶升高，可能并发原发性胆汁淤积性肝炎，胆汁分泌下降，造成脂肪便。

体重短期急剧下降，要考虑恶性肿瘤。实际要参考上述内容，不能忽视癌症的风险，要进行必要的检查，但SSc能够用肠蠕动不良解释，也有时主诉严重的疲劳感。

3. 吸收不良：主要原因是小肠内的细菌异常增生，低营养状态会造成死亡。

4. 肠壁囊样积气症：SSc很少伴发，但有时导致死亡。

5. 便血：毛细血管扩张（telangiectasia：前述的Rendu-Osler-Weber型）是SSc的皮肤黏膜表现之一，发生在小肠和大肠时，极少数会造成便血，此时也要和癌症鉴别，主要见于局限型SSc。

6. 大肠蠕动功能下降：疾病初期多见，发生在直肠则排便困难，便秘。宿便有时会引起溃疡。造影的特征是肠管扩张和形成大的憩室，普通X线片也有时见游动的肠道内气体。

五、肌肉症状

SSc伴发肌炎时，有可能是重叠肌炎的重叠综合征或者mCTD，但SSc本身相当多见轻度的肌炎，我们称为simplemyopathy，因为不需治疗，必须鉴别诊断。CK和缩醛酶分别在正常值的5倍和2倍以下，肌电图电位呈现多相性，但振幅及持续时间正常，肌肉活检见肌纤维大小不一，间质纤维化，但无炎症细胞浸润等特征。

每个病例的CK值并不限于此范围，不治疗肌无力也不会加重，或者激素治疗而CK值不改善，但不出现肌无力。认为此时无激素适应证，可以停药。

六、心脏并发症

（一）心外膜炎（心包积液）

发生率高，但多半轻症，少见心脏压塞，纤维性收缩性病变为病情严重，是死亡原因。

（二）心律失常

考虑心肌纤维化造成，但多半较轻。心律失常一般为非特异性、一过性的。频繁发作，检查动态心电图（Holter），或许有基础疾病如心功能不全、电解质紊乱等，一般是内科评价病情。少见的室性心动过速、高度房室传导阻滞等，为病情严重。

（三）心功能不全

发生率不高。右心功能不全继发于肺动脉高压。其他有血管痉挛造成心肌梗死，心外膜纤维化造成舒张功能障碍，心肌纤维化造成心肌损害等，但极少见。

根据以往的心肌病统计资料，要注意到部分病例和多发性肌炎重叠。

七、肾损害

轻度非特异性肾小球病变，在SSc并不少见，尸解病例达80%，但导致临床上的下述肾损害，发生率并不高。

（一）从肾损害表现来区分SSc病情

1. 急性肌酐升高和急性高血压　考虑"硬皮病肾损害"，为肾内的血管病变。典型病例称为"硬皮病肾损害危象"，特征是突然发病，发病前无法预测。

门诊定期检查血小板的重要性：但单从所谓的硬皮病肾损害病名看，在论文或教科书记载的病情，如同后述，呈现不均一性。

血压正常，肌酐（Cr）正常，尿检正常，无症状（或倦怠感）时，"要留意缓慢进展的血小板减少，明确的结合珠蛋白显著减少"，在肾损害显现之前据此能够预测。这种病例的比例，在"硬皮病肾损害"中并不少见。SSc出现以上表现时，顺位优先考虑微血管病性溶血+消耗性血小板减少。

2. 进行性Cr升高，尿蛋白/沉渣有红细胞、炎症反应　考虑SSc并发微多血管炎，测定ANCA有助于诊断。呈现急进型肾炎（RPGN），所以粗看类似硬皮病肾损害危象，但出现肾外脏器损害和炎症反应时容易鉴别。局限在肾时，被称为特发性RPGN，无炎症反应，难以分辨，一般血压正常。

微多血管炎不是硬皮病肾损害，硬皮病肾损害的定义为临床表现+病理，非血管炎。

3. SSc+SLE是否重要：以前确有SLE，又见到肾损害时，要考虑有可能狼疮性肾炎，但要注意到加上肾损害后，才开始满足SLE的标准。SSc患者出现的关节炎及以往胸腔积液、抗核抗体等，用SSc也能够解释，随后出现尿蛋白时，不能根据这4个项目，满足SLE了诊断标准。患者叙述的模糊的皮疹和光过敏，可能是错误的，此时肾活检非常必要。

经治病例：女性，SSc病程中出现RPGN，以往似乎有面颊部红斑，怀疑重叠狼疮性肾炎而介绍就诊，但肾活检确认新月体形成性肾炎而无免疫复合物沉积，诊断并发微多血管炎。ANCA阳性，再次向本人求证皮疹时模糊不清，并不能满足SLE诊断标准。

4. 肾功能正常的肾病综合征　选用青霉胺时，自，先考虑药物不良反应导致，报道SSc本身引起肾病综合征者极少见。

青霉胺除导致肾病综合征和RPGN外，少数诱发血栓性血小板减少性紫癜（TTP），曾见于类风湿关节炎治疗中发作的病例。少见的类风湿关节炎并发TTP病例，几乎均使用过青霉胺。所以SSc使用青霉胺时，可能诱发后述的TTP样硬皮病肾损害，但翻阅SSc的文献，对此并无明示。最近反而认为青霉胺似乎能够预防硬皮病肾损害的发生。

5. 非进行性血清Cr升高而尿检基本正常　干燥综合征经常并发的间质性肾炎，出现类似改变。NSAIDs的不良反应也会引起间质性肾炎。

6. 硬皮病肾损害的概念、疾病分类和诊断方法　除去轻度、非特异性的病变，SSc的代表性肾病很早是指被称为"硬皮病肾损害"的肾血管病变。几乎全部发生于弥散型SSc，114例硬皮病肾损害中，111例为弥散型SSc，3例为局限型SSc。据统计发生率为4%～10%，多发生于诊断SSc后5年内。

（二）硬皮病性肾病综合征（scleroderma renal crisis, SRC）

肾病综合征的名称适合于急性重症肾病变，但实际上硬皮病肾损害=硬皮病性肾病综合征（SRC），也包含了轻症病例，意义广泛。

典型的 SRC，指病情伴高血压的少尿型肾功能不全、急性肾小管坏死、高肾素血症。或者数周到 1 个月内迅速进展到肾功能不全。

血浆肾素活性升高，则支持该诊断，利尿药也会引起升高，但显著升高仍可作为肾缺血的参考。安静时正常值≤3ng/(mL·h)。

SSc 血管病变为内膜增厚引起的狭窄，叶间/弓形/小叶间动脉缺血导致 SRC，发病同时有雷诺现象者，认为与血管痉挛有关。

另一方面，非炎症性的血栓性微血管病（thromboticmicroangiopathy），文献总结有 TTP、溶血尿毒综合征（HUS）、硬皮病肾损害、SLE 及分娩后肾功能不全、先兆子痫、恶性高血压等。已知硬皮病肾损害和 TTP 的病理也有相同之处，TTP 不是申一疾病，而是一组综合征。

硬皮病肾损害见到的血栓性微血管病变，按题目中出现"Normotensive Renal Failure in SSc"的论文来区分，上述的 SRC，相当于病情危重（也被称为正常血压的肾病综合征），但关于此病的范围，后述认为并不限于正常血压组。

从以下几个方面探讨硬皮病肾损害病情的不均一性：①不能单纯认为，正常血压的肾病综合征=血栓性微血管病变，高血压性肾病综合征=狭义的 SRC=典型的肾内血管闭塞导致的急性肾小管坏死。②如何解释轻度硬皮病肾损害的病情。③SSc 发生的血栓性微血管病变和 TTP 疾病概念的关系。为了避免误解，笔者在 SSc 引起的肾损害时，不使用 TTP，必要时冠以 TTP 样。

文献记载的 SSc+TTP："SSc 并发的 TTP"，记录为"少见病例"，报道 1 例散发病例。同一患者在不同时期，分别报道为硬皮病抒损害和 TTP 1 例患者病理表现为系统性坏死性血管炎和 TTP 混合而记录。

（三）SSc-TTP 样病情的疾病谱

上述各个文献所谓的"TTP 在 SSc 少见"，会引起混乱。此处意指：

1. 硬皮病肾损害和 TTP 共同的病理——血栓性微血管病变少见，但"超出肾，TTP 样波及全身的病例少见"吗？

2. 硬皮病肾损害多数是典型的肾内血管闭塞（SRC），可以认为"微血管病变+消耗性血小板减少=TTP 样病情，按顺序出现的病例极少见"吗？实际上①和②均不正确。

3. "SSc 见到的 TTP 样病情，是硬皮病肾损害本身表现，不应该称为 TTP"，这种意见已经普及，从语言的原因，SSc+TTP 的标题很难用于论文报道。

硬皮病肾损害临床处理的重点，因每个病例有以下不同，这比"是否使用 TTP 一词"更更重要：A，血栓性微血管病变为主吗？B，缺血性急性肾小管坏死已经出现吗？假如病情进展，可能难以区分 A 和 B，但在疾病早期，先发无症状性血小板减少时，明确是 A；Cr 升高，突发高血压而血小板正常时，则是 B。

举例，经治的 48 例 SSc 中，3 例病情相当于 A，其中 2 例有中枢神经症状，早期血浆置换后缓解：第 3 例相当于 B 贞血小板正常，Cr 升高，高血压。但在诊疗中的处理或文献中硬皮病肾损害的分类，如同上述，模糊不清。

临床实际中遇到 SSc+TTP 样病情（不典型的 SRC）的机会并不少，在学会、研究会议及病例分析会上经常见到，因病例不同而有硬皮病肾损害、TTP 及 TTP 样病情等各种说法。这种病例如果不分为上述的 A 和 B，一并概括为硬皮病肾损害，笔者认为就无法研究预测方法和治疗方案。

出现血小板减少和溶血的病例，公认是硬皮病肾损害的表现，和 TTP 不同，仅此只用 ACE 阻滞药治疗者不在少数。

另一方面，根据"硬皮病肾损害与 TTP 相同"的观点，很多病例进行血浆置换治疗，有的病例提示有效，但治疗较晚者无效。推测这些病例肾损害之前，先发血小板减少，但此种异常往往不被记录。在硬皮病肾损害中，门诊的主管医师不检备血小板，不关心变化的意义（上述 A 的意义）。无症状时期，发现上述 A 的异常，就开始血浆置换，能够防肾损害于未然。对上述内容并不关心，或者认为无症状者适合 ACE 阻滞药。所以关于硬皮病肾损害的争论，一直在进行。

特发性 TTP 的原因，报道有 vWF 特异性阻断酶的参与后，在硬皮病肾损害的数个病例报道，也显示上述酶活性下降。如果此数据真实，硬皮病肾损害的分类和治疗方案（适合血浆置换）就清楚了，就会减少上述的模糊不清。但血浆置换对 TTP 样病情未必都有效，血管内皮损害严重者可能无效。搞清楚争论的基础，就能够进一步分析。

所以，按"肾损害之前有无血小板减少"分类硬皮病肾损害，有助于区分能够预测疾病组和研究治疗方案的差别，这是基于病例的观察，自然的思路，但不可思议的是，如此叙述的文献，在检索范围内未发现。更严密地说，血管炎和血栓性微血管病变有的血小板减少，所以单凭血小板减少无法区分病情。但下述以血压是否正常来区分硬皮病肾损害也不恰当。以下介绍主要文献见到的疑问。

（1）从血压分类硬皮病肾损害：记载肾病综合征而血压正常的代表性文献见表 20-4。

表 20-4　从血压分类硬皮病肾损害

硬皮病肾损害	正常血压 (n=15)	高血压 (n=116)
外周血见破碎的红细胞	9/10	25/66
血小板 < $100×10^9$/L (10 万 /μL)	10/12	14/68

此文献明确硬皮病肾损害包括血栓性微血管病变在内，但病例尤紫斑、发热、中枢神经损害，认为和 TTP 不同。一般更新颖的观点是，发热和中枢神经损害并不是诊断 TTP 的必须条件，等到经典的 5 个临床表现具备后，再诊断 TTP 并不合适。紫斑原本也非 TTP 的诊断条件。实质上上述的血栓性微血管病变评价其程度并进行分类，该文献的信息并不充分。无血小板减少者，高血压组也有高达 48 例 [41%(116～68)]，实际的诊疗状况反映了硬皮病肾损害，实质上并非血小板异常。从上表看出，可疑的血栓性微血管病变，正常血压组中多见，高血压组少见。但血栓性微血管病变初期血压正常，病情进展则出现高血压，所以高血压组有早期未确诊者。无血小板数据的病例，难以早期诊断，如此看来，表中的统计结论——血栓性微血管病变者集中于"高血压组而无血小板数据的还在其中"，这种可能性无法判断。

即从血压分类硬皮病肾损害，并不恰当，特别是此论文在肾功能障碍的节点，用血压分类，并不能分成急性高血压的典型 SRC 组和经过一段时间发展到高血压的血栓性微血管病变组。

另一模糊不清之处是，正常血压组中肺泡出血者近半数，是硬皮病肾损害伴随病情，还是混入了微多血管炎，均未组织病理检查，最终不明确。一部分血压正常的肾危象，有意见是血管炎，因为出现较晚（硬皮病肾损害的词语中包含血管炎，是不恰当的说法），此论文的正常血压组除去血管炎病例后，将剩余解释为血栓性微血管病变，有可能误解成硬皮病肾损害中，血栓性微血管病变的比例相当低。

更令人关注的是，此论文结论是激素使用史（最近泼尼松≥30mg/d）和血压正常的肾危象有很强的相关性，并分析了诱因。也引用了激素增加血管紧张素转换酶（ACE）的动物实验，但没有整理分析病例的数据而得出结论，即激素使用史与正常高血压组相关，与高血压组负相关。激素肯定用于治疗严重的并发症，所以病情与血压正常的肾危象有关，或者多数病例也怀疑血管炎，所以相反必须更大量的激素，不涉及上述可能性，则有失公平。

但上述结论，或许用一个原因解释：激素治疗SSc，诱发硬皮病肾损害，所以有害。

再举一篇文献，揭示的实际情况是：血小板的数据不充分时，不能对硬皮病肾损害进行分类。

(2) 分析硬皮病肾损害预测因子的文献：

选样发病18个月内的弥散型SSc患者，多中心共同研究青霉胺的疗效，共收录134例患者，随后观察4年之久，分析硬皮病肾损害（后面简称SRC）的发生率、发病预测因子和预后。18/134例（13%）发生SRC，平均发病时间在开始观察的11个月后，青霉胺治疗对发病率无影响，病死率高达9/18例。关于SRC的危险率，统计结论有激素使用史者，风险稍稍高于皮肤硬化指数高值+大关节挛缩者，但不出现者不受影响。

此论文关于SRC发病的相关因子，很难指导临床诊治。其目的是分析硬皮病肾损害的预测因子，多个中心的知名专家参与了此研究。血小板的数值变动，这一硬皮病肾损害中最有力的预测因子，反而没有言及，感到不可思议。此论文忽略了硬皮病肾损害中的血栓性微血管病变患者，没有提及只分析了典型的SRC，意味着SRC=硬皮病肾损害。

通过以上，总结SSc的诊疗指南：

1) 弥散型SSc患者，发病后4～6年，在门诊要定期测定血小板。

2) 硬皮病肾损害的发病率不到10%，其中的典型的急性肾小管坏死无法预测，但血栓性微血管病变，根据血小板变化能够提前预测。

3) 一旦发现血小板有下降的趋势，即使正常范围，但每次测定均下降时，立即同时测定血清结合珠蛋白，排除药物性血小板减少。SSc需要鉴别的血小板减少，要远少于SLE。

4) 关于进行性血小板减少，要除外SSc以外的其他原因，结合珠蛋白明显减少而确诊溶血性贫血后，马上进行血浆置换。

（四）微多血管炎（microscopic polyangiitis）

报道6例SSc的肾损害患者的mPO-ANCA阳性，确定SSc并发血管炎，其中2例伴肺泡出血，大部分病例血浆肾素活性正常，病变过程非急性肾功能不全，而是RPGN。

此前报道的硬皮病肾损害病例，一定也混入了上述病情。前述表格的血压正常的肾危象，有可能包含的不是硬皮病肾损害，而是微多血管炎。

公认毡含RA在内的风湿病极少并发ANCA相关性血管炎。尚不明确SSc是否特别容易并发，但上述的6例报道为一个机构的统计结论，也见于其他文献（见前述经治病例），所以SSc并发 ANCA 相关性血管炎者并不例外。

一般血管炎局限于肾时，未必发热和 CRP 升高，但假如有炎症反应，则不是硬皮病肾损害，而更倾向于诊断血管炎。

（五）总结区别 SRC 及 TTP 样病情和血管炎的检查项目

要随时观察血压变化，BUN/Cr 变化，血小板数目的改变。要化验结合珠蛋白、ANCA 及 CRP 和血浆肾素活性。

八、SSC 患者的妊娠和分娩

据统计妊娠后，SSc 病情恶化及发生肾危象的风险并不增高。对照研究显示，流产率和正常人群相同，或轻度升高。

重度的妊娠高血压综合征即先兆子痫，和 TTP 一样是血栓性微血管病变，另外，先兆子痫伴发的恶性高血压很难和 SRC 鉴别。

硬皮病肾损害的风险，在快速进展的弥散型 SSc 中，容易出现在发病 4~6 年，所以正值此阶段的患者，虽然没有妊娠诱发硬皮病肾损害的证据，但最好避孕。

九、恶性肿瘤的发生

据 67 例 SSc 患者的长期追踪统计，10 例患者（14.9%）见到恶性肿瘤，50 岁左右为最多。与统计的同一年龄正常人群发生率的 3.2% 相比，14.9% 则显著升高。所患癌的种类：肺癌 2 例，胃癌 2 例，大肠癌 1 例，淋巴瘤 2 例，乳腺癌 1 例，卵巢癌 1 例，类癌 1 例。死亡 4 例，从 SSc 发病到诊断肿瘤的间隔为 5~21 年 [（9.9±7.1）年]，环磷酰胺使用者仅 2 例。

肺癌，特别是肺泡上皮癌，在 SSc 中屡屡见到，推测与肺纤维化有关联，但同样容易纤维化的食管，却很少发生肿瘤。但上述报道发现 1 例大肠癌，在论文报道之后，也有食管癌。

上述报道中肺癌并不多见，因为其中有 9 例为局限型 SSc，所以广泛的皮肤硬化，不能看作危险因子。一部分皮肌炎和恶性肿瘤共存，但 SSc 无此共存关系。

临床关键是要检查普通成年人的常见癌症，和普通成年人同一年龄段发现的癌症，切除后完全有可能治愈。

第四节 皮肤硬化的治疗

一、皮肤硬化的全身治疗

SSc 的基本表现为皮肤硬化和慢性肺纤维化，无标准的治疗方案，这种现状在风湿病中较为独特。

相反，所有的皮肤硬化均有可能然软化，缓慢进展的肺纤维化，治疗也无效。从治疗的相应不良反应看，除去其他重大的脏器损害需对症处理外，不治疗是选择的方案之一。

与此选择相对应的是激素和血浆净化疗法，并且推荐青霉胺治疗。青霉胺的有效性，在 1999 年的对照试验中被否定，但意见并未统一，所以在此不省略有关该药有效的以往文献。这些文献包括了 SSc 整体预后的参考信息，认为也能作为临床评价的参考素材。

二、激素及血浆净化疗法

与其他的风湿病不同,激素治疗 SSc 明显疗效不佳,但间质性肺炎急性加重、初期的肺动脉高压、伴水肿的皮肤硬化快速进展、弥散型 SSc 发病的早期等,多数专家认为有激素适应证,理论根据来自临床所见。

另一方面,激素诱发硬皮病肾损害的证据不充分,不使用激素是因疗效不可靠,且有库欣综合征等不良反应。

下述常见的病情如何处理,如已经数年的重度皮肤硬化或者最近加重、皮肤有绷紧感、皮肤挛缩、明显的疲劳感甚至要较长期卧床、皮肤明显的大片色素沉着、关节伸侧面等处皮损始终不愈合的小溃疡等。

以下各个报道的数据难以一一验证,但可做参考。

(一)血浆置换+泼尼松+环磷酰胺,长期使用的疗效(2年)

上述方案效果明确,皮肤硬化改善,与不联合血浆置换相比,早期即皮肤软化。该报道共观察15例患者,弥散型 SSc 12例,CREST 3例,大部分追踪观察2年。

方案:血浆置换Cplasmapheresis>PP,泼尼松20~40mg/d+环磷酰胺2~2.5mg/(kg•d)(为了避免环磷酰胺的不良反应,1年后改为硫唑嘌呤)。PP:置换3L的3%Alb液,开始每周2次,共3周,以后每周1~2次,共计20~95次。

皮肤硬化的疗效评价:26个部位,每处以0~3分计算(表20-5)。

表20-5 皮肤硬化的疗效评价

		皮肤硬化得分下降数	不变或轻度增加数
最初的1年间	PP+药物	5/8	3/8
	单纯药物	0/3	3/3
1年后至2年间	PP+药物	6/8	2/8
	单独药物	3/3	0/3

即经过1年后,单独泼尼松治疗者皮肤也开始变软,但联合PP者,起效迅速。5例患者皮肤溃疡,均治愈。

皮肤硬化得分下降,从最初的30~50分,明显下降10分以上,最明显的例子是从52分下降到20分,此例患者并发肌炎,泼尼松100mg/d。

皮肤的厚度改变:超声波测定第2指的2个指间关节皮肤厚度,11例中有4例增加,下降者5例,不变者1例,无明显差别,与皮肤硬化得分无关。一般认为手指的硬化,即使近端部位变软,最终也难以改善。

肺活量:大部分病例轻度改善,无明显差别。

(二)激素(主要泼尼松50mg/d)+血浆置换(Alb制剂)

观察15例患者,血浆置换4~52次,多数在20次以上,除1例患者外,其余均皮肤软化,和上述报道一样,皮肤溃疡治愈。

上述的第一个报道,治疗2年,数十次血浆置换,现实无法效仿,令人失望。第二个交换的次数虽然减少，但部分病例有效。下述的文献报道均为小样本，但带来希望的是不必使用Alb制剂。

（三）血浆净化+药物：短期疗效及随后的长期观察

报道5例SSc，平均患病时间6.1年。血浆净化方法为血浆置换、双重滤过（DFPP），均使用免疫吸附柱，4周内施行4～9次。联合使用泼尼松40mg/d，环磷酰胺和青霉胺等药，因人而异。

皮肤硬化和关节活动范围：5例均改善，其中3例明显改善。呼吸困难者3例，1例改善，2例无变化。

长期疗效观察：1例缓解8.5年，1例皮肤硬化持续改善5.3年，但肺纤维化进展，3例经过2.7～4.4年后，皮肤硬化再次复发。

不仅血浆交能够得到良好的治疗效果，DFPP（包括免疫吸附）也同样可以。

除上述5例患者之外，日本自治医科大学变态反应风湿病/肾内科，用泼尼松40mg/d+DFPP治疗数例，早期患者（发病1.5年以内）的轻度间质性肺炎消失，至今已经4年以上，X线仍未见异常。

（四）单独激素的疗效

无研究成果公布，但关于是否改善皮肤硬化，本院一些病例的观察结果出乎意外。

数例SSc患者争用泼尼松35～40mg/d，皮肤硬化改善或消失，其中1例泼尼松40mg/d，重度肠管蠕动功能下降无任何改善，在家中心静脉营养维持治疗，但广泛的皮肤硬化消失。

激素单用无效，与联合血浆置换相比，疗效偏差很大。如一例男性mCTD，皮肤硬化+肌炎发病，单独泼尼松50mg/d，肌炎缓解，但皮肤硬化不改变；一例女性SSc，泼尼松40mg/d+DFPP治疗，皮肤硬化缓解，3年后皮肤硬化复发，再单独泼尼松35md/d治疗，根本无效等。

单独使用血浆净化疗法的疗效判定（同步疗法原理已经阐述），考虑到有可能出现篮板效应，笔者原则上不使用。

1例患者环磷酰胺+DFPP，皮肤硬化显著改善，笔者反而认为是意外病例。

一项研究发现，每月静脉注射1次地塞米松100mg，共6次，与不治疗组比较，皮肤硬化的积分，地塞米松组轻度下降，但差别明显，胸部X线和呼吸功能未变，间断使用地塞米松是否恰当，尚未确定。

（五）激素+血浆净化疗法，取得皮肤软化的时间

激素+血浆净化疗法能够使皮肤软化，曾见经治病例快速起效者，次日即开始软化。此时肯定是真皮水肿的原因。上述方案施行数次，治疗前后皮肤活检的报道显示，膨大的胶原束变细。

软化皮肤治疗适应于发病早期，这很容易理解，但前面5例的治疗成绩显示，发病后平均6.1年，全部病例仍效。前述报道认为，发病时间更长至7年，甚至16年的患者也有效。

已经明确，水肿期进入硬化期后，仍残留水肿。另外，仅有水肿者，立刻想到会恢复正常，但实际上也有的经过年余才改善。

三、总结血浆净化疗法+激素治疗

因为上述结果无法验证，以下仅总结个人的见解。

1. 激素+血浆净化疗法，对软化皮肤有效，成功率高且起效快，少数也能软化指端皮肤，

但很难全部皮肤均得到改善，皮肤硬化总积分很难明显下降，但偶硬和疲劳感轻度改善，患者的满意度，总体较高。所以判断类风湿关节炎的疗效时，一旦将自觉症状量化，疗效或许能从数值上体现。色素沉着消失后皮色正常。皮肤溃疡的愈合率很高，但仅优于入院安静治疗和局部处理，难以否定相反的结论。

2. 激素和血浆净化疗法单独使用，疗效不佳。

3. 复发时间以年计算，但认为仍有再次治疗的价值。

4. 泼尼松 40mg/d，2～3周，以后每1～2周减量10%。中途不再次加量，如此很少出现激素的常见不良反应。

5. 血浆净化疗法从安全性和经济性考虑，不用血浆置换，双重滤过（DFPP）较好。

根据前述，相当多的 SSc 潜在肺动脉尚压。另外，初期的肺动脉高压对激素可能有反应，所以激素治疗不仅使皮肤软化，推测也能预防肺动脉高压。但笔者经治的 mCTD 并发的肺动脉高压，早期使用激素无效，也见激素治疗后发生者，所以针对 SSc 的治疗，此想法并不乐观。

不处理或如何处理皮肤硬化，很难判定，但皮肤硬化的严重程度，及治疗后患者期待的病变范围等，有必要和本人经常沟通。血浆净化疗法+激素治疗，是非常重大的治疗措施，或许仅能去除轻度的水肿，何即使轻度的改善，对自觉症状的影响也很大。但治疗原理不明，缺乏说服力，很难证实是血浆净化减少细胞因子的缘故（仅限于未发表的数据）。以前及最新的文献报道，去除 SSc 末梢血中的抗成纤维细胞自身抗体，或许是起效的机制。双重滤过不但去除 Igm，而且去除大量的 IgG。另外，有观察发现，血浆置换能够下调红细胞聚集性和血液黏稠度，效果持续9个月；改善皮肤的毛细血管血流，效果持续24个月之久。

四、其他药物

环孢素治疗皮肤硬化，观察发病2年以内的10例 SSc，共使用48周，确定有效，富马酸酮替芬抑制肥大细胞，或许改善水肿，但双盲实验未见临床效果。

五、青霉胺

此种螯合剂大量用于治疗 Wilson 病，偶然发现患者皮肤变薄，故用于 SSc 的治疗。作用机制是阻滞胶原组织连接，且使之容易分解。

（一）报道有效的文献

弥散型 SSc，且发病18个月内，开始用青霉胺（D-PC）治疗，追踪（61.8±41.0）个月（10～171个月）的一项前瞻性研究，历经15年后收集病历（JRheumatol，1991，18:1496），D-PC 逐渐加量到750mg/d，并维持治疗。

开始时的69例患者，17例因不良反应而停药，有尿蛋白、骨髓抑制、诱发 SLE 及皮疹等，其中10例持续尿蛋白。皮肤硬化面积占全身的比例，治疗前：40.1%±21.9%，治疗4.8个月后进展到64.6%±23.1% 为止，以后开始缩小，36个月时13.2%±12.5%。60例持续治疗6个月以上。计算10年生存率为80%，9例未继续治疗，均4年内死亡，其中出现肾危象3例，呼吸功能不全5例，感染1例，心肌病1例等，停药的理由是不良反应或者死亡。

26例持续治疗6个月以上，比较一氧化碳弥漫量 DLC，其中16例改善，（31.1±20.1）个月后，从61.0%±18.1% 改善到78.1%±21.6%。

上述试验的疗效评价是在完备治疗条件后，有代表性的意义，但重要的叫题是无对照组。

假定 DLC。不能自然改善，上述的改善或许是药效。

临床试验比较 D-PC 治疗组和不经治疗组，2 年的皮肤积分，治疗组与不治疗组的皮肤自然退缩相比，治疗组呈大幅度改善（Klippel & Dieppe, eds: Rheumatolgy, mosby, 1994, p6）。

（二）D-PC 治疗对生存率的影响

以往的报道比较了 D-PC 治疗组与其他治疗组，累计 5 年生存率，D-PC 组是 80%～89%，其他组 60%～69%，其中血浆置换组是 80%，有明显差别。结论 D-PC 也降低硬皮病肾损害的发生率（Steen. JRheumatol, 1991, 18:1435）。另外为了评价 D-PC 的疗效，必须用量 70mg/d，且使用 12 个月以上。

经治病例 1 例，D-PC400mg/d，连续使用 3 年以上，认为皮肤软化的程度与自然退缩相同，肺纤维化未改变。本院治疗 1 例，D-PC 300mg/d，3 个月间皮肤硬化和肺纤维化均快速进展。

Steen（上述的作者），进一步在 Pittsburgh 大学收集 SSc 病例，统计 D-PC 治疗组 n=152) 与不治疗组 (n=80) 的 5 年生存率，为 80% 与 60%，此生存率在以往的统计中最好。

但日本硬皮病研究班的报道（1988），84 例 SSc 累计 5 年生存率为 77.5%。每个患者的治疗内容均不相同，但推测日本 D-PC 很少使用到 750mg/d。

测定生存率需要注意，在治疗研究上，有未达到规定期限而提前死亡者，因此有的病例未能纳入评价对象中，剔除以上病例而计算出的治疗组成绩会提高。以上综述的 D-PC 治疗组生存率，即包含此内容。上述的 69 例开始 D-PC 有效性的前瞻性研究，9 例未达到规定的给药期限，全部死亡，剔除后剩余的 60 例的生存率会变得更好。

SSc 肺纤维化的疗效回顾性分析报道，比较不同药物的治疗成绩，其中数据之一为 5 年生存率，D-PC 及泼尼松和无治疗组，均为 75%。

此调查分析的对象也包括了能够判定疗效的病例，剔除了中途死亡者，有失偏颇，但不能说各组都存在相同的偏颇。

此论文以 D-PC ≥ 250mg/d 的患者为研究对象，不能等同于 750mg/d，所以按此数据推定 D-PC 提高了生存率，尚无法肯定。

肺纤维化对病死率最受影响，于是改善肺纤维化的药物，明显能够提高生存率，但包括 D-PC 在内，尚不知哪种药物疗效明即使提高了生存率，其原因依旧不明。

关于 D-PC 的有效性：根据以上 1999 年前的无对照研究为基础，针对生存率升高、SRC 发生率下降、肺纤维化 FVC 改善等，或许疗效轻微。1～2 年皮肤软化，明显好于自然退缩。另外，必须剂量 750mg/d 时，不良反应达 40%，必须停用者高达 25%，小于此用量不能保证有效，可能只有不良反应。

1999 年开始报道比较对照试验的疗效：D-PC 治疗早期弥散型 SSc 的疗效：随机双盲多中心共同研究。发病 18 个月以内的 SSc 134 例，分为 2 组：D-PC 125mg/d 隔日服用组（以往不认为此量有效）和 750mg/d 连续服用组（以往的标准剂量），追踪 2 年后评价疗效。结果是皮肤软化和生命预后无差别，750mg 组不良反应明显高发，结论是大剂量治疗并无益，认为 D-PC 无效，不能使用。

随后连续观察上述病例，来评价硬皮病肾损害，4 年后的 SRC 发病率，2 组间无差别。

第五节 根据病情而选择治疗方法

一、雷诺现象和末梢循环不良

和雷诺现象同样的血管挛缩,也发生于肾、冠状动脉和肺血管。发生硬皮病肾损害,可能与肺动脉高压或者猝死有关,但至今未明确。

仅有轻度的雷诺现象,治疗目的是消除不适感。预防非常重要,夏天也避免冷水洗脸,使用温水;冬天必须戴手套,并非只为了手的保温。喝冷饮会降低血液温度,诱发雷诺现象。不要只用仪器局部加温,要使整个房间温度升高。

口服 PGI_2 制剂,不管基础疾病如何,常用来改善血流,有时与静脉注射 PGE_1 疗效相当,但无效者也很多。有的非药物本身的原因,而是颜面暴露,手指受凉导致。

关于雷诺现象,自觉症状是否明显好转,或者热成像评价疗效,无效则停药。

关于 PGI_2(伊洛前列素),308 例 SSc 分为 2 组,与安慰剂双盲对照,指端溃疡未改善,觉痛状也无改善。回答安慰剂好转的患者不在少数,认为评价时自我暗示。

重度雷诺现象,指(趾)坏疽,及重度末梢循环不良:SSc 指(趾)末梢循环不良导致的病情,除雷诺现象外,有血栓性微血管病变(TTP 样病情)。认为也有更上游动脉缺血的参与。经治 2 例患者,整个上下肢均皮温下降,动脉造影战示,1 例血管无异常,1 例血管变细,非动脉硬化,也不是 Buerger 病,交感神经节阻断后,再次造影发现血管扩张。

抗磷脂抗体造成血栓,血管炎也会造成缺血,但多见于 SLE。SSc 本身的 TTP 样病情(血栓性微血管病变),要血浆置换治疗;如果血管炎,则必须激素和抗凝疗法。

坏疽未凹陷时,尽早入院治疗,最好不在门诊诊治。

不管哪种病情,交感神经节阻断的疗效很好,手指则星状神经节,足趾则腰部交感神经节阻断,要在麻醉科施行。

间断静脉滴注 PGE,及脂微球 PGE,无效,但持续 24h 静脉滴注,有的有效。

有观点认为,乳化制剂治疗肺血管病变的 SSc,可能会导致脂肪引起的肺栓塞,但现在认为是 PGE,本身原因,非乳化制剂导致。

可以同时使用肝素,但不能和乳化制剂混合,否则沉淀导致栓塞,不能混合静脉滴注,也不能在输液管混合,要另开辟静脉通道。

以上措施要同时使用,但出现坏疽后,要消毒、清创,积极使用足量的盐酸吗啡(或吗啡五水硫酸盐)。

二、消化道病变

(一)食管蠕动功能下降和反流性食管炎

反流性食管炎常治疗困难,需要连续使用质子泵抑制药(或 H_2 拮抗药)。

食管蠕动功能下降是不可逆的,激素无效,但食管溃疡,经验认为即使难治病例,反复治疗后,也有完全缓解者,不仅胃酸分泌下降的高龄患者,年轻患者亦如此。胃蠕动功能下降,会造成食物停留,向食管反流,进食困难,但发生率低于食管蠕动功能下降。

甲氧氯普胺（metoclopramide）有促进胃、小肠和大肠的蠕动作用，报道伴有明显胃蠕动下降的 SSc，治疗后疗效显著，可以试用。因为通过受体发挥作用，起效迅速。每次 200mg，餐前服药，需要连续使用。

（二）下消化系统病变

1. 小肠的假性肠梗阻（chronic intestinal pseudoobstruction）：引起吸收不良时病情严重。有腹痛、腹泻，有时也便秘。

尝试甲氧氯普胺（metoclopramide）或红霉素，治疗 SSc 初期假性肠梗阻及糖尿病神经性损害等造成的蠕动功能下降食效。但消化道无反应的 SSc 假性梗阻进展阶段无效，此时与普外科商讨，研究是否需要手术治疗。

2. 吸收不良：主因是小肠内的细菌异常繁殖，会导致死亡。但使用质子泵抑制药，抑制胃酸而利于细菌繁殖。

低渣饮食，补充营养成分，补充维生素（如 B_{12} 及脂溶性维生素 A，维生素 D，维生素 E，维生素 K 等）。抗生素：环丙沙星（ciprofloxacin）、阿莫西林（AmPC），口服万古霉素。每月变更抗生素，防止耐药菌出现。如不改善，考虑持续中心静脉营养。

3. 腹泻：低渣饮食，盐酸洛哌丁胺，结合胆汁酸的考来烯胺等。

4. 便秘（大肠，特别是直肠蠕动下降）：多摄取水分及富含纤维的食物。首先尝试促进排便的药物，甲氧氯普胺无效，红霉素可能有效。

重度的蠕动不静脉滴注地诺前列素（PGF）。部分患者始终不蠕动，必要时外科切除。

三、硬皮病肾损害（肾危象/SRC，TTP 样病情/血栓性微血管病变）及肾血管炎

（一）硬皮病肾危象/SRC= 急性肾小管坏死者

ACE 抑制药强力降压，已经确认有效性，也可联合其他降压药 β- 受体阻断药、钙离子拮抗药、其他扩血管药物等，避免利尿药。

激素无效，造成血压升高时，反而有害。

肾功能下降时一般不用 ACE 抑制药，但 SRC 可以使用。该药虽有可能使肾功能进一步恶化，但血压下降为首要，或者 ACE 抑制药很难引起肾功能恶化。

前面的报道，对于血压正常的肾危象，认为 ACE 抑制药有挽救生命的疗效，但此报道病死率很高，效果不确切，应该考虑下述治疗方法。

（二）TTP 样病情的治疗

和 SLE 的 TTP 项内容基本相同。

肾损害进展之前，根据血小板和结合珠蛋白明显下降，能够确诊。假如轻度贫血，乳酸脱氢酶（LDH）和总胆红素（BU）不升高，开始用 FFP 进行血浆置换，不能使用血浆置换之外的其他血浆净化疗法，10 次以内即可改善。激素不能保证有效。

经治的 SSc 病例，3 例患者，4 例次出现 TTP 样病情（血栓性微血管病变），2 例次进行血浆更换后病情缓解而出院，肾功能也正常，无发热，血压升高，但非恶性高血压，降压药容易恢复正常。2 例出现精神症状，尤其 1 例症状每天变动，和 TTP 样病情极其相似，1 例已经进展到肾衰竭。初次缓解的 1 例，3 年后再次复发时，因为重度末梢循环不良导致指（趾）坏疽进展，中途放弃血浆置换，未能挽救生命。

(三) 微多血管炎的治疗（参照"血管炎综合征"）

方法是激素冲击 + 后续的激素 + 环磷酰胺口服。

急进性肾功能不全，是 SRC，还是血管炎即急进性肾小球肾炎（RPGN）？无肾外脏器损害，或 CRP 不升高时，未必能轻易区分。ANCA 强阳性，则诊断相对容易。ANCA 轻度升高，为非特异性。注意不要过于依赖 ANCA，特别是 c-ANCA 和 p-ANCA 同时轻度升高，非血管炎证据，或许无病理意义。

(四) 肾危象（SRC）和 TTP 样病情（血栓性微血管病变）

病情进展可能难以区分，且病理本身也可能有重叠。炎症性病情的血管炎与硬皮病肾损害的任何一项均有不同，但前述报道，有少见的血栓性微血管病变和血管炎并存的 SSc 病例，所以，上述 3 种病情，有时难以区分。

激素对 SRC 和血栓性微血管病变无效，但并非禁忌。高血压时，可随时使用降压药。血浆置换对 TTP 样病情（血栓性微血管病变）和血管炎均有效。SRC 则无效，但也无害。进展到肾功能不全，不管原因如何，必须透析。所以，难以区分时，以上措施可以同时进行。

不用血浆置换，单独 ACE 抑制药也能恢复，其结果并不能否定 TTP 样病情（血栓性微血管病变）的可能性。特发性 TTP 很少不实行血浆置换而恢复者。肾衰竭，进入透析阶段后，假如肾为主的血栓性微血管病变（比 TTP 样病情更像 HUS 样病情），症状可以消失，所以有可能疾病痊愈。

四、肺病变

(一) 急性或亚急性的间质性肺炎

治疗很难起效，但可以控制病情，这和其他风湿病的肺损害相同（参见"多发性肌炎和皮肌炎"）。

治疗是甲泼尼龙静脉冲击 + 后续的泼尼松口服。肺纤维化基本上对激素无反应，但首先能够控制亚急性的进展，使在家氧疗维持成为可能（病例报道）。

联合环孢素，从其他风湿病间质性肺炎的治疗经验判断，应该有效。报道 1 例患者联合血浆置换有效。

SSc 病情整体活动性增高时，如快速的皮肤硬化扩大、肺动脉高压、末梢循环不良等，本院联合血浆置换治疗，但未进行比较对照。

本院 1 例患者，激素冲击 + 血浆置换 + 泼尼松 60mg/d，不能控制 SSc 的间质性肺炎，追加环磷酰胺 100mg/d 后，疗效显著。

弥散性肺泡损伤（DAD）时，激素和环磷酰胺可能无效，环孢素可能有效，但证据不充分，可以考虑联合使用。此种病情难以预测，但 SSc 似乎少见。

(二) 慢性肺纤维化

与特发性间质性肺炎（IIP）相比，除外年龄和吸烟等影响，认为 SSc 的肺纤维化在自然演变上的生命预后良好。

治疗适应证，很少见到类似下述文献记载的内容。

不同的 4 个治疗组和不治疗组比较的回顾性研究，对了解美国 SSc 治疗状况（1972——1991 年），某种程度上可以参考，1162 例 SSc 中，303 例患者的肺活量（FVC）预测比 < 70%，

其中158例比较了治疗前后的FVC。

泼尼松≥30mg/d，4个月以上，或者5=60mg/d，2个月以上，n=21。

环磷酰胺≥50mg/d口服，或者每月500～750mg，6个月以上，n=14。

D-PC≥250mg/d，6个月以上，n=37。

硫唑嘌呤≥50mg/d，或者mTX每周≥7.5mg，6个月以上，n=16。

不治疗组，n=34。

任何一组均可联合低剂量的泼尼松。5年后评价疗效，只有口服环磷酰胺组，见到FVC平均值改善（51%→59%）。不治疗组下降数个百分点。D-PC组的改善病例和下降病例各占50%，但变化幅度均极小，本组平均值未变。累计5年生存率，5组间无明显差别。

（三）胸膜炎

胸膜炎一般对中等量激素反应良好，但必须除外包括结核在内的感染、心功能不全和癌症等。少数整体病情危重的患者对治疗抵抗。

五、肺动脉高压和心脏病变

（一）心脏并发症

心外膜炎（和SLE相似）与胸膜炎相比，激素很难有效，但期待随着时间推移而减轻。明显的心包积液，不管采用任何措施，必须使其消失。虽然大量心包积液极少见，但大量液体潴留及纤维化，会造成心脏压塞，导致病情危重，必须采取穿刺抽液或者外科切除。

需要治疗的心律失常很少，一旦出现和一般的治疗方案相同。有时须安装起搏器。

（二）肺动脉高压

初期的病情评价：心脏超声多普勒和心导管检查。随后的重度右心功能不全时，治疗方案要和心内科协商。

发病早期，部分病例对激素反应（SSc，SLE），所以早期要使用泼尼松40mg/d以上。

进展到明显的右心功能不全阶段时，认为无治疗适应证，但报道数例右心负荷加重的患者，出现颈静脉怒张、P_2亢进、三尖瓣反流音、X线左肺动脉段突出、右心扩大等（包括SSc，SLE，mCTD），此时激素治疗后，导管见肺动脉压力下降，自觉症状和水肿均得到改善，获得长期稳定。激素缓慢减量尤为重要，快速减量，导致的复发有时会死亡。

作为对症治疗，使用一般剂量的钙离子拮抗药（拜新同）、硝酸酯类（异山梨酯）、ACE抑制药、α-受体阻断药等，疗效因人而异。希望通过心导管测定，选择有效果的降压药。给药时体循环压力下降，使心率和心排血量增加，此时如果肺血管无反应，反而肺动脉压力上升。

关于肺动脉压力下降的幅度，即使只下降0.67kPa(5mmHg)左右，临床上也有症状改善，观察数月发现生存时间延长，但静脉滴注前列环素，吸入万他维溶液吸入剂，其疗效显示似乎更实用。心脏超声多普勒无法进行更微细的压力测定。给药途径对疗效确实也有影响。另外，报道口服iloprost对雷诺现象无效。

上述的药物并未到临床实用阶段，只是试验性的报道，或许西地那非（sildenafil）更有效，此药对肺动脉的选择性高，并且能口服，治疗原发性及继发性肺动脉高压患者，西地那非50mg/d，分2次口服，不影响血压，明显降低肺动脉压力，改善症状，无不良反应，3个月内无耐药性发生。

下面记录的是以往的辅助性治疗。

抗血小板药物（盐酸噻氯匹定、西洛他唑、小剂量肝素，双嘧达莫逐渐加量到300mg/d），以及华法林等，均可能有效。

在肝素短时间静推+静脉滴注后，使APTT延长1.5倍以上，随后一般华法林从5mg/d的S开始服用，再过2～3d后停肝素，华法林剂量要使PT的INR值保持在2.0前后。不经过肝素治疗，开始即单用高剂量的华法林，有时导致血栓形成。门诊从小剂量开始渐增，可以不经肝素化，或者只皮下注射2～3d。

诊断右心功能不全，非特异性的一般治疗，要和心内科医师商讨。

要尽快恢复到在家氧疗阶段，希望24h持续吸入。不限于PH，尽可能节约氧气吸入，使讶体适应等，患者上述想法是不对的。

六、钙化

报道地尔硫䓬有效，明显使钙化缩小。报道成年人CREST综合征5例，观察期限1～12年，即使经过5年后，地尔硫䓬治疗仍有改善，使用大剂量240～480mg/d，必须注意心率减慢和传导阻滞等不良反应。其他的钙离子拮抗药无效，如维拉帕米（verapamil）。

双磷酸盐中，至今只认为阿仑磷酸盐可能有效，但主要用于小儿的皮肌炎。

钙化的病例中，血清钙不高，但有的病例凝血活性增高，凝血因子蛋白的片段和钙结合，有可能沉积于软组织。为了抑制此蛋白合成可使用华法林，有报道能够使钙化范围缩小或者消失。依赖于钙及维生素K的凝血因子包含的氯基酸4-carboxy-L-acid(Gla)，从尿中排泄，有的病例显示华法林使其减少。但此报道经过6～36个月的观察，钙化的改善并不明显，共观察5例，其中1例弥散型SSc，1例CREST，1例小儿发病的Dm，进行性骨化性肌炎（myositis ossificans progressive）2例。当然要注意出血倾向，有报道特别是钙化部位的出血。

钙化部位伴有炎症时，秋水仙碱似乎有效，但首先要和感染鉴别。

也有的报道氢氧化铝凝胶和氢氧化镁的复方合剂有效，可以试用。

预防激素不良反应造成的骨质疏松症，有时使用钙剂和（或）维生素D制剂，似乎并不增加钙化的风险，但需要进一步探讨。本院1例SLE，明显的皮下钙化，停用正在服用的维生素D制剂后，钙化并未消失。

一般在SSc病例，应该很少服用钙剂和（或）维生素D制剂。

（敬胜伟）

第二十一章 多发性肌炎和皮肌炎

特发性炎性肌病(idiopath icinflamematory myopathy, IIm)是一组以骨豁肌受累为主要表现的获得性的异质性疾病,主要包括成人多发性肌炎(adultpoly myositis, Pm)、成人皮肌炎(adultdermato myositis, Dm)、儿童皮肌炎(childhoodDm),肿瘤或其他结缔组织病相关的多发性肌炎或皮肌炎以及包涵体肌炎(inclusionbody myositis, IBm)。本节主要讨论Pm和Dm。

我国Pm/Dm的发病率尚不十分清楚,国外报告的发病率约为(0.6~1)/万,女性多于男性,不同的种族间发病率不全相同。Dm比Pm多见,且成人和儿童均可发生,而Pm儿童很少见。50岁以上的肌病患者中以IBm最常见。

本章在论述风湿病之前,先依照一般的诊疗常规,按照分析神经肌肉病变的顺序进行讨论。肌炎的临床表现远比SLE或硬皮病单纯,可能是风湿病中最为容易诊断的。

疾病的异常表现虽然较为复杂,但可供分析的资料也多,所以诊断相对容易。引起肌肉病变的原因很多,但临床表现很单纯,对研修医或非专业医师而言,从中发现肌炎则非常困难,所以第2部分网罗了大景的鉴别诊断内容,但对于仅想了解Pm/Dm的读者,此部分则意义不大。

第一节 一般诊疗对肌肉的筛查

一、Pm的临床表现和其他无皮疹的肌病

(一)客观的肌无力和肌痛

对称性近端肌肉病变+肌酸激酶(CK)升高,诊断Pm的可能性很大,进一步检查肌电图。

1. 以下表现要否定Pm ①非对称性。②疼痛部位红肿灼热(Pm有时肿胀)。③以日计算的急性发病。④1d内变化明显,或数日内变化。自觉肌无力明显,但检查无异常,长期持续运动时加重,而休息后缓解。

2. 以下场合很难诊断Pm,或者保留

诊断Pm:①有肌肉表现,但CK和醛缩酶正常,根据Pm复发时的观察,CK升高先于肌肉表现,初发时也可能如此。Pm初期无肌无力,只有肌痛时,CK也可以正常。②肌无力症状进展而CK不升高。③近亲者有同样的肌肉症状或者CKL升高,要考虑先天代谢异常或者肌营养不良。④远端肌肉病变为主。

原则上远端肌肉受累不是Pm的临床表现,但也有例外。经治病例:女性,发病为单纯的前臂肌无力,排除了包涵体肌炎、病毒感染、结节病肌炎,激素治疗缓解,维持1年余,后以同样症状复发,CK升高,激素治疗再次缓解,很难考虑Pm以外的疾病,因为幼年女性,不适合前臂活检。

（二）肌酶升高（CK 和缩醛酶中至少一项异常）

无肌无力或者肌痛，也不能否定 Pm 的诊断。很多 Pm 初期只有易疲劳感，肌力检查正常。以下情况可以排除 Pm：①CK 数日内快速升降，或者肌肉损伤的原因明确。②心电图或者心脏超声确诊心肌梗死。③相关的检查有甲状腺功能低下。

（三）肌肉症状以外的主诉就诊，发现 Pm 以下情况并不少见。

1. 关节痛和雷诺现象　部分 Pm 可以出现，时间不同则表现各异，有的先发关节痛 1 年余，再出现肌肉病变。部分病例初诊时或者较长时间内怀疑类风湿关节炎，这种病例何时出现 CK 升高，相关信息较少，仍未明确。

2. 倦怠感和发热　部分 Pm 发病时伴发热，也可以作为主诉。也有的因 GOT/GPT 升高被误认为肝炎而被介绍到消化科就诊。但肌炎的乳酸脱氢酶（LDH）升高比 GPT/GOT 更明显，不应该考虑肝损害。测定 CK 后病情马上明确，但因 CK 不是常规检查项目，待注意到升高时可能已经延误。

组织中酶含量的比例，肝是 GPT/GOT=1，而骨骼肌是 GPT/GOT=1/10。

3. 间质性肺炎　间质性肺炎和肌炎发病顺序上，先发、同时、迟发均有。很多患者先发间质性肺炎，在呼吸内科诊断的 Pm，也有的怀疑特发性间质性肺炎，但因出现肌炎症状而诊断 Pm。

看到间质性肺炎的病例，要经常想到有可能存在迟发的风湿病，晚发的疾病有 Pm，Dm、类风湿关节炎和微多血管炎。硬皮病原则上肺症状在皮肤硬化之后出现，但也有例外。

4. 硬皮病或者 SLE　诊断这两种疾病也要查 CK。和肌炎共存时是重叠（overlapping），如硬皮病、SLE 等。或肌炎作为硬皮病和 SLE 的部分症状出现。

5. 恶性肿瘤　并发癌症的肌炎，大部分是 Dm，所以癌症患者 CK 升高不伴皮疹时，考虑 Pm 之前，要分析感染等原因导致肌肉损伤，从时使 CK 升高。笔者医院也有头颈部癌症浸润甲状腺的病例，继发甲状腺功能低下，导致 CK 升高。

二、考虑皮肌炎的可能性

有特有的皮疹表现，肌肉表现和上述 Pm 全部相同。

患者出现和 Pm 一致的肌肉表现时，要注意有无皮疹，必须区分是 Pm 还是皮肌炎（Dm）。对一个病例下诊断时，不能记录"Pm/Dm"。Pm 和 Dm 两种疾病，在肌肉活检的病理表现、癌症并发率及间质性肺炎导致的病死率上，均有差异。

三、诊断的手段

（一）必查项

目询问发病经过和部位，检查有无 Dm 样的皮疹，检查徒手肌力，化验 CK。肌酶（CK，缩醛酶、肌红蛋白、LDH 及 GOT）在肌肉损伤时一般会升高，但升高的程度从接近正常到显著升高不等，数值本身无诊断价值时，要查肌电图。

（二）参考项目及有诊断价值的自身抗体

过半数的 Pm 和 Dm 病例，有下列表现之一：发热、炎症反应、关节痛、雷诺现象、间质性肺炎、抗核抗体、抗 Jo-1 抗体等，雷诺现象和抗 Jo-1 抗体的阳性率均不高。

即使仅有上述一个表现，也不能排除神经疾病和肌营养不良。但要注意抗核抗体为非特异性抗体，曾见一例肌萎缩侧索硬化（ALS），抗核抗体1:160。

抗氨酰tRNA合成酶抗体：主要是抗细胞质抗体，见于部分Pm/Dm，特异性较高，阳性则肌炎的可能性很大。抗原为tRNA合成酶，已知有Jo-1，PL-7，PL-12，OJ，EJ等，抗Jo-1抗体阳性率相对较高，一般实验室均能检查，其他项目仅部分实验室能够测定。

经治病例：

60岁男性，初发和复发时，CRP均高值，CK升高，但主诉是不伴肌无力的近端肌痛，有非常轻度的慢性间质性肺炎，肌肉活检无阳性发现，考虑血管炎比Pm更有可能性，但抗EJ抗体阳性，所以仍诊断Pm，认为特异性的自身抗体是强有力的诊断根据。

（三）肌电图

肌电图表现为随意收缩时低电位、放电时间及波幅缩短、多相性等肌源性改变，和运动神经元疾病区别。综合以上述的异常，判定肌源性损害，多相性改变也见神经源性损害。但已经萎缩的肌肉，即使非肌肉疾病导致，有时也战示肌源性改变。

Pm/Dm及肌营养不良、运动神经元病等，肯定是对称性肌肉损害，可以只检查单侧，但在上肢和下肢时，有时只有一侧改变，必须同时检查，即"只检查异常部位的肌电图"是不恰当的。

（四）排除诊断

排除神经源性疾病、甲状腺疾病和糖尿病。

抗中性粒细胞胞质抗体（ANCA）阳性的肌痛，非肌炎而是血管炎，此检查有助于诊断。

（五）肌肉活检的临床意义

怀疑Pm/Dm时，只有肌电图阳件，认为有必要排除后述的鉴别诊断项目中的各个疾病，和患者说明后，再进行肌肉活检。

10%～20%的Pm及Dm，肌肉活检正常，只有60%～70%见到炎症细胞浸润＋肌纤维变性、粗细不一等典型改变。活检正常时，既不能否定Pm/Dm的诊断，也不意味着无需治疗。

重叠其他风湿病或者mCTD时，活检的意义不大，但部分硬皮病伴发的肌炎，有激素不敏感或者不需治疗的轻症肌炎，参考的病理改变是肌肉组织无细胞浸润，有时有确诊的意义。

皮疹典型的Dm，特别是并发恶性肿瘤或者间质性肺炎的病例，不必肌肉活检。

包涵体肌炎和结节病/结核等肉芽肿性肌炎，两者均为少见疾病，要通过活检诊断。另一方面，Pm/Dm的肌肉组织也有肉芽肿改变。

单纯不典型皮疹时，很难判断Pm还是Dm，但Pm和Dm病理表现不同，肌肉活检有意义。Pm主要是肌细胞周mCD8$^+$的T细胞浸润，Dm主要是肌束间的血管周围CD4$^+$的T细胞和B细胞浸润。

活检在肌电图阳性的对侧肌肉进行，因为细针的刺入导致炎性细胞浸润。肱二头肌和股四头肌较为适合，但也可在三角肌。并发癌症需手术时，术中也可取切开部位的腹肌，躯干部肌肉很难进行大范围的随意收缩，一般不做肌电图，但有肌炎表现。

（六）肌肉MRI

想确诊肌肉的炎症，但又因某种原因不能肌肉活检时，进行肌肉的MRI，表现为肌肉层T_2高信号，T_1无变化，但无法区分感染、外伤和横纹肌溶解。

第二节 肌肉异常的疾病、Pm 及 Dm 的鉴别诊断

日常诊疗中常见到肌肉异常和 CK 升高,从发病率上看,大部分不是 Pm 及 Dm。Pm 和 Dm 并非需要立即治疗的疾病。住院患者定期检查时,经常见偶然 CK 升高者,多数是药物性或者感染导致的一过性升高,见到 CK 升高时,如果能很快排除心肌梗死和骨骼肌溶解,可以先观察病情。

多数的 Dm 有特异性的皮疹,一般是和 Pm 鉴别,但见到非特异性的皮疹,注意不要将其他疾病误诊为 Dm。下述的表现,在 Pm 及 Dm 均见。在此分别列举 Pm 之外的对应疾病,以便读者牢记排除 Pm 的诊断要点。

问诊的第一要素是"何时开始的"。Pm 和 Dm 均是亚急性发病,在现病史的听取上,症状是进行性的,速度不一。潜在的肌炎,过度运动诱使其显性化,可能急性发病,但仔细询问可能先前即有易疲劳感。也有的 Pm 病例,认为运动不足造成的易疲劳,快速猛烈的运动,出现肌无力,甚至不能起立。

也有的患者慢性经过后就诊,病情已经变化,无法判断当时发病的情况,诊断时要考虑临床表现的多样性和鉴别疾病的发病顺序。

有些患者的肌无力未必是客观表现,必须引起注意。

较为奇怪的病例:患者 CK 升高,刚一问到有无肌无力,立刻附和有,但肌力检查发现不符,次日开始起立困难,进一步询问有无吞咽困难后,立刻有剧烈的咽部异物感,进食困难。但听到肌电图正常,症状自然缓解,可以解释为歇斯底里诱发的不安全感,推测 CK 升高是药物性的。肌电图有诊断意义,但如此急性改变,至少很难考虑 Pm。

一、肌痛而 CK 正常

(一)急性发病

风湿性多肌痛:炎症反应、高龄和近端肌肉痛是必须条件,发病时间是以周为单位,明确的自我感觉异常,因为不治疗呈现慢性经过,可能在记忆中校糊。

(二)亚急性,慢性发病

1. 纤维肌痛综合征(fibromyalgia) 必须无炎症反应,有睡眠障碍和压痛点。

2. 慢性疲劳综合征 无炎症反应(据说有例外,但有炎症反应的病例不能过度诊断),主诉易疲劳,但也有肌痛和肌无力,也包括下述的鉴别疾病,诊断靠排除其他疾病。

3. 血管炎综合征 肌肉的血管发生病变时,出现肌痛,活检证明是血管炎,血清 CK 升高或正常,肌痛容易出现在小腿。

二、肌无力但 CK 正常

出现麻痹和肌无力时很难立即区别开来,假如腱反射消失,说明不是肌源性,而是神经源性的。如果肌痛/关节痛,则很难进行肌无力检查。因为有心因性的肌无力,必须慎重检查。

(一)数日内变化者

1. 重症肌无力 眼睑下垂,抗乙酰胆碱抗体阳性。

2. Eaton-Lambert 综合征 下肢明显的运动开始时肌无力→活动后缓解→易疲劳或者肌无力，肌电图有 waxing 现象（50Hz 刺激后，肌肉活动电位逐渐递增）。

3. 歇斯底里 有肌肉症状，但无客观表现。

（二）发作性

周期性麻痹：发作性的，1d 内缓解，反复出现，检查血清 K 和甲状腺激素，血清 K 多数降低，但不至于使 CIC 下降（指血清 K < 2mmol/L 时）。

（三）急性发病

Guillain-Barre 综合征：原则上有下肢腱反射消失，感觉障碍等神经学表现，但也有诊断困难者。

——根据上述的发病形式，首先排除了 Pm。

（四）亚急性发病

1. 甲状旁腺功能亢进症 下肢近端肌肉无力，需测定 PTH。

2. 甲状腺功能亢进症（中毒性肌病） 近端肌力下降，眼球运动障碍时容易与 Pm 区别，检查甲状腺功能即可诊断。

3. 类固醇性肌病 见于激素治疗过程中，或者库欣综合征，下肢近端肌肉无力为主，时有肌痛。激素治疗中的肌炎，肌力难以恢复时，有时很难判断是否并发类固醇性肌病（见"治疗药物"）。

（五）慢性发病

运动神经元病，有以下分类。

1. 肌萎缩性侧索硬化症（amyotrophic lateral sclerosis） 肌肉萎缩从四肢末梢开始。

2. 脊髓性进行性肌萎缩（spinal progressivemuscularatrophy） 同上，一部分为延髓脊髓性肌萎缩（bulbospinalmuscularatrophy），男性发病，累及近端肌肉。

3. 少年型家族性进行性脊肌萎缩症（Kugelberg-Welander 病） 2～17 岁发病，近端肌肉支配区域受累。

鉴别要点：①肌电图显示神经源性改变，和肌肉病变区别。②CK 有时轻度升高，如果是肌炎，病情过程是 CK 升高—易疲劳—肌无力—肌肉萎缩，但运动神经元病是本人发觉的，或初诊时，肌肉已经萎缩。③见到肌纤维自发性收缩（fasciculation）时，即能诊断运动神经元病（脊髓前角损害），上述所有的类型均出现。④肌痛则不是运动神经元病。⑤以远端肌肉为主，一般不像 Pm。⑥肌肉活检有细胞浸润时，不是运动神经元病。

如此鉴别似乎很容易，但从①～⑥，每一项均模糊难定。虽然病情轻，但 CK 上升时，或者进一步伴有偶然的皮疹时，很可能诊断错误。

对诊断 Pm 及 Dm 有疑问时，要慎重地继续分析，不要轻易用激素治疗肌无力，最后会更加迷茫。

糖尿病：有些病例控制不理想，除已知的四肢远端末梢神经损害之外，有时近端肌肉无力以及萎缩，也是神经源性损害，鉴别的要点是双侧对称性出现。

后纵韧带钙化症、椎管狭窄：有神经系统的表现，椎管狭窄表现为疼痛和间歇性跛行，原本不需与 Pm 鉴别，但因为是常见病，可以和高龄的 Pm 及 Dm 共存，即肌无力是神经病变和肌炎的共同表现，难以明确哪一方引起。

三、需要注意的 CK 升高

（一）肌内注射测定

CK 之前肌内注射，包括内镜检查前使用抗胆碱药，CK 会升高数倍，但 1d 内即恢复正常。

（二）单纯的肌肉损伤

原因非常清楚时无需再继续检查，抽搐也会使 CK 升高。假如每当运动后 CK 反复升高，有可能是先天性肌酶异常。

治疗哮喘的 β- 受体激动药中，$β_2$- 受体选择性较高的药物，刺激骨骼肌的 $β_2$- 受体，造成肌肉震颤。口服后，CK 持续中度升高，停药后则正常，肌电图正常，推测是 β- 受体激动药的原因。

有的患者检查时恰逢发热或者感冒样症状，会发现 CK 轻度升高，数日后正常，可能是病毒感染导致，可以再次检查，观察病情经过。

（三）甲状腺功能低下

无症状性 CK 升高，是肌肉非破坏性的异常，也有重度升高者，见 GOT，GPT，LDH 等升高。因为无症状性的肌无力及肌痛，有时需要和 Pm 鉴别，但检查甲状腺激素水平后即能确诊。也有时肌肉收缩迟缓，运动缓慢，叩打局部后出现肌肉隆起（mounding 现象）。

另外，有肌肉表现者，确定轻度的甲状腺激素水平下降时，有可能 Pm 并发的桥本甲状腺炎，或者一般的消耗性疾病造成的低 T_3 综合征。

（四）心肌梗死

骨骼肌再生时，也产生 CK-mB 同工酶（心肌型），肌肉破坏伴再生的炎症性肌病，CK-mB 升高不在少数，肌钙蛋白 T 同样也升高。因此，有可能将 Pm 误诊为轻度的心肌梗死，或者已经确诊 Pm，Dm 和 mCTD，误解为有心脏并发症。

（五）心肌病

和心肌梗死一样，但心肌炎有时作为 Pm 及 Dm 的部分症状，要用心脏超声评价有无心脏并发症。

（六）无症状性原因不明的高 CK 血症

这一部分可能是轻度的 Pm，但不作为治疗的对象。

经治病例：女性患者，就诊后发现 CK 升高，但就诊是因一过性的肌肉症状随后消失，有原发性高血压等，原本非风湿病科患者，是普通内科门诊遇到的。CK 升高 10 倍左右，持续 1 年余，肌电图正常，但抗磷脂抗体阳性，肌电图无异常，认为也不适合肌肉活检。

（七）CK 同工酶异常

导致 CK 升高电泳模式检查 CK 后即能区分，所以临床容易判断。巨 CK 血症，指和免疫球蛋白或者自身聚合后的 CK，有时仅造成血清 CK 上升，脑血管障碍、外伤时，血中脑型 CK-BB 有时轻度升高，但不是 CK 升高造成的异常。

（八）药物因素

各种降低胆固醇药物，导致轻度 CK 升高甚至骨骼肌溶解，不良反应较轻时，无肌肉症状，只有 CK 升高。

四、肌肉症状+CK升高（意味着肌肉病变或者肌肉血管病变）

（一）急性发病

1d 内急性发病时，不能考虑 Pm。虽然病史不清楚，从短暂的病程看，也判断不是 Pm。

发热和炎症反应，感染和 Pm 均可出现，不能成为鉴别点。

1. 病毒感染后的症状性肌炎　小儿容易出现，但也见于成年人。流感恢复期，小儿下肢肌肉疼痛明显。病毒感染，也有的以肌肉发病为主，如肌无力、肌痛、肌肉肿胀，单侧或在双侧，不治疗而自然缓解。

流感病毒、柯萨奇病毒、艾柯病毒、EB 病毒等，均可引起骨骼肌溶解，CK 急剧升高时，为防止肾损害，要大量补液。

经治病例：88 岁男性，RA 稳定期，某日突然如厕时不能起立，步行略有困难，急救车入院，两侧股部肌肉肌力下降为 4/5 级，无肌痛、无感冒症状，体温正常，CK8000U。从发病形式看很难考虑 Pm，无青霉胺和降脂药使用史，最近亦未更换药物，为预防肌红蛋白性肾损害，单纯补液观察。数日后 CK 正常，肌无力消失，CRP 峰值 46mg/L，考虑病毒感染的可能性大，因为候补的疾病太多，未再进一步检查。

2. 细菌感染（败血症、脑脊髓膜炎、心内膜炎）　此类病例出现肌痛和 CK 升高者不在少数，有时仅因 CK 的异常升高，由此怀疑感染，入院患者升高时，则是并发感染。

也有无肌痛单纯 CK 升高者，曾见 1 例一过性的 CK4000U，本院其他科室就诊，确诊脑膜炎，未发生抽搐。

肌肉组织本身的局限性的感染（脓肿、气性坏疽等），很明确非 Pm 鉴别对象，在此省略。

3. 旋毛虫病（trichinosis）　生食猪肉，出现急性胃肠炎和眼睑水肿，继发肌肉痛，初起末梢血嗜酸性细胞增高，可供参考。此种寄生虫被肌肉包裹持续生存，甚至 20~30 年后发生慢性的局限性肌炎和神经系统损害。

4. 骨骼肌溶解　肌肉的压迫挫裂伤、灼热伤、动脉栓塞、反复抽搐、热射病、蛇毒、蜂毒及药物造成下述病情，CK 显著升高，发生肌红蛋白性肾损伤。

5. 低钾血症　出现四肢麻痹，一般血清钾＜2mmol/L 时，导致 CK 升高，下述原因导致体内钾丢失，加上进一步加重钾丢失的关键因素（激素也是其中之一），以急性肌无力发病。

如果是骨骼肌溶解导致，则 CK 显著升高。大量服用 NSAIDs 者也会引起。

低钾的原因：利尿药、腹泻、长期使用含甘草等中药（种类很多）、慢性酒精中毒、肾小管酸中毒、原发性醛固酮增高症、肾小球球旁细胞增生（Barter 综合征）等。

也有住院患者使用两性霉素 B 或手术，造成肌肉坏死。

6. 恶性综合征、恶性高热　出现致命性的高体温。恶性高热，一般在使用麻醉药和（或）肌肉松弛药后手术时发生。恶性综合征，在使用抗精神药等神经系统药物过程中发生，能立即诊断。肌肉组织异常产热造成肌肉坏死，CK 值显著升高。

7. 药物性肌损害　有降脂药、麻醉药中毒、酒精中毒等导致的肌肉损害，并不以骨骼肌溶解的形式出现，有时见轻度的 CK 升高。

（二）亚急性或慢性发病

1. 坏死性血管炎　侵犯细小动脉和中动脉的血管炎，如结节性多动脉炎和 ANCA 相关的血管炎等，也常常侵犯肌肉组织的血管，出现肌痛和 CK 升高时，肌活检诊断血管炎也是很好的方法。CK 正常并不能否定血管炎。

仅为了鉴别诊断，一般不做肌肉活检，根据疾病表现能够诊断。血管炎的好发部位不是近端肌肉而是小腿，其异常不能用 Pm 解释，如肾损害、紫癜、末梢神经损害等。

坏死性血管炎必发炎症反应，随时发热，但同样的炎症反应也见于部分 Pm，不能作为鉴别点。

2. 脂膜炎　为少见病，但原发于脂肪组织的炎症，会累及肌肉，造成 CK 升高和肌痛。Weber-Christian 病、组织细胞吞噬性脂膜炎（CHP）、恶性淋巴瘤伴发的噬血细胞综合征，均出现发热、炎症反应、血常规异常、肝功能异常。和血管炎一样，整体病情和 Pm-Dm 不同，但 CHP 部分病例可见上眼睑的紫红色肿斑，容易与 Dm 混淆。

相反，Dm 的肌炎有时波及脂肪组织，此时浸润脂肪组织的是淋巴细胞，但 Weber-Christian 病是以嗜中性粒细胞为主。

3. HIV 相关性肌炎　和 Pm 一样出现近端肌肉的肌炎，要注意有时是唯一的 HIV 感染表现。表现为 Pm 的患者，根据具体情况，也应考虑筛查 HIV 抗体。

4. 弓形虫病　少见，有时呈现伴有肌痛肌无力的肌炎，一般不出现，但也是 Pm 的鉴别对象之一。已知有广泛的潜在的感染，免疫功能不全时造成感染（脑、心肌、肺、肝等），不一定检出 Igm 抗体。

5. 结节病　此病的肌肉组织很多有肉芽肿，但很少出现明显的肌炎，少数有肌无力。

结节病肌炎的患病部位有时在远端肌肉，但以近端肌为主。只要肌肉活检未发现肉芽肿，就无法与 Pm 鉴别，缺乏肺门淋巴结肿大等结节病的典型表现时尤其如此。结节病也并发关节痛和间质性肺炎，和 Pm 更是难以辨别。结节病抗核抗体阴性，但半数的 Pm 也是阴性。

幸运的是结节病肌炎和 Pm 一样，激素治疗有效。结节病因神经损害导致的麻痹（四肢及颜面部），也表现为肌无力，但一般剂量的激素同样有效。

6. 肉芽肿性肌炎　病理上的肉芽肿性肌炎是肌炎的总称，但临床表现有慢性进行性肌痛和肌无力，代表的基础疾病是上述的结节病，粟粒状结核和克罗恩（Crohn）病少见，Wegener 肉芽肿、Pm，Dm，mCTD 等部分出现，也有特发性肉芽肿性肌炎的报道。

7. 结核　少见，但除肉芽肿性肌炎之外，血管炎有时也出现肌肉症状，报道结核引起包括大动脉炎在内的各种血管炎，特别是在患者较多的亚洲。

（三）肌营养不良

1. 肢带型　10～40 岁发病，从肩胛周围和腰带部开始，累及四肢，肌营养不良中，此型与 Pm 最相似，下面的 2～4 型与 Pm 差距较大。

2. 颜面肩胛上肢型　从上肢抬举困难开始，颜面部肌肉受累为特征（假面具样），发病年龄 10～40 岁。

3. 肌强直型　肌无力或者肌强直，颜面部肌肉损害为特征，而 Pm 不出现肌强直，四肢屈曲后短时期内保持屈曲状态。

4. Duchenne 型（BeckerS）　轻症，仅见于男性，5 岁以下发病，Becker 型 7 岁以后发病，假性肌肉肥大，不影响吞咽肌肉。

肌营养不良的其他类型较少见，如眼肌型和远端型，但 Pm 不侵犯眼肌，也不从远端肌肉萎缩开始。

（四）药物性的 Pm

诱发药物以青霉胺多见，329 例 RA 有 4 人发病，使用青霉胺的期限为 15～53 个月，只有 1 例停药后缓解，其他均需激素治疗，报道的其他药物有西咪替丁、丙硫氧嘧啶、普鲁卡因胺等。

五、代谢性肌病（先天性肌酶缺乏）

这组疾病，到 30 岁左右才被重视，所以不单是小儿科疾病，也是内科疾病。日本统计的患者中酶学异常的，屈指可数，症状随时间而变化，这与肌炎不同。

肌肉能量的供给途径是：①肌肉收缩的动力来源于三磷腺苷（ATP）。肌肉储存的 ATP 会在数秒内枯竭。②瞬间的发力，是缺氧的糖原代谢数分钟内供给 ATP，产生乳酸。③上述及一般的运动，通过氧化磷酸化供给 ATP。④持续运动的能量，则利用血中的葡萄糖和游离的脂肪酸［作为右旋肉碱被代谢，通过肉毒减棕榈酰基转移酶（carnitine palmitoyltransferase）和 β 氧化径路的各种发挥作用］。所以以下疾病会出现运动时无力。

（一）糖原病（glycogenosis）

包括庞培（Pompe）病、糖原沉积病（Foifees 病）、肌肉磷酸化酶缺乏症（macAidle 病）、糖原病Ⅷ型（phosphofiuctokinase 缺乏，垂井病）等。剧烈运动时出现疼痛性肌肉收缩和肌红蛋白尿。

（二）脂质代谢障碍

肉毒碱棕榈酰转移酶（Carnitinepalmitoyltransferase）Ⅱ缺乏，持续运动后出现上述症状。肉碱缺乏症，呈现持续的上述症状和心肌病。

本病以肌肉症状和 CK 反复升高下降为特征，与年龄同步出现，肌肉表现持续恒定，也有肌肉萎缩。轻症者安静时肌电图，肌力检查也可阴性，徒手肌力检查的是瞬间爆发力。

（三）线粒体脑肌病（呼吸链/氧化磷酸化障碍）

肌无力，但伴有精神发育迟滞、重听等，以神经系统异常和 Pm 鉴别。

六、从年龄鉴别

（一）小儿肌无力

小儿 Dm 以皮疹为明确的诊断特征。先出现肌炎，后发生皮疹的小儿 Dm，及小儿 Pm（少见）与以下的疾病鉴别：少年型家族性进行性脊肌萎缩症（Kugelberg-Welander 病）、肌营养不良（Becker 型、肢带型和颜面肩胛上肢型）。婴幼儿要与婴儿型脊肌性萎缩综合征（Werding-Hoffman 病）、Duchenne 型肌营养不良等鉴别。

（二）成年人 Pm 的鉴别疾病

40 岁之前发病要与肌营养不良（肢带型）及运动神经元病鉴别；40 岁以后发病与运动神经元病鉴别，50 岁以后发病与包涵体肌炎鉴别。

肌营养不良通过累及的部位和肌肉活检，运动神经元病通过肌电图来鉴别。

（三）仅男性发病

Duchenne 型和 Becker 型肌营养不良，脊髓延髓肌肉萎缩症等。

第三节 Pm 和 Dm 的临床表现

Pm/Dm 的发作期伴发热、白细胞增加和 CRP 升高，很难区分是否并发感染，有时进行肌肉检查的同时，短期使用抗生素。

一、Pm/Dm 的肌肉表现

（一）症状

肌无力、肌肉痛、易疲劳等，也可以无任何觉症状。特征是起立、抬臂、从枕头曲颈、上楼梯等困难。肌无力一段时间后肌萎缩。

（二）病变部位

对称性四肢近端肌肉改变，晚期可见躯干肌肉、颈部肌群、呼吸肌群、吞咽肌肉和颜面部肌肉等受累，但不侵犯眼部肌群。

（三）发病形式

肌肉改变为亚急性发病，其变化不以 1d 计算。很多 Dm 患者间隔 1 年之久出现皮疹和肌无力，病情的整体发展可以说是慢性过程，有的 Pm/Dm 中，纯关节炎先发于肌炎 1 年余，也散见事后推测同时发病者。一般 CK 升高比肌无力先发，但也有例外。

经治病例：确诊的 Pm，亚急性重度肌无力发病，初诊时即有肌无力导致的张口／咀嚼受限，但 Pm/Dm 不出现颜面部肌营养不良特有的面具脸。

注意事项：近端肌无力也可以握力下降，不同于特发性肌炎的单纯远端肌肉疾病，临床也表现上楼梯困难。易疲劳为自觉症状，在肌无力之前，也见于肌炎初期，憋喘可能是并发间质性肺炎的表现。

二、Dm 的皮疹

有的 Dm 皮疹很模糊，或不治疗即缓解，有的则治疗困难。光照后可以加重，也有不同程度的瘙痒。

皮疹可见到表 21-1 中的数个，但 1.2.3 在 Dm 中特异性较高。约 85% 的病例有典型的皮疹。

表 21-1 Dm 的常见皮疹

1. 上眼睑的水肿性红斑：粉红色或者紫红色（鸡血石样），有时也见 SLE 样颜面部红斑
2. 手指关节伸侧（PIP，mCP）的红色，或萎缩后的白色丘疹，即 Gottron 征
3. 膝和肘关节伸侧的红斑，粉红色、紫红色、黝黑色等，有时也在手指的伸侧面出现
4. 胸部的 V 字形红斑
5. 颜面红斑，有时蝶形红斑，内眼眦的红斑是 Dm 的特征
6. 颈项部红斑
7. 多形性皮肤异色症（poikiloderma），色素沉着和脱色
8. 颜面和躯干部的黑色素沉着，与日晒相似，但非日晒病，激素治疗后恢复白色，相当于众多报道描述的"青铜样"皮损

9. 和癌症并存的病例，有时皮疹瘙痒特别明显，但无特异性，不伴发癌症的 Dm 也有，发病时小儿患者容易与过敏性皮疹混淆
10. 肘、膝手指关节的伸侧面的红斑，有时无菌性的皮肤溃破、坏死、肌腱暴露，形成窦道，在骶骨处类似压疮，实际上刮擦也是诱发因素，此时的红斑（Gottron 皮疹）疼痛
11. 小儿有皮肤血管炎，如皮下出血、溃疡、网状青斑等
其他，如颜面四肢伴有的轻度隆起性红斑，但和上述并存时，认为是 Dm 的皮损

统计各种皮疹的发病率，日本自治医科大学 57 例 Dm 患者，均有表中的第 1～10 项的皮疹，大部分为典型的皮疹。黑色素沉着的病例中，出现于并发癌症者 2/21 例，非癌症患者为 2/36 例；剧烈的皮肤瘙痒皮炎，癌症患者 4/21，非癌症患者 1/36 例；皮肤坏死，癌症患者为 1/21，非癌症患者为 4/36 例。

表中第 5 项的蝶形红斑（后面的 Talbot 文献也记载类似病例），必须鉴别是 SLE+Dm，还是单独的 Dm，不能满足 SLE 的诊断标准时，认为是 Dm 的皮疹。

表中第 10 项的皮肤坏死，文献记载较少，临床并不少见。

表中其他事项，肌炎出现不确定红斑或者其他皮疹时，原来就有的，认为是 Pm 偶然并发的皮疹。爪甲周围的红斑，有时 Pm 也伴发，后来复发时出现的其他典型的皮疹，则认为 Dm；有 SLE 表现，或许 SLE+Pm 的重叠综合征，但目前的诊断仍考虑 Pm。

某些皮疹和肌炎的活动性平行，但不能确定是 Dm 引起的皮疹，例如，银屑病患者的皮疹颜色变重，但观察是偶然感染所致的发热时加重，即皮疹的改变，可能受非特异性的全身状态的影响。

三、Dm 皮疹的发病形式

（一）出现的时间

皮疹的发病时间，与肌肉表现相对而言，先发、同时、后发均有，要留意以下情况：①先发非特异性皮疹者，在肌炎出现之前不能诊断 Dm。②有的诊断 Pm 之后，出现皮疹后修正为 Dm。③只有 Dm 特有的皮疹，缺乏肌肉表现时，称之为无肌病性皮肌炎。

无肌病性皮肌炎（amyopathic Dm，ADm），认为是应该区别开来的亚型，但初诊时难以区别，是单纯皮疹先发的 Dm，还是 ADm。2 年以上无肌肉症状者定义为 ADm，较为妥当。

经治病例：女性，以单纯面颊部红斑主诉就诊（表中第 1 项样的表现），无肌肉症状，炎症反应指标正常，抗核抗体阴性，皮疹之外无任何异常。本人是护士，中纯红斑即来风湿科就诊，6 个月后出现肌炎，组织活检诊断 Dm。定期检查追踪，皮疹出现 7 个月后，CK 稍稍超过正常值，8 个月时自觉轻度的肌无力，CK 升高到正常值 10 倍以上。整个过程无 SLE 样表现，激素治疗后，肌炎和皮疹全部消失。本例患者的皮疹，即所谓的 ADm 样皮疹，最终诊断不典型的 Dm。

统计经治病例，无癌症的 Dm36 例，皮疹先发、同时、后发的比例是 3:3:1，先发皮疹的时间为 (11±7) 个月；和癌症共存的 19 例 Dm，全部在 2 个月内出现皮疹，即几乎同时发生，但肌炎和皮疹的发病时间，需要患者的回忆，并不严密。

（二）皮疹的程度

皮疹的严重程度可以自然变化，但一般不治疗则持续或者加重，必须有意识地寻找皮疹，或者定期追踪观察。

（三）和癌症并存的 Dm 的皮疹有无特征

严重瘙痒的皮炎：问卷调查 Dm635 例，皮肤瘙痒多见于癌症并存组，但非并发组也不少见。另外，重度的范围较大的皮疹，也非癌症并存病例所特有，非癌症病例也能见到，也有的癌症患者为轻度的皮疹。有报道称癌症患者多见皮肤坏死（表中的第 10 项），但经治病例统计结论相反，有报道 1 例癌症患者明显的多发性坏死，4 例非癌症患者的皮肤坏死只出现肘部。

结论，表中从第 1～10 项的所有皮损，癌症病例和非癌症病例均见，均无特异性。

第四节 特发性肌炎的定义和其他肌炎的分类

Pm 和 Dm 是特发性炎症性肌肉疾病，病理改变为肌细胞周围或肌束间淋巴细胞、巨噬细胞浸润，需要激素治疗。

一、病情的异质性

符合以上定义的特发性肌炎，有的病例无炎症反应、抗核抗体、抗 Jo-1 抗体和其他的抗氨酰基 tRNA 合成酶抗体、雷诺现象、关节炎和间质性肺炎等。并发的间质性肺炎的病理不同，激素的反应也不一样。本病与恶性肿瘤无因果关系。也有与 SLE、硬皮病重叠或者移行的病例。小儿肌炎不伴有血管炎，也不继发皮下或肌肉的钙化。特发性肌炎是可以进一步分类的综合征，大致按下面进行分类。

二、特发性肌炎的分类

（一）Bohan, Peter, Bowman, Pearson 的分类可分为 5 种类型

Ⅰ型：pm；Ⅱ型：dm；Ⅲ型：伴发恶性肿瘤的 Pm/Dm；Ⅳ型：小儿的 Pm/Dm；Ⅴ型：和其他风湿病并发的 Pm/Dm，即重叠综合征，并发 SLE 或者硬皮病。

Pearson 的分类（1963 年）与此基本相同，但包括了骨骼肌溶解在内的急性肌炎。认为 Dm 并发癌症，有时是 Pm，重叠综合征指并发干燥综合征。

（二）各个类型的发病率

日本自治医科大学统计的病例均为内科就诊，所以Ⅳ型的小儿患者很少，另外，Ⅴ型的病例统计，不包含 mCTD 及 SLE 伴发的轻度肌炎。本章论述的Ⅰ～Ⅳ型，均除外重叠综合征。小儿病例的 Pm 极少，多数是 Dm。

三、病理分类

按病理分为 Pm，Dm 和包涵体肌炎（inclusion-bodymyositis，IBm）。IBm 对激素不敏感。

Bohan 等上述的Ⅰ～Ⅴ型，未描述肌纤维变性、坏死、再生，细胞浸润、吞噬等发生率的差别，但认为浸润形式有区别。

Pm 是肌细胞周围 $CD8^+$ 的 T 细胞浸润占优势，推测引起肌肉细胞损害的是 T 细胞。

Dm 是肌束间血管周围 CD4$^+$ 的 T 细胞和 B 细胞居多，似乎有抗体的产生。

部分小儿 Dm 有血管炎表现，也有报道成年人 Pm/Dm 有血管炎。

IBm 的细胞浸润形式与 Pm 相似，侑病理诊断依靠光镜发现肌细胞核内的镶边空泡（被包裹的空泡，内容物有 β 淀粉样蛋白和泛素 (ubiquitin))，电镜上见核内和细胞质中灯丝样包涵体。

IBm 早期侵犯远端肌肉，呈现非对称性，临床表现上能够和 Pm 区别，但仅有近端肌肉的对称性损害，无病理检查结果时，很可能误诊为激素无反应的 Pm。IBm 也有抗核抗体阳性的病例，只是壮年之后发病。

四、其他分类方法

曾有人尝试根据临床表现和特异性自身抗体的对应关系，将 Pm，Dm 细分。也有提议根据激素剂量的相应疗效进行分类。

本书按以下方针论述，不根据自身抗体分类，肌炎的激素用量为大剂量或者中等量，根据效果进行加减，间质性肺炎独立于肌炎之外，评价病情后决定治疗方法。笔者观察到的事实是，标记自身抗体——抗 RNP 抗体单独阳性也可以诊断肌炎，因个体差异而每个患者的激素量差别很大。

五、炎性肌病的特殊类型

（一）无肌病性皮肌炎 (amyopathicDm, ADm)

具有 Dm 的典型皮疹，其分布对诊断有较高的特异性，甚至不需组织病理即能诊断 Dm，肌炎不明确时，认为也适合称 Dm，此病的记载始于 1975 年。皮疹出现后 2 年内无肌炎表现（肌无力或 CK 升高），称之为 ADm。但现实情况是，肌电图异常但无肌肉症状，或有但很轻微，此前称为 ADm，这种分类方法不够严密。

将其作为特殊类型的临床意义之一是，本病伴有致命性的间质性肺炎——弥散性肺泡损伤 (diffiise alveolar dAMAge, DAD)，其发病率尚不明确，原因是描述该病时，词语的定义关系模糊不清。DAD 发病后，多数经过数周或数月而很快死亡，发病期间，皮疹几乎来不及出现。因为前面记录很多病例先发皮疹，随后出现肌炎，所以 DAD 死亡的病例，难以明确是真正的 ADm，还是迟发的肌炎。

（二）硬皮病伴发的缺乏细胞浸润的肌肉表现

详见"硬皮病"，也称之为单纯肌病 (simplemyopathy)，能够和真正并发的 PmK 分。不需要激素，使用了疗效也不好。CK 升高但肌无力不明显，所以激素无效，无需继续使用或者加量。

（三）肉芽肿性肌炎

前述，参照第二节肌肉异常的疾病、Pm 及 Dm 的鉴别诊断。

六、也命名肌炎，但和 Pm 及 Dm 的概念不同的疾病

（一）进行性肌肉骨化症 [myositis(fibrodysplasia)ossificans progressiva]

肌肉和结缔组织进行性的钙化和疼痛，是少见的先天性疾病，小儿发病。

（二）局灶性肌炎 (focalmyositis)

有肌痛和 CK 升高，累及的肌肉部位为四肢、颈部肌群、腹肌、舌等，故无需和 Pm 鉴别。是由寄生虫或螺旋菌感染导致的症状性表现，作为特发性症状而自然缓解。

（三）嗜酸细胞性肌炎（eosinophilicmyos-itie）

与嗜酸性筋膜炎（osinophilicfascitis）不同，以急性下肢肌肉痛发病，CK升高为特征的少见疾病。报道显示该病末梢血嗜酸性细胞上升到10%左右，肌肉组织见嗜酸性细胞和淋巴细胞浸润。

七、Pm/Dm 的流行病学

日本特发性炎症性肌病的患者约为6000人。发病率为 Dm＞Pm＞overlap（并发癌症、小儿及成年人等方面均无差别），但 Dm 和 Pm 差别不大。IBm 在日本少见，但不排除有漏诊的病例。

发病年龄：Dm：小儿到老年均有，小儿发病率20%以下；Pm：从青年到老年，小儿少见；IBm：50岁以后发病。

八、小儿炎性肌病的临床表现

小儿发病的肌炎多数是 Dm，Pm 少见，但也有无皮疹，明确诊断小儿 Pm 的病例报道，此种病例以后是并发其他风湿病的重叠综合征，抑或皮疹后发的 Dm，两种可能性均要考虑。

经治病例：10岁发病时无皮疹，确诊 Pm，激素治疗缓解，但12岁时肌炎复发，同时开始面部蝶形红斑，但无 SLE 其他表现，变更诊断为 Dm，但今后可能进一步变更为 SLE+Pm。

统计日本的101例小儿 Dm，对，其中的53例进行研究，很少提及 Pm。加上小儿47例 Dm 和小儿25例 Dm，对小儿 Dm 的临床表现进行总结。

小儿 Dm 一般预后很好，80%的对激素敏感，呈现单循环式，但多数病理表现见到血管炎，临床上也有时见消化道血管炎的严重病变。发病年龄和预后似乎无关。分析上述3个文献，病死率及其埭因如下：①4/53，死亡原因不明。②1/47，消化道出血。③4/25，消化道出血和呼吸功能不全。

从②的结果看，早期足量的激素治疗，约78%的缓解，但未足量激素治疗的缓解率只有33%，足量而不缓解的人群，诊断时已有广泛的皮肤血管炎，明显的肌肉钙化，发生率为6/47，其中女孩为5/6。

呈现血管炎病理改变和消化道溃疡的小儿 Dm 患者，属于急进型（BankerS），有别于预后较好的病型。

和成年人患者显著不同之处是，小儿 Dm 有肌炎以外的并发症，钙化发生率高，并发癌症少见，记录间质性肺炎少见，上述文献 C 中的呼吸不全而死亡者，是呼吸肌肉麻痹还是误咽性肺炎，无法区分。

钙化：病程中有近半数出现。成年人患者很少出现的肌肉及皮肤钙化，部分病例呈现骨样改变。也见筋膜板状钙化，广泛的皮下网格状沉着，钙盐混浊后液化潴留，部位不局限于肌炎或者皮疹部位，臀部和膝以下也有。也有的病例早期即出现，但多见于皮疹肌肉症状临床治疗缓解年余，激素维持治疗的门诊患者。也有的报道板状硬化，随后自然缓解。

并发癌症：未见到，上述3个文献为0，大规模调查亦如此，瑞典并发癌症的 Pm，Dm 103 例患者中，16岁以下者为0。日本的问卷调查，68例小儿 Dm，癌症为0。

例外的1例报道，Pm 同时患免疫母细胞肉瘤 [immunoblasticsarcoma]；病例回顾中，血液恶性肿瘤5例，脑肿瘤2例。

间质性肺炎：少见。

第五节 Pm和Dm的诊断标准

常使用Bohan和Peter制定的标准：①对称性近端肌无力。②肌酶升高。③肌电图显示肌源性改变。④肌肉活检有炎症细胞浸润。⑤典型的皮疹。

Pm满足①～④为确诊，Dm满足①～④中的3个项目，加上⑤，为确诊。满足上述的肌肉改变中的3个为可能诊断，满足2个高度怀疑。

加上其他改变，其诊断的可信度增高，例如颜面肩胛上肢型肌营养不良症，肌肉活检也有炎症细胞浸润，符合3个临床项目，因为CK也轻度升高，或许满足4个项目，但如果颜面部肌肉病变而下肢肌肉正常，也不能考虑Pm和Dm。

治疗不必等待确诊后。抗核抗体阳性的病例，如果能够排除其他肌病，也无需肌肉活检。高度怀疑时，如同时伴有间质性肺炎，就可以诊断肌炎，也可以开始激素治疗。高度怀疑时，缺乏肌肉表现，不要治疗，观察病情演变。

日本研究班的诊断标准：根据谷本等的报道，包括了病变特征和统计资料。列举的数据，来自多中心的问卷调查病例。

1. 皮疹 ①紫红色上眼睑水肿性斑。②Gottron征，指关节伸侧面的紫红色、角化性或萎缩性斑，或红斑。③肘膝伸侧面轻度隆起的紫红色斑。

2. 近端肌无力。

3. CK或缩醛酶升高。

4. 自发的肌痛或压痛。

5. 肌源性肌电图表现。

6. 抗JO-1抗体阳性。

7. 非破坏性的关节炎或关节痛。

8. 炎症反应（发热T>37℃，CRP升高或者红细胞沉降率>20mm/h）。

9. 肌炎的病理改变。炎症细胞浸润伴肌纤维变性或者坏死；活化的吞噬细胞；肌细胞核的中心化；或肌肉的再生改变。

满足1的①，②，③任一项目，加上2～9的4个或以上项目，诊断Dm。敏感性94.1%，(127/135)；用皮疹和SLE、硬皮病区分的特异性为90.3%(214/237)。

满足2～9的4个或以上项目，诊断Pm。敏感性98.9%(180/182)；和其他神经肌肉病变的特异性为95.2%(373/392)。

第六节 诊断 Pm 或 Dm 后的对策

一、肌炎的病情评价方法

用徒手肌力检查和血清 CK 值评价病情，其他的肌酶非必须的，但可参考。

肌蛋白或者肽：血清 CK、醛缩酶、肌红蛋白、LDH 及 GOT 等升高，提示肌肉破坏，有肌肉症状而上述检查均正常，原则上否定肌炎的诊断，但至少 Dm 例外。

CK 是最常测定的肌酶，肌营养不良患者，根据病型显著升高或正常。运动神经元病，一般正常，有时轻度升高。CK 在炎性肌病中，从正常到显著升高均可见到，所以 CK 值并不是鉴别以上 3 组疾病的决定性因素。

在治疗 Pm/Dm 的过程中，CK 值作为衡量改善程度的指标。

CK-mB 亚型为心肌型，正常值 < 4%，骨骼肌再生时也产生，有时达到血清中 CK 值的 25%Pm 和 Dm 活动期也有升高者，但并非全如此，肌钙蛋白 T 也同样升高。

尿肌酸比 = 尿肌酸 /（尿肌酸 + 尿肌酐），留取 3d 尿液取平均值测定，尿肌酸比升高 > 10%，是肌肉量减少的指标，由于肌肉不能转换肌酐，使尿排泄肌酸的比例增加，但不能区分原因。此数值在肌肉明显再生后恢复正常，也可以作为恢复的指数，但不能用来评价早期的治疗效果。

肌肉损害时，血液中的肌红蛋白浓度升高更早于 CK，肌炎活动时的改变和 CK 平行，因为是小分子物质，容易从肌肉中游离从尿中排泄，脱水和酸中毒时造成肾小管损伤。

Pm/Dm 的肌红蛋白很少造成肾毒性，骨骼肌溶解和大范围烧伤等，会导致严重后果，但和 Pm/Dm 的病情不同。

二、CK 在初期治疗的意义：评价病情进展的速度

（一）CK 高值

肌电图确认肌源性损害，CK 升高的肌炎，是绝对的治疗适应证，应尽早开始激素治疗。

（二）CK 轻度升高

考虑以下几种情况。

1. 初发时的治疗　一般入院后只需静养，CK 就会明显下降，有时轻症病例（或者高度怀疑的 Pm 及 Dm），也会恢复正常。

Pm 时，肌肉症状不明确，假如 CK 正常，不需治疗而观察病情，有的 Pm 自然恢复，Pm 可以看作异质性的综合征。

Dm 时，需要引起警惕，本院的 Dm 患者，治疗后结局是，或者 CK 升高肌肉症状也明确了，或者发生间质性肺炎，但无自然缓解的病例。

经治病例：1 例 Dm 只有皮疹，激素软膏治疗后皮疹略减轻，但 3 个月后发生急性间质性肺炎而介绍就诊，数日后死亡，DAD 的可能性很高，但没有尸解。呼吸功能不全而激素无效，需提前服用激素的结论不成立，也没来得及使用环孢素。

2. 慢性病程就诊的病例，再次治疗者或者初次治疗　未治疗，或者激素治疗不充分，导致疾病迁延，甚至肌肉萎缩，有时 CK 正常，也认为疾病活动。认为此时仍有激素治疗的余地，

但是否应该治疗,要从下列几点综合判断:肌无力的程度、肌肉萎缩的程度、年龄(高龄则不太适应)、发病后的时间,如果已经治疗,则要与类固醇性肌病鉴别。

此时肌电图的异常,并非激素治疗的根据。也有的病例肌电图异常而临床缓解,也有非肌炎原因而发生肌肉失用性萎缩。已经治疗现用维持量激素的病例,也见 CK 超过正常值,只需继续观察而肌肉症状不进展。

三、CK 正常的 Pm 及 Dm

和轻度肌炎的 CK 不升高不同,已经确诊肌炎,开始治疗时而 CK 正常。所谓的 1%～5% 的特发性肌炎 CK 正常,即是如此。此时缩醛酶的轻度升高,是肌炎的诊断条件。

部分 Dm 存在肌炎,但所有的肌酶均不升高。细胞浸润局限于肌束周围的血管时,往往 CK 正常,此时的病理改变以 Dm 居多。

报道 7 例患者,均具备炎症组织改变,包括了肌无力、肌电图肌源性损害、细胞浸润和肌纤维变性等,但 CK 正常,其中 2 例缩醛酶和 GOT 的其中一项正常,全部病例 LDH 均升高,但可能并发间质性肺炎或者癌症。1 例 CK、缩醛酶和 GOT 均正常,但肌活检有明确的肌纤维变性、再生和坏死。这些 Dm 并发癌症或者致命性间质性肺炎的概率,高,分别是 3/7,2/7,所以作者认为 CK 正常是预后不良的征兆。

数个报道称风湿病和肝损害中的血清 CK 值基础水平,比对照组偏低,但上述病例是否与此有关,尚未明确。

四、CK 值与肌无力不相关

初诊或入院时,测定多数 Pm/Dm 病例的某一横断面的 CK 值和肌力水平,两者不平行。

所谓的"轻度的肌炎",定义为小剂量激素即可缓解者,符合临床实际。CK 升高和肌无力均轻微者,一部分可以称为轻度,但并非全如此。

CK 值不是病情程度的指标,所以不能根据 CK 值决定激素的用量,CK 显著升高,也不表示适合激素冲击。

CK 显著升高+明显的体重下降+快速且重度的肌无力(包括呼吸肌麻痹等)时,可以称为重症,但未必"难治性",意思不等同于"激素治疗无效"。

长时间不治疗或者激素治疗不充分,导致病情迁延者,在康复上为难治性,但经过数年的努力也能够恢复。

有人认为 CK 值和活检中的肌纤维坏死相关(JReumatol,1988,15:1401),但并非每个病例均一致。

以下随意举几个 CK 值与肌无力无关的病例,均为常见病例,无特殊性。全部病例肌电图均肌源性损害,记录的 CK 值测定方法不一样,所以 CK 值以正常值上限的倍数表示。

Pm 患者,第 3 次复发,本科初诊时 CK 值高出正常值上限 40 倍,活检肌肉肉眼见大部分脂肪变性,组织病理也无法确定细胞浸润,肌力 $4^+/5$,轻度下降,激素治疗后完全恢复。

Pm 患者,CK 值高出正常上限 20 倍,肌活检显示高度细胞浸润,但肌力正常,为 5/5。

Dm 患者,并发癌症,CK 高出 3 倍,肌活检正常,肌力较低,为 $3/5 \sim 4^-/5$。

Dm 患者,并发轻度间质性肺炎,CK 高出 2 倍,肌活检正常,肌力 5/5,单纯静养后 CK 正常。泼尼松 40mg 开始,缓慢减量至 27.5mg 时,CK 再度升高到正常值 5 倍,间质性肺炎加重,激素冲击治疗。

mCTD 患者，CK 高出 3 倍，肌纤维坏死，大小不一，肌力 $4^+/5$，泼尼松 40mg（0.8mg/kg）治疗，CK 不下降，仍有肌痛，直至 60mg 后 CK 正常，肌炎缓解。

从以上病例看出，CK 值、肌力、肌肉活检等任何一项，有轻度改变时，不等同于少量激素治疗的轻症。相反，虽然肌肉脂肪变性，通常剂量的激素依然能够完全恢复肌力。

第七节 Pm 及 Dm 并发症的评价

一、并发症一览

（一）SLE，硬皮病及与 mCTD 的鉴别

出现皮肤硬化、尿检异常（蛋白或沉渣）、白细胞减少、血小板减少、胸腔积液等任何一项时，均非单纯的 Pm/Dm。明确的 SLE，伴有轻度的肌肉异常时，不是重叠 Pm，而是单纯的 SLE，此时不需肌肉活检。

可能并发硬皮病时，最好不马上进行食管钡剂造影检查来评价病情。肌炎患者有可能发生钡剂的误咽，少量虽然不会招致严重后果，但有无食管蠕动功能下降，对治疗方案并不重要，药物治疗后也不消失，可以等待肌炎好转后再做评价。

重叠 SLE 或者硬皮病（硬皮病 +Dm，也称作硬化性皮肌炎（sclerodermatomyositis），激素的用量通常与 Pm 及 Dm 相同。激素对硬皮病的皮肤硬化，效果不确定，或改善，或不变。部分硬皮病 +Pm，活检缺乏炎症细胞浸润，激素很难有效。

据日本自治医科大学病例统计，非 mCTD 的 18 例重科综合征，发病时的分类如下（→指移行，+ 指伴发）：SLE → Pm：5 例；Pm → SLE：0 例；Pm+SLE：4 例；PSS → Pm：3 例；Pm → PSS：1 例；PSS+Pm 或 Dm：5 例。

文献报道也有 Pm → SLE，所以 SLE 和炎性肌病的关系，可以是先发、同时或迟发。

mCTD 的肌炎：有两种情况，少量激素即能缓解者和通常的大量激素方能缓解者。和单纯 Pm 不同的是，mCTD 或重叠其他风湿病时，容易出现肺动脉高压，所以必须做心脏多普勒检查，mCTD 出现肺动脉高压症者，往往以炎性肌病为主。

（二）间质性肺炎（见后述）

（三）误吸造成的肺炎、呼吸肌障碍

初诊时少见，多数是住院后出现的。

（四）胸膜炎（胸腔积液）

并发活动性间质性肺炎时多见，但单纯 Pm 及 Dm 很少出现，否则考虑重叠 SLE 或硬皮病或癌性胸腔积液，或者激素治疗后并发了结核在内的感染。

（五）心外膜炎

Pm 及 Dm 可以并发，有心包积液。

（六）并发恶性肿瘤

Dm 必须想到，Pm 则不必（见后述）。

（七）心肌损害

有传导阻滞、心律失常和心肌炎等。

要根据心电图和心脏超声评价，如同前述，单纯的 CK-mB，肌钙蛋白 T 升高，不能立刻判定并发心肌梗死或者心肌病。

根据日本研究班 Pm/Dm 的调查报道，统计结果如下：心电图显示的心肌损害：Pm8%(10/131)，Dm11%(10/89)。传导阻滞：Pm7%(9/132)，Dm11%(7/90)。

如果考虑到激素治疗有可能继发高血压和动脉硬化，据统计病程中的心脏并发症接近40%。

（八）脂膜炎

四肢近端部位及臀部皮下硬结，是 Dm 少见的并发症，为肌炎波及脂肪组织造成。炎症肌肉邻近的脂肪组织见中-核细胞浸润，不同于 Weber-Christian 病的中性粒细胞浸润。也有皮下结节和肌炎同时发病，或 1 年前先发皮下结节。根据日本和欧美的数个报道，及个人经治病例 1 例的总结，结果如下：多数为 Dm（仅见 1 例 Pm 并发报告）；和间质性肺炎的并发率，等同于一般的 Dm；与恶性肿瘤无关；预后与普通的 Dm 相同，激素治疗后缓解，遗留皮肤凹陷。

（九）皮下及肌肉层钙化

参见"小儿肌炎的表现"，成年人 Dm 偶有钙化。小儿发病要与进行性骨化性肌炎（myositis ossificans progressiva）鉴别，报道有抗 Jo-1 抗体关联的钙化和骨溶解。

（十）皮肤坏死（见后述）

（十一）关节炎

约半数的 Pm/Dm 伴发多关节痛或者肿胀的关节炎，包括大中关节及手的小关节，早期发病或者先发于肌炎年余，激素治疗肌炎后大部分缓解，但也有慢性化，甚至手指关节半脱位，也有报道称与抗 Jo-1 抗体关联。肌炎缓解后，有时关节炎病情单独活动。

治疗原则是防止骨破坏。1958 年旧的 RA 标准中，有其他风湿病就不能诊断 RA，所以以前文献不记录 Pm 及 Dm+RA，但确有部分病例满足 RA 诊断标准（1987 修订版）。笔者观察本院 35 例 Pm，3 例出现上述表现，肌炎缓解后关节炎仍持续发展，及 MRI 认定的手滑膜炎，使用改善病情药（DmARDs），但观察数年未见明显的关节变形。

（十二）假性肠梗阻

Dm 极少见的并发症。

二、间质性肺炎

在 Pm 及 Dm 患者，间质性肺炎的评价及治疗，要优先于肌肉的炎症。

（一）分类

近半数的成年人 Pm 及 Dm 并发间质性肺炎。据前面的研究班统计，X 线显示的肺纤维化，成年人 Pm 为 28%(25/89)，成年人 Dm31%(41/132)，但根据随后的自身免疫病研究班调查报道，成年人 Pm 为 54.6%，成年人 Dm58.1%。Pm、Dm 及重叠综合征均可出现，但此时并发肿瘤者少见，小儿肌炎少见。发生于肌炎的任何时期，先发、同时、后发均可。

根据肌炎患者的开胸肺活检病理报道分为：闭塞性细支气管炎伴机化性肺炎(bronchiolitis obliterans with organizing pneumonia, BOOP)、寻常型（普通型）间质性肺炎(usual interstitial pneumonia, UIP)、弥散性肺泡损伤(diffuse alveolar dAMAge, DAD)、细胞性间质性肺炎(cellular interstitial penumania, CIP)。另外有脱屑性间质性肺炎(desquAMAtive interstitial pneumonia, DIP)、非特异性间质性肺炎(nonspecific interstitial pneumonia, NSIP)。BOOP 后来被改为隐源性机化性肺炎(cryptogenic organizing pneumonia.COP)。另一方面，急性间质性肺炎(acute interstitial pneumonia, AIP)的分类可能要改变，但在此作为习称来记录。

淋巴细胞增生(lymphoid hyperplasia, LH)，在 X 线显示结节影而非间质性阴影，要与恶性淋巴瘤鉴别，BOOP 有时也显示结节影，但一般与胸膜连接。

淋巴样间质性肺炎(lymphoid interstitial pneumonia, LIP)有时并发干燥综合征，但非风湿病造成，是淋巴细胞增生性疾病。

BOOP 和 CIP 激素治疗有效，但也有例外。BOOP 是细支气管肺泡炎，有细胞浸润，细支气管腔内、肺泡管和肺泡内肉芽组织增生和渗出物（机化产物），导致闭塞为特征，X 线阴影为双侧散在性，有时单侧及肿瘤样。

UIP 一般对激素不敏感且进展较快，治疗困难。

DAD 预后最差，激素疗效差而发展成致命性的呼吸功能不全。有时被当成 ARDS（上述的 AmRevRespirDis），但 X 线表现有所不同，现在此种重症病已被广泛认同。间质性肺炎 CT 上的浸润影是病情活动的指标，DAD 有时危重，但缺乏浸润影。部分抗 Jo-1 抗体阴性的 ADm 容易伴发 DAD，激素不敏感，典型病例发病后数日到数周进展到呼吸功能不全，但并不都遵循同样演变。有的 Dm 伴发的间质性肺炎，通常的激素治疗即缓解，但病程中复发而成为难治性病例而死亡，排除感染后，尸解确定为 DAD。

（二）间质性肺炎的评价方法

1. 概述　组织病理诊断靠胸腔镜下肺活检或者经纤维支气管镜肺活检(TBLB)，但现在对间质性肺炎的认识虽称不上完全，但已经相当丰富，确诊的 Pm 或者 Dm，不用组织病理诊断，单凭临床表现即能确诊间质性肺炎，随即治疗，未必是盲目行为，反而因治疗迅速而临床改善。反之，等待组织病理期间，病情进展会造成急件加重；无组织病理而误诊病情，遗漏新的发现等，综合各个方法的优缺点后，认为出现临床表现即开始治疗者，获得疗效的机会较多。假如能够迅速地获得组织病理，随即治疗，无疑是最好的。怀疑 DAD 时，从长远出发，应该明确组织病理。有关此病型的知识现在依然很少，所以认为其病情为异质性。

为了决定治疗方案而必须肺组织活检的情况，见于初期诊断怀疑血管浸润性的恶性淋巴瘤时，或 Pm/Dm 的治疗过程中，怀疑可能是药物性因素时（嗜酸性细胞是其线索）。

2. 单纯 X 线正侧位片　包括 Pm 及 Dm 在内的风湿病并发的间质性肺炎，X 线显示从双下肺背侧开始的网格状阴影。但 BOOP 是不定的散在阴影，DAD 也未必下肺为主。淋巴细胞增生(LH)是局限于各个部位的结节状阴影。

侧位片早期出现下叶的透光性降低，CT 能够检出更早期的变化，但超早期的改变是否是治疗适应证，仍是研究的课题。

3. CT　在分析间质性肺炎的表现时（如阴影分布和有无浸润影），CT比单纯X线更有意义。见到从双侧、背侧、胸膜下开始的小圆状族集影，和浸润影或者含气支气管征（airbronchogram）共存时，是急性活动性表现，明确的治疗适应证。

蜂窝肺或者肺大泡（bulla）形成，是进展的结局（一般是UIP），但陈旧病变中还有浸润影时，仍是治疗的适应证。也有亚急性多发肺大泡形成。吸烟患者，同时有肺气肿时，则加速了肺大泡的形成。

BOOP为散在性病变，原则上是存在和胸膜连接的浸润影，但显微镜下胸膜下含气，意义不同于CT上的表现。BOOP多发于RA患者，参见"类风湿关节炎"CT片。

4. 鉴别　区域性的改变不是风湿病的肺损害（LH例外），强烈提示感染，单侧也是同样。但间质性肺炎有时以单侧为主，特别是BOOP。孤立性的BOOP样阴影，伴发闭塞性肺炎，散在出现时，要注意与军闭菌肺炎、病毒性肺炎、支原体肺炎等造成的类似阴影鉴别。

药物性和放射线照射后继发的间质性肺炎的病变分布，原则上也不遵从上述的风湿病肺病变的模式。

5. 弥漫功能下降（Dlco＜70%）　见于进展到一定程度的限制性病变，不是平期病变的指标。无肺活量下降而Dlco降低时，考虑以SLE、mCTD和硬皮病为主造成的肺动脉高压。

6. 动脉血气分析　PaO_2下降是疾病进展的重要指标，即便安静时数值下降不明显，为了明确活动后的PaO_2数值，要测定步行前后的氧饱和度或者PaO_2。

7. 放射性镓扫描　镓沉积和活动性病变一致，是判断有无治疗适应证的重要指标，但临床上病变进展认定有治疗适应证时，有时反而无沉积表现。单纯的镓沉积像，很难判断是否绝对的治疗适应证。

8. LDH及CRP　X线上显示间质株肺炎时，必须评价其活动性。轻度肌炎，CK轻度升高而LDH升高明砧，提示间质性肺炎很可能是活动性的。

LDH数值与间质性肺炎严重程度不平行，假如LDH正常，很难考虑其活动性需要治疗，似也有例外病例。即便进展到呼吸不全，LDH只超过正常值上限10%，但未见到LDH正常而病情活动者。UIP的病程多以年计兑，通常LDH正常。

LDH和CRP，作为治疗过程中间质性肺炎复发的数据极其有意义，先于X线改变。似包括卡氏肺囊虫肺炎在内的感染，也不能完全遵循上述变化。

9. KL-6及SP-D　KL-6是Ⅱ型肺泡上皮细胞和细支气管上皮细胞分泌的黏蛋白，在血清中能够检测到，升高也见于肺癌和肺感染，被看作间质性肺炎的活动性指标，特发性间质性肺炎患者经常检测。硬皮病及肺纤维化站和UIP病理相通，KL-6也升高，和肺活量及Dlco逆相关。类风湿关节炎的活动性间质性肺炎升高比例8/9。根据日本自治医科大学金子等观察，约1000例的风湿病+间质性肺炎患者（Pm，Dm，SLE，RA，微多血管炎等），按活动性与否分为2组，活动期明显升高（基础疾病不同，KL-6的平均值有差别）。硬皮病+慢性肺间质纤维化人群中，发病后数年的病例，KL-6及肺表面活性蛋白D（surfactantproteinD，SP-D）下降。报道110例风湿病+间质性肺炎，其SP-D与硬皮病等其他风湿病比较明显升高。

KL-6数值的变化如同上述，但也不能当成所有病例的活动性指标。一部分病例随病程而变，SLE的间质性肺炎活动期也有不升高者，升高的病例有典型的急性狼疮性肺炎的X线表现，微多血管炎的肺损害非活动期也升高，mCTD 肺损害持续升高，但不治疗肺内也不改变，令人关注的是，推断 ADm+DAD 的死亡病例中，KL-6 急剧升高。

现在 KL-6 的变化，与影像学、动脉血气分析、CRP 及 LDH 等的演变，及 CT 的浸润影等常规方法比较，尚无报道确定有优势，即常规方法不能证明疾病活动时，治疗不能单纯根据 KL-6 升高。

但 KL-6 是唯一有可能预测 DAD 的指标，该病进展速度以至于常规方法来不及检测，所以在无肌肉表现的 Dm 病例，测定 KL-6 意义很大，只要升高，或许开始尽最大限度的治疗。从经治病例看，原本很微小的 CT 间质性阴影消退，撤减环孢素，但这是否为了防患于 DAD 未然肯定存在疑问，也有可能治疗过度。

10. 抗 Jo-1 抗体 据统计 30% 的 Pm 和 5% 的 Dm 出现，在炎性肌病有特异性，而且阳性者，间质性肺炎的并发率增高。总结诸报道，72% 的阳性者并发间质性肺炎。抗 Jo-1 抗体阳性的间质性肺炎，一般认为预后较好。本抗体不是抗核抗体，抗核抗体阴性也要检查。

本院 2 例误诊病例，将抗 Jo-1 抗体阳性患者当成结核。男性患者，发热，CK 升高，发现肌肉有肉芽肿及结核菌，抗 Jo-1 抗体阳性，胸部 X 线延迟出现粟粒状阴影。是肌炎+肺结核，还是肌炎引起的肺病变不明确。另一例是 PCR 检测到结核菌而明肺结核，前面医师因为当初患者含糊诉说肌无力，偶然测定抗 Jo-1 抗体，发现数值升高。

另外报道 1 例患者，原因不明的皮下肉芽肿，确诊抗 Jo-1 抗体阳性的 Pm。

（三）间质性肺炎的治疗适应证

1. 从临床判断 要点是需要治疗的病例要尽早开始治疗。从治疗的反应出发，为了今后研究更合适的治疗方案，确定组织病理，积累病例的重要性毋庸置疑，但确诊的 Pm/Dm 并发的间质性肺炎，在几天内迅速开始治疗，左右着存活期或肺功能，见惯皮肌炎的风湿科医生，对此特别有感触。

（1）急性发病（以日、周计算）、亚急性（以月计算）、慢性（6 个月或年计算）等任何一种发病形式的判断，均要从呼吸道症状、单纯 X 线表现、CT 及动脉血气分析出发。

（2）化验检查以 LDH 及 CRP 和红细胞沉降率为主，放射性镓扫描为参考，来判断是否活动。和 CK 不平行时，LDH 是间质性肺炎的活动指标。

（3）急性亚急性及正在活动时，是激素治疗适应证，UIP 发生率较低，但病情进展时也是治疗适应证。

（4）急性间质性肺炎时，即使未检查是否并发癌症，也要开始激素治疗。理由如下：有癌症但不能等待手术，且手术后有可能因扩散而加重，而且肌炎的治疗要等待手术后。Dm 并发间质性肺炎需要治疗时，癌症的并发率较低。根据 569 例 Dm 的调查，及经治病例 54 例 Dm 的调查，其结论一致，只有 1 例重症间质性肺炎并发癌症。Pm 并发癌症发生率低（见后述）。

2. 并发纵隔气肿、皮下气肿 重症间质性肺炎及由此并发的感染，有时出现纵隔气肿。即使无正压通气，也见纵隔气肿扩大，作为重症一般病死率较高。病例报道及数据统计以 Dm 居多，或许反映了 Dm 重症间质性肺炎的高发生率。

三、Dm 的难治性皮肤坏死

关节伸侧面或摩擦部位发红肿胀，形成水疱后，自然坏死，皮肤全层和脂肪组织消失，肌肉和肌腱暴露，形成窦道。

关于本病情的论文很少，部分皮肤科教材可以见到。从以下资料推算，10%以上的Dm并发皮肤坏死，但可能多数病例被误认为偶然并发的蜂窝织炎，由此得出的统计数据不准确。但无菌性的坏死，认为是Dm的自身病变。特别肌炎较轻，以皮疹和间质性肺炎为主者高发，并发癌症者，皮肤坏死似乎为难治性多发性的并发症。

Basset-Seguin等发现32例Dm有5例皮肤坏死，癌症并发者为4/13，非并发者为1/19，即恶性肿瘤多发。皮肤坏死以擦伤为诱因，和压疮相似，但又有不同，多发性坏死类似经治病例的照片。

村田等认为皮肤坏死是预后不良的因素之一，23例Dm中8例皮肤坏死，7例死亡，1例为癌症，6例为间质性肺炎。另外，间质性肺炎肌酶升高不明显时，吞咽困难是预后不良的因素，肌无力程度、肌痛、抗核抗体等和预后无关。

经治病例5例皮肤坏死，4例有间质性肺炎，1例为乳腺癌切除治愈病例。

治疗方法见后述。

第八节 Pm及Dm的治疗

一、肌肉病变的入院治疗（初期治疗到出院前的康复）

（一）治疗要点

炎性肌病要尽可能早期使用合适的激素治疗，但并非紧急到以日计算。

治疗延误和初期治疗激素量不足，导致肌肉萎缩，给判断随后的疗效造成困难，主要是难以区分失用性萎缩和肌炎的肌萎缩，使肌力恢复缓慢。失用性萎缩不同于类固醇肌病的萎缩，一般治疗的原则是不管肌肉的外观如何，以保存肌力为主。两者并存时，其原因仍不清楚。

长期不充分的激素治疗，或总最过多，再加上类固醇肌病，会使临床表现难以把握。

只有皮疹或肌痛而无肌无力的Dm，可以在门诊激素治疗，但时刻注意继发间质性肺炎的风险。

（二）静养的意义

诊断或高度怀疑Pm、Dm，有肌无力时，需要入院治疗和静养。

单纯静养，CK就能大幅下降，但一般不能恢复到正常，需要激素治疗。治疗前必要的并发症的评价门诊就能做到，但从静养本身就治疗价值来讲，立刻入院是最好的选择。如果还能步行，除如厕和洗刷外，将卧床静养约2周，过度的长期卧床静养，将导致肌肉失用性萎缩。

（三）激素治疗

1. 初始剂量

（1）开始不管CK值和肌无力的程度，泼尼松1mg/(kg·d)，或者60mg/d，分3次口服。假如最初的2~3周CK值下降非常缓慢，肌无力短期不恢复也并非无效，增加到1.5mg/(kg·d)；联合甲氨蝶呤（mTX）；γ球蛋白大剂景静脉滴注（IVIG）；将激素变为地塞米松激素；初期量不变延长用药到 8 周等，采取以上任一种措施，或者联合使用。以上方案中不良反应最少的是 IVIG，其次联合 mTX。IVIG 的缺点是价格高，效果持续时间短。

有时尝试激素冲击，但必要性不明确，经验上冲击起效快，所以肌肉损害进展快速，呼吸肌麻痹、吞咽不能时，或许是适应证，但笔者治疗不以此为标准。

（2）明显的肌无力，进展迅速，或者呼吸肌损害者，IVIG 或者初期联合 mTX，假如 CK 很快下降，可以很快停用 mTX。因为 mTX 起效慢，早期仍是激素的疗效。

（3）尝试中等量激素 [0.5～0.8mg/(kg·d)] 的病情，轻度 CK 升高和肌无力，或者 mCTD 伴发的肌炎，因为是轻症，可以开始就用中等量激素。感觉 1～2 周 CK 下降不明显时，迅速加最到 1mg/(kg·d)，缓慢加景会延长疗程。

2. 减量标准（根据标准的疗程）①激素持续初期剂量 4 周，此期间 CK 不能正常化，但下降明显（到原来的一半），可以 4 周后再减量。②随后每 2 周减量 10%。③康复开始后，有时 CK 一过性升高，次日有恢复的迹象，不必激素加量，减轻运动负荷即可。

（四）激素效果不理想时的联合用药

激素无效果时，可能下述联合用药的效果也不理想。高龄患者，要考虑包涵体肌炎的可能。

1. γ球蛋白大剂量静脉滴注（IVIG） 0.4g/(kg·d) 静脉滴注，共 5d，几乎无不良反应（参见"γ球蛋白大剂量静脉滴注疗法"）。也有报道 1g/(kg·d) 静脉滴注，每月 2 次，共持续 6 个月。

报道有明确疗效的双盲对照试验，对照试验的内容是，激素抵抗性肌炎患者分为 2 组，一组给予安慰剂，一组给予免疫球蛋白，治疗后互换。12 例 Dm，9 例正常化，2 例改善，1 例无效 - 虽然肌炎只需入院静养，肌力会有一定程度的改善，但确认皮疹和肌肉病理也有改善。

其他包括非对照性研究，和同等规模的数个试验研究结果看，Pm 有效率高于 Dm，特别是小儿患者有效率更高，但无决定性的差异。成年人 Pm 也有效。

1 例小儿 Pm 发病 14 年，激素和 mTX 均抵抗，虽未完全缓解但疗效显著。

持续缓解或改善时间，根据上面《NEnglJmed》的报道，平均约 6 周，但其他报道也有长期缓解者。35 例成年人 Pm，飞球蛋白 1g/(kg·d) 静脉滴注，每月 2 次，共持续 4～6 个月，改善率为 25/35。观察时间到 (51.4±13.1) 个月，12/25 缓解，7/25 平均 17.1 个月后复发。假如能够避免误吸和呼吸肌麻痹，即使短期改善也有意义。

有关炎性肌病的 IVIG 疗法，有 2 个疑问：得到改善后用药物能够维持吗？对于一般药物抵抗的包涵体肌炎有效吗？

2. 甲氯蝶呤（AnnRheumDis, 1973, 32:536；AnnIntrenmed, 1974, 81:182） 叶酸拮抗药，短期入剂量治疗内血病/绒毛膜上皮癌、恶性淋巴瘤则用冲击疗法 400mg/m^2，小剂量（每周 4～8mg）治疗 RA，炎性肌病用中等剂量。

具体方法：5mg 分 2 次，7.5mg 分 3 次口服，每周口服 1d。能够耐受则每周增加 2.5mg，最大量每周 20mg 或 0.8mg/kg。10mg 以上时如果口服困难，肌内注射或者 1h 内静脉滴注。肾功能不全者，不使用或不加量。完全起效要在 3 个月后。

标准的激素治疗方案减量或复发时，再次治疗需大剂量激素者，适合同时用 mTX，有利于以后激素减量。

在日本似乎很少需要加量，小剂量是否真的有效，尚未明确，但激素 +mTX 每周 7.5mg 即能获得疗效的病例，文献报道及经治病例均有。门诊轻度复发时如何联合使用，见下面的"肌肉症状门诊维持治疗"。

不良反应：详细见"类风湿关节炎"章节"mTX"项。

叶酸不足而引起临床表现时，于 mTX 的次日口服叶酸片 5mg，每周 1 次，可以避免。

小剂量 mTX 即能导致肝损害和骨髓抑制，虽然发生率极低，一旦出现应立即停药。

间质性肺炎与剂量有明确的相关性，多伴有干咳和发热。因为肌炎本身也出现，需要鉴别诊断。mTX 诱发的间质性肺炎的部位不定，和风湿病肺损害的分布可同可异，差别较大时，注意与感染鉴别。不管哪种情况，一旦出现肺间质性阴影，停用 mTX。

血液中浓度低到无法检出时，仍有骨髓抑制和口腔炎等不良反应，测定血中药物浓度意义不大。严重的口腔炎和部分患者出现恶心，提示叶酸不足，是骨髓抑制的危险信号。恶心相对多见，对应的处理是补充叶酸、多潘立酮或甲氧氯普胺。

考虑急性中毒，或初起就有明显的不良反应时，首先使用亚叶酸钙 1.5mg 静脉推注，每 3 小时 1 次，共 9 次，随后每 6 小时 1 次，共 8 次。

3. 硫唑嘌呤（AZA） 常用量是 1.5～2mg/(kg·d)，每天口服，但此量不够，用到 3mg/(kg·d) 效果方能与 mTX 相当，不良反应很少（CurrOpinRheumatol，1994，6:595）。

3～6 个月后疗效明确，不良反应有骨髓抑制和容易感染，少见肝损害。

药物间相互作用：偶然的高尿酸血症时，最好不联用别嘌醇，以避免延长硫唑嘌呤的代谢时间，给正确评价药效造成困难。

4. 环磷酰胺 一般不用来治疗炎性肌病，但报道对激素耐药反复发作的肌炎有明确疗效，500～1000mg 静脉滴注冲击，每月 1 次，2 个月后开始改善。参见"间质性肺炎的治疗"。

5. 环孢素 有人试用环孢素 5mg/(kg·d) 治疗炎性肌病。

间质性肺炎疗效不明确，但激素减量后随之 CK 升高的肌炎，个人经验联合环孢素能够激素减此病例是因 mTX 的不良反应而停用。

6. 血浆置换 本病几乎无血浆置换的适应证。不与免疫抑制药联合，单用血浆置换无效。但对于 Dm，推断有微血管的补体损害。为了达到去除免疫复合物的目的，联合免疫抑制药应该有效；对于 Pm，推断病理为 T 细胞损害，认为无效。

（五）疗效的判断

判断疗效是看 CK 有无明显下降。有时见 CK 难以恢复正常者，使用足量的激素和免疫抑制药（mTX 为主），CK 仍不能完全正常，此时如果肌力改善，其疗效也能够接受。

（六）肌炎复发的表现

顺利下降后的 CK 再度升高，肌肉痛且容易疲劳时，已经排除了不当的康复措施和快速撤减激素等，可判断为肌炎复发。与上述的难治性病例处理一样，激素恢复到减量前用量的 1.5 倍。

假如 CK 升高的同时伴有发热和 CRP 升高，不要马上激素加量，不是肌炎复发，很可能是感染导致肌炎一过性的恶化。Pm/Dm 初发时，肌炎本身会发热，CRP 升高也不少见，但很少经历治疗中复发伴有炎症反应者。肌炎 CK 升高到出现炎症反应的间隔，可能时间很长。此时首先使用抗生素，病毒感染时，病情自然演变后则化验指标正常。Dm 因感染而发热时，也有 CK 升高及皮疹复发，经验是单用抗生素，上述的异常全部缓解。

经治 Dm 病例：门诊激素维持治疗，无症状性的 CRP 升高，入院后检查有无感染，有发热，CK 轻度升高，再次出现颜面红斑，但发现肛门周围脓肿，使用抗生素后，Dm 的临床表现也随之缓解，激素自然未再加量。

激素治疗伴发的高脂血症，经常联合降脂药，会造成 CK 升高，首先停药，再观察病情变化。

（七）并发感染的检测

参见"间质性肺炎的治疗""感染和机会性感染"。

临床表现、LDH 及 CRP 等有帮助，但 LDH 在肌炎、间质性肺炎、感染和类固醇肌病等均升高。

（八）类固醇肌病

参见"激素的不良反应"。

类固醇肌病本身并不决定预后，最终会缓解，激素继续使用原来剂量。

临床表现以大腿部肌肉无力或肌痛为主，肩部和远端肌肉也有但少见，上肢/吞咽肌肉恢复，而腰肢带肌仍无力时，考虑类固醇肌病。但不合适的长期卧床休息，下肢肌无力或许失用性肌肉萎缩造成。

类固醇肌病的 CK、缩醛酶和 GOT 正常，以 LDH 同工酶升高为特征，但并非诊断的必须条件。

类固醇肌病的发生率相对较高，治疗中的 27 例 SLE，6 例出现，泼尼松均在中等量以上，时间在 5～23 周。

病理改变以 II 型肌纤维选择性萎缩为特征，但一般不需要肌肉活检。

（九）肌肉康复（针对重度肌无力）

最初安静休息约 2 周后，开始床上肌力训练，逐渐改为起立和步行训练。连续监测 CK 值 2d，运动幅度以运动后 CK 轻度上升，次日能够恢复到前值为准。适当的单纯肌肉运动（等长性运动）不会引起 CK 升高，可以此为康复的主要内容。病程过于迁延者，包括癌症切除后再开始治疗的病例，CK 轻度升高，其他正常也能够出院，继续在门诊康复治疗。

二、肌肉病变的门诊维持治疗

肌炎复发的监测：开始治疗后肌炎缓解，门诊激素维持治疗的过程中，见到 CK 升高，有时提示肌炎再次复发，有时因运动过量。因为 CK 升高要早于肌肉病变，是激素加量的敏感指标，假如运动过量，只需休息，下一周门诊检查 CK 可能恢复正常。CK 升高和容易疲劳也会同时出现，但很多明显的肌无力，或延后出现者，依然是肌炎复发。激素治疗抵抗的病例，很多报道主张试用 IVIG 和环磷酰胺。但缓解后的患者，再次 CK 升高和肌无力时，门诊激素加量（30～40mg/d，分次口服），或者联合 mTX，多数缓解，无需再次入院治疗。

经治肌炎病例：门诊无症状的 CK 再次升高时，激素原量维持，加用 mTX 每周 7.5～10mg，很多患者的 CK 恢复正常，但因为效果不如激素明显，不能代替激素加量。复发伴有轻度肌肉异常时，本人强烈推荐泼尼松 5mg/d 而不再加量，曾试用 mTX 每周 15mg+ 环孢素，但根本无效，改为泼尼松 30mg/d 后迅速缓解。

初发时的上述不彻底的激素治疗而失败的病例，前面已经叙述。维持量激素时再次复发的病情不同于初发，或 CK 升高立即治疗则容易起效，以上两种均可见到。

男性 Pm：激素维持中 CK 再度升高，门诊规范治疗的参考病例（表 21-2）。

表21-2 Pm门诊规范治疗病例

	1个月	2个月	3个月	4个月	5个月	6个月	7个月
CK（<150）	84	186	277	1156	1495	558 316	170 49 26
泼尼松（mg/d）	15	12.5	12.5	12.5	35	30 27.5	25 25 22.5

但经治的病例，每次根据1个月前的化验值判断疗效。上面的对策滞后，不算好的治疗方案，激素撤减过程中，要以当天的化验数据为准。

轻度的CK升高，或许是运动后一过性的，不能立即激素加量，上表中的数据，激素应该加量的时间是第3个月。经过上述的治疗过程，肌肉病变未再恶化，仍从事工作中。

上面是1例常见的复发形式，但平时并非如此简单能够控制。

经治病例：12岁Dm女性，每月监测，已经持续2年完全正常的肌炎，但泼尼松从5mg/d→4mg/d时复发，CK从正常突然升高到2000，有强烈的疲劳感。要求入院进行治疗，选择和初发时相同的方案，同时因开始出现颜面部红斑，将Pm修正诊断为Dm。

激素减量过程中（1～2年）停用mTX，但不要和撤减激素同时进行，确认经过1个月而CK不升高时，进行下一步方案。

一般肌炎缓解后，再经过2～6年可以停服激素，但并发间质性肺炎时，减量更要慎重。

三、间质性肺炎的治疗

病情进展时，如同前述需要治疗。DAD的治疗方案，现在的观点是激素耐药且有生命危险，必须尽早使用环孢素。

轻度的Pm，或者只出现皮疹的Dm，间质性肺炎本身也需治疗。单独的间质性肺炎和肌炎并发的，其治疗方针相同，现在推荐的治疗指南是总结病例报道后汇集而成。

肌炎激素治疗过程中，假如出现肺部阴影，和感染的鉴别非常重要（参考"SLE"）。

（一）激素治疗

大体和肌炎的方案相同，但间质性肺炎与肌炎的不同点是甲泼尼龙冲击治疗，效果明确，起效迅速，且甲泼尼龙向肺组织移行的速度比泼尼松快，其理论根据和冲击的方法参见"激素冲击治疗"。

治疗间质性肺炎，开始使用的时间及起效时间均要快速尤为重要，太慢对病情不利，甚至是致命的。

甲泼尼龙1g静脉滴注，共3d，第4天开始口服甲泼尼龙0.8mg/(kg·d)，或者泼尼松1mg/(kg·d)。

口服泼尼松出现间质性肺炎轻度的复发征象时（如LDH再度升高等），更换为等量的甲泼尼龙口服很有意义，有时不用加世也能控制病情。

（二）环孢素

由Gruhn等最初试用。据说1～2周后显现动脉血气的改善效果。口服药量要使每次给药前的血药浓度维持在100～200ng/mL。口服要求：2～5mg/(kg·d)连续服用。必须维持的时间不统一，但根据日本自身免疫病调查研究班（1998年）的经验，如果有效应持续服用2年。停药前逐渐递减，立刻停用有复发的危险。

不良反应是肾损害，一旦出现 BUN 及 Cr 升高要立刻减量，出现高血压则联合降压药。但从发病率看，最大的不良反应仍是容易感染，因为细胞免疫功能下降，要注意卡氏肺孢子虫感染、CmV 感染（参见"感染和机会性感染"），已知的其他不良反应有多毛、震颤和低 mg^{2+} 血症等。

DAD 或者致命性间质性肺炎的治疗要点：抗 Jo-1 抗体阴性的 ADm 或肌炎，轻症的 Dm 发生间质性肺炎时，不要等待组织活检的结果，立即环孢素治疗，一般联合激素，因为有可能是包含 DAD 在内的致命性间质性肺炎。也有推荐比上述血药浓度更高的药量。也有观点是激素无反应后再考虑环孢素，但从下面的理由看是不恰当的。

如此迅速的处理 DAD，也不能保证有效，治疗较晚的病例，预后明显不好，似结局是开始时的较高的 PO_2 与生存率呈正相关，报道的病例数较少，最终结果仍不明确。经治病例：DAD，PO_2 非常低，入院当天即环孢素 + 激素治疗，但最终未能挽救生命。

已经有数个样本较大的病例报道，认为激素及环磷酰胺治疗 DAD 无效，报道唯一有效的是环孢素，但其病例已经使用过激素治疗（有时联合环磷酰胺），激素 + 环磷酰胺 + 环孢素联合治疗的效果，是否等同于单用环孢素，尚未知晓，因为对照研究较为困难。联合治疗后，统计有效和无效病例，应该知道大体的疗效。

另一方面，DAD 并不只局限于 ADm 病例，也有的间质性肺炎开始对激素有效，复发时被诊断为 DAD。所以激素不敏感的病情，开始未必就是单一的疾病，反复的组织病理检查似乎有意义，但如概述所言，安全性很难兼顾。

对于 DAD 以外的难治性间质性肺炎，经验上激素加环孢素有效。也有试用于 NSIP 的想法，但笔者的病理学知识有限。

（三）环磷酰胺

使用顺序上看比环孢素要低，但一直试用于治疗激素抵抗性间质性肺炎，所以总结治疗经验的报道中，多数是难治性病例。大剂量激素加上环磷酰胺，免疫抑制作用被放大，造成的最大不良反应是增加了感染的风险。

不良反应还有成年女性不可逆的停经，预料之外的严重骨髓抑制，口服出现出血性膀胱炎等，长期使用也有远期发生恶性肿瘤的风险。必须说明上述风险，征得患者同意后使用。

环磷酰胺本身诱发间质性肺炎的发生率虽低，但确实存在，已有病例报道肌炎外的疾病，发生时环磷酰胺总累积量在 3600mg 以上。有的病情另当别论，不是继发的间质性肺炎。有时发生于恶性肿瘤的治疗中，为药物导致，临床表现和 mTX 造成的间质性肺炎相同，停药则病情改善，但也有呼吸功能不全而死亡者。

环磷酰胺冲击疗法：$500mg/m^2$，静脉滴注 1h，为了防止出血性膀胱炎，保持当日及次日尿量 2000mL 以上，但冲击疗法极少发生这种不良反应（自验 Dm 病例出现过）。白细胞减少 2 周后为最低点，但如果 > $1×10^9$/L(1000/Ul)，1 个月后加量至 $750mg/m^2$，反复应用可能出现骨髓抑制，但骨髓抑制的程度每次均不同，也可能下降到预料之外。

口服：100mg/d，连续服用，不良反应比冲击治疗多，约在 2 周后显现疗效。

根据病例报道，应用环磷酰胺冲击治疗抗 Jo-1 阳性的 2 例 Pm，口服治疗 1 例 Dm 有效，无法区别其效果是否为联用的激素，但环磷酰胺能够使激素减量，有利于减少不良反应，避免激素冲击治疗。

（四）乙酰半胱胺酸吸入

作为辅助治疗，和其他疗法联合。表面活性剂有抑制活性氧的效果，1g+生理盐水10mL雾化吸入，每天2次。

（五）疗效判定

应该达到CRP转阴和CT的浸润影消失。希望X线间质性阴影减少，横膈膜或心脏轮廓清晰，PaO_2得到改善。

（六）间质性肺炎复发和并发感染共同的检测方法

稳定时每周检查1次CRP和LDH，出现发热，呼吸系统症状/PaO_2/X线表现恶化时，为疾病进展。LDH/CRP与前相比升高，但LDH的敏感性尚有疑问，升高的幅度与病情的严重度不成比例，即使轻度升高，一旦超过正常范围，就要采取下面的对策。

1. 明确有无感染，检查细菌、巨细胞在内的各种病毒、β-D-葡聚糖、卡氏肺囊虫、真菌等。开始抗生素治疗，如果β-D-葡聚糖升高，使用复方磺胺甲噁唑或者氟康唑，如果无效则使用两性霉素B。

2. 假如无感染证据，用单纯X线或者CT再次评价间质性肺炎，放射性镓核素扫描也用于监测治疗过程，但敏感性低，如果间质性肺炎恶化，视病情采取下列任何一项治疗措施：激素加量，或追加冲击治疗，或追加环孢素，或追加环磷酰胺等。

3. 呼吸系统症状、PaO_2及X线等均无恶化，CRP阴性，LDH单独升高，等待一段时间再次检查，仍然单独LDH升高，无临床症状，或许是类固醇肌病，只需临床观察。

假如以上表现出现在激素减量过程中，减量要比预定时间推迟1周，检查LDH以外的参数和呼吸系统表现，仍无变化时再减量。

四、其他

（一）小儿Dm钙化的治疗

钙化主要见于小儿Dm，在皮下及肌肉，部分病例钙化范围广泛，呈现骨骼样，一般比硬皮病（CREST为主）位置要深，硬化前呈液状，内含巨噬细胞。

现在报道伊班膦酸钠注射液（bisph-onates，艾本）有效。据说地尔硫䓬（diltiazem）治疗硬皮病有效，或许能够用于小儿。

依替膦酸一钠无效或效果不明确，但阿仑膦酸钠（alendronate）有效。

地尔硫䓬（dihiazan）用于成年人CREST综合征时剂量较大，240～480mg/d，报道5例全部硬块缩小，但小儿必须使用小剂量。

经治病例：幼年女性Dm，皮疹及肌炎缓解后，遗留多发性皮下钙化，8岁开始地尔硫䓬30mg/d，钙化停止和缩小后又用药1年以上，其他医生继续用该药，现为高中生，治愈后未再复发。

从药理上讲华法林也可能有效，也有的病例氢氧化铝凝胶意外有效（"硬皮病"）。

如果关节活动受限，或者因美容上的问题，也可以考虑切除，但手术要和皮肤科、整形外科医生慎重研究。曾治疗Dm女孩，臀部直径1cm肿瘤样钙化，切除后无后遗症。

（二）Dm难治性皮肤坏死的治疗

其他的Dm病情继续原有激素治疗，皮肤坏死的基本治疗原则同压疮，清创术（debridement）

很重要。难治的原因是治疗中不能保持创面无菌（金黄色葡萄球菌为主，及 mRSA）。以前笔者认为消毒药甲紫外用，能够促进溃疡的愈合，但消毒药肯定阻止伤口的修复（本书增补时修订），个人经验，为防止新的皮肤坏死，摩擦部位用纱布保护。

（三）并发肿瘤的治疗

1. 首先治疗发现的肿瘤　常用的词汇是并发肿瘤（associate），治疗时应考虑面对肌炎，肿瘤是否"同时存在"。

在所有的 Dm 病例激素治疗之前，必须全部确认是否并发癌症或者淋巴瘤，不能马上使用激素。急进性间质性肺炎时例外，必须立即开始激素治疗。

以下内容是优先手术的根据。

2. 癌症切除后 Dm 改善　有的 Dm 属于瘤外综合征（paraneoplasticsyndrome），但多数病例手术后也同时激素治疗。Barnes 汇总 29 例改善的 Dm，其中有 Whitmore 报道卵巢癌术后改善的 1 例 Dm；肥田野等报道 22 例 Dm（占手术病例的 37.3%）改善，其中 13 例停用激素，术后恶化的只有 1 例。

经治病例：1 例 Dm，乳腺癌切除后，不能起立的肌无力和皮疹消失，以后只有皮疹复发，少量激素红斑即消失，但继发了难治性皮肤溃疡。

3. 癌症切除后仍要通常量的激素　文献记载有上述情况。经治病例：2 例 Pm，分别是肾癌和子宫癌，切除后痊愈，需要大量激素治疗，肌炎才能缓解，癌症未复发。

4. 癌症切除后只遗留皮疹　经治病例：2 例 Dm，分别是乳腺癌和卵巢癌，切除后痊愈，但遗留非常难治的皮疹和皮肤坏死，乳腺癌是皮肤溃疡，卵巢癌并发脂膜炎/条索状结节/疼痛。

5. 和癌症共存的 Dm 激素是否有效　假如存在癌症，一般认为对激素抵抗，但也有例外病例。参见"Pm 及 Dm 和恶性肿瘤的关系"。

6. 癌症不能手术时以改善生活质量（QOL）为主　特别严重的问题是吞咽困难和皮肤瘙痒，激素对瘙痒的效果不明确，笔者曾经试用过。为了减少吞咽困难造成的大量唾液潴留，盐酸吗啡疗效很好。

（四）成年人 Pm 和 Dm 的治疗预后

预后取决于 Pm/Dm 并发的恶性肿瘤和部分难治性间质性肺炎，两者均以 Dm 居多。

初期治疗决定预后的其他因素有吞咽困难和机会性感染，重度肌无力需要辅助呼吸者，感染的风险增加，大样本调查报道见前面肥田野等统计数据。

以下列举的是日本自治医科大学统计的 56 例 Dm 和 36 例 Pm 的数据，非下面的两种 Pm 和 Dm 病例，预后很好，其他医疗机构的经验及病例研究的结论基本相同，DAD 通常预后不良，下面病例之外的 3 例全部使用环孢素无效而死亡。

并发恶性肿瘤者（20 例）：不适合手术的病例，无疑是致命的。根治手术后的病例，预后也很差，激素减量过程中并发的感染加重导致死亡。1 例难治性皮肤溃疡，改善加重反复出现，原因是感染，但其他 2 例最终未明确是否感染参与。乳腺癌切除后的 Dm，肾癌切除后的 Pm 各 1 例，预后均良好。

并发重症间质性肺炎（9 例）：肌炎较轻，或者部分 ADm 多发的 DAD 为致命性的，尸体解剖后，组织病理确认的 2 例患者，激素根本无效，推测的 2 例 DAD 亦如此。缓解加重交替出现的过程中，也有因感染而死亡者，但比例较小（只有2例），数年缓慢进展，需要家庭吸氧治疗的3例全部是Pm，其中1例死亡，主因是肺动脉高压。

QOL恶化的主要因素：激素导致的多发性压缩性骨折，生活因素诱发的真性糖尿病，初期治疗延误导致的肌肉萎缩迁延等。

第九节 Pm和Dm与恶性肿瘤的关系

一般很少见的炎性肌病伴发恶性肿瘤，但在风湿科并不少见。从肌炎的所有临床问题综合评判，本章内容稍显过多。以下的论述并不是特别重要，和其他章节的内容不同，关于此病情的"一般观点"存在很多疑问，必须列举不同的观点，所以为了论证几个问题，不经意间花费了纸张。阅读对象仅限于关注此类患者病情的主管医师，但美国的普通内科医师也会遇到癌症+肌炎的病例，都是基于文献检索的"一般观点"而做出判断，实际临床中当成循证医学（EBm）的例子，所以欲了解本章内容的读者，并不限于风湿科医师。

癌症的治疗在"治疗"中论述，此处只讨论诊断问题。

教科书中认为Pm/Dm容易并发恶性肿瘤，在肌炎发病的前后2年内容易发现，50岁以上男性Dm患者发病率较高。

其他的信息很少被提及，主管医师会有各种疑问，全部的Pm/Dm都要检查癌症吗？要筛选肿瘤标志物吗？要搜索早期的微小的癌肿吗？急性间质性肺炎时也要等癌症检查完后再使用激素吗？出现难以确定的良恶性肿瘤阴影时需要手术探查吗？有无癌症能够从临床特征判断吗？癌症和肌炎的治疗孰先孰后？无癌症的患者2年内要反复检查癌症吗？以后又如何处理？等等。

思索上述问题后，个人的观点是Dm并发癌症的可能性似乎比预想的要低。

欧美的多数风湿科医师有下面的协议，即Dm一律不做癌症的相关检查，出现与之相关的临床表现或者既往有癌症病史者再进行相关检查。并发癌症的Dm，并无特殊的临床表现。

但上述的前半部分明显错误，后半部分多数错误。另外也有考虑此问题时造成理解上的混乱。所谓的并发癌症（associate），指和发病时间无关，是必须使用的术语。

以探求对临床实际有益的临床指南为前提，首先检索以往的文献。

另外，以下所称的"癌"，并不绝对，单纯代替恶性肿瘤的缩略语而使用，肌炎并发的血液恶性疾病少见，肉瘤更少，所以不会产生混乱。

一、Dm癌并发率高发的根据

多发性肌炎和皮肌炎的病名，由Unverricht分别于1887年和1891年提出，即很早就有了Pm和Dm之分。

第一例报道并发癌的患者是55岁男性的胃癌，但题目是多发性肌炎。20世纪50年代以来，多个报道

统计了Dm的癌症并发率，Talbott综述引用的以Dm的癌并发率和发病年表示，根据文献

检索计算，31/275(1951年，最初的统计是Schuermann)、92/520(1959年)单一医疗机构的统计数字：8/45(1952年)、18/270，只限于成年人则为18/230(1956年)、12/35。

Bames分析文献上的癌症并发Dm(符合Pearson的1969年诊断标准的Dm)，得出以下结论：以往统计的1250例Dm中，并发癌的258例，其比率是年龄分布一致的一般人口的癌症患病率的5~7倍，癌+Dm的年龄分布比一般的癌要年轻，比Dm整体的年龄偏高，即并发非偶然现象，并发癌也无性别差异。

要推断Dm和癌的因果关系，需要研究非病例报道的统计数据。肥田野等在皮肤科进行了Dm的多中心问卷调查，1973——1983年的Dm637例，推断此数为同时期Dm发病总数的2/3(皮肤临床，1985；27:499)，成年人的癌并发率为171/569(30%)。Bonnetblanc等在法国的皮肤科，同样的方法也得到同样的结果34/118(28%)。所以认为30%的Dm并发癌，高并发率的观点很正确。

二、Pm较少并发癌症的根据

无皮疹的确诊的Pm，确实有病例报道当时至近期发现癌，认为有因果关系。笔者本人在担任主治医师时曾见过2例，但没有类似Dm高并发率的病例报道。假如有不正确的病例记录，是将Dm误认为Pm。以往记录的病例很难找到癌+Pm病例数很高的资料，反而几乎全部是癌+Dm。

篠岛等统计日本的尸解记录找到的癌+肌炎患者，其中Dm160例，Pm11例，因为过去将本该Dm患者记录为Pm，所以也要修正后再讨论。此统计方法可信度高，显示Dm患癌的比例是Pm的10倍以上。全部病例的构成中，Pm和Dm的病例数差别不大。

为了制定日本的Pm/Dm诊断标准，进行了风湿病科和皮肤科多中心的问卷调查(1990年)，并发癌的Pm为4/180例，时间间隔分别为10年、15年、35年和未记录，即近期发现癌症者，180例中只有0~1例。并发癌的Dm为11/159例，同时发病的至少6例，间隔4年的1例，间隔17年的1例，其他未记录。癌症病例较少，但此次调查不是以收集癌症病例为目的，图表中转诊外科死亡者及门诊就诊死亡者，问卷调查的回答未涉及，或许是此种偏差造成。

三、癌症并发Pm/Dm(非Dm)的理由

认为"癌症并发率在Pm和Dm无明显差别"的文献很少，且为小样本统计。病例数少，所以得出无明显差别，与"癌+Pm病例"相对较多的其他文献矛盾，不能证明Pm并发癌症率高。此结论只在内科领域流传，皮肤科不相信此结论。内科医师容易混淆Pm和Dm，也有的遵从皮肤科医师的记录。

Bohan等统计1个医疗机构的癌并发率，成年人Pm为5/57，Dm为8/53，无明显差别(另外，以往记录的Pm和Dm，Bohan等尚未分类)。此后"非Dm"的Pm和Dm的"病例"报道开始出现，1个机构的风湿科的入院患者，分为年龄/性别一致的Pm+Dm组、其他风湿病组和非风湿病组3组，癌并发率或者既往患癌的比例分别是，15/71，4/71，1/71，即Pm+Dm组癌并发率明显升高。著者未描述的是：Dm为8/31，Pm为7/40，分别用；检验后，Dm和对照组有明显差别，而Pm没有。进一步追踪调查4年，随后癌的发生率分别为，3/71，4/71和5/71，各组间无差别，和一般人口发生癌的预测值也无差别。

相反，也有不同的见解，有文献报道Pm和Dm癌的并发率均不尚，1个中心的统计癌并发率为 Dm: 11/50, Pm: 18/65, 共计 29/115, 和对照组的 20/115 无明显差别,进一步追踪调查的结论是炎性肌病组也无后来高发癌症的风险,但对照组的癌高发率有疑问。

四、Pm 和 Dm 癌症风险均很高的唯一文献

此结论是瑞典大样本调查后做出的。

方法:从 1963 至 1983 年的瑞典某家保健机构登录的疾病中,抽出 Pm/Dm 共 788 例,确定有无癌症,与国民统计中的一般人口的恶性肿瘤发病率进行比较,因为样本太大,随机抽取 1/10,检测其可信区间。

结论:肌炎确诊后的癌症发现率为 Pm42/396,相对危险度为男性 1.8 倍,女性 1.7 倍;Dm 为 61/392,相对危险度为男性 2.4 倍,女性 3.4 倍,癌症的危险度均比一般人群明显升高,Dm 尤其升高。尚不能说与肌炎无关的时期,发生癌症的危险率高。

此结论是基于"肌炎患者癌症的发现率"得出,肌炎诊断后的癌症,不管时间段统统被纳入,而肌炎前发现的癌症,就是 1 年前的也被排除。此论文未解答前面疑问:和 Pm 直接相关的癌症的发生率如何?按原数据推算,肌炎诊断前后 3 年以内的癌症,Pm 为 25 例,Dm 为 66 例,但此论文的调查方法也有可能在 Pm 组中混入了 Dm。

五、Pm/Dm 和发生癌症的时间间隔

这是判断是否并发癌症的基础,肌炎和癌症的诊断时间是能够测定的,但以往的统计报道认为癌症的发现集中于肌炎诊断前后的 1～2 年。

Bames 报道 258 例 Dm,从确诊 Dm 到出现癌症,平均时间为 10.7 个月,最长达 8 年;出现癌症到发生肌炎平均时间为 15.6 个月,最长 5 年。肥田野等认为癌症并发 171 例 Dm 中的 92% 发生在 2 年以内;Bonnetblanc 等认为,癌并发 34 例 Dm 的 100% 在 2 年以内。即使与上述瑞典的统计结果作对照研究,也得不出远期癌症风险增高的结论。

所以没有文献认为肌炎和远隔的癌症有因果关系。非肌炎发病期的癌症的统计数据,自然混入了偶发病例。关于血液系统恶性肿瘤,见后述其他观点。

六、近期的癌症:肌炎发病后要持续警惕 2 年吗

考虑此问题时,对于诊断肌炎后发现癌症的患者,必须考虑诊断肌炎时是否检查了发病的脏器,但各个文献报道几乎均未记载。

为数不多的诊断肌炎时进行癌症筛查率的前面文献,检查方法及结果是:CT 为 7% 以下,超声波为 0,内镜 0,胸部 X 线为 100%,部分患者进行上下消化道钡剂检查,部分患者尿路造影。

上面的瑞典人规模调查(1992)中,癌症的检查(在 1958～1980 年)方法也不明确,而且包括了相当多的诊断技术水平落后时代的病例。

即所有的癌症后发的有关文献,都没有排除漏诊的可能性,所以无证据显示与后发的癌症有因果关系(包括可能性在内)。

病例报道中明确的是,癌症同时发病 Dm(有时 Pm)者,有两种情况:同时诊断和癌症复发转移阶段诊断 Dm。笔者经治病例,Dm+癌症的 24 例,Pm+癌症的 2 例,均和上述情况相同。后者很多诊断的癌症先于 Dm 1～3 年。

肌炎发病后在第 4～5 年发现的癌,认为肌炎发病时已经存在的观点不合常识,或许根本无关,但此时期的癌症,文献中只是散见,也能解释成肌炎诊断时未检查的部位延迟发病,或

者后来偶发癌症。

日本自治医科大学病例，肌炎诊断时未检查出癌症的 35 例 Dm 和 35 例 Pm，观察过程期间（1～19 年），无患者后来长癌。琦玉医科大学门诊的肌炎患者也是如此。此时癌症的确切发病率等于普通患者，也可视为偶发癌症。

七、检查癌症的必须精度：有可能隐匿的微小肿瘤

癌症的定义有潜在癌、早期癌、进行性癌（根据癌的种类而异），但一般文献均未明示，所以算不上严密。但在病例报道及经治病例统计的与癌症共存的 24 例 Dm 及 2 例 Pm 中，有肌炎诊断时未发现的微小肿瘤，但不等于肌炎病例发现的癌不能切除。

统计报道中，肌炎 2～3 年后"被发现"的癌，尚不能断定是检查后也难以发现的潜在癌症，但至少统计经治病例后，在风湿科就诊的，有进行性癌、复发癌和转移癌等首发 Dm，意味着这些癌症潜在时期不伴有 Dm。

八、注意卵巢癌

据说卵巢癌的确诊较为困难，由于卵巢癌的影像学表现不好界定，非常难以区别卵巢的囊肿样病变是癌还是良性。所以 Dm 病例有卵巢异常时，即使无法界定是否恶性，也要切除为佳，主管医生可以和患者商讨后再做决定。

自验 Dm 女性病例，根据上述判断开腹后确诊卵巢癌，切除后治愈，诊断根据见后述。

九、原发灶不明的癌

有的 Dm 诊断时全身检查未见癌，但随后出现转移癌，再次检查后仍难以确定原发病灶，这样的病例不局限于 Dm 病例，也散见于一般的临床诊疗中。

十、血液系统恶性肿瘤

有统计报道 Dm 并发除癌以外的恶性淋巴瘤，也有白血病的病例报道。此外，下述的病例很难认为是偶然现象，11 岁 Pm 同时发生免疫母细胞瘤。小儿炎性肌病中，Pm 也极少有恶性肿瘤。有报道成年人 Pm 发病 3 年后出现非霍奇金病；Dm 发病 6 年后出现非霍奇金病。这些淋巴瘤可视为后发的，但有时淋巴瘤数年内无临床表现。激素治疗肌炎，但不可能长期抑制淋巴瘤显现。

不局限于 Dm，实际病例中也有胃的恶性淋巴瘤，持续 3 年以上完全无异常表现，如果腹膜后增生，一般也很难有临床表现。

十一、ADm 和恶性肿瘤

以前认为 ADm 伴发重症间质性肺炎的风险较高，恶性肿瘤少见，但也有病例报道并发癌、淋巴瘤，且病例报道正在增多，和通常的 Dm 一样，必须引起注意。

十二、年龄及性别和恶性肿瘤的风险

1. 各个文献均认为无性别差异。

2. 小儿肌炎无需检查癌，但少见血液系统恶性肿瘤，需要注意，最实用的检查是监测血液常规。

3. 多个作者认为，Dm 并发癌和非并发的病例，女性无年龄分布的差异，高龄男性风险增高。

4. 经治病例统计见表 21-3。

表 21-3 癌（+）和癌（-）的年龄分布

| 男 | 67±9(n=8) | 45±14(n=8) | P＜0.001 |
| 女 | 50±11(n=8) | 57±15(n=8) | NS |

以上为经治病例统计[(ArthritisRheum, 1995, 38(S): 168)]。

年轻男性风险虽低，但因为有49岁的肝癌（日本自治医科大学病例），39岁和44岁的肺癌(SeminArthritisRheum, 1977, 6:305)等，很难划定危险年龄的界限。

5.Pm无癌症发病年龄风险的统计。

十三、肿瘤标志物无意义

不应该根据肿瘤标志物的结果来进行影像学检查，所以不必检查。肿瘤标志物筛查非保险适应证，而且检查本身有很多的假阳性假阴性，如肌炎伴发间质性肺炎时CEA也会升高。

根据以上得出如下结论：①成年人Dm病例，发病时应该进行整套的常规影像学检查。②以后没有必要反复检查癌。③要特别注意卵巢有无癌变。

Pm是否也应该同样的检查，判断的根据来自以上信息。重叠综合征、mCTD及小儿炎性肌病，所有文献均主张不必检查恶性肿瘤。

十四、欧美主张不必所有Dm病例均拉网式影像学检查，是否恰当

首先声明，日本现阶段的诊疗中尚未见类似观点。

很多欧美学者认为，Dm是癌症高危人群（Pm一般无此见解），但无需大规模的筛查，此观点常被引用。特别是以Callen为代表的意见：①有癌既往史。②日常检查发现异常。③身体有异常表现。④肌炎对激素无反应等。出现以上任何一项时，要进行相关的影像学检查，并且要能够预测到癌的发病部位，过度筛查也是医疗经济的浪费。以下探讨此观点的伦理学和经济学上的错误。

笔者医院有卵巢癌并发的Dm，激素治疗1年Dm缓解的真实病例，随后癌扩散，出现癌性腹膜炎，即从④判断的话，有可能丧失癌症切除治愈的机会。

①②③的论据是，在癌症并发Dm的病例报道中，大部分如此，因为记录了某些异常，如既往有癌症史，某些化验指标异常，血尿、便血、触及包块、疼痛等。但癌的表现未暴露之前，不考虑影像学检查能够发现癌的可能性，有失公平，假如放任癌症长期存在，不做任何影像学检查，癌症当然也能暴露，实际也有这样的病例，Callen等提示的病例中也有。众所周知，晚期癌症也未必有某些身体异常，只少数化验显示异常。另外，晚期癌症以Dm发病，晚期或未扩散时，很多病例仍有切除治愈的可能。

根据化验的异常，是否能够真正预测Dm病例中的癌，需要和不伴癌症的Dm进行对照研究。日本自治医科大学统计54例Dm，诊断Dm时日常检查及和肌炎本身无关的化验异常。

并发癌症的病例：至少58%(11/19)的出现某些异常。其中19例中的9人，通过既往数月前晚期肿瘤切除史、肺部阴影、乳房肿块、腹水、肝硬化等，确定肿瘤，怀疑诊断和最终诊断一致。但剩余的病例，检查的异常和癌症本身无关，2人大便隐血阳性，为肝癌和卵巢癌，消化道检查阴性，胆酶和胰腺酶升高，但此两部位并无癌症。另一方面，并发癌症患者中的42%，日常诊疗过程未见异常，例如1例肝癌，身体表现和化验检查均未认定肝硬化。

部分患者进行肿瘤标志物检查，但假阳性 4 例，假阴性 4 例。

未并发癌症的病例：至少 43%(15/35) 的也有某些异常，从 Callen 的立场也认为有检查的必要，但对经济学不利。例如，大便隐血和贫血并不提示消化系统肿瘤。过去乳腺癌、结肠癌切除治愈的病例，细查后认定未复发，Dm 缓解后 8~9 年再次细查仍未认定复发，所以既往病史阳性并不意味有癌症，1 例肺野发现小结节影，但观察后仍确定不是癌症。

Dm 中的一般检查异常和身体表现异常的解释：从上表中看到，很多病例出现各种异常，没有有关 Pm 的统计调查，从诊疗经验看亦如此。

炎症反应：经常在炎性肌病初诊时见到发热和 CRP 升高，有时难以判断是否并发感染，但从表中炎症反应的发生率看，除外感染的炎性肌病本身也有炎症反应。多数出现低 Alb 血症，反映了炎症的存在，即激素治疗后 CRP 下降转为正常，只有 1 例认为和癌症造成的低营养状态相关。

抗核抗体阳性：多数文献认为，恶性肿瘤可以出现抗核抗体阳性，如白血病和恶性黑色素瘤高发，实体瘤也会出现，表中也说明并发癌的 Dm，其阳性率增高。

体重减轻：进展较快的炎性肌病屡屡出现，并不意味着癌症的存在。

淋巴结肿大：炎性肌病也有反应性增生，但假如是硬的固定的淋巴结，则考虑癌症转移，表中也发现触及左锁骨上窝淋巴结（virchow 淋巴结）者，胃癌切除 6 个月后，认为是 Dm 发病和肝转移而被介绍就诊。

尿和大便隐血临床经验一般非特异性的，炎性肌病也一样。

十五、伴发间质性肺炎的 Dm 并发癌症吗

公认此人群几乎无癌症，肥田野等根据大样本统计，并发癌症的 Dm/ 全部成年人 Dm=171/569，8 例同时有间质性肺炎。从前表中及经治病例中，也认为少数癌症的间质性肺炎是非活动性的，所以 Dm+ 急性间质性肺炎时，不必等到癌症检查结束即激素治疗是非常现实的。

十六、关于检查部位的癌症发现率

Dm 并发癌症无脏器的特异性，类似一般癌症的发病率，在欧美尽管胃癌比大肠癌少见，但认为 Dm 并发者相对多见，这和日本不同。

十七、Dm 并发癌症的脏器分布

见表 21-4。

表 21-4　Dm 并发癌症的脏器分布

脏器	肥田野	日本自治医科大学	Bames	统计的 Dm 比例 (%)	美国一般人口 (%)
乳腺	21	2	46	17.8	13.7
肺	26	1	42	16.1	12.6
卵巢	5	2	22	8.5	2.6#
	57	10	21	8.1	3.5#
大肠	11	3	21	6.6	15.1
子宫	10	0	17	6.6	7.0

续表

脏器	肥田野	日本自治医科大学	Bames	统计的Dm比例（%）	美国一般人口（%）
狰咽部	2	0	15	5.8	—
淋巴结	6*	0	13	5.0	4.2
前列腺	2	0	10	3.9	8.2*
其他	11	0	55		
食管	9	1			
肝	5	2			
胆	3				
胰腺	6	0			
皮肤	2	0			
肾	1	0			
甲状腺	1	0			
胸腺	1	0			
合计	179例（181癌）	21例	262例		

＊包括白血病有统计学差异。（引自肥田野等，84:68）

按上表统计，Dm并发的癌，乳房触诊、胸部X线检查及胃镜等3项检查，其半数即能发现，但此比例尚算不上经济高效的检查项目，有必要进一步缩小检查范围。

另外报道了Dm 28例+Pm 15例，围绕隐匿性恶性肿瘤（occultmalignant tumor），均进行大范围的影像学检查，结果无一例发现癌症。"没有癌症可疑的异常表现者，即使检查了也不会发现癌"，为了支持此观点而引用了上述报道。但炎性肌病并发的癌，确认无微小肿瘤，有的癌症无法确认，或许是概率的问题。

十八、并发肿瘤与否的临床差别及临床诊断的意义

概述提到的日常检查、一般检查及既往史，很难判断Dm是否并发癌症，高龄男性Dm的癌症危险率升高是例外，而女性Dm根本不相关。也不能从皮疹的形状区别并发癌症与否。根据以往的文献，急性间质性肺炎几乎不必检查癌，这是唯一有意义的临床指南。

关于并发癌与否的临床表现，Bohan等和Bames的观点无差别，但研究经治病例后有不同见解。

经治病例的分析报道：不与其他风湿病重叠的单纯成年人Dm（日本自治医科大学病例44例，其中并发癌的16例），根据发病时的临床表现和充分的癌相关检查，部分间质性肺炎检查不够充分，但随后未见癌，确认上述情况后，分为并发癌和非并发癌两组。结果是并发癌组患者无下表中A/B/C的表现，非并发癌的多数患者出现A/B/C中的任一项（文献1，学会抄录）。

但调查既往史，有证候而未记载的假阴性，误认为异常表现的假阳性，均不能完全排除，

所以后来遇见的26例Dm(日本自治医科大学10例+琦玉医科大学16例),其中并发癌的7例,A/B/C的有无,和记录的癌的有无相吻合,病例调查法也结果相似(文献3)。

得出文献1和文献3部分数据的同时,笔者医院及其他医院调查问卷中,无癌的Dm95例+并发癌的Dm5例的结果,确认并不矛盾(文献2)。

调查问卷是参加医院修改已定的A/B/C答案后重新获得的,因为根据研究班[Hi收的数据,未回答的项目很多,无法进行分析。推断癌病例数少的理由,如同前述,并发的癌5例,特别再次确认有无A/B/C,承蒙厚爱,病例综述也被送来。

文献1:ArthritisRheum,1995,38:S168

文献2:APLARJRheumatol,2000,3:216

文献3:琦玉医科大学杂志,2000,27:111

以上报道概括的表中的II组+III组和未并发癌组,统计并发癌组和非并发组的临床表现的差别,P=0.00000471(文献1),P=0.0012(文献3)。

文献1和3的统计方法虽然不同,但结论相同。

I组:诊断Dm时即发现癌;II组:既往有癌症切除的病史,但诊断Dm时,全面检查未发现癌;2例均为癌在Dm诊断时病史8~9年,无癌症复发;III组:未并发,既往也无癌病史。

未并发癌症者,发病时或前期均高发多关节痛、38℃以上的高热和雷诺现象等任何一项(34/47,72%),但并发癌症者,以上均未出现(0/23)。所以A/B/C均未见到者,安全起见,有必要检查肿瘤的设想,可能意义较大。

假如有A/B/C中的任一项,无需检查肿瘤的倾向较强,但此结论不能强加于人,到底如何处置,参考以下实例。

表中有2例,1例为卵巢病变,妇科医生认为可能是良性的,但因为想到无A/B/C中的任何一项的设想,再次请求剖腹探查,确诊癌后行根治全切术,至今已经健在3年;病例2为颈部淋巴结肿大,活检示反应性增生,肺部发现2个直径1cm左右的结节影,支气管镜不能到达,讨论后未再进行检查,开始激素治疗后Dm缓解,观察2年后结节有缩小的趋势,否定了癌症,此病例有A和C,为此笔者预测为良性,不主张继续检查。

以上2例病例出乎意料,自然不能作为猜想的佐证,只是表示实际临床中如何采用这种猜想,如果非偶然现象,其临床意义很大。

不管归纳的哪种结论,也总有例外,但要抛弃过于例外的结论。此处说明的是具体的设想方案,各个医师见到Dm病例时,要学会验证或反证。

此前引用的关于Pm/Dm与癌相关的临床统计,形成的观点很多,被广泛认可,但无法验证或反证,不能给予具体的指导。不管如何,这些观点均非中立,成为欲重新探究事实的障碍。此领域可信赖的文献为病例报道和病理统计,临床统计报道千奇百怪。

十九、发现Dm症状时的注意事项

假如关注了上述的设想方案,可以按下面的提示验证。均为以往的文献,按没有Dm并发癌症的特征性的表现进行推断。

(一)癌

确认有无"共存"的癌。癌症切除后发生Dm时,要确认有无复发,假如是根治切除,则分类为未并发癌症。Dm 发病后 1 年余出现癌症，也分类为非并发组，经治病例未见此种情况，但 Dm 非发病时期的癌，不能认为和 Dm 无关。目的是探讨 A，B，C 的出现，是否能够作为并发癌的特殊性改变，A，B，C 不是副瘤综合征（paraneoplastic syndrome），而是 Dm 的一般特征。

（二）多关节痛

骨性关节炎、肩关节周围炎、腕管综合征等其他非特异性的关节病变，出现和 Dm 发病时间不相关时均被除外，也除外确诊的偶发感染伴发的多关节痛。关节附近的肌肉痛，有时被当成主观的关节痛，多加留心后排除。Dm 有时为痛性红斑，出现于关节面伸侧时，与关节痛不同，注意排除。

（三）发热

很多 Dm 反复低热，但很难判定，也很难意味是病态，单纯的发热，每个主管医师的记载可能因标准而异，问卷调查和病例报道荟萃分析尤其困难。发热定义的是 38℃ 以上，因为容易判定，但必须除外感染引起的发热，Dm 治疗过程中并发感染的发热，自然也要排除。癌症存在时伴发感染灶的也不少见，但抗生素能够退热，则认定非 Dm 所致而排除。

另外血液系统恶性肿瘤、肾癌、肝转移癌等，容易出现肿瘤热，即并发的恶性肿瘤本身能够发热，成为 B 的阳性项目，上述的设想则不成立。但事实是血液系统恶性肿瘤和肾癌在 Dm 发病率很低，肝转移癌高热者也很少见，故难以降低预测法的价值。

（四）Pm 有无癌症，A，B，C 的预测法很难确定

经治病例只有 2 例 Pm+ 癌的患者，无法验证。再者 Pm 和 Dm 本身病理上就不同的两种疾病，但还是介绍此 2 例患者。男性肾癌 +Pm 患者，A，B，C 中有高热和多关节痛，发热是肾癌的特征，多关节痛在肾癌切除后依然出现，认为是 Pm 的伴随症状，女性宫体癌 +Pm，无 A，B，C，2 例均切除后治愈，但治疗 Pm 需要大剂量激素。

二十、补充：以往文献的解读

注意到上述的 Dm 表现，问卷调查法和荟萃分析法均很难进行分析。另外，以往报道的个人病例统计，有数篇文献报道了 Dm 是否并发癌症，有关节痛、发热和雷诺现象等任一项出现率，但均非论文的主要数据。实际上很多结论和上述表中的结果近似，虽不是作者叙述的，但从阅读中可以发现。

（一）报道者所在医院的临床病例统计已经引用的 Bohan 的报道，单独 Dm 与 Dm 并发癌症，结论是多关节痛为 9/45 与 0/8；雷诺现象为 4/45 与 0/8，病例数较少而无差异，与"无差别"不同的是，Bohan 明显将两者混为一谈，其他的如高龄 Dm 患癌的危险率，及 Pm 与 Dm 并发癌比率的差别也混为一谈。其他的报道，单独 Dm70 例与 Pm+Dm 并发癌的 12 例，关节炎、发热、雷诺现象，分别是：55%/46%/40%，8%/36%/0%，因为患癌的病例数太少，也无统计学差异，但发热的阳性率，不留意上述的提案，很难发现有意义。关节炎／痛者，单独 $Dm^2$1 例为 47.6% 与并发癌症的 Dm17 例的 11.8%，也无差别，但 Dm 并发癌的半数，患癌的时间和 Dm 脱离太长，并包含 50 年前患癌和 21 年后患癌的病例，将这些作为"不患癌"的病例重新统计，或许就不是无统计学差异了。

以上报道均为无差异，但 Dm 并发癌没有特征性证候的结论，笔者意见仅作为结论来继承。

（二）病例报道的收集

Talbott 的总论呈现的并发癌的 Dm 中，比较详细地记录了 56 个病例的临床经过和临床症状，但其中的 42 例（75%）均未记载多关节痛、发热、雷诺现象等，只有 1 例记载有雷诺现象，发热有 4 例，但概述中未能解释的发热原因；多关节痛 11 例，但至少 3 例为骨髓瘤引起，或者推测非单纯的 Dm，而是重叠综合征的表现。

（三）问卷调查的统计

前面提及的皮肤科大规模调查，统计结果：并发癌的 Dm 和非并发者，关节痛的比例均高达 90% 左右，和上述所有文献的结论均差别很大，即使非癌的 Dm 关节痛的发生率很高，包括经治病例在内的文献，也达不到 90%，其理由无法解释，但或许是问卷调查的问题所在。

二十一、A，B，C 以外的表现：Dm 皮疹和肌肉病变的时间关系

日本自治医科大学未并发癌的 35 例 Dm，先发皮疹的时间为（11±7）个月，而并发癌的 19 例 Dm，几乎全部同时发病（2 个月以内），即从发病模式上看，并发癌者非慢性病程经过。前述以笔者为主的问卷调查中，从其他医疗机构的数据看，并发癌的 5 例 Dm，只有 1 例皮疹 6 个月前先发，其余 4 例皮疹均和肌炎同时发病。

多数并发癌的 Dm，肌肉症状和皮疹发病时间相近，初诊 Dm 患者时听取现病史，如果皮疹和肌炎长期脱节，暗示不并发癌症。但是 ADm 病例也有并发癌的报道，此预测方法受到限制。因为 Dm 初发只有皮疹时，是发展到 ADm 为止，还是近来或将来出现肌肉表现，无法预测。

（李浩炜）

第二十二章 血管炎

第一节 血管炎概论

血管炎是血管壁及血管周围有炎细胞浸润，并伴有血管损伤，包括纤维素沉积、胶原纤维变性、内皮细胞及肌细胞坏死，又称脉管炎。致病因素直接作用于血管壁的为原发性血管炎，在血管炎症基础上产生一定的临床症状和体征者为血管炎疾病；由邻近组织炎症病变波及血管壁致病的为继发性血管炎。

血管炎可分为原发性和继发性两类。继发性是指继发于其他疾病如类风湿关节炎、系统性红斑狼疮或感染等。原发性血管炎主要是指目前病因不明的血管炎性疾病。

一、历史回顾

系统性血管炎是19世纪初才逐渐被认为是一组独立的疾病。最早的文献记载见于1801年，当时Heberden报道了1例5岁男孩的血管炎病例，也就是后来Sch如lein(1837年)和Henoch(1847年)分别报道的Schonlein-Henoch紫癜(Henoch-Schonleinpurpura, HSP)。在1852年，Rokitansky报道了结节性多动脉炎(polyarteritisnodosa, PAN)的病理特征，十多年以后(1856年)Kussmaul和maiei对PAN做了较全面的描述。在随后的许多年里几乎所有的血管炎都被称为PAN。直到20世纪才开始对系统性血管炎有了较全面的认识和研究。1908年，Takayasu发现了如今用他名字命名的Taka-yasu大动脉炎。1931年，国医学生H.Flinger报道了第1例上下呼吸道和肾脏受累的系统性血管炎，即韦格纳肉芽肿(Wegener's granulomatosis, WG)。后来的另一位德国病理医生F.Wegener对这种血管炎做了详细描述。在1937年，Behcet医生报道了Behcet综合征(Behcet'ssyndrome, BS)。1951年Churg和Strauss报道了伴有嗜酸性粒细胞增多的结节性多动脉炎样综合征，即Churg-Strauss综合征(Churg-Strausssyndrome, CSS)。

20世纪80年代中期，发现了胞质型抗中性粒细胞胞浆抗体(anti neutrophil cytoplasmic antibodies, ANCA)是WG特异性的血清免疫学指标，为WG的诊断提供了新的工具，也为更深入了解WG的发病机制提供了重要线索。1990年，美国风湿病学会制定了7种主要的血管炎(PAN、CSS、WG、过敏性血管炎、HSP、巨细胞动脉炎和Taka-yasu动脉炎)分类标准，使系统性血管炎的诊断有了具体的参考指标。从1991年开始，国际血管炎协作组试图建立一种更合理和有用的分类方法，选择了10种系统性血管炎，将它们重新分类定义，经过3年的研究，最后在1994年美国的ChapelHill召开的血管炎会议上发表了新的分类定义标准，并将"显微镜下多血管炎"与其他的血管炎区别开来(表22-1)。

表22-1 ChapelHill(1994)会议制定的血管炎分类定义标准

脏器	肥田野	日本自治医科大学	Bames	统计的Dm比例(%)	美国一般人口(%)
乳腺	21	2	46	17.8	13.7
月屯	26	1	42	16.1	12.6
卵巢	5	2	22	8.5	2.6#
	57	10	21	8.1	3.5#
大肠	11	3	21	6.6	15.1
子宫	10	0	17	6.6	7.0
狰咽部	2	0	15	5.8	—
淋巴结	6*	0	13	5.0	4.2
前列腺	2	0	10	3.9	8.2*
其他	11	0	55		
食管	9	1			
肝	5	2			
胆	3				
胰腺	6	0			
皮肤	2	0			
肾	1	0			
甲状腺	1	0			
胸腺	1	0			
合计	179例(181癌)	21例	262例		

二、病因和病机

少数病因较明确，如血清病，药物变态反应及感染。乙型肝炎病毒已证实是多种血管炎的病因；中华巨细胞病毒、单纯疱疹病毒等均能引起血管炎。

（一）免疫复合物

免疫复合物介导血管炎症的机制是基于对血清病的动物模型和Arthus反应的系统研究得到的结果：免疫复合物可沉积于血管壁，能增加血管的通透性，活化补体和诱导多形核白细胞吸附于血管壁。

在血清病血管炎的动物模型中，抗原过量时即可形成免疫复合物，并可沉积于血管壁引起血管炎。循环免疫复合物常被动沉积于血管壁。循环免疫复合物的出现与许多免疫调节机制有关。T细胞、B细胞、单核细胞及补体等因素均参与免疫复合物的形成及沉积过程。IgG或Igm的Fc段通过补体经典活化途径活化补体系统。补体的活化在免疫复合物介导血管炎中起重要的作用。在HSP中含IgA的复合物可能通过补体选择性途径活化补体。虽然补体活化后形成膜攻击复合物可造成细胞的损伤，但这并不是补体在血管炎发病机制中所起的主要作用。补体活化后产生 C3A，C5A 和 C567，它们起化学趋化作用，吸引多形核白细胞和单核细胞。多形核白细胞和单核细胞表面有补体受体，使得补体活化后更易产生炎症反应。血管壁的损伤主要是由多形核白细胞介导的，也可能由单核细胞介导，这些细胞通过释放某些降解酶和活性氧而引起血管组织的损伤。

有证据证明免疫复合物介导的免疫反应与过敏性血管炎、HSP、冷球蛋白血症血管炎及乙型肝炎病毒相关的 PAN 的发生有关。间接免疫荧光研究发现这些疾病的早期阶段有抗原（细菌、微生物和病毒）、免疫球蛋白和补体 C_3 的沉积。但目前尚未发现免疫复合物介导的损伤机制在其他的血管炎中起主要作用。

（二）感染因素

Kawasaki 病的发生有一定的季节性并偶可呈流行性提示可能与感染有关，许多微生物和毒素如葡萄球菌属、链球菌属、念珠菌属及 EB 病毒等多可能与 Kawasaki 病的发生有关。最近荷兰的一个血管炎研究小组用甲氧苄啶-磺胺甲噁唑预防性治疗 WG 可防止疾病的复发，提示葡萄球菌感染可能诱发 WG。另外，用青霉素预防性治疗可减少白塞病中关节炎的发作。PAN 患者常有乙型肝炎病毒表面抗原和乙型肝炎抗体存在，丙型肝炎病毒的感染与冷球蛋白血症血管炎关系密切。另外，还发现细小病毒感染与巨细胞动脉炎的发生有一定关系。提示病毒感染可能与某些血管炎的发生有一定关系。但是目前尚无直接的证据证明微生物感染可导致血管炎的发生。

（三）遗传因素

WG、显微镜下多血管炎、Takayasu 动脉炎、巨细胞动脉炎和白塞病的发生都有一定的家族聚集性，提示遗传性因素可能在血管炎的发病机制中起作用。最近的研究发现巨细胞动脉炎和风湿性多肌痛与 HLA-II 类抗原 DR4 有关，特别是当巨细胞动脉炎和风湿性多肌痛同时存在时，与 DR4 的关系更密切。

（四）抗体

ANCA 见于系统性坏死性血管炎，包括 WG、CSS 和显微镜下多血管炎等疾病中。它们在血管炎中的作用远不如免疫复合物的作用机制清楚，许多患者血清中炎性细胞因子如肿瘤坏死因子-α、白细胞介素-8 和白细胞介素-1 等可诱导细胞黏附分子的表达，这使得多形核白细胞易黏附至血管内皮。细胞因子还能诱导多形核白细胞内的蛋白酶-3 从胞质内的嗜苯胺蓝颗粒转移到细胞表面。抗中性粒细胞胞质抗体与多形核白细胞表面的蛋白酶-3 结合后，通过受体介导的信号传导系统激活多形核白细胞，引起多形核白细胞脱颗粒释放活性氧物质及溶酶体酶等，导致周围血管损伤和坏死。

抗内皮细胞抗体存在于血管炎疾病中。体外研究证明抗内皮细胞抗体可通过抗体依赖的细胞毒作用和补体活化机制引起内皮细胞的损伤。

（五）淋巴细胞

现已证明 T 细胞，特别是 $CD4^+$ T 细胞可能直接参与大动脉炎的血管炎症损伤。Weyand 等发现巨细胞动脉炎和风湿性多肌痛患者的病理过程中 $CD8^+$ 细胞减少，同时 $CD4^+$ 细胞识别动脉壁上的抗原而被活化，产生 Th1 型细胞因子，如 γ-干扰素等，继而进一步活化吞噬细胞，引起血管的炎症损伤。其过程类似于迟发型超敏反应。肉芽肿性血管炎如 WG 中，肉芽肿的存在说明有T细胞介导的超敏反应。WG受累组织的活检也显示病变部位有T细胞浸润,从肉芽肿组织中克隆的T细胞主要表达和分泌Th1型细胞因子,提示在病变部位细胞免疫反应占优势。多数WG患者外周血中存在针对自身抗原蛋白酶-3的自身反应性T细胞,但其意义和作用尚不清楚。另外,WG外周循环中可溶性白细胞介素-2受体及可溶性CD_{30}的浓度均明显升高,且与疾病的活动性相关,两者都是T细胞活化的标志,间接说明了T淋巴细胞活化并参与了WG的病理过程。

(六)内皮细胞

血管内皮是分隔血管腔内外的界面,具有屏障功能、止血功能和调节血管张力的功能,调节白细胞黏附和渗透等功能。血管内皮细胞的这些调节功能与它分泌的前列腺素、血小板活化因子等有关。除了这些功能以外,内皮细胞还分泌许多细胞因子,调节免疫反应。体外试验证明,内皮细胞经刺激后可分泌大量的白细胞介素-1、白细胞介素-6、白细胞介素-8及α-干扰素等。内皮细胞表面还表达重要的免疫调节分子,如组织相溶性抗原,这对于T细胞介导的血管炎起重要作用。另外,内皮细胞还表达黏附分子,黏附分子在血管炎的发生过程中也起重要作用。

(七)其他因素

某些药物及毒素可诱导血管炎的发生,例如氯化汞能诱发动物血管炎的发生。抗甲状腺药丙硫氧嘧啶和抗高血压药肼屈嗪与血管炎的发生有关。环境因素,如接触某类物质及硅成分等可增加血管炎的发病风险。

三、病理

虽然在血管炎分类标准中,血管炎是按受累血管的大小而划分的,但大多数血管炎之间受累血管的大小有重叠。同一个血管炎患者可同时有大小不同的血管受累且可累及肌体各部位的血管。例如类风湿性血管炎和系统性红斑狼疮伴发的血管炎可累及体内最大的血管,也可累及体内最小的皮肤血管(白细胞破碎性血管炎)。当然这种情况并非在每一个患者都可出现。

许多血管炎的损伤呈局灶和节段性分布。血管壁的炎症类型并非完全一样。例如结节性多动脉炎和大动脉炎的早期损伤大都局限于血管的中层,而显微镜下多血管炎大都表现为血管全层受累。

血管炎中炎性细胞浸润的类型与受累血管的大小有关。在组织病理学上可见到一些特殊类型的血管炎,如肉芽肿性(巨细胞性)血管炎,血栓性血管炎,坏死性血管炎,嗜酸性粒细胞浸润性(过敏性)血管炎,白细胞破碎性血管炎,淋巴细胞浸润性血管炎。这些不同类型的血管炎通常有各自的好发部位。例如白细胞破碎性血管炎(伴有中性粒细胞浸润)最常累及皮肤小血管炎等。然而,大多数血管炎的细胞浸润均为混合型,可同时见有各种不同的细胞浸润。

从病理上看,虽然每一种血管炎的病理表现都有一定的特点,但相互间有重叠。目前尚无一种血管炎的病理改变具有特异性的诊断价值。因此,大多数血管炎的诊断需要临床和病理综合分析。1990年美国风湿病学会制定的7种系统性血管炎的分类标准和ChapelHill(1994)会议制定的10种血管炎的定义标准均强调临床与病理的结合才能得到正确的诊断。

四、临床表现

(一)主要表现

①多系统损害。②活动性肾小球肾炎。③缺血性或瘀血性症状和体征,特别见于年轻人。

④隆起性紫癜及其他结节性坏死性皮疹；⑤多发性单神经炎及不明原因的发热。

（二）皮肤型变应性血管炎

一般有乏力、关节肌肉疼痛等症状，少数病例可有不规则的发热。皮肤损害可为多形性，有红斑、结节、紫癜、风团、血泡、丘疹、坏死及溃疡等。以膝下为最常见，两小腿下部及足背部皮肤损害最多。较多的皮肤损害开始特征为紫癜样斑丘疹，压之不褪色，故这种淤斑都是高出皮肤可以触及的，这是本病的特征表现。水肿以踝部及足背为重，午后较明显，并伴有两下肢酸胀无力。

（三）系统型变应性血管炎

多为急性发病，通常有头痛、不规则发热、不适、乏力、关节及肌肉疼痛等症状。病程不一，轻重不同，若是一次接触抗原，3～4周愈合，若反复多次接触抗原，病情反复发作，病程持续数月或数年。病变可侵犯黏膜，发生鼻出血、咳血。肾脏受累出现蛋白尿、血尿，严重肾衰竭是主要死因。侵犯肠道可有腹痛、脂肪痢、便血、急性胆囊炎等胃肠道症状。

胸部X线检查有肺炎表现及结节状阴影，胸膜炎或胸腔积液。可侵犯神经系统，如有头痛、复视、妄想、精神错乱，甚至有脑血栓形成和瘫痪，咽下困难，感觉和（或）运动功能障碍等。心脏损害包括心肌梗死、心律失常和心包炎。肾皮质局部缺血可能产生严重高血压。系统性血管炎最常见的眼部表现为巩膜外层炎及视网膜出血。附睾及睾丸的痛性肿胀可能是血管炎的一种表现。

五、辅助检查、诊断及鉴别诊断

血管炎的诊断主要根据临床表现、血清学检查、病理学检查和血管造影报告等综合分析。对可疑血管炎的诊断和鉴别诊断程序包括：①采集完整有病史，进行详细的体验：这是极为重要步骤，因为许多血管炎的临床表现比实验室检查更具有诊断价值。例如有过敏及哮喘病史是提示Churg-Strauss综合征诊断的重要依据；下颌和舌的间歇性运动障碍或不适则提示巨细胞动脉炎的可能。表22-2列出了常见血管炎发病的一般情况和主要临床特点。②血清学检查：主要包括自身抗体的测定，与血管炎有关的一些感染因素的检查如乙型肝炎病毒、HIV病毒、补体及冷球蛋白测定。③特殊的有创面性检查：例如病变部位的活检、血管造影或支气管肺泡灌洗液的检查等可为血管炎的诊断提供客观的证据。

在临床实践中，应根据风险和收益比值来决定采用的活检或血管造影检查。活检结果与标本的大小与取材部位有关。活检的病理通常是一些共同的血管炎症损伤的表现，无绝对的特异性。因此，单靠病理结果不能得出肯定的诊断。当存在下列情况时，血管造影比活检更安全：①如果活检的风险比血管造影更大时：例如影像学检查提示有脑的病变，这时血管造影比活检要安全；对某些肝功能异常的患者，血管造影也许比肝穿要安全。②某些怀疑有中、大血管受累的病例：大动脉炎累及主动脉及其主要分支，一般不主张做活检，血管造影可很容易证实。

表 22-2 常见血管炎发病的一般情况和主要临床表现

血管炎的类型	年龄（岁）	性别（男:女）	主要临床特征
Takayasu 动脉炎	15～25	1:9	四肢的间隙性运动障碍，短脉，锁骨下动脉及主动脉杂音
巨细胞动脉炎	60～75	1:3	头痛，嚼肌和舌肌间隙性运动障碍，肩胛带和骨盆带僵硬，复视
多动脉炎	40～60	2:1	体重下降，网状青斑，多发/单发性神经炎，高血压
Churg-Strauss 综合征	40～60	2:1	哮喘，过敏史，多发/单发性神经炎，肺部浸润，嗜酸性粒细胞增多
中枢神经系统原发性血管炎	30～50	1:2	严重的头痛，进行加重的痴呆，多灶性神经系统表现
韦格纳肉芽肿显微镜下多血管炎	30～50	1:1	窦道炎，口腔溃疡，中耳炎，咳血，肾脏病变多发性神经炎，紫癜，咳血，肾脏病变
白塞综合征	20～35	1:1	口腔和生殖器溃疡，毛囊炎，眼色素膜炎，血栓性静脉炎
Kawasaki 病（川崎病）	1～5	1.5:1	发热，眼结膜炎，口腔黏膜改变，多形性红斑
白细胞破碎性血管炎	30～50	1:1	紫癜，斑丘疹和荨麻疹样损伤，有用药物史
Henoch-Schonlein 紫癜	5～20	1:1	紫癜性皮疹，多见于臀部和下肢，腹痛，血性腹泻

值得注意的是，1990 年美国风湿病学会（ACR）制定的血管炎分类标准及 1994 年 ChapelHill 会议制定的血管炎分类定义标准主要是为研究目的而制定的，并非临床诊断标准。它们适用于各种不同血管炎疾病之间的鉴别诊断而不完全适用于确诊患者是否有血管炎病。但目前大部分临床医师都将它们作为临床疾病诊断标准而广泛应用。最近 Rao 等用 ACR 制定的 7 种血管炎分类标准及临床金标准（病史、症状体征、活检或血管造影综合分析诊断）对 198 例患者进行了对比研究，结果发现在 51 例临床确诊的血管炎病例中符合 ACR 标准的只有 38 例（占 75%），且其中有 15 例患者符合两个或两个以上 ACR 分类标准。在另外 147 例临床确诊的非血管炎病例中有 31 例（占 21%）符合 ACR 血管炎分类标准（14 例符合巨细胞动脉炎，18 例符合 WG 或结节性多动脉炎或两者均符合）。这结果说明 ACR 分类标准用于临床诊断特异性较差。因此血管炎的诊断应强调临床表现、组织活检及血管造影相结合。

六、治疗原则

目前系统性血管炎的治疗药物主要有糖皮质激素和细胞毒药物两大类。一般都需要长期治疗，但这两类药物长期应用都会引起严重的不良反应。因此，有效地控制炎症反应又要避免治疗药物所带来的严重并发症是治疗血管炎应遵循的原则。许多临床医生往往只注意药物的治疗作用而忽视它们的毒不良反应。致使许多血管炎患者由于药物的不良反应不能继续用药而导致治疗失败。

糖皮质激素一般是治疗系统性血管炎的首选药物。治疗的剂量因病因人而异，可以口服或静脉冲击治疗。在大剂量激素仍不能控制疾病的活动或有重要脏器受累时应考虑加用细胞毒药物。最常用的细胞毒药物有环磷酰胺、甲氨蝶呤和硫唑嘌呤等。

其他的治疗手段，包括静脉免疫球蛋白治疗、血浆交换治疗及单克隆抗体如抗 T 细胞抗体治疗等。但目前这些治疗只见于少数的病例报道，缺乏大规模的临床对比试验。因此效果尚不十分确定。

第二节 巨细胞动脉炎和风湿性多肌痛

巨细胞动脉炎（GCA）过去称颅动脉炎、颞动脉炎、肉芽肿性动脉炎，后认识到体内任何较大动脉均可受累，而以其病理特征命名。GCA 病因不明，是成人最常见的系统性血管炎。本病主要累及 50 岁以上患者颈动脉的颅外分支。GCA 最严重的并发症是不可逆的视觉丧失。

风湿性多肌痛（PmR）为一种和其他诊断明确的风湿性疾病、感染以及肿瘤无关的疼痛性疾病，常见于老年人，伴有血沉增快。PmR 是一种以四肢及躯干近端肌肉疼痛为特点的临床综合征，对小剂量激素治疗反应敏感。常表现为颈、肩胛带及骨盆带肌中 2 个或 2 个以上部位的疼痛及僵硬，持续 30min 或更长时间，不少于 1 个月时间，年龄大于 50 岁。诊断需除外类风湿关节炎慢性感染、肌炎以及恶性肿瘤等疾病。

巨细胞动脉炎中出现的肌痛症状与风湿性多肌痛相似，并在部分风湿性多肌痛患者的颞动脉活检中发现具有巨细胞动脉炎的组织学特征。因而一直存在"两个不同疾病部分重叠"还是"一种疾病的两种临床表现"的不同意见。进一步的研究发现巨细胞动脉炎与风湿性多肌痛之间存在诸多不同之处：二者存在一定的遗传学上的差异；在病理改变方面，巨细胞动脉炎以血管炎为主，风湿性多肌痛则表现为淋巴细胞性滑膜炎；临床上，部分并发巨细胞动脉炎的风湿性多肌痛患者两种疾病间隔时间超过 10 年；而风湿性多肌痛也并不是巨细胞动脉炎的早期表现；风湿性多肌痛单独发病情况更多见。目前多数学者倾向于可能是相同的致病因素，作用于不同的遗传素质的个体形成的两种不同的疾病，在部分患者发生了两种疾病的重叠现象。在巨细胞动脉炎的患者中近 50% 的患者可出现风湿性多肌痛的症状，在风湿性多肌痛的患者中 10%～50% 可并发巨细胞动脉炎。

一、流行病学

巨细胞动脉炎及风湿性多肌痛发病率在不同人种、地区中差别较大。巨细胞动脉炎在欧、美老年白人多发，女性多于男性，为 2:1～4:1。美国、丹麦、意大利、法国和西班牙等地均为高发区。亚洲及非洲国家发病较少，美国黑人发病率也较低。我国报道较少，除与发病率低有关外，可能与对疾病的认识不足及颞动脉活检开展较少也有一定关系。巨细胞动脉炎的实际发病率可能要高于有临床表现而被报道的发病率，Ostberg 对 889 例颞动脉和主动脉的尸检结果表明，巨细胞动脉炎的发生率达 1.6%。巨细胞动脉炎的年发病率在美国明尼苏达州

Olmsted 地区北欧移民聚集地的 50 岁以上老年人中高达 200/10 万人；法国、丹麦、挪威等地高达（20～29）/10 万人；而意大利、苏格兰及以色列等地发病率相对稍低，为 6.9/10 万人。有报道本病呈周期性发作，约每 7 年出现 1 次高峰。风湿性多肌痛的年发病率更高，约为巨细胞动脉炎的 2～4 倍，在美国 50 岁以上人群发病率为 600/10 万人。年龄是发病的最大的危险因素，随着年龄的增长，两种疾病的发病率均有明显增高。近年随着对这两种疾病的认识加深，各地报告的发病率也呈上升趋势。

二、病因及发病机制

遗传因素和环境因素交互作用导致机体免疫异常，在疾病的发病中起了重要作用，年龄因素也与发病密切相关。

（一）年龄、性别及代谢异常

此两种疾病均好发于 50 岁以上的人群，随着年龄增加，发病率有明显增加趋势，平均发病年龄为 70 岁左右。有人对一组 70～90 岁患者后睫状动脉的研究发现 68% 存在内弹力层变性，而 < 60 岁组仅 1.6% 有类似改变，这提示可能因动脉内弹力层弹性蛋白变性，形成自身抗原，引发了机体的异常免疫反应。在巨细胞动脉炎患者的血管炎症区内弹力层吞噬细胞浸润处可测出 92kD-Ⅳ型胶原酶（金属蛋白酶 -9）增高，导致胶原降解，损伤动脉壁。性别对发病也有影响：女性发病率为男性的 2 倍。吸烟可使巨细胞动脉炎发病率增加 6 倍。

（二）遗传

巨细胞动脉炎及风湿性多肌痛发病均有家族聚集倾向，表明遗传易感性在疾病的发生中起了一定的作用。巨细胞动脉炎及风湿性多肌痛的发病在北欧及与其遗传背景相同的人群中明显增高。大量研究表明，巨细胞动脉炎与 HLA-Ⅱ类基因密切相关。其中 HLA-DR4 基因出现频率高于正常对照人群的两倍，HLA-DR7、HLA-B8、CW3 等单倍体出现频率也高于对照组。HLA-DRB1*0401、DRB1*0101 和 *0102 等位基因出现频率较对照组增高。60% 的患者在 HLA-DRB1*04 等位基因的 p 链第二高变区具有同源序列，但其编码的 4 个氨基酸序列（DRYF）与类风湿关节炎患者的（QKRAA 或 QR-RAA）不同。同时发现具有 HLA-DRB1*04 等位基因的巨细胞动脉炎患者 89% 易对糖皮质激素的治疗产生抵抗。巨细胞动脉炎与风湿性多肌痛在 HLA-DRB1 的等位基因中缺乏同源性。在风湿性多肌痛中，HLA-DRB1*13 和 *14 明显增高。但这些遗传学特征与疾病的病情活动性及疾病的严重程度并无太大关联。

（三）免疫异常

巨细胞动脉炎与风湿性多肌痛患者体内存在体液免疫及细胞免疫异常。患者血中可测出循环免疫复合物及一些自身抗体如抗心磷脂抗体、抗内皮细胞抗体以及细胞因子如白细胞介素 -2(IL-2)、IL-1、IL-6、干扰素 γ(IEN-γ)、细胞黏附分子 -1(SICAm-1) 及假性血友病因子水平升高；外周血中 $CD8^+T$ 细胞及 NK 细胞减少。在巨细胞动脉炎的血管病损处可测出免疫球蛋白芨补体沉积，聚集于内膜下内弹力层处的吞噬细胞产生肿瘤坏死因子（TNF）、胶原酶、一氧化氮造成血管壁的破坏。免疫组化标记检测到在内弹力层处有 TNF 受体 P55 分布。有人认为外周血 $CD8^+T$ 细胞数目下降是巨细胞动脉炎、风湿性多肌痛免疫学异常的特征性表现，其敏感性达 71%，特异性达 80%，但也有人认为外周血 $CD8^+T$ 细胞无明显改变。在风湿性多肌痛的患者肌活检时可发现肌束膜周围有 IgG、IgA 及纤维蛋白原沉积，亦提示免疫复合物在致病过程中起作用。

（四）感染

目前发现巨细胞动脉炎及风湿性多肌痛好发于人口稠密处。在美国、丹麦等地亦有一些流行病学资料表明疾病的发生高峰约 5~7 年一次，与微小病毒 B19、I 型副流感病毒、水痘-疱疹病毒或肺炎支原体的流行高峰有一定相关性，在某些地区发病则与季节呈相关性。日本报道患者发病前有上呼吸道感染的症状。也有研究表明 I 型副流感病毒的感染可引发局限性或系统性血管炎的病变。总之，有多种证据提示感染可能在疾病的启动过程中起了重要的作用。

三、病理

巨细胞动脉炎几乎可累及全身所有血管，但以主动脉弓发出的大、中动脉分支受累概率最高。最常见的有颞动脉、椎动脉、眼动脉及后睫状动脉等。此外，主动脉弓、颈（内、外）动脉、视网膜中央动脉、锁骨下动脉、腋动脉、肱动脉、股动脉、腘动脉等大、中动脉均可累及。但肺、肾血管一般不累及。炎症血管可以全层受累，但最常见的为内弹力层病变。由于颅内动脉缺乏内弹力层因而很少受累。巨细胞动脉炎的血管受累特点为跳跃状节段性分布，也可累及较长的一段动脉。巨细胞是本病较常见特征性的病理学表现，可以在血管炎症肉芽肿形成处发现，但活检阳性率仅为 50% 左右，故非诊断本病的必备条件。如有本病的其他组织学特征亦可诊断。

在病变早期，淋巴细胞浸润于动脉内弹力层，随之有内膜的增厚；疾病进展期血管各层均可累及，表现为以 T 细胞（CD4$^+$T 细胞为主）、吞噬细胞、浆细胞、组织细胞、多形核巨细胞的混合浸润及肉芽肿形成，但中性及嗜酸性粒细胞少见。炎症病变严重时，病变处有大量巨细胞聚集，导致动脉壁平滑肌坏死、内弹力层断裂，有的血管形成动脉瘤，可有血栓形成。慢性期表现为内膜纤维性增生，管腔狭窄或堵塞，一般无纤维素样坏死改变。即使在疾病缓解期，病灶处仍可有轻度慢性炎症。

免疫组化显示，浸润在动脉外膜、中层及内膜的吞噬细胞功能不同、分泌不同的细胞因子：在外膜，分泌 IL-1、IL-6 和 TGF-β，对炎症细胞产生募集作用；在中层，产生基质金属蛋白酶和氧自由基，导致弹性蛋白层裂解；在内膜，分泌一氧化氮，造成组织进一步损伤。内膜处的多核巨细胞具有重要的分泌功能，通过分泌血小板衍生生长因子（PDGF）及血管内皮生长因子（VEGF）等促内膜增生物质刺激内膜细胞增生，导致管腔狭窄和闭塞。外膜浸润的 CD4$^+$T 细胞分泌 IFN-γ 和 IL-2。IFN-γ 在巨细胞和肉芽肿形成中起重要作用。

风湿性多肌痛无特征性病理学表现，近年越来越多的关节活检证实，其基本病变为滑膜炎，在肩关节、胸锁关节等处可发现淋巴细胞性滑膜炎。免疫组化研究表明，在未受累的动脉活检处有 IL-1、IL-6 和 TGF-β 表达，但缺乏 IFN-γ。肌活检无肌坏死等变化，有时可见到非特异性的轻度肌萎缩。有报道，部分临床无颞动脉炎表现的患者行颞动脉活检也可发现巨细胞动脉炎样的变化，说明两种病可重叠发生。

四、临床表现

（一）巨细胞动脉炎

GCA 平均发病年龄（50~90 岁之间）。女多于男（2:1）。GCA 发病可能是突发性的，但多数患者确定诊断之前已有几个月病程和临床症状，如发热（低热或高热）、乏力及体重减轻。与受累动脉炎相关的症状是 GCA 的典型表现。

1. **头痛** 是 GCA 最常见症状，为一侧或两侧颞部、前额部或枕部的张力性疼痛，或浅表性灼痛，或发作性撕裂样剧痛，疼痛部位皮肤红肿，有压触痛，有时可触及头皮结节或结节样暴涨的颞浅动脉等。

2. **其他颅动脉供血不足症状** 咀嚼肌、吞咽肌和舌肌供血不足时，表现典型的间歇性运动停顿，如咀嚼肌痛导致咀嚼暂停及吞咽或语言停顿等。睫后动脉、眼支动脉、视网膜动脉、枕皮质区动脉受累时，可引起复视、眼睑下垂或视力障碍等。10%～20%GCA 患者发生一侧或双侧失明，或出现一过性视力障碍、黑蒙等先兆。失明是 GCA 严重并发症之一。一侧失明，未能及时治疗，常 1～2 周内发生对侧失明，8%～15%GCA 患者出现永久性失明，因而确定 GCA 诊断与及早治疗是防治失明的重要原则。部分患者可出现耳痛、眩晕及听力下降等症状。

3. **其他动脉受累表现** 10%～15%GCA 表现出上、下肢动脉供血不足的征象，出现上肢间歇性运动障碍或下肢间歇跛行；颈动脉、锁骨下动脉或腋动脉受累时，可听到血管杂音，搏动减弱或搏动消失（无脉症）等；主动脉弓或主动脉受累时，可引致主动脉弓壁层分离，产生动脉瘤或夹层动脉瘤，需行血管造影诊断。

4. **中枢神经系统表现** GCA 可有抑郁、记忆减退、失眠等症状。

（二）风湿性多肌痛

1. **全身症状** 半数以上患者有全身症状，如疲倦、低热、体重减轻，并可能作为首发症状。不并发巨细胞动脉炎（GCA）的 PmR 患者很少出现高峰热。

2. **近端骨关节肌肉疼痛以及晨僵** PmR 是以对称性的近端关节和肌肉的疼痛酸痛以及晨僵为特征，以肩关节、颈以及骨盆带肌肉最为突出，常呈对称性分布有时远端肌群以及关节也可受累。70% 以上的患者肩胛带疼痛最先发生，然后发展到四肢近端、颈、胸、臀等部位，直接影响患者的生活，上述症状可以突然起病，也可隐匿起病，持续数周到数月。疼痛以及晨僵在早晨以及活动时加重，上述症状可能较重并使患者日常活动受限，以致不能翻身和深呼吸。肌肉可以出现触痛，影响活动并致失用性萎缩，并且可能出现肌肉挛缩。肌力通常正常。

3. **关节症状** PmR 的关节病变主要表现为肌腱炎和滑膜炎。多中心的研究显示，PmR 轻中度的滑膜炎主要影响近端关节、脊柱和肢体带，如肩关节最常受累；另有 15%～50% 出现外周关节滑膜炎，以膝关节和腕关节最多见。放射性核素骨扫描显示 96% 的 PmR 患者有异常，其中 80% 的肩关节和 16% 的手、腕、膝关节放射性核素摄取增强。磁共振（MRI）检查也显示 PmR 肩峰下/三角肌下滑膜炎是肩部最常见的损伤，MRI 检查提示 PmR 患者膝关节关节囊外部位及软组织肿胀，发生率（50%）显著高于类风湿关节炎。

4. **PmR 和 GCA 的关系** 大量证据表明 PmR 和 GCA 相关，且认为应该是同一种疾病过程的不同表现。PmR 可以和 GCA 共存。10%～15% 的单纯性的 PmR 颞动脉活检阳性。另一方面，30%～50% 的 GCA 患者有 PmR 的表现。

五、实验室检查

贫血、血沉（ESR）及 C 反应蛋白（CRP）增高在此两种疾病中均常见。ESR 常增快至 50～100mm/h 以上。少部分巨细胞动脉炎患者 ESR 可以正常，此时更敏感的 CRP 检查可弥补 ESR 检查的不足。血小板升高在风湿性多肌痛是较常见的表现。经治疗后血小板可下降，恢复正常，提出血小板变化可作为临床诊断及疗效随访的一个指标。纤维蛋白原、血清 α_2 球蛋白均可升高，肝酶异常较常见。补体水平正常。血清Ⅷ因子及假性血友病因子、可溶性 IL-2 均可升高。外周血 CD8⁺T 细胞下降。血中 IL-6 水平、可溶性细胞黏附分子（ICAm4）浓度增高，且与病情活动相关。

颞动脉活检可明确巨细胞动脉炎的诊断，由于病变呈跳跃性分布，活检应取 3～6cm 长的颞动脉，做不同水平的切片以免遗漏病变。有时一侧活检阴性时有必要行对侧检查。阳性结果可发现有淋巴细胞、吞噬细胞、多核巨细胞在弹性层的混合浸润以及血管的狭窄。彩色多普勒的检查为巨细胞动脉炎的诊断提供了新的无创性诊断方法，检查可显示血管急性炎症期内膜炎症改变情况（血管腔内暗晕形成）、血流速度变化和狭窄及节段性堵塞的情况。最近有人提出彩色多普勒可替代颞动脉活检。

有人对一组未经治疗的风湿性多肌痛患者行肩关节滑膜检查，发现 83% 有滑膜炎表现，主要为 T 细胞和吞噬细胞浸润。MRI 检查可提示滑膜炎。

六、诊断与鉴别诊断

（一）巨细胞动脉炎的诊断

在年龄大于 50 岁，新近出现头痛、发热、颌运动障碍及伴有多肌痛的老年患者应考虑到巨细胞动脉炎的诊断。仔细体检可发现异常增厚和压痛的颞动脉以及锁骨下、颈动脉处的血管杂音。颞动脉活检能提供确诊的有力证据。应注意活检应在治疗前进行，否则阳性率大大降低。活检还有助于鉴别其他疾病（如淀粉样变、糖尿病、动脉粥样硬化等）引起的颞动脉病变。结节性多动脉炎、韦格内肉芽肿有时可引起与巨细胞动脉炎相似的颞动脉的病理损害，此时要结合临床进行分析。美国风湿病学会（ACR）1990 年关于巨细胞动脉炎的分类标准见表 22-3。

表 22-3 ACR1990 年巨细胞动脉炎分类标准

1. 发病年龄 ≥ 50 岁	50 岁以后出现症状和阳性体征
2. 新近发生的头痛	新发生或与过去不同类型的头痛
3. 颞动脉异常	颞动脉触痛，搏动减弱（排除颈动脉粥样硬化）
4. 血沉增快	ESR ≥ 50mm/h（魏氏法）
5. 动脉活检异常	活检显示动脉炎症，伴有大量单核细胞浸润及肉芽肿性

上述标准满足 3 条以上可考虑为巨细胞动脉炎，敏感性为 93.5%，特异性为 91.2%。

风湿性多肌痛的诊断主要为临床诊断。可采用 Healey 标准（1984 年），必须符合下列全部条件：①有颈、肩胛、骨盆带三处中至少两个部位的持续疼痛和僵硬，持续至少 1 个月。②晨僵 1h 以上。③对小剂量糖皮质激素治疗反应良好（泼尼松 ≤ 20mg/d）。④无其他导致肌肉骨骼症状的疾病。⑤年龄大于 50 岁。⑥ ESR ≥ 40mm/h。

本病对小剂量糖皮质激素即有良好反应，出现下列情况时应考虑并发巨细胞动脉炎的可能：年龄 > 70 岁，新近出现头痛、颞动脉异常、间歇性运动障碍、黑矇、肝酶异常、血小板升高、血红蛋白下降、全身症状严重者。

（二）鉴别诊断

巨细胞动脉炎应注意与血栓栓塞性疾病引起的失明、隐匿性感染（如结核感染、细菌性心内膜炎、HIV感染等）所致的发热、其他类型的血管炎、恶性肿瘤及淀粉样变相鉴别；风湿性多肌痛需与早期类风湿关节炎、早期帕金森病、慢性感染、恶性肿瘤、多发性肌炎、纤维肌痛综合征等疾病相鉴别。

七、治疗

（一）巨细胞动脉炎的治疗

GCA常侵犯多处动脉，易引起失明等严重并发症，因此一旦明确诊断应即给以糖皮质激素治疗。一般主张用大剂量持续疗法，如泼尼松，维持到症状缓解、血沉下降到正常或接近正常时开始减量，总疗程约需数月，不宜过早减量或停用，以免病情复燃。病情稳定后改用晨间一次给药或改用隔日疗法是可取的有效方案。非甾体抗感染药如消炎痛等虽可减轻或控制部分症状，如解热、止痛、改善全身不适等，但不能防治失明等缺血性并发症。对有糖皮质激素禁忌者，可采用非甾体抗感染药与细胞毒类免疫抑制药如环磷酰胺、甲氨蝶呤等联合治疗。也可试用雷公藤多苷治疗。

1. **糖皮质激素** 糖皮质激素仍然是目前最有效的治疗药物，但尚无统一的给药方案。典型系统性损害的患者给予中到大剂量口服泼尼松，以40～60mg/d开始，24～48h即可缓解症状，一周内可基本消除所有症状。一个月的治疗可使临床及实验室指标恢复正常，有效治疗剂量应维持4～6周后可考虑减量。急性发作病情严重时加大糖皮质激素用量，可分次静脉输注。诊断为巨细胞动脉炎的患者，如果出现急性视力丧失达数小时，则应该立即静脉给予大剂量的甲泼尼龙1000mg/d，3～5d，很多患者视力只能得到部分恢复。如果视力丧失达1d的以上的患者最后的结果几乎都是永久性的失明。

随着全身症状、血沉和C反应蛋白的改善，糖皮质激素开始减量，减量过程应缓慢。一般每1～2周最多减去总量的10%。2～3个月后如病情稳定可改为隔日口服以减少不良反应。一旦减到每天10～15mg，减量要更慢，每2～4周减量1mg，甚至需时间更长。每次减量前，应观察患者症状是否消失，血沉和CRP可作为疾病活动的监测指标。血沉或C反应蛋白任何一项升高或症状再次出现应该考虑疾病的活动，剂量应该维持或增加。复发通常发生于泼尼松减量的第1年，有50%～80%的巨细胞动脉炎患者复发。预测复发时C反应蛋白更敏感，也有研究表明血清IL-6水平检测比血沉更敏感，应综合临床症状及体征全面分析判断疾病活动程度。血沉或C反应蛋白升高也要注意排除机会性感染的可能。有时仅仅血沉升高不需要改变治疗，可观察2周。重新出现症状的患者通常需要增加泼尼松，比前次症状消失时的剂量增加5～10mg以上。巨细胞动脉炎有自限性，病程通常年，糖皮质激素疗程1～2年可逐渐停止。但部分患者需要低剂量的糖皮质激素维持数年，少数患者甚至需要泼尼松5～10mg长期服用。

2. **免疫抑制药** 目前有多个研究尝试使用甲氨蝶呤、硫唑嘌呤和环磷酰胺的治疗。可酌情选用其中一种与糖皮质激素联合应用：环磷酰胺800～1000毫克/次，3～4周一次，或600毫克/次，2周一次，或口服100～150mg/d；硫唑嘌呤50～100mg/d；甲氨蝶呤10～15mg/d。免疫抑制药应用时注意监测血、尿常规和肝肾功能。氨苯砜可能有效，但不良反应较大。氯喹可试用，疗效不明确。

3. **抗凝治疗** 部分患者体内存在抗磷脂抗体、珊因子及假性血友病因子升高、血小板增高、纤维蛋白原增高，导致血管缺血症状发生，在使用糖皮质激素治疗时易加重血管缺血症状，应给予抗凝及抗血小板治疗，如阿司匹林 80mg/d，双嘧达莫 25mg，3 次/天等。少数报道使用肝素治疗双眼失明的患者，随着眼血流量的增加，视力得到了改善。

4. 生物制剂　TNF-α 的拮抗剂英夫利昔单抗（抗 TNF-α 的嵌合单克隆抗体）25mg，每周 2 次皮下注射、依那西普（可溶 TNF-α 的受体）3～10mg/kg，于 0、2、6 周静脉输注，以后每 8 周重复一次，有试用于对激素和免疫抑制药抵抗的巨细胞动脉炎患者有效的报道。

5. 其他　近年研究认为阿司匹林 20～100mg/(kg·d) 与糖皮质激素联用有助于控制炎症，减少激素用量及控制疾病复发。

6. 并发症治疗　巨细胞动脉炎多为高龄患者，长期使用糖皮质激素导致骨质疏松、脊椎压缩性骨折及髋骨骨折的发生率明显增加，发生率较正常高 2～5 倍。美国风湿病学会特别研究组有关骨质疏松的指导方针建议所有开始接受糖皮质激素长期治疗的患者应补充钙剂和 Vit D$_3$ 以防止骨质疏松的发生，用泼尼松治疗的患者每天要服用 1500～1800mg 钙和 400～800U 胆钙化。已出现骨量减少或骨质疏松的患者要周期性给予二磷酸盐化合物及降钙素治疗。二磷酸盐治疗可减少患者骨密度降低和椎骨骨折的发生率。骨无机物的丢失最快发生于皮质激素治疗 3～6 个月后，因此，建议二磷酸盐治疗应该及早进行。高危患者应该定期进行骨密度测定。同时建议患者戒烟戒酒及增加承重力的锻炼。糖尿病的发病率也明显增高，注意检测并给予相应治疗。

（二）风湿性多肌痛

非甾体类抗感染药（NSAIDs）可缓解部分症状。小剂量糖皮质激素（泼尼松 10～20mg/d）可收到良好疗效，能使骨骼肌肉系统疼痛和僵硬症状获得快速（常在一天之内）和显著地改善，血沉和 CRP 水平逐渐恢复正常。既能缓解症状也可防止血管并发症。为试图减少糖皮质激素的用量有人并发使用甲氨蝶呤进行短期（3 个月）及长期（2 年）的观察未见肯定疗效。激素减量需慢，维持时间需长，复发很常见，要求必须增加剂量达到症状缓解。

1. 糖皮质激素　小剂量泼尼松 10～20mg/d 即能缓解症状，亦可防止血管并发症。剂量高于 15mg/d 时待症状控制后即可减量。糖皮质激素剂量不足时，效果不佳。泼尼松减量至 5～15mg/d 时，减量速度宜慢，一般每月减 2.5mg，维持量在 2.5～7.5mg/d。通常维持 6～12 个月以后，在用泼尼松 2.5mg/d 维持量的情况下无任何临床症状且血沉、CRP 正常时可试停药。约一半患者可以保持稳定，而其余一半患者可能复发。重新出现症状的患者通常需要增加泼尼松，比前次症状消失时的剂量多 5～10mg 以上才能奏效。如泼尼松 30mg 治疗 1 周仍不能控制症状，要怀疑风湿性多肌痛的诊断或者可能为活检阴性的巨细胞动脉炎，或需要重新考虑排除其他疾病的可能，需要更改治疗方案。

2. 甲氨蝶呤　为减少糖皮质激素的用量有人并发使用甲氨蝶呤 10～15mg/d 进行短期（3 个月）及长期（2 年）的观察，未见肯定疗效。

风湿性多肌痛或巨细胞动脉炎的患者治疗开始都很敏感。在首次服用泼尼松数小时内就有改善，大部分患者在服药两天内就有十分明显的改善。然而，大约 10% 的患者治疗一周后才能感觉到症状好转。在开始治疗阶段，泼尼松分次服用对某些患者有帮助。在治疗开始时，泼尼松可每天分次服用，隔天服用效果不佳。

所有视力丧失的患者都需要接受眼科医生检查，以鉴别视力丧失是由于血管炎还是其他的疾病如急性青光眼所致。

3. 非甾体抗感染药　可缓解部分症状但不可能代替糖皮质激素进行治疗。

八、预后

巨细胞动脉炎可导致多个系统严重病变，尤其是视力的丧失，大血管受累是致死的原因之一。如及时发现和积极治疗，可减少严重的并发症及降低病死率。风湿性多肌痛治疗效果不佳时应考虑到并发巨细胞动脉炎的可能。此两种疾病经过数月至数年大多可自然缓解，预后较好。定期胸部影像学检查有助于早期发现胸主动脉瘤。近年巨细胞动脉炎在早期及时治疗后，降低了严重并发症的发生率，病死率与正常人无异。

第三节　大动脉炎

大动脉炎是指主动脉及其主要分支和肺动脉的慢性非特异性炎性疾病。其中以头臂血管、肾动脉、胸腹主动脉及肠系膜上动脉为好发部位，常呈多发性，因病变部位不同而临床表现各异。可引起不同部位动脉狭窄、闭塞，少数可导致动脉瘤。本病多发于年轻女性。

有关本病的最早记录见于18世纪，但直至1908年日本眼科医师高安氏（Takayasu）首先报道了1例21岁女性患者出现眼底视盘周围动静脉吻合后，有关本病的报道才逐渐增多。1951年Shimizu等首次对本病进行了较详细的描述，并命名为"无脉症"；1952年Caccamise和Whitman将此类病症命名为高安病（Takayasu's disease）。由于本病所侵犯的血管部位不同，引起的临床症状和体征也不尽相同，而曾被命名为"主动脉弓综合征"、"不典型（先天性）主动脉缩窄"、"非特异主动脉炎"等。我国学者黄苑和刘力生也于1962年在国际上首次提出"缩窄性大动脉炎"的概念。由于该病同样可以出现扩张性病变，因此，目前统称为大动脉炎。

一、流行病学

本病见于世界各地，其中东南亚、非洲和南美洲等地区报道较多。目前尚无准确的有关本病发病率和患病率的数据。地区和种族的不同，其发病率差异较大。瑞典报告的年发病率为0.12/10万人，美国为0,26/10万人；而在日本，1982——1984年就报道新发病例2600例。我国自1994年以后，已报道病例近2000例，实际上遇到的大动脉炎患者则更多。本病好发于年轻女性，发病年龄为5～45岁，30岁以前发病者占90%。男女比例在日本、美国等为1:9～1:10，我国为1:3.8左右。

二、病因和发病机制

本病病因未明。曾有许多关于本病与螺旋体、分枝杆菌、细菌及病毒等感染因子相关联的报道，但均未最终确定。在结核感染发生率较高的第三世界国家中观察到本病较高的发病率，尸检则发现某些患者体内有活动性结核病变，临床观察也发现，约40%的大动脉炎患者并发结核病，其中主要为颈部、纵隔淋巴结核和肺结核。但在血管病变部位未发现有结核杆菌，而且抗结核治疗对大动脉炎无效，说明本病并非直接由结核菌感染所致。

近年来对大动脉炎与遗传易感基因的关系进行了大量的研究，结果显示大动脉炎的发病与人类白细胞抗原（HLA）之间存在一定程度的关联性，但随地区及人种的不同，其与 HLA 关联的位点亦不尽相同。在印度、泰国、韩国、日本、墨西哥大动脉炎患者和 HLA-B5201 等位基因相关；日本人群中大动脉炎和 HLA-R39 等位基因、HLA-B52、DRB1*1502、DRB5*0102，DQA1*0103、DQB1*0601、DPA1*02，DPB1*0401 单倍体相关；哥伦比亚大动脉炎与 HLA-DRB1*1602 和 HLA-DRB1*1001 相关；北美洲人群中大动脉炎分别与 HLA-DR4、DQ3 和 HLA-DR7、DQ2 基因相关；党爱民对我国汉族患者的研究显示，大动脉炎患者与 HLA-DR4 和 HLA-DR7 等位基因明显相关，而且 HLA-DR7 等位基因上游调控区核苷酸的变异还可能与病情有关，DR7 阳性的患者病变活动及动脉狭窄程度均较 DR7 阴性的患者为重。

HLA 抗原通过提呈抗原多肽在免疫反应中起重要作用，大动脉炎与 HLA 的相关性联系提示免疫反应参与该病的病理过程。实验研究也发现，大动脉炎患者常有血沉增快，免疫球蛋白增高，同时患者血清存在多种自身抗体如抗内皮细胞抗体和抗主动脉抗体等，免疫病理研究则证实动脉病变部位有免疫球蛋白沉积。这些证据支持大动脉炎是一种自身免疫性疾病。最近的研究显示 T 淋巴细胞可能在大动脉炎的血管损伤中起重要作用。大动脉炎最早的病理改变为细胞浸润，其中主要为 T 淋巴细胞（α、β、T 细胞、γ、δ、T 细胞及 CD4$^+$T 细胞）。对这些 T 细胞的受体分析发现，这些 T 细胞特异性识别某些特定的抗原。Chauhan 等发现大动脉炎患者体内存在针对结核杆菌反应的 γ、δ、T 细胞，这类细胞对动脉细胞具有细胞毒作用。因而有学者推测，动脉壁中的某些不明抗原（自身或外来沉积）被特定的 T 细胞识别，而导致这些 T 细胞的激活，继而分泌多种细胞因子如 IL-6、TNF-α 以及趋化因子 RANTES。这些因子一方面趋化更多的白细胞、单核细胞和自然杀伤细胞侵入血管组织，另一方面促使血管内皮细胞表达细胞间黏附分子-1(ICAm1) 和血管黏附分子-1(VCAm-1) 增高，从而促进炎性细胞与内皮细胞的相互作用，最终导致组织损害。

三、病理

大动脉炎主要侵犯弹力动脉，如主动脉和其主要分支颈动脉、锁骨下动脉、肝动脉、髂动脉以及肺动脉和冠状动脉等。80% 以上的患者病变累及两支或两支以上动脉。据 Lupi 等对 107 例患者的统计，受累动脉的好发部位依次为：锁骨下动脉（85%）、降主动脉（67%）、肾动脉（62%）、颈动脉（44%）、升主动脉（27%）、椎动脉（19%）、髂动脉（16%）、肠系膜动脉（14%）和冠状动脉（9%），但在我国报道的病例中，肺动脉受累并不少见。

外观见受累动脉内膜不规则增生，管腔内有不同程度的狭窄或闭塞，常并发血栓形成。病变以主动脉分支入口较为严重，而且病变呈现跳跃性，在两个受累区之间可见到正常组织区。随着病变的进展，正常组织区逐渐缩小。在部分患者，由于动脉壁的弹力纤维和平滑肌遭受严重破坏，动脉壁变薄扩张，甚至形成动脉瘤，多见于胸膜主动脉和右侧头臂动脉，以男性较为多见。此外，冠状动脉病变主要累及开口处，表现为狭窄性病变，左右冠状动脉可同时受累。

组织学检查显示大动脉为全层动脉炎。早期受累的动脉壁全层均有大量淋巴细胞、吞噬细胞浸润，以外膜最重，中层次之。外膜中滋养血管的中层和外膜亦明显增厚，导致其管腔狭窄或闭塞。中层组织可见散在灶性坏死及由上皮样细胞和朗汉斯巨细胞形成的肉芽肿病变。晚期动脉壁病变以纤维化为主，呈广泛不规则性增厚和僵硬，纤维组织收缩造成不同程度的管腔狭窄。电镜检查可见动脉壁平滑肌细胞细长，细胞器极少；少数肌膜破坏，肌丝分解或消失，线粒体和内质网肿胀，空泡变性，甚至细胞解体。胞核不规则，染色质周边性凝集。成纤维细胞少见，胶原纤维丰富，并呈现局部溶解。弹力纤维有分布均匀、低电子密度的基质以及疏松纵向走行的丝状纤维。

四、临床表现

（一）全身症状

在局部症状或体征出现前数周，少数患者可有全身不适、易疲劳、发热、食欲不振、恶心、出汗、体重下降、肌痛、关节炎和结节红斑等症状，可急性发作，也可隐匿起病。当局部症状或体征出现后，全身症状可逐渐减轻或消失，部分患者则无上述症状。

（二）局部症状体征

按受累血管不同，有不同器官缺血的症状与体征，如头痛、头晕、晕厥、卒中、视力减退、四肢间歇性活动疲劳，臂动脉或股动脉搏动减弱或消失，颈部、锁骨上下区、上腹部、肾区出现血管杂音，两上肢收缩压差大于10mmHg。

（三）临床分型

根据病变部位可分为四种类型：头臂动脉型（主动脉弓综合征）；胸、腹主动脉型；广泛型和肺动脉型。

1. 头臂动脉型（主动脉弓综合征）　颈动脉和椎动脉狭窄和闭塞，可引起脑部不同程度的缺血，出现头昏、眩晕、头痛、记忆力减退、单侧或双侧视物有黑点，视力减退，视野缩小甚至失明，嚼肌无力和咀嚼疼痛。少数患者因局部缺血产生鼻中隔穿孔，上腭及耳郭溃疡，牙齿脱落和面肌萎缩。脑缺血严重者可有反复晕厥，抽搐，失语，偏瘫或昏迷。上肢缺血可出现单侧或双侧上肢无力、发凉、酸痛、麻木甚至肌肉萎缩。颈动脉、桡动脉和肱动脉可出现搏动减弱或消失（无脉征），约半数患者于颈部或锁骨上部可听到二级以上收缩期血管杂音，少数伴有震颤，但杂音响度与狭窄程度之间，并非完全成比例，轻度狭窄或完全闭塞的动脉，则杂音不明显，如有侧支循环形成，则血流经过扩大弯曲的侧支循环时，可以产生连续性血管杂音。

2. 胸主、腹主动脉型　由于缺血，下肢出现无力，酸痛、皮肤发凉和间歇性跛行等症状，特别是髂动脉受累时症状最明显。肾动脉受累出现高血压，可有头痛、头晕、心悸。并发肺动脉狭窄者，则出现心悸、气短，少数患者发生心绞痛或心肌梗死。

高血压为本型的一项重要临床表现，尤以舒张压升高明显，主要是肾动脉狭窄引起的肾血管性高血压；此外胸降主动脉严重狭窄，使心排出血液大部分流向上肢而可引起的节段性高血压；主动脉瓣关闭不全所致的收缩期高血压等。在单纯肾血管性高血压中，其下肢收缩压较上肢高20～40mmHg。

部分患者背部脊柱两侧或胸骨旁可闻及收缩期血管杂音，其杂音部位有助于判定主动脉狭窄的部位及范围，如胸主动脉严重狭窄，于胸壁可见表浅动脉搏动，血压上肢高于下肢。大约80%患者于上腹部可闻及二级以上高调收缩期血管杂音。如并发主动脉瓣关闭不全，于主动脉瓣区可闻及舒张期吹风样杂音。

3. 广泛型　具有上述两种类型的特征，属多发性病变，多数患者病情较重。

4. 肺动脉型　本病并发肺动脉受累并不少见，约占50%，上述三种类型均可并发肺动脉受累，而在各类型中伴有或不伴有肺动脉受累之间无明显差别，单纯肺动脉受累者罕见。肺动脉高压大多为一种晚期并发症，约占1/4，多为轻度或中度，重度则少见。临床上出现心悸、气短较多。重者心力功能衰竭，肺动脉瓣区可闻及收缩期杂音和肺动脉瓣第二音亢进，肺动脉狭窄较重的一侧呼吸音减弱。

五、辅助检查

（一）实验室检查

大动脉炎的病因不明，无特异性血液学检验指标。活动期患者可有血沉（ESR）增快，C反应蛋白增高以及白细胞增多，但分类计数中性粒细胞常正常；部分患者有红细胞和血红蛋白降低；血清蛋白电泳示清蛋白下降，α和γ球蛋白增高；免疫球蛋白IgG和Igm可先后呈不同程度增高；部分患者可出现类风湿因子阳性，抗链球菌溶血素"O"抗体滴度增高，但抗核抗体检测通常为阴性。96%左右的患者血清抗主动脉抗体阳性，滴度＞1：32，具有一定的诊断价值。

（二）超声检查

彩色多普勒超声可通过探测血流信号等判断血管狭窄程度，并能测量血管壁厚度，血管内膜光滑和增生情况以及管腔内血栓形成情况。目前主要用于探查主动脉及其主要分支（颈动脉、锁骨下动脉、肾动脉等）的病变，超声对胸主动脉和位于机体较深部位的血管则探查比较困难。大动脉炎造成动脉管壁改变在超声检查中呈现向心性均匀增厚，这有助于与动脉粥样硬化所造成的斑块样改变鉴别。

（三）眼底检查

在头臂动脉型患者可出现较特异的眼底改变，发生率14%左右。可分为三期：第一期（血管扩张期），视盘发红、动静脉扩张、淤血、毛细血管新生，可见小出血点和小血管瘤形成，虹膜玻璃体正常；第二期（吻合期），瞳孔散大、虹膜萎缩、视盘苍白、视神经萎缩、视网膜动静脉吻合形成、周边血管消失；第三期（并发症期），表现为白内障、视网膜出血和剥离等。在有肾动脉受累的患者可见高血压眼底改变。

（四）电子计算机断层扫描（CT）和磁共振成像（mHI）

CT可以观察动脉管壁增厚、管腔扩张及血栓形成。多层螺旋CT血管成像则更能显示主动脉及其分支血管管腔的狭窄、闭塞、扩张及血管壁增厚和钙化情况。MRI可以显示受累动脉的炎变情况，对早期诊断和判断病变活动程度具有较大的价值。另外，MRI检查还可通过不同的空间方位如冠状面、矢状面等检查明确血管病变程度及范围。在MRI基础上发展起来的磁共振血管成像技术（mRA），除可以观察到动脉管腔的改变外，还可清楚地显示动脉管壁的病变。另外，通过mRA三维血管重建，可以从立体角度全方位观察受累血管和病变情况，但由于受到心脏搏动以及血流方向的影响，mRA往往无法满意显示胸主动脉、主动脉弓及其分支和侧支血管。

（五）血管造影检查

数字减影血管造影（DSA）是应用计算机减影技术，探测注射造影剂前后所得影像差别，消除与血管无关的影响单独显示血管图像。其优点为操作简便易行，检查时间短，对患者负担小，而且无需动脉插管，造影剂用量少，对肾功能影响小。对头颅部动脉、颈动脉、胸腹主动脉、肾动脉、四肢动脉、肺动脉等均可进行此检查，但DSA显像不如常规动脉造影清晰且无立体感，并且对脏器内小动脉，如肾内小动脉分支显示不清，有时仍需进行选择性动脉造影。目前一般用于门诊患者和术后随访复查。

动脉造影迄今仍被公认为是诊断大动脉炎的重要方法,也是手术治疗的必要依据。动脉造影可以清晰而准确地显示受累血管管腔变化、管径的大小、管壁是否光滑以及受累血管的范围和长度。早期患者可见主动脉管壁有多发局限性不规则改变;晚期可见管腔狭窄或闭塞,少数呈动脉扩张,主动脉分支病变常见于开口处,呈节段性。胸降主动脉狭窄多始于中段,逐渐变细表现为特征性"鼠尾巴"形状,侧支循环丰富。锁骨下动脉近端闭塞者可见锁骨下动脉淤血现象。在肠系膜动脉闭塞或肠系膜上、下动脉间的腹主动脉缩窄的患者,可见肠系膜血管弯曲等特异性改变。对于有冠状动脉、肺动脉和肾动脉病变者,应行相应的选择性动脉造影。由于动脉造影是一种创面性血管检查,有一定并发症,应严格掌握适应证。

(六) 其他检查

对有高血压和冠状动脉受累的患者,心电图检查可显示左心室肥大或伴有劳损,心脏缺血性改变,甚至心肌梗死。胸部 X 线检查可见不同程度的心脏扩大,升主动脉或弓降部的膨隆、凸出、扩张甚至瘤样扩张。对有肺动脉和肾动脉受累的患者,肺动脉检查和放射性核素肾图可显示相应脏器的功能及缺血情况。值得注意的是,在我国约 40% 的大动脉炎患者并发有活动性结核,皮肤结核菌素试验可以帮助初步了解患者是否并发有结核,对强阳性患者应仔细寻找结核病灶。

六、诊断

大动脉炎临床表现典型者诊断并不困难,凡 40 岁以下尤其女性具有下列一项以上表现者,应怀疑本病。①单侧或双侧肢体出现缺血症状,伴有动脉搏动减弱或消失,血压降低或测不出。②脑动脉缺血症状,伴有单侧或双侧颈动脉搏动减弱或消失以及颈部血管杂音。③近期出现的高血压或顽固性高血压,伴有上腹部二级以上高调血管杂音。④不明原因低热,伴有血管杂音,包括背部脊柱两侧、胸骨旁、脐旁或肾区等部位的血管杂音以及四肢脉搏有异常改变。⑤无脉或眼底血管改变。

诊断标准目前多采用 1990 年美国风湿病学会制定的大动脉炎分类标准(表 22-4),凡 6 项中有 3 项或 3 项以上符合者可诊断本病。该标准诊断大动脉炎的敏感性和特异性分别是 90.5% 和 97.8%。

表 22-4 1990 年美国风湿病学会制定的大动脉炎的分类标准

标准	说明
1. 发病年龄≤40 岁	出现症状或体征时年龄≤40 岁
2. 肢体间歇性运动障碍	活动时一个或更多肢体出现乏力、不适或症状加重,尤以上肢明显
3. 肱动脉搏动减弱	一侧或双侧肱动脉搏动减弱
4. 血压差>10mmHg	双上肢收缩压差>10mmHg
5. 锁骨下动脉或主动脉杂音	一侧或双侧锁骨下动脉、腹主动脉闻及杂音
6. 动脉造影异常	主动脉及其一级分支、上肢或下肢近端大动脉的狭窄或闭塞,病变常为局灶或节段性,且并非由动脉硬化、纤维肌发育不良或类似原因引起

七、鉴别诊断

大动脉炎主要与其他可累及大血管的一些疾病相鉴别，如先天性主动脉狭窄、动脉粥样硬化、血栓闭塞性脉管炎及其他结缔组织病如结节性多动脉炎、吞噬细胞动脉炎等。

（一）动脉粥样硬化

可引起肢体动脉狭窄或闭塞，并可累及肾动脉开口处及近端 1/3 段。但本病常在 50 岁后发病，伴有动脉硬化的其他临床表现，而且常并发有高血压、高血脂、糖尿病等。血管造影显示血管斑片状狭窄而非均匀狭窄有助于与大动脉炎的鉴别。

（二）肾动脉纤维肌发育不良

本病也以女性多见，而且病变分布与大动脉炎相似，累及主动脉及其主要分支，但很少出现血管完全闭塞，也无大动脉炎的全身炎症活动表现，动脉造影是典型"串珠样"。在肾动脉的病变主要累及远端 2/3 及分支，而大动脉炎的肾动脉病变位于开口处及近端。动脉病理检查为血管管壁中层发育不良，而非炎症改变。

（三）先天性主动脉狭窄

本病与大动脉炎累及胸降主动脉狭窄所致的高血压有时易混淆。先天性主动脉狭窄多见于男性，狭窄部位常位于动脉导管韧带附近且呈环状，血管杂音限于心前区及背部，无其他动脉受累表现，不伴有系统症状。胸主动脉造影可见特定部位狭窄：婴儿型位于主动脉峡部，成人型位于动脉导管相接处。

（四）胸廓出口综合征

由于胸廓出口解剖结构异常压迫锁骨下动脉、静脉及臂丛神经引起患侧上肢发凉无力，桡动脉搏动减弱以及臂丛神经受压出现颈部和上肢静脉怒张。另外，桡动脉搏动减弱可随头颅和上肢的转动改变。X 线摄片可显示颈肋骨畸形。

（五）血栓闭塞性脉管炎（Buerger 病）

本病好发于有吸烟史的年轻男性。病理改变为慢性血管闭塞性炎症，主要累及四肢中小动脉和静脉，以下肢较常见。临床表现为肢体缺血、间歇性跛行、剧痛，足背动脉搏动减弱或消失，游走性表浅动脉炎，重症者可有肢端溃疡或坏死，与大动脉炎的鉴别一般不困难。

（六）其他结缔组织病

大动脉炎还应与其他有血管病变的结缔组织病如结节性多动脉炎、巨细胞动脉炎、白塞病等相鉴别。结节性多动脉炎主要累及内脏中小动脉，与大动脉炎表现不同。巨细胞动脉炎的临床症状和体征类似于大动脉炎的头臂动脉型，但前者好发于老年男性，常并发有风湿性多肌痛。颞动脉活检可以明确。白塞病可有主动脉瓣及其瓣环的病变以及其他大血管病变，但患者常有口腔、生殖器溃疡，眼色素膜炎和针刺反应等，而且可有静脉病变如血栓性静脉炎等。类风湿关节炎可出现类似大动脉炎病理改变的主动脉炎，但其典型的关节病变、皮下结节以及化验类风湿因子阳性等，与大动脉炎的鉴别并不困难。

八、治疗

应根据患者病情采用不同的治疗方法。对在发现时病情已稳定，而且无并发症的患者可随访观察。对发病早期有上呼吸道、肺部或其他部位感染的患者，应有效控制感染。而对有活动性结核病变者，应同时抗结核治疗，这对防止病情的发展可能有一定意义。对于病变处于活动期的患者，应尽早采取有效治疗以抑制病变进展，防止组织和器官的进一步损伤。随后随着病情得以控制而趋向稳定，应予以小剂量药物长期维持治疗以控制病情复发。而对于晚期已出现明显血管狭窄或闭塞、并严重影响供血区组织和器官功能的患者，可行外科手术或介入治疗。

（一）活动期治疗

大动脉炎的治疗选择困难在于对病情的判断，因为约有 20% 的患者病变为自限性，对于这部分患者如发现时病情已处于稳定，而且无并发症，则不要治疗。目前临床一般采用血沉快慢来判断病变是否活动，但并非所有活动性病变患者血沉都增快。Kerr 等认为下列情况在患者出现或加重有利于判断病情的活动性：①血管缺血或炎症反应的症状和体征。②血沉增快，③血管造影出现新病变或原有病变加重，④与其他疾病无关的全身症状。4 项中有 2 项或 2 项以上者可认为病变处于活动期。对于活动期的治疗一般采用糖皮质激素和（或）免疫抑制药。

1. 免疫抑制药　应用免疫抑制药治疗不仅有利于控制病情，而且可以减少激素用量，减少长期应用大剂量激素所造成的不良反应。目前临床较常用的免疫抑制药有环磷酰胺、甲氨蝶呤、硫唑嘌呤等。一般与激素合用，对有激素应用禁忌证或不能耐受激素治疗的患者也可单独应用。环磷酰胺多采用每日或隔日给药，剂量为 100mg/d 或 200mg，隔日一次。甲氨蝶呤 10～20mg/周或硫唑嘌呤 100mg/d 也可选用。对于上述治疗效果欠佳或病情严重的患者，可选用环孢素，起始量 1～3mg/(kg·d)，随病情变化可增量至 5mg/(kg·d) 分次口服，或霉酚酸酯（1.5g/d，分 2 次口服），或采用两种免疫抑制药联合治疗。免疫抑制药治疗期间应密切血常规、肝肾功能等变化。

2. 糖皮质激素　激素对本病活动仍是主要的治疗药物，大多数患者对激素治疗反应良好，约 50% 左右患者病情缓解。起始用量一般口服泼尼松 1mg/(kg·d)，早晨顿服或分次服用，当病情控制（全身症状消失、血沉正常）后逐渐减量，在 30mg/d 以上者可每周减 5mg，而患者服用激素在 30mg/d 者以 2～4 周减 5mg，减量至 5～10mg/d 维持。激素减量期间密切观察病情变化，包括全身症状，检测血沉和 C 反应蛋白，若出现病情反复，应暂缓减量或加量。对于常规剂量泼尼松无效的患者，可改用其他剂型。病情严重者可采用大剂量激素静脉冲击治疗，一般用甲泼尼龙 1000mg/d 连续静脉给药 3d，然后换用常规剂量激素。

3. 其他　曾有人采用大剂量静脉用免疫球蛋白、血浆置换和 TNF 拮抗剂治疗大动脉炎，但由于其疗效不确切，而且费用昂贵，一般不常规采用。

（二）稳定期的治疗

稳定期的治疗主要包括防止病情复发，改善受累血管供血区组织缺血情况，及控制并发症如高血压等。

1. 防止病情复发的治疗　一般采用小剂量激素（泼尼松 5～10mg/d）长期维持，部分患者曾每日服用泼尼松 5mg 达 15～20 年，病情稳定，未发现任何不良反应，说明长期服用小剂量激素对控制病变活动有一定帮助。对小剂量激素维持不能控制病者可联合用免疫抑制药，如甲氨蝶呤 10mg/周或硫唑嘌呤 50～100mg/d。雷公藤多甙片 10～30mg/d 也可应用。

2. 改善局部组织供血的治疗　一般采用血管扩张剂，如硝苯地平 10～20mg，口服，每日 3 次；烟酸 100mg，每日 3 次等，抗血小板药物如阿司匹林 50mg/d，或双嘧达莫 25mg，每日 3 次。以改善受累组织的血液循环，减轻局部症状。中成药如曲克芦丁、复方丹参片及抗栓丸等也有一定疗效。

3. 控制并发症的治疗　大动脉炎所产生的血管严重狭窄或闭塞，可引起所供血区重要组织和器官缺血，造成严重的并发症，如高血压、心脑梗死等，应积极治疗，治疗方法包括药物、介入和外科治疗。

(1) 药物治疗　对肾动脉受累引起的顽固性高血压，且存在介入治疗或外科血管成形术治疗禁忌证或不愿接受的患者，可采用降压药物治疗。对单侧肾动脉狭窄所致的肾素依赖性高血压，可选用血管紧张素转换酶抑制药，能有效地控制血压。但此类药物可降低狭窄侧肾血流量，加重肾损害，应监测肾功能变化。对双侧肾动脉狭窄所致的高血压，忌用转换酶抑制药，可选用钙拮抗剂和（或）β受体阻滞药。对冠状动脉受累所致的心脏供血不足，可采用扩冠药物治疗。

(2) 经皮管腔内血管成形术（PTA）：大动脉炎属多发性病变，可同时累及多根动脉，而且病变呈慢性进行性改变，因此给手术治疗带来较多的困难。1978年Gmhtzing首次报道用PTA扩张肾动脉成功后，给大动脉炎的治疗提供了新的方法，目前已较广泛地应用于晚期血管有严重狭窄患者的治疗，成功率达90%。其治疗机制是病变动脉以带囊导管扩张后，造成内膜和中层破坏，弹力纤维拉长，而使动脉扩张。此后新生内膜形成使动脉愈合，产生内膜脱落术的效果。但由于动脉扩张后再狭窄发生率较高，近几年来有作者采用在扩张病变动脉的同时，植入支架，可明显减少再狭窄的发生率。PTA作为一种有创治疗存在一定并发症，如穿刺部位血肿、假性动脉瘤、远端继发血栓形成及血管破裂等，应严格掌握适应证。

(3) 外科治疗　管腔严重狭窄甚至闭塞，产生严重脑、肾、肢体等不同部位缺血影响功能的患者以及有严重顽固性高血压，药物或介入治疗无效者，应采用手术治疗，可解决或改善病变血管远端缺血症状，防止发生并发症。对于单侧或双侧颈动脉狭窄引起的脑部严重缺血或视力明显障碍者，可行主动脉及颈动脉人工血管重建术；内膜狭窄者行血栓摘除术或颈部交感神经切除术；胸或腹主动脉严重狭窄者可行人工血管重建术；单侧或双侧肾动脉狭窄者，可行肾脏自身移植术或血管重建术，患侧肾脏明显萎缩者可行肾切除术；颈动脉窦反射亢进引起反复晕厥发作者，可行颈动脉体摘除术及颈动脉窦神经切除术；而冠状动脉狭窄可行冠状动脉搭桥术或支架置入术。值得注意的是：手术存在较高的危险性，Dabague等对106例手术治疗患者平均随访19.8年，发现手术后早期病死率高达11.3%，死亡原因为心脏并发症，包括心力衰竭、动脉瘤破裂、卒中和出血。整过治疗期间应加强对患者的随访，密切观察症状、体征及实验室检查血沉和C反应蛋白的变化，以便及时了解病情变化。但在部分患者，虽然临床症状完全缓解，血沉已正常，手术治疗中仍发现有活动性病变，因而定期的影像学检查对于观察病变进展具有很大的帮助作用。此外，治疗期间患者教育不可忽视，通过教育可以减轻患者及其家属的心理负担，增强服药顺应性，从而更有利于本病的控制。

九、预后

近年来随着诊断水平的提高，使许多患者在早期得以明确诊断以及有效抑制炎症反应的治疗措施和积极的介入及手术治疗，患者的预后已明显改善，有一组调查资料结果表明，患者15年的成活率高达95%。预后主要取决于高血压的程度及脑供血情况。其并发症有脑出血、脑血栓、心力衰竭、肾衰竭、心肌梗死，主动脉瓣关闭不全、失明等。

第四节 结节性多动脉炎

结节性多动脉炎(polyarteritis nodosa, PAN),又称多动脉炎,是一种全身性的中、小动脉坏死性血管炎。疾病的严重程度个体之间差异很大,可累及全身多个脏器,以皮肤、关节、外周神经、胃肠道和肾脏受累最常见。可继发于类风湿关节炎、干燥综合征等自身免疫病。

结节性多动脉炎是最早描述的血管炎。1866年,Kussmaul和maier最先详细报道了1例27岁的患者,表现为发热、体重下降、腹痛、多神经病变、偏瘫,最终死亡。尸检发现其肌性动脉呈结节样肿胀故将之命名为结节性多动脉炎。过去的许多年,对于结节性多动脉炎的定义争议颇多。随着抗中性粒细胞胞质抗体(antineutrophil cytoplasmic antibody, ANCA)的发现,对血管炎的认识有了很大的改变,分类不断细化,结节性多动脉炎的定义也逐渐严谨。1994年ChapelHill血管炎会议对结节性多动脉炎的定义为以中、小动脉的坏死性炎症为特征,不累及最小的血管(如小动脉、小静脉或毛细血管),与肾小球肾炎无关联。使用这个定义,将有毛细血管、小静脉或小动脉受侵犯的显微镜下多血管炎(microscopic polyangitis, mPA)正式从结节性多动脉炎中分离出来。

近10年发现依据这一狭义描述的结节性多动脉炎很少见,确切发病率缺乏精确的流行病学资料。目前认为其占所有血管炎的5%以下。据报道发病率约为每年(2~9)/百万,在英国的一些地区,在6年时间内几乎没有病例报告。在乙型肝炎病毒(HBV)感染发病率高的阿拉斯加地区,发病率高达77/百万。随着HBV疫苗的有效使用,与HBV相关的结节性多动脉炎病例也随之下降。

结节性多动脉炎在男性的发病率稍高,男女发病率之比约为2:1。在任何人种、任何年龄都有发生。平均发病年龄约为40~60岁,发病高峰为50岁。

一、病因及发病机制

结节性多动脉炎被认为是免疫复合物(1C)介导的血管炎的一个范例。结节性多动脉炎与乙型肝炎病毒感染的相关性研究发现,乙肝表面抗原(HBsAg)和抗乙肝表面抗原抗体(anti-HBs)的循环免疫复合物水平在血循环中增加,且在血管壁上也可检测到。经免疫荧光检测在活动的血管损伤中发现有HBsAg、Igm、IgG和补体C_3的存在,而已愈合的血管损伤处则没有相似发现。补体C_3、G_4的水平在结节性多动脉炎的患者常常降低,提示免疫复合物的致病作用。其他的病毒感染也见于结节性多动脉炎的患者,如人类免疫缺陷病毒(HIV)、丙型肝炎病毒、巨细胞病毒、微小病毒B19等的感染,结节性多动脉炎与毛细胞白血病样患者也有关联。此外各种药物(如苯丙胺)、疫苗等也被认为可能与发病有关,表明不同抗原均可能诱导致病性免疫复合物的形成。但大多数病例病因不明。

免疫复合物介导的血管炎损伤的主要机制为免疫复合物在血管壁沉积,通过经典或旁路释放途径诱导局部补体级联的活化,导致膜攻击复合物(mAC)的形成和趋化因子释放。这些局部释放的物质诱导这些区域进一步的血管损伤和炎症细胞如多核粒细胞聚集。免疫复合物也能通过Fc受体直接结合内皮细胞和炎症细胞(吞噬细胞/粒细胞),导致促炎因子如IL-1a、IL-6

和 TNF-α 的释放。这些促炎因子通过增加内皮细胞通透性进一步扩大了动脉壁的炎症，使这些区域聚集更多的炎症细胞进而加重血管炎症。

免疫介导的急性血清病动物模型的血管损伤与结节性多动脉炎相似，可以较好地解释结节性多动脉炎的发病机制。免疫复合物形成并沉积在不同器官中的中动脉，造成广、泛的中层弹力血管的纤维素性坏死、断裂和多形核粒细胞浸润血管壁。免疫组化研究揭示抗原、免疫球蛋白和补体沉积在血管壁内膜。在其他部位像肾小球基膜或滑膜和心内膜也证实伴随局部炎症反应有免疫复合物的沉积。致病的免疫复合物的形成与不同抗原抗体的特征密切相关，如抗原的大小、浓度、电荷和血管趋向性及抗体的分类、大小、电荷、亲和力和特异性。免疫复合物中抗原抗体的比例和宿主有效清除循环免疫复合物的能力在免疫复合物介导的血管损伤中也显示了重要作用。但免疫复合物介导血管炎的发病机制并不能完全解释结节性多动脉炎的病理机制，如很多结节性多动脉炎中缺乏触发因素（如感染、新生物等）的证据；在一些乙型肝炎病毒或丙型肝炎病毒感染的患者虽然体内有循环免疫复合物，却并不发展为结节性多动脉炎；此外，相同的抗原免疫复合物能诱导不同血管炎综合征，如免疫复合物包括乙型肝炎病毒感染的 HBsAg/抗 HBs 复合物，既能诱导结节性多动脉炎也能诱导小血管炎如超敏性血管炎。

细胞介导的免疫机制也参与了结节性多动脉炎的发病，患者血管壁有多核粒细胞、吞噬细胞及 $CD4^+T$ 淋巴细胞浸润。大部分的浸润细胞高表达淋巴细胞活化的标记，如 IL-2R 和 mHC-II 分子。目前尚无遗传因素影响的证据，家族性发病少见。

二、病理

病变可发生于任何部位，但以动脉分叉处多见。病变从动脉壁中层开始，再扩展到内膜和外膜，常可破坏内弹力层。组织学上常是血管全层出现纤维素样坏死。早期病变有多形核白细胞，后期可以见到淋巴细胞和单核细胞。病变部位有免疫球蛋白、补体和纤维蛋白原沉积。内膜增生伴有血栓形成和血管闭塞。可导致血管、组织梗死。肌肉血管壁变薄弱可引起动脉瘤和动脉破裂，愈合后可致外膜形成结节状纤维化。血管造影可有串珠状或纺锤状的血管狭窄、闭塞或动脉瘤形成。

三、临床表现

（一）全身症状

结节性多动脉炎多有不规则发热、头痛、乏力、周身不适、多汗、体重减轻、肌肉疼痛、肢端疼痛、腹痛、关节痛等。

（二）系统症状

可累及多个器官系统：肾脏、骨骼、肌肉、神经系统、胃肠道、皮肤、心脏、生殖系统等，肺部受累少见。

1. 肾脏　按尸检材料统计，结节性多动脉炎的肾脏受累最多见。以肾脏血管损害为主，急性肾衰竭多为肾脏多发梗死的结果，可致肾性恶性高血压，疾病的急性阶段可有少尿和尿闭，也可于数月或数年后发生。目前将有肾小球肾炎者归属于显微镜下多血管炎。肾脏血管造影常显示多发性小动脉瘤及梗死，由于输尿管周围血管炎和继发性纤维化而出现单侧或双侧输尿管狭窄。

2. 骨骼、肌肉　约半数患者有关节痛，少数可呈现明显的关节炎改变。约 1/3 患者骨骼肌血管受累产生恒定的肌肉痛，以腓肠肌痛多见。

3. 神经系统　周围神经受累较中枢神经受累多见，约占60%。表现为多发性单神经炎或/和多神经炎，末梢神经炎。中枢者约占40%，临床表现取决于脑组织血管炎的部位和病变范围。可表现为弥散性或局限性单侧脑或多部位脑及脑干的功能紊乱，抽搐、意识障碍、脑血管意外等。

4. 消化系统　约50%患者根据血管炎发生的部位和严重程度不同而出现不同的症状。若发生较大的肠系膜上动脉的急性损害可导致血管梗死、肠梗阻、肠套叠、肠壁血肿，严重者致肠穿孔或全腹膜炎；中、小动脉受累可出现胃肠道的炎症、溃疡、出血；发生在胆道、胰腺、肝脏系统则出现胆囊、胰腺、肝脏的炎症和坏死，症状为腹部绞痛、恶心、呕吐、脂肪泻、肠道出血、腹膜炎、休g。

5. 皮肤　20%～30%的患者出现皮肤损害。病变发生于皮下组织小肌性动脉，则表现为痛性红斑性皮下结节，沿血管成群分布，大小约数mm至数cm。也可为网状青斑、紫癜、溃疡、远端指（趾）缺血性改变。如不伴有内脏动脉损害，称"皮肤型结节性多动脉炎"，预后较佳。

6. 心脏　心脏损害发生率36%～65%，是引起死亡的主要原因之一，尸检心肌梗死的发生率6%。一般无明显心绞痛症状和心电图典型表现。充血性心力衰竭也是心脏受累的主要表现。心包炎约占4%，严重者可出现大量心包积液和心包填塞。

7. 生殖系统　睾丸和附睾受累发生率约30%，卵巢也可受累，以疼痛为主要特征。

四、辅助检查

（一）一般检查

①血常规：轻度贫血、白细胞增多（80%患者可达20 000～40 000/ul），有时可见轻度嗜酸性粒细胞增多，血小板增多。②尿常规和肾功能：有肾脏损害者常有显微镜下血尿，蛋白尿和肾功能异常。③一般免疫学指标：血沉（ESR）和C反应蛋白（CRP）升高，而且CRP的血清浓度与疾病活动性呈正相关。④类风湿因子（RF）可呈阳性，但滴度较低。⑤部分患者循环免疫复合物阳性，补体水平下降。⑥有的表现血清蛋白降低，冷球蛋白阳性。⑦约1/3患者乙肝表面抗原（HBsAg）阳性，HBsAg阳性者，可有肝功能异常。

（二）抗中性粒细胞胞质抗体（ANCA）

抗中性粒细胞胞质抗体分为P-ANCA（细胞核周围染色的ANCA）及C-ANCA（细胞质染色的ANCA）两种，少数该病患者（约20%）两者皆可呈现阳性，但以P-ANCA为主。

（三）影像学检查

①彩色多普勒：中等血管受累，可探及受累血管的狭窄、闭塞或动脉瘤形成，小血管受累者探测困难。②电子计算机体层扫描（CT）和核磁共振（MRI）：较大血管受累者可查及血管呈灶性、节段性分布，受累血管壁水肿等。③静脉肾盂造影：可见肾梗死区有斑点状充盈不良影像。如有肾周出血，则显示肾脏边界不清和不规则块状影，腰大肌轮廓不清，肾盏变形和输尿管移位。④选择性内脏血管造影：可见到受累血管呈节段性狭窄、闭塞，动脉瘤和出血征象。该项检查在肾功能严重受损者慎用。

五、诊断及鉴别诊断

（一）诊断标准

按1990年美国风湿病学学院的"结节性多动脉炎"诊断标准：

1. 体重下降≥4kg；（发病后表现）。
2. 网状青斑（四肢和躯干）。
3. 睾丸痛和（或）压痛；（不是因感染、外伤或其他原因引起）。
4. 肌痛、乏力或下肢压痛。
5. 多发性单神经炎或多神经炎。
6. 舒张压≥90mmHg。
7. 血尿素氮>40mg/dl或肌酐>1.5mg/dl（非肾前因素）。
8. 血清HBV标记阳性（HBs抗原或抗体）。
9. 动脉造影见动脉瘤或血管闭塞（除外动脉硬化，纤维素性异常形成等其他非炎症性病变）。
10. 中小动脉壁活检见有包括中性粒细胞的炎性细胞浸润。

上述10条中至少有3条阳性者可考虑为结节性多动脉炎。敏感性为82.2%，特异性为86.6%。

在有不明原因发热、腹痛、肾衰竭或高血压时，或当疑似肾炎或心脏病患者伴有嗜酸粒细胞增多或不能解释的症状和关节痛、肌肉压痛与肌无力、皮下结节、皮肤紫癜、腹部或四肢疼痛，或迅速发展的高血压时，或拟诊结节性多动脉炎。特别是当其他发热、多脏器损伤的原因已被排除时，临床与实验室检查结果通常可提示诊断。全身性疾病伴两侧对称或不对称地累及主要神经干（如桡神经、腓神经、坐骨神经）的周围神经炎（通常为多发性，即多发性单神经炎）提示为结节性多动脉炎，原来健康的中年男性发生上述临床表现者亦提示结节性多动脉炎。

因为结节性多动脉炎无特异性血清反应，所以只能根据对典型病损活检所见的坏死性动脉炎的病理改变，或对中等血管作血管造影时显示的典型动脉瘤做出诊断。对未受累的组织盲目进行活检是无用的。由于病变的局灶性，活检有时能得不到阳性结果。故应针对有临床表现的皮肤、皮下组织、小腿神经或肌肉做活检。缺乏临床症状时，肌电图与神经传导测定可有助于选择肌肉或神经的活检取材部位。因腓肠肌有术后形成静脉血栓的危险，除非其是唯一出现症状的肌肉，否则不宜做活检。应提倡作睾丸活检（镜下损害在处多见），但如有其他可疑部位时应避免做睾丸活检。如其他部位不能提供诊断所需的材料，对有肾炎者作肾脏活检、对严重肝功能异常者做肝脏活检是可取的。没有肯定的组织学诊断时，选择性血管造影在肾、肝和腹腔血管见到小动脉瘤也可以决定诊断。

（二）鉴别诊断

结节性多动脉炎要与很多结缔组织疾病进行鉴别。系统性红斑狼疮、混合性结缔组织疾病和未分化结缔组织疾病可通过自身抗体（如抗Ro/SS-A，抗La/SS-B，抗Sm，抗RNP）与结节性多动脉炎鉴别。这些抗体在结节性多动脉炎中常为阴性。类风湿关节炎早期可能与结节性多动脉炎相似。但结节性多动脉炎的关节炎常呈游走性且是非破坏性的。虽然结节性多动脉炎的热型和成人斯蒂尔病相似，但是与发热相关的红色皮疹是成人斯蒂尔病的典型症状。严重的抗磷脂综合征能引起指端缺血、卒中等动脉血栓事件，易与结节性多动脉炎混淆，但大部分的抗磷脂综合征患者静脉血栓比动脉血栓更常见。

结节性多动脉炎尤其应注意与显微镜下多动脉炎（mPA）相鉴别（表22-5）。结节性多动脉炎不累及肺，这是与大部分 ANCA 相关的血管炎鉴别的要点。出现肺损伤（肺结节、空洞、浸润或肺泡出血）并伴有全身血管炎表现时，有利于其他血管炎的诊断，如显微镜下多动脉炎、Wegener 肉芽肿、Churg-Struass 综合征。另外，小血管疾病的特征表现如紫癜，在结节性多动脉炎少见。在某些病例，结节性多动脉炎临床特点与巨细胞动脉炎相似（如头痛、颌间歇性运动障碍、发热、多肌痛），组织病理学特征有助于鉴别。结节性多动脉炎表现的多器官炎症可能会与许多细菌和真菌感染相混淆。在血管炎的治疗开始之前，要特别注意排除。

表 22-5 结节性多动脉炎（PAN）与显微镜下多动脉炎（mPA）的鉴别

特征	PAN	mPA
累及血管类型	小到中等肌性动脉	主要为微小动脉、微小静脉、毛细血管，也可影响小到中等动脉
病理类型	坏死性炎症，混合细胞浸润，可有肉芽肿	白细胞破碎性血管炎，混合细胞浸润，无肉芽肿
肾脏病变	40%，肾微动脉瘤、肾梗死、肾血管性高血压	90%，快速进展型肾小球肾炎、肾性高血压
肺脏病变	无	肺浸润、肺泡出血、肺间质改变
消化道病变	50%～70%	30%
单神经或多神经病变	50%～80%	10%～30%
眼、耳、鼻、喉病变	少见	常见
ANCA 相关性	少见	60%～80%pANCA（髓过氧化物酶抗体）阳性
补体	降低	正常或升高
乙肝病毒相关性	有	无
血管造影	常有动脉瘤、血管狭窄	少有动脉瘤

六、治疗

应根据病情轻重，疾病的阶段性，个体差异及有无并发症而决定治疗方案。目前该病治疗的主要用药是肾上腺皮质激素及免疫抑制药。首先，应寻找包括某些药物在内的致病原因，并避免与之接触。

（一）皮质类固醇制剂

皮质类固醇制剂是治疗本病的首选药物，及时用药可以有效地改善症状，缓解病情。一般口服泼尼松每日 1mg/kg，3～4 周后逐渐减量至原始剂量的半量（减量方法依患者病情而异，可每 10～15 天减总量的 5%～10%）伴随剂量递减，减量速度越加缓慢，至每日或隔日口服 5～10mg 时，长期维持一段时间（一般不短于 1 年）。病情严重如肾损害较重者，可用甲基泼尼松龙 1.0g 静脉滴注 3～5d，以后用泼尼松口服，要注意糖皮质激素引起的不良反应。

（二）免疫抑制药

用肾上腺皮质激素治疗效果欠佳，或在泼尼松减量时病情复发，或暴发性全身性血管炎伴脏器功能受损者，应采用泼尼松和环磷酰胺联合治疗。环磷酰胺剂量为每日 2～3mg/kg 口服。

也可用隔日 200mg 静脉注射或按 0.5～1.0/m² 静脉冲击治疗，每 3～4 周一次，连用 6 个月，以后每 2～3 个月一次至病情稳定 1～2 年后停药。注意药物不良反应，定期检查血、尿常规和肝、肾功能。

除环磷酰胺外也可应用硫唑嘌呤、甲氨蝶呤、苯丁酸氮芥、环孢 A、霉酚酸酯、来氟米特等。均应注意各类药物的不良反应。

（三）乙肝病毒感染

患者用药与乙型肝炎病毒复制有关联患者，可以应用小剂量肾上腺皮质激素，尽量不用环磷酰胺，必要时可试用"霉酚酸酯"，每日 1.5g 分两次口服，应强调加用抗病毒药物，如干扰素 α-2b、拉米夫丁等。

（四）血管扩张剂、抗凝剂

如出现血管闭塞性病变，加用阿司匹林每日 50～100mg；双嘧达莫（潘生丁）25～50mg 日三次，低分子肝素、丹参等。对高血压患者应积极控制血压。

（五）免疫球蛋白和血浆置换

重症结节性多动脉炎患者可用大剂量免疫球蛋白冲击治疗，常用每日 200～400mg/kg 静脉注射，连续 3～5 天。必要时每 3～4 周重复治疗 1 次。血浆置换能于短期内清除血液中大量免疫复合物，对重症患者有一定疗效，需注意并发症如感染、凝血障碍和水及电解质紊乱。

不论是急性或慢性，本病如不治疗通常是致死的，常因心、肾或其他重要器官的衰竭、胃肠道并发症或动脉瘤破裂死亡，仅有 1/3 左右的患者能存活 1 年，88% 的患者在 5 年内死亡。肾小球肾炎并发肾衰竭者偶尔治疗有效，但无尿与高血压是不祥之兆，肾衰竭是死亡的主要原因。潜在致命的机会性感染常可发生。及时诊断、尽早用药，尤其是肾上腺皮质激素及免疫抑制药的使用已使存活率大大提高。

七、预后

结节性多动脉炎的临床表现个体差异很大，未经治疗的患者的预后较差，以前报道 5 年生存率仅为 15%，由于诊断困难，大部分死亡时间在疾病的第 1 年。重要脏器如胃肠道受累是结节性多动脉炎最严重的临床表现之一，肠系膜动脉栓塞、梗死或动脉瘤破裂可致死，需要紧急手术治疗。晚期多发性单神经炎/多发性神经炎可能导致严重致残，患者最终恢复的程度很难判断，部分患者可在数月或数年内恢复，后遗的肌肉乏力或疼痛的神经病变常见。正接受或最近使用过大剂量的糖皮质激素和（或）环磷酰胺治疗的患者出现发热要排除感染的可能，免疫抑制药的应用增加了机会性感染和其他治疗并发症的潜在危险。

早期诊断及糖皮质激素和（或）环磷酰胺等免疫抑制药的应用、抗病毒治疗和血浆置换有效地改善了患者的预后，提高了生存率。最近有报道 5 年生存率达 80% 以上，且大部分患者可以长期缓解。但也有前瞻性的研究报道联合治疗仅能提高有严重器官受累的患者的生存率，对总的患者群的生存率影响不大。

第五节 韦格纳肉芽肿

韦格纳肉芽肿（Wegener's granulomatosis, WG）是一种坏死性肉芽肿性血管炎，属自身免疫性疾病。病变累及小动脉、静脉及毛细血管，偶尔累及大动脉，其病理以血管壁的炎症为特征，主要侵犯上、下呼吸道和肾脏，韦格纳肉芽肿通常以鼻黏膜和肺组织的局灶性肉芽肿性炎症为开始，继而进展为血管的弥散性坏死性肉芽肿性炎症。临床常表现为鼻和副鼻窦炎、肺病变和进行性肾衰竭。还可累及关节、眼、皮肤，亦可侵及眼、心脏、神经系统及耳等。无肾脏受累者被称为局限性韦格纳肉芽肿。该病男性略多于女性，从儿童到老年人均可发病，最近报道的年龄范围在5～91岁之间发病，但中年人多发，40～50岁是本病的高发年龄，平均年龄为41岁。各种人种均可发病，根据美国Gary S.Hoffma的研究，WG的发病率为每30 000～50 000人中有一人发病，其中97%的患者是高加索人，2%为黑人，1%为其他种族。我国发病情况尚无统计资料。未经治疗的WG病死率可高达90%以上，经激素和免疫抑制药治疗后，WG的预后明显改善。尽管该病有类似炎性过程，但尚无独立的致病因素，病因至今不明。

19世纪50年代以前人们对WG所知甚少，1931年柏林大学的医学生HeinzKlinger首次报道2例因血管壁的炎症累及全身导致败血症而死亡的患者。1936年和1939年FWegener医生分别描述了3例以累及上下呼吸道的坏死性肉芽肿为突出症状的患者，此病也因FWegener医生而得名。1954年Godman和Churg报道了7例类似患者的临床及病理表现，人们对这一综合征有了进一步的认识。1973年，美国国立卫生院（NIH）的Fauci和Wolff报道了18例WG患者用激素加环磷酰胺治疗后病情得到缓解，标志着人们对WG的治疗进入新时期。

一、流行病学

WG患者中男性略多于女性，可见于从儿童到老年人的任何年龄段，但通常以中年人多发，85%的患者大于15岁，40～50岁是本病的发病高峰。最近报道的年龄范围在5～91岁之间。WG是一种少见病，各人种均可发生，欧美的发病率约为3/10万，其中97%的患者是高加索人，2%为黑人，1%为其他种族。WG在我国的发病情况目前尚无统计资料，但随着对疾病认识的加深，发病率有上升的趋势。

二、病因

WG的病因至今未明。目前认为，WG可能与遗传易感性和环境因素有关，现简述如下。

（一）遗传因素

1. 家族聚集　WG的发生具有一定的家族聚集倾向，但对家族聚集个体的HLA分析，并无比较统一的发现。因此尚不能明确家族聚集是由遗传因素引起抑或是共同的生活环境因素所致的。目前发现在好发自身免疫性疾病的家族中，PTPN22*620W等位基因与1型糖尿病、桥本病、类风湿因子阳性的类风湿关节炎、系统性红斑狼疮有关。在WG中，PTPN22*620W等位基因与WG发病相关。因此，PTPN22*620W可能是WG等自身免疫性疾病家庭聚集的原因之一。

2. mHC基因　有研究发现一些mHC基因与WG存在一定关系，目前主要的研究结果包括：

HLA-DPB1、HLA-B50 和 B55 以及 DR1、DR2、DR4、DR8、DR9 和 DQw7 在 WG 中表达增加；相反，部分 mHC 基因的表达可以减少，如 HLA-DR3、DR6、DR13 以及 DRB1*13 等。

3. 非 mHC 基因　除 mHC 基因外，研究还发现部分非 mHC 基因的表达与 WG 的发病有一定联系，主要包括 PTPN22 基因、抗胰蛋白酶（arAT）基因、Fc7R 基因、TAP 基因、相关细胞因子基因的异常表达有关。

虽然有研究显示多种遗传因素与 WG 的发病有关，但大样本的统计分析却未能发现 WG 与任何遗传因素有肯定关系。多基因（mHC、非 mHC）的相互作用可能是 WG 发病的基础。

（二）环境因素

环境因素包括感染因素和吸入或接触有害的化学物质。感染主要包括病毒、细菌感染。

1. 病毒感染　常见的为慢性 EBV 感染、细小病毒 B19 感染、疱疹病毒感染和巨细胞病毒感染。

2. 细菌感染　主要为金黄色葡萄球菌感染。研究发现 60%～70% 的 WG 患者鼻腔慢性携带金黄色葡萄球菌；金黄色葡萄球菌阳性的 WG 患者的复发率是阴性患者的 8 倍，抗金黄色葡萄球菌治疗可明显减少 WG 的复发，这些都间接提示金黄色葡萄球菌可能在 WG 的发病机制中起作用。金黄色葡萄球菌可能的致病机制包括分子模拟、金黄色葡萄球菌或其降解产物参与免疫复合物（IC）的形成、IC 介导血管损伤、细菌 DNA 中的 CPG 序列的免疫刺激作用以及超抗原作用。

3. 化学物质　1995 年 Nuyts 等报道 WG 的发生与吸入含硅物质有关（RR=5），Gregorini 等报道 p-ANCA 相关的急进性肾小球肾炎的发生与接触硅物质有关（RR=14），2001 年 Hogan 等发现抗中性粒细胞胞质抗体（ANCA）相关的血管炎患者接触含硅物质的比例明显高于正常对照者（占 46%，比对照组增加约 4 倍）。硅接触导致 WG 发生的可能机制为：硅颗粒是 T、B 淋巴细胞的激活剂，引发自身免疫反应和自身抗体的产生如 ANA、ANCA 以及 RF，硅颗粒可激活单核细胞和吞噬细胞，释放 IL-1、IL-12、TNF-α、氧自由基以及溶酶体酶如 PR3、mPO 等，从而引起血管内皮细胞的损伤。

三、发病机制

WG 发病机制包括抗中性粒细胞胞质抗体（ANCA）的作用、T 细胞的作用、内皮细胞（EC）及抗内皮细胞抗体（AECA）的作用，提示体液免疫和细胞免疫都参与了 WG 的发病。

（一）抗中性粒细胞胞质抗体

目前认为 ANCA，尤其是抗蛋白水解酶 3（proteinase-3，PR3）抗体可能参与了 WG 的发生，提示 WG 的发生与体液免疫有关。ANCA 按其荧光类型可分为 c-ANCA 和 P-ANCA。c-ANCA 为胞质型，靶抗原为 PR3，对活动性 WG 的诊断有较高敏感性及特异性，其滴度与疾病的活动性相关。p-ANCA 为核周型，其主要 IE 抗原为髓过氧化物酶（myeloperoxidase，mPO）。

（二）抗内皮细胞抗体（AECA）

AECA 在 WG 的发病机制中起一定的作用。在 WG 中，AECA 滴度的消长与疾病的活动性相关，并可借此将疾病本身的活动（AECA 滴度升高）与并发的感染、肾功能不全或药物不良反应（AECA 滴度不升高）等情况相区别。AECA 的病理机制可能主要是通过免疫介导机制导致血管炎症，而不是直接针对内皮细胞的毒性作用。

（三）T细胞和细胞因子

除体液免疫外，T细胞也参与了WG的发病，分析发现WG患者的T细胞处于活化状态，呈多克隆特性，分泌Th1型细胞因子的T细胞数量增加。

1. T细胞表型及生物学功能的特异性　与正常对照组比较，WG外周T细胞的增生明显，主要为带有独特TCRVα和β基因的淋巴T细胞扩增，这可能与细菌、病毒等微生物蛋白作为超抗原的刺激有关。在病变部位有CD4⁺T细胞的浸润，与正常的CD4细胞不同，表达CD25、CD45RO和HLA-DR分子明显增加，提示这是一类被活化的记忆T细胞。但它们的共同刺激分子CD28表达明显减少而CD86分子的表达增加。

2. Th1/Th2型细胞因子的转换　从WG组织及呼吸道肺泡灌洗液中克隆的T细胞主要表达和分泌Th1型细胞因子（IFN-γ，IL-2）。但比较分析发现，对于局限性WG，无论从病变部位克隆的T细胞还是从外周血克隆的T细胞IFN-γ的表达均明显多于有多系统受累的广泛型WG，而广泛型WG表达IL-4相对更多，据此厂有人提出WG的病理过程可能是一个Th1/Th2的二相转换的过程：开始为Th1型反应为主的肉芽肿的形成阶段，随后Th1型细胞因子诱导和刺激中性粒细胞和单核细胞的活化及表达ANCA抗原，使得ANCA发挥作用，T细胞的极化过程转变为以Th2型为主的体液免疫反应，造成广泛的血管炎症病变。

3. Treg细胞的免疫调节异常　最近的研究表明除Th1和Th2以外，Ⅰ型Treg(Ⅰ型调节T细胞，TypeⅠTregulatory，Tr1)细胞在免疫调节及自身免疫病理过程中也起十分重要的作用。Tr1是CD4+T细胞调节细胞，能分泌高浓度的IL-10以及TGF-β和IFN-γ，分泌极低浓度或不分泌IL-2和IL-4，因此Tr1具有很强的免疫抑制和抗感染作用，已有研究表明Tr1细胞的减少可能是WG发生的重要因素。

4. 细胞因子　此外，一些细胞因子在WG中也有异常，主要是促炎细胞因子增多，包括IL-2、IFN-α和这些细胞因子在患者血清以及病灶局部都有增高。

四、病理

典型的WG病理改变包括坏死、肉芽肿形成以及血管炎，但这种改变一般仅见于开胸肺活检的大块标本。镜下病灶可见小动脉、小静脉血管炎、动脉壁或动脉周围或血管（动脉或微动脉）外区有中性粒细胞浸润，在炎性血管的周围伴有细胞浸润形成的肉芽肿，最常侵犯的部位是副鼻窦、鼻咽腔、气管黏膜、肺间质和肾小球。WG肺部病变的特点是坏死性肉芽肿性肺部炎症，偶尔可以是肺泡毛细血管炎。前者导致高密度的结节影，后者则引起弥散性肺泡出血。肾脏病变的特点是局灶性坏死和不伴免疫球蛋白和补体沉积的新月体形成，亦称为微量（寡）免疫复合物的肾小球肾炎，有时与显微镜下多血管炎的肾脏病变不易鉴别。

五、临床表现

韦格纳肉芽肿临床表现多样，可累及多系统。典型的韦格纳肉芽肿有三联征：上呼吸道、肺和肾病变。

（一）一般症状

可以起病缓慢，持续一段时间，也可表现为快速进展性发病。病初症状包括发热、疲劳、抑郁、纳差、体重下降、关节痛、盗汗、尿色改变和虚弱。其中发热最常见。发热有时是由鼻窦的细菌感染引起。

(二) 上呼吸道症

大部分患者以上呼吸道病变为首发症状。通常表现是持续地流鼻涕，而且不断加重。流鼻涕可来源于鼻窦的分泌，并导致上呼吸道的阻塞和疼痛。伴有鼻黏膜溃疡和结痂，鼻出血、唾液中带血丝，鼻窦炎可以是缓和的，严重的韦格纳肉芽肿鼻中隔穿孔，鼻骨破坏，出现鞍鼻。咽鼓管的阻塞能引发中耳炎，导致听力丧失。而后者常是患者的第一主诉。部分患者可因声门下狭窄出现声音嘶哑，及呼吸喘鸣。

(三) 下呼吸道症状

肺部受累是 WG 基本特征之一，约 50% 的患者在起病时既有肺部表现，总计 80% 以上的患者将在整个病程中出现肺部病变。胸闷、气短、咳嗽、咳血以及胸膜炎是最常见的症状，及肺内阴影。大量肺泡性出血较少见，但一旦出现，则可发生呼吸困难和呼吸衰竭。有约 1/3 的患者肺部影像学检查有肺内阴影，可缺乏临床症状。查体可有叩浊、呼吸音减低以及湿啰音等体征。因为支气管内膜受累以及瘢痕形成，55% 以上的患者在肺功能检测时可出现阻塞性通气功能障碍，另有 30%~40% 的患者可出现限制性通气功能障碍以及弥漫功能障碍。

(四) 肾脏损害

大部分病例有肾脏病变，出现蛋白尿，红、白细胞及管型尿，严重者伴有高血压和肾病综合征，终可导致肾衰竭，是 WG 的重要死因之一。无肾脏受累者称为局限型韦格纳肉芽肿，应警惕部分患者在起病时无肾脏病变，但随病情进展可逐渐发展至肾小球肾炎。

(五) 眼受累

眼受累的最高比例可至 50% 以上，其中约 15% 的患者为首发症状。WG 可累及眼的任何区域，可表现为眼球突出、视神经及眼肌损伤、结膜炎、角膜溃疡、表层巩膜炎、虹膜炎、视网膜血管炎、视力障碍等。

(六) 皮肤黏膜

多数患者有皮肤黏膜损伤，表现为下肢可触及的紫癜、多形红斑、斑疹、淤点（斑）、丘疹、皮下结节、坏死性溃疡形成以及浅表皮肤糜烂等。其中皮肤紫癜最为常见。

(七) 神经系统

很少有 WG 患者以神经系统病变为首发症状，但仍有约 1/3 的患者在病程中出现神经系统病变。患者以外周神经病变最常见，多发性单神经炎是主要的病变类型，临床表现为对称性的末梢神经病变。肌电图以及神经传导检查有助于外周神经病变的诊断。

(八) 关节病变

关节病变在 WG 中较为常见，发病时约 30% 的患者有关节病变，全部病程中可有约 70% 的患者关节受累。多数表现为关节疼痛以及肌痛，1/3 的患者可出现对称性、非对称性以及游走性关节炎（可为单关节、寡关节或多关节的肿胀和疼痛）。

(九) 其他

韦格纳肉芽肿也可累及心脏而出现心包炎、心肌炎。胃肠道受累时可出现腹痛、腹泻以及出血；尸检时可发现脾脏受损（包括坏死、血管炎以及肉芽肿形成）。泌尿生殖系统系统（不包括肾脏），如膀胱炎、睾丸炎、附睾炎等受累较少见。

六、实验室检查

（一）常规检查

常规实验室检查对 WG 的诊断不具特异性，只是提示患者有炎性疾病。ESR 和 CRP 水平增高，中性粒细胞计数以及血小板计数增多，正细胞正色素贫血，RF 阳性，血清免疫球蛋白增高，但以上检查均无特异性。尿液分析常用于监测是否有肾脏受累，评价患者的肾功能。WG 患者的尿沉渣可出现镜下血尿（RBC > 5/HP）或出现红细胞管型，后者对肾小球肾炎有诊断意义。

（二）抗体检查

1. 抗中性粒细胞胞质抗体（ANCA） 90% 以上病情活动的 WG 患者血清中出现胞质型 ANCA（c-ANCA），其针对的抗原是蛋白酶 3（PR3），病情静止时约 40% 的患者阳性，因此 c-ANCA 对 WG 有诊断意义。现在认为 c-ANCA（PR3-ANCA）是对 WG 较有特异性的抗体，且与 WG 的活动性有关。

2. 抗内皮细胞抗体（AECA） AECA 在 WG 的阳性率为 55% ～ 80%。AECA 滴度的消长与疾病的活动性相关，并可借此将疾病本身的活动与并发的感染、肾功能不全或药物不良反应等情况相区别。WG 在疾病活动或是并发感染等情况时，临床症状皆可加重，由疾病活动造成者 AECA 滴度升高，而其他因素导致病情加重者则 AECA 滴度并不升高。

（三）影像学检查

1. X 线检查 胸部 X 线检查对 WG 的诊断是非常重要，但应注意约 20% 的 WG 患者胸部 X 线片可以无病变。胸部 X 线片显示双肺多发性病变，以双下肺多见，病灶以结节影最为常见，可见于 40% ～ 70% 的病例。结节影可以是孤立的，也可以是多发的，其中约 50% 可以伴有空洞形成，薄壁空洞和厚壁空洞都可见到，其大小从 1.5 ～ 10.0cm 不等，常呈戏剧性改变、迁移性，也可自行消失，这是本病的特点，与肿瘤或其他感染性疾病不同。出现弥漫的毛玻璃样透亮度下降，提示肺泡出血的可能。其他类型的病变包括粟粒样、局灶性浸润，肺不张，肺间质病变，可见气管狭窄。纵隔病变以及胸膜病变少见，如出现应注意除外其他疾病。上呼吸道 X 线可显示副鼻窦黏膜增厚，甚至鼻或副鼻窦骨质破坏。

2. CT 检查 CT 检查是 X 线检查的有益补充，可以进一步明确 X 线所见病变的性质以及 X 线未能发现的病变。CT 所见病变同 X 线，主要为伴或不伴空洞的结节影和气道的实变影，后者常见于双侧的或弥散性肺出血。CT 还可见肺间质病变，包括小叶间隔增粗、支气管壁增厚。此外，CT 对于发现气管狭窄明显优于 X 线检查。

3. 其他 磁共振成像（MRI）、核素检查以及血管造影对 WG 的诊断无特殊意义。

（四）病理学检查

上呼吸道、支气管内膜及肾脏活检是诊断 WG 的重要依据。病理显示肺及皮肤小血管的类纤维蛋白变性，血管壁有中性粒细胞浸润，局灶性坏死性血管炎，上、下呼吸道有坏死性肉芽肿形成，肾病理为局灶性、节段性、新月体性坏死性肾小球肾炎，免疫荧光检测无或很少免疫球蛋白以及补体沉积。诊断有一定困难时，可行胸腔镜或开胸活检以提供诊断依据。在临床表现典型、c-ANCA 阳性时，可做出临床诊断而不必等待活检结果，以免延误治疗。

七、诊断及鉴别诊断

（一）诊断

WG 的诊断平均需要 5～15 个月。其中 40% 的诊断是在不到 3 个月的时间里得出的，10% 可长达 5～15 年才被诊断。为了达到最有效的治疗，WG 早期诊断至关重要。无症状患者可通过血清学检查 ANCA 以及鼻窦和肺脏的 CT 扫描得到诊断。表 22-6 为美国风湿病学会（ACR）对 WG 的诊断分类标准。符合 2 条或 2 条以上时可诊断为 WG，诊断的敏感性和特异性分别为 88.2% 和 92.0%。

表 22-6　1990 年美国风湿病学会（ACR）WG 分类标准

1. 鼻或口腔炎症	痛性或无痛性口腔溃疡，脓性或血性鼻腔分泌物
2. 胸部 X 线片异常	胸部 X 线片示结节、固定浸润病灶或空洞
3. 尿沉渣异常	镜下血尿（RBC＞5/HP）或出现红细胞管型
4. 病理为肉芽肿性炎	动脉壁或动脉周围或血管（动脉或微动脉）外区有中性粒细胞浸润

WG 在临床上常被误诊，为了能早期诊断，对有以下情况者应反复进行活组织检查：不明原因的发热伴有呼吸道症状；慢性鼻炎及副鼻窦炎，经检查有黏膜糜烂或肉芽组织增生；眼、口腔黏膜有溃疡、坏死或肉芽肿；肺内有可变性结节状阴影或空洞；皮肤有紫癜、结节、坏死和溃疡等。

（二）鉴别诊断

WG 主要与以下几种疾病鉴别：

1. 显微镜下多血管炎（mPA）　1993 年以前将显微镜下多血管炎作为韦格纳肉芽肿的一个亚型，目前认为显微镜下多血管炎为一独立的系统性血管炎。是一种主要累及小血管的系统性坏死性血管炎，可侵犯肾脏、皮肤和肺等脏器的小动脉、微动脉、毛细血管的小静脉。常表现为坏死性肾小球肾炎和肺毛细血管炎。累及肾脏时出现蛋白尿、镜下血尿和红细胞管型。抗中性粒细胞胞质抗体（ANCA）阳性是 mPA 的重要诊断依据，60%～80% 为髓过氧化物酶（mPO）-ANCA 阳性，在荧光检测法示外周型（p-ANCA）阳性，胸部 X 线检查在早期可发现无特征性肺部浸润影或小泡状浸润影，中晚期可出现肺间质纤维化。

2. Churg-Strauss 综合征（CSS）　有重度哮喘；肺和肺外脏器有中小动脉、静脉炎及坏死性肉芽肿；周围血嗜酸性粒细胞增高。WG 与 CSS 均可累及上呼吸道，但前者常有上呼吸道溃疡，胸部 X 线片示肺内有破坏性病变如结节、空洞形成，而在 CSS 则不多见。韦格纳肉芽肿病灶中很少有嗜酸性粒细胞浸润，周围血嗜酸性粒细胞增高不明显，也无哮喘发作。

3. 淋巴瘤样肉芽肿病　是多形细胞浸润性血管炎和血管中心性坏死性肉芽肿病，浸润细胞为小淋巴细胞、浆细胞、组织细胞及非典型淋巴细胞，病变主要累及肺、皮肤、神经系统及肾间质，但不侵犯上呼吸道。

4. 肺出血-肾炎综合征（Goodpasture syndrome）　是以肺出血和急进性肾小球肾炎为特征的综合征，抗肾小球基底膜抗体阳性，由此引致的弥散性肺泡出血及肾小球肾炎综合征，以发热、咳嗽、咳血及肾炎为突出表现，但一般无其他血管炎征象。本病多缺乏上呼吸道病变，肾病理可见基底膜有免疫复合物沉积。

5. 复发性多软骨炎 复发性多软骨炎是以软骨受累为主要表现,临床表现也可有鼻塌陷、听力障碍、气管狭窄,但该病一般均有耳郭受累,而无鼻窦受累,实验检查 ANCA 阴性。抗 II 型胶原阳性。

八、治疗

WG 的治疗原则为早期诊断,早期治疗。其治疗又可分为 3 期,即诱导缓解、维持缓解以及控制复发。循证医学证据显示糖皮质激素加环磷酰胺(CTX)联合治疗有显著疗效,特别是肾脏受累以及具有严重呼吸系统疾病的患者,应将此作为首选治疗方案。目前认为未经治疗的 WG 患者的预后很差,90% 以上的患者在两年内死亡,死因通常是呼吸衰竭或(和)肾衰竭。然而,大多数的患者通过使用细胞毒药物可获得长期缓解,尤其是环磷酰胺联合糖皮质激素。85%～90% 的患者对环磷酰胺治疗有反应,75% 的患者获得完全缓解。获得缓解的中位时间是 12 个月,偶尔有患者需两年以上治疗才能解除所有症状。在治疗有效的患者中 30%～50% 至少复发一次,需要再次治疗。目前认为单独使用泼尼松的作用是很小的。与环磷酰胺联合泼尼松治疗相比,单独使用泼尼松的缓解率低(一项研究显示 56% 对 85%),复发率和病死率更高。在使用免疫抑制药和激素治疗时,应注意预防卡氏肺囊虫感染所致的肺炎,国外报道约 6% 的 WG 患者在免疫抑制治疗的过程出现卡氏肺囊虫肺炎,并可成为 WG 的死亡原因。这也是建议使用复方磺胺甲唑(TmP/CO)治疗 WG 的原因之一。

（一）糖皮质激素

活动期用泼尼松 1.0～1.5mg/(kg·d)。对严重病例如中枢神经系统血管炎、呼吸道病变伴低氧血症如肺泡出血、进行性肾衰竭,可采用冲击疗法,甲泼尼龙 1.0g/d×3d,一般糖皮质激素用 4～6 周,病情缓解后减量并以小剂量维持。

1. 硫唑嘌呤 有抗感染和免疫抑制双重作用,有时可替代 CTX。一般用量为 1～4mg/(kg·d),总量不超过 200mg/d。如 CTX 不能控制,可并发使用硫唑嘌呤或以硫唑嘌呤取代 CTX。该药的不良反应较 CTX 轻,主要为骨髓抑制和肝脏损害等。

2. 环磷酰胺(CTX) 通常给予每天口服 CTX 1.5～2mg/kg,也可用 CTX 200mg,隔日一次。对病情平稳的患者可用 1mg/kg 维持。对严重病例给予 CTX 1.0g 冲剂治疗,每 3～4 周一次,同时给予每天口服 CTX 100mg,注意观察不良反应,如继发感染、骨髓抑制、外周血白细胞降低等。CTX 是治疗本病的基本药物,可使用一年或数年,撤药后患者能长期缓解。循证医学证据显示,CTX 能显著改善 WG 患者的生存期,但不能完全控制肾脏等器官损害的进展。

鉴于 CTX 治疗的有效性和毒不良反应,国外多临床中心在病情缓解后使用甲氨蝶呤、硫嘌呤和霉酚酸酯替代 CTX 治疗,发现临床效果相同,而不良反应降低。

3. 环孢素(CsA) 作用机制为抑制 IL-2 合成,抑制 T 淋巴细胞。优点为无骨髓抑制作用。但免疫抑制作用也较弱。常用剂量为 3～5mg/(kg·d)。主要不良反应为:恶心、厌食、皮疹、多毛、血压升高或血肌酐升高等。

4. 甲氨蝶呤(mTX) 一般用量为 10～15mg,一周一次,口服、肌内注射或静脉注射疗效相同,如 CTX 不能控制可并发该药。近年来建议在 CTX 取得疾病缓解后,以 mTX 取代 CTX 维持治疗,疗效相同而不良反应减少。

5. 霉酚酸酯(mmF)　是一新型的、选择性、非竞争性的次黄嘌呤单核苷酸脱氢酶抑制药，可导致细胞内 GmP 和 GTP 的缺乏，抑制 DNA 的合成，能高度选择性地阻断 T 和 B 淋巴细胞鸟嘌呤核苷酸的经典合成，从而抑制 T 和 B 淋巴细胞的增生。初始用量 1.5g/d，分 3 次口服，维持 3 月，维持剂量 1.0g/d，分 2~3 次口服，维持 6~9 个月。

其优点是肝、肾毒性和骨髓抑制等不良反应较其他免疫抑制药小。

6. 静脉用丙种球蛋白(IVIG)　IVIG 通过 Fc 介导的免疫调节作用，通过 Fab 干扰抗原反应或参与抗独特型抗体交叉作用而抑制抗体形成，抑制 T 淋巴细胞增生及减少自然杀伤细胞的活性。大剂量丙种球蛋白还具有广谱抗病毒、细菌及其他病源体作用。一般与激素及其他免疫抑制药合用，剂量为 300~400mg/(kg·d)，连用 5~7d。大剂量丙种球蛋白在体内半衰期为 21~25d。

（二）其他治疗

1. 血液透析　急性期患者如出现肾衰则需要透析，55%~90% 的患者经透析治疗可获缓解，肾脏恢复足够的功能，40%~70% 的患者能脱离透析三年或更长时间。

2. 复方磺胺甲唑片　对于病变局限于上呼吸道以及已用泼尼松和环磷酰胺控制病情者，可选用复方磺胺甲唑片抗感染治疗（2~6 片/日），认为有良好疗效，能预防复发，延长生存时间。

3. 自体干细胞移植　对于重症难治性 WG，可以考虑使用自体干细胞移植，从目前的临床观察来看，疗效肯定，但费用较高，且多数治疗过程需在层流室进行。

4. 手术治疗　对于出现声门下狭窄、支气管狭窄等患者可以考虑介入治疗或外科治疗。

5. 生物制剂　新近临床研究发现 TNF-α 受体阻滞药与泼尼松和环磷酰胺联合治疗能增强疗效，减少后者的不良反应；但随后大规模的临床观察发现 TNF-α 受体阻滞药效果并不理想。后来有学者使用 CD20 单克隆抗体用于 WG 治疗，发现疗效较好，远期疗效仍有待更多病例证实。

6. 血浆置换　对活动期或危重病例，如透析患者、严重的肺出血患者以及患有抗肾小球基膜抗体疾病的患者可用血浆置换治疗作为临时治疗。一般与激素及其他免疫抑制药合用。

九、预后

WG 通过用药尤其是糖皮质激素加 CTX 联合治疗和严密的随诊，能诱导和维持长期的缓解。早期诊断能预期获得有效的治疗。最近几年，在疾病早期即可获得 WG 的诊断，使患者的治疗效果更好并得到缓解。过去，未经治疗的 WG 平均生存期是 5 个月，82% 的患者 1 年内死亡，90% 多的患者 2 年内死亡。目前经激素和免疫抑制药治疗后，WG 的预后明显改善，大部分患者在正确治疗下能维持长期缓解。影响预后的主要因素是难以控制的感染和不可逆的肾脏损害，年龄大于 57 岁，血 Cr 升高是预后不良因素。此外，ANCA 的类型与治疗的反应和预后似乎无关，但有抗 PR3 抗体的患者若不治疗有可能病情更加活跃，进展更迅速。故早期诊断、早期治疗、力争在肾功能损害之前给予积极治疗，可明显改善预后。随着生物制剂和自体干细胞移植等新技术的使用，WG 的预后将有望进一步改善。

第六节 变应性肉芽肿性血管炎

系统性血管炎是以血管壁的炎症和纤维素样坏死为病理特征的一组系统性疾病,多根据受累血管大小分类。原发性小血管炎包括:显微镜下多血管炎(microscopic polyangiitis, mPA)、韦格纳肉芽肿(WG)及变应性肉芽肿血管炎(Churg Strausssyndrome, CSS),均与抗中性粒细胞胞质抗体(antineutrophil cytoplasmic autoantibody, ANCA)有关,故又称"ANCA相关性血管炎"(ANCA associated small vessel vasculiltis, AASV)。1982年Davies等在一组坏死性肾小球肾炎患者血清中首次报道ANCA。1985年Van der Wonde等又发现ANCA与WG有密切相关,以后相继在多发性微动脉炎(mPA)、结节性多动脉炎(PAN)及新月体性肾小球肾炎(CGN)等患者血清中发现了ANCA。ANCN分为两个亚型,胞质型ANCA(c ANCN),其抗原主要为蛋白酶3(Proteinase3,PR3),核周型ANCA(PANCN),其抗原主要为髓过氧化物酶(myeloperoxidase,mPO)。ANCA被视为血管炎的标记抗体之一,得到广泛研究。ANCA的发现是我们认识血管炎的一个里程碑,ANCA作为诊断血管炎、判断血管炎活动性的一项重要指标,并且可以帮助监测病情活动后预测复发。CANCA对韦格纳肉芽肿具有特异性诊断价值,PANCA主要见于非韦格纳肉芽肿性血管炎。有学者报道ANCA主要与原发性小血管炎相关,在mPA患者CANCA阳性率<10%、PANCA阳性率50%~90%,WG患者CANCA阳性率>90%、PNCA阳性率50%~90%、CSS患者CANCA阳性率10%、PANCA阳性率60%,血清ANCA阳性率较高,因而血清ANCA的测定已成为诊断血管炎,判断血管炎活动的一项重要指标,ANCA在肾小球疾病中的分布具有不均一性,原发性疾病中往往低于继发性者,以狼疮性肾炎最常见,因此可为各种疾病间的鉴别诊断提供参考,而且可指导相关疾病的治疗和预后。ANCA是一种以中性粒细胞和单核细胞胞质成分为靶抗原的自身抗体,是原发性小血管炎患者诊断的敏感性血清学指标,该病可累及多系统。间接免疫荧光法(IIF)最先用于ANCA的检测。我国自20世纪90年代初开始了ANCA的检测。应用酒精固定的白细胞可产生两种荧光形态:在胞质内呈粗大颗粒,不均匀分布者称为胞质型ANCN(CANCN);荧光沿细胞核周围呈线条状分布者称为环核型ANCA(PANCN)。目前检测ANCA主要有IIF法和ELISA法,二者方法学不同。随着ANCA特异性抗原被逐一发现,并得以纯化,抗原特异性酶联免疫吸附分析法(ELISA)得到迅速推广,由于不同的ANCA及其不同的抗原系统和临床上不同疾病或临床综合征相关,故抗原特异性的ELISA显示出其独特的优点。PR3和mPO均存在于中性粒细胞的嗜天青颗粒和单核细胞的溶酶体中。PR3分子量29 000,由228个氨基酸组成的弱阳离子糖蛋白。mPO分子量146 000的高阳离子糖蛋白。

一、病因与病理

CSS的确切病因目前尚不明确,推测可能与其他系统性血管炎一样,与免疫异常有关。此外本病与过敏的关系尤为密切,70%的患者有变应性鼻炎并常伴有鼻息肉,绝大部分有哮喘,外周血嗜酸性粒细胞增多以及血IgE水平升高。ANCA,主要是mPO-AN-CA可能在CSS的发病中起一定作用。mPO-ANCA的滴度和CSS的病情有一定联系,缓解期mPO-ANCA滴度高的患者病情容易复发。

CSS 主要累及小动脉和小静脉，冠状动脉等中等血管也可受侵犯，大血管受累者少见，但曾有颞动脉受累的报道。病变多分布于肺、皮肤、外周神经、胃肠道、心脏以及肾脏。CSS 典型的病理改变为：①组织及血管壁大量的嗜酸性粒细胞浸润。②血管周围坏死性肉芽肿形成，通常伴嗜酸性细胞浸润。③节段性纤维素样坏死性血管炎。典型的血管周围肉芽肿相对具有特异性，对 CSS 有较大的诊断意义；而嗜酸性粒细胞浸润以及坏死性血管炎缺乏特异性，亦可见于其他疾病，如 WG 和 PNA。

二、临床表现

CSS 的发病率相对较低，大约为 2.5/10 万成人每年。男性发病略多于女性，比例约为 2:1。发病年龄从 15～70 岁，平均年龄为 38 岁。

CSS 疾病可分为 3 个阶段，第一阶段为过敏性鼻炎和哮喘；第二阶段主要为嗜酸性粒细胞浸润性疾病，如嗜酸性粒细胞性肺炎和嗜酸性粒细胞性胃肠炎；第三阶段为小到中等血管的系统性血管炎，伴有肉芽肿性炎。从哮喘的发作到系统性血管炎期一般需 3～7 年时间，也有少数患者可经历数十年。但并非所有的患者都将经历上述三个阶段。CSS 最突出的症状和体征是肺、心、皮肤、肾以及外周神经系统中一者或多者受累。多发性单神经根炎是主要的临床发现。表 22-7 为 96 例 CSS 的临床表现统计。

表 22-7 CSS 的临床表现

全身表现	不适、乏力、流感样症状 (70%)、体重下降 (57%)、肌痛 (52%)
哮喘	97%
副鼻窦炎	61%
过敏性鼻炎	70%
肺部表现	包括咳嗽和咳血，37%
皮肤表现	紫癜、皮肤结节、风疹、坏死性疱疹、肢端缺血，49%
心脏表现	与心衰、心肌炎和心肌梗死相关的症状
胃肠表现	与胃肠血管炎和出血有关，31%
周围神经病变	多发性单神经根炎，77%
卒中、眼科症状	较少见

（一）眼部表现

CSS 患者较少出现眼部受累，偶有嗜酸性粒细胞浸润引起结膜、巩膜、色素膜相应部位的炎症，可表现为角膜边缘溃疡形成以及巩膜结节。缺血性视神经炎可发展为散在性视网膜梗死，极少数患者可以出现视网膜动脉炎，形成血栓而致失明。

（二）关节和肌肉

关节炎并非 CSS 的常见临床表现，主要见于 CSS 血管炎期。全身各个关节均可累及，表现为游走性关节痛，可有关节肿胀。检查可见关节滑膜的肿胀和（或）渗出，表现为关节腔积液。未见关节软骨和骨的破坏性改变。CSS 血管炎的早期常出现小腿肌肉痉挛，尤其是腓肠肌痉挛性疼痛最具特征性。腓肠肌痉挛性疼痛往往是 CSS 出现系统性血管炎的早期征兆。

（三）皮肤

50%以上的CSS患者可出现各种皮肤病变，可见多种皮疹，包括红色斑疹性皮疹、出血性皮疹、皮肤或皮下结节，其中皮肤和皮下结节对css有高度特异性。

1. 红色斑疹性皮疹　类似于多形性红斑，大小不等，压之褪色。

2. 出血性皮疹　淤点、紫癜或皮肤梗死以及皮肤坏死均可见到。大多数皮疹略高于皮面，常出现类似于过敏性紫癜样的荨麻疹。

3. 皮肤或皮下结节　是CSS最常见的皮肤损害，对CSS，具有高度的特异性。此处活检往往能显示典型的CSS组织病理学改变。

以上三种类型的皮肤损害常同时出现，也可单独出现。皮肤改变常见于四肢的伸肌和屈肌表面，以肘部伸肌处最常见，其次是指（趾）处，皮损的直径2～20mm不等。颜色为鲜红色或紫红色，部分皮疹可形成小的溃疡或坏死。皮肤的质地大多较硬，尤其是伴肿胀和溃疡形成者疼痛更加明显。病变皮损之间极少融合，偶尔可成群分布。多数患者的皮疹消失较快，不留瘢痕。此外，偶尔有CSS患者表现为下肢网状青斑和面部眶周的紫红色斑片样皮损，这可能是早期血管炎的表现之一。

（四）呼吸系统

1. 过敏性或变应性鼻炎　变应性鼻炎常是CSS的初始症状，约70%的患者可以出现此类表现，伴有反复发作的鼻窦炎和鼻息肉。患者主要症状为鼻塞，排出脓性或血性分泌物。鼻息肉病变严重时可阻塞呼吸道，引起呼吸困难，需手术切除，偶有鼻中隔穿孔。鼻黏膜活检常见血管外肉芽肿形成伴组织的嗜酸性粒细胞浸润。

2. 哮喘　是CSS的主要表现之一，80%～100%的患者在病程中都将出现哮喘。病变早期症状较轻微，发作次数少，间隔时间较长，不易引起注意。以后病情常呈进行性加剧，无诱因而频繁发作，听诊可闻及哮鸣音和干啰音，一般药物不宜控制。哮喘发作的严重程度与全身系统损害的严重程度不一定相符。变应性鼻炎和哮喘可在诊断血管炎之前3～7年出现，在出现血管炎时有些变应性鼻炎和哮喘反可突然减轻，但也有患者哮喘随血管炎的出现而加重，最终发展为难治性哮喘。

3. 肺内浸润性病变　肺内浸润病性变是CSS的呼吸系统的主要表现之一，发生率各家报道不一，最高可达93%。嗜酸细胞性肺炎是CSS肺内病变的主要表现，可出现在CSS的初始期或血管炎期，胸部X线片无特征性，可呈结节影或斑片状阴影，边缘不整齐，弥散性分布，无特定的好发部位，很少形成空洞，易变性是其特点，阴影可迅速消失，严重者可出现慢性嗜酸性粒细胞性肺炎。

4. 其他呼吸系统表现　约27%的患者可以出现胸腔积液和胸膜摩擦音，严重者还可有肺泡出血，并出现咳血、呼吸困难、低氧血症以及血红蛋白下降，X线检查可见双侧肺部大面积团块状阴影，其中部分患者可并发肾脏受累。

（五）神经系统

大多数(62%)CSS患者可以出现神经系统的损害，是系统性血管炎的早期表现之一。CSS的神经系统表现主要为外周神经受累，常见多发性单神经炎、对称性或不对称性多神经病。少数可累及脑神经，出现缺血性视神经炎，偶有第Ⅱ、Ⅲ、Ⅶ和Ⅷ对脑神经受损的报道。

中枢神经系统受累较少，常在病程晚期。脑出血或脑梗死不常见，但后果严重，是本病常见的致死原因。引起脑出血或脑梗死的原因可能是高血压和颅内血管炎所致。

（六）心血管系统

心脏是 CSS 的主要靶器官之一，由嗜酸性粒细胞浸润心肌及冠状动脉血管炎引起，主要病变为急性缩窄性心包炎、心力衰竭和心肌梗死，有时可见二尖瓣脱垂。早期检查可闻及心包摩擦音或房性奔马律，同时伴有心电图异常。心外膜上肉芽肿小结节可导致心室功能障碍，严重者可致充血性心力衰竭。心血管系统病变如不及时治疗，常发生不可逆的改变，形成心肌梗死、难治性心力衰竭，心脏受累常是 CSS 的预后不佳的原因之一。

（七）消化系统

大量嗜酸性粒细胞浸润胃肠道时，表现为嗜酸性粒细胞性胃肠炎，以腹痛、腹泻及消化道出血常见，缺血严重时可导致胃肠道黏膜受损引起穿孔。如形成严重的肉芽肿，可出现结节性肿块，压迫胃肠道，引起胃肠梗阻。

嗜酸性粒细胞还可侵犯浆膜引起腹膜炎，出现腹水，表现为腹胀、移动性浊音。腹水检查可见大量嗜酸性粒细胞，颇具特异性。

结肠受累较少见，受累后表现为回盲部和降结肠的多发性溃疡，而出现脓、血便或稀便等。累及肝脏和大网膜时常形成腹部包块。部分患者还可出现阑尾炎以及胰腺炎。少数可以累及胆道、胆囊而出现肝区不适、肝区疼痛、黄疸等表现。

（八）泌尿系统

CSS 肾脏受累没有 WG、PAN 常见。近来研究发现，有 84% 的患者以出现各种肾脏病变，主要表现为镜下血尿、蛋白尿，可自行缓解。部分患者可以出现肾性高血压，极少进展为肾衰竭，但因肾脏受累死亡者少见。CSS 另一特点是常影响下尿道及前列腺，出现相应症状，只有极少数的患者可出现尿潴留的表现。在活动期的患者，可检出非常高水平的前列腺特异抗原，治疗有效后抗原浓度下降。

三、实验室检查

（一）常规检查

外周血嗜酸性粒细胞增多为 CSS 的特征性指标之一，绝对计数一般在 $1.5 \times 10^9/L$ 以上，占外周血的 10%～50%，可见于病程的任何阶段，偶尔也可有外周血嗜酸性粒细胞计数不高，但嗜酸性粒细胞浸润组织一定存在，提示两者的严重程度不一定平行。病情缓解或经治疗后，嗜酸性粒细胞计数下降，可恢复正常。部分患者可有轻到中度正细胞正色素贫血。尿沉渣检查异常，有蛋白尿、显微镜下血尿以及红细胞管型。

（二）免疫学检查

血清中 IgE 升高是 CSS 另一特点，随病情缓解而下降，血管炎反复发作者 IgE 可持续增高，也有人认为 IgE 浓度与疾病活动无关。

70% 的 CSS 患者可有 ANCA 阳性，主要是 mPO-ANCA(p-ANCA)。但 ANCA 阴性者不能排除 CSS。

病情活动时，ESR、CRP、γ 球蛋白升高，补体下降，RF 阳性但滴度不高。血清尿素氮和肌酐可升高，嗜酸性粒细胞阳离子蛋白（ECP）、可溶性 IL-2 受体（SIL-2R）以及反应内皮细胞受损的可溶性血栓调节素（sTm）水平升高。

（三）超声及影像学检查

CSS累及心肌以及心脏血管者可有二尖瓣脱垂。胸部X线片无特征性，多变性肺部阴影是其特点。多数患者呈现肺内浸润性病变，可呈结节状或斑片状阴影，边缘不整齐，弥散性分布，很少形成空洞，阴影可迅速消失。27%的患者可出现胸腔积液，胸腔积液常规检查可有嗜酸性粒细胞升高。偶有肺门淋巴结增大。肺出血者胸部X线片显示大片或斑片状阴影。

肺部CT检查在肺野外周可见类似于慢性嗜酸性粒细胞肺炎的毛玻璃样肺实变影；可见支气管扩张以及支气管壁增厚；偶有实质性结节，直径从5～3.5mm，部分可见空洞及支气管影征。HRCT可见肺的外周动脉扩大，呈星状或不规则状的血管炎模型。

（四）病理检查

33%的病例支气管肺泡灌洗液（BAL）中嗜酸性粒细胞升高。有局部脏器受累时可行组织活检，有助于诊断，如肺的开胸肺活检或支气管镜检查，皮肤、肾、神经以及肌肉的活检。如果无局部的阳性体征，可行神经或肌肉活检，最常取腓肠神经活检。肾脏受累者，肾活检可见局灶性或新月体肾小球肾炎，但此发现对CSS无诊断特异性。

肺活检可见特征性的病理改变，包括小的坏死性肉芽肿以及包括小静脉和小动脉的坏死性血管炎。肉芽肿中央为嗜酸性粒细胞组成的核心，放射状围以吞噬细胞以及上皮样巨细胞。

肾小球肾炎不如在韦格纳肉芽肿中常见，病变呈局灶性、节段性改变，可表现为坏死性的新月体性的微量免疫复合物沉积的肾小球肾炎，无疾病特异性。

四、诊断

根据临床特点以及体检发现多能做出CSS诊断。除哮喘和嗜酸性粒细胞升高外，皮肤病变、肾脏病变以及多发性单神经根炎也是本病的特征，其中肺部病变是最显著的特征。对于成人出现变应性鼻炎和哮喘并有嗜酸性粒细胞增多及脏器受累者应考虑CSS的诊断，并注意寻找其他部位的血管炎。

概括起来，CSS具有以下临床特点：①有数年的相应的哮喘病史或变应性鼻窦炎的病史，反复发作，可以逐渐加重；②多系统的损害，如非空洞性肺浸润，皮肤结节样病变，充血性心力衰竭等；③外周血嗜酸性粒细胞增多，血清IgE浓度升高，部分患者出现血中c-ANCA阳性；④X线表现为一过性的片状肺泡型浸润，偶尔有弥散性肺间质浸润，肺门淋巴结肿大等；⑤肺、皮肤、肾等组织的病理活检可见血管炎以及血管外坏死性肉芽肿、伴有嗜酸性粒细胞浸润。对于css的诊断，不能单纯强调病理结果的诊断意义，而应注意病史的采撷，对于出现上述临床特点的患者，应考虑CSS的可能，并进一步作相应的血液学、X线以及组织病理学检查以明确诊断。

1984年，Lanham曾建议根据临床和病理发现进行诊断，须符合3条要求：哮喘、嗜酸性粒细胞计数＞1500/mL以及累及2个或2个以上器官的血管炎。表22-8给出了1990年美国风湿病学会对CSS的分类标准，1994的ChapelHill会议没有对此分类标准进行修订。

表 22-8　1990 年美国风湿病学会 (ACR) 分类标准

哮喘	哮喘史或呼气时肺部有弥漫高调啰音
嗜酸性粒细胞增多	白细胞计数中嗜酸性粒细胞＞10%
单发或多发神经病变	由于系统性血管炎所致单神经病变、多发单神经病变或多神经病变（手套袜套样分布）
非固定性肺浸润	由于系统性血管炎所致胸部 X 线片上迁移性或一过性肺浸润（不包括固定浸润影）
副鼻窦炎	急性或慢性副鼻窦疼痛或压痛史，或影像学检查示副鼻窦模糊
血管外嗜酸性粒细胞浸润	病理示动脉、微动脉、静脉外周有嗜酸性粒细胞浸润

符合上述 4 条或 4 条以上者可诊断为 CSS，其敏感性和特异性分别为 85% 和 99.7%。

在以上诊断标准的基础上，美国风湿病学会又进一步提出了简化的诊断分类标准：①外周血嗜酸性粒细胞增多，超过白细胞分类的 10%。②哮喘。③既往有过敏性疾病的病史但不包括哮喘及药物过敏史。凡具备第一条并加上后二条中的任何一条者，可考虑诊断为 CSS，这一分类标准的敏感性和特异性分别为 95% 和 99.2%。另外，如腓肠肌神经、肌肉、肺、肠、肝、肾等组织活检确定有血管炎，血清学 c-ANCA 滴度明显升高均有助于 CSS 的诊断。

五、鉴别诊断

CSS 主要应与其他系统性、坏死性血管炎伴有外周血嗜酸性粒细胞增多的某些疾病以及支气管哮喘或喘息型支气管炎相鉴别：

（一）韦格纳肉芽肿 (WG)

尽管 WG 和 CSS 所累及的靶器官相似，但两者的临床表现与病理特征均有明显差异。WG 较易侵犯呼吸系统但无哮喘，而易形成破坏性损害，如鼻黏膜溃疡、伴空洞形成的肺内结节。WG 的 X 线可见肺叶或肺段的浸润，其特点为持续性、常伴空洞形成；肺门淋巴结肿大较多见，易形成肺门或气管旁的假性肿物。此外，WG 常为 c-ANCA 阳性。

（二）结节性多动脉炎 (PAN)

PAN 很少侵犯肺，一般无哮喘及变态反应性疾病，外周血嗜酸性粒细胞不增多，嗜酸性粒细胞浸润组织少见。PAN 和 CSS 所累及的靶器官也有所不同，前者主要累及肾脏，并可导致肾衰竭，而 CSS 常影响外周神经和心脏，虽然肾小球肾炎也较常见，但病情较轻，很少如 PAN 一样出现肾衰竭。PAN 经常与乙型肝炎病毒感染伴随，而 CSS 与乙肝病毒感染无明显关系。

（三）慢性嗜酸性粒细胞性肺炎 (chroniceosinophilicpneumonia, CEP)

好发于女性，表现为外周血嗜酸性粒细胞增多，伴有肺内的持续性浸润灶，与 CSS 的肺部一过性浸润灶不同，且不出现哮喘。但如本病反复发作，在组织病理表现为广泛的嗜酸性粒细胞浸润以及小血管炎，甚至活检可发现血管外肉芽肿形成，则应考虑 CSS 的诊断。

（四）高嗜酸性粒细胞综合征

高嗜酸性粒细胞综合征 (hypereosinophilic syndrome) 与 css 都有外周血嗜酸性粒细胞增高以及出现大量嗜酸性粒细胞的组织浸润，表现为吕弗勒综合征 (Iijffler's syndrome) 等继发改变。但高嗜酸性粒细胞综合征常有弥散性中枢神经系统损害、肝脾及全身淋巴结肿大、血栓性栓塞以及血小板减少症，也常累及心脏，表现为心内膜炎以及心肌受损。高嗜酸性粒细胞综合征一般无哮喘、过敏病史以及血管炎表现。另外，高嗜酸性粒细胞综合征外周血嗜酸性粒细胞计数要比 CSS 高，可达 $100×10VL$，严重者可表现为嗜酸性粒细胞性白血病，病理上主要表现为嗜酸性粒细胞团块状浸润，极少形成血管炎和肉芽肿，对糖皮质激素反应差。

六、治疗

AASV 的治疗分为诱导缓解期、维持缓解期以及复发的治疗，对重症患者应采取必要的抢救措施。国内外研究均表明肾上腺糖皮质激素加细胞毒药物联合用药可明显提高生存率，治疗效果优于单独使用肾上腺糖皮质激素。AASV 虽多数发病急、病情重，但对激素及细胞毒药物的联合治疗反应一般较好。近年来应用联合用药治疗方案，mPA 1 年存活率可达 80%～100%，5 年存活率 70%～80%；WG 1 年存活率可 80%～95%。肾上腺糖皮质激素和细胞毒药物：20 世纪 80 年代以来，糖皮质激素联合 CTX 已经成为治疗 AASV 特别是伴有肾脏损害的首选方案。泼尼松（龙）初期治疗剂量为 $1mg/kg·d$，一般足量 4～8 周后，病情控制后，逐步减量，治疗 6 个月可减至 $10mg/d$，再维持 6 个月。环磷酰胺（CTX）治疗一般于泼尼松（龙）治疗 10～14d 开始，依据肾功能和白细胞计数，初期治疗口服剂量为 1～$3mg/kg·d$，一般选用 $2mg/kg·d$，持续 12 周。近年来静脉冲击疗法得到广泛应用，常用方法为 $0.75g·m^2$（多为 0.6～1.0g），每月 1 次，持续 6 个月，以后维持治疗为 2～3 个月 1 次，整个疗程约为 1.5～2 年。有重要脏器活动性受损的重症患者，诱导治疗初期可以应用甲泼尼龙冲击治疗，每次 0.5～1.0g，每日 1 次，3 次为 1 疗程，然后口服泼尼松（龙）治疗。因 AASV 复发率 30%～50%，为了减少、避免停药后复发，应较长时间维持应用细胞毒药物。环磷酰胺累积达 10g 左右时建议换用其他细胞毒药物或免疫抑制药。欧洲的研究表明，甲氨蝶呤（mTX）联合肾上腺糖皮质激素与 CTX 联合肾上腺糖皮质激素两种方法对于轻症 AASV 的诱导缓解率相似，但前者复发率高。维持缓解期的治疗，一般认为应在诱导缓解完成后维持至少为 2 年，较为常见的治疗是小剂量肾上腺糖皮质激素联合静脉 CTX 疗法。霉酚酸酯（mmF）是近年来出现的一种新型免疫抑制药，具有独特的免疫抑制效果。可逆性地抑制鸟嘌呤核苷酸经典合成途径，选择性地抑制 T、B 淋巴细胞增生。已有研究表明，mmF 对免疫介导的血管炎病变有较好的治疗作用。mmF 治疗起始剂量为 $1.0g/d$，诱导治疗时间至少 3 个月，病情明显好转后即开始减量，维持量为 $0.5g/d$ 能有效地预防血管炎的复发。血浆置换疗法：Gaskin 等发现血浆置换疗法能显著改善 ANCA 相关性肾炎的肾功能，血浆置换组仅 14.5% 需要透析治疗，而甲泼尼松（龙）冲击疗法组 36.5% 需要透析治疗，因而强调在有严重急性肾衰竭的血管炎患者使用血浆置换疗法。每次置换血浆 3～4L，每日 1 次，连续 7d，其后可隔日 1 次或数日 1 次，至肺出血或其他明显活动指标，如高滴度 ANCA 等得到控制。血浆置换可用清蛋白或新鲜血浆蛋白原等，前者不含补体、纤维蛋白原等，有利于病变的恢复，但较长时间应用清蛋白作为血浆置换液可因凝血因子丢失而导致出血。故应根据病情需要，必要时可用上述 2 种不同的置换液交替使用。在进行血浆置换疗法的同时，必须同时给予 CTX 2～$3mg/kg·d$ 及泼尼松 $1mg/kg·d$ 免疫抑制药治疗，以防止机体在丢失大量免疫球蛋白后大量合成而造成的反跳。

七、预后

AASV 大多病程进展迅速，且多脏器系统性病变发生率高，导致病情复杂，如不能及时治疗，往往造成不可逆的肾小球损害而导致终末期肾衰竭,或因肺出血而死亡。国内外研究结果表明,预后极差,在无治疗状态下,5年生存率仅10%。

一般认为影响预后的主要因素有:

1. 广泛间质纤维化,肾小管萎缩、弥散性肾小球性硬化和纤维性新月体形成。

2. 一般临床因素,如高龄,血WBC明显升高($>16\times10^9$)血肌酐明显升高>40mg/L和血压高者预后较差。

3. 神经系统受累、胃肠道受累较单纯性肾受累预后差。

4. 早期诊断和及时联合肾上腺糖皮质激素与细胞毒药物治疗是影响预后的关键,经治疗后5年生存率可达70%~80%。

第七节 显微镜下多血管炎

显微镜下多血管炎(microscopic polyangiitis, mPA)又称显微镜下多动脉炎(microscopic polyarteritis),是一种系统性、坏死性血管炎,属自身免疫性疾病。该病主要侵犯小血管,包括毛细血管、小静脉或微动脉,但也可累及小和(或)中型动脉,故需与结节性多动脉炎相鉴别。免疫病理检查特征是血管壁无或只有少量免疫复合物沉积。可侵犯全身多个器官,如肾、肺、眼、皮肤、关节、肌肉、消化道和中枢神经系统等,在临床上以坏死性肾小球肾炎为突出表现,但肺毛细血管炎也很常见。

本病男性多见,男女比约2:1,多在50~60岁发病,我国的确切发病率尚不清楚。

目前普遍认为显微镜下多血管炎为一独立的系统性坏死性血管炎,很少或无免疫复合物沉积,常见坏死性肾小球肾炎以及肺的毛细血管炎。1994年ChapelHill会议将显微镜下多血管炎定义为一种主要累及小血管(如毛细血管、小静脉或小动脉)无免疫复合物沉积的坏死性血管炎。PAN和mPA的区别在于,前者缺乏小血管的血管炎,包括小动脉、毛细血管和小静脉。鉴于mPA、WG和CSS三种血管炎主要累及小血管,具有ANCA阳性:缺乏免疫复合物沉积的相似特点,常共称为ANCA相关的血管炎。

一、病因与病理

显微镜下多血管炎的病因仍不清楚。细胞因子介导的黏附分子的表达和功能异常以及白细胞和血管内皮细胞的异常激活在mPA的发病中可能都起一定作用,但具体启动因素尚不清楚。ANCA可能在mPA的发病中起一定作用。除受累血管大小不同外,mPA与PAN的坏死性动脉炎在组织学上相似。显微镜下多血管炎病理特征为小血管的节段性纤维素样坏死,无坏死性肉芽肿性炎,在小动脉、微动脉、毛细血管和静脉壁上,有多核白细胞和单核细胞的浸润,可有血栓形成。在毛细血管后微静脉可见白细胞破碎性血管炎。病变累及肾脏、皮肤、肺和胃肠道。肾脏病理示局灶性、节段性肾小球肾炎,并有新月体形成。免疫组织学检查显示很少有免疫球蛋白和补体的沉积。电子显微镜检查显示无高电子密度。肺的病理改变是坏死性毛细血管炎和纤维素样坏死,部分毛细血管血栓形成、II型上皮细胞过度增生。肌肉和腓肠神经活检可见小到中等静脉的坏死性血管炎。

二、临床表现

显微镜下多血管炎可见于任何年龄，但以 40～50 岁最常见，发病率为（1～3）/10 万，男性发病率略高于女性，男女比为 1∶1～1.8∶1，起病急缓不一。mPA 可呈急性起病表现为急进性肾小球肾炎、肺出血和咳血，有些也可非常隐匿起病数年，以间断紫癜、轻度肾脏损害、间歇咳血等为表现。典型病例多具有皮肤-肺-肾的临床表现。多数患者在就诊时常伴有全身症状，包括发热、乏力、厌食、关节痛和体重减轻。

（一）神经系统

20%～30% 的 mPA 患者有神经系统损害的症状，其中约 57% 出现多发性单神经炎或多神经病变，另约 11% 的患者可有中枢神经系统受累，常表现为癫痫发作。

（二）肾脏损害

是 mPA 最常见的临床表现，病变表现差异很大。极少数患者可无肾脏病变。多数患者出现蛋白尿、血尿、各种管型、水肿和肾性高血压等；部分患者出现肾功能不全，可进行性恶化致肾衰竭。25%～45% 的患者最终需血液透析治疗。

mPA 的肾脏病理为坏死性肾小球肾炎，其特征为节段性坏死伴新月体形成，很少或无毛细血管内皮细胞增生。肾小球组织学很少或无免疫复合物沉积。电镜下很少或无电子致密物沉积。以上特点和其他的免疫复合物介导的肾小球肾炎以及抗肾小球基膜抗体介导的 Goodpasture 综合征不同，但与韦格纳肉芽肿的肾脏病变以及特发性急进性肾小球肾炎不易鉴别。

（三）皮肤表现

mPA 出现各种皮疹，以紫癜和高出皮面的充血性斑丘疹多见。皮疹可单独出现，也可与其他临床症状同时出现，其病理多为白细胞破碎性血管炎。除皮疹外，mPA 患者还可出现网状青斑、皮肤溃疡、皮肤坏死、坏疽以及肢端缺血、坏死性结节、荨麻疹，和血管炎相关的荨麻疹常持续 24h 以上。

（四）肺部损害

约一半的 mPA 患者有肺部损害发生肺泡毛细血管炎，12%～29% 的患者有弥散性肺泡出血。查体可见呼吸窘迫症，肺部可闻及啰音。由于弥散性的肺间质改变和炎症细胞的肺部浸润，约 1/3 的患者出现咳嗽、咳血、贫血，其中大量的肺出血可导致呼吸困难，甚至死亡。部分患者可在弥散性肺泡出血的基础上出现肺间质纤维化。肺泡出血在不同的 ANCA 模型中分布无差别。

（五）其他系统

消化道也可被累及，表现为消化道出血、胰腺炎以及由肠道缺血引起的腹痛。严重时可由于胃肠道的小血管炎和血栓形成造成缺血，导致肠穿孔。

mPA 亦可累及心血管系统，患者可出现胸痛和心衰症状，临床可见高血压、心肌梗死以及心包炎。

部分患者也有耳鼻喉的表现，如鼻窦炎，此时较易与韦格纳肉芽肿相混淆。少数患者还可有关节炎、关节痛和睾丸炎所致的睾丸痛。

眼部症状包括眼部红肿和疼痛以及视力下降，眼科检查表现为视网膜出血、巩膜炎以及葡萄膜炎。

三、辅助检查

（一）实验室检查

在 mPA 中，反映急性期炎症的指标如 ESR、CRP 升高，部分患者有贫血、白细胞和血小板增多。累及肾脏时出现蛋白尿、镜下血尿和红细胞管型，血清肌酐和尿素氮水平升高。

C3 和 C4 水平正常。约 80% 的 mPA 患者抗中性粒细胞胞质抗体（ANCA）阳性，是 mPA 的重要诊断依据，其中约 60%mPO-ANCA(p-ANCA) 阳性，肺受累及者常有此抗体，另有约 40% 的患者为 PR3-ANCA(c-ANCA) 阳性。mPO-ANCA 滴度可能与病情活动性相关，但特异性不如 PR3-ANCA 相对于 WG 相关性强，部分患者病情缓解后 mPO-ANCA 可以持续阳性。约 40% 的患者可查到抗心磷脂抗体（ACL），少部分患者 ANA、RF 阳性。

（二）影像学改变

胸部 X 线片早期可发现无特征性的双侧不规则的结节片状阴影或小泡状浸润影，肺空洞少见，可见继发于肺泡毛细血管炎和肺出血的弥散性肺实质浸润影，中晚期可出现肺间质纤维化。肾动脉和腹腔动脉血管造影对 mPA 和 PAN 的鉴别有提示意义，发现动脉瘤对 PAN 的诊断有积极意义。

四、诊断及鉴别诊断

（一）诊断

本病诊断尚无统一标准，如出现系统性损害并有肺部受累、肾脏受累及出现高出皮面的紫癜应考虑 mPA 的诊断，尤其是同时具有 P-ANCA 阳性者。肾活检及皮肤或其他内脏活检有利于 mPA 的诊断。

（二）鉴别诊断

1. 结节性多动脉炎（polyarteritis nodosa, PAN） 本病主要累及中型和（或）小型动脉，无毛细血管、小静脉及微动脉累及。是一种坏死性血管炎，极少有肉芽肿，肾损害为肾血管炎、肾梗死和微动脉瘤，无急进性肾炎，无肺出血。周围神经疾患多见（50%～80%），约 20%～30% 有皮肤损害，表现为痛性红斑性皮下结节，沿动脉成群出现。ANCA 较少阳性（＜20%），血管造影见微血管瘤、血管狭窄，中小动脉壁活检有炎性细胞浸润。

2. 变应性肉芽肿性血管炎（Churg-Strauss Syndrome） 本病是累及小、中型血管的系统性血管炎，有血管外肉芽肿形成及高嗜酸细胞血症，患者常表现为变应性鼻炎、鼻息肉及哮喘，可侵犯肺及肾脏，出现相应症状，可有 ANCA 阳性，但以 pANCA 阳性为多。

3. 韦格纳肉芽肿（Wegener's granulomatosis） 本病为坏死性肉芽肿性血管炎，病变累及小动脉、静脉及毛细血管，偶可累及大动脉，临床表现为上、下呼吸道的坏死性肉芽肿、全身坏死性血管炎和肾小球肾炎，严重者发生肺肾综合征，cANCA 阳性（活动期阳性率达 88%～96%）。

4. 肺出血-肾炎综合征（Goodpasture's syndrome） 以肺出血和急进性肾炎为特征，抗肾小球基底膜抗体阳性，肾病理可见基底膜有明显免疫复合物沉积。

5. 狼疮性肾炎 具有典型系统性红斑狼疮表现，加上蛋白尿即可诊断，肾活检见大量各种免疫复合物沉着，借以与 mPA 鉴别。

五、治疗

mPA 的临床表现各异，有的仅表现为轻微的系统性血管炎和轻微的肾衰竭；有的则急性起病，病情凶险，快速进展为肾衰竭，并可因肺毛细血管肺泡炎导致呼吸衰竭。因此本病的治疗主要依据疾病的病变范围、进展情况以及炎症的程度来决定。

（一）一般治疗

mPA 的治疗可以分为 3 个阶段，第 1 阶段为诱导缓解；第 2 阶段为维持缓解，此阶段可以中等量泼尼松治疗，并维持环磷酰胺（CTX）治疗 12 个月，或换用硫唑嘌呤、甲氨蝶呤等病情缓解抗风湿药维持缓解；第 3 阶段为治疗复发，可采用与诱导缓解相同的治疗方案。

对于伴有肺出血的肺泡毛细血管炎、危及生命的患者，可用甲泼尼龙冲击治疗，如有条件可以同时行血浆置换治疗。近年来也有试用抗 CD20 单克隆抗体治疗 mPA，取得满意疗效。

（二）静脉用丙种球蛋白

对于 ANCA 阳性，对 CTX 治疗反应不佳的患者可选用静脉用丙种球蛋白（IVIG），可明显改善有肺、肾损害的临床症状，抗独特型抗体可能是起效的作用机制。IVIG 的剂量为 400mg/(kg·d)，连用 5～7d，国内常用 20g/d。

（三）糖皮质激素

糖皮质激素是治疗 mPA、诱导缓解的一线用药。为尽快诱导缓解，可采用甲泼尼龙冲击治疗，剂量为 7mg/(kg·d)，连用 3 天，然后改用泼尼松逐渐减量。泼尼松初始剂量为 40～60mg/d，待 ESR 降至正常，患者症状消失后开始减量，每 1～2 周减量 5～10mg/d。剂量减至 15mg 时，减量宜慢。初治者尤其是有肺、肾损害的，常用泼尼松 60mg/d，并联合用 CTX，疗程要长，停药后，仍有约 25% 的患者平均在 24 个月内复发。

1. 环磷酰胺（CTX）　CTX 应作为首选治疗，剂量为静脉给药 0.5～1g/(m^2·m)，或 0.2g 静脉推注隔日一次，或 0.1g 口服一天一次。用药过程中根据白细胞计数调整剂量，用药时间要长，通常达 12 个月。

2. 甲氨蝶呤（mTX）　mTX 常用于糖皮质激素联合 CTX 取得缓解后替代 CTX，以减少 CTX 的不良反应。剂量为 1～25mg/w，口服、肌内注射和静脉注射均可。

3. 硫唑嘌呤（AZA）　AZA 是嘌呤代谢的拮抗剂，可以抑制 DNA 和 RNA 的合成，从而降低免疫细胞的增生，下调免疫活性。剂量为 1mg/(kg·d)，每天 50～100mg。用药 6～8 周后，如初始剂量效果不佳，在无严重不良反应的情况下可以加大剂量，以 0.5mg/(kg·d) 的速度增加，必要时可以每 4 周调整剂量，总剂量勿超过 2.5mg/(kg·d)。

（四）血浆置换

血浆置换适用于严重肺出血、急性肾衰起病时依赖透析者以及并发 GBm 抗体阳性的患者。每次置换 2～4L，每天一次，连续 3～7 次为一个疗程，以后可以隔日或数日一次。操作时需注意防止感染和出血等不良反应。对于肾衰的患者，血浆置换对于尿素氮、肌酐等小分子毒物清除效果甚差。肺出血或其他明显活动指标如高滴度 ANCA 难以控制，同时为迅速控制毛细血管炎，在血浆置换治疗间歇还应该进行甲泼尼龙的冲击治疗。

六、预后

经糖皮质激素联合免疫抑制药治疗后其一年生存率达 80%～100%，五年生存率已从未治疗患者的10%提高到约70%～80%。预后与患者年龄、就诊时的肌酐水平和有无肺出血密切相关。由于肾炎急剧进展，及早积极治疗至为重要。

第八节 川崎病

川崎病（Kawasaki disease，KD），又名皮肤黏膜淋巴结综合征（mCLS），1967年，川崎氏首先报告，其病因、发病机制不明，是全身血管炎为主要病变的急性热性发疹性疾病，多侵犯冠状动脉，部分患儿形成冠状动脉瘤，其中少部分患儿冠状动脉可发生狭窄或血栓，甚至导致心肌梗死。

自1974年日本医生川崎富作（Tomisaku Kawasaki）首次报道以来，该病在世界范围内均有报道，日本、美国、加拿大、英国、台湾和北京的流行病学研究均显示该病发病率有逐年增高趋势，已经是儿科的常见疾病之一。

川崎病的主要问题是其心血管并发症，包括冠状动脉损害（coronaryarterylesions，CAL）、心脏病变和末梢动脉病变，其中以冠状动脉损害最常见。急性及亚急性期部分川崎病患儿可发生冠状动脉瘤，中度以上的冠状动脉瘤可发生冠状动脉内血栓，引起冠状动脉栓塞，少数患儿还可出现冠状动脉瘤破裂引起致死或致残；已经出现冠状动脉瘤的患儿远期可发生冠状动脉内膜增厚、钙化，出现冠状动脉狭窄，发生缺血性心脏病，再次造成致死或致残。据报道，在发达国家或地区，川崎病所致的冠状动脉病变已取代风湿热成为小儿最常见的后天性心脏病，并且可能成为成人后缺血性心脏病的危险因素之一。

一、简史

川崎病是以日本医生川崎富作命名，1967年东京红十字医院儿科川崎医生首次用日文报道了1961——1967年期间与其他发热性疾病表现不同的50例发热伴皮疹的患儿，该组患儿除发热、皮疹外，都具有手足肿胀、结膜充血、口唇红裂、杨梅舌及恢复期四肢末端脱皮，部分患儿有浅表淋巴结肿大，当时命名为皮肤黏膜淋巴结综合征，并认为这是一种良性自限性疾病。1965年，与川崎同一医院的病理医生Tanaka发现1例当时诊断为结节性动脉周围炎（infantilePeriarteritisNodosa）的患儿死亡后心脏冠状动脉扩张，内有血栓存在，他认为所谓mCLS实际上就是结节性动脉周围炎。但川崎对此提出了异议，认为这两种疾病并不相同。直到1970年Shigematsu等进行了日本第一次全国mCLS流行病普查，发现10例<2岁的患儿在症状好转时死亡，病理检查发现患儿均有冠状动脉血栓，从而证明mCLS是一种可因冠状动脉受累导致患儿死亡的严重疾病。

1976年美国Hawaii大学的melish医师首次报道了16例日本以外的mCLS患儿。此后，该病在世界范围内陆续报道，并认为该病是一种新发现的疾病，称为"川崎病"。因川崎病直到目前病因不清，诊断主要依靠其临床表现，美国、欧洲等地儿科界也将其称之为"川崎综合征（Kawasakisyndrome，KS）"。

二、流行病学

川崎病发病率在世界各地差别较大，日本报道的发病率最高。2001 和 2002 年日本调查的发病率分别为 138.8/10 万和 151.2/10 万（5 岁以下小儿）。年龄分布曲线呈单峰状，峰年龄 9～11 个月，27.8% 年龄小于 1 岁，81.7% 小于 4 岁。每年 3 月份开始病例数有增加趋势，10～12 月份病例数较少，但有些年度季节分布不明显。我国台湾地区为第二水平，北京、上海、香港及美国的亚裔人群发病率约（18～48）/10 万，属第三水平，英国、加拿大、澳大利亚等国为（3.6～15.2）/10 万，为发病率的第四水平，蒙古、朝鲜等国家至今没有川崎病发病的报道。超过 80% 的患者发病年龄<4 岁，男童多见，男女比例 1.2:1～2.2:1。一年四季均可发病，北京、上海、台湾、澳大利亚以夏季高发，而日本、美国以冬季高发，英国、香港一年中无明显发病高峰季节。

三、病因

（一）感染

川崎病的病因至今不清，但大量临床和流行病学研究资料支持该病的病因可能与感染因素有关。第一，该病临几个主要表现发热、皮疹、手掌红肿、眼结膜充血均类似感染性疾病，有时与腺病毒感染、猩红热等感染性疾病较难鉴别，该病有明显的自限性，而且复发率很低，支持感染性疾病；第二，有明显的季节发病规律，在日本及美国等地区以冬春为发病高峰，而我国北京、上海、台湾等地均为春夏两个发病高峰，北京每年春季呼吸道病毒感染盛行，而夏季肠道病毒感染流行，故推测 KD 的季节性变化可能与病毒感染的流行病学之间有关联，这已经被台湾新近的一篇报道所证实，Ho 等发现 1998 年夏天是台湾 KD 发病的最高峰，而那时有大范围的 EV71 流行；第三，日本、美国每次暴发流行都有一个明显的起始地；第四，高发年龄为 5 岁以下婴幼儿，成人及 3 个月以下小儿少，支持该病可能是一种可以通过胎盘的抗体进行阻断的疾病，小婴儿可以从母亲得到抗体，而成人多数因为隐性感染而产生了免疫力；第五，KD 患儿实验室检查显示分别有 83% 和 96% 的患儿有血 C 反应蛋白升高和血沉增快，75% 患儿末梢血白细胞计数升高，也类似急性感染性疾病的发病过程。

但是，近 30 多年来很多学者利用病源体分离、动物接种及血清学等病因微生物常规鉴定方法筛选了各种微生物的感染证据，包括链球菌、葡萄球菌、衣原体、支原体、立克次体、EB 病毒、微小病毒等，但至今未得到阳性结果。最初用标准的细菌、病毒分离方法未能自患儿体液分离到相关病源体或抗体，用患儿体液接种动物也不能复制该病。因此，多数学者认为 KD 的病因可能是一种或多种病因微生物进入体内引起的一种免疫性疾病，但目前争论的焦点为引起免疫反应的是已知或未知的病原微生物构成的普通抗原还是所谓的超抗原。两种观点都有支持和不支持的证据。

（二）免疫激活及细胞因子

现在较公认的观点是不管是普通抗原还是超抗原，进入体内后都通过介导免疫反应或自身免疫反应，引起细胞因子分泌增加，血管内皮细胞激活，单核细胞和吞噬细胞向组织移动，导致血管内皮功能障碍和细胞间质基质金属蛋白酶等表达异常，造成血管壁损伤。

（三）易感基因

因为川崎病在亚裔人群发病率显著高于白种人群，进而推测该病可能与遗传基因有关，但至今未发现哪些人类基因或白细胞相关抗原基因等与该病有关。近来，有学者研究不同种族川崎病患儿分类免疫球蛋白相关抗原提示某些相关基因在日本人群中出现率较白种人高，提示在免疫球蛋白基因方面似乎亚裔人群有容易发生该病的危险性。

（四）非感染因素

尽管临床上 KD 与汞过敏所致的肢痛症的临床表现类似，但流行病学等研究均未发现药物接触或环境污染如毒素、杀虫剂、化学物质、重金属和川崎病之间可能的关联，因此缺乏非感染因素致病的直接相关证据。

因病因不清，KD 的发病机制也未完全清楚，现在比较认可的发病机制主要包括发病急性期的免疫系统高度激活导致的血管炎损害。单核/吞噬细胞的激活在川崎病发病方面起重要作用，而单核/吞噬细胞通过细胞表面受体结合各种病原后启动细胞内信号传导，引起特殊基因表达，产生大量各种细胞因子，启动细胞因子的瀑布反应，而激活体内固有、特异性免疫应答系统，造成内皮细胞和其他细胞损伤。

四、发病机制

KD 发病机制的研究进展主要包括以下几方面：

（一）单核/吞噬细胞参与的免疫激活

临床研究提示急性期川崎病患者外周血 $CD14^+$ 单核/吞噬细胞、活化 $CD14^+CD23^+$ 单核/吞噬细胞计数增加。许多由单核/吞噬细胞生成的细胞因子 TNF-α、IL-1、IL-6 及 IL-8 等在川崎病急性期血浆浓度增高，而并发冠状动脉损害患儿较无损害者外周血 $CD14^+$ 单核/吞噬细胞计数、血浆 TNF-α 水平、IL-6 活性、单核细胞释放 IL-1 等均明显增高，急性期川崎病患者外周血提取的单核细胞自发释放高水平的 TNF-α 和 IL-1，川崎病患者血浆高水平的可溶性 TNF 受体可能与冠脉损害有关，已经证明川崎病患者单核细胞上 VEGF 和 NO 表达增强；还有研究证实急性期川崎病患者外周血循环单核细胞部分可分化为吞噬细胞。所有这些都显示，在川崎病急性期有明显的自身免疫紊乱和免疫激活，通过细胞因子异常分泌等途径引起发热、局部水肿及血管炎。

（二）血管内皮功能紊乱和损伤

有研究发现急性期 KD 患者的冠状动脉血管内皮细胞表达 HLA-DR 抗原，提示 KD 急性期冠状动脉内皮细胞激活或受累。另有学者发现川崎病皮肤病理组织中有内皮细胞激活，说明内皮细胞激活可能也参与了川崎病的病理发生过程。

进一步的研究结果证实，血管内皮细胞生长因子 (VEGF) 参与了川崎病血管炎症的发生，VEGF 主要由血管平滑肌细胞生成，在血管炎症时 VEGF 释放。在川崎病的急性期和亚急性期 VEGF 显著升高，恢复期恢复正常，VEGF 可诱导裂隙胶原酶及金属蛋白酶的合成，活化纤溶酶原，加速小静脉和毛细血管出现裂隙，它还是潜在的单核细胞化学趋化因子，诱导内皮细胞黏附因子表达，因此 VEGF 通过不同机制提高微血管的渗透性，造成血管周围水肿，在川崎病急性期加强血管壁破坏，参与冠状动脉损坏的进程。VEGF 还可加强内皮细胞的增生和迁移，在川崎病急性期后参与血管重构。

另外，所有炎症细胞因子引起内皮细胞凋亡增加也可能是造成 KD 血管损伤的机制之一。IchiyAMA 等发现 KD 患儿单核/吞噬细胞内核转录因子 (NF-κB) 活性明显增加，认为 NF-κB 可能作为始发炎症反应的上游环节在介导血管内皮细胞炎性损伤中起重要作用。

（三）一氧化氮与川崎病血管损伤

一氧化氮（NO）是一种细胞间和细胞内的气体信使分子，它具有舒张血管平滑肌等多种生物活性，同时还是一种细胞毒性分子，通过作用于巯基，与超氧阴离子反应，或直接损伤DNA而具有细胞毒性，造成细胞损伤。研究发现川崎病患儿的血浆和尿中均有NO代谢产物浓度增加；并发冠状动脉损伤患儿浓度增加更显著。诱导型NOS(iNOS)在川崎病不同阶段也有显著表达；冠状动脉瘤的病理检查中也发现血管内皮细胞iNOS表达阳性；静脉注射免疫球蛋白可阻断iNOS的表达和NO产生，提示NO在川崎病的血管炎发生机制中有重要作用。

（四）金属基质蛋白酶的作用

金属基质蛋白酶（mmPs）是一类以Zn^{2+}为辅助因子的蛋白酶家族，在体内主要降解细胞外基质，参与结缔组织的降解和重建、炎症反应、肿瘤扩散转移和缺氧缺血损伤等。动脉血管基质的代谢紊乱是冠状动脉扩张、动脉瘤等发病的重要因素之一。尽管KD冠状动脉损伤的发生机制还不清楚，但共同的病理基础是细胞基质降解，血管基膜破坏，细胞的凋亡和迁移，血管结构重建，从而导致冠脉的早期扩张，动脉瘤形成，晚期的冠状动脉狭窄。Gavin等用免疫组化方法研究死于心血管并发症的KD患儿研究发现，mmP-2、mmP-9在冠状动脉壁表达明显增加；而Chua等对41例KD急性期患儿的检测表明，发病组患儿血清mmP-9活性增高，并且有冠脉损伤组较无损害组明显升高，提示KD患儿体内mmP-9过度激活，可能参与冠状动脉基质降解导致血管基质的重构。但直至目前，尽管文献中有大量有关mmPs与川崎病的研究，但单纯用mmPs尚不能解释KD发生的基本过程。

五、病理改变

川崎病临床病理研究因其临床材料不易获得而受到限制，极低的病死率加之主要累及中等大、小肌性动脉尤其是冠状动脉使我们不能在活体取材，这使我们对血管的病理变化的全面研究受到限制。动脉炎主要见于中动脉，尤其冠状动脉，但各个脏器的血管（大中小动脉、静脉、微血管）及器官均可发生炎性反应。心血管系统、泌尿系统、呼吸系统、消化系统、神经系统等多个系统均可受累。

（一）泌尿系统

川崎病累及肾脏少见，Bonary等报道1例急性肾衰竭患者，其光镜表现为轻度肾小球萎缩，急性肾小管坏死，轻度局灶纤维化，淋巴细胞、中性粒细胞、浆细胞浸润，血管正常，免疫荧光（IgA，IgG，Igm，C_3，纤维蛋白）阴性。电子显微镜和高倍光镜显示肾小球足突融合，绒毛上皮改变，基膜部分折叠，滤过膜通透性增加。肾小管改变包括部分凋亡小体，坏死，细胞基质空泡样变，细胞间隙强烈炎性改变。未见基膜电子致密物沉积。Salced等报道川崎病肾脏改变包括免疫荧光显微镜提示Igm(3+)、C3(+)、内皮下电子致密物沉积。

少部分患儿可出现肾动脉狭窄导致高血压。Foster等报道1例1个8个月的白人女孩，在急性期控制后6个月出现高血压，结果通过动脉造影提示有肾动脉起始点狭窄。

肾动脉狭窄致高血压，而通过髂内动脉替代手术时发现患者的髂内动脉光镜病理示：明显内弹力板破坏，营养不良性钙化，炎症细胞浸润不明显，新血管形成。

（二）心血管系统

川崎病血管炎早期可见内皮细胞水肿，细胞核变性，外膜可见炎症改变。炎症细胞首先是多形核细胞，很快就以单核细胞为主。在有滋养细胞的大动脉可见血管炎性细胞浸润，冠状动脉中膜表现为平滑肌细胞的水肿和坏死。严重受损的血管出现内外弹力板断裂，血管壁无法辨认。血管壁失去结构完整性形成动脉瘤。在发病后的1～2个月后炎症细胞消失，纤维结缔组织包括胶原，弹性纤维在血管壁中形成，内膜增生变厚。

川崎病心血管病理变化：心血管损害可分为4期：

1期：发病第0～9d，其特点是微血管和小动脉的急性血管周围炎和血管炎，3支主要冠脉的血管周围炎和内膜炎。心包炎、心肌炎、房室传导系统炎及心内膜炎亦可见。

2期：发病第12～25d，主要特点是动脉瘤及其内血栓形成，心包炎、心肌炎、房室传导系统炎及心内膜炎，瓣膜炎症仍然存在。

3期：发病第28～31天，特点是冠脉内膜增生，微血管炎症消失。

4期：发病第40天～4年，主要冠脉狭窄部形成瘢痕。

本病的死因，1期主要是心肌炎、心律失常；2期为缺血性心脏病、动脉瘤破裂、心肌炎传导系统损害；3期与4期主要为缺血性心脏病。高峰死亡期多在发热后的第15～45天，此期冠状血管炎与血小板计数明显增高及高凝状态相重合。

Liu等对54例川崎病患者进行了心肌及冠状微血管的组织活检，结果光镜显示37%的患者发生心肌肥厚，有冠脉损害的患者发生率明显高于无冠脉损害的患者；所有病例均有退行性变，包括心肌细胞大小不等、异常分支、心肌纤维缺失、空泡样变、异型核等；心肌纤维排列混乱，发生率63%；46%的患儿心肌细胞间和管周纤维化伴随出血水肿，7例冠脉损害者可见瘢痕形成；72%患儿微血管损害，包括毛细血管、小动脉的微血管扩张，红色血栓形成，管腔狭窄阻塞，动脉壁增厚。电子显微镜示心肌细胞肥大，肌纤维排列混乱，细胞核明显增加，带加粗，肌浆及横管系统膨胀结构紊乱、脂滴增加、空泡变性；5例患儿出现心肌缺血表现。

（三）淋巴结

急性期显示多发性点状坏死，微血管系统纤维血栓形成，这些病理特点是可能是川崎病所特有的，一例川崎病患者靠淋巴结活检的特点而做到早期诊断。

（四）呼吸系统

呼吸系统相关的病理检验很少见有报道，可能与其症状不显著而被忽略有关。Freeman等报道了川崎病的肺部的瘤样变，3名川崎病患者有肺部的瘤样变同时伴有巨大冠脉瘤，其中一人通过活检一人通过尸检证明。瘤主要由单核细胞浸润组成，包绕在肺实质内，浸润到血管壁中。使用普通白细胞抗原和珊因子相关抗原对其进行免疫组化研究，指明其本质就是炎性损害，毛细血管增生。在瘤内可以见到IgA浆细胞浸润，与以前的川崎病患者在血管壁、肾脏、胰腺、上呼吸道所发现的IgA浆细胞浸润相一致。其中2名非重症患者经静脉注射免疫球蛋白和阿司匹林后瘤样变消失。因此川崎病患者累及到肺脏可能会出现从亚临床的间质小结到巨大的炎性瘤样变。

六、临床表现及诊断

1970年日本为全国川崎病普查的统一性制定了小儿川崎病第一版入选标准，后来该标准也被临床医师接受，经过多次修改已经成为世界比较通用的川崎病诊断标准，2002年第七届世界川崎病研讨会上进行了第五次修改，形成目前临床通用的第五版诊断标准。因为病因不清，川崎病到目前没有特异性诊断方法，主要靠临床6个方面的主要表现（表2-22-9）。

发热是川崎病最常见表现，占全部患者的94%～100%，美国川崎病诊断标准要求全部患儿都必须有发热。发热多可高达388以上甚至401，热型多为弛张热或稽留热。与上呼吸道感染相比，发病初期患者一般状态不佳，食欲缺乏，精神差，多数在发病时就比较严重。

眼结膜充血占全部患者的86%～90%，双眼结膜充血，但没有眼部的分泌物。

口唇红肿潮湿见于90%的患儿，杨梅舌见于77%的患儿，口腔黏膜弥散性发红鉴于90%的患儿，口唇多干燥、皲裂，甚至有出血。

表22-9 川崎病的六大主要临床表现

1. 发烧持续5天以上（含经治疗5天以内退烧的情况）
2. 双眼结膜充血
3. 唇和口腔的变化：口唇发红、草莓舌、口腔和咽喉黏膜弥散性充血
4. 多形性皮疹
5. 四肢末端变化：（急性期）手足硬性肿胀，掌及指趾端充血；（恢复期）指趾端甲床皮肤移行处有膜状脱皮
6. 急性期出现非化脓性颈部淋巴结肿胀

颈部淋巴结肿大的患儿占60%～70%，是6条主要症状中出现频率最低的，2岁以下患儿发生率可达50%，颈部淋巴结肿大常常与进行性发热同时出现或在发热之前出现。

多形性皮疹见于91%～92%的患儿。皮疹呈现多形性，无水泡或痂皮。红斑或渐渐消退，或形成大的斑疹。另外3岁之内小儿可见卡介苗接种部位出现红斑，卡介苗接种后4～6个月内发病的患者最多见。

急性期87%～95%的患儿出现掌心和足底红斑，75%～76%的患儿出现硬肿；恢复期94%～95%的患儿手指和脚趾尖出现片状脱皮。

除以上6条主要临床表现外，川崎病还会出现以下症状和体征：

1. 心血管系统　心力衰竭、心肌炎、心包炎、瓣膜反流和末端坏疽；听诊可有心脏杂音、奔马律或心音低钝；心电图检查可以有P-R、Q-T间期延长，异常Q波，QRS低电压，ST-T波改变或心律不齐；胸部X光可见心影增大；超声心动图除冠状动脉改变外，还可见心包积液、二尖瓣反流等；血管超声检查可见大血管体循环瘤。

2. 消化系统　腹泻，呕吐，腹痛，胆囊肿大，麻痹性肠梗阻，轻度黄疸，血清转氨酶值上升。

3. 血液　白细胞增多伴核左移，血小板增多，血沉加快，C反应蛋白升高，低清蛋血症，α_2球蛋白增加，血脂异常，轻度贫血。

4. 泌尿系统　泌尿道感染、蛋白尿、沉渣中白细胞增多。

5. 呼吸系统　咳嗽、流鼻涕、肺野出现异常阴影。

6. 关节和肌肉　关节炎、关节和（或）肌肉疼痛、肿胀。

7. 中枢神经系统 脑脊液中单核细胞增多、惊厥、意识障碍、面神经麻痹、四肢麻痹、听神经障碍。个别患儿在恢复期可以出现颅内出血，临床应予注意。

以上 6 个主要临床表现中只要出现 5 个就可诊断本病。如果上述 6 项中只出现 4 项，但通过超声心动图或心血管造影检查证实了冠状动脉瘤或者扩大者，在除外其他疾病的基础上，也可诊断本病。美国最近的川崎病指导原则认为 6 项主要临床表现中不必出现 4 项，只要超声心动图发现冠状动脉扩张或冠状动脉瘤就可以诊断不典型川崎病，并进行治疗。另外，因绝大多数川崎病患儿都有血浆 C 反应蛋白升高，美国心脏病协会提出对可疑患儿进一步检查心脏超声心动图和血 C 反应蛋白，协助诊断。

七、心血管并发症

川崎病急性期发热等症状经适当治疗可以恢复，但该病并发心血管系统的并发症，以冠状动脉改变最常见，发生率达 20%～25%，虽经丙种球蛋白等治疗发生率降低到 5% 左右，且大部分患者冠状动脉损害处亚临床状态，少患者在急性期发生冠状动脉瘤血栓形成、破裂导致心肌梗死而死亡；部分患者发病后期冠状动脉管壁狭窄，发生缺血性心脏病，引起患者致死或致残；另外，冠状动脉损害还可能是未来发生动脉硬化的危险因子之一，严重危害患者的身心健康。早期认识发生心血管并发症的危险因素对于预防和早期干预非常重要。

（一）心脏病变

心外膜炎的发生率约为15%，心肌炎的发生率约为30%，但多数患儿没有心脏症状，偶尔有心包填塞征和心功能不全表现。约 2.5% 的患儿可出现因心内膜炎和（或）瓣环扩大所导致的二尖瓣反流，但重症反流发生率小于 1%；0.2% 的患儿可发生主动脉瓣反流，该组患儿往往比较重。少数患儿可见心律失常，包括各类期前收缩等，但多属于轻度病变。

虽然川崎病急性期引起的心肌炎所致的症状不明显，但心肌炎是否引起远期影响应予以注意，Yntani 等对 201 例川崎病患儿进行右室心肌活检，活检时患儿病程 2 个月～11 岁，发现在川崎病的各个病程中均可有心肌纤维化、心肌细胞肥大及排列紊乱，电子显微镜显示心肌组织的微结构异常，病变的严重程度与其临床表现的严重程度无关，提示临床应该对川崎病的远期心肌炎并发症予以重视。

（二）冠状动脉损害

冠状动脉炎从发病第 6 天开始，以血管壁中层为中心的水肿较为显著，随后发生小圆形细胞等的细胞浸润。40～60d 消失。与胶原病不同，该病变是一过性急性疾患。如果血管炎较严重，血管壁的内外弹性板被破坏，血管壁的脆性增加，因不能承受动脉压力而导致冠状动脉瘤的形成。冠状动脉瘤的好发部位是冠状动脉的起始部，超声心动图观察显示，冠状动脉扩张从发病第 5 天开始，大多数在第 14 天达到最大直径。冠状动脉造影发现，在单用阿司匹林治疗的患儿中，60% 无冠状动脉扩大，28% 冠状动脉轻度扩大，12% 中度扩张或形成冠状动脉瘤，只有 0.5% 重度扩张或形成冠状动脉巨大瘤。使用静脉丙种球蛋白治疗后，中度冠状动脉瘤的发生率大幅度降低至 3%，在治疗 1 个月后，再度降低为 2%，重度冠状动脉瘤发生率降低为 0.5%。

目前川崎病并发冠状动脉并发症的发生率报道差别很大，主要与所用的诊断冠状动脉扩张的超声心动图标准有关，以前主要应用日本卫生部提出的标准，即小于 5 岁小儿冠状动脉内径 > 3mm；5 岁或 5 岁以上者 > 4mm；冠状动脉局部内径较邻近处明显扩大，大于或等于 1.5 倍；

或冠状动脉管腔不规整。但很多学者对此提出了异议，deZor-zi等发现小儿冠状动脉内径与其体表面积相关，进而提出了用体表面积校正的冠状动脉内径正常值，他们利用该范围重新分析了用日本标准诊断的冠状动脉异常发生率，发现在用后者诊断的冠状动脉正常儿中仍有1/3冠状动脉轻度扩张。

我国现在普遍使用金虹等在1988年提出的使用年龄校正的正常值标准，但在使用中我们发现该标准不易掌握，而且当今超声心动图仪器的分辨率较15年前有显著的提高，中国儿童的身高、体重等体格发育较15年前也有增长，目前我们正在就中国儿童冠状动脉超声心动图测量的正常值范围进行第二次研究，发现正常儿童左右冠状动脉内径与体表面积呈曲线相关，因此根据体表面积我们做成了不同的正常范围表格，建议用2倍的Z值为界判断冠状动脉是否扩张。

（三）末梢动脉病变

除冠状动脉以外，少数患儿可并发体循环瘤。体循环瘤的发生部位依其发生率依次为腋动脉、股动脉、肠系膜上动脉、肾动脉，以腋动脉瘤最常见，发生率0.8%～2.2%。北京儿童医院用血管超声筛查发现体循环瘤的发病率是1.2%。

大多数轻度冠状动脉瘤（扩大）在第发病30～60d以内内径恢复正常。内径恢复正常也称退缩，主要原因是内膜肥厚所致。大多数中度冠状动脉瘤在发病的第1～2年内退缩，但有一部分可转变为狭窄。重度冠状动脉瘤也称巨大冠状动脉瘤，其大多数由于血栓形成或者内膜增厚而转化为狭窄或闭塞性病变。最后动脉狭窄或死亡的患儿占总数的1%～3%。20世纪70年代病死率约为2%，最近因治疗管理加强而降低至0.1%。不出现冠状动脉扩大的患儿也会残留血管内膜肥厚等后遗损害，有在未来发生动脉硬化的潜在危险性。

八、治疗

（一）急性期的治疗

目前川崎病急性期治疗已经比较统一，主要包括静脉注射丙种球蛋白（IVIG）和口服大剂量阿司匹林。大量的临床研究已经证实急性期患儿IVIG可以降低冠状动脉并发症的发生率。IVIG治疗川崎病的机制尚不明了，推测可能与广泛抗感染、调节细胞因子水平、中和细胞的超抗原或其他致病微生物有关。IVIG的剂量及用法有3种，但2篇荟萃分析的文章发现大剂量、一次给予效果最佳。推荐剂量为2g/kg，12h内静脉输注。给予时间为发病5～10d内，最好7d之内。5d之内给予较5d之后无显著优势，但可能会造成IVIG抵抗，增加多次IVIG治疗的机会。

阿司匹林急性早期需要大剂量口服，主要应用其抗感染作用，美国建议80～100mg/(kg•d)，分4次口服，日本、我国多建议30～50mg/(kg•d)口服，因为阿司匹林并不能降低冠状动脉并发症的发生率，2种剂量对治疗效果的影响差别较小。美国心脏病协会建议患儿退热48～72h后改小剂量[3～5mg/(kg•d)]，但也有医院在患儿退热后继续使用至2周。对无冠状动脉并发症的患儿，小剂量阿司匹林继续服用6～8周，有冠状动脉扩张或冠状动脉瘤者持续服用，以防冠状动脉瘤内血栓形成，直到冠状动脉内径恢复正常。轻症患者只需要单独使用阿司匹林，重症患者可并用噻氯匹定等抗血小板药物。大剂量阿司匹林治疗中的患儿如果同时并发水痘或流感病毒感染，有发生瑞氏综合征的可能性，但小剂量是否也会引起瑞氏综合征尚不明了，对有水痘病毒感染危险者可用其他血小板抑制药替代阿司匹林。

糖皮质激素在治疗川崎病中的作用曾经有过争议，在IVIG治疗川崎病之前曾有人用激素治疗川崎病，但在Sato等报道川崎病早期应用激素会引起冠状动脉并发症的发生率增高后，临床普遍对应用激素持谨慎态度。但仍有不少研究者提出反对意见，早期Kijima等曾随机对照大剂量甲泼尼龙和肝素对川崎病的治疗作用，发现激素可以改善冠状动脉并发症的发生。Nonaka等在100例患儿中随机应用泼尼松龙或IVIG，发现激素组发热时间缩短，但冠状动脉并发症发生率没有提高。最近，一个小样本的随机对照试验得到同样的结论，他们将患儿随机分为甲泼尼龙30mg/kg静脉注射和（2g/kg）加阿司匹林，发现激素组患儿发热时间、住院时间均显著缩短，病程6周ESR和CRP恢复率也比对照组高，而冠状动脉并发症发生率两组间无显著差异。Okada等发现应用激素治疗的患儿血浆细胞因子水平显著低于未用激素组，包括IL-2、IL-6、IL-8和IL-10等。

今年2月新英格兰医学杂志公布了北美由NIH资助的一项多中心研究结果，参加单位包括波士顿儿童医院、费城儿童医院等美国及加拿大的10家儿童医院，设计为双目、安慰剂随机对照试验，入选患者均为发热10天之内，随机接受甲泼尼龙30mg/kg或安慰剂静脉输注后给予IVIG及阿司匹林常规治疗，共有101例患儿入选甲泼尼龙治疗组，98例进入对照组，结果试验第1、5周两组间在冠状动脉内径Z值、冠状动脉内径实际测量值及冠状动脉内径改变率上均无显著差异，虽然甲泼尼龙治疗组一周后血沉及CRP较低，但两组住院天数、发热天数、IVIG无反应性发生率及其他不良反应发生率间均无显著差异。提示川崎病急性期单剂甲泼尼龙静脉注射并不像以往小样本单中心试验的结果那样，可以减少发热天数等，对急性期治疗效果无提高作用。

另外，一些其他治疗川崎病的新药也在试验之中，包括Pentoxifylline、Ulinastatin、Abciximab，细胞毒性药物如环磷酰胺等。这些药物均缺乏有力的临床证据，因而尚未被广泛用于临床，其中有些药物如Pentoxifylline可以选择性阻断肿瘤坏死因子-α的信号RNA转化，对川崎病未来的治疗可能会有帮助。

对于IVIG抵抗的患儿，多主张再次应用IVIG 2g/kg治疗，也有人建议加用糖皮质激素治疗。

（二）冠状动脉并发症远期随诊与干预

冠状动脉瘤（尤其是巨人瘤，直径≥8mm）常不能消退，内膜增生伴血栓形成，出入口产生的管壁剪切力损伤内皮细胞，促进狭窄形成，且瘤内血液滞留，易形成血栓性栓塞。由于血栓形成或管壁硬化加厚使血管腔狭窄，通过的血流明显减少，导致心肌梗死或猝死，在一些病例，血管还可以发生钙化。近年来，随着对川崎病研究的深入，冠状动脉瘤的治疗也取得了一定的进展，在药物治疗、外科及介入技术上均积累了一定的经验。

1. 溶栓治疗　因为心肌梗死是川崎病冠状动脉病变患者首要的死亡原因，故对血栓栓塞发生心肌梗死者还要进行溶栓治疗，链激酶、尿激酶及组织型纤溶酶原激活剂（t-PA）、abcix-imab静脉溶栓均有报道。溶栓治疗适用于起病6h以内的心肌梗死，6h以后难以达到理想的效果。

abciximab（阿昔单抗，Reopro）是血小板Ⅱb/Ⅲa糖蛋白受体抑制药，能够减小瘤内血栓的形成，且可能通过血管重塑作用促进冠状动脉瘤的消退，AHA川崎病诊断治疗指南的推荐剂量为：静脉推注 0.25mg/kg，静脉滴注 0.125μg/kg·min，维持 12h。

2. 冠状动脉瘤的长期抗凝治疗　冠状动脉瘤内血液滞留，易形成血栓性栓塞，故对冠状动脉瘤患者需行长期抗凝治疗，以防止冠状动脉瘤内血栓形成造成心肌缺血或心肌梗死的发生。晚近，许多文献报道对此类患者在服用阿司匹林 3～5mg/(kg·d) 的基础上加用华法林 0.1mg/(kg·d) 可能会达到更好的抗凝作用，二者联用是安全有效的。

一般情况下，在加用华法林前及手术治疗停用华法林时，可短期应用肝素，需要根据活化部分凝血酶原时间（APTT）(60～90s) 用药，首剂 50U/kg，维持量 20U/kg·h，每 4 小时监测一次 APTT。与肝素相比，低分子肝素有更好的抗凝血因芋 Xa 活性，相对弱的抗凝血酶作用，抗凝反应好且生物利用度高，能够皮下给药，每 12h 一次，两个月以下小儿 1.5mg/kg，两个月以上者 1.0mg/kg，维持凝血因子 Xa 水平于 0.5～1.0U/mH 周整用量。肝素除有抗凝作用外，还有促血管再生特性。

3. 经导管介入治疗　经导管介入治疗技术包括经皮腔内冠状动脉球囊扩张术（PTCA）、支架植入术、旋切（PTCRA）和经皮腔内冠状动脉血管重建术（FTCR）。日本学者 Akagi 总结了川崎病并发冠状动脉狭窄患儿经导管介入治疗的指征：出现心肌缺血症状患儿；虽临床无心肌缺血症状，但心脏负荷试验有缺血表现者；心脏负荷试验无缺血表现，但左冠脉前降支狭窄病变致 75% 或以上管腔闭塞者；严重左室功能不全者。对于多发多支血管病变或狭长的冠状动脉节段性狭窄者不宜进行经导管介入治疗。

（1）冠状动脉内支架植入术：PTCA 对川崎病并发冠状动脉狭窄的治疗有一定局限性，冠状动脉内支架植入术的研究和应用为解决这些问题带来了希望。冠状动脉支架植入术是在冠脉造影的基础上，对严重病变冠状动脉进行扩张、成形，再用金属网状可膨胀支架固定。1997 年 Hijazi 等首次报道，冠状动脉内支架术治疗 1 例川崎病冠状动脉严重狭窄患者获得成功。这项技术适用于巨大瘤患者，对于节段性或狭长的狭窄血管能够使其保持高的开放率，且能够防止球囊扩张后新的动脉瘤的形成。日本 Akagi 做了 57 例川崎病患儿介入治疗成功率的分析，其中 7 例植入了支架，成功率 86%，仅 1 例发生了新的动脉瘤。应用支架植入术对于川崎病并发冠状动脉狭窄患儿也有一定的局限性，它要求有比较大的血管通路，所以只能适用于年长儿，国外报道为＞13 岁的患儿。另外，该技术也只能用于冠状动脉轻度钙化者，对严重的钙化者治疗效果较差。

（2）经皮腔内冠状动脉成形术（PTCA）：PTCA 是通过将置于冠状动脉内的球囊以一定的压力充盈使狭窄病变的血管壁组织伸展，改变血管的几何形状，血管重塑，从而扩张血管腔。川崎病出现冠状动脉并发症的病程早期，冠脉虽然狭窄但内膜柔软，仅出现轻度或中度局限性钙化，PTCA 治疗有效；而起病 6～8 年后的冠脉狭窄多伴严重钙化，冠状动脉内膜、中层显著增厚，狭窄部位僵硬，动脉壁顺应性降低，球囊导管常常难以进入，即使进入球囊扩张也多受限，PTCA 成功率降低。另外，对病程长的患儿，PTCA 后有 1/4 发生再狭窄，治疗的远期效果较差，考虑可能与球囊未充分扩张、内膜增生而发生再狭窄有关。此外，PTCA 球囊压力过高可造成冠状动脉内膜撕裂，而造成新动脉瘤的形成，也是必须要注意的临床问题。

对于巨大瘤远端的狭窄也不能行 PTCA 治疗。置放支架可有效防止再狭窄的发生，对于严重钙化者可以选用旋切治疗。

(3) 经皮腔内冠状动脉血运重建术 (PTCR)：PTCR 和血管内溶栓被视为预防和治疗急性心肌梗死的有效手段。冠状动脉内溶栓是先用导管经动脉插入冠状动脉再注射溶栓剂，使冠状动脉内的血栓溶解。PTCR 时，冠脉内直接注入 250 000U/kgt-PA, 术后予肝素静脉滴注, 小剂量的阿司匹林和华法林口服以防止血栓的形成。此过程中需监测出血及心律失常情况。KatayAMA 报道 1 例 13 个月的冠状动脉瘤患儿左前降支闭塞, 8h 内予尿激酶冠状动脉内给药 (5000U/kg, 3 次; 7000U/kg, 1 次) 后, 左前降支再通, 但仍有血栓 / 予以肝素治疗一周, 华法林、阿司匹林和双嘧达莫口服, 4 个月后血栓消失, 停用华法林, 继续口服阿司匹林和双嘧达莫, 2 年后无缺血症状发生。故溶栓后的抗凝治疗也是至关重要的。

PTCR 对于发病 6h 内的新鲜血栓有效，适用于巨大瘤内形成的新鲜血栓，对于血栓慢性梗阻致无症状性心肌梗死, 溶栓剂的再通成功率降低。目前国内冠状动脉内溶栓术治疗川崎病致冠状动脉阻塞的病例数尚较少, 初步的研究表明疗效较好, 其治疗的最佳时间、适应证、疗效机制与疗效尚需进一步研究。

(4) 经皮腔内冠状动脉旋切术 (PTCRA)：冠状动脉瘤狭窄部位的内膜显著增厚, 发病 5 年后可观察到钙化的形成。因此传统的 PTCA、支架植入术等对治疗川崎病并发的冠状动脉狭窄都有一定局限性。PTCRA 是一项通过导管对动脉斑块进行旋切和打磨的技术。PTCRA 粉碎狭窄冠脉的钙化性斑块, 可能是川崎病最适当的介入治疗方法。它不仅有高的成功率, 而且适用于伴严重钙化的冠状动脉病变患者, 对长的节段性冠状动脉狭窄者能够保持高的血管开放率, 也适用于 PTCA 遇到困难者。

日本 Akagi 做了 57 例川崎病患儿介入治疗成功率的分析, 其中 13 例进行了旋切术, 成功率 100%, 仅 2 例发生了新的动脉瘤。旋切术也要求有比较大的血管通路, 也只适用于年长儿。PTCRA 后不适宜行球囊扩张。

4. 冠状动脉旁路移植手术 (CABG)　在大多数川崎病炎症性冠状动脉并发症中, 冠状动脉瘤首先形成。随时间推移, 有些能够自行消退, 但少数 (少于 5%) 1～20 年后发展成梗阻性损伤, 虽然给予 IVIG 和其他药物仍导致缺氧性心脏疾病。

外科治疗的有效性早期曾被质疑, 主要因为川崎病为炎症性血管炎, 可能与冠状动脉粥样硬化引起的狭窄不同。自 1976 年以来, Kitarmim 等首次报道了应用自体隐静脉成功移植的冠状动脉旁路移植手术, 外科心肌血管重建术在川崎病的应用逐渐发展。现在已经开始利用动脉移植进行手术, 并成为严重川崎病炎症性冠状动脉梗阻性疾病可信的治疗手段。冠状动脉旁路移植手术对于改善运动时的心功能有效, 也有可能预防猝死和儿童心肌梗死。

当发现一个或多个主要冠状动脉梗阻性病变, 并导致心肌梗死时就有心肌血管重建的指征, 尤其在川崎病来说, 患儿均为小儿, 有时虽然存在严重的冠状动脉受累, 但症状却不明显, 猝死可能成为第一表现。因此, 各种检查的客观发现对于决定是否需要手术很重要。任何检查发现有缺血指征, 手术就是必要的。

手术的适宜年龄是 5 岁左右, 5 岁以下移植血管的开放度低。CABG 的应用为川崎病冠状动脉狭窄和心肌梗死提供了有效的治疗, 但仍有部分患儿再次发生梗死, 需要二次手术或介入治疗, Suzuki 等做了 433 例川崎病患儿的研究, 其中 42 人接受了 CABG 治疗, 但仍有 8 人死于心肌缺血, 且对于年幼的孩子来说手术的难度及成功率都会面临挑战。

第九节 过敏性紫癜

过敏性紫癜（Henoch-Schonleinpurpura, HSP）是一种好发于儿童和青少年但也见于成人的急性坏死性血管炎，主要累及皮肤、肾脏、胃肠道和关节，表现为紫癜性皮疹、腹部绞痛、紫癜性肾炎和关节炎，一般被认为是良性的和自限性的，通常出现在上呼吸道感染后，持续几周，但可能复发。大部分患者可以完全恢复，肾损害严重者可能留有后遗症。

一、流行病学

有报道学龄儿童HSP的发生率约为1.5/1000人，但成人HSP的发生率远较儿童低。HSP的发生有一定季节性，在春季、冬季及秋季多见。

二、病因

可能导致本病发生的物质比较多，但真正能确定为直接致病因素较难。一般认为与下列因素有关。

1. 细菌和病毒感染　是引起本病最常见原因，以β溶血性链球菌所致的上呼吸道感染最多见。在病程中或痊愈后，再次患上呼吸道感染常使病情加重或导致复发。此外，结核杆菌、金黄色葡萄球菌、肺炎球菌及伤寒杆菌亦可导致本病发生。有学者给过敏性紫癜患者注射内源性或外源性细菌滤出液，注射局部或其他部位有出血发生，证实本病发生与机体对细菌过敏有关。病毒感染常见为流感、麻疹、风疹、水痘、流行性腮腺炎和肝炎病毒等。

2. 寄生虫感染　是本病较常见的致病因素。主要机制是机体对寄生虫的代谢产物和幼虫死后释放的异体蛋白等过敏所致。以蛔虫最多见，其次为钩虫、丝虫、血吸虫、鞭虫、疟原虫及阴道滴虫等。

3. 食物因素　主要有牛奶、蛋类、鱼、虾、蛤、鸡肉及羊肉等。为特异体质对动物蛋白过敏所致。此外，巧克力及蚕豆也可引起本病。

4. 药物因素　如青霉素、链霉素、氯霉素、红霉素、磺胺类、解热镇痛药类、碘化物、对氨柳酸、雷米封、苯巴比妥类、水合氯醛、安宁、阿托品、麻黄素、洋地黄制剂、奎尼丁、双氢克脲塞、D860、硫氧嘧啶、奎宁、人工合成的雌激素、丙酸睾酮、胰岛素、海群生以及金、汞、砷、铋制剂等。

5. 其他诱发因素　如寒冷刺激、花粉吸入、外伤、昆虫叮咬、结核杆菌试验、预防接种、更年期以及精神因素等。春秋两季发病者居多。本病以儿童及青少年为多见。

三、发病机制

发病机制尚不完全清楚，但免疫复合物介导的小血管炎是HSP的主要免疫病理机制。皮肤和其他受累器官组织病理学显示，在小静脉、小动脉和毛细血管壁存在中性粒细胞浸润和IgA、C_3和免疫复合物。

最近发现，末端补体复合物C5b-9与IgA和C_3-同位于皮肤血管壁上及紫癜性肾炎患者肾小球毛细血管壁和系膜上，不过常规评价补体激活的指标如C_3、C_4和CH_{50}完全正常。但也有人发现血浆三种多分子补体激活蛋白复合物——Clr：Cls：C1抑制物、C3bP和C5b-9水平与对照组无明显差别。此外，血浆过敏毒素C3a和C4a水平与血浆肌酐和尿素水平相关。在一部分患者中，C4b缺乏与紫癜性肾炎明显相关。因为补体系统在免疫复合物的溶解和清除中起决定性作用，C4b补体成分缺乏可能导致肾脏疾病。

本病血清IgA水平明显升高，主要为IgA1亚型升高，而IgA2正常。血清IgA1轻链成分在患者和正常人是相同的，IgA1占优势并不奇怪，因为在正常人群中血清IgA的80%~90%是IgA1亚型。在IgA肾病中也有同样的发现，说明两种疾病具有相似之处。紫癜发作后不久，约70%的患者可以检测到含有IgA的循环免疫复合物。已有报道家族性IgA肾病与过敏性紫癜有关。伴IgA肾病的过敏性紫癜患者血清中可以检测到IgA-纤维结合蛋白聚集物，可以帮助解释IgA与外周血管和肾小球血管的结合。

抗中性粒细胞胞质抗体（ANCA）在本病或IgA肾病肾小球损害的致病过程中似乎不起主要作用，甚至在迅速发展为进行性肾功能不全的患者中也不起主要作用。但在少数患者中，IgG抗髓系过氧化酶抗体检测提示，IgA相关性肾脏疾病的少数类型与其他系统性血管炎具有相同的免疫致病机制，即典型的与ANCA有关的免疫致病机制。紫癜性肾炎儿童的61%存在IgG抗肾小球抗体，而没有明显肾累及的患者仅有17%左右存在这种抗体。针对系膜细胞抗原的IgG自身抗体似乎与血尿的严重程度有关。在缓解期和没有肾脏表现的患者中检测不到IgG抗体这一事实，进一步支持IgG抗体可能在肾损害中起直接作用的假设。

补体激活和IgA在靶器官的沉积引起细胞因子如肿瘤坏死因子（TNF）、IL-ip和IL-6等从血管内皮释放，启动和播散炎性反应。这些前炎性细胞因子刺激内皮细胞化学因子的释放，吸引炎性细胞，诱导内皮细胞黏附分子的表达，促进它们与血管壁的结合。特别是TNF-α和IL4诱导内皮细胞白细胞黏附因子-1和血管细胞黏附因子-1一过性表达，并且诱导细胞间黏附因子-1的持续增加。与缓解期比较，本病活动期出现循环ICAm-1的增加。因此，细胞因子和内皮细胞黏附分子在本病的炎性反应中起重要作用。

尽管本病无血小板减少，凝血系统也正常，但仍出现靶器官出血。已发现本病纤维蛋白稳定因子即因子Ⅷ减少，特别是肠道症状的出现与因子Ⅷ水平降低有关。因子Ⅷ水平低于正常的50%预示并发症的出现，疾病消退后可恢复正常，复发后又可降低。有报道因子Ⅷ替代治疗有效。因子Ⅷ B亚单位的基因是第6对染色体上"补体激活调节剂"基因簇的一部分，可能解释本病mHC、补体和因子Ⅷ之间的关系。也有人提出，在炎性反应过程中释放的蛋白酶降解因子Ⅷ，导致组织纤维蛋白的沉积和血管炎的发生。

四、病理

主要病理改变是白细胞破碎性血管炎。它主要累及小动脉、小静脉和毛细血管，病理示血管壁坏死，中性粒细胞侵犯整个血管壁，并在损害周围出现白细胞核碎片。本病白细胞破碎性血管炎存在于所有受累器官，最常累及的是皮肤、滑膜腔、胃肠道和肾小球。皮肤活检示中性粒细胞、组织细胞及有时嗜酸细胞透壁性浸润和血管周围浸润、血管壁坏死和纤维素样沉积。电镜和免疫荧光技术证实免疫球蛋白特别是IgA、C_3和纤维蛋白或纤维蛋白原同时沉积在血管壁内。同样的沉积也在胃肠道和肾小球系膜的损害中发现。肾活检病理轻重不一，可以从微小病变到严重的新月体肾炎。新月体形成的范围已用来作为判断患者能否发展为慢性肾损害的指标。脑和脑膜血管示纤维素样坏死性小动脉炎，但有关免疫沉积的研究尚未见报道。

五、临床表现

好发于儿童及青少年，开始可有发热、头痛、关节痛、全身不适等。皮损表现为针头至黄豆大小淤点、淤斑或荨麻疹样皮疹，严重者可发生水泡、血泡，甚至溃疡。好发于四肢伸侧，尤其是双下肢和臀部。皮损对称分布，成批出现，容易复发。仅有皮肤损害者称单纯性紫癜，伴有腹痛、腹泻、便血，甚至胃肠道出血者称为胃肠型紫癜；伴有关节肿胀、疼痛、甚至关节积液者称为关节型紫癜；伴血尿、蛋白尿，肾损害者称为肾型紫癜。

（一）关节

关节痛或关节炎伴有关节周围肿胀是第二个最常见的症状。急性关节炎，最常见的是膝关节和踝关节，见于60%～85%的患者。25%的患者关节症状出现在皮疹之前Q关节症状成人更常见。大关节最常累及，手指和腕关节累及少见。疼痛通常与体征不相称。关节腔隙正常和渗出少见。由于疼痛，偶尔患者不能行走。关节累及是一过性和自喊性的，不留有后遗症，没有关节腔狭窄和破坏。

（二）皮肤

可触及性非血小板减少性紫癜是诊断的必要条件，见于100%的患者，但早期仅见于50%的患者。皮疹可以是可触及性紫癜、荨麻疹样丘疹、斑块或出血性大疱，并可发展为较大的、星状的、网状的和坏死性的损害。散在的出血点也可以见到。皮疹最常出现的部位是下垂部位如臀部和下肢，常见于下肢的伸侧，为对称性，但也可以累及面部、上肢和手，很少累及躯干。皮疹开始是大片的，然后发展成紫斑，以后变成棕色、黄色，几天后最终消失。溃疡和斑痕少见。手、脚、头皮、耳和眼眶周围皮下水肿作为常见的早期表现见于10%～20%的患者，作为整个疾病过程中的表现见于20%～50%的患者。这种非凹陷性局限性水肿形态各异，有的有触痛，小于2岁的儿童更常见。

（三）肾脏

肾累及见于10%～50%的患者，可表现为镜下血尿（50%）、肉眼血尿（40%）、肾病综合征（30%）、轻度蛋白尿（25%）和伴有高血压的急性肾炎（15%），5%的患者可发展为慢性肾衰竭。血尿几乎见于所有紫癜性肾炎患者。如果血尿和蛋白尿同时存在，15%的患者可能发展为进行性肾功能不全。肾累及在其他症状出现前出现仅占3%。某些患者肾脏疾病出现在其他表现正在消失时，这种类型预示着更复杂的肾脏病变过程。大于9岁的儿童发展为肾小球肾炎比较小的儿童更常见，成人比儿童更常见。便血儿童比便潜血阴性儿童增加7.5倍的肾脏疾病危险。一般肾损害发生在皮疹出现的3个月内，皮疹持续存在2个月使肾病的危险性轻度增加。伴轻度肾损害的患者（单独血尿或蛋白尿< 1g/d）1年多以后极少发展为肾脏疾病，但表现为肾病综合征、肾功能不全和（或）肾衰竭的患者很多发展为慢性肾衰竭（10年内约50%）。如果肾小球50%以上出现新月体形成，临床表现就更重，发展成慢性肾衰竭的概率就更高。

（四）胃肠道

胃肠道累及见于85%的患者，但作为早期症状见于30%的患者。胃肠道表现包括腹部绞痛（70%）、黑便（56%）、肠梗阻（40%）、呕吐（25%）和呕血（10%）。腹痛可能非常严重，类似于外科急腹症。大部分腹痛是由于体液和血液黏膜下和壁内外渗进入肠壁所致，后者可能导致黏膜局限性溃疡，也可能与弥散性动脉炎症和纤维素样坏死有关。威胁生命的出血如大量胃肠道出血和肠套叠分别见于5%和3%的患者。胃出血时有报告，并需要外科干预。肠套叠常见于较大的儿童，通常是回-回肠套叠，黏膜下出血是其原因，也需要外科手术治疗。小于3岁的儿童更常出现回-结肠套叠。肠套叠可能是肠壁水肿和黏膜下血肿所致。儿童腹部表现更常见。其他不常见的表现包括胰腺炎、肠穿孔、胆囊血管炎和蛋白丢失性肠病。原因不确定的肝大见于10%的患者。

（五）中枢神经系统

中枢神经系统累及少见，占2%～8%，但可能致死。最常见的是头痛和行为改变，占43%。癫痫占一半，局灶性神经系统缺陷占1/3，外周神经累及占少数。癫痫可能与继发于血管炎的脑缺血有关，或与蛛网膜下隙、硬膜下、皮质或脑实质等的出血有关。

（六）肺

肺累及占95%。大部分儿童在疾病活动期存在肺弥漫功能障碍，但疾病痊愈后均恢复正常，没有人表现出明显的肺部疾病。不过，大面积的肺出血也有报告，虽少见，但可能致死。

（七）泌尿生殖系统

继发于阴囊血管炎症和出血的急性阴囊水肿见于2%～35%的男孩，但以阴囊水肿为首发表现的男孩需与急性精索扭转所致的阴囊水肿鉴别。本病超声多普勒和放射性核素检查显示血流正常或增加，而睾丸扭转侧两者均减少。因此上述检查可以避免不必要的手术探查。本病真正的睾丸扭转少见，一旦发生属外科急诊，因为血管供血不足在10h内就可能导致梗死和睾丸间质细胞死亡。

六、实验室检查

常规实验室检查一般正常，特定器官受累或出血可出现相应异常。尽管血清IgA升高提示本病，但没有特异的诊断试验。实验室检查的目的是排除其他疾病和评定脏器损害的程度。

（一）血液学检查

白细胞一般为$(10～20)×10^9/L$，伴核左移。贫血常见，可能反映肠道血液丢失。75%的患者血沉轻度升高，成人更常见。血小板计数一般正常，但也有血小板增多的报道。凝血检查正常。与其他血管炎相比，本病凝血因子珊降低。

（二）免疫学检查

血清免疫球蛋白在疾病早期升高，特别是IgA升高见于50%的患者，几个月后转为正常。抗核抗体和IgG型类风湿因子阴性，少数IgA型类风湿因子阳性。CH_{50}、C_3和C_4一般正常。血清C5b-9水平增加，提示疾病的活动性，但也有人证实与对照组无显著差异。

（三）肾脏检查

尿常规示血尿、蛋白尿和管型。血清肌酐和尿素氮可能升高，也可以发现电解质改变和低蛋白血症。严重肾炎和肾病综合征患者应做肾活检，以确定肾损害的程度。

（四）胃肠道检查

胃肠道出血时便潜血阳性。胃肠道造影示小肠主要是十二指肠和空肠异常，可见运动减低、皱襞增厚、假瘤和黏膜下出血的"拇指纹"特点。末端回肠类似克罗恩病表现。残留损害以后可能表现为小肠狭窄。结肠累及不常见。肠套叠有时可见。用超声诊断肠套叠，可见典型的"面包卷"(Swissroll)内镜示糜烂性胃炎和十二指肠炎,点状、红斑样损害可能融合成紫癜样损害。可见结肠口疮样溃疡和直肠溃疡。乙状结肠活检仅见非特异性急性和慢性炎性改变,在血管周围处最明显。

七、诊断和鉴别诊断

1990年美国风湿病学会已制定出本病的诊断标准:①可触及性紫癜。②发病年龄≤20岁。③急性腹痛。④活检显示小动脉或小静脉壁中性粒细胞浸润。符合2条以上者可以与其他类型的血管炎鉴别,敏感性为87.1%,特异性为87.7%。与成人相比,儿童只需要伴有血小板正常的可触及性紫癜。典型病例诊断并不困难,但在皮疹出现之前表现为急性腹痛、肾炎和关节炎的患者应与相应的疾病做鉴别,皮疹也应与其他血管炎引起的皮疹鉴别。

(一)伴系膜IgA沉积的肾炎

伴系膜IgA沉积的肾炎可见于IgA肾病、系统性红斑狼疮和肝硬化。过敏性紫癜更严重的肾脏损害通常发生在其他表现出现之后,容易与其他原因的肾小球肾炎鉴别。但30%的成人IgA肾病与过敏性紫癜相似,表现为皮疹和关节症状。两者血清IgA均升高,肾活检病理相同。然而,更重要的是过敏性紫癜是一种系统性疾病,而IgA肾病主要局限于肾脏。过敏性紫癜主要见于儿童,预后好;而IgA肾病几乎无一例外地见于年轻成人,预后值得警惕。不过,一些学者认为过敏性紫癜是IgA肾病的系统表现形式。支持这种观点的观察是两种疾病可以发生在同一患者、同一家族内或同卵双胞胎,后者一个患IgA肾病,另一个患过敏性紫癜。但两种疾病免疫学和遗传学的差异以及临床经过提示它们是具有相同肾脏病理的独立的疾病。

(二)过敏性血管炎(hypersensitivityvasculitis, HV)

过敏性血管炎和过敏性紫癜都是白细胞破碎性小血管炎,主要累及皮肤。过敏性紫癜以往被认为是过敏性血管炎的一种亚型。1990年美国风湿病协会将各种血管炎做了分类,包括将过敏性血管炎和过敏性紫癜定义为分别独立的疾病。由于过敏性血管炎和过敏性紫癜具有许多相同的临床病理特点,因此导致很多患者误诊。1992年michel等以美国风湿病协会搜集的相同的资料为基础(过敏性紫癜85例,过敏性血管炎93例),提出了新的鉴别两种疾病的标准。按传统形式标准:①可触及性紫癜。②肠绞痛。③胃肠道出血。④血尿。⑤发病年龄在20岁。⑥无服药史。符合3条或以上者诊为过敏性紫癜,87.1%的患者得到正确分类;符合2条或以下者诊为过敏性血管炎,74.2%的患者得到正确分类。他们强调患者年龄和病前服药史是主要鉴别点,即过敏性血管炎大多数成年发病,病前有服药史;而过敏性紫癜儿童发病多见,极少由药物引起。临床表现和病理的某些差异也是鉴别点,即过敏性血管炎更常累及重要脏器如引起胸膜炎、心包炎、充血性心力衰竭及更广泛的皮肤、黏膜和肌肉累及,反映了更加活跃的炎性反应过程(血沉和C_4水平异常),一过性关节痛更常见,同时除中性粒细胞外单核细胞为主的浸润更常见;而过敏性紫癜在成人脏器累及似乎更广泛,肾脏累及较儿童和青少年预后差,关节炎更常见,主要是中性粒细胞为主的浸润。Garcia-Pomia等的研究显示,成人过敏性血管炎病情较轻,缺少严重的并发症;成人过敏性紫癜具有较高的胃肠道和肾脏并发症的危险。

(三)其他关节炎

类风湿关节炎和风湿热可引起关,痛并伴有皮疹,但很容易与过敏性紫癜鉴别。结节性多动脉炎累及皮肤、肾脏、关节正常人胃肠道,可能难以与过敏性紫癜鉴别。但通常有肌肉累及,心脏累及也应注意查找。

八、治疗

治疗主要是支持疗法，激素治疗仍有争议，免疫抑制药和激素联合治疗严重紫癜性肾炎有一定疗效。

（一）激素

糖皮质激素广泛用于治疗水肿、腹痛和肾炎。比较一致的看法是激素可以减轻疼痛性皮肤水肿。但对腹痛和肾炎的作用还没有被令人信服地证实。有研究提示泼尼松 $1\sim 2mg/(kg\cdot d)$，连用 $5\sim 7d$ 可以缓解腹痛。有人认为激素可以减少肠套叠发生的可能性，还有人认为激素可以防止肾炎的发生。最近，Niaudet 等用甲泼尼龙冲击治疗了 38 例过敏性紫癜并发严重肾损害的儿童，27 例临床康复，3 例存在微小泌尿系异常，4 例存在持续肾病，4 例发展为终末期肾衰竭。18 例康复患者肾病理改善，甚至 IgA 沉积消失。提示这一疗法可以减少肾病进展的危险，特别是在新月体转变为纤维化之前尽早治疗。肺、睾丸和中枢神经系统局限性血管炎表现可考虑激素治疗。目前还没有安慰剂对照的或随机的临床试验证实激素的确切疗效。

（二）免疫抑制药

免疫抑制药如硫唑嘌呤、环磷酰胺或环孢素单用或与激素合用可以用来治疗严重的紫癜性肾炎，但疗效需要有安慰剂对照的试验证实。最近，Oner 等用甲泼尼龙 $30mg/(kg\cdot d)$，连用 3 天，接续泼尼松 $2mg/(kg\cdot d)$ 两个月、环磷酰胺 $2mg/(kg\cdot d)$ 两个月和双嘧达莫 $5mg/(kg\cdot d)$ 6 个月，治疗了 12 例活检证实有迅速进展的新月体肾炎的过敏性紫癜儿童。3 个月后，11/12 例肾小球滤过率正常，8/12 例白尿消失，9/12 例血尿消失。30 个月后，仅 1 例存在持续肾病综合征，1 例发展为肾衰竭。提示这一治疗可能会使严重紫癜性肾炎的自然病程向有利的方向变化。国内也有人用雷公藤多甙治疗紫癜性肾炎。

（三）支持疗法

在急性患者要进行适当的水化，并对可能出现的并发症进行监测。经常进行生命体征监测及血细胞比容、便潜血和腹部检查很重要。腹部症状的突然增加可能继发于肠套叠、肠穿孔或胰腺炎。肠套叠更常见于小肠，通常需要外科干预。颅内并发症可能表现为行为和意识的突然改变。肾病患者应注意体液平衡、电解质、盐的摄入和出现高血压的可能性。特别是在较长的病程中应维持适当的营养。非甾体抗感染药可以缓解关节疼痛，但在腹痛症状明显的患者特别是在有胃肠道出血可能性的患者中应慎用，在肾功能不全的患者特别是老年人应忌用。

（四）其他

在因子Ⅷ浓缩物输注后 $1\sim 3d$，临床症状特别是胃肠道症状明显改善。此外，血浆交换、大剂量 IVIG、丹那唑和鱼油也有一定疗效，抗组胺药疗效不肯定。

九、病程和预后

没有肾脏疾病和中枢神经系统累及的患者预后好。尽管约半数患者出现一次或一次以上的复发，但大部分病例疾病持续 $4\sim 6$ 周，通常在 6 周之内，也有时拖延至 7 年的。小于 3 岁的儿童病程较短，病情较轻，复发较少。

个别病例残留中枢神经系统损害导致长期患病。早期表现为肾炎的患者 10%～25% 发展为慢性肾脏疾病。对肾损害的患者应长期随访，因为肾脏疾病可能几年不进展。单独镜下血尿者长期预后好。更严重的肾损害的后果不好预料。50%以上肾小球有新月体形成的肾病综合征通常预后不好，但其中40%的患者可能长期肾功能正常。

第十节 冷球蛋白血症血管炎

冷球蛋白是免疫球蛋白，其遇冷沉淀遇温再溶解。已知有三种不同类型的冷球蛋白：Ⅰ型，是一种单克隆免疫球蛋白，通常见于骨髓增生异常，如多发性骨髓瘤和瓦尔登斯特伦巨球蛋白血症；Ⅱ型，原发性冷球蛋白血症，冷球蛋白既包括多克隆IgG也包括单克隆类风湿因子；Ⅲ型，混合的多克隆冷球蛋白，IgG和类风湿因子都是多克隆的。在过去Ⅱ型或原发性冷球蛋白血症被认为是继发于EB病毒和乙肝病毒感染。然而，现在清楚认识到大多病例与丙型肝炎病毒感染有关。Ⅲ型或混合多克隆冷球蛋白常见于自身免疫性疾病如红斑狼疮、干燥综合征和血液系统恶性肿瘤以及丙型肝炎病毒感染。在原发性冷球蛋白血症中，80%至95%的患者有丙型肝炎病毒的循环抗体，在血浆中也有病毒的RNA表现。本病是一种伴有股臀部皮损的冷球蛋白血症或冷纤维蛋白原血症（CFE）的疾病，其临床和免疫学的表现与一般的冷球蛋白症性血管炎不同，病程长，可反复发作。

本病可为原发性，也可继发于其他疾病，包括多种系统性自身免疫病（系统性红斑狼疮、类风湿关节炎、干燥综合征、系统性硬化症、多发性肌炎，其他系统性血管炎如结节性多动脉炎、白塞病、过敏性紫癜），感染性疾病（亚急性细菌性心内膜炎、急性链球菌感染后肾炎、梅毒、甲乙丙型肝炎、巨细胞病毒感染综合征、传染性单核细胞增多症、莱姆病、弓形体病、血吸虫病、疟疾等），淋巴增生性疾病（慢性淋巴细胞性白血病、免疫细胞性淋巴结病、多发性骨髓瘤、巨球蛋白血症、淋巴瘤）及其他慢性肝病、增生性肾小球肾炎、类肉瘤病、结节病等。

一、分类

冷球蛋白（cryoglobulin）是指血浆温度低于37℃时发生沉淀或胶冻状、温度回升到37℃时又溶解的一类蛋白。最初由Wintrobe于1933年在一例多发性骨髓瘤患者血清中发现，至1947年Lemer等系统地的研究了这一现象并命名为冷球蛋白。1974年Brouet根据冷球蛋白的免疫化学特性将之分为3种类型：Ⅰ型为单克隆型，一般类风湿因子（RF）阴性；Ⅱ型、Ⅲ型为混合型，均含有IgG和Igm的混合物，RF阳性。本章重点介绍冷球蛋白血症Ⅱ型和Ⅲ型。

Ⅰ型：单克隆冷球蛋白（monoclonalcryoglobulin）由单克隆的淋巴细胞合成的免疫球蛋白的重链或轻链构成，呈非"混合性"，仅仅与单克隆IgG和Igm相关，也可为IgA或轻链蛋白。常见于恶性肿瘤患者，如多发性骨髓瘤及原发性巨球蛋白血症（约占50%），其他淋巴细胞增生疾病及少数自身免疫性疾病（约占25%），原发性者（约占25%）。此型血管炎较少见。

Ⅱ型：混合型单克隆-多克隆冷球蛋白血症（mixedcryoglobulinswithamonoclonal component）由两类不同的免疫球蛋白组成，可构成Igm-IgG型，IgG-IgG型，IgA-IgG型。以Igm-IgG型最多见。多见于多发性骨髓瘤、原发性巨球蛋白血症及其他淋巴细胞增生性疾病（60%～70%），自身免疫性疾病（约占30%），原发性者（约占10%）。

Ⅲ型：混合型多克隆冷球蛋白血症（mixedpolyclonalcryoglobulins）的。血清中含有两2种或两种以上多克隆免疫球蛋白，Igm-IgG型、Igm-IgG-IgA型等复合物。最多见的也为Igm-IgG型，多见于慢性感染及自身免疫性疾病（占30%~50%)、淋巴细胞增生性疾病（占10%~15%)、原发性者（约占40%)。

Ⅱ型、Ⅲ型的Igm型冷球蛋白具有RF活性，但如将其分离出来，其冷沉淀性随即消失。有人认为Ⅱ、Ⅲ型之间的分型对临床及预后均无重要价值，而将Ⅱ、Ⅲ型统称为混合型冷球蛋白血症，将不伴有明确疾病的称为原发性混合型冷球蛋白血症（essentialmixed cryoglobulineamia, EmC），伴有某种明确疾病的则称为继发性冷球蛋白血症。

二、病因及发病机制

病因除与寒冷刺激有关外尚不完全明了。CGE患者可无任何诱因，又无内脏损害，呈慢性经过，属特发型。CFE患者病程冗长，无内脏病变，常为原发型。混合型冷球蛋白血症具有免疫复合物和冷凝的双重致病作用，除促使血液黏度增高引起的手足发绀、网状青斑外，还可造成血管炎损害。

本病好发于肥胖的中青年女性，病变局限于股臀部。这是因为该区皮温低及局部的皮下脂肪肥厚，符合CG（冷球蛋白）沉淀和激活补体所需的条件。而手指皮温虽低，但不适合于补体的激活，故很少发生皮损。

（一）感染

冷球蛋白血症常与慢性感染相关联，在冷沉积物中诸多感染因子的发现也提示可能IgG结合了感染源而导致Igm产生。丙型肝炎病毒（hepatitisC, HCV）的感染在原发性混合型冷球蛋白血症的发病中起了重要作用，在西方国家的研究中通过对血清及冷沉淀物中HCV抗体及HCVRNA的检测表明冷球蛋白血症中HCV的感染多达30%~94%。在中东、日本、中国也有类似的报道。在炎症的血管壁上发现有HCV相关蛋白苡HCVRNA基因片段成分。有人认为内皮细胞作为HCV的靶细胞，HCV可以对其感染并进行复制，导致内皮细胞损伤。此外，乙型肝炎病毒（HBV）、人类免疫缺陷病毒（HIV）、巨细胞病毒感染、梅毒及弓形体感染以及链球菌、葡萄球菌等细菌的感染与冷球蛋白血症的形成亦有一定的关联。

（二）免疫异常

混合型冷球蛋白多数为抗原抗体复合物，具有免疫复合物的所有特性。当冷球蛋白沉积于血管壁时可激活体液和细胞炎症递质系统，尤其是补体系统，产生补体介导的血管炎性反应，这是冷球蛋白血症性血管炎的主要发病机制。但有时也可见到无补体参与的血管病变：在皮肤和肾血管炎的患者可见到毛细血管壁沉积大量Igm及IgG，电镜下可见到微纤维性及结晶样结构形成，内含冷球蛋白而无补体成分，认为与冷球蛋白直接引起血管病变有关。此外，冷球蛋白可致血液黏滞性增高。红细胞聚集，凝血机制和血小板功能异常可导致毛细血管腔内血栓形成。

虽然感染和免疫异常为冷球蛋白血症性血管炎发病的主要因素，但临床病情的轻重及器官累及的范围在不同的个体差异很大。可能与抗原的自然特性或抗体水平以及复合物的大小、网状内皮系统的功能、补体激活的能力、内皮细胞及免疫复合物之间的作用有关。

三、病理

皮肤小血管炎最常见，也可伴有中等血管的血管炎。在小血管壁周围及管壁可见中性粒细胞为主的浸润及核破裂。免疫荧光法对皮肤的活组织检查显示存在免疫复合物介导的白细胞破碎性血管炎，在小、中血管壁内外有IgG、Igm和C_3的沉积物和其他免疫复合物。有时有红细胞渗出及特征性的透明栓子形成。

肾组织病理学表现与狼疮肾炎相似。以增生性病变为特征的膜增生性肾小球肾炎，有大量单核细胞渗出，基膜弥散性增厚。也有系膜增生性肾小球肾炎，少数为局灶性增生性肾小球肾炎。有时可见间质炎症及坏死性小动脉炎，病变处可见到冷球蛋白芨补体参与形成的免疫复合物沉积于肾小球的血管内膜，电镜下可见冷结晶、包涵体及纤维素样和管状结构。

肝脏表现为不同程度的门静脉炎症、纤维化甚至硬化。肝淋巴滤泡的形成、免疫分型表明单核细胞是表达Igm的B细胞。

神经活检可见到相关的血管壁及血管周围炎性细胞坏死的广泛血管炎、血管壁增厚和管腔狭窄、神经髓鞘消失以及冷球蛋白引起的轴索变性。

四、临床表现

冷球蛋白血症性血管炎的临床特点包括：白细胞碎裂性血管炎和紫癜性皮疹。系统表现有关节痛、关节炎、淋巴结病、肝脾大、周围性肾病以及低补体血症（尤其是C_4水平减低）、类风湿因子阳性。20%～60%的患者有肾脏疾病的表现，肾脏疾病更多见于Ⅱ型冷球蛋白血症。肾活检显示增生性肾小球肾炎，免疫荧光可见内皮下沉积、弥散性Igm在毛细血管孔环沉积、内膜血栓由冷球蛋白沉积物组成是其典型表现。临床常见股外上方和臀部发生多形性皮损，病程长，可反复发作。寒冷季节发病，夏季消退。好发于中青年女性，特别是股臀部肥胖者易见。

（一）肾损害

30%～50%的患者有肾的累及，可表现为典型的肾小球肾炎。病程从快速进展到慢性病变，轻重不一。严重者可发展为肾衰竭。急性型多见于Ⅲ型冷球蛋白血症，症状与急性肾小球肾炎相似。部分可发展为急性肾衰竭；慢性型多见于Ⅱ型冷球蛋白血症，多表现为持续性无症状蛋白尿、血尿及肾病综合征，有不同程度的肾功能减退，少数病例可进展为慢性尿毒症。肾损害严重程度与持续高浓度冷球蛋白有关。经治疗后冷球蛋白水平下降，肾损害的临床表现可得到改善，血肌酐可下降甚至恢复正常。肾脏病变与疾病的加重和缓解相一致。

（二）肝损害

约2/3患者有肝损害表现，转氨酶可升高，碱性磷酸酶升高多见。有的无明显症状，肝功能不全为亚临床型。也有慢性活动性肝炎、肝硬化的临床表现。有急进性肝衰竭致死亡的报道。

（三）皮肤黏膜

皮肤表现最常见。下肢隆起性紫癜是典型的皮疹，几乎所有患者均可出现，常于寒冷、直立、久蹲后出现。但有时皮疹也出现在上肢、躯干或臀部。间歇发作，常成批出现，持续3～10d，消退后可有色素沉着。其他类型血管炎皮疹也可见到，取决于受累血管的大小，小血管受累可见到斑点、丘疹、水泡大泡疹、荨麻疹；中等血管受累可见到溃疡形成。当血管中冷球蛋白浓度较高时，易导致严重血管炎，发生溃疡。常见于踝关节、鼻腔、口腔及支气管黏膜，甚至发生指、趾坏疽。部分患者可出现网状青斑，寒冷性荨麻疹等。相当一部分患者以雷诺现象为首发症状，可涉及所有肢体末梢。

（四）骨关节损害

约2/3患者可出现关节痛，多呈间歇性。指（趾）间关节、掌指关节和膝关节多见，常呈对称分布。晨僵与肿胀不明显，但不会引起关节畸形。

（五）神经系统损害

20%～30%的患者有周围神经病变，常表现为多发性单神经病变。感觉神经比运动神经较易受累，感觉障碍出现较早。典型表现是轴突的感觉神经病，疼痛和感觉异常往往出现在运动神经功能不全发生前的许多年。在少数患者，运动神经多神经炎可发生，但同时存在感觉异常。可因肌萎缩、肌无力导致运动障碍，肌电图异常。中枢神经系统受累较少，其表现与高黏血症有关，继发于大脑血液的"淤积"，可发生脑血管意外、癫痫、脑梗死、昏迷等。因血管炎症所致的中枢神经系统病变非常少。

（六）其他

脾及淋巴结肿大常见。另外有肺间质血管炎，病情较轻或无症状者易被忽视，严重者可引起呼吸困难；肠血管炎致腹痛，便血，也可产生食管静脉曲张；可有高血压，心脏受累致心力衰竭；有视网膜病变；可有口、眼干燥及腮腺肿大，但缺乏特异性的抗SS-A或抗SS-B抗体；甲状腺炎也可发生；非霍奇金淋巴瘤，肝脏肿瘤发生率增高。

五、实验室检查

（一）一般检查

可有轻度贫血，血小板减少，血沉、CRP常增快，在疾病活动时升高明显；肾炎患者镜下尿检异常，蛋白尿可达到肾病范围，肾功能可能减低。肝转氨酶可有异常。这些检查可以提供诊断线索，但在评价疾病活动性方面作用有限，因为它们和疾病相关性很小。

（二）免疫学检查

血清免疫球蛋白通常升高；补体水平C_3、C_4和CH_{50}都降低，尤其C_4常明显降低，是本病的突出表现；抗核抗体（ANA）在大多数情况阳性；RF在Ⅱ和Ⅲ型患者中阳性；抗中性粒细胞胞质抗体和抗磷脂抗体阴性。

（三）病原学检查

甲、乙、丙型肝炎病毒及其他感染性抗原因子如EB病毒、巨细胞病毒、人类免疫缺陷病毒均可检出，有时也有相关细菌如葡萄球菌感染的病原学证据。Ⅱ和Ⅲ型患者中接近90%患者丙肝抗体阳性。

（四）冷球蛋白含量的测定

冷球蛋白的测定常有很高的假阴性率，原因与操作的不规范有关。用37℃预温注射器采血后，样本应立即送到37℃实验室，在同样温度下凝结。然后样本在37℃下离心。

1. 容积法检测冷球蛋白

(1)37℃预温育注射器及试管，静脉空腹采血5mL注入试管中。37℃孵育2h使血凝固，2500rpm离心10min。分离血清，将血清分别注满2支血细胞比容管至标记10处。

(2)将其中一管置37℃环境中，另一支置4℃冰箱（水浴中）冷藏。每24h观察一次。单克隆冷球蛋白24h内发生沉淀，混合型的需数日。因此至少观察72h以上至1周。沉淀物为白色絮状、乳油或胶冻状。

(3) 将出现沉淀的压积管再置于37℃水浴30min，沉淀物如溶解，则为冷球蛋白。再将该管置4℃ 24h，重新形成沉淀。

(4) 将压积管置2000rpm离心10min，读取沉淀物容积。

(5) 以容积百分比报告之。

2. 分光光度法检测冷球蛋白

(1) 37℃预温注射器及试管，静脉空腹采血5mL注入试管中。37℃ 2h使血凝固，2500rpm离心10min。分离血清，将血清分别注入2支试管。一支放在4℃冰箱内，另一支放在37℃环境中。

(2) 24小时后观察4℃管是否有沉淀出现。

3. 如有沉淀，2500rpm离心30min。

4. 4℃，用冷的0.05m、pH7.0的磷酸盐缓冲液（PBS）洗涤沉淀物3次。

5. 加入0.15m，PH7.0PBS至原量，37℃溶解沉淀。

6. 以上述缓冲作空白对照，0.5cm比色杯测OD280（入值）。

7. 结果报告被检标本冷球蛋白g/L=被检冷球蛋白A值/1.5（0.5cm比色杯测得的g/L蛋白的OD280=1.5）。

六、诊断

1994年在美国的ChapelHill血管炎会议上对原发性冷球蛋白血症血管炎的分类标准定义为小血管受累（毛细血管、微静脉和微小动脉）的血管炎，伴有冷球蛋白血症和冷球蛋白沉积。皮肤和肾小球经常受累。

患者出现皮肤、肾脏累及或有血管炎证据时，冷球蛋白的检出有利于本病的诊断。冷球蛋白成分的分析有利于辨明疾病性质，帮助决定治疗方案。冷球蛋白的消长与病情的活动与缓解相关联。

七、鉴别诊断

依据临床特征和免疫学异常，本病不难确诊。但应与寒冷性多形红斑进行鉴别。

寒冷性多形红斑发病多有前驱症状，特征性的虹膜状红斑多见于手、足及面部等暴露部位，不伴发网状青斑。

冷球蛋白血症的诊断应考虑到患者皮肤的血管炎以及系统症状，尤其有低补体血症表现时，特别是如果肝功能化验异常时，患者应做丙型肝炎病毒感染的相关检测。皮肤活检可显示白细胞碎裂性血管炎。为了检测到血清中的冷球蛋白，至少需要20mL血，为避免血清脂质干扰，应在禁食后采血，血样应立即送往实验室，放置于37℃环境中，离心后样本放在冰箱4℃至少一周，如发现有冷沉积物应立即在37℃中再溶解。冷沉积物也能用来检测丙型肝炎病毒抗体和病毒RNA。

1. 干燥综合征（SS） 这两种疾病的临床和实验室检查特征存在部分重叠，如患者都存在口、眼干燥症状，都可出现RF、ANA阳性及低补体血症。此外，约1/3的SS患者可并发有混合性冷球蛋白血症，但只有少数患者出现血管炎表现。本病与SS不同之处在于其没有抗SS-A和抗SS-B抗体。

2. 系统性红斑狼疮（SLE） 两种疾病患者都可有雷诺现象、关节症状和免疫复合物介导的肾小球肾炎及 ANA 和低补体血症。所以，主要通过其他的临床表现和实验室检查（如抗 ds-DNA、抗 Sm 的特异性抗体检查）来区别两者。

3. 类风湿关节炎（RA） 本病患者有关节症状和 RF 阳性会被误诊为 RA。然而，本病患者滑膜炎与 RA 不同，而且关节炎是非侵蚀性的。

4. 其他系统性血管炎 也要与本病相鉴别，如结节性多动脉炎（PAN）、显微镜下多血管炎（mPA）及 Wegener 韦格纳肉芽肿和 Henoch-Schonlein 紫癜，均与本病存在临床特征的重叠，详见本相关章其他节。

八、治疗

本病临床表现为缓解与加重交替，病情变化很大，可以从轻度的紫癜到严重的坏死性血管炎变化很大。特定的实验室检查虽然有助于诊断，但对评价疾病活动度方面无明显价值。治疗方案主要根据疾病的临床表现来制订，所以要结合患者具体的状况、脏器病变程度和可能的治疗副反应进行综合分析，必须制订个体化治疗方案。重症患者应将原发病或抗病原治疗与对症治疗和免疫调节治疗联合应用，以达到较好的效果。部分病例仍存在疗效不甚满意、复发率高等问题。生物制剂的应用为难治性冷球蛋白血症血管炎的患者开辟了新的途径。

（一）一般治疗

患者应防止寒冷刺激，肢体注意保暖，下肢紫癜者避免久立。支持袜可以减轻下肢皮肤血管炎。关节痛给予非甾体抗感染镇痛药及氯喹、羟基氯喹。雷诺征者可给予血管扩张剂如硝苯地平、妥拉唑啉及抗凝剂如肠溶阿司匹林（50～100mg/d）。

（二）病原治疗

针对潜在病因的治疗是本病治疗的重要部分。有报道感染性细菌心内膜炎者经抗菌治疗后冷球蛋白血症随之好转。故如有明确病原者应给予相应的治疗。

HCV 感染者可用重组干扰素-α（IFN-α）治疗。用法为 3 万 U 肌内注射，3 次/周，3 个月为一个疗程，可连用两个疗程。有人认为延长疗程用至 1 年的长疗程治疗更有效。在治疗期间至少 50% 以上的患者可有临床及血清学的改善。停药后有部分患者易于复发，但复发后再用干扰素仍有效。对于 HCV-RNA 水平较低者疗效较好。如应用超过 8 周仍未起效，即不宜再用。此外，IFN-α 的长期应用有一定的不良反应，使一部分患者不能耐受。IFN-γ 对 HCV 的有效率较低（15%～20%），但在加入利巴韦林后疗效有所提高。有报告，膦甲酸钠 2.5g，每日两次静脉滴注，对 HCV-RNA 有较好的抑制作用。

目前许多开放性研究发现表明，如果同时联合利巴韦林和 IFN-α 治疗可使临床症状和病毒控制率增加到 77%～100%，大部分患者可获得完全缓解，同时也减少复发的次数。但对 IFN-α 或利巴韦林的使用剂量各不相同。有作者建议将治疗延长至 18～24 个月以避免复发。

近年研究发现可用聚乙烯乙二醇（PEG）IFN-α 替代传统方法来治疗冷球蛋白血症血管炎。加入 PEG 延长了 IFN-α 的半衰期，使 IFN-α 以更合适的剂量抑制病毒反应。一组 9 例患者使用 PEG-IFN-α 1.5μg/(kg•wk) 及利巴韦林 800～1200mg/d，治疗 6 个月以后，7 名患者获得临床上和病毒学上的完全缓解；1 名患者在临床上获得完全缓解，但病毒学上仅有部分改善；只有 1 名患者在临床上和病毒学上没改善；无 1 例因副不良反应而中断治疗。在另一组 18 例患者的研究中，有 16 例在接受 PEG-IFN-α 1μg/(kg•wk) 和利巴韦林 1000μg/d 治疗 12 个月后获得完全临床缓解,另外 2 例部分缓解。其中 15 例经治疗后获得病毒学上的完全缓解。18 例中 8 例在停止治疗 6 个月后仍然测不到 HCV-RNA 水平。但有 8 例患者在停药后 6 个月出现症状。表明这种新疗法可能对丙型肝炎相关的冷球蛋白血症血管炎(HCV-CV)更有效,但仍需进一步的对照研究。

(三)血浆置换

血浆置换是治疗本病的一个有效的措施,特别是对于有严重血管炎和重要脏器损害者。血浆替代液可用清蛋白、氯化钠和水的混合物以及新鲜冰冻血浆替代。能有效地清除血中冷球蛋白芨病源体,解除单核-巨噬细胞系统的封闭状态,恢复其吞噬功能。血浆置换的量和次数以及间隔时间无一定限制,一般为每次 2000~3000mL,隔日 1 次为宜。血浆去除通常是安全的,严重并发症(如低血压、心律失常、感染)的发生率为 3%。血浆置换后需联用免疫抑制药环磷酰胺的冲击治疗,以防止异常免疫球蛋白反跳。

(四)糖皮质激素和免疫抑制药

当病情严重且伴有进行性肾脏疾患或神经病变时,免疫抑制药治疗成为必须。小剂量糖皮质激素治疗皮肤血管炎和外周神经病,大剂量糖皮质激素泼尼松 1mg/(kg·d) 加细胞毒药物治疗坏死性血管炎。疗程 3~6 周显效后逐渐减量。重症患者可采用甲泼尼龙冲击治疗,每次 0.5~1.0g 静脉滴注,每日 1 次,3 次为一个疗程,大剂量激素治疗期间注意防治不良反应。可选用免疫抑制药硫唑嘌呤 2mg/(kg·d) 分次服用;环磷酰胺的冲击疗法也可以使用,0.5~1.0g/m² 体表面积,3~4 周一次。需注意有感染原时同时应加强病原治疗。因为在使用免疫抑制治疗的患者中存在较高的病毒复制率,这些治疗措施应限制使用于特定的病期。

(五)其他

有人应用大剂量免疫球蛋白静脉冲击治疗,剂量 400mg/d,连用 5d。因病例少,不宜评价。也有采用脾脏切除术取得一定疗效的。

对于 IFN-α 和利巴韦林治疗无效或不能耐受治疗的 HCV-CV 患者可试用利妥昔单有报道,1 名患者有紫癜、关节痛、多神经病变及恶性非 Hodgkin 淋巴瘤,经利妥昔单抗治疗(500mg/3 周,分 6 次注射)后,血管炎缓解并且骨髓中的淋巴瘤消失。随后使用 PEG-IFN-α 治疗维持缓解状态。另有报道,将利妥昔单抗用于 20 名对 IFN-α 治疗无效的 HCV-CV 患者(4 周剂量为 375mg/m²),取得满意的疗效。16 例患者临床症状迅速改善,RF 和 HCV 抗体滴度也下降。其中 12 例患者在随后 12 个月仍保持缓解状态。然而,在有效患者中 HCV-RNA 水平达到近 2 倍,表明利妥昔单抗应该与抗病毒治疗联合使用。目前利妥昔单抗治疗 HCV-CV 的正在深入研究。

九、预后

皮肤溃疡可以愈合结疤。在少数未被正规治疗的患者,肾小球肾炎可发展至终末期肾病。血管炎及神经病变可导致永久的感觉过敏及运动神经后遗症。不到 10% 的 II 型冷球蛋白血症患者可发展成恶性 B 细胞淋巴瘤。低度恶性 B 细胞淋巴瘤在有效的抗 HCV 感染治疗后可以好转,但高度恶性淋巴瘤需要化疗。而有关 HCV 相关性非霍奇金淋巴瘤的报道不同,发生率为 0~40%。严重的全身性血管炎、肾衰竭及继发感染是主要死亡原因。

第十一节 皮肤白细胞破碎性血管炎

皮肤白细胞破碎性血管炎（cutaneous leukocytoclastic vasculitis，CLV）是一种由多种原因引起的仅累及皮肤的血管炎症病变。病理表现为中性粒细胞浸润和核碎裂。诊断时需排除系统性血管炎伴皮肤表现的情况。症状体征可有不规则发热、肌痛和关节痛等。皮肤损害多分布于下肢，以小腿、足背多见。有时大腿、臀部、躯干和上肢也可出现。皮损呈多样性，急性期可成批出现。紫癜性淤斑最常见，具特征性，常高出皮面、压之不褪色。可有风团样红斑，严重时有水泡、血泡。中性粒细胞渗出到周围组织时还可以出现脓疱。有时有大小不等的皮下结节。若血管内皮损伤，导致管腔狭窄可出现局部溃疡和坏死。偶见网状青斑。皮疹有时伴有瘙痒或疼痛，一般持续2～4周，吸收后可有色素沉着或遗留萎缩性瘢痕。本病有时可与系统性血管炎重叠，应注意分别做出诊断。

本病的发病率与系统性血管炎相似，约为每年15.4/100万人。男女发病相似。

一、病因

本病病因诸多，约50%的患者病因不清。一般认为与以下因素有关。

（一）免疫异常

患者体内可有冷球蛋白、高丙种球蛋白血症、遗传性补体C_2缺乏症等。部分患者伴有自身免疫病、肿瘤等。

（二）感染

细菌（溶血性链球菌、金黄色葡萄球菌、结核杆菌、麻风杆菌等）、病毒（甲、乙、丙型肝炎病毒、EB病毒、单纯疱疹病毒和流感病毒）、真菌（白色念珠菌）、原虫（疟原虫、锥虫）、蠕虫（血吸虫、肠蠕虫）等均可能是本病的致病因子。有报道本病可发生于感染后1～2周。

有报道部分CLV患者的发病与青霉素、磺胺类、胰岛素、阿司匹林等药物的使用有关。也有萘普生及甲氨蝶呤引起本病的报道。此外，异种蛋白血清、杀虫剂、除草剂、石油产品等也可为本病的病因。

二、发病机制

主要为免疫复合物型变态反应。抗原与抗体结合后沉积在真皮血管及毛细血管纤维蛋白坏死部位。形成免疫复合物的免疫球蛋白主要是IgG，也有Igm或IgA，常伴有C_3存在。免疫复合物形成后激活补体，导致肥大细胞脱颗粒、释放组胺，使毛细血管扩张，通透性增加；同时释放的白细胞趋化因子以及各种炎性递质，如白三烯、组胺、血栓素、白介素、肿瘤坏死因子等，导致内皮损伤，吸引中性粒细胞聚集和血管壁炎细胞浸润。白细胞破坏、溶解释放出胶原酶和弹性蛋白酶类破坏血管壁形成血管炎。近年认为抗中性粒细胞胞质抗体（ANCA）、黏附分子和内皮细胞异常也可能参与疾病的病理过程。患者常伴有低补体血症及凝血系统异常。

三、病理

早期病损处可见毛细血管及毛细血管后静脉中性粒细胞浸润，核碎裂，内皮细胞肿胀，管壁坏死，有纤维蛋白沉积，血管周围有红细胞外溢，有时有嗜酸性粒细胞、单核细胞浸润。血管壁上可测出免疫球蛋白和补体 C_3 的沉积。晚期损害缺乏特征性，有时以淋巴细胞浸润为主。

四、临床表现

各种年龄均可见，以青壮年多发。病程可为急性或慢性。可有不规则发热、肌痛和关节痛等。

皮肤损害多分布于下肢，以小腿、足背多见。有时大腿、臀部、躯干和上肢也可出现。皮损呈多样性，急性期可成批出现。紫癜性瘀斑最常见，具有特征性，高出皮面、压之不褪色。可有风团样红斑，炎症重时有水泡、血泡。中性粒细胞渗出到周围组织时还可以出现脓疱。有时有大小不等的皮下结节、多形红斑样皮疹。若血管内皮损伤导致管腔狭窄可出现局部溃疡和坏死。偶尔累及中等大小的血管，可出现网状青斑和深部溃疡。皮疹有时有瘙痒或疼痛，一般持续 2～4 周，吸收后可有色素沉着或遗留萎缩性瘢痕。慢性者可反复发作，病程迁延数月或数年。

本病有时可累及内脏，最常累及的器官为消化道和肾脏、肺、关节，甚至心脏和中枢神经系统也可被累及。消化道累及时可有腹痛和便血；肾脏受累可有蛋白尿、血尿、管型尿；肺部受累可表现为结节样浸润性损害；中枢神经系统累及表现为头痛、复视、出血性视网膜炎、吞咽困难等。当本病伴有脏器损害时应注意是否为系统性血管炎的皮肤表现。有时本病可与系统性血管炎重叠，应注意分别做出诊断。有人发现部分本病患者为癌前期的表现。

五、辅助检查

白细胞一般正常，有时可升高。血小板可在急性发疹期降低。血沉增快，血清补体减低。部分患者可测出冷球蛋白、抗心磷脂抗体（以 IgA 型多见）。

由于皮损形态多样，活检有助于诊断，可采用光镜、直接免疫荧光检查。活动性皮损的活检应在 48h 内进行，有助于获得特征性表现，取材过早或过晚均影响活检结果。典型病理表现为毛细血管及毛细血管后静脉的白细胞破碎性血管炎症，可见血管及管周的多核白细胞浸润及核尘形成、管壁纤维素性坏死。免疫荧光检查发现有免疫球蛋白和补体沉积，提示为免疫复合物介导的病理过程。

六、诊断

根据青壮年好发的特点，发现小腿及足背的多形皮损，尤其是可触及性紫癜样皮疹，应考虑本病的诊断。应注意排除有皮肤表现的系统性血管炎如韦格纳肉芽肿、显微镜下多血管炎、Churg-Stmuss 综合征、过敏性紫癜和冷球蛋白血症血管炎。部分病例继后确实出现系统性脏器损害时，应纠正诊断为系统性血管炎。本病病理有免疫复合物沉积时，罹患过敏性紫癜、冷球蛋白血症血管炎的危险性增加；当血清查出 ANCA 时，患韦格纳肉芽肿、Churg-Stmuss 综合征、显微镜下多血管炎的危险性增加。

七、治疗

本病无特殊疗法。依患者病情不同可选择不同的疗法。目前使用的方法并非对所有患者都有效，而且缺乏严格的对照研究。

（一）对症治疗

急性期宜卧床休息，抬高患肢。非甾体抗感染药用于缓解关节、肌肉症状。抗组胺药用于荨麻疹样皮疹。肠溶阿司匹林和双嘧达莫可用于抗凝治疗。如仅有皮肤损害者可选用作用温和的治疗药物，避免全身用糖皮质激素和免疫抑制药。秋水仙碱对部分病例有效，用量 0.5mg, 2～3

次/天。氨苯砜100～150mg/d。一般疗程为2～3周。

（二）糖皮质激素及免疫抑制药

急性期糖皮质激素能很好地控制全身症状。一般用量为泼尼松0.5mg/(kg·d)，重症伴内脏受累的患者泼尼松1～2mg/(kg·d)。部分重症患者需要加用免疫抑制药，环磷酰胺(CTX)1～2mg/(kg·d)，口服，也可以静脉冲击0.6g每2周1次；硫唑嘌呤(AZA)1～2mg/(kg·d)，口服；甲氨蝶呤(mTX)10～25mg/(kg·d)每周1次，口服、肌内注射、静注均可；霉酚酸酯(mmF)1～15g/d，口服、肌内注射、静注均可选用。

（三）病原治疗

应尽可能寻找病原，进行对因治疗。与感染有关的，选择抗生素治疗；如与药物有关，应及时停用有关药物，一般停药两周后症状缓解。

（四）其他

近期有报道利妥昔单抗用于重症慢性患者，与糖皮质激素联用，每周1次，375mg/m²，连用4周。雷公藤制剂亦可试用。

第十二节 白塞病

白塞病(Bechet's disease, BD)是一种全身性免疫系统疾病，属于血管炎的一种。其可侵害人体多个器官，包括口腔、皮肤、关节肌肉、眼睛、血管、心脏、肺和神经系统等，主要表现为反复口腔和会阴部溃疡、皮疹、下肢结节红斑、眼部虹膜炎、食管溃疡、小肠或结肠溃疡及关节肿痛等。贝赫切特综合征需要规律的药物治疗，包括各种调节免疫的药物，不治疗则预后不好，严重者危及生命。本病病因不明，病理基础为血管炎，临床表现复杂多样，病程迁延，缓解与复发交替出现。缺乏实验室特异诊断指标，无有效根治方法。大部分患者预后良好，眼、中枢神经及大血管受累者预后不佳。

1937年土耳其皮肤科医师Bechet首先报道了一组口腔溃疡、生殖器溃疡和眼色素膜炎病变的三联征，后人因之称其为白塞综合征(Bechet's syndrome)或眼、口、生殖器综合征(ocular-oral-genitalsyndrome)。在Bechet之前，AdAMAntiadis于1930年已描述过本病的口和生殖器溃疡、眼炎及皮疹的相互联系，故有学者亦将本病称为AdAMAn-tiadis-Bechet病。自Bechet后，各国学者开始重视此病，发现本病广泛累及心血管、神经系统、消化道、关节、肺、肾、附睾等全身多个系统和脏器，为一系统性疾病，目前多数学者将此病称为白塞病。

一、流行病学

本病在东亚、中东和地中海地区发病率较高，欧美等国发病率较低。据流行病学资料，中国、日本、伊朗等国患病率为(13.5～100)/10万人口；部分欧美国家为(0.3～5)/10万人口；土耳其患病率最高，为(100～370)/10万人口。由于本病多发生于丝绸之路地域的国家，故又称之为丝绸之路病(SilkRoutedisease)。除发病率不同外，疾病表现也存在地区间差异，男女比例亦不相同。中国、朝鲜、日本学者报道多以女性居多，伊朗、英国、土耳其等国家则报道男性居多。男性患者中血管、神经系统及眼受累较女性多且病情重。

任何年龄均可患病，有报道新生儿即可罹患，但发病高峰年龄为16～40岁。

二、病因

目前该病的发病原因不完全清楚，可能与遗传（如HLA-B51基因）、感染（部分患者可能与结核感染相关）、生活环境有关。目前认为，该病的发病机制是患者在各种发病原因的作用下出现免疫系统功能紊乱，包括细胞免疫和体液免疫失常、嗜中性粒细胞功能亢进、内皮细胞损伤与血栓形成、免疫系统针对自身器官组织产生反应，导致器官组织出现炎症，产生破坏。

（一）感染

早期即认为本病与病毒感染有关，EB病毒、单纯疱疹病毒或丙型肝炎病毒等被认为是可能的致病抗原。患者血中可检测到一些病毒的中和抗体，动物感染病毒后亦可引发类似本病的病变。但经过组织培养，动物接种等尚未得到确凿的证据。

本病发病还可能与细菌感染相关。据观察大多数患者有反复发作的扁桃体炎和牙龈炎史。通过皮肤反应和活体试验证实患者对不同的链球菌株有高敏性，故认为本病为链球菌感染所致的过敏反应。据报道一种链球菌的Sanguis菌株与本病发病有关，此菌株的一个36kD的多肽能与本病血清起反应并能促进本病患者T细胞增生，刺激T细胞的免疫反应。

我国有学者认为部分患者与结核菌感染有关。这些患者结核菌试验呈强阳性，给予抗结核治疗后病情可以缓解。也有人认为分枝杆菌产生的65kD的热休克蛋白（heat shockproteinHSP）作为T细胞激活剂，引发患者免疫反应异常而导致发病。在动物试验中，也发现将65kD的HSP注射给小鼠可见到葡萄膜炎形成以及测出IgG、IgA升高。

（二）遗传

本病的患病率与地区和种族有明显的关系。土耳其发病率最高，伊朗的土耳其族发病率亦高；而伊朗的雅利安族（白，人种族）发病率很低。本病具有复杂的基因致病因素，在患者中，HLA-B5(51)的频率为57%～88%，而在正常人口仅为10%～28%。

有报道HLA-B*5101等位基因亚型可能作为自身抗原的决定簇在发病中起重要作用。本病有家族聚集现象，有家族史的患者HLA-B5阳性率可达92%。有家族发病倾向者往往起病年龄更早。HLA-B51阳性的男性患者眼、皮肤、消化道系统受累较多，而阴性者神经系统与关节受累较多。但近期对多个家族的基因分析研究表明，HLA-B位点对BD遗传易感性的影响不足20%，一个新的遗传易感性位点被定位于6号染色体短臂（6p22～23），全基因组扫描也提供了其他几个非MHC的遗传易感性位点的证据。日本、希腊等地学者研究发现位于HLA-B位点附近的TNF及mICA-Tm等位基因、mICA-A*009和A6与本病有较高的相关性。

（三）环境

日本是本病的高发区，但在美国居住的日裔美国人却不多见。我国北方发病率高于南方，表明环境因素与本病有一定关联。本病患者组织中某些化学元素如有机氯、有机磷和铜离子含量增高，可能与职业因素或生活环境有关。

三、发病机制

主要与自身免疫异常、白细胞功能亢进和伴内皮细胞损伤的血管炎有关。有证据表明抗原驱动的免疫反应在发病中起了重要作用。

（一）免疫异常

1. 体液免疫异常　体液免疫异常表现为患者B细胞亚群的活性增加，尤其是$CD13^+$、$CD33^+$活化记忆B淋巴细胞数目增加。外周血中存在抗口腔黏膜自身抗体、抗内皮细胞抗体、抗中性粒细胞胞质抗体、抗心磷脂抗体或循环免疫复合物等。

2. 细胞免疫异常　患者表现为Th1占优势的细胞免疫异常。T细胞受体必表型阳性的淋巴细胞（TCR7S细胞）广泛分布于皮肤黏膜病变处。此种细胞具有多种细胞因子分泌功能及细胞毒活性，在链球菌刺激下可产生TNF-α、TNF-β和IL-8等，使中性粒细胞功能亢进而致病。在黏膜病损处$CD4^+T$细胞占优势，产生IL-2和IFN-7明显升高。近年研究发现酪氨酸激酶的Tec家族的成员Txk作为Tm细胞的特殊转录因子与Th1细胞的效应功能密切相关。Txk是一个淋巴细胞信号通路信号转导分子，BD患者外周血$CD4^+T$细胞过度表达的Txk蛋白水平与IFN-γ、IL-12、IL-18等Th1相关的细胞。

因子浓度相关；皮肤和肠道病损处浸润的淋巴细胞也表达高水平的Txk蛋白，提供了Th1细胞在BD的发病中起重要作用的证据，而与Th2相关的细胞因子IL-4是降低的。另有研究发现由HSP的336～351衍生肽刺激导致IFN-7、TNF-α和IL-12生成增加而IL-4、IL-10和TGF-β无变化，均表明Th1细胞因子与BD的免疫病理直接相关。但也有人报道在活动期BD患者Th1/Th2型细胞因子都是增加的。

（二）中性粒细胞功能亢进

中性粒细胞功能亢进是本病的主要发病机制之一。患者血中的中性细胞过度活化，表现为趋化性和吞噬性增强，髓过氧化酶水平以及细胞表面CD11a、CD10和CD14高表达，产生的炎性递质增多。有人认为HLA-B51与中性粒细胞功能亢进有关。

（三）伴内皮损伤的血管炎

血管内皮细胞具有维持血管内壁光滑及血液正常流动、调节血管内外物质交换的功能。本病患者体内存在的抗内皮细胞抗体激活微血管内皮细胞，增加细胞间黏附因子-1及血管细胞黏附因子-1在细胞表面的表达，促进T细胞的黏附，内皮细胞产生IL-8、TNF和IL-1增多。这一过程可能在本病的血管炎的发病机制中起了重要作用。此外，中性粒细胞功能亢进、浸润组织并释放活性氧及溶酶体酶、单核细胞产生细胞因子等均可导致内皮细胞损伤和功能紊乱，产生血管炎。同时存在的血小板功能亢进更易促发血栓形成，造成血管闭塞或坏死。

四、病理

基本病变为血管炎。所有血管均可累及，以小血管和静脉为主。急性期为渗出性病变，管腔充血，管壁水肿，内皮细胞肿胀伴血栓形成。管壁可见到纤维素样变性，中性粒细胞浸润和红细胞外溢。可见到中性粒细胞破碎核类似于白细胞破碎性血管炎。有时可在管壁上见到IgG、Igm和C_3沉积，可发生坏死性血管炎，累及血管壁全层，导致管壁破坏出现动脉瘤或破裂出血。慢性期为增生性病变，内皮细胞和外膜细胞增生，管壁增厚致管腔狭窄。

皮肤紫癜病变时，有白细胞破碎性血管炎样改变；结节样损害时，可见真皮下中性粒细胞浸润。电镜下可观察到毛细血管周围水肿，基底板复层化，大量免疫复合物沉积，可穿透管壁，内皮细胞变性甚至胞质崩解，周围有淋巴细胞及中性粒细胞浸润，毛细血管变窄。中枢神经系统病变时可见到血管周围的炎性细胞浸润及神经的胶质样增生，脱髓鞘病变，陈旧病变类似于多发性硬化的斑块。在黏膜、眼、肺、消化道等病损处共同病理改变均为血管炎症引起的继发性病变。

五、临床表现

本病全身各系统均可受累，但多系统受累的临床表现很少同时出现，有时须经数年甚至更长的时间才相继出现各种临床症状和体征。常见受累部位为口腔、生殖器、皮肤、眼、关节等，一般病情较轻；大血管、神经系统和消化道等为少发病部位，一旦出现则病情较重。病程中常有发热、头痛、乏力、纳差等全身症状。过度疲劳、月经前后、气候或季节变化均可引起病情加重。

（一）眼炎

眼部受累发生率差异较大，约50%。可在起病后数月或出现口腔溃疡几年后出现。眼受累是本病致残的主要原因，致盲率可达25%。男性眼部受累较女性多且严重。常见的眼部病变为葡萄膜炎，包括虹膜睫状体炎（前葡萄膜炎）和视网膜炎（后葡萄膜炎）。前房积脓是葡萄膜炎的严重形式。前后葡萄膜炎、视网膜血管炎可致患者视力障碍甚至失明。用裂隙灯可观察到细胞浸润和急性视网膜血管炎伴局部缺血性梗死，双眼均可累及。葡萄膜炎及视网膜血管炎为眼损害的特征性表现。眼球各组织均可受累，如可有角膜炎、疱疹性结膜炎、巩膜炎、脉络膜炎、视神经炎、坏死性视网膜血管炎、眼底出血等。

（二）皮肤病变

皮损发病率高，可达98%，表现多种多样，多种损害可同时出现。有结节性红斑、疱疹、丘疹、痤疮样皮疹、多形红斑、环形红斑、坏死性结核疹样损害、浅表栓塞性静脉炎、大疱性坏死性血管炎、Sweet病样皮损、脓皮病等。其中结节性红斑约占70%，最具特征性。主要见于下肢，呈对称性分布，蚕豆至胡桃大小不等，深浅不一伴压痛，表面呈红色，1～2周后颜色转暗逐渐消退，可留有色素沉着，但易再发。有时新老病损交替出现。毛囊炎样皮疹最多见，多发生于头面部、胸部、大腿、阴部等处，皮损特点为基底较大，中央高起成丘疹或结节状，顶端脓头较小，周围有较宽红晕，反复发作，夏季为重，有辅助诊断价值。本病患者于注射、针刺或皮肤损伤后可形成水泡、无菌性脓疱或毛囊炎样皮疹，这种皮肤非特异性过敏反应（针刺反应）在本病有较高的特异性。在我国针刺反应阳性率为62.2%，地中海沿岸国家可高达80%，而欧美国家仅为10%左右。针刺反应阳性在本病活动期间明显高于缓解期。因其特异性高，目前倾向于将这一反应作为本病的诊断标准之一。

（三）口腔溃疡

98%～100%的患者有复发性口腔溃疡，多数患者为首发症状。不定期复发，但每年至少发作3次以上。溃疡常成批出现，可以发生在口腔的任何部位，多位于舌缘、颊、唇等处，软腭、咽、扁桃体处也可发生。初为一圆形红斑，随后出现一针尖大小疱疹，很快发展成溃疡，米粒或黄豆大小，边缘清楚深浅不一，底部有黄色覆盖物，周围为一边缘清晰的红晕伴有疼痛。一般1～2周可自行消退，不留瘢痕。重症者溃疡深大，愈合慢，偶可遗有瘢痕。本征为本病的最基本必备症状。

(四)生殖器溃疡

22%～75%的患者出现生殖器溃疡。病变与口腔溃疡基本相似,但发作次数少。溃疡深而大,疼痛剧,愈合慢。受累部位为外阴、阴道、肛周、宫颈、阴囊、阴茎等处。少数患者溃疡可经久不愈。可因溃疡深而致大出血或阴囊静脉壁坏死破裂出血。

(五)神经系统损害

又称神经白塞病(neuro-Bechet'sdisease),发病率为5%～50%,多于病后数月至数年出现,少数为首发症状。中枢神经系统受累较多见,可累及皮质、小脑、脑干、脑神经、脊髓等,既有中枢神经系统原发的炎症,也有以静脉血管炎为主的缺血性病变。神经系统损害有发作与缓解交替的倾向,可同时累及多个部位,临床表现依受累部位不同而各异。主要可分为:①脑干型:可有头痛、头晕、Homer综合征、假性延髓性麻痹、呼吸障碍、癫痫、共济失调等。②脑膜脑炎型:有脑膜刺激征、颅内高压表现、视盘水肿、偏瘫、失语、意识障碍、精神异常等。③脊髓型:不同程度截瘫、尿失禁、双下肢无力、感觉障碍等。④周围神经型:较少见,表现较轻,仅有四肢麻木无力、周围性感觉障碍等。此外,当出现非脑膜炎型的头痛、呕吐、颅压增高的表现时,应考虑到有静脉窦血栓形成。头痛是常见的表现之一,可为视神经炎、脑膜脑炎、硬脑膜窦血栓引起的继发性头痛,血管性头痛也很常见。后者可用三环类抗抑郁药阿米替林或丙戊酸钠治疗,碳酸酐酶抑制药托吡酯(topirAMAte)可减低脑脊液的产生,可能对降低颅内压增高有效。

神经白塞病常有脑脊液压力增高,白细胞数轻度升高。早期以中性粒细胞为主,之后淋巴细胞占优势。35%～65%蛋白含量升高。可测出免疫球蛋白含量增加,提示有局部抗体产生或血-脑屏障的破坏。脑CT及磁共振(MRI)检查对脑、脑干及脊髓病变有一定帮助,MRI比CT更灵敏,有时可发现尚未出现症状的新病灶。急性期MRI的检查敏感性高达96.5%,可以发现在脑干、脑室旁白质和基底节处的增高信号,有时与缺血性梗死难以区别。慢性期行MRI检查应注意与多发性硬化相鉴别。血液和脑脊液的细胞因子和趋化因子的检测有助于与多发性硬化鉴别。由于受累血管较小,脑血管造影对白塞病神经系统损害的诊断价值不大。MRI可用于神经白塞病诊断及治疗效果随访观察。神经系统受累者多数预后不佳,是本病致残及死亡的主要原因之一。

(六)关节损害

关节症状约占60%,包括关节痛和关节炎。可累及四肢大小关节,可表现为非对称性或对称性、单发或多发,反复发作。一般仅有关节酸痛,红肿较少,严重时关节明显肿痛甚至活动受限。两膝关节受累最多,亦可累及踝、腕、肘等关节。一般无侵蚀性改变,偶可出现轻微的破坏性改变。滑液检查可发现滑液细胞以多核为主,细胞数在$(5000～25\ 000)\times10^9/L$之间。滑膜活检可见到多核和单核细胞的浸润。HLA-B_{27}阳性的本病患者有时可有低骶关节受累,与强直性脊柱炎表现相似。曾有人将之归为血清阴性脊柱关节病,现认为与强直性脊柱炎不同。关节炎有自限性。

(七)心血管损害

心脏受累较少见。可有心肌损害、瓣膜病变、传导系统受累、心包炎等。心腔内可有附壁血栓形成,少数患者呈扩心病样改变,甚至缩窄性心包炎样表现,心脏病变考虑与局部血管炎有关。

本病的基本病变为血管炎,全身大小血管均可累及,10%~20%患者并发大中血管炎。动脉系统受累时因血管壁的炎症使动脉壁的弹力纤维破坏,造成动脉扩张或产生动脉瘤样改变。有的动脉管壁内膜纤维增生,使管壁增厚伴血栓形成导致管腔变窄。患者可出现无脉症样表现。脑动脉受累时可有头晕、头痛、晕厥;冠状动脉受累时可出现心肌缺血梗死。主动脉瘤破裂可致死。静脉系统较动脉系统受累多见,免疫性损伤造成的静脉内皮结构及功能紊乱,导致血栓性静脉炎及静脉血栓形成,造成狭窄与栓塞,产生相应临床表现。下腔静脉及下肢静脉受累较多,可出现 Budd-chiare 综合征、腹水、下肢水肿。上腔静脉梗阻可有颌面、颈部肿胀、上肢静脉压升高。浅表静脉炎可引起远端肢体的结节。血管造影、彩色多普勒有助诊断病变部位及范围。

(八)消化道损害

又称肠白塞病(intestinalBechet'sdisease)。发病率为10%~50%。从口腔到肛门的全消化道均可受累,溃疡可为单发或多发,深浅不一,可见于食管下端、胃部、回肠远端、回盲部、升结肠。临床可表现为嗳气、吞咽困难、腹部胀满、隐痛、阵发性绞痛、腹泻、便秘等。严重者可有溃疡穿孔致消化道出血,甚至导致死亡。胃肠钡剂造影及内镜检查有助诊断。

(九)肺部损害

肺部损害发生率较低,5%~10%,但大多病情严重。肺血管受累时可有肺动脉瘤形成,瘤体破裂时可形成肺血管-支气管瘘,致肺内出血;肺动脉血栓较少见,肺静脉血栓形成可致肺梗死;肺泡毛细血管周围炎可使内皮增生、纤维化影响换气功能。肺受累时患者有咳嗽、咳血、胸痛、呼吸困难等。大量咳血可致死亡。

肺部 X 线片可表现为单或双侧大小不一的弥散性渗出或圆形结节状阴影,有时被误诊为肺炎、肺肿瘤甚至肺脓肿。肺栓塞时可表现为肺门周围的密度增高的模糊影。高分辨 CT 或肺血管造影、放射性核素肺通气/灌注扫描等均有助于肺部病变诊断。

(十)其他

肾脏损害较为少见,可有间歇性或持续性蛋白尿或血尿,症状较轻,多为一过性。肾动脉受累时可发生肾性高血压,肾病理检查可有 IgA 肾小球系膜增生性病变或淀粉样变。

附睾炎发生率为4%~10%,较具特异性。急性起病,表现为单或双侧附睾肿大疼痛和压痛,1~2周可缓解,但易再发。

妊娠期多数患者病情加重,但也有眼色素膜炎缓解的报道。有胎儿宫内发育迟缓的报道,产后病情大多加重。近10%的患者出现纤维肌痛综合征样表现,女性多见。体检时可以有压痛点发现,有些人甚至符合纤维肌痛症的临床诊断标准。

六、实验室检查

(一)一般检查

本病无诊断性实验室异常。活动期可有血沉增快,黏蛋白、C 反应蛋白升高,免疫球蛋白轻度升高,部分患者血浆铜蓝蛋白芨冷球蛋白阳性,血小板凝集功能增强,V因子、通因子、纤维蛋白原水平增高,优球蛋白溶解时间延长等。

对受累脏器可根据情况进行 X 线、心电图、超声波、内镜、血管造影、CT、MRI 等检查。

(二)针刺反应试验(pathergytest)

用无菌针头在前臂屈侧斜行刺入约0.5cm深后,退出或注射生理盐水,24~48h 后局部出现直径为 2～5mm 大小的毛囊炎样小红点或脓疱疹样改变为阳性，否则为阴性。此试验特异性较高且与疾病活动性相关。

七、诊断与鉴别诊断

（一）诊断

由于本病无特异性血清学及病理学特点，诊断主要是临床性的。本病病程较长，临床表现复杂，有时不同症状出现时间的间隔较长增加了诊断的难度，故应注意详尽的病史采集及典型的临床表现。为了便于本病的诊断，各国学者根据本国患者的特点提出了不同的临床诊断标准，常用的有masonBarnes标准、O'Daffy标准、陈寿坡和张孝骞标准、日本修订标准、Dilsen标准、国际白塞病委员会分类诊断标准（国际标准）等。各标准间存在不同，但几乎均把口和外阴溃疡、眼炎以及皮肤损害列为主要的或基本症状，而将其他一些少见病变列为次要的或有助于诊断的症状。现将国际标准（1989年）介绍如下（见表22-10）。

表22-10 白塞病国际分类标准

1. 反复口腔溃疡	1年内反复发作3次。有医生观察到或有患者诉正常人，有阿弗他溃疡
2. 反复生殖器溃疡	有医生观察到或有患者诉说生殖器有阿弗他溃疡或瘢痕
3. 眼病变	前和（或）后色素膜炎，视网膜血管炎，裂隙灯检查时玻璃体内可有细胞
4. 皮肤病变	结节性红斑、假性毛囊炎、脓性丘疹、痤疮样皮疹（非青春期且未服用糖皮质激素者）
5. 针刺试验阳性	

有反复口腔溃疡伴其余4项中2项以上者，可诊断为本病。

其他与本病密切相关并有利于诊断的症状有：关节痛或关节炎、皮下栓塞性静脉炎、深部静脉栓塞、动脉栓塞和（或）动脉瘤、中枢神经病变、消化道溃疡、附睾炎和家族史。

（二）鉴别诊断

典型病例诊断并不困难，但本病以某一系统症状为突出表现者易误诊为其他疾病。以关节症状为主要表现者，应注意与类风湿关节炎、Reiter综合征、强直性脊柱炎相鉴别；以皮肤损害为主要表现者，应与多形红斑、结节红斑、梅毒、Sweet病、寻常性痤疮、单纯疱疹感染、系统性红斑狼疮相鉴别；以消化道损害为主要表现者，应与克罗恩病或溃疡性结肠炎相鉴别；以神经系统损害为主要表现者，应与感染性或变态反应性脑脊髓膜炎、脑脊髓肿瘤、多发性硬化、精神病相鉴别，以附睾炎为主要表现者，应与附睾结核相鉴别。

八、治疗

本病病因不明，目前尚无根治办法。多种药物均治疗有效，但大多停药后易复发。治疗的目的在于控制现有症状，防治重要脏器损害，减缓疾病进展。根据病变情况不同，治疗可分为局部性、全身性以及外科治疗。

（一）一般治疗

急性活动期，应卧床休息。发作间歇期应注意预防复发。如控制口、咽部感染，避免进食刺激性食物。伴病毒感染者可用阿昔洛韦等抗病毒药治疗。明确有结核病者应进行正规抗结核治疗。有报道长效青霉素长期应用，可减少关节症状的发作。

（二）全身治疗

1. 秋水仙碱　具抗中性粒细胞趋化作用，有一定的免疫调节作用。对关节病变、结节红斑、口腔和生殖器溃疡、眼色素膜炎均有一定的治疗作用，0.5～1mg，3次/天。双盲、安慰剂对照研究表明，本药对生殖器溃疡、结节红斑样皮损较好，对口腔溃疡改善不明显。男性疗效较女性差，可能与男性病情较重有关。

2. 非甾体抗感染药（NSAIDs）　具消炎镇痛作用。对缓解皮肤损害、生殖器溃疡疼痛及关节炎症状有一定疗效，多种药物均可选用。常用药物有布洛芬0.4～0.6mg，3次/天；萘普生，0.2～0.4mg，2次/天；双氯酚酸钠，25mg，3次/天。

3. 肾上腺糖皮质激素　对控制急性症状有效，但停药后易复发，故主要用于全身症状重、有中枢神经系统病变、内脏系统的血管炎、口和外阴巨大溃疡及急性眼部病变。疗程不宜过长，一般2周内症状控制即可减量，缓慢减量后停药。有人认为有大静脉炎时糖皮质激素可促进血栓形成。长期应用可加速视网膜血管的闭塞。常用量为泼尼松40～60mg/d，分次服用。重症患者如严重眼炎、中枢神经系统病变、严重血管炎患者可考虑采用静脉大剂量甲泼尼龙冲击，1000mg/d，3d为一个疗程，同时配合免疫抑制药效果更好。要注意青光眼、白内障、毛囊炎以及高血压、消化道溃疡、类固醇性糖尿病、骨质疏松和继发感染等不良反应。

4. 己酮可可碱（pentoxifylline）　调节细胞膜受体介导的细胞功能，抑制中性粒细胞功能，减低TNF等炎性细胞因子的产生。用法为400mg，3次/天。多中心的研究表明单用己酮可可碱可部分缓解口腔溃疡、生殖器溃疡。与秋水仙碱联用效果较好。但对皮肤损害和胃肠道的溃疡效果较差。

5. 免疫抑制药　重要脏器损害时应选用此类药。常与糖皮质激素联用。此类药物不良反应较多，用药期间应注意严密监测。常用药物有苯丁酸氮芥、硫唑嘌呤、环磷酰胺、甲氨蝶呤、环孢素等。

(1) 硫唑嘌呤（AZA）：抑制体液及细胞免疫，有抗感染作用，但效果较苯丁酸氮芥差。用量1～2.5mg/(kg·d)。可抑制口腔、眼睛病变的严重程度和发作频率。停药后易复发。双盲安慰剂对照研究显示，同时服用激素，可降低口腔、皮肤损害和关节炎症的发作频率和严重程度。平均8年的随访表明，服用AZA的患者长期预后较好，眼损害发生率降低。

(2) 甲氨蝶呤（mTX）：抑制RNA和DNA合成，对体液免疫和细胞免疫均有抑制作用，低浓度时能通过促进自然杀伤细胞增生调控机体免疫反应。低剂量（每周7.5～15mg，口服或静注），3～6周起效。用于治疗神经系统病变，有人随访观察治疗12个月后，临床症状好转，脑脊液中白细胞介素6(IL-6)下降，MRI检查显示好转。也可与地塞米松10mg联合鞘注，每周一次，用于治疗严重中枢神经系统病变。但停药数月后病情可再复发，故需要长时间的治疗。不良反应有消化道及骨髓抑制、肝损害、继发感染等。也有药物引起的间质性肺炎的报道；与NSAIDs联用易损伤肾脏；剂量过大引起口腔炎；妊娠期禁用。

(2) 苯丁酸氮芥：可抑制淋巴细胞转化及粒细胞、血小板功能，与泼尼松联用治疗严重的口腔溃疡及视网膜、中枢神经系统及血管病变。用法为2mg，3次/天。一般2～3周起效，持续使用数月直至病情控制至稳定，然后逐渐减量至小量维持。病情完全缓解半年后可考虑停药。一般神经系统病变经治疗后可获得较长时间的缓解。但眼损害应考虑用药 2～3 年以上，以免复发。用药期间，应眼科就诊，定期监测视力情况及眼色素膜炎及视网膜炎的活动性。不良反应有继发感染；长期应用有可能停经或精子减少、无精；有骨髓抑制等不良反应。经 10 年随访，未发现肿瘤发生增多的情况。孕妇忌用。

(4) 环磷酰胺 (CTX)：可抑制细胞免疫和体液免疫，致 B 淋巴细胞减少，降低血浆 1g 水平。在急性中枢神经系统损害或肺血管炎、眼炎时，可以与泼尼松配合使用，采用口服剂量为 2～3mg/(kg·d) 或大剂量静脉冲击疗法，每次用量 0.5～1.0mg/m^2 体表面积。3～4 周后可重复使用。使用时应鼓励患者大量饮水，以避免出血性膀胱炎的发生。有出血性膀胱炎史者可预防性应用 2-巯基乙醇磺胺钠 (mesna) 以减少环磷酰胺代谢物丙烯醛对膀胱的刺激，其用法为 400mg，于 CTX 输注的 0、4、8h 静脉注射。CTX 常见不良反应有消化道反应，有时较严重且发生率高，需对症处理。白细胞减少与使用剂量有关，故应定期检测外周血粒细胞计数以确定下次使用的时间和剂量以免继发感染。长期使用对性腺的抑制较大，对女性患者可导致卵巢衰竭。其他不良反应有脱发、肝损害、心脏毒性，长期应用可能有致癌作用。

(5) 他克莫司 (tacrolimus, FK506)：作用机制与 CsA 相似，但对淋巴细胞的抑制作用明显强于 CSA。治疗难治性眼色素膜炎和皮肤病变、肺部病变均有肯定疗效，疗效及不良反应均与剂量相关。剂量为 0.1～0.15mg/(kg·d)。不良反应有胃肠道症状、神经症状、电解质紊乱及肾功能损害。应使用最低有效剂量以减少不良反应。

(6) 环孢素 (CsA)：环孢素可以阻断 IL4 和 IL-2 的合成与释放，抑制 T 细胞的增生，改善口腔和生殖器溃疡、结节性红斑、血栓性静脉炎等的症状。用于治疗对秋水仙碱或其他免疫抑制药有抵抗的眼白塞病效果较好。剂量为 5～7mg/(kg·d)，有效浓度为 50～20μg/mL。使用时应注意监测血压和肝肾功能，不用于非急性眼病患者。不良反应有消化道反应，高血压，多毛症，牙龈增生，肾功能减退。孕妇、重症感染患者、有肿瘤病史者禁用。

(7) 沙利度胺 (thalidomide)：又称反应停。该药机制不明，可能与促进 mRNA 的降解，降低 TNF-α 的产生、抑制中性粒细胞和单核细胞趋化与吞噬等有关。可用于治疗严重的口腔、生殖器溃疡及关节炎。对皮肤损害效果不佳。初始用药从小剂量开始 50～100mg/d，可逐渐加量至 200mg/d，少数患者可加至最大 300～400mg/d。部分患者短期内即有效，也有患者 1～3 个月起效。起效后缓慢减量，2～4 周减 50mg，维持剂量为 25mg/d。停药后短期内会复发，80% 的患者需要低剂量维持，以防止复发。禁用于妊娠妇女以免致畸，另外有引起神经轴索变性的不良反应，多发生于女性及老年患者。另外有便秘、体重增加、性欲减退、月经过多或闭经等，偶有导致血栓形成的报道。该药的不良反应限制了其临床应用，用于难治性患者。

6. 其他

(1) 中药雷公藤制剂：对口腔溃疡、皮下结节、关节病、眼炎有肯定疗效。对肠道症状疗效较差。雷公藤多苷 20mg，3 次/天。

(2) 左旋咪唑：可调节异常的免疫反应，特别是细胞免疫。部分患者无论是口腔、生殖器还是消化道溃疡都有反应。剂量 100～150mg/d，可间歇服用，每周服用 2 天。不良反应有白细胞减少甚至粒细胞缺乏症。

(3) 氨苯砜 (dapsone)：可抑制中性粒细胞的趋化。研究表明，不仅对生殖器溃疡而且对结节性红斑都有一定疗效。剂量100mg/d。

另外，D青霉胺、柳氮磺胺吡啶等均有应用于临床的报道。

7. 血栓栓塞的治疗　确诊有新近形成的血栓应积极溶栓抗凝治疗。溶栓可静脉应用链激酶、尿激酶（50万～150万U，30分钟静脉滴注完继以60万U静脉维持，维持治疗期间需监测凝血酶原时间），或组织纤维溶酶原激活剂（T-PA）（总量100mg，分为首次10mg、第1小时50mg、之后每2小时20mg）。抗凝可选用低分子肝素皮下注射或华法林2～8mg/d口服（需监测凝血酶原时间，维持INR在2～2.5）；小剂量阿司匹林（80～300mg/d）抗血小板凝集。对有出血倾向、脑卒中、手术、未控制的高血压、肝肾功能障碍、视网膜出血性病变等的患者禁用溶栓治疗。抗凝治疗不宜易骤然停药，以免反跳。另外可根据血管栓塞狭窄的部位和严重情况酌情选用经皮血管成形术和（或）支架防止血管狭窄。

8. 生物制剂

(1) 肿瘤坏死因子抬抗剂疗法（antitumornecrosisfactortherapy）：T辅助细胞产生的细胞因子（包括TNF）介导了BD疾病中的炎症，TNF-α在本病的发病中起着重要的作用。BD患者的血清中有高水平的TNF及其可溶性受体。TNF-α抑制药用于治疗严重的患者取得了肯定的疗效。英夫利昔单抗被用于难治性黏膜病变、严重的胃肠道受累和眼受累以及中枢神经系统病变。剂量3～10mg/kg，1～2次静脉输注后即对溃疡有显著改善。对于可致失明的严重的眼部病变已有多个治疗成功的试验。1组25名患者在0周、2周、6周每次静脉输注英夫利昔单抗5mg/kg，其中24名患者症状缓解，并且使激素和其他免疫抑制药减量。视力得到长期改善且复发率明显低于治疗前。随着剂量的增加发作频率下降。在一组使用激素的BD患者，进行了依那西普（etanercept，可溶性TNF-αP75受体融合蛋白）的双盲对照研究，依那西普25mg皮下注射一周2次，对口腔溃疡、结节性和丘疹性损伤有显著改善。口腔溃疡有效率达45%，对照组仅5%；结节性病变的有效率达85%，对照组仅25%。但有些患者停药3个月后病情复发。对于生殖器溃疡，两组并无显著区别。不良反应包括患者发生肺结核的概率增加，有发生肺和冠状动脉血栓形成的报道。目前需要进一步的对照试验来确定用药的最佳剂量和频率，了解发生不良反应的风险。

(2) α干扰素（interferon-alpha，IFN-a）：确切作用机制不明，可恢复BD患者降低的自然杀伤细胞的含量至正常水平。推荐用法：最大剂量900万U/次，维持剂量300万U/次，一周3次。常用法：500万U/d或每周3次皮下或肌内注射。治疗口腔损害、皮肤病及关节症状有一定疗效，可使口腔溃疡持续时间缩短及疼痛程度减轻，并能降低生殖器溃疡和损害发生的频率，对累及眼睛的治疗有效率为92%。也可改善结节性红斑、血栓性静脉炎的症状。大系列的病例研究表明，大剂量效果优于低剂量。然而，停药7个月后，大多疾病复发。不良反应有轻度脱发、白细胞减少、流感样症状、抑郁以及精神异常。

（三）局部治疗

口腔溃疡可局部用糖皮质激素糊膏或贴膜、冰硼散、锡类散等，严重的溃疡可试在基底部位注射糖皮质激素。硫糖铝混悬液通过黏附于溃疡组织，诱导皮肤的成纤维细胞增生及肉芽组织形成、构成防御屏障，可减低口、生殖器溃疡发生的频率，改善疼痛和缩短愈合时间。毛囊炎样皮疹可用抗生素软膏；生殖器溃疡用1∶5000高锰酸钾清洗后加用抗生素软膏；眼结角膜炎可应用皮质激素眼膏或滴眼液，眼色素膜炎须应用散瞳剂点眼以防止炎症后粘连，重症眼炎者可在球结膜下注射糖皮质激素。

（四）手术治疗

重症肠白塞病并发肠穿孔时可行手术治疗，但肠白塞病术后复发率可高达50%。复发与手术方式及原发部位无关，故选择手术时应慎重。血管病变手术后也可于术后吻合处再次形成动脉瘤，有的患者甚至反复接受三次以上的手术。故一般不主张手术治疗。但动脉瘤及未控制出血的肺动脉病变宜做外科手术治疗或血管介入栓塞。眼失明伴持续疼痛者可手术摘除。手术后应继续应用免疫抑制药治疗可减少复发。

九、预后

本病是累及多器官的血管炎性疾病，临床表现多变，病程迁延，但多数患者预后较好，有的患者病程可长达30年以上。眼受累失明是致残的主要原因之一。中枢神经系统受累致残率较高，病死率为12%～47%。大血管受累、主动脉瘤破裂及心脏受累也是本病的重要致死原因。

第十三节 Cogan综合征

Cogan综合征（Cogan syndrome，cs）是一种累及眼、前庭听觉系统的综合征，主要表现为非梅毒性基质性角膜炎、前庭功能障碍、突发听力下降以及系统性血管炎等。1945年由Cogan定义典型的cs为眼部的非梅毒性基质性角膜炎（可伴有结膜炎或结膜下出血或虹膜炎）；前庭听觉的症状（类似梅尼尔病），即突然的恶心、呕吐、耳鸣、眩晕、伴有逐渐的听力损失（通常在1～3月进展为耳聋）；眼部与前庭听觉的发作时间间隔在2年内。1980年Haynes等建议非典型cs为：①炎症性眼部表现（浅层巩膜炎、巩膜炎、虹膜炎、葡萄膜炎、视网膜血管炎、青光眼、视盘水肿、眼球突出症、眼球筋膜炎等），可伴或不伴有基质性角膜炎，伴有结膜炎、结膜下出血或虹膜炎，2年内有类似梅尼尔发作。②典型的眼部表现与2年内不同于类似梅尼尔的前庭听觉症状关联。③典型的眼部表现和前庭听觉症状出现延迟2年以上。cs发病率低，发病时症状不特异，眼和耳以及系统性血管炎出现时间间隔数周、数月甚至数年，有报道从发病到诊断平均延误21.9个月，甚至个案可延迟11年，给早期诊断带来困难，而本病又需要及时治疗挽救听力和视力甚至生命，因此耳鼻咽喉科、眼科、内科、儿科医生应熟悉本病，以免贻误治疗时机。

一、流行病学

本病发病年龄5～63岁，平均年龄22岁，以青壮年最多见。无性别差异。本病很少见，多数是个案报道。迄今为止，确切的发病率并不清楚。

二、病因病理

CS的病因尚不清，目前公认为是一种自身免疫病，属于自身免疫性内耳病（immune mediated innerear disease，ImIED）中的一种。由于CS罕见，发病时症状不特异，眼部症状和耳部症状出现的时间间隔可以是数周、数月甚至数年，给早期诊断带来困难。

CS的病理表现在眼部主要是基质性角膜炎。CS的炎症最初侵犯角膜的中层，继而侵及深层。确切的炎症病理表现并不十分清楚。一例尸检发现角膜组织上皮层局灶增厚，Bowman膜破坏，基质淋巴细胞浸润和血管增生。

CS耳部的病理表现主要是内耳结构的破坏，导致感音性神经性听力丧失和前庭功能障碍。目前仅有很少的内耳组织病理学尸检资料，病理显示螺旋韧带淋巴细胞和浆细胞浸润，内淋巴积液，Corti氏器退行性变，新生骨化，第Ⅵ对脑神经前庭支和蜗支脱髓鞘及萎缩，未见血管炎表现。

CS血管病变类似结节性多动脉炎的表现：动脉血管壁淋巴细胞和浆细胞浸润，间质增厚、纤维化，动脉瘤性扩张，可有静脉受累。大动脉受累的病理改变类似Takayasu大动脉炎，表现为血管壁多形核白细胞、单核细胞、多核巨细胞浸润，内膜增生，纤维素样坏死，弹性层破裂。有10%的CS患者有主动脉受累。近端主动脉炎可引起升主动脉扩张。炎症可进一步累及冠状动脉出口和主动脉瓣，导致冠状动脉狭窄和瓣膜反流。病变的瓣膜表现为尖端分裂、外翻、开窗、变薄、增厚或皱缩。瓣叶组织病理学检查显示单核细胞浸润、纤维素样坏死、黏膜样变性及心内膜不规则增厚。文献报道2例Cogan综合征有降主动脉、腹主动脉瘤样扩张，组织病理学显示主动脉基质及外膜大量淋巴细胞浸润，中间弹力层破裂。

三、临床表现

（一）全身症状

CS患者常有发热、乏力、消瘦等全身表现。全身表现可以是CS的首发症状。还可同时出现呼吸、心血管、消化道以及泌尿系统受累的表现。呼吸系统受累可出现胸痛、呼吸困难、咳血、胸膜炎。心血管系统病变包括：主动脉炎是最严重的系统性损害，约10%患者在发病数周至数年出现主动脉炎，并且所有的主动脉炎患者都伴有冠状动脉病变或主动脉瓣关闭不全。消化系统受累可出现腹痛、胃溃疡或结肠溃疡伴出血、消化不良、腹泻、肝脾大。泌尿生殖系统受累表现为肾动脉破裂、肾动脉狭窄、蛋白尿、血尿。神经系统受累可表现为头痛、昏迷、惊厥、精神病、卒中；骨骼肌肉受累常出现肌肉痛、关节痛、关节炎、肢体活动受限以及皮疹、皮下结节。

（二）眼部症状

典型表现为基质性角膜炎，可以反复发作，表现为眼部充血、疼痛、畏光、视物模糊。裂隙灯检查典型表现为斑片颗粒状角膜浸润。早期类似病毒性角膜炎或衣原体感染性角膜炎，因此早期容易误诊。CS还可表现其他眼部异常如虹膜炎、结膜炎、巩膜外层炎、前巩膜炎、后巩膜炎、葡萄膜炎、视网膜血管炎、青光眼等。单纯基质性角膜炎应用可的松眼药水可以阻止血管增生和角膜薄翳，极少发生永久性视力下降，预后较好。巩膜炎和视网膜血管炎引起的视力损害则比单纯性基质性角膜炎视力损害严重得多。

（三）内耳症状

表现为骤然出现梅尼埃病样发作，眩晕，恶心，呕吐，共济失调，耳鸣，突发性感音神经性耳聋。前庭症状出现一般早于耳蜗症状数天至数周。听力和前庭功能随着病情的缓解和加剧呈波动性，如果未及时应用激素将迅速发展为全聋，且听力下降常不可逆。可双耳或单耳聋，但双耳聋更常见。纯音测听和言语测听显示感音神经性耳聋，中-高频听力损失为主，言语识别率下降。内耳症状与眼部症状可以同时出现，也可间隔数周至2年先后出现。如果仅出现耳或眼部症状时则不能诊断。

四、实验室及辅助检查

（一）血液免疫学检查

Cogan综合征患者常有血液学检查异常。白细胞增多最常见。有75%的患者血沉高于20mm/h。低滴度血清RF和ANA据报道占Cogan综合征患者的14%～17%。部分患者有梅毒假阳性或补体低下。但Coombs试验及抗ds-DNA抗体、抗平滑肌抗体、抗SS-A抗体、抗SS-B抗体及乙肝表面抗原均阴性；约25%的Cogan综合征患者脑脊液异常，包括淋巴细胞增多、蛋白增多及γ-球蛋白水平升高。

（二）头颅影像学检查

部分Cogan综合征患者，头颅核磁（MRI）和CT检查可见软组织及前庭耳蜗钙化。MRI钆扫描显示前庭耳蜗结构异常，提示血-迷路屏障破坏。

（二）心血管检查

Cogan综合征伴主动脉瓣反流者可见超声心动图异常，心脏导管对于诊断主动脉疾病及评估血流动力学有价值。冠状动脉造影示冠状动脉狭窄及远端冠状动脉炎。内脏血管造影可显示典型的Takayasu病样或多动脉炎样损害。

五、诊断与鉴别诊断

目前尚无CS的诊断标准。主要依靠临床上具有眼部炎症和内耳症状，血清梅毒抗体反应阴性，若出现全身症状，在排除其他自身免疫病后才能诊断。有多种疾病需与CS鉴别，如先天性或获得性梅毒性角膜炎、梅尼埃综合征、病毒性迷路炎、系统性血管炎等（见表22-11）。

表22-11 Cogan综合征的鉴别诊断

疾病	眼部表现	耳部表现	其他特征
衣原体感染	结膜炎，基质性角膜炎	中耳炎，传导性耳聋	呼吸道症状
莱姆病	结膜炎，巩膜外层炎，葡萄膜炎，基质性角膜炎，脉络膜炎，视网膜炎，视神经炎		红斑，偏头痛，脑脊膜炎，心肌炎，关节炎
先天性梅毒	基质性角膜炎	感觉神经性耳聋	螺旋体抗体吸附荧光测定阳性
Whipple病	葡萄膜炎，玻璃体炎	感觉神经性耳聋	腹泻，体重减轻，发热，关节炎，皮肤色素沉着
结节病	结膜炎，基质性角膜炎，前眼葡萄膜炎，视网膜炎，干燥性角膜结膜炎	感觉神经性耳聋	肺门淋巴结病，肺纤维化，神经系统受累，皮损，腮腺肿大
Vogt-Koyanagi-Harada	全葡萄膜炎，虹膜睫状	眩晕，感觉神经性	无菌性脑脊膜炎，白斑

续表

疾病	眼部表现	耳部表现	其他特征
综合征	体炎	耳聋	病，眩晕，脱发，灰发
角膜炎、鱼鳞癣与聋症（先天）	角膜结膜炎，角膜血管化	感觉神经性耳聋	鱼鳞病
干燥综合征	干燥性角膜结膜炎	感觉神经性耳聋	口干，腮腺增大，血清ANA
类风湿关节炎	巩膜外层炎，巩膜炎	感觉神经性耳聋	关节炎，血清类风湿因子
系统性红斑狼疮	视网膜炎，视力减退	感觉神经性耳聋（轻度）	皮疹，关节炎，胸膜炎，肾小球肾炎，血细胞减少，血清ANA
抗磷脂抗体综合征	视网膜血管闭塞	感觉神经性耳聋	深静脉血栓，肺栓塞，动脉血栓，血小板减少，血清抗磷脂抗体（APA）
多动脉炎	视网膜血管炎	感觉神经性耳聋	肾衰竭，关节炎，皮损，神经病变
韦格纳肉芽肿	结膜炎，巩膜外层炎，巩膜炎，葡萄膜炎，视网膜炎	中耳炎，感觉神经性耳聋	鼻窦炎，肺浸润，肾小球肾炎，血清ANCA
复发性多软骨炎	结膜炎，基质性角膜炎，巩膜炎，葡萄膜炎	感觉神经性耳聋	耳鼻喉软骨炎，系统性血管炎
白塞病	前葡萄膜炎，巩膜外层炎，基质性角膜炎，视网膜血管炎，脉络膜视网膜炎	眩晕，感觉神经性耳聋	口腔生殖器溃疡，神经系统受累，关节炎，皮损
溃疡性结肠炎	前葡萄膜炎	感觉神经性耳聋	结肠炎
克罗恩病	前葡萄膜炎	感觉神经性耳聋	小肠结肠炎
神经系统淋巴瘤	角膜、前房、玻璃体浑浊，视网膜色素上皮细胞下浸润	感觉神经性耳聋	小脑脑桥肿块
慢性淋巴细胞白血病	听神经病变	中耳炎，感觉神经性耳聋	神经系统受累，脑脊液淋巴细胞增多
视网膜-耳蜗-脑血管病变	视网膜小动脉闭塞	感觉神经性耳聋	神经系统微血管病变

六、治疗

糖皮质激素滴眼液能有效控制眼部症状，连续应用1周对角膜炎、结膜炎、前葡萄膜炎通常有效。出现听觉-前庭症状时应当全身应用糖皮质激素，若治疗及时得当，急性听力损害可在 1～2 周内有所改善。泼尼松经验用量为 1～2mg/(kg•d)，根据症状轻重可晨起单次给药或分两次给药。部分 Cogan 综合征患者泼尼松减量至 10mg/d 以下即复发。听觉-前庭损害的患者通常需要糖皮质激素联合免疫抑制药应用。泼尼松治疗 7～10d 无效时根据经验可加用免疫抑制药，泼尼松治疗超过 2 周仍无效者，再加免疫抑制药时听力提高的可能性也极小。泼尼松联合免疫抑制药使用 4～8 周听力仍无提高时说明免疫抑制药也无效。永久性双耳重度听力障碍患者可行人工耳蜗植入术。CS 后耳聋，人工耳蜗植入术后听觉-言语康复效果很好。

对有系统性血管炎表现的患者应当应用大剂量激素冲击疗法。对进行性、暴发性或危及生命的严重病例或对激素产生依赖或抵抗的病例可联合应用免疫抑制药，如环磷酰胺、甲氨蝶呤、环孢素、他克莫司（FK506）。有些患者需行主动脉瓣置换术、动脉搭桥术、动脉移植术等。

七、预后

Cogan 综合征眼病预后良好。仅有少数患者会最终发展为视力丧失。但耳聋是 Cogan 综合征的最常见的后遗症，发生率为 25%～50%。如果及时给予激素及免疫抑制药治疗，大部分 Cogan 综合征患者的前庭症状可改善。但最终仍约有 15% 患者有永久性听力丧失。

（李浩炜）

风湿免疫疾病的诊断与治疗

（下）

刘东霞等◎主编

吉林科学技术出版社

第二十三章 骨关节炎

骨关节炎为一种退行性病变，系由于增龄、肥胖、劳损、创面、关节先天性异常、关节畸形等诸多因素引起的关节软骨退化损伤、关节边缘和软骨下骨反应性增生，又称骨关节病、退行性关节炎、老年性关节炎、肥大性关节炎等。临床表现为缓慢发展的关节疼痛、压痛、僵硬、关节肿胀、活动受限和关节畸形等。

一、流行病学

骨关节炎的发病呈世界性分布，是最常见的关节炎。随着老龄化社会的到来、人类平均寿命的延长，骨关节炎的患病率也逐渐升高，并已成为影响老年人生活质量的主要疾病之一。尸检结果显示65岁以上的老年人都有不同程度的软骨损害，但不同地区、不同种族、不同人群骨关节炎患病率不同。我国初步流行病学调查显示，膝骨关节炎患病率为9.56%，60岁以上人群可达49%。上海仁济医院对13451名钢铁厂工人的调查结果显示，症状性和无症状骨关节炎的患病率分别为2.2%和53%，其中30～39岁、40～49岁、50～59岁人群的患病率分别为11%、27%和62%。

骨关节炎的发病在性别上有一定差别，女性较男性多见。特别对于老年、重度或第一跖趾关节、远端指间关节、膝和髋骨性关节炎患者，女性高于男性。Saase等调查显示，膝骨关节炎患病率峰值男性和女性分别为24.7%和54.6%。

不同关节患骨关节炎的易感性也不同。美国国立卫生院的一项调查结果表明，骨性关节炎的患病部位以手关节最高，其他依次为足、膝和髋关节。国内仁济医院的调查结果，在症状性骨关节炎中颈椎最多，其他依次为膝、腰椎、手和腕，患病率分别为0.7%、0.52%、0.48%、0.44%和0.03%。

二、分类

骨关节炎有多种分类方法：

（一）根据病因分类

可分为原发性和继发性两类。原发性的为病因不明者。继发性的为有明确致病因素的，包括：

1. 炎症性　继发于多种炎性关节炎，如类风湿关节炎、细菌性关节炎和结核性关节炎等。

2. 代谢性　继发于肢端肥大症、晶体沉积病、血色素沉着病、褐黄病和神经病性关节病等。

3. 解剖异常的　是先天性髋关节脱位、多发性骺发育不全、股骨头骨骺分离、下肢长度不等、活动度过大综合征等关节负荷异常的结果。

4. 创面性的　由于严重关节外伤、关节内骨折、关节手术后、骨坏死及慢性损伤等修复不全所致。

5. 其他　为骨Paget病、血友病性关节病等的后期表现。

（二）根据受累关节数目分类

分为单关节型骨关节炎、少关节型骨关节炎和多关节型骨关节炎。

（三）根据受累关节的部位分类

分为髋骨关节炎、膝骨关节炎、手骨关节炎、脊柱和其他关节骨关节炎。

以上分类可以互相结合应用，临床常说的骨关节炎，主要指原发性骨关节炎。

三、病因

骨关节炎的病因目前尚不清楚，可能与以下因素有关：

（一）年龄

在所有发病因素中，年龄增长是最重要的因素之一。①随着年龄的增长，软骨肥大增厚，但软骨中无血液供应和神经分布，其营养靠周围组织扩散而来，当软骨肥大时，营养供应不足，出现软骨变性、软骨细胞减少，随后软骨撕裂，强度大的Ⅰ型胶原取代Ⅱ型胶原。②为增加承受负荷的能力，透明软骨变成纤维软骨，但同时关节软骨的弹性和黏滞性下降。③随着年龄的增长，骨骼中无机物逐渐增多，骨骼的弹力与韧性降低。④由于衰老使肌肉无力，神经系统对外界的反应较慢，自我保护能力减弱。在以上不利因素的基础上，当机械力超过关节软骨承受能力时，关节软骨及软骨下骨易受到冲击力的损伤，造成软骨细胞损伤，降解酶释放，基质成分破坏，软骨丧失，软骨下骨出现微小骨折。以上损伤反复发生，导致日后关节软骨和骨进行性病变。

（二）遗传因素

遗传因素和骨关节炎关系密切，Heberden结节和Bouchard结节及多关节型骨关节炎患者多有家族聚集倾向。髋关节、腕掌关节骨关节炎在白种人中多见，而在有色人种中少见。目前认为骨关节炎与负责编码软骨中Ⅱ型胶原的Ⅱ型前胶原基因（COL2AI）有关，家系调查结果显示在骨关节炎家系所有发病的个体均出现COL2AI位点的一个碱基突变，而未发病的个体中无碱基突变现象。对骨关节炎的双生子基因分析发现第二号染色体短臂上23～35区域基因突变与骨关节炎相关。另有发现，VitD受体基因多态性和发病年龄较轻的骨关节炎有关。多关节型骨关节炎遗传倾向与HLA—B8单倍体相关，并与α—抗胰蛋白酶同分异构体相关。家族性焦磷酸钙沉着症伴发的骨关节炎与染色体8q相关。另有一些和软骨发育不良有关的家族性骨关节炎是常染色体显性遗传。总之，遗传因素对骨关节炎的影响可能包括关节软骨结构异常或骨代谢异常，同时骨关节炎的危险因子如肥胖、骨密度改变等也受遗传因素的影响，提示骨关节炎可能是多基因遗传而不是单基因缺陷。

（三）肥胖

肥胖增加了负重关节的负荷，是使病情加重的重要因素之一。体重增加和膝骨关节炎的发病率成正比。国外报道肥胖患者骨关节炎发病率为12%～43%，明显高于非肥胖人群骨关节炎的发病率。另外，肥胖者骨关节炎的危险性是正常体重者的1.5倍。其中女性肥胖者骨关节炎的危险性是正常体重者的2.1倍。因体重负荷主要集中于膝关节内侧软骨，这正是大多数肥胖者发生骨关节炎的常见部位，提示肥胖可能是膝骨关节炎重要的危险因素。另外，肥胖者的脊柱和足部骨关节炎发生率也较高，这些部位发生骨关节炎的概率和严重程度与患者的体重和皮下脂肪厚度呈正相关。髋关节也为负重关节，但肥胖者髋关节骨性关节炎的发生率较低；手的远端指间关节并非负重关节，可手指骨性关节炎也随体重的增加而增加。因此，推测这些可能与肥胖并存的脂类、嘌呤和糖的代谢异常有关。我国骨关节炎患者中，肥胖患者占53.7%。肥胖患者体重下降可以减轻疾病的严重程度。

（四）关节损伤和过度使用

任何原因引起关节形状异常，如关节脱位、髌骨或十字韧带切除术后、骨坏死及骨折复位不良都可改变关节负荷的传送及关节面的负荷分布，使关节面对合不全，关节软骨面局部负荷和磨损增加，造成骨化关节炎。无准备的冲击负荷是关节软骨及软骨下骨损伤的重要因素之一。关节软骨对反复冲击负荷耐受性极差，极易出现关节损伤。如行走时膝关节承受的负荷是体重的2～3倍，而膝关节屈曲时，关节承受的负荷是体重的7～8倍。另外，骨关节炎还与关节磨损及反复长期使用某些关节有关，如纺织工人多发手骨关节炎，而田径运动员则多发膝骨关节炎等。软骨下骨的可塑性较好，是重要的冲击吸收器，过度负荷可导致软骨下骨增厚、软骨下骨微骨折，随后骨痂形成及骨重建，骨折愈合，但逐渐发展至软骨下骨钙化，对冲击力的吸收能力减弱，而且在负重时关节面均匀受力能力降低，使得冲击力集中于关节软骨的某一部位，造成软骨的损伤。磁共振检查发现最易损伤的部位是韧带骨附着部位。一般而言，关节软骨损伤修复形成的软骨缺乏正常软骨的生物学特点，其耐磨性、弹性和抗冲击能力下降，保护能力也随之下降。

（五）其他因素

1. 性激素应用　雌激素可缓解骨关节炎的症状。50岁以后的妇女比年龄相仿的男性发生骨关节炎的概率高。流行病学研究显示，服用雌激素的妇女比不服用者发生放射学骨关节炎少。最近的研究还发现人类和数种动物的关节软骨中有雌激素受体，雌激素可影响调节软骨分解和合成代谢的促炎细胞因子和生长因子，提示雌激素可能在骨关节炎的发病中发挥作用。但也有一些研究得出相反的结论，如雌激素可使切除半月板的兔骨关节炎模型恶化；雌激素对症状性膝或髋骨关节炎没有作用或甚至使症状加重。

2. 骨密度　当软骨下骨小梁变薄变硬时，其承受压力的能力下降，易出现损伤，如软骨下骨小梁骨折等，间接影响关节软骨承受压力的能力，导致软骨破坏，因此骨质疏松者出现骨关节炎的概率较高。

3. 软骨基质改变　在血色病、褐黄病、Wilson病、痛风性关节炎和二水焦磷酸钙体沉积病的患者，分别由于铁血黄素、马尿酸聚合物、铜、尿酸盐晶体和二水焦磷酸钙晶体在软骨基质内沉着，直接或者间接损伤软骨细胞。但异物沉积前是否存在基质成分的生物化学或物理化学方面的改变尚不清楚。

4. 骨内压升高　正常情况下，骨内和软组织内的血液循环系统之间保持着一种动平衡，当各种原因引起骨内静脉回流受阻，动脉血流入过多，或关节内压明显上升时，均可引起骨内压升高，进而影响骨组织血液供应，导致关节软骨发生退行性病变。

总之，骨关节炎病因迄今尚未阐明，其发病可能为多因素作用的结果。

四、发病机制

骨关节炎的发病与关节软骨的破坏和修复有关，是外界多种因素对易感个体作用的结果。生物机械学、生物化学、炎症及免疫学因素都参与了骨关节炎的发病过程。

关节软骨是覆盖在滑膜关节表面的薄而光滑且富有弹性的组织，由软骨细胞、胶原、蛋白聚糖和水分组成。其生物功能包括稳定关节，减少摩擦，承受压力和转移负荷至软骨下骨等。软骨细胞是合成软骨基质中的主要成分——胶原和蛋白聚糖。在关节软骨中的胶原主要是Ⅱ型胶原，由它形成交叉的软骨支架；蛋白聚糖是由氨基多糖和蛋白核心加上透明质酸共同组成嗜水性极强的蛋白多糖聚合物，此聚合物存在于交叉的软骨支架中，吸收水分后体积增大，可达原体积的三倍。而软骨中交叉的胶原可限制其吸收过多水分，这种结构使关节软骨具有弹性和硬度。当负荷时，水分从蛋白聚糖内缓慢溢出，使基质抵抗力加强，达到保护软骨的目的。

骨关节炎的生化变化主要是影响软骨基质中Ⅱ型胶原和蛋白多糖这两种成分，表现为软骨细胞不能有效地补充蛋白多糖的降解，使蛋白多糖含量进行性减少和结构变化，包括透明质酸成分减少，亚单位形态变小，蛋白聚糖减少；其他改变有胶原结构损伤、网状基质减少、胶原降解增加、胶原超微结构出现变化、致使胶原纤维支架损伤以及限制蛋白多糖水化的能力下降。由于蛋白多糖的减少和胶原纤维损伤，软骨的弹性和硬度下降，容易出现软骨损伤。

关节过度磨损、过度负荷或负荷不均还可导致软骨细胞释放基质金属蛋白酶、丝氨酸蛋白酶、巯基蛋白酶和羧基蛋白酶，它们分别作用于胶原和蛋白聚糖的各个部位，使软骨基质成分降解破坏。最常涉及的基质金属蛋白酶是胶原酶和基质降解酶。胶原酶作用于胶原纤维，基质降解酶作用于蛋白多糖和胶原，并激活胶原酶原。基质金属蛋白酶的活性受其激活剂和抑制药的调节，正常情况下，基质金属蛋白酶和其特异的组织金属蛋白酶抑制药的产生和代谢保持平衡。软骨中纤溶酶原、白细胞介素—1、白细胞介素—6和肿瘤坏死因子—α可刺激软骨细胞产生大量基质金属蛋白酶，但对组织金属蛋白酶抑制药无影响，使两者之间平衡失调，酶的活性增强并超过抑制药的活性，导致关节软骨进行性破坏。已证实骨关节炎关节软骨组织和滑液中胶原酶和基质降解酶增高，其水平和骨关节炎软骨病变程度有关。丝氨酸蛋白酶和巯基蛋白酶包括胞质素激活物、胞质素系统和组织蛋白酶。组织蛋白酶B能直接导致胶原和糖蛋白的变性引起软骨变性，组织蛋白酶D是最重要的导致基质成分变性的因素，但组织蛋白酶D不能直接引起软骨降解，需要其他因子介导。组织蛋白酶在骨关节炎软骨细胞和滑液中含量较高，可对关节软骨造成严重的损伤。

在骨关节炎中，免疫细胞及免疫递质从各个方面来影响软骨及骨的代谢过程。根据细胞外刺激的不同，软骨细胞可被分别诱导进入基质生成或基质降解的功能过程中，白细胞介素—1和肿瘤坏死因子—α可抑制软骨主要基质成分Ⅱ型胶原和蛋白多糖的合成，促使它们的降解而被称为破坏性因子，胰岛素生长因子—1和转化生长因子—β能促进软骨基质的合成，抑制其降解，故被称为保护性因子。在骨关节炎中，关节软骨及滑液中白细胞介素—1和肿瘤坏死因子—α水平明显升高，关节软骨破坏增加，另一方面，关节滑膜及滑液中胰岛素生长因子—1和转化生长因子—β含量也明显增加，故关节软骨的修复能力增强。因此，细胞因子参与了骨关节炎的关节破坏和修复过程。

五、病理

病变主要累及关节软骨、软骨下骨和滑膜等组织。初期肉眼见正常蓝色半透明的关节软骨局灶性表层变软，呈灰黄色，不透明，多见于负重部位，其后软骨面出现微小裂缝、粗糙、糜烂，逐渐形成溃疡，溃疡的大小、形态不一，溃疡及其修复后形成的暗白色无光泽的瘢痕使软骨面凹凸不平。随着病情的进展，溃疡向深部扩展，可达骨质，受累范围广泛者软骨可全部脱失，暴露软骨下骨质。镜下所见包括：①在软骨表面裂缝附近可见较多的软骨细胞，后期细胞溶解而数目减少。②局灶性软骨基质黏膜样变，软骨基质肿胀，苏木素染色增强或减弱。③软骨基质沿胶原纤维走向撕裂，在表面与软骨表面平行，在深部与软骨面垂直。④溃疡面可由结缔组织或修复的纤维软骨组织覆盖，同时有新生血管侵入软骨内，关节软骨渐进性结构紊乱和变性，软骨细胞死亡，丧失正常的空间排列，最终以全层软骨消失为特殊表现。

骨关节炎骨质的其他改变表现为：①软骨下骨的增厚和硬化，血管扩张充血，骨细胞数量增多，形成较多宽阔而不规则的致密板层骨。②关节边缘骨赘形成，骨赘可突入关节腔或位于关节囊和韧带附着处。③关节附近骨囊肿，为多发性，内容物不一，有蛋白性黏稠物、胶状物质和关节软骨碎片等，周围为纤维组织或骨质包绕，囊肿可与关节腔相连。

骨关节炎滑膜的改变为滑膜充血及血管增生或局灶性出血，有炎细胞浸润和广泛的纤维化，滑膜绒毛增厚，其内可有破碎的软骨和骨质；并可引起异物巨细胞反应。

六、临床表现

主要症状为关节疼痛，常发生于晨间，活动后疼痛反而减轻，但如活动过多，疼痛又可加重。另一症状是关节僵硬，常出现在早晨起床时或白天关节长时间保持一定体位后。检查受累关节可见关节肿胀、压痛，活动时有摩擦感或"咔嗒"声，病情严重者可有肌肉萎缩及关节畸形。

（一）症状

关节疼痛为最主要的症状，早期关节活动时出现疼痛、酸胀、不适，休息可以减轻或消失。初期昼重夜轻，为轻度至中度，间歇性疼痛。随后疼痛逐渐加重，呈持续性，夜间可痛醒。受累关节作被动活动可诱发疼痛，由于软骨无神经支配，疼痛主要由其他关节结构受累引起。关节内疼痛的来源包括边缘骨增生导致软骨下骨压力升高，骨小梁的显微骨折，关节内韧带退行性病变，关节囊性扩张以及滑膜绒毛的研磨。继发性的滑膜炎在骨关节炎关节疼痛中发挥重要作用。关节疼痛和僵硬的症状与天气变化密切相关。

另一种常见症状为缓慢发生的活动受限。早期常较轻微，即关节从静止到活动有一段不灵活的时间，如在晨起或久坐后感觉关节活动不灵便，站立行走，需站立片刻并缓慢活动一会儿才能迈步等，称为关节胶化现象（articulargelling）。随着病情进展，症状逐渐加重，受累关节活动范围减小以至固定于某一姿势。活动受限通常与骨赘形成、软骨严重丧失导致关节表面不规整或关节周围肌肉痉挛及挛缩有关。另外，还可出现关节活动时的"绞锁现象"（可因关节内的游离体或漂浮的关节软骨碎片所致）。如出现关节活动度过大提示关节不稳定，可因关节周围肌无力和关节本体感觉异常引起，这会促进骨性关节炎的发展。

还可出现功能障碍，表现为骨关节炎关节不稳定，活动受限。膝关节或髋关节不稳定表现为行走时失平衡，下蹲、下楼无力，不能持重等，其原因往往是关节面不对称及不吻合。负重关节受累将导致关节在活动过程中突然打软。

晨僵（mOTningstiffness）时间较短，一般持续5～15min，不超过30min。

（二）体征

骨关节炎患者的体征较多，且与病情的严重程度、疾病所处的阶段和受累的关节有关。

在早期阶段，一般不易出现关节压痛，一旦出现，定位也较为分散。在以滑膜炎为主要表现时，关节压痛的范围更为广泛。在没有关节压痛存在的情况下，被动活动时关节疼痛是主要特征。

关节肥大或肿胀可由关节积液、滑囊增厚、软骨及骨边缘增生而致。后期呈骨性肥大，部分患者可扪及骨赘，偶伴半脱位。急性炎症发作时可表现局部关节肿、热、痛及压痛，一般持续1～7天，休息后消失。

在手、趾和膝关节可以触及无症状的骨凸出物。手远端指间关节背面的骨性突出物称为Heberden结节。手近端指间关节背面的骨性突出物称为Bouchard结节。手部多个结节及近端和远端指间关节水平样弯曲形成蛇样畸形。由于大鱼际肌萎缩，第一掌骨底部骨质增生隆起，第一掌腕关节半脱位而形成方形手。远端指间关节的屈曲和外偏也较为常见，应该注意到其他类型关节炎中指间关节外偏并不常见。在指间关节背侧经常出现小的明胶样囊肿，通常无症状，但是在某些患者中这些囊肿可能会产生疼痛并伴有炎症。还有继发性膝内翻或外翻畸形、踇外翻畸形等。以上是典型骨关节炎的畸形。

关节活动时摩擦音既可能是患者的主诉，又可能在体检时触诊发现或者听到。摩擦音也称为摩擦感、咿扎音、骨响声，多见于大关节，关节活动时出现，一般是由关节表面粗糙不平引起。粗糙的摩擦音是关节软骨损伤，关节表面不平，骨表面裸露的表现。

可出现关节活动受限和固定畸形，致使持物、行走和下蹲困难。关节活动受限主要因为关节表面不平整、肌肉痉挛和挛缩、关节囊挛缩或者骨赘、游离体导致的活动阻滞所致。晚期骨关节炎由于软骨丢失、关节软骨下骨质陷陷、囊肿形成和骨的过度生长而出现关节畸形或者半脱位。疾病长期处于此状态时将导致肌肉萎缩。关节纤维性强直或者骨性强直导致的关节活动完全受限很少见。

极少数患者可发热，但体温多在38℃以下。

（三）好发部位

负重和易被磨损的关节较多受累，各部位骨关节炎表现如下：

1. 手　临床以远端指间关节、近端指间关节和第一腕掌关节的疼痛、压痛、骨性隆起或肥大，关节肿胀或积液、晨僵、功能障碍或畸形为特点。关节疼痛为最主要的症状，呈隐匿发作，缓慢进展。早期仅在活动初时疼痛，活动后疼痛可减轻，休息后疼痛可缓解；后期疼痛为持续性，病情严重者，即使在休息时亦痛，常伴有夜间痛。晨僵时间较短，一般持续5～15min，不超过30min。具有特征性的改变是Heberden结节和Bouchard结节。一般来说，Heberden结节生长缓慢，需数月至数年的时间，可以很多年没有或者仅有轻度疼痛；也有生长迅速者，常伴有炎症改变，如局部红肿，疼痛和压痛。许多患者主诉感觉异常和灵巧性丧失。在指间关节背侧经常出现小的明胶样囊肿，通常无症状，但是在某些患者这些囊肿可能会产生疼痛并伴有炎症。手部的多个结节及近端及远端指间关节水平样弯曲形成蛇样畸形。

第一腕掌关节受累常常隐袭起病、缓慢进展，腕关节或者拇指基底疼痛，掌腕背侧肿胀和舟状骨压痛。第一掌骨底部骨质增生、隆起及肥大，使手部呈方形手外观。

2. 腰椎　腰椎是骨关节炎的好发部位，以第3、4腰椎最常受累，引起腰椎及腰部软组织酸痛、胀痛、僵硬与疲乏感，弯腰受限，严重者压迫坐骨神经，引起放射性下肢剧烈灼痛、麻痛、抽痛、活动受限，压迫马尾神经可引起括约肌功能障碍，压迫脊髓可引起截瘫。

关节症状与病理表现的严重程度与X线改变并无相关。尽管90%的40岁以下的患者的负重关节中具有退行性关节炎改变，但是在大多数患者中缺少相关的临床症状。晨僵与骨关节炎的X线表现缺乏关联，仅有30%具有骨关节炎X线表现的患者主诉关节疼痛。但是，仍有一些研究显示X线表现与临床症状相关。关节症状和影像学异常表现之间相互关系的研究结论的差异，应该归因于X线上对关节病变的定义存在不同所致。例如，骨赘和软骨结构性丢失是退行性关节疾病的典型表现。但是对髋膝关节的研究表明，骨赘的存在并不能提示以后该关节将出现骨关节炎的其他结构性改变，例如关节间隙变窄、软骨下骨囊肿和骨质象牙样改变（eburnation）。而且骨赘的临床症状与客观的影像学和病理学改变也不一致。

骨关节炎的临床表现，无论是外周关节还是脊柱关节，既可能是持续的，也可能是间断的，疾病的进展也并不完全一致，并非所有患者都表现逐渐恶化；部分患者也可以有病情改善和关节间隙的恢复。

3. 膝关节　疼痛为最主要的症状。关节疼痛缓慢进展，早期仅在主动或者被动活动时诱发关节疼痛，休息时疼痛缓解；长距离行走、剧烈运动、受凉或阴雨天气时加重；长时间不活动后关节僵硬。膝关节不稳定表现为双膝发软、无力，易摔倒，下楼梯困难，不能持重，出现明显的关节胶化现象。关节活动时有骨响声及摩擦音。触诊可以感知不规则外形的硬性骨赘。后期疼痛呈持续性，为轻、中度钝痛。膝关节较其他关节更容易发生滑膜炎和关节肿胀，可有主动活动和被动活动受限。疾病晚期可见股四头肌萎缩。膝关节内侧或外侧间隙病变导致继发性膝内翻或外翻，侧韧带病变导致关节半脱位。关节生物力学的异常和失稳定常常由于内侧或者外侧副韧带的松弛而加重。

4. 足　以第一跖趾关节最常见，因穿紧鞋或高跟鞋而加重。局部关节外形不规则，有局部结节和压痛，随后第一趾外翻畸形，活动受限。部分可呈急性发作，关节红、肿、热、痛、压痛，类似痛风表现，但疼痛程度较痛风轻。

5. 颈椎　常出现颈椎局部疼痛、压痛、活动受限，少数可引起头颈或肩部疼痛。当椎间盘、椎体及小关节骨质增生明显时，可压迫椎动脉引起椎基底动脉供血不足或脑梗死，导致眩晕、复视、视野缺失、梅尼埃病和共济失调。当椎间孔狭窄压迫神经时，可出现上肢麻木、浅感觉异常或疼痛、活动障碍。当椎体骨质增生导致椎管狭窄或颈椎脱位压迫脊椎时，可引起偏瘫、截瘫、呼吸及吞咽困难，甚至危及生命。

6. 髋　髋关节骨关节炎常常导致隐痛，随后发生跛行。真正的髋关节疼痛常常沿腹股沟分布或者位于大腿内侧。有时髋关节疼痛还会放射到臀部或者沿坐骨神经分布区域分布，或者沿闭孔神经分支放射到膝关节。一些患者的膝关节痛很明显，常常忽略了疼痛的真正来源——髋关节疾病的存在。常常出现关节僵硬，在早晨起床或者关节不活动后尤为明显，活动后稍有缓解。关节检查常常表现早期关节活动受限。典型者大腿处于屈曲、外旋、外展位，患者常常表现拖曳步态。患肢常表现明显的功能性短缩，髋关节活动受限导致坐下或者由坐位起立时困难。可一侧或双侧髋关节内旋和伸直活动受限，严重时髋部运动丧失，"4"字试验阳性，直腿抬高试验阳性。

（四）骨关节炎特殊类型

1. 原发性全身性骨关节炎　多见于中年女性，可累及全身多个关节，包括远端和近端指间关节、第一腕掌关节、膝、髋、跖趾关节和脊椎各个部位，在慢性病程中常有急性发作，血沉轻度增快，类风湿因子阴性。X线改变常较临床表现明显。

2. 侵蚀性炎症性骨关节炎　主要累及手部关节，如远端和近端指间关节及腕掌关节，反复急性发作最终导致关节畸形和强直。X线表现为关节糜烂、骨性强直。滑膜检查显示增生性滑膜炎，而关节局部症状常较轻。

3. 特发性骨肥厚症　本病症状不重，可有腰背部僵硬、运动受限、疼痛、手指麻木、吞咽困难，多见于老年男性，常有家族史。X线表现为脊椎椎体前面、侧面出现骨化，附近骨赘可连接骨化桥，具有特征性，小关节及椎间盘不受累。

4. 后纵韧带钙化症　多见于中年男性，后纵韧带钙化可引起椎体移位及脊椎曲度改变，还可出现椎间盘病变及椎管狭窄等。

5. 髌骨软化症　以髌骨软化为特点，表现为髌骨周围疼痛，活动时加剧，下楼困难，双膝无力，屈膝可出现疼痛。

七、实验室检查

（一）生化检查

近年人们在积极寻找特异性生化指标用于诊断和监测骨关节炎。羟基赖氨酸吡啶酚（hydroxylysylpyridinoline）和去氧赖氨酸吡啶酚（deoxylysylpyridinoline）被认为是软骨破坏的直接标记物。二者的水平高低和骨关节炎疾病活动相关，骨关节炎活动时尿中二者水平明显增高。在尿羟赖氨酸吡啶酚升高的同时伴有血沉增快和IgG升高。Ⅱ型胶原也被作为软骨破坏的标记。血清硫酸角蛋白（keratansulphate）作为软骨代谢的标记，间接反映软骨合成情况。骨关节炎活动时血清硫酸角蛋白水平增高，血清透明质酸水平增高，滑液中透明质酸水平降低，层粘连蛋白（laminin）的水平轻度升高，滑液透明质酸和血清透明质酸的比值大小与骨关节炎病变程度和范围相关。

骨关节炎患者血常规、类风湿因子和抗核抗体一般正常，大多数血沉正常，在疾病活动时可轻度至中度增快，C反应蛋白、血清淀粉样蛋白A（serumamyloidA）、α—酸性黏蛋白和触珠蛋白等急性时相反应蛋白增高，提示组织损伤和破坏，间接反映了白细胞介素—1、肿瘤坏死因子—α和白细胞介素—6的合成增加。转铁蛋白作为一种负急性时相反应蛋白轻度下降，以上指标和血沉相关性良好。随关节炎症程度变化，部分患者血清免疫球蛋白、血清免疫复合物和白细胞介素—2受体增高。

滑液检查呈轻度炎性改变，滑液量增高，一般呈淡黄色、透明，时有浑浊和血性渗出，黏度多降低，约50%的患者显示黏蛋白凝固不良。白细胞总数轻度升高，多在8.0×10^9/L以下，分类以中性多叶核细胞为主，其白细胞总数高于正常，而低于类风湿关节炎患者，滑液中乳酸脱氢酶、胶原酶、白细胞介素—1和前列腺素水平增高。

（二）影像学检查

1. 超声波检查　超声波检查可以发现关节软骨的变化。如软骨低回声带模糊、消失，半月板撕裂、变性，髌腱炎，肌腱炎。关节间隙不对称性狭窄、变形，骨赘形成，关节面下囊性变，腘窝囊肿，髌上囊肿和滑膜增厚，早期超声检查较X线灵敏。

2. X线检查　骨关节炎早期软骨变性，X线平片可能显示不出，随后X线表现为：①关节间隙狭窄，宽度不均匀，但未形成骨化性强直。②软骨下骨板粗糙、密度不均，增生、硬化，骨性关节面下囊肿，呈圆形或卵圆形，周边可有硬化或不规则透明区，多发生于软骨病变最严重的部位，也可发生于关节附近，以髋关节为主，当囊性骨质疏松塌陷时可引起关节变形。③关节面增大，关节面边角锐利，形成骨化刺或唇样突起，部分在椎体连接形成骨化桥。晚期上述表现明显，并且出现关节半脱位及关节游离体等。各关节 X 线表现有自己的特点。

3. 磁共振成像检查　在骨质改变方面，磁共振成像和 X 线平片均能显示骨关节炎病变，但前者更清晰。在骨关节炎骨质未出现病变之前，磁共振成像可以显示关节软骨、韧带、半月板及关节腔积液等病变情况，如：关节软骨病变，膝交叉韧带松弛变细，半月板变性、撕裂，滑囊和纤维囊病变等。

八、诊断

骨关节炎一般依据临床表现和 X 线检查，并排除其他炎症性关节疾病而诊断。但在 X 线呈现典型骨关节炎表现之前，关节软骨已出现肉眼可见的损伤和关节周边骨质增生，因此美国风湿病学会提出膝、髋、手骨关节炎的分类标准（见表 23-1 至表 23-3），可根据临床表现或 X 线表现进行诊断。

表 2-23-1　膝骨关节炎诊断标准

1. 临床标准	2. 临床加放射学标准
（1）一个月来大多数日子膝痛	（1）一个月来大多数日子膝痛
（2）关节活动时骨响声	（2）X 线片示关节边缘骨赘
（3）晨僵＜30 分钟	（3）关节液检查符合骨关节炎
（4）年龄≥38 岁	（4）年龄≥40 岁
（5）膝检查示骨性肥大	（5）晨僵≤30 分钟
注：具备以上（1）、（2）、（3）、（4）或（1）、（2）、（5）或（1）、（4）、（5）可诊断膝骨关节炎	（6）关节活动时骨响声
	注：具备以上（1）、（2）或（1）、（3）、（5）、（6）可诊断膝骨关节炎

表 23-2　髋骨关节炎诊断标准

1. 临床标准	2. 临床加放射学标准
（1）一个月来大多数日子髋痛 （2）髋关节内旋＜15° （3）髋关节内旋＞15° （4）血沉在 45mm/h （5）血沉未查，髋屈曲在 115° （6）晨僵≤60 分钟 （7）年龄＞50 岁 注：具备以上（1）、（2）、（4）或（1）、（2）、（5）或（1）、（3）、（6）、（7）可诊断髋骨关节炎	（1）一个月来大多数日子髋痛 （2）血沉≤20mm/h （3）X 线示股骨头和（或）髋白骨赘炎 （4）X 线示髋关节间隙狭窄 注：具备以上（1）、（2）、（3）或（1）、（2）、（4）或（1）、（3）、（4）可诊断髋骨关节炎

表 23-3 手骨关节炎诊断标准

1. 一个月来大多数日子手痛、发酸、晨僵
2. 双侧第 2、3 指远端和近端指间关节及第 1 腕掌关节这 10 个指定的指关节中 2 个或 2 个以上关节出现硬性组织肥大
3. 指关节肿胀不多于 2 个
4. 一个以上远端指间关节肿胀
5. 以上 10 个指定的指关节中 1 个或 1 个以上关节畸形
注：具备以上 1、2、3、4 或 1、2、3、5 可诊断手骨关节炎

骨关节炎诊断中重要的是寻找关节软骨变性、破坏及丧失和关节软骨及软骨下骨边缘骨赘形成的依据。分析骨关节炎分类标准，如膝骨关节炎的临床加放射学标准中第 2 条骨赘形成和第 6 条骨摩擦音均表示出现关节软骨变性、破坏及丧失和关节软骨及软骨下骨边缘骨赘形成。如果不具备以上条件，即缺乏关节软骨损伤和骨赘形成的依据，即使具备所有其他条件都不能诊断为骨关节炎。第 1 条一个月来大多数时间有膝痛和表 23-1 右列第 3 条关节液检查符合骨关节炎主要提示有关节炎症，第 5 条强调了骨关节炎特有的临床表现，可以与类风湿关节炎相鉴别。第 4 条体现年龄因素在骨关节炎中的作用，结合其他指标，对诊断很有帮助。总之，这 6 条标准是相辅相成的，必须结合应用。以此类推，在膝骨关节炎临床诊断标准中，第 2 条有骨摩擦音和第 5 条有骨性膨大十分重要，它们也提示有关节软骨变性、破坏及丧失和关节软骨及软骨下骨边缘骨赘形成，在骨关节炎的诊断中是必不可少的。对于髋骨关节炎和手骨关节炎的诊断标准来讲，反映软骨损伤和骨赘形成的指标也非常重要。例如在髋骨关节炎临床、实验室和放射学标准中的第 2 条 X 线片有骨赘形成和第 4 条 X 线片髋关节间隙狭窄均反映了骨赘形成以致关节活动受限的问题，而其他条目则主要表现关节炎症和骨关节炎的重要影响因素——年龄的情况。也就是说，只有在软骨损伤和骨赘形成的前提下，加上年龄及表现关节炎症的指标，骨关节炎的诊断才能成立。

九、鉴别诊断

典型的骨关节炎诊断比较简单，年龄偏大的患者出现关节疼痛，休息后缓解，短暂晨僵，特异性关节变粗，有摩擦音；X 线表现为关节间隙变窄，软骨下骨硬化和骨囊肿及骨赘形成；在排除其他关节疾病以后，可考虑为骨关节炎。但对于不典型骨关节炎需与类风湿关节炎、强直性脊柱炎、风湿性关节炎、痛风和感染性关节炎等鉴别。

（一）痛风

男性多见，表现为发作性关节红、肿、热、痛，多于夜间发作，往往于 24h 内达高峰，受累关节以下肢为主，为单关节或寡关节炎，常见于第一跖趾关节，具有自限性，血尿酸水平增高，久病者 X 线检查受累关节可见穿凿样损害。血尿酸增高有助于痛风的诊断。

（二）感染性关节炎

多为单关节损害，受累关节红、肿、热、痛，常有关节积液，关节液白细胞总数大于 100×10^9/L，以中性粒细胞居多，关节液培养有微生物生长，可伴有发热等全身症状。关节液培养阳性可确立诊断。

（三）类风湿关节炎

多见于生育期女性，多关节肿痛以掌指关节、腕关节和近端指间关节受累为主，极少累及远端指间关节，呈对称性，晨僵时间较长，多长于1小时，类风湿因子阳性，X线提示软组织肿胀、近骨端骨质疏松、关节间隙狭窄、囊性变、半脱位和强直。以上表现有助于类风湿关节炎的诊断。而原发性骨关节炎经常累及手指的远端指间关节、手的第一腕掌关节、髋关节、膝节、第一跖趾关节、颈椎和腰椎。在原发性骨关节炎中，往往很少累及掌指关节、腕关节、肘关节和肩关节。

（四）强直性脊柱炎

多发于15～30岁男性青壮年。发病缓慢，间歇疼痛，多关节受累。脊柱活动受限，关节畸形，有晨僵。X线检查骶髂关节间隙狭窄模糊，脊柱韧带钙化，呈竹节状改变。实验室检查血沉增快或正常，HLA—B27为阳性。类风湿因子多属阴性。

十、治疗

骨关节炎治疗是综合性治疗，包括非药物治疗、药物治疗和外科治疗等。

（一）药物治疗

目前，将治疗骨关节炎的药物分为两大类：非特异性药物和特异性药物。

治疗骨关节炎的非特异性药物包括：解热镇痛药、非甾体抗感染药、糖皮质激素和麻醉性镇痛药。治疗骨关节炎的特异性药物又称为治疗骨关节炎的慢作用药物，分为：①改善症状的药物：用药一段时间后，可改善骨关节症状，抑制疼痛和组织因子的释放阻断病程进展，包括硫酸氨基葡萄糖、双醋瑞因、硫酸软骨素和透明质酸。②改善结构的药物：可延缓或逆转关节软骨的损伤，恢复正常的软骨，用适当的影像学方法可观察到关节结构改变的药物。

1. 治疗骨关节炎的非特异性药物 此类药物能较快地镇痛和改善症状，但对骨关节炎的基本病变结构不产生影响。

（1）麻醉性镇痛药物 麻醉性镇痛药物包括人工合成的曲马多、右旋丙氧酚（dextropropoxyphene）和可待因等，适用于有中重度疼痛及对非甾体抗感染药有禁忌证如肾功能不全或对以上口服药物无效的骨关节炎患者。曲马多既有对中枢神经的鸦片样作用，也可轻度抑制去甲肾上腺素和5—羟色胺的重摄取，可经口、直肠或肠道外给药，推荐的平均有效剂量为200～300mg/d，分4次给药，单独使用或与右旋丙氧酚合用。作用特点是吸收快，镇痛作用较强，与布洛芬相同，呼吸抑制弱，但恶心、呕吐、眩晕、困倦和便秘发生率较高。为减少其不良反应，应以低剂量开始治疗，如25mg/d，以后逐渐增加剂量。

右旋丙氧酚和可待因为口服给药，因有一定成瘾性，一般不单独使用，常与非甾体抗感染药和（或）对乙酰氨基酚合用。有研究显示右旋丙氧酚180mg/d与对乙酰氨基酚2.0g/d合用疗效优于可待因180mg/d和对乙酰氨基酚3.0g/d。对乙酰氨基酚与可待因联合治疗的患者中有1/3出现恶心、呕吐、腹泻或便秘而终止治疗。因此，除个别病情特别严重、症状难以控制者外，一般不主张使用可待因。

（2）解热镇痛药：研究表明有关节疼痛和无关节疼痛的骨关节炎患者软骨损伤和滑膜炎症的严重性先明显差别，提示滑膜炎并非是引起骨关节炎关节疼痛的唯一原因，其他因素如骨内压增加、软骨下微骨折、骨赘形成、肌肉痉挛和韧带牵拉等也可引起关节疼痛。甚至有人认为引起关节疼痛的大多数原因并非来自滑膜炎症,故目前认为短期使用无抗感染作用的止痛药物应作为骨关节炎的首选药物。临床上多项有关止痛剂和非甾体抗感染药的对比研究显示两者的止痛作用无显著差别,而止痛剂的胃肠道不良反应较少。

对乙酰氨基酚(扑热息痛)有良好的镇痛和解热作用。其作用机制尚不清楚,但最近的研究发现它可能是通过选择性抑制环氧化酶—3来发挥作用的。本品不影响前列腺素的合成,故避免了令人担忧的非甾体抗感染药对肾脏和胃肠道的不良反应,尤其是在老年患者的不良反应,对儿童、妊娠和哺乳妇女也较安全。由于本品具有经济、有效和不良反应少的特点,因此2000年美国风湿病学会推荐它作为髋和膝骨关节炎的初始治疗药物。对于轻中度疼痛的骨关节炎患者,可应用对乙酰氨基酚0.3~0.6g,每日2~3次,每日剂量不应超过4g,不宜长期使用。如疗效不佳,可配合局部涂抹止痛药或改用及加用非甾体抗感染药。虽然对乙酰氨基酚是一种最安全的止痛药物,但临床上也会出现一些不良反应。最近的研究强调它能延长华法林的半衰期,故应监测凝血酶原时间,对肝病患者应慎用,同时应避免用于长期酗酒者,以减少肝损害的危险性。同时不要空腹服用,研究发现空腹服用对乙酰氨基酚4g/d发生肝毒性的比例甚至比酗酒者更多。

(3)非甾体抗感染药:非甾体抗感染药是指一大类不含皮质激素,而具有抗感染、止痛和解热作用的药物。

非甾体抗感染药是骨关节炎的重要的症状性治疗药物,它对骨关节炎的炎性表现如关节疼痛、肿胀、积液及活动受限有较好的治疗作用。临床上适用于对乙酰氨基酚无效、有关节炎症的中重度骨关节炎。可选用选择性COX—2抑制药或非选择性非甾体抗感染药+米索前列醇或质子泵抑制药。

非甾体抗感染药的使用原则:①剂量个体化,应明确即使按体重给药,仍可因个体差异而使血中药物浓度各不相同。应结合临床对不同患者选择不同剂量。老年人宜用半衰期短的药物。②中、小剂量非甾体抗感染药有退热止痛作用,而大剂量才有抗感染作用。③通常选用一种非甾体抗感染药,在足量使用2~3周后无效,则更换另一种,待有效后再逐渐减量。④不推荐同时使用两种非甾体抗感染药,因为疗效不增加,而不良反应增加。⑤在选用一系列非甾体抗感染药后,如未出现有突出疗效,可选用便宜和安全的药物。⑥有2~3种胃肠道危险因素存在时,应加用预防溃疡病的药物。⑦具有一种肾脏危险因素时,选用合适的非甾体抗感染药(如舒林酸),有两种以上肾脏危险因素时,避免使用非甾体抗感染药。⑧用非甾体抗感染药时,注意与其他药物的相互作用,如β受体阻断药可降低非甾体抗感染药药效;应用抗凝剂时,避免同时服用阿司匹林;与洋地黄合用时,应注意防止洋地黄中毒。

非甾体抗感染药的胃肠道不良反应及其防治:非甾类抗感染药物的胃肠道不良反应主要表现为胃、十二指肠溃疡引起的上消化道出血。据美国FDA统计,服用非甾体抗感染药3个月的患者,胃肠道溃疡、出血和穿孔的发生率为1%~2%,服用1年的患者则发生率在2%~5%。胃肠道不良反应的防治包括:①药物的使用:非甾体抗感染药的胃肠道不良反应与剂量成线性关系,与用药持续时间成几何关系。②与抗溃疡药的并用:研究表明抗酸药,如水杨酸铋、组胺受体阻滞药、前列腺素类似物及硫糖铝等都对黏膜有保护作用。③非甾体抗感染药服用者并发溃疡的危险因素有年龄大于60岁,酗酒或吸烟,溃疡病史或幽门螺杆菌感染,合用皮质类固醇激素或合用抗凝药物，应用大剂量或多种非甾体抗感染药。具有两种以上因素的患者，溃疡发生率为普通人群的2～3倍。老年人中发生有生命危险的胃、十二指肠穿孔和出血者比例高。对同时有2～3种危险因素为高危者，在服用非甾体抗感染药时为防止出血、穿孔，要用预防药物，并严格掌握非甾体抗感染药的适应证。

非甾体抗感染药的肾脏不良反应及其防治：非甾体抗感染药对肾脏不良反应的机制在于肾脏灌注和肾小球滤过率的下降。前列腺素E_2、前列腺素12可以扩张血管，抑制肾小管对血管紧张素的反应，维持肾血流量。非甾体抗感染药抑制前列腺素合成，使得肾灌注不能得以维持，可发生轻微的水钠潴留、高血钾，甚至急性肾脏功能不全、间质性肾炎及肾坏死等。

有以下一些危险因素者易发生肾脏不良反应：①年龄大于60岁。②动脉硬化或同时服用利尿剂者。③血肌酐＞177.8μmol/L，肾功能下降者。④肾低灌注：如低钠、低血压、肝硬化、肾病综合征、充血性心力衰竭、使用利尿剂等。在没有明确的危险因素存在时，非甾体抗感染药对肾脏的不良反应很小。相对而言，舒林酸比其他非甾体抗感染药对肾脏的不良反应小一些，可用于肾功能轻度损害的患者。也有人认为当存在肾脏危险因素时，应避免使用所有非甾体抗感染药。

其他不良反应及其防治：非甾体抗感染药主要毒性反应除胃肠道和肾脏方面外，尚有中枢神经系统、血液系统、皮肤和肝脏等不良反应，这些不良反应的发生常与剂量有关。少数患者发生过敏反应，如风疹、过敏性鼻炎、哮喘，这与剂量无关。常见的中枢神经症状有嗜睡、神志恍惚、精神忧郁等。对正在抗凝治疗的患者应避免使用非甾体抗感染药，因非甾体抗感染药与血浆蛋白结合可替代华法林与蛋白结合的位点，从而增加华法林的抗凝效应。手术前2周应停用阿司匹林，在必须使用非甾体抗感染药时，可选用布洛芬、托美丁等，因它们在24h内完全排出，且对血小板的凝集作用很小。非甾体抗感染药对肝脏的毒性作用较小，15%的患者服用非甾体抗感染药后可有血清转氨酶水平升高，胆红素增多，凝血活酶时间延长，但严重的肝功损害少见，停药后可恢复正常。其他可发生粒细胞缺乏、恶性贫血等。

(4) 辣椒辣素：辣椒辣素是从干辣胡椒中提取的局部止痛剂。与非甾体抗感染药抑制环氧化酶的机制不同，它能刺激外周神经中的P物质（一种能使血管扩张的神经肽）释放，使神经元P物质总量减少，以致从外周神经进入较深结构如关节的神经分支的P物质明显减少，从而发挥止痛作用。近期的试验研究还显示，辣椒辣素还有抗感染作用，它可明显抑制早期骨关节炎关节中炎性递质肿瘤坏死因子—α的产生。每天局部涂抹3～4次，2～3天后有较好的疗效，最大疗效在第3～4周出现。本品不良反应少，使用部位可有短暂的烧灼、刺痛感或潮红，一般治疗10d后自然消失。

(5) 糖皮质激素：糖皮质激素可抑制滑膜组织合成白细胞介素—1β和肿瘤坏死因子—α，具有较强的抗感染作用，可降低滑膜的通透性而发挥止痛作用。此外，激素还可阻断基质金属蛋白酶的合成和激活，对软骨代谢有一定作用。糖皮质激素不是治疗骨关节炎的基本药物，骨关节炎患者不宜全身用药，只适用于骨关节炎患者对其他治疗无效时，关节有急性炎症表现及关节周围滑囊炎、肌腱炎等可给予关节腔内或病变部位局部注射。由于此类制剂掩盖疼痛而使关节使用过度，或因药物对软骨的直接损害作用而加重关节的破坏，故慎用于负重关节。注射本身也可损伤软骨，因此不宜反复使用。同一部位两次注射间隔时间至少在1个月以上，每个关节1年内注射不超过3次。病变部位局部注射者间隔时间可缩短。此类药物可单独使用，或与口服止痛药或非甾体抗感染药同时使用。

关节腔注射的药物有得宝松（diprospan），是由高溶解性的倍他米松磷酸钠和低溶解性的二丙酸倍他米松混合而成的混悬液。对于不易控制的关节炎症，可考虑关节腔注射，一般大关节0.5～1mL，中小关节0.25～0.5mL，可缓解疼痛及僵硬的症状，疗效可持续4周左右。利美达松（limethason）每支含地塞米松棕榈酸盐4mg，地塞米松棕榈酸酯在体内经脂酶缓慢水解生成活性代谢产物地塞米松，产生持久的抗感染作用。具有用量少、作用持久的优点。1mL相当于地塞米松2.5mg。关节腔注射，0.25～1mL，此类型为缓释剂，注射1次疗效可持续2～4周左右。

2. 治疗骨关节炎的特异性药物

(1) 氨基葡萄糖　氨基葡萄糖是由硫酸角质素和透明质酸组成的氨基己糖成分。氨基葡萄糖是软骨基质及滑液的多种聚氨基葡萄糖的主要成分，在关节软骨及关节组织中具有多种药理学作用。外源性硫酸氨基葡萄糖可选择性地作用于关节软骨和骨，刺激软骨细胞产生有正常多聚体结构的蛋白多糖和透明质酸，补充软骨基质的丢失成分，反馈性促进软骨细胞功能，抑制胶原酶和磷脂酶A_2对关节软骨的破坏，防止损伤细胞产生超氧化物自由基，并可抑制基质金属蛋白酶的表达，从而促进软骨的修复，防止非甾体抗感染药和糖皮质激素对软骨的损害，抑制炎症过程，延缓骨关节炎的发展，缓解疼痛，改善关节活动。

硫酸氨基葡萄糖是氨基单糖氨基葡萄糖的硫酸衍生物。该品的硫酸部分在蛋白聚糖的合成中起重要作用。多数临床试验结果显示硫酸氨基葡萄糖具有肯定的症状改善作用，能延缓骨关节炎的关节结构改变，硫酸氨基葡萄糖被认为是第一个改变骨关节炎结构的慢作用药物。本品口服易吸收，0.25～0.5g，1天3次，连服4～12周，治疗2周后症状改善，对硫酸氨基葡萄糖过敏者禁用。间隔半年左右可重复一个疗程。近几年，国外报道有连续使用本品达3年可使软骨早期病变得以修复的报道。因葡糖胺发挥疗效较慢，有人建议在开始服用的前2周内，同时服用一种非甾体抗感染药。

氨基葡萄糖的安全性较好，无明显不良反应。主要是轻度恶心、便秘和嗜睡。与其他药物如抗生素或抗抑郁药并用均无相互作用。氨基葡萄糖还有盐酸盐和胂化氢等类型。

(2) 透明质酸：透明质酸是关节液的主要成分，也见于关节软骨，主要位于蛋白聚糖之连接处。关节中的透明质酸主要由滑膜细胞及单核吞噬细胞合成，分布于软骨和关节液中，具有保护、减震和润滑关节、限制炎症细胞和炎症递质扩散的作用，维持滑膜细胞和胶原纤维支架的稳定。滑液中的黏弹性在20岁以后逐渐降低，关节腔内注射透明质酸，具有抗缓激肽和抗蛋白酶活性的作用，恢复关节组织黏弹性，减轻滑膜炎症和改善关节功能的作用。本品适用于对非药物性治疗和止痛剂无效的骨关节炎，尤适用于对非甾体抗感染药有禁忌证、疗效不佳或有不良反应者。对晚期患者或关节腔大量积液及过度肥胖者疗效较差。有人认为透明质酸溶液的黏弹性及分子屏蔽作用的大小与透明质酸的分子量及浓度有关。当透明质酸的分子量下降时其黏弹性及分子屏蔽作用也下降。也有人认为尚未显示因透明质酸分子量的不同而临床疗效不一样。透明质酸的治疗作用主要表现为关节疼痛缓解、活动度增加及滑膜炎症消退。目前国内透明质酸产品有玻璃酸钠注射液，2mL，关节腔注射，每周1次，共5次。进口产品有欣维可

(synvisc, hyaluronate)，2mL，关节腔注射，每周1次，3次为一个疗程。负重关节注射后前两天宜控制活动，以免药物渗出关节囊，引起局部肿痛。作用一般出现于治疗后1周内，维持时间可长达6个月或更长时间。临床研究发现，注射一个疗程的透明质酸的疼痛缓解程度与口服非甾体抗感染药相似，优于关节内注射激素或与之相当。不良反应轻微，仅有短暂的注射部位轻中度疼痛，偶有一过性轻度或明显的关节疼痛和肿胀。

(3) 硫酸软骨素：有研究认为硫酸软骨素是软骨基质及滑液的多种聚氨基葡萄糖的主要成分，在关节软骨及关节组织中具有多种生理学作用。可刺激蛋白多糖的合成和软骨细胞的生长，抑制软骨中多种蛋白酶的活性，促进软骨细胞的生长。但也有研究认为其对骨关节炎无治疗作用。在美国作为食品应用，常规服用剂量是1200mg，每日1次，长期服用。

(4) 双醋瑞因：双醋瑞因是一种新的白细胞介素—1抑制药，属蒽醌类大黄属二乙酰衍生物，化学名为二乙酰二氢蒽羧酸。双醋瑞因及其代谢产物大黄酸可抑制白细胞介素—1家族中降解性细胞因子（尤其是白细胞介素—1β）和白细胞介素—1受体拮抗剂的合成与活性。还同时抑制白细胞介素—6和其他细胞因子如肿瘤坏死因子—α、白三烯的作用，从炎症源头抑制炎症级联合反应，抑制使软骨降解的基质金属蛋白酶及其他蛋白酶的合成，抑制诱导型一氧化氮合成酶的合成和表达，减低游离一氧化氮浓度，具有止痛、抗感染及退热作用，不抑制前列腺素合成，同时可刺激转化生长因子中的生成，刺激软骨基质物质的形成，促进软骨修复。本药主要用于治疗骨关节炎，是一种改变骨关节炎症状和病情的慢作用药物。

常规服用剂量是每次50mg，每日2次，饭后服用，每个疗程不少于3个月。该药起效慢，通常于治疗2～4周后开始显效，4～6周表现明显，并维持于整个治疗期。大多数患者在经过6个月治疗后，其疗效至少可维持到停药后2个月。由于前2周可能引起轻度腹泻，因此建议在治疗前4周每日50mg，晚餐后口服，患者对药物适应后，剂量增加至每日100mg。由于该药于治疗后2～4周起效，建议在给药的前2～4周可与其他止痛药或非甾体抗感染药联合应用。

其不良反应较少，包括轻度腹泻、上腹疼痛、恶心或呕吐等。服用双醋瑞因偶尔会导致尿色变黄，是药物代谢产物通过尿液排出所致。目前认为该药具有良好疗效和安全性。

3. 治疗骨关节炎的其他药物

(1) 基质金属蛋白酶特异性组织抑制药：基质金属蛋白酶是一组能降解细胞外基质成分的蛋白酶类。正常情况下与它们特异性组织抑制药保持平衡，已有报道基质金属蛋白酶抑制药能减轻骨关节炎动物模型软骨破坏程度，促进软骨修复。

四环素族药物可络合锌和钙，从而抑制软骨基质金属蛋白酶的活性，抑制胶原分解和骨的破坏，减少软骨溃疡的发生，在动物骨关节炎模型中有效。临床研究也发现多西环素(doxycycline)100mg口服，每日1～2次，治疗5天，能显著抑制骨关节炎患者软骨抽提物中明胶酶和胶原酶的活性。多西环素5μmol可在mRNA和蛋白质两个水平上下调滑膜细胞基质金属蛋白酶—8的表达，并可完全抑制基质金属蛋白酶-8对Ⅱ型胶原的降解。

基质金属蛋白酶抑制物BAY—12～9566、巴马司他(batimastat)、marimastat等通过阻断蛋白激酶C的活化而抑制基质金属蛋白酶的合成，以减轻关节软骨破坏。33例未用非甾体抗感染药并行膝关节置换术的骨关节炎患者口服BAY—12—9566 100mg/d 3周后，检查关节软骨中代表蛋白聚糖和胶原合成及退化的标志物和药物浓度，发现软骨中蛋白聚糖合成增加，完整胶原增多,变性胶原减少,药物浓度在能抑制软骨破坏的范围内。证实这种药物可有效地增加入骨关节炎关节软骨合成,减少软骨变性。

(2) 骨重吸收剂:双磷酸盐可抑制胶原酶和前列腺素活性,改善糖蛋白的聚集,使软骨层增厚,并抑制破骨细胞活性,减少骨吸收。目前用于临床的有新一代双磷酸盐药物有氯甲双膦酸二钠(clodronate)、帕米膦酸钠、阿仑膦酸钠和tiludr-onate。上述药物比第一代双磷酸盐药物更缓和,较少产生影响骨矿化的不良反应。帕米膦酸钠一般是30～90mg单剂量静脉注射,作用持续1年以上。阿仑膦酸钠是我国已大量上市的双磷酸盐药物,推荐剂量是70mg/w共6个月。上述治疗中均需注意血钙、磷的变化。

(3) 有前景的骨关节炎治疗药物:非皂化的大豆鳄梨制剂(avocado/soybeanunsaponifiables, ASUs)属于症状改善药物,能抑制IL—1,刺激培养关节软骨细胞合成胶原,防止白细胞介素—1对滑膜细胞和关节软骨的破坏。ASU可增加牛关节软骨转化生长因子—β的表达,参加软骨修复,减少软骨细胞产生血清基质素、白细胞介素—6、白细胞介素—8和前列腺素E,抑制软骨基质分解,在兔动物模型中防止后续的骨关节炎损害,在人体研究中ASU具有迟发性缓解症状作用,可减少非甾体抗感染药摄入,并有良好的耐受性。共6个月的试验研究证实,与安慰剂比较,ASU300mg/d在1个月时即明显减少非甾体抗感染药的摄入量,改善Lequesne's指数,降低VAS疼痛强度,证实ASU是有效的骨关节炎症状缓解药物。ASU的耐受性与安慰剂相同,显示了ASU的良好治疗前景。

动物实验表明,关节内注射促进软骨修复的细胞因子如白细胞介素—1受体拮抗剂、肿瘤坏死因子—α受体拮抗剂、胰岛素样生长因子—1或转化生长因子—β等,能延缓或阻断骨关节炎软骨的降解,促进软骨的修复。但尚未解决的问题是使它们在关节内能持久存在或表达,以长期缓解病情。

(4) 维生素:维生素C、维生素D和维生素E是强大的抗氧化剂。有研究显示,食用含维生素C低的饮食可明显地增加膝关节骨关节炎的放射线进展及疼痛,摄入较大剂量的维生素C可减缓膝骨关节炎的进展。每天服用0.15g可使发生骨关节炎的危险性下降3倍。这可能与维生素C对合成II型胶原发挥作用有关。维生素E在体外可抑制花生四烯酸的形成及抑制脂加氧酶活性,回顾性研究提示它能改善骨关节炎患者的症状。

4. 外科治疗 在内科治疗无效,并出现严重关节功能障碍时,为提尚患者生活质量,可考虑外科治疗。骨关节炎的外科治疗包括早期治疗、截骨矫形术、关节复位术;中期治疗包括关节清理术、软骨和软骨细胞移植术;晚期治疗有关节置换术、关节切除成形术和关节融合术。

(二)非药物治疗

很多症状较轻的骨关节炎患者可通过理疗、体育锻炼和自我调节等非药物性治疗法达到治疗目的。非药物治疗作为骨关节炎的基本治疗手段应早期开始,贯穿于治疗的始终。

1. 患者的教育 首先让患者保持乐观的情绪,以积极的态度与疾病做斗争。除少数病例外,绝大多数患者的预后良好。单纯有放射学骨质增生改变者,不一定出现临床症状。有人对单纯X线髋关节骨赘形成进行10年随访,结果发生关节间隙狭窄和其他骨关节炎表现者不足1%。

此外,本病除与年龄增长有关外,外伤、肥胖、炎症、代谢、遗传、内分泌异常及不良的生物力学等因素都与本病的发生和发展有关。因此,需调整劳动强度、保护受累的关节、消除或避免不利因素。

患负重关节骨关节炎的超重者应重视减轻体重。10年中体重减少5kg可使症状性膝骨关节炎的发生率降低50%。有膝骨关节炎者应避免穿高跟鞋，因穿高跟鞋可使髌股关节及内侧胫股关节腔压力增加20%以上。另外，要避免机械性损伤，令髌股关节受累者使用护膝、膝关节内翻或外翻畸形者使用楔形鞋垫等措施可纠正异常的生物力学，或使用其他辅助设施如利用把手、使用手杖等以减轻受累关节的负荷。适当的运动和肌肉锻炼可增加关节的稳定性，不会引起关节的进一步损害，有助于病情恢复和疾病控制。

用药需在医生指导下进行，绝不能滥用镇痛剂、非甾体抗感染药乃至肾上腺糖皮质激素，以防发生不应有的不良反应。

2. 物理治疗　理疗在骨关节炎的治疗中占重要地位，尤其对药物不能缓解症状或不耐受者。理疗可与有氧代谢运动相结合，有助于增强患者的肌力、改善活动范围和使用其他治疗措施。急性期理疗以止痛、消肿和改善功能为主；慢性期理疗以增强局部血液循环、改善关节功能为主。

每次关节运动前15～20min进行热疗，有助于缓解疼痛和减轻发僵。在热疗前，需洗干净皮肤，并避免躺在热源上，以防烧伤和局部循环受压，对已做关节成形术和含有金属元件的关节禁用透热或超声疗法，以免引起深部灼伤。

中医针灸、推拿等传统治疗可有一定效果。

3. 医疗体育锻炼　肌肉协调运动和肌力增强可减轻关节疼痛症状，改善关节运动，如股四头肌肌力的增强可使膝骨关节炎患者的症状得到明显改善。另外，肌力的增强还能缓冲外来的冲力，减少可能带来的损伤。为增强关节周围肌肉的力量和耐力，保持或增加关节的活动范围和提高日常活动能力，骨关节炎患者均应循序渐进地进行体育锻炼。

4. 关节运动　为维持关节活动度，患者应主动进行关节非负荷性屈伸和旋转等运动，每日锻炼3次左右。肌肉等长运动可增强肌力，每日锻炼4次左右。有氧代谢运动的特点是强度低、有节奏、不中断和持续时间较长。它们能增强耐力和日常活动能力，不仅有利于缓解骨关节炎的症状，还可预防心脑血管疾病及消除抑郁和焦虑等。包括散步、游泳、骑车和跳舞等。不同患者应着重不同的锻炼，如膝骨关节炎患者可选择游泳，也可进行适当的散步；颈椎和腰椎骨关节炎患者可进行轻柔的颈和腰部活动。但颈椎椎小关节骨关节炎患者不适于游泳。需注意的是应从小运动量开始，循序渐进；如果锻炼后关节持续性疼痛，可降低锻炼强度和缩短锻炼时间，适应后再逐渐增加。

十一、预后

骨关节炎一般预后良好，但个别病例也可导致畸形或活动障碍，与受累部位及病变程度有很大关系。本病预后不佳的因素包括健康状态差，肌无力、肌萎缩、忧郁、其他精神负担及关节受累较多。

（敬胜伟）

第二十四章 晶体关节病

第一节 痛 风

痛风是由单钠尿酸盐（mSU）沉积所致的晶体相关性关节病，与嘌呤代谢紊乱和（或）尿酸排泄减少所致的高尿酸血症直接相关，特指急性特征性关节炎和慢性痛风石疾病，主要包括急性发作性关节炎、痛风石形成、痛风石性慢性关节炎、尿酸盐肾病和尿酸性尿路结石，重者可出现关节残疾和肾功能不全。痛风常伴腹型肥胖、高脂血症、高血压、2型糖尿病及心血管病等。

一、治疗的要点

①痛风关节炎急性期，不能降低尿酸值，即不使用新的降尿酸药，或原有药物不增量。②与尿酸的日常平均值相比，关节炎的发作与尿酸值的变化及血液pH有关。③不是所有的高尿酸血症都需要使用降尿酸药。④降尿酸药从少量开始逐渐加量。⑤促排泄型的降尿酸药过多使用，或者用于尿酸产生过剩者，会导致肾结石、肾功能障碍。

部分高尿酸血症痛风发作，不治疗会导致多关节破坏、痛风结节、肾结石、痛风肾，甚至肾功能不全。

公认跖趾关节为初发部位，也见于踝关节，要与蜂窝织炎和闪挫伤鉴别，确诊靠关节液中见到吞噬中性粒细胞的针状尿酸结晶。反复发作后，四肢的大小关节均可累及。不局限于剧痛，也有轻度疼痛。

尿酸盐的针状结晶，诱发了非免疫的中性粒细胞吞噬，向血管外析出，容易停留在滑膜，但上述途径似乎仍不明确。不单纯是血尿酸（UA）升高导致，不高时也可以从组织中游离，析出到滑膜。

据观察，大量进食烧烤肉串和啤酒，次日用降尿酸药快速降低血清UA，会诱发痛风发作。此观察结果对发作时的治疗方案非常重要，有必要把高UA血症和痛风发作分开考虑。

是否发作急性关节炎，未必与门诊测的血清UA值有关。初诊患者中，即使UA正常，也不能否定痛风；相反，很多人UA很高也不发作关节炎。

根据日本痛风、核酸代谢学会的治疗指南，不论性别、年龄，血浆UA＞416.5（imol/L（7mg/dl）者为高尿酸血症，不管是否进食随时可以采血，但需反复测定后才可判定。

二、高危因素和饮食、并发症的注意

多数痛风患者三酰甘油升高、糖耐量低下、肥胖。女性患者较少，不足10%。

痛风有遗传因素，高UA血症的原因，有产生过剩和（或）排泄下降。单纯饮食疗法，据称仅使高危人群的血清UA平均值下降59.5～119μmol/L（1～2mg/dl），必须使用降尿酸药。饮食疗法的意义，与其说降低UA值，不如说预防并发的动脉硬化。

对于极度控制饮食而导致短暂痛风发作者，不必加用降尿酸药。

三、治疗

（一）痛风性关节炎

本质是治疗关节炎发作，原则上不必继续原来处方，但是高UA血症不治疗，就会形成痛风结节，周围形成肉芽而进入慢性期。

疼痛发作时可使用激素，短期泼尼松15～30mg/d，分1～2次口服，服后2～3h缓解。局部注射长效激素+局部麻醉药，注射到指（趾）关节的关节周围；大关节则注射到关节腔内。

激素抑制中性白细胞活性，短期即使大剂量，基本上没有不良反应，可以突然停药（"治疗药"）。

NSAIDs：萘普生或者芬布芬（napanol），每次3片，疗效不好时，隔3h服用同样剂量，总计每日9片。NSAIDs与激素相比，有明显的胃黏膜损害，而且降低肾血流量，不适宜高龄患者和肾功能下降者。

降尿酸药，平常服用者仍继续；未使用者，暂时不处方。

疼痛迁延：口服NSAIDs或使用栓剂，与发作时不同，普通剂量即可。也有的必须连续服用泼尼松5mg/d。

预感疼痛发作或疼痛发作的高峰前：口服秋水仙碱1片。

（二）高尿酸血症的控制

饮食疗法：低嘌呤饮食，如果血清UA476μmol/L(8mg/dL)以下，可以不用降尿酸药物。

1例无痛风经历的原发性高UA血症有治疗适应证者：≥UA535.5μmol/L(9mg/dL)或者是尿UA排泄＞800mg/d，既往有肾结石，有痛风家族史。

有痛风经历者：≥保持血清UA238～297.5pmol/L(4～5mg/dL)，＜(6.5mg/dL)，不必过度下降。≥保持尿中UA600～700mg/d（使用促尿酸排泄药）或＜400mg/d（使用抑制尿酸合成药）。如果血清UA稳定＜357μmol/L(6mg/dL)，保持6个月，则不再发作；6个月以内，血清UA和组织UA不平衡，容易产生结晶从而发作。

痛风发作缓解后，要缓慢降低血清UA值。初次发作，使用多种药物，使血清UA突然下降，有时会引起再次发作，特别多见于使用强力的尿酸排泄药苯溴马隆时。

开始使用促尿酸排泄剂时，因从组织流入血液，血清UA一时性上升，尿量减少，低pH会产生肾结石。为了避免上述的发生，逐渐增加药量，开始时使用抑制尿酸合成药，联合碱化尿液药，多饮水。尿酸结石在X线上不显影。

四、产生过剩者和排泄低下者的判断

低嘌呤饮食情况下，如果尿UA＞0.5mg/(kg·h)[或＞10mg/(kg·d)]，则怀疑生成过剩。

实际上日本排泄障碍型较多见，血清UA升高，但是如果尿UA排泄量正常范围，也能够认定排泄障碍。

痛风患者即使肾功能(Ccr)正常，尿酸净化率(Cua)也会下降。测定尿酸净化率与正常统计值相比较，确认是否下降，下述方法稍显繁琐。

尿酸净化率(Cua)的测定法：①3d前开始摄入极少量肉、鱼、鸡肉和豆制品，禁酒。②当日禁食，排尿后只喝水300～500mL，服小苏打1g，30min后排尿。③60min后采血(UA)，90min后留尿(UA，测定尿量)。

Cua=UUA（尿尿酸）×1min 尿量 ×1.48/SUA（血尿酸）/体表面积（1.48m² 是日本人标准）。
统计 Cua 的正常值 8～12mL/min。

五、促尿酸排泄药和抑制尿酸合成药的选择

不管哪种药物，都要达到血清 UA 正常，且尿中排泄不过剩。但单纯的排泄下降者，使用抑制尿酸合成药疗效很差。但另一方面，又要注意到单独使用促尿酸排泄药，如果忽视多饮水和碱化尿液，和产生过剩重叠时，反而会造成肾结石，损坏肾功能。尤其不要过量使用促尿酸排泄药。

（一）抑制尿酸合成药

别嘌醇（1 片 =100mg）：服用 1～2d 后血清 UA 会明显下降。从 100mg/d 开始，必要时增加到 300mg/d。Ccr50mL/min 以下，最多 200mg/d；在 30mL/min 内，最多 100mg/d。

血液恶性肿瘤导致的继发性 UA 血症，为绝对适应证，也适合肾结石患者。肾功能不全者过度应用，有时引起致命性的中毒。

不良反应：皮疹（和氨基青霉素并用时高发）、腹泻、骨髓抑制。中毒综合征：剥脱性皮炎、发热、肝功能障碍、血管炎、肾功能障碍等，容易发生肾功能不全者，使用 200mg/d 以上，1 个月左右时。

药物间相互作用：使硫唑嘌呤的分解延迟，血管炎和高尿酸血症共存时也不能联合使用。和环磷酰胺联用时也要注意。

（二）促尿酸排泄药苯溴马隆

开始 25mg，分 1 次服用，多数 50mg/d，分 1～2 次服用。按上述方法使用，为了不出现药物性肾结石，注意上述的要求。不良反应及相互作用少。

丙磺舒：开始 500mg/d，分 2 次口服，最多 1500mg/d，分 2 次；抑制各种药物的肾排泄，从而提高血药浓度，必须细看说明书。

多饮水，使尿量＞2L/d。

必须碱化尿液：保持尿 pH 在 6.2～6.8。柠檬酸钾 6 片（3g），分 3 次口服。也可以使用小苏打 3g/d，但因为钠含量较高，对高血压者不利。

第二节 焦磷酸钙沉积病

焦磷酸钙沉积病，是一种累及关节及其他运动系统的与二水焦磷酸钙（CPPS）晶体沉积有关的晶体性关节病，因此，又称之为焦磷酸关节病。临床上好发于老年人，急性期以急性自限性的滑膜炎（假性痛风）最为常见，慢性关节炎表现则与骨关节炎有着密切的联系，主要累及全身大关节如膝、腕、肩、髋等关节。

现已认识到本病有原发性（散发性）、家族性、内分泌代谢性三类。病理学上主要表现为关节软骨、半月板、滑膜、关节囊、肌腱、韧带等组织的钙质沉积。在晶体性关节病中，其患病率仅次于痛风。

一、历史回顾

1857年，Adams首先在病理标本中描述了关节软骨钙质沉着现象。1903年Bennet在一例尸检中发现了多发性关节软骨钙化。1927年mandl指出膝关节软骨钙化可分为原发性和继发性，其在临床和病理上是有区别的。1957年Sitaj和Zitnari以软骨钙化为标准对5个捷克家族的关节炎做出了"软骨钙化性多关节炎"的诊断。1962年mcCarty及其同事采用X线衍射技术发现了有别于尿酸盐结晶的双水焦磷酸钙（$Ca_2P_2O_7 \cdot 2H_2O$）晶体。体外实验证实CPPD晶体是很强的致炎物质，因临床表现酷似痛风，故命名为"假性痛风（pseudogout）"。在欧洲等地还使用"焦磷酸盐关节病（pyrophos-phatearthropathy）"一词。现已将该病的多种临床情况统称为CPPD沉积病。

二、流行病学

焦磷酸钙沉积病的流行病学调查主要是根据软骨钙化的放射学和病理学改变来进行的，在总人口中的患病率约为0.9%。由于用于流行病学调查的资料不多且局限于膝关节，并且放射学和病理学方法对一些早期病例的诊断不够敏感，因此估计实际患病率要高得多。CPPD沉积病的患病率随年龄增长而增加，65～75岁人群患病率约为10%～15%，而85岁以上人群患病率则增至30%～60%。

本病可能与遗传有关，遗传的方式千变万化，以常染色体显性遗传常见，与之相关的基因为软骨钙化基因，软骨钙化基因1（CCAL1）位于染色体8q，软骨钙化基因2（CCAL2）位于染色体5p15上。

甲状旁腺功能亢进和血色病可能与软骨钙化有关。血色病是能引起结构性关节病而非只引起软骨钙化和假性痛风发作的代谢性疾病之一。低磷酸酶症和低镁血症也可并发早发性软骨钙化。

三、病因学

尽管目前已经发现许多环境与遗传因素和焦磷酸钙沉积病有关，但至今尚未找到具有普遍性的特异性病因，本病的病因还有待进一步的研究。

（一）衰老

是焦磷酸钙沉积病的一个主要相关因素。研究结果表明，正常人膝关节滑液中的焦磷酸浓度随着年龄的增长而升高，提示这种与年龄有关的滑液成分的改变与本病有着密切的联系。

（二）遗传因素

一些家族性焦磷酸钙沉积病，表现为常染色体显性遗传的遗传方式。这类患者往往伴有原发软骨成分和结构的异常。

（三）代谢因素

焦磷酸钙沉积病可能是由于机体某些代谢机制紊乱造成焦磷酸代谢的异常。这些可能的代谢异常机制包括：

(1) 由于以下原因造成焦磷酸的降解减少。①碱性磷酸酶浓度的下降。②由于存在一些抑制碱性磷酸酶的离子。③低镁血症。

(2) 由于血色素沉着症或Wilson病造成的成核剂浓度升高而加快成核反应，使焦磷酸钙更易沉积。

(3) 高钙血本身可以加速焦磷酸钙的沉积。

(4) 甲状旁腺功能亢进时，甲状旁腺素可以激活更多的腺苷酸环化酶，从而增加焦磷酸的来源。

四、发病机制

（一）焦磷酸钙的代谢

焦磷酸是体内多种生化代谢反应的中间产物，尽管每人每天可产生数公斤的焦磷酸，但由于体内无处不在的焦磷酸酶不断将焦磷酸降解为正磷酸，无论是其细胞内的浓度还是细胞外的浓度都维持在一个很低的水平，约 1μmol/L，虽然焦磷酸分子中也有一个高能磷酸键，但对于哺乳动物来说，焦磷酸从来就未作为能量物质储存在体内。

焦磷酸的许多生物功能已逐渐被人们所认识，包括参与细胞内钙离子的转运，核苷酸的运输，调节酶的活性，细胞内颗粒的储存以及对有丝分裂的影响，近年来还发现焦磷酸在骨质的矿化过程中起着重要作用，焦磷酸与羟基磷灰石的表面有着高度的亲和力，一定浓度的焦磷酸在羟基磷灰石的核化起始阶段及以后的生长阶段是必须的，低于这一浓度将不能启动核化作用，而高于这一浓度又会抑制整个矿化过程，碱性磷酸酶是细胞外的主要焦磷酸降解酶，它的活性往往决定了羟基磷灰石的形成和生长。

细胞外的焦磷酸来源至今尚未明了，因为几乎所有产生焦磷酸的三磷酸核苷酸依赖的生化反应都发生在细胞内，而焦磷酸已被证明是不能简单扩散而通过细胞膜的，以前的确曾在线粒体膜上发现存在一个焦磷酸—ADP 的转运系统，但在细胞膜上仍未发现有类似的主动或是易化转运系统，有人推测细胞外的焦磷酸可能通过以下机制产生：在细胞分裂，损伤或是胞吐过程中会有一些三磷酸核苷酸漏出细胞外，现已证明在焦磷酸关节炎的滑液中ATP会有显著的提高，这些三磷酸核苷酸在细胞外焦磷酸酶的作用下降解为核苷酸和焦磷酸，而后者通常很快又被细胞外膜上的碱性磷酸酶降解为正磷酸，这一步骤需要镁离子的参与，而整个过程受到细胞膜上的 5'—核苷酸酶的调控。

与正常人的膝关节相比，慢性焦磷酸关节病和单纯骨关节炎患者的滑液中焦磷酸浓度有显著的提高，而他们血浆和尿中的焦磷酸浓度往往是正常的，对于焦磷酸钙沉积的急性膜炎的病例则很少发现其滑液中的焦磷酸浓度上升，对于类风湿关节炎的患者其浓度甚至低于正常值，这可能与后者，处于一个炎性状态所造成局部血管通透性升高有关，但是关于磷酸，焦磷酸酶，碱性磷酸酶以及 5'—核苷酸酶的实验室方面的数据，至今还未取得较为一致的结果，一些体外实验表明，软骨细胞可能是关节内过多焦磷酸的主要来源，特别是正在生长中的软骨和骨关节炎患者的软骨常常能显著提高细胞外的焦磷酸浓度。

（二）焦磷酸钙晶体的形成

焦磷酸钙共有 12 种晶体结构，但在人体沉积时仅限于两种晶体形式：单斜晶与三斜晶，与痛风的尿酸钠晶体沉积不同的是，焦磷酸钙晶体的沉积往往需要更为特殊的生理与生化环境，至今为止世界上还未建立一种可供研究的焦磷酸钙沉积病的动物模型，一些主要的实验数据来自于体外人工建立的一些胶体模型明胶和胶原构成的体系，目前较为肯定的结论有：

(1) 组织基质内的镁离子可以抑制焦磷酸钙晶体形成初期的核化过程及以后晶体的生长过程，并能增加焦磷酸钙的溶解度，具有类似作用的还有正磷酸，硫酸软骨素等，但蛋白多糖在整个过程中起到了"土壤"的作用；蛋白多糖依靠其丰富的碳骨架支链可以通过结合 Ca^{2+}，mg^{2+}，PO_4^{3-} 及其他一些小分子激活剂或抑制药对晶体的形成过程起到一个总的调控作用。

(2) 另一方面，基质中的 Fe^{3+}，Fe^{2+}，尿酸钠的晶体微粒则有促进焦磷酸钙晶体核化与生长的作用，而羟基磷灰石微粒由于它与焦磷酸钙的亲和力可以使已经形成的焦磷酸钙晶体得以持续的生长，近年来还发现一些胶原蛋白和酸性磷脂也有促进晶体形成的作用，但有待于进一步的证实。

(3) 焦磷酸钙的单斜晶与三斜晶的形成是一个缓慢的过程，常常需要经过许多中间状态的晶体形式才能最终形成最稳定的三斜晶体，这一不断发生的晶体形成—溶解—再构造的过程本身就可以改变晶体周围微环境中的各种离子浓度，从而加速晶体的沉积。

组织学的研究发现，焦磷酸钙晶体的沉积似乎仅限于纤维软骨和透明软骨（也偶见于关节囊或肌腱者）中间带附近的软骨胶原基质中，在病理切片上往往可以见到基质中蛋白聚糖的降解或缺失，而在焦磷酸钙晶体周围，肥大或化生的软骨细胞中有大量苏丹红染色阳性的脂质颗粒，这就更加提示蛋白聚糖作为"土壤"对软骨基质的微环境起到稳定的作用，它的破坏往往造成了微环境的紊乱，从而造成焦磷酸钙晶体的沉积，而脂质沉积是晶体沉积的原因，还是继发的结果还有待于进一步研究。

（三）晶体诱导的炎性反应

体外或体内实验都已证明焦磷酸钙晶体可以引起急性炎症反应，例如在假性痛风中它可以同时通过经典和旁路途径来激活补体，使滑液中的 C3 浓度升高而引起炎症反应；在一些体外实验中焦磷酸钙晶体还可激活 Hageman 因子，并进一步产生激肽释放酶，缓激肽，纤维蛋白溶酶等，炎性递质；此外它还可干扰生物膜的活性，使溶酶体，红细胞，中性粒细胞发生裂解，当晶体被中性粒细胞吞噬后，则会导致该细胞释放超氧离子，溶酶体酶，趋化因子和花生四稀酸类的炎性递质，这种晶体与细胞或炎性递质的作用主要是通过与晶体的直接接触引发的，此外焦磷酸钙晶体还与一些带有正电荷或负电荷的蛋白，特别是免疫球蛋白，有较高的亲和力，当 IgG 与晶体结合后往往会发生构象的改变，从而导致进一步的炎性反应，而另外一些蛋白，如含 apo β(beta) 的低密度脂蛋白与晶体结合后可以抑制晶体介导的中性粒细胞的裂解反应，这种类似的现象其实也存在于其他的结晶性关节炎中，例如 α—2HS 糖蛋白可以抑制羟基磷灰石介导的中性粒细胞释放超氧离子的反应。

焦磷酸钙沉积造成的慢性炎症及其损害可能与滑膜的持续性炎症和局部细胞的生化代谢改变有关，但其机制显然与急性炎症反应不同，皮下注射焦磷酸钙所造成的慢性肉芽肿样反应可以持续好几周，其炎性反应程度要比皮下注射尿酸钠更为剧烈，类似的成纤维细胞增生及胶原沉积现象还可见于机体对其他晶体，如石棉和二氧化硅的反应。

（四）晶体的脱落

很早人们就发现，在模仿病变关节内的微环境所建立的体外模型中，焦磷酸钙晶体是很难核化并成长起来的，于是就提出了关节滑液中的焦磷酸钙晶体可能是从周围软骨中已沉积的晶体上脱落所形成，这一过程往往伴有原有晶体体积的缩小，软骨基质的改变甚至是软骨骨折，这一假说被以下事实所证实：

①用焦磷酸钙晶体溶解液冲洗关节腔时往往会适得其反，诱发或加重假性痛风的发作，类

似的现象还可见于甲状旁腺切除术等造成体内钙离子浓度突然降低的情况。

②假性痛风还常继发于关节外伤,特别是急性挤压伤。

③假性痛风常与败血症并发存在(由于败血症时体内一些酶的作用而造成晶体的溶解)。

④甲状腺素替代治疗时,由于改变了软骨的胶体基质而导致假性痛风的发作。

其他一些更为直接的证据来自影像学:在假性痛风发作时,常发现伴有原有软骨钙质沉积影的缩小,而在一些焦磷酸关节病患者的随访过程中,这种软骨钙质沉积影的缩小常伴有软骨的局部缺失。

尽管脱落下来的焦磷酸钙晶体常被中性粒细胞或滑膜细胞吞噬并进一步处理,但这是一个缓慢的过程,在急性发作的间歇期也总能在滑液中检测到焦磷酸钙晶体的存在,然而究竟是何种机制最终中止了急性发作并使关节在发作间期能够"容忍"这"炎症诱导"晶体的存在,至今尚无满意的解释,但有一点可以肯定,晶体最终被一层抑制性蛋白所包裹的假说要比晶体最终发生结构改变导致机制因此发生改变的假说要更合理。

五、临床表现

焦磷酸钙沉积病的临床表现变化多端,与其他关节病有相似之处,常被冠以"假"命名的综合征,并按其临床表现分为6种亚型:A型(假性痛风型),B型(假性类风湿关节炎型),C型(假性骨关节炎伴有反复急性发作型),D型(假性骨关节炎不伴急性关节炎发作),E型(无症状型),F型(假性神经病变性关节炎型),尽管这一分类现在仍被临床医师广泛采用,但在实际情况中这些亚型常会因症状的互相重叠或亚型之间的互相转化而增加诊断和分型的困难,而当患者同时又患有其他的关节病,如骨关节炎时,往往会造成不必要的误解,目前许多医生更主张把分类简单化,按其临床表现分为3类:

①急性滑膜炎型。

②慢性关节炎型。

③偶然发现的焦磷酸钙沉积病型。现将这3种类型的临床特征以及与上述6种亚型之间的关系阐述于下。

1. **急性滑膜炎型** 急性滑膜炎型即为A型的假性痛风型,这是老年单关节炎最常见的病因,但临床上就诊者多见于中年男性,焦磷酸钙沉积病的急性发作可以既是平时无症状性软骨钙质沉积病的表现,也是焦磷酸关节病的表现,特别是既往有慢性关节炎病史的老年女性患者更易发生,临床上以膝关节最为常见,其次是腕关节,肩关节,踝关节和肘关节,通常仅以1个关节起病,同时累及2个及2个以上关者不到总数的10%。

典型的急性发作起病突然,进展迅速,疼痛剧烈,常伴有关节僵硬和肿胀,6~24h内达到高峰,就像痛风的急性发作那样,患者往往会描述疼痛的剧烈是"从未经历过的",并且拒绝对病变部位任何形式的触压,甚至不能忍受衣物或被褥的轻触,查体时常见受累关节的皮肤表面有片状红斑,受累关节常处于伸展位置,有较为典型的滑膜炎表现(局部组织有渗液,局部温度升高,关节运动受限,关节囊触痛等),时会伴有体温升高,老年患者有时临床症状轻,特别是伴有多关节病变时需要与其他疾病鉴别诊断。

急性发作是自限性的,通常在1~3周内缓解,临床上有些不典型的病例会表现为短暂的反复发作的,疼痛较为轻微的一系列小发作尽管大部分病例的急性发作是无法预见的,以下一些高危因素可以诱发假性痛风的发作：

①关节的直接外伤。

②甲状旁腺切除术或其他手术。

③输血及其他静脉输液。

④甲状腺素替代治疗。

⑤关节腔冲洗。

⑥胸部感染或心肌梗死等。这些高危因素常发生在假性痛风发作前1～3天。

2. 慢性关节炎型　焦磷酸钙沉积病在老年女性患者中常以慢性关节炎的形式表现出来，也可间断急性发作其关节病变的分布与假性痛风相似，按出现的概率依次为：膝关节，腕关节，肩关节，肘关节髋关节和跗骨间关节，第2和第3掌指关节，临床上主要表现为慢性疼痛，有晨僵现象，活动受限和功能受损，症状常限于少数几个关节，受累的关节常伴有骨关节炎的临床表现（骨质肿大，关节摩擦音，活动受限）以及不同程度的滑膜炎表现，后者在膝关节，桡腕关节和盂肱关节最为常见，在病变严重的病例可见到关节屈曲畸形，外翻或内翻畸形等，上述B，C，D，E和F5种亚型包含在慢性关节炎型之内，这5种亚型之间的临床表现稍有差异，现分述于下。

(1)B型（假性类风湿关节炎型）：约有10%患者的关节病变呈进行性，对称性，多关节发展，可有晨僵，血沉增高等表现，以至于临床上和类风湿关节炎相混淆，但该类型好发于腕、肘、肩、膝等大关节，而且很少伴有腱鞘炎和关节外的全身表现，只有10%的患者类风湿因子阳性，在影像学上以骨赘形成和软骨钙化为典型表现，而很少伴有关节旁骨质疏松和骨质破坏，借此可与类风湿关节炎相鉴别。

(2)C型（假性骨关节炎伴有反复急性发作型）：本型常见于老年妇女，最常侵犯膝关节，呈对称分布，有间歇性的急性发作和骨刺形成，严重者可导致关节破坏，变形或挛缩，患者常伴有骨关节炎典型的Heberden结节。

(3)D型（假性骨关节炎不伴反复急性发作型）：一般临床表现和患病率与C型相似，只是没有急性发作，在关节滑液中也可找到焦磷酸钙晶体，严重者也可导致关节退行性变和畸形，影像学上可见到软骨钙化。

(4)E型（无症状型）：本型患者平时可无任何临床表现，常见于老年人，特别是在80岁以上的人群中更为普遍，通常患者在例行体检或因外伤行X线检查时才被偶然发现，这些平时无临床表现的患者所占的比例究竟有多大，目前尚无确切的统计数字，然而，就像诊断骨关节炎那样，无论是临床表现还是影像学表现，单凭其中任何一点我们都不能轻易的做出诊断，一个详尽的病史和全面的体格检查在任何时候都是必不可少的，与其他类型相比，本型更易发生膝关节内翻与腕部不适。

(5)F型（假性神经病变性关节炎型）：有时在影像学上慢性焦磷酸关节病的表现类似于肥厚性Charcot关节的征象（因此被称为"假性神经病变性关节炎"），但Charcot关节通常伴有严重的神经系统疾病，其神经系统病变的其他表现往往更为明显，从临床症状上即可与慢性焦磷酸关节病相鉴别，在一些老年女性患者中，髋关节病变在X片上会表现为一个萎缩性Charcot关节的表现，关节破坏严重，但最终病理报道却提示髋关节的病变仅为羟基磷灰石沉积表现，而与焦磷酸钙沉积无关，这一现象的机制还不清楚。

目前还缺少关于慢性焦磷酸关节病的详细自然病程的临床报道，文献显示，那些症状严重，伴有膝关节畸形的病例，最终仍有60%患者的病情得到了控制或改善，而对于那些仅累及中小关节的病例预后则更为乐观，尽管如此，还是有一小部分病例会表现为较严重的进行性关节破坏，特别是膝，肩，髋关节的破坏，这种情况似乎仅限于老年女性，患者平时关节疼痛在夜间或休息时较明显，常有反复发作的关节积血，预后较差。

3. 偶然发现的焦磷酸钙沉积病　这一类型的患者比较少见，其临床表现如下：

(1) 非典型的关节表现和脊柱的病变：一些伴有严重的脊柱强直的家族性焦磷酸钙沉积病曾被称之为假性强直性脊柱炎，而实际上在一些家族性病例中，有的最终发展为真性强直性脊柱炎，脊椎关节病的急性发作在临床上还未被证实，但是一些自限性的腰椎或颈椎病也许与假性痛风有关，此外，当焦磷酸钙沉积于已发生退行性变的黄韧带（特别是颈3～6的黄韧带）或椎间盘时，有可能导致一些老年患者临床上有类似于急性脑脊膜炎发作的表现，尽管这种沉积很少引起脊髓神经根的病变。

(2) 肌腱炎与腱鞘炎：由于焦磷酸钙沉积于肌腱而导致的急性炎症发作，在临床上见于肱三头肌腱，屈指肌腱和跟腱，腱鞘炎则在手的伸肌和屈肌腱鞘都可发生，其中屈肌腱鞘炎还常伴有腕管综合征，而且正中神经和桡神经的损伤似乎与这种软组织炎症更有关系，而不是关节炎本身造成的，临床上造成肌腱断裂的情况极为罕见。

(3) 滑囊炎鹰嘴，髌骨下及跟腱囊炎是本病较为罕见的临床表现，多见于焦磷酸钙在全身都有广泛沉积的病例，滑囊炎的发生很可能是由于焦磷酸钙从滑囊周围的组织（关节软骨，关节囊和肌腱）移位到滑囊上而导致的，而不是因为焦磷酸钙直接沉积于滑膜囊造成的。

(4) 结节性焦磷酸钙沉积：结节性焦磷酸钙沉积临床上更为少见，关节外与关节内都可累及，可见于肘关节，指指关节，下颌关节，肩锁关节和髋关节，这种结节往往是孤立性的，并在结节的部位常可见到软骨样化生，发生这种情况时常需要取局部组织病理活检，以除外恶变的可能。

总之，焦磷酸钙沉积病临床表现多种多样，曾被称为关节炎的"模仿大师"，给本病的诊断与治疗带来了困难，6个亚型的表现互不相同，各有特色，据 mcCarty 统计，A型患者约占焦磷酸钙沉积病患者总数的25%，B型占5%，C型和D型各占25%，其他类型占20%，总的来说，除了平时无临床表现的E型外，其余5个亚型还是存在一些共同特点的，例如，本病通常只累及大关节，以膝，腕，肩，踝，肘关节最常见，一般由一个关节起病，关节外其他系统的症状少见，这与一些自身免疫性关节病有较大的不同，本病急性发作时主要表现为急性滑膜炎的症状，由于其疼痛剧烈常需与急性痛风发作相鉴别，而慢性关节炎的表现则要与骨关节炎和神经病变性关节炎相鉴别，当临床表现不典型时往往需求助于关节液的检查。

六、辅助检查

（一）CPPD 晶体鉴定

与其他晶体相关性关节病一样，CPPD 沉积病的实验室诊断主要依靠补偿偏振光显微镜鉴定关节滑液中的 CPPD 晶体。尽管 CPPD 结晶比较稳定，但也应尽快将新鲜抽吸液送检，以避免晶体溶解和抽吸液中其他物质的干扰。用于组织学检查的标本应在中性缓冲液中保存，使用不引起晶体溶解的染剂。在脱钙过程中晶体可能消失（在有骨组织时通常需要脱钙处理）。

普通光学显微镜很难看到CPPD结晶，利用补偿偏振光显微镜（×400倍）可以发现细胞内CPPD晶体。其形态有一定的特异性，通常为杆状和菱形，有时为针形。长2～20μm，呈弱正性双折光，倾斜消光性15°～20°。有时晶体可成角连接，成对出现。镜下应与mSUm相鉴别。由于CPPD晶体远较mSUm数量少，且易被遗漏，因此不易被发现，仔细寻找可增加检出率，但会出现假阳性或假阴性。

（二）其他实验室检查

其他实验室检查主要用于除外其他的或共存的关节疾病。

在假性痛风中，应对关节抽吸液进行常规涂片革兰染色和细菌培养，以排除外感染性关节炎。

CPPD沉积病一旦确诊，应想到软骨钙化和焦磷酸盐关节病可以是某些内分泌代谢病的表现，但由于本病的代谢易感性较为罕见，常规的筛查并不必要，有以下情况时应进一步检查：①早发关节炎（＜55岁）。②多关节软骨钙化明显。③反复急性发作。④有提示其他疾病的临床和放射学线索。

对发病年龄轻、多关节软骨钙化的筛选包括血清钙、镁、碱性磷酸酶、铁蛋白、肝功能、甲状旁腺功能等，有提示其他疾病的线索时可以选择针对性检查。对于仅有少关节病且无其他表现的老年患者，除检查血清钙以外其他检查似无必要。

（三）放射学表现

X线改变主要表现在CPPD沉积引起的钙化和关节病两方面。

1. 钙化　钙化可发生在多个关节。软骨钙化最常见于纤维软骨，如膝半月板、腕三角软骨、耻骨联合，但也可见于透明软骨，如膝关节、盂肱关节、髋关节。X线表现为与软骨下骨平行的、彼此分离的、粗线样高密度影。关节囊和滑膜钙化较软骨钙化少见，主要在掌指关节和膝关节最为明显，滑膜钙化有时可刺激滑膜形成骨化软骨瘤；在肌腱附着部位的钙化最多见于跟腱、肱三头肌和闭孔肌。典型的X线表现为线状弥漫沉积的高密度影，偶尔会发现滑囊（肩峰下、鹰嘴、跟腱后）弥散性钙化。

软骨钙化和软组织钙化都是动态变化的，放射学发现钙化并不是诊断CPPD相关综合征所必须的条件。

2. 关节病　焦磷酸盐关节病的X线基本改变与OA相似，如软骨量流失、软骨下骨硬化、囊性变和骨赘形成。

有助于与单纯性OA进行鉴别的特点是：①关节分布一般不是OA的典型部位，如盂肱关节、掌指关节、踝关节、肘关节以及髌股关节、桡腕关节（可有特征性的舟月关节分离）、距跟舟关节为主要受累部位。②出现过多的骨赘和囊性变，尤其是在膝关节和腕关节较为突出。

这些放射学表现出的关节分布和特征性增生改变，即使没有发现软骨钙化也可以提示CPPD沉积病。在X线上出现比较平滑的侵蚀（反映慢性骨侵蚀或骨磨损），尤其是发生在股骨远端前部、桡尺关节和桡腕关节下远端的周围，则值得重视。

（四）病理学检查

CPPD晶体并不沉积于所有的结缔组织，只沉积于骨骼运动系统的各种结构。晶体首先在软骨原位沉积（少见的情况下先沉积在关节囊、肌腱），而滑膜、肌腱、滑囊的晶体沉积多继发于前者。

在显微镜下，软骨中带的基质内可以见到圆形的、分界清楚的点状结晶沉积。早期病变在陷窝周围，在广泛软骨钙化时软骨浅表处出现结石样沉积。结晶周围软骨看起来可能是正常的，或表现为异染性消失、软骨细胞复制或原纤维形成；含脂肪的肥大化生软骨细胞的出现极其重要。软骨变化严重时软骨下骨可以出现骨小梁增粗伴多发囊肿形成；有时会因囊肿的微小骨折形成骨化碎片和塌陷。

在滑膜中 CPPD 晶体通常出现在间质和滑膜细胞陷窝表面，常有纤维细胞和结缔组织包绕；可以出现中性粒细胞和淋巴细胞浸润，主要的反应是衬里细胞增生。有时可以见到结石样沉积，周围有巨细胞反应和骨软骨小体包绕。在疾病晚期，缺血的滑膜绒毛被大量 CPPD 晶体取代。滑囊和腱鞘的改变与滑膜的改变相似。

如果同时有诱发疾病，这些患者会出现这些疾病的相应表现。血色病患者的软骨和滑膜会有铁出现，在处于合成期的滑膜衬里细胞比深层细胞和吞噬细胞更明显。如果在软骨或滑膜内的软骨碎片中肉眼看到黑色的、在显微镜下看到的金棕色的色素沉积则是褐黄病的表现。

七、诊断

主要依据：①在关节滑液或关节软骨、滑膜、肌腱、滑囊等组织中发现 CPPD 晶体存在的直接证据。②放射学的软骨钙化症表现。③临床上常发生于大关节的较特异的急、慢性关节炎，见表 24-1

表 24-1 CPPD 沉积病的诊断标准

Ⅰ：通过 X 线衍射法、红外线光谱或化学分析，在关节滑液或活检组织中明确鉴定出 CPPD 晶体；
Ⅱa：在相差偏振光显微镜下显示标本中带正性双折光或无折光的单斜晶或三斜晶晶体；
Ⅱb：X 线发现典型的纤维软骨或透明软骨钙化；
Ⅲa：急性关节炎发作，尤其是膝关节或其他大关节受累；
Ⅲ(b)：慢性关节炎，可有或无急性发作，尤其是膝、髋、腕、肘、肩或掌指关节受累。

注：明确诊断：标准Ⅰ或Ⅱa+Ⅱb；可能诊断：标准Ⅱa或Ⅱb；可能存在：标准Ⅲa或Ⅲb

其他有关的实验室检查多用于除外其他疾病或在诊断 CPPD 沉积病的同时，明确患者是否还伴发其他关节疾病。CPPD 沉积病一旦诊断，应进一步明确其病因，特别要追查是否继发于一些家族遗传性、内分泌代谢性疾病的可能。

八、鉴别诊断

1. 与假性痛风相鉴别的疾病 临床上假性痛风主要是急性滑膜炎的表现，患者可有发热，可以累及 1 个或数个关节，受累关节表面常伴有皮肤的红斑，当本病继发于关节外伤或其他关节疾病，特别是关节液中含有大量白细胞时需要与化脓性关节炎相鉴别，关节液的革兰染色及培养为诊断后者所必须具备的条件，而如果在镜下发现焦磷酸钙晶体则可以诊断假性痛风，需要注意的是，临床上有时化脓性关节炎可以与结晶性滑膜炎同时存在，急性痛风是另外一个需要鉴别诊断的疾病，关节液的镜检是鉴别这两个疾病最好的方法，有时本病关节液中所含的红细胞较多，要和一些有关节积血的关节疾病相鉴别，特别是软骨下骨折所导致的血管破裂而形成的关节积血，后者的关节液常有苏丹Ⅲ染色阳性，而无焦磷酸钙晶体的沉积，有时假性痛风诊断明确，经治疗后滑膜炎的症状也明显缓解，但患者仍有关节局部的触痛时，需要警惕两者并发存在的可能，这时就需要在X片上寻找骨折线以提供线索。

2. 与慢性焦磷酸关节病相鉴别的疾病

(1) 与B型（假性类风湿关节炎）相鉴别的疾病：在老年患者一些累及多关节的本型关节炎可有血沉的轻度升高，这时本病需和类风湿关节炎相鉴别，因为后者发生于老年人时常以大关节病变多见，除关节液镜检寻找焦磷酸钙晶体外，凭以下几点临床表现可与类风湿关节炎相鉴别：

1) 本型关节病很少伴有腱鞘炎。
2) 本型几乎无严重的关节外表现。
3) 关节旁骨质疏松或骨质破坏要比类风湿关节炎少见。
4) 血清类风湿因子多为阴性。
5) X线有典型的软骨钙化表现。

如果患者伴有近端关节的僵化，则还需与风湿性多肌痛相鉴别，除仔细进行系统体检和关节液，X线检查外，有时还需经过诊断性治疗才能将其鉴别开，局部关节腔内注射糖皮质激素往往能够很快缓解本病的症状，而风湿性多肌痛则需长期的激素治疗才能缓解。

(2) 与C型和D型（假性骨关节炎）相鉴别的疾病：骨关节炎是本病最常需要鉴别的疾病，尽管两者在老年患者中往往并发存在，但慢性焦磷酸关节病同单纯的，不伴有晶体性关节病的骨关节炎还是较容易区分的：

1) 假性骨关节炎可发生于骨关节炎很少累及的部位，如腕，肘，肩和掌指间关节，而膝关节以外侧病变为主，其炎症表现较骨关节炎为剧烈。
2) 假性骨关节炎可有急性发作。
3) 假性骨关节炎关节液中可发现焦磷酸钙晶体。
4) 假性骨关节炎X线的典型表现为软骨钙化，伴有骨赘或囊肿形成，如果在X平片上见到孤立性的桡腕关节或髌股间隙的狭窄，则提示慢性焦磷酸关节病，此外还可在X平片上可见软骨下骨的压缩或骨折，伴有关节内高密度碎片形成等关节退行性改变。
5) 假性骨关节炎多有软骨下囊肿的形成。

(3) 与F型（假性神经病变性关节炎）相鉴别的疾病：尽管本型在X线上与神经病变性关节炎十分相似，但其临床表现要比Charcot关节炎严重得多，而且本病的神经系统查体及血清学检查往往是正常的。

(4) 当本病累及关节旁的组织并造成其钙化时需要与一些肿瘤引起的软组织钙化相鉴别，有时需要组织的活检才能明确诊断。

正如上文所提到的那样，我们在这里采用"假性"的命名方式只是为了鉴别诊断的方便而将其进行分类，而在临床实际中焦磷酸钙沉积病与其他关节病并发存在或继发于其他关节病的情况并不少见，这时"假性"的命名往往会引起不同程度的误解和混淆，其中骨关节炎是本病最常并发的关节病，有时甚至发生于同一关节，其他的如并发有痛风，化脓性关节炎，类风湿关节炎和真正的Charcot关节炎的病例在临床上也可见到，如果患者同时具备两种关节病的诊断标准，忽视其中任何一个都会造成漏诊和误诊。

九、治疗及预后

（一）治疗

由于目前尚无针对焦磷酸钙沉积病病因的特异性药物，对本病的治疗尚停留在对症和支持治疗。

1. 急性滑膜炎的治疗 假性痛风治疗的目的是：

(1) 缓解急性期的症状．

(2) 寻找并消除急性发作的诱因，包括对一些原发病的积极治疗。

(3) 当急性期症状缓解后应积极主动地做康复运动。尽早地进行康复运动可以防止许多因长期卧床而导致的并发症，这对于老年患者尤为重要。此外，由于假性痛风通常只累及1个关节，临床上往往优先考虑针对局部的治疗措施。

(1) 关节腔内抽液与注射：在通常情况下，仅仅抽取关节液本身就能极大地缓解症状，而有时这又是唯一的治疗措施。对于那些有反复关节腔积液的患者，可在明确关节液培养或革兰染色阴性的情况下向关节腔内注射糖皮质激素。而关节腔冲洗仅仅用于顽固反复发作的或对关节腔内注射糖皮质激素无效的病例。

(2) 口服药物：普通的镇痛药或非类固醇抗感染药可能会在关节局部操作的基础上进一步缓解患者的症状，但老年人应该慎用。秋水仙碱在急性期能够缓解一定的症状，但在预防假性痛风的发作上仿佛并无多大的效果。而非类固醇抗感染药对于那些多关节的发作或关节局部治疗无反应的病例是否有效，至今还有争议。

(3) 其他的检查与治疗：积极寻找并发现与假性痛风发作有关的原发病对于患有这些疾病的患者是十分重要的，因为针对原发病的治疗对今后的发作还有预防作用。此外，一旦度过了发作的急性期，就应该加强受累关节的运动，特别要注重相关肌肉的训练，以防发生失用性萎缩。

2. 慢性焦磷酸关节病的治疗 与慢性痛风的治疗不同的是，慢性焦磷酸关节病并没有针对焦磷酸钙体内代谢过程的特殊治疗，因为这种治疗往往是无效的。因此，慢性期的治疗也只能是缓解症状，保持并改善关节的功能。

(1) 治疗原则：减轻体重、使用拐杖或其他辅助行走的措施、学会使用关节的正确方法、适度地提高肌力和张力，都能够从力学上减轻关节的压力和磨损，稳定并改善关节的状况。其实这一原则对于几乎所有的关节病变都是最基本和最重要的，只有在这一原则的基础上其他的治疗手段才能发挥应有的作用。

(2) 慢性滑膜炎的治疗：关节腔内注射糖皮质激素也可改善慢性期的临床症状，尽管这往往是暂时性的，但能够改善患者的情绪，提高患者的生活质量，增强其他治疗措施的效果（如理疗）。此外，也可考虑关节内注射90钇放射性胶体来延长这些对糖皮质激素反应良好的病例，这种放射疗法在滑膜炎复发时仍然有效。90钇胶体还被用于治疗关节积血，但其不良反应可能导致关节滑膜纤维化。

(3) 对症药物：与治疗假性痛风一样，慢性焦磷酸关节病的老年患者应慎用镇痛药和非类固醇抗感染药，应用时应该注意剂量。总的来说，临床上更倾向于给予镇痛药，避免反复给予非类固醇抗感染药治疗。一项为期6个月的有安慰剂对照的口服镁元素治疗软骨钙质沉积病的方法提示,能够抑制体内焦磷酸钙的形成和促进其溶解,但与90钇胶体的治疗效果无显著差异。

(4)手术治疗:对于那些呈进行性破坏或损坏十分严重的大关节可以考虑进行关节置换术。

焦磷酸钙沉积病是晶体性关节病的一种,是由于焦磷酸钙晶体沉积于关节软骨、半月板、滑膜及关节旁的组织而导致的炎性反应,临床上除与关节外伤或手术、机体钙磷或其他离子代谢的疾病有关外,其发病率随着年龄的升高而增长,与衰老和关节老化有着密切的关系。本病按其临床表现可分为急性和慢性关节炎以及一些较为少见的关节或关节旁的病变,本病的确诊主要依靠关节液的检查,随着相差偏振光显微镜的推广应用以及人们对焦磷酸钙沉积病的逐渐认识,临床上有越来越多的焦磷酸钙沉积病的患者得到了及时的诊断与治疗。但是,如同其他的一些晶体性关节病一样,焦磷酸钙晶体在炎症的介导中,所起的作用至今尚未彻底阐明,由于临床上存在大量无症状的焦磷酸钙关节病患者,以及本病纷繁复杂的临床表现,对于本病的命名及分类一直存在着争议,而目前在治疗上也无特异性或针对病因治疗的药物或方法,我们期待随着医学科学技术的发展,将来对于焦磷酸钙沉积病有一个更为全面的认识,并使其患者获得类似于痛风那样的特异性治疗。

(二)预后

本病预后多良好。并发其他疾病者,其预后取决于并发症。

第三节 碱性磷酸钙晶体沉积病

碱性磷酸钙晶体沉积病是包括羟基磷灰石、磷酸八钙、磷酸三钙等晶体沉积在关节及关节周围,常并发骨性关节炎和破坏性关节病变的一组疾病,最常见的钙化物沉积在肩胛棘上韧带,称之为钙化性肌腱炎;这些物质还可沉积在关节旁,尤其是肌腱,造成反复性发作的炎症,因此又称之为肌腱旁钙化症、关节磷灰样风湿病,钙化性关节旁炎症等。目前将这一临床综合征概括为碱性磷酸钙结晶沉积病。

一、历史回顾

(一)钙化性关节周围炎

1870年有人首先描述了钙化性肩关节周围炎的临床特征,1907年经X线证实这些患者有肩关节周围钙化,1966年meCarty和Gatter通过X线衍射技术确定了这些钙化物质是由羟基磷灰石组成。随后采用超结构和显微分析技术,包括分析电子显微镜技术、X线衍射技术和变压红外线分光镜技术等,确定了钙化灶是碱性磷酸钙晶体的聚集以及其不同的晶体结构和化学组成。

(二)关节内BCP晶体沉积病

1857年RobertAdams最早描述了具有关节内BCP晶体沉积病特征的病例,称之为"肩关节慢性类风湿关节炎"。1934年Codman描述了破坏性盂肱关节炎,称之为"肩峰下水囊瘤"。1966年在尸检时发现膝关节半月板有BCP物质沉积。1976年Dieppe和Schumacher等用扫描电子显微镜和透射电子显微镜证实了在退行性关节病患者的关节内有 BCP 晶体沉积。1981 年 meCarty 及其同事报道了一组相似的大关节破坏性关节炎，大多见于老年女性的肩关节，称为"milwaukee 肩"，同时也发现大量的 BCP 结晶形成与关节滑膜中胶原酶有关，因此提出 BCP 晶体引发关节破坏的假说。此后，其他报道注意到许多大关节均可受累，特别是膝关节，因此也有了"磷灰石相关性破坏性关节炎"、"milwaukee 肩/膝综合征"等称谓。另外，在少数伴急性滑膜炎和其他类型的关节病患者的滑液中也发现了 BCP 晶体。

二、流行病学

（一）钙化性关节周围炎

有关关节周围 BCP 晶体沉积病的发病率及患病率的系统研究很少。这些晶体的沉积通常是没有症状的，大多是在由于其他原因进行放射线检查时偶然发现的。女性较男性多发；在 31～40 岁年龄段患病率最高 (19.5%)。钙化性关节周围炎在老年人中相对少见，提示在年轻成年人中的钙质沉积可能随年龄增长而自行消失。

（二）关节内 BCP 晶体沉积病

由于作为诊断依据的 BCP 晶体鉴定十分复杂，本病的流行病学调查相当困难。迄今为止，对关节内 BCP 沉积病的患病率尚不清楚。

三、病因学

对于 BCP 晶体沉积病的发病原因知之甚少，可能与肩关节外伤有关。然而，常见的双侧和多灶性钙化提示可能存在全身易感因素，多于局部因素。如 BCP 晶体沉积病在尿毒症患者中较为常见，患者可出现转移性软组织钙化，并常并发关节炎或关节周围炎，病灶部位还可发现其他类型的晶体，如草酸钙、焦磷酸钙晶体等。现已明确本病可以继发于一些影响机体钙磷代谢的基础疾病，如慢性肾功能不全、糖尿病、甲状腺功能亢进、甲状旁腺疾病、某些风湿病和肿瘤等。关于本病是否有遗传性原因尚无定论，虽然本病有一定的家族患病的现象，但尚未发现与任何特异性 HLA 或其他基因标志有关。

四、发病机制

碱性磷酸钙结晶沉积病的发病机制目前尚不清楚。以下几种情况可以发生异常钙化：①代谢紊乱引起局部溶质浓度的升高。②衰老和组织损伤抑制钙化的作用减弱。③组织中存在成核物质或细胞内富含碱性磷酸酶可促使软骨钙化。

（一）晶体的性质

BCP 晶体实为一大类不同的含钙晶体的混合物，至少含有羟基磷灰石、磷酸八钙，少见的磷酸三钙、双水磷酸二钙和颗粒状胶原 (particulatecollagen) 等。这些化合物可结晶沉积在关节内、关节周围、皮下组织等处，引起相关部位的症状和体征。

（二）钙化性关节周围炎

钙化性关节周围炎常发生于冈上肌肌腱血供较差的、距离骨附着点数 cm 处的腱鞘部位，即"相对血供缺乏临界区"。病理学研究发现钙质沉积局限在肌腱、肌腱周围组织、滑囊或韧带部位。

晶体表面的吸附性很强，根据附着在晶体表面的蛋白质性质不同，可以刺激或抑制炎症反应，BPC 晶体在体外被炎性细胞吞噬后，可引起炎性递质的释放；体内模型也显示了磷灰石的强烈的致炎作用。炎性细胞的吞噬作用可能是机体清除局部沉积的晶体的主要方式。

（三）与 OA 和破坏性关节病的关系

关节内 BCP 晶体沉积病常与 OA 并存。在许多 OA 患者的关节软骨、滑膜和滑液中均可发现 BPC 晶体。关节软骨含有一种基质囊泡，它在体外可以进行矿化形成 BPC 或 CPPD 晶体。滑膜衬里细胞数量增多可以促进其分泌细胞因子，进而导致软骨溶解。其次，BCP 晶体具有诱导蛋白溶解酶分泌的作用，以致造成关节软骨胶原结构降解。在 milwaukee 肩/膝综合征患者的滑液中确实检测到胶原酶和中性蛋白酶活性增高。此外 BCP 晶体可诱导人成纤维细胞合成胶原酶1、基质溶解酶和明胶酶；诱导软骨细胞合成胶原酶 1 和 3；最后，BCP 晶体还可增加成纤维细胞合成环氧化酶 1 和 2，增加 PGE_2 产生。以上多种机制可致关节软骨退行性改变。

五、临床表现

BCP 晶体可能沉积在关节周围、肌腱、滑囊、皮下组织或关节内，从而引起相应的症状及体征。

（一）milwaukee 肩/膝综合征

本综合征为关节内 BCP 晶体沉积病的一个特殊类型，主要表现为老年患者的肩、膝等大关节的破坏性关节炎。发病的相关因素不明，外伤、特殊职业、上肢发育不良、反复肩关节脱位、肩部承重和过度使用等都可导致发病，因此认为 milwaukee 肩/膝综合征可能是数个因素的最终归宿。但也有 1/3 的患者无明显的诱发因素。

患者发病年龄介于 50～90 岁之间，平均年龄为 72 岁，其中女性占 80%～90%。大多数患者起病隐袭，一些患者不能确定准确的发病时间。症状逐渐加重，在数年内缓慢进展。临床表现为患部轻到中度的疼痛，通常在夜间或关节运动时明显加重，伴有肿胀、僵硬感和功能受限。最常见于肩关节，可单侧或双侧受累。

检查时发现受累部位有关节周围软组织、软骨及软骨下骨损伤的表现，如发现关节骨磨擦感、触痛，尤其是当肱骨在关节盂中被动运动时最为明显，受累关节活动范围降低，有时伴有明显的关节不稳定。一般来说肩关节受累时肩袖组织常受到严重破坏，如回旋肌腱群撕裂、肌腱在关节内的部分溶解消失，加上盂肱关节退化使关节的稳定性和结构受到明显影响。典型的情况下会出现大量关节积液，甚至可延伸到三角肌下区。对受累肩关节穿刺抽吸可发现血性滑液（此时可通俗地称为"老血肩"），滑液的白细胞计数较低，尤其是单核细胞减少，在关节滑液中可发现大量的 BCP 晶体聚集。血性滑液也可大量外渗到周围组织。X 线检查可见关节面广泛的骨侵蚀、囊性变、肩袖组织钙化及退行性改变等。milwaukee 肩膝综合征虽然以肩关节最为常见，但膝、髋、肘和其他关节也可能发生。

本病的自然病程还不清楚，但许多患者在 1～2 年后趋于稳定，症状减轻、关节积液减少、放射学检查不再进展。

（二）钙化性关节周围炎

BCP 晶体沉积在关节周围组织通常无任何临床表现，但也可伴发一些症状，最突出的是急性钙化性关节周围炎，约 70% 发生在肩关节部位，邻近关节和其他关节也可受累。发作之前可有轻微创面或关节的过度使用等诱因。典型的临床表现为突然发作的重度疼痛，常被描述为"感觉过敏"，受累关节常在数小时内出现肿胀、局部皮温升高、明显压痛及功能受限。肩关节周围受累时疼痛在肩峰下区域最为明显，并向下放射至上臂外侧，盂肱关节活动明显受限。一般重度疼痛可持续数天，此后2～3周内逐渐缓解，直至症状消失。但也有患者在急性发作过后，肩关节有不同程度的疼痛和僵硬感，活动不便，即所谓的"冻结肩"。大部分急性钙化性关节周围炎在某一部位仅发作一次，但也有少数人患部出现反复发作。

急性发作原因是原已沉积在关节周围的钙化灶破溃，BCP晶体脱落进入周围软组织或滑囊，引发了急性炎症反应。关节周围组织的钙质沉积也可伴有慢性疼痛，考虑为晶体沉积本身引起。疼痛通常可放射至三角肌附着点部位，有时放射到前臂，躺卧时的压迫会加重疼痛、影响睡眠。偶尔两侧肩关节部位同时受累。少数患者反复出现钙化性肩关节周围炎急性发作，随着时间迁延，在原来无痛的间歇期也会出现慢性疼痛，这些患者可发生肩部回旋肌腱群和肌肉的损伤，甚至引起肩袖组织完全断裂。

最常见的部位是肩棘上肌腱，约占痛性肩关节综合征的7%。除了最常受累的肩关节外，髋、膝、肘、腕和踝关节周围也可受累，但足和趾关节、手和指关节等小关节较少发生。当临床症状出现在这些部位时，易被误诊，临床医生很少将这种局部的肿痛和压痛与关节周围组织钙化联系起来。如果是多部位的反复发作，则更多提示是全身性疾病的表现，而不仅是局部钙化所致。

（三）继发性BCP晶体沉积病

慢性肾衰竭患者，大多是在进行血液透析治疗时，关节和关节周围组织可出现BCP晶体沉积。肾衰竭还可造成草酸钙、单水尿酸钠、CPPD和磷酸铝晶体沉积。

（四）关节内BCP晶体沉积病

采用特殊的技术在关节液、关节软骨、滑囊等处可发现关节内BCP晶体，但沉积的晶体与关节病理改变的确切关系尚不清楚。BCP晶体可能与多种不同关节疾病有关。

1. 急性滑膜炎　急性滑膜炎发作一般出现在相对年轻的患者中，在膝关节或其他关节部位突发一过性的明显疼痛、红肿，与痛风相似。关节滑液中可发现BCP晶体，白细胞计数明显升高，但关节的X线表现除软组织肿胀外无明显异常。有时关节周围组织沉积的晶体灶可以破裂进入关节腔，引发急性滑膜炎，见于肩峰下滑囊与盂肱关节之间有直接连通的老年患者。

2. 慢性单关节炎　在一些退行性病变和少数侵蚀性单关节病变的患者关节滑液中发现有BCP晶体，尤其见于近端指间关节、掌指关节、腕关节反复疼痛肿胀者，认为该晶体与侵蚀性或炎性OA有关。BCP晶体与关节病变的直接关系尚未确定，而且这种现象较为罕见，一般难于做出本病的诊断。

3. 骨关节炎样的表现　BCP晶体沉积常与OA同时存在，BCP晶体可能在软骨退变中起着一定的作用，它们的存在与放射学所见的OA严重程度有强相关性。

六、辅助检查

（一）BCP晶体发现和鉴定

发现和鉴定BCP晶体较为困难，目前尚缺乏简单易行和可靠的技术手段。

普通光学显微镜无法分辨通常是针状的、长度小于0.1μm的单个BCP晶体，一般发现的都是自由排列的更大的聚合体（2～19μm）。由于BCP晶体无双折光性，因此不能用补偿偏振光显微镜来鉴定。在显微镜下含有磷灰石的标本通常表现为球状的晶体簇，类似闪光的硬币，但这些晶体的性状很难用文字准确描述。

放射性核素标记的二磷酸盐的半定量结合试验来检测 BCP 晶体。二磷酸盐与无机焦磷酸盐是类似物,可吸附与 BCP 晶体表面,但不吸附于 mSUm、CPPD、软骨碎片或其他已知的关节液成分。此法较为特异,但敏感性待定。

电子显微镜可以用于观察滑液中的 BCP 晶体,但还须采用元素分析或电子衍射技术才能确定其检测结果。如果标本量足够,X 线衍射或红外线分光技术也可用来发现 BCP 晶体,通常显示 BCP 晶体沉积物由羟基磷灰石、八磷酸钙和少见的三磷酸钙组成。BCP 和 CPPD 的混合物也较为常见。

(二) 影像学检查

1. 钙化性关节周围炎　普通 X 线平片是发现钙化性关节周围炎的钙化物质的最简单方法。一般采用前后位和侧位片即可,但有时需要特殊角度的 X 线检查,如拍摄肩关节的内旋或外旋相以观察肱骨后钙质沉积。通常可以在肩袖部位看到沉淀,尤其在离冈上肌肌腱附着点数 cm 处,也可见于肩峰下滑囊。沉积有多种表现,大小从数 mm 到数 cm 不等。由于双侧钙化并不少见,因此无论患者是否伴有对侧症状,都应对侧进行放射学检查。而其他部位(骨盆、膝关节、腕关节、手关节等)即使没有症状,若进行放射学检查,有时也可发现多部位的钙质沉积。值得注意的是,在关节周围炎急性发作期,沉积物可能发生改变,甚至消失,但在急性发作后再现。CT 或 MRI 成像有助于证实小的钙质沉积或损伤部位周围组织的其他改变。关节腔内造影术对钙化性关节周围炎的诊断帮助不大,但可用以诊断肩袖撕裂症。

在影像学上关节周围钙化有时被误诊为骨化,但骨化时病灶会出现骨小梁以资鉴别。另一值得鉴别的是罕见的 CPPD 关节周围(如肌腱)沉积,其特点与发生于关节内一样,通常表现为线样沉积而非类圆形影。

2. 关节内 BCP 晶体沉积病　任何影像学技术都很少发现关节内 BCP 沉积,有时仅偶然看到类圆形的关节内钙化,与 CPPD 晶体引起的关节软骨钙化的线样高密度影不同。

milwaukee 肩/膝综合征的放射线改变明显,表现为肱骨头向上半脱位或大多数患者关节造影发现有肩袖功能障碍的证据。其他发现包括肱骨粗隆的囊性变、肩袖附着部位的骨皮质侵蚀改变、肱骨头和(或)肩胛骨关节窝的退行性改变、肩锁关节退行性改变和肩袖韧带钙化。常见有肱骨头和肩峰及锁骨假关节形成。

MRI 可用于进一步界定 milwaukee 肩综合征伴发的解剖学改变,包括软骨消失、关节周围骨髓水肿、肩袖撕裂、滑膜肥厚和关节积液。

(三) 钙磷代谢

羟基磷灰石沉积可在没有任何可检测到的代谢异常的情况下发生。但如果发现有多发性沉积,或大面积的晶体沉积,或在少见部位沉积时,常提示患者可能伴有钙磷代谢异常的疾病,应及时检测血中钙离子和磷酸根离子浓度和肾脏功能。相比之下,血磷水平升高比血钙水平升高更易于发生磷灰石沉积。

(四) 滑囊或关节滑液

在急性钙化性关节周围炎,有时可从滑囊或关节周围组织抽出钙质沉积和炎性物质的混合物,典型的外观为"牙膏样"或充满"白垩"的奶油状液体,有时甚至会抽出灰白色沙砾状颗粒。在关节内 BCP 沉积病的患者,抽吸出的关节滑液的外观并无特殊,这种含有 BCP 的滑液中细胞计数不高,通常是黏稠的,类似于OA患者的关节滑液。在老年性破坏性关节炎,滑液经常为血性,可有许多软骨碎片和其他碎片,但细胞计数低下。

七、诊断

碱性磷酸钙晶体沉积病的诊断主要依靠较为特异的病史和临床表现、影像学检查、滑液及组织中BCP晶体的明确鉴定。临床方面钙化性关节周围炎最常累及肩部,可能有创面史或关节过度使用的诱因,以急性单关节周围炎的发作性肿痛、功能受限为典型表现,仅少数反复发作;关节内BCP晶体沉积病主要表现为单关节的一过性急性滑膜炎,亦以膝、肩关节受累为主,常与关节退行性改变并存;milwaukee肩/膝综合征常见于老年女性,主要表现为肩膝等部位的破坏性大关节炎。放射学检查具有重要的诊断价值;钙化性关节周围炎可显现关节周围的钙化物质,在急性发作期钙化影可变小甚至消失,而在急性发作后再现。milwaukee肩/膝综合征的放射学改变明显,表现为关节的侵蚀破坏。但影像学检查不易发现关节内BCP沉积。滑液及组织中HA等BCP晶体的发现和鉴定十分困难,常需应用一种或多种常规实验室以外的特异性技术。目前国际上尚无确定的诊断标准。

八、鉴别诊断

碱性磷酸钙晶体沉积病的诊断及鉴别诊断比CPPD沉积病更为困难,主要原因之一是BCP晶体体积小,且无折光性,使用普通光学显微镜或相差偏振光显微镜无法鉴定,通常需要使用非常规的特殊设备和技术方可实现。本病主要应与痛风、骨关节炎、其他原因所致的肌腱炎、Charcot关节等相鉴别,一经诊断还应追查可能存在的继发原因。

1. 关节内BCP晶体沉积病 急性滑膜炎发作时,受累关节出现一过性明显疼痛、红肿,应凭借本病好发于膝关节等部位、无高尿酸血症病史与痛风急性发作相鉴别。出现慢性关节炎表现时,应与OA进行鉴别,但较为困难,且二者可并发发生。对于关节内BCP晶体沉积病,X线拍片仅偶然发现模糊不清的类圆形的关节内钙化影,对于诊断及鉴别诊断帮助不大。

2. 钙化性关节周围炎 本病可无任何临床表现,也可有急性发作或慢性疼痛。急性发作时,受累关节部位突发剧烈疼痛、肿胀、皮温升高、功能受限,且可自发性逐渐缓解,需与痛风急性发作相鉴别。多发生于肩周,其他部位的中、小关节很少发生;血尿酸在正常范围;X线平片可在受累关节周围发现密度增高的钙质沉积。在肩袖部位,尤其在冈上肌腱附着点附近、肩峰下滑囊出现钙化影,对本病具有诊断意义。如能动态观察患部的X线改变,可发现在急性发作期,患部原来存在的较为清晰的钙化灶突然变小、模糊不清,甚至消失,急性发作过后可再现。这一特殊现象,高度提示本病的可能。

钙化性关节周围炎伴有慢性疼痛时,应与其他原因所致的肌腱炎、关节周围组织损伤相鉴别。本病症状主要出现在肩等特殊的好发部位,影像学检查往往能发现局部钙化,但一般不主张进行局部活检来明确诊断。

3. milwaukee肩/膝综合征 主要表现为老年女性患者的破坏性大关节炎,以肩关节最常见,也可影响膝、髋、肘等关节,症状进行性加重,表现为患部疼痛、肿胀、关节积液、僵硬感、功能受限,X线检查可见受累大关节的关节面骨侵蚀破坏、囊性变、退行性改变以及关节周围组织钙化等征象。本病应与Charcot关节、类风湿关节炎、慢性化脓性关节炎、其他晶体相关性关节病、骨坏死等相鉴别。本病患者不伴有神经系统疾病;无小关节受累,类风湿因子通常为阴性。必要时可行关节腔穿刺、抽液，进行涂片找菌、细菌培养、补偿偏振光显微镜查找 mSUm、CPPD 晶体。而要鉴定 BCP 晶体，则需采用电子显微镜、X 线衍射或红外线分光技术等高科技手段才能实现。

九、治疗

（一）钙化性关节周围炎

无症状的关节周围钙质沉积不须治疗。对于钙化性关节周围炎急性发作，可与痛风发作一样采取对症治疗，尽快缓解症状。一般制动受累部位，尽早使用 NSAIDs 或秋水仙碱。大多数患者的症状在 5 天内明显改善，在 1～3 周内完全缓解。未经治疗的急性发作可以持续数周。局部注射糖皮质激素有助于缓解急性期的症状，但可能引起更多的钙化且容易造成反复发作，因此对糖皮质激素的使用存在争议。一些病例采用关节腔穿刺抽取黏稠的积液，结合或不结合关节冲洗都有利于缓解症状。

对于慢性钙化性关节周围炎的患者，无论受累部位是否还有钙质沉积，治疗原则都一样。目前，没有能够分解或溶解沉积物的有效手段。局部穿刺抽液通常很困难，而局部注射糖皮质激素因存在引起结晶沉积物破裂及种植更多钙化的危险，应慎用。一些物理疗法，如超声波对于慢性患者可获得短期的临床改善。对于难治性患者，关节镜或手术去除钙质沉积可以达到长期缓解症状的目的。

对于继发性钙化性关节周围炎还可尝试其他治疗方法，如并发有本病的肾衰竭患者采用肾移植或甲状旁腺切除术，可以缓解本病病情；并发有本病的皮肌炎患者，应用二磷酸盐、华法林或钙通道阻滞药可以起到抑制软组织钙化的作用。

（二）关节内 BCP 晶体沉积病

目前对于并发关节内 BCP 晶体沉积的 OA 患者的治疗，与单纯 OA 患者基本相同。

但应慎用关节腔内注射糖皮质激素的治疗方法，以防止加重钙质沉积。

BCP 晶体相关的破坏性关节病如 milwaukee 肩/膝综合征患者在诊断时，通常发现破坏性改变已到晚期，有些患者甚至可无明显症状。总体而言对有症状的患者治疗并不满意。保守治疗的措施包括减少关节使用、服用镇痛药物和 NSAIDs、重复抽吸受累关节积液有时可缓解和控制症状。对一些患者在关节腔内注射糖皮质激素后进行封闭式间断关节冲洗治疗有效。其他减轻疼痛的措施如采用肩胛上肌神经阻滞治疗或经皮刺激神经也取得一些成功。大多数患者的疼痛症状会随时间推移而逐渐减轻、消失。

外科治疗有时可成功减轻疼痛、重建关节功能，但由于关节和关节周围组织的破坏常很广泛，手术会遇到困难。手术方式包括关节镜下关节冲洗、关节成形术或关节半成形术等。

第四节 假性痛风

假性痛风是一种由于焦磷酸钙晶体沉积于关节软骨及其周围组织引起以关节炎为主要表现的疾病，因症状类似痛风而得名，又称焦磷酸钙沉着病或软骨钙化症。多见于 50 岁以上的老年人，发病率随年龄递增而增加，男女之比为1.4:1。

一、病因

病因未明，可能与遗传、外伤和代谢障碍等因素有关。基本病因为焦磷酸钙沉积。

二、诊断

（一）临床表明

1. 关节病变　膝关节最多见，其次为髋、肩、肘、踝、腕和掌指关节，呈单关节炎或多关节炎，关节肿胀明显，但疼痛较轻，可出现晨僵，屈曲挛缩。

2. 伴有其他疾病，出现相关的临床表现，如甲状腺功能亢进症、糖尿病、血色素沉积病等表现。

（二）实验室检查

1. 血液检查　急性期，白细胞增高、血沉增快。血尿酸正常有，类风湿因子阴性。

2. 滑液检查　偏振光显微镜检查可见呈弱阳性双折射光的焦磷酸钙结晶。

（三）X线检查

关节软骨、纤维软骨、肌腱、滑囊钙化，尤其是纤维软骨线状和点状钙化，常见于膝、腕关节，耻骨联合、脊柱的纤维环等处，可伴有骨赘形成等退行性关节炎表现。

（四）鉴别诊断

1. 痛风性关节炎　常由于嘌呤饮食和饮酒而诱发，多侵犯第1跖趾关节、足背、踝关节等，血尿酸增高，关节液中查到尿酸盐结晶，X线示关节面呈穿凿样骨缺损。

2. 风湿性关节炎　多见于青少年，呈游走性大关节炎，炎症消退后关节病变和功能可以完全恢复，常伴有心脏炎、皮下结节、环形红斑等，对水杨酸制剂的疗效好，无特殊X线证据。

三、治疗

1. 一般治疗　急性期卧床休息，抬高患肢，避免关节过度活动和外伤。

2. 非甾体抗感染药　关节炎急性发作时，可选用消炎痛、芬必得或扶他林等对症治疗。

3. 糖皮质激素　急性发作期，行关节渗液抽吸后，予利美达松每次2.5～5mg，关节腔内注射。

4. 手术治疗　关节严重破坏者，行人工关节置换术。

（敬胜伟）

第二十五章 其他关节病

第一节 风湿热

风湿热（rheumatic fever，RF）是上呼吸道 A 组乙型溶血性链球菌感染后引起的一种自身免疫性疾病，可有全身结缔组织病变，尤好侵犯关节、心脏、皮肤，偶可累及神经系统、血管、浆膜及肺、肾等内脏。本病有反复发作倾向，心脏炎的反复发作可导致风湿性心脏病的发生和发展。本病多发于冬春阴雨季节，潮湿和寒冷是重要诱因。初发年龄以 9～17 岁多见，主要发生在学龄期，4 岁以前发病很少见，而 18 岁以后也不常见。男女比例相当。居室过于挤拥、营养低下、医药缺乏，有利于链球菌繁殖和传播，多构成本病流行。虽然，在西方发达国家本病的发病率已有大幅度下降，但在发展中国家，如东南亚、非洲和中南美洲广大地区的发病率仍甚高。受链球菌感染而未经治疗的患者风湿热的发病率为 0.1%～3%。1992～1995 年我国中小学生年发病率为 20/10 万，风湿性心脏病为 22/10 万，风湿热患病率约 80/10 万。城乡发病率比较，农村高于城市。

一、临床表现

（一）症状与体征

1. 前驱症状　在典型症状出现前 2～6 周，常有咽喉炎或扁桃体炎等呼吸道链球菌感染表现，如发热、咽痛、颌下淋巴结肿大、咳嗽等症状。但临床上超半数患者因前驱症状轻微或短暂而未能主诉此病史。

2. 典型表现　风湿热有五个主要表现：游走性多发性关节炎、心脏炎、皮下结节、环形红斑、舞蹈病。这些表现可以单独出现或并发出现，并可产生许多临床亚型。皮肤和皮下组织的表现不常见，通常只发生在已有关节炎、舞蹈病或心脏炎的患者中。50%～70% 患者有不规则发热，中度发热较常见，亦可有高热，但发热非特异性。

(1) 关节炎：是最常见的临床表现。呈游走性、多发性关节炎。以膝、踝、肘、腕、肩等大关节受累为主，局部可有红、肿、灼热、疼痛和压痛，有时有渗出。关节疼痛很少持续一个月以上，通常在 2 周内消退。关节炎发作之后无变形遗留。水杨酸制剂对缓解关节症状疗效颇佳。关节痛可继气候变冷或阴雨而出现或加重。轻症及不典型病例可呈单关节或寡关节、少关节受累，或累及一些不常见的关节如髋关节、指关节、下颌关节、胸锁关节、胸肋间关节，后者常被误认为是心脏炎症状。

(2) 心脏炎：患者常有运动后心悸、气短、心前区不适主诉。二尖瓣炎时可有心尖区高调、收缩期吹风样杂音或短促低调舒张中期杂音（Carey coombs 杂音）。主动脉瓣炎时在心底部可听到舒张中期柔和吹风样杂音。窦性心动过速（入睡后心率仍＞100 次/分）常是心脏炎的早期表现。风湿热的心包炎多为轻度，超声心动图可测出心包积液，心脏炎严重时可出现充血性心力衰竭。轻症患者可仅有无任何其他病理或生理原因可解释的进行性心悸、气促加重（心功能减退的表现），或仅有头晕、疲乏、软弱无力的亚临床型心脏炎表现。心脏炎可以单独出现，也可与其他症状同时出现。在初次发作的风湿热中有关节炎的患者大约50%有心脏炎。在大约50%的受累成年患者中，心脏损害在更晚时才被发现。

(3) 环形红斑：出现率6%～25%，皮疹为淡红色环状红斑、中央苍白，时隐时现，骤起，数小时或1至2天消退，分布在四肢近端和躯干。环形红斑常在链球菌感染之后较晚才出现。

(4) 皮下结节：呈稍硬、无痛小结节，位于关节伸侧的皮下组织，尤其在肘、膝、腕、枕或胸腰椎棘突处，与皮肤无粘连，无红肿炎症，常与心脏炎同时出现。发生率2%～16%。

(5) 舞蹈病：常发生于4～7岁儿童。为一种无目的、不自主的躯干或肢体动作，面部可表现为挤眉眨眼、摇头转颈、努嘴伸舌。肢体表现为伸直和屈曲、内收和外展、旋前和旋后等无节律的交替动作，激动兴奋时加重，睡眠时消失，情绪常不稳定，需与其他神经系统的舞蹈症相鉴别。国内报告发生率3%左右，国外报告有高达30%。

(6) 其他症状：多汗、鼻衄、瘀斑、腹痛也不少见，后者有时误诊为阑尾炎或急腹症，此可能为肠系膜血管炎所致。有肾损害时，可出现尿红细胞及蛋白。至于肺炎、脑炎、胸膜炎近年已少见。

3. 实验室检查　可测出链球菌感染指标、急性期反应物出现以及多项免疫指标异常。咽拭子培养，链球菌阳性率在20%～25%，抗链球菌溶血素"O"(ASO)及抗DNA酶—B阳性率分别在50%～85%左右，后者持续高峰时间较长，对判断链球菌感染病因有较大意义。初发风湿热急性期红细胞沉降率(ESR)和C反应蛋白阳性率较高，可达80%。但在来诊较晚或迁延型风湿热，ESR加速的阳性率仅60%左右，CRP阳性率可下降至25%或更低，但血清糖蛋白电泳α_1及α_2增高可达70%，较前二者敏感。非特异性免疫指标如免疫球蛋白(Igm、IgG)、循环免疫复合物(CIC)和补体C3C增高50%～60%。

特异性免疫指标对诊断风湿性心脏炎有重要意义。其中抗心脏抗体(AHRA)用间接免疫荧光法和ELISA法测定阳性率分别为48.3%和70%，抗A组链球菌菌壁多糖抗体(ASP)阳性率70%～80%，外周血淋巴细胞促凝血活性试验(PCA)阳性率在80%以上，后者有较高的敏感性和特异性。

4. 心电图及影像学检查　对风湿性心脏炎有较大意义。心电图检查有助于发现窦性心动过速、P—BR间期延长和各种心律失常。超声心动图可发现早期、轻症心脏炎以及亚临床型心脏炎，对轻度心包积液较敏感。心肌核素检查(ECT)可测出轻症心脏炎及亚临床型心肌炎。

二、诊断要点

(一) 典型的急性风湿热

传统上采用1992年修订的Jones标准，

其内容包括：

1. 主要表现　心脏炎，多关节炎，舞蹈病，环形红斑，皮下结节。

2. 次要表现　关节痛，发热，急性期反应物(ESR、CRP)增高，P—BR间期延长。

3. 有前驱的链球菌感染证据　即咽拭子培养或快速链球菌抗原试验阳性，链球菌抗体效价升高。如有前驱的链球菌感染证据，并有两项主要表现或一项主要表现加两项次要表现者，高度提示可能为急性风湿热。

但对以下三种情况，又找不到其他病因者，可不必严格遵循上述诊断标准，即：

(1) 以舞蹈病为唯一临床表现者。

(2) 隐匿发病或缓慢发生的心脏炎。

(3) 有风湿热史或现患风湿性心脏病，当再感染 A 组链球菌时，有风湿热复发高度危险者。

（二）不典型或轻症风湿热

常不能达到 Jones（1992 年）修订标准，可按以下步骤做出诊断：

1. 细心问诊及检查以确定有无主要或次要表现。如轻症的心脏炎常表现为无任何原因而出现逐渐加重心悸、气短。低热需作定期体温测量才能发现，临床上可仅有头晕、疲乏主诉。

2. 有条件医院可作特异性免疫指标检查。如抗心脏抗体，只需荧光显微镜即可实施，ASP 和 PCA 阳性高度提示风湿性心脏炎存在。

3. 彩色多普勒超声心动图、心电图和心肌核素检查可发现轻症及亚临床型心脏炎（有时对临床表现单纯关节炎的病例也可测出阳性结果）。

4. 排除其他可能的疾病。应与下列疾病鉴别：

①类风湿关节炎　与本病的区别是关节炎呈持续性，伴晨僵，类风湿因子效价升高，骨及关节损害明显。②系统性红斑狼疮：有特殊的皮疹，如蝶形红斑，高效价的抗核抗体、抗 ds—BDNA 及抗 Sm 抗体阳性，可有肾及血液系统的损害。③强直性脊柱炎：有明显骶髂关节炎和肌腱端炎表现，HLA—BB27 阳性，有家族发病倾向。④其他反应性关节炎：有肠道或泌尿道感染史，以下肢关节炎为主。伴肌腱端炎、腰痛，HLA-B27 阳性。⑤结核感染过敏性关节炎（Poncet 病）：有结核感染史，结核菌素皮试阳性，非甾体抗感染药疗效不佳，抗结核治疗有效。⑥亚急性感染性心内膜炎：有进行性贫血、瘀斑、脾肿大、栓塞，血培养阳性。⑦病毒性心脏炎：有鼻塞、流涕、流泪等病毒感染前驱症状，病毒中和试验、抗体效价明显增高，有明显及顽固的心律失常。

上述疾病的早期与风湿性关节炎或心脏炎常易混淆，容易造成误诊，排除性诊断是确诊风湿热的一个不可少的诊断步骤。

三、治疗方案及原则

（一）治疗目标

1. 清除链球菌感染，去除诱发风湿热病因；

2. 控制临床症状，使心脏炎、关节炎、舞蹈病及其他症状迅速缓解，解除风湿热带来的痛苦；

3. 处理各种并发症，提高患者身体素质和生活质量，延长寿命。

（二）具体治疗措施

1. 一般治疗　注意保暖，避免潮湿和受寒。有心脏炎应卧床休息，待体温正常、心动过速控制、心电图改善后，继续卧床休息 3～4 周后恢复活动。急性关节炎早期亦应卧床休息，至血沉、体温正常后开始活动。

2. 消除链球菌感染灶　这是去除风湿热病因的重要措施，否则本病将会反复发作或迁延不愈。目前公认苄星青霉素是首选药物，对初发链球菌感染，体重 27kg 以下可肌内注射苄星青霉素 60 万 U，体重在 27kg 以上用 120 万 U 一个剂量即可。对已发风湿热或风湿性心脏病的继发性预防用药：应视病情每 1～3 周肌内注射上述剂量一次，至链球菌感染不再反复发作后，可改为每4周肌内注射一次。对青霉素过敏或耐药者，可改用红霉素0.25g，每日4次，或罗红霉素150mg，每天2次，1个疗程10d。或用林可霉素、头孢类或喹诺酮类亦可。近年有提出，阿奇霉素5d疗程方法，16岁以上患者第一天500mg/d，分两次服，第2～5天250mg顿服，经上述足疗程治疗后，可继续用红霉素0.5/d或磺胺嘧啶（或磺胺噻唑）1g/d作长期预防。但要注意多饮水，定期复查血常规，以防白细胞减少。继发预防期限：应根据患者年龄、链球菌易感程度、风湿热发作次数、有无瓣膜病遗留而定。年幼患者、有易感倾向，反复风湿热发作，有过心脏炎或遗留瓣膜病者，预防期限应尽量延长，最少10年或至40岁，甚至终身预防。对曾有心脏炎，但无瓣膜病遗留者，预防期限最少10年，儿童患者至成年为止。对单纯关节炎，预防期限可稍缩短，儿童患者最少至21岁或持续8年，成人患者最少5年。

3. 抗风湿治疗　对单纯关节受累，首选非甾体抗感染药，常用乙酰水杨酸（阿司匹林），开始剂量成人3～4g/d，小儿80～100mg/kg·d，分3～4次口服。对已发生心脏炎，一般采用糖皮质激素治疗，常用泼尼松，开始剂量成人30～40mg/d，小儿1.0～1.5mg/kg·d，分3～4次口服，病情缓解后减量至10～15mg/d维持治疗。为防止停用激素后出现反跳现象，可于停用激素前2周或更早一些时间加用Aspirin，待激素停用2～3周后才停用Aspirin。对病情严重，如有心包炎、心脏炎并发急性心力衰竭者可静脉滴注地塞米松5～10mg/d或氢化可的松200mg/d，至病情改善后，改口服激素治疗。单纯关节炎疗程为6～8周，心脏炎疗程最少12周，如病情迁延，应根据临床表现及化验室检查结果，延长疗程至病情完全恢复为止。亚临床心脏炎的处理　既往无心脏炎病史，近期有过风湿热，只需定期追踪及坚持长效青霉素预防，无需特殊处理。对曾患心脏炎或现患风湿性心脏病者可根据化验室检查（如血沉、抗心脏抗体或ASP、PCA等）、超声心动图、心电图及体征的变化而制定具体治疗措施：①如仅有轻微体征改变而上述各项检查正常者，无需抗风湿治疗。②如化验室检查变化明显，但无其他原因解释，可试行2周的抗风湿治疗（一般用Aspirin），如2周后化验室回复正常，不需进一步处理，如化验室仍不正常，可再继续抗风湿治疗2周后复查有关项目。如仍不阴转，又有可疑症状及体征或超声心动图或心电图改变者，需进行抗风湿治疗。③如化验室检查、心电图、超声心动图均有明显的改变，而无其他原因解释者，虽无明显症状，应作进一步观察及作短期抗风湿治疗。

4. 舞蹈病　应在上述治疗基础上加用镇静剂，如地西泮、巴比妥或氯丙嗪等，应尽量避免强光噪音刺激。

5. 并发症和并发症治疗　在风湿热治疗过程或风湿性心脏病反复风湿热活动等，患者易患肺部感染，重症可致心功能不全，有时并发心内膜炎、高脂血症、高血糖、高尿酸血症，高龄风湿性心脏病患者还会并发冠心病以至急性心肌梗死。上述情况，可能与患者机体抵抗力下降或与糖皮质激素和阿司匹林长期治疗有关，亦可能与近年风湿热发病倾向于轻症，风湿性心脏病患者寿命较过去延长而并发各种老年疾病有关。故在治疗过程中激素及非甾体抗感染药的剂量和疗程要适当，以免促使各种并发症的出现和加重。同时在治疗过程中需警惕各种可能性出现，加以及时处理，如心功能不全，应予小剂量洋地黄和利尿剂；如感染应针对不同病情，选择有效抗生素；代谢异常及冠心病的治疗亦应及时发现和处理。

第二节 血清阴性滑膜炎综合征

如同病名,血清阴性滑膜炎综合征(remitting seronegative symmetrical synovitis with pitting edema syndrome, RS3PE)为急性发病的对称性关节炎,伴明显的手足水肿,抗感染药(激素)治疗后,短期间内缓解,类风湿因子(RF)阴性。McCarty等(1985年)提出病名,随后报道13例,另外报道2例,近期病例报道逐渐增多。

伴有较强的炎症反应,但小剂量激素(泼尼松10mg/d)反应良好,和风湿性多肌痛类似,不同之处是RS3PE为一过性的,但也有一过性的PmR("风湿性多肌痛")。

在日本自治医科大学曾统计报道3例,笔者也诊治过4例,认为本病并非罕见。经治病例中的2例患者均40岁左右,比普通患者年龄稍大,用泼尼松控制关节炎,有的需要30mg/d,少量则无效。关节炎如同前述,为一过性的。一例患者,减量过程中复发水肿和关节肿胀,需要再次增量。另一例患者为70岁男性,关节炎不明显,经过数月的检查,以不明发热从其他医院转诊而来,但持续足背水肿和踝关节肿胀,即不经过治疗,临床表现不会减轻,口服泼尼松15mg/d后很快缓解。尽管来院时长期发热,有炎症反应,但外观正常,粗看很难考虑是恶性疾病或感染。

第三节 回纹型风湿症

回纹型风湿症又名发作性风湿症、Hench-Rosenberg综合征、Hench综合征和复发性风湿症。本病多见于30~60岁人群,偶尔亦可在儿童期发病。同一家族中可有多人发病。男女发病机会均等。"回纹"是用来形容症状快速出现和消失的特点,每次发作以单个或少数几个关节急性开始,可在几个小时内达到高峰,关节疼痛明显,持续数小时至数天,但很少超过一周,发作间期关节完全正常,类似于痛风性关节炎发作。

1944年Hench和Rosenberg首先描述发作性关节症(palindromic rheumatism, PR)。其特点是急性关节炎和关节周围炎反复发作,发作间歇期内无任何症状。初次发病多见于30~60岁,偶尔亦可在儿童期发病。同一家族中可有多人发病。男女发病机会均等。

复发性风湿病是一种反复急性发作的关节炎,常突然起病,无前驱症状。疼痛在几小时内达到高峰,疼痛程度不一,可以从钝痛到严重的爆裂性疼痛。每次发作以单个或少数几个关节开始,一般不对称,以膝关节最常受累,每次发作很少超过3天至1周。大部分(85%)关节的背侧皮肤呈暗红色到鲜红色不等,肿胀伴阵发性疼痛。发作间期完全正常,类似于痛风性关节炎急性发作。约1/3的患者关节周围组织受累,表现为足跟、指垫、前臂和跟腱的肿胀和疼痛、压痛,实验室检查及关节X线检查均无发现异常。由于复发性风湿病的每次发作都可在短时间内很快自行缓解,所以很难评定各种药物的疗效。

有人认为复发性风湿病是一种独立疾病，也有人认为其是类风湿性关节炎的亚型，因类风湿因子阳性者不少。目前对有关复发性风湿病的病因和发病机制所知不多，有人认为免疫过程可能参与，但真正的病因还不清楚。由于部分病例最后发展为类风湿性关节炎，并在关节滑膜活检中发现明显的微血管损害及大量的细胞碎片和血管壁内有电子密度沉积物等，因而提出免疫复合物可能参与复发性风湿病的发病。对复发性风湿病患者病变结节行免疫电镜检查，在血管内皮细胞和血管周围组织细胞空泡中发现有免疫球蛋白和补体，从而支持免疫复合物致病的观点。

复发性风湿病可并发指垫、足跟和其他软组织发生水肿和疼痛，一般不会演变为系统性红斑狼疮或其他结缔组织病。去除感染病灶，复发性风湿病的预防：注意卫生，加强身体锻炼，提高自身免疫功能，生活规律，劳逸结合，心情舒畅，避免强烈精神刺激，加强营养，禁食生冷食物，注意温补，早期诊断、早期治疗，坚持体疗和物理治疗。

一、流行病学

复发性风湿病多见于30～60岁人群，偶尔亦可在儿童期发病。同一家族中可有多人发病。男女发病机会均等。

二、病因

目前有关复发性风湿病的病因所知不多，有人认为免疫过程可能参与，但真正的病因还不清楚。

三、发病机制

目前有关复发性风湿病的发病机制所知不多。由于部分病例最后发展为类风湿性关节炎，并在关节滑膜活检中发现明显的微血管损害及大量的细胞碎片和血管壁内有电子密度沉积物等，因而提出免疫复合物可能参与复发性风湿病的发病。对复发性风湿病患者病变结节行免疫电镜检查，在血管内皮细胞和血管周围组织细胞空泡中发现有免疫球蛋白和补体，从而支持免疫复合物致病的观点。

四、临床表现

复发性风湿病每次发作起病突然，常在傍晚开始，先累及1或2个关节，受累关节疼痛十分明显，在几小时达到高峰，受累关节及（或）其周围软组织可见红、肿、热、痛。持续时间很短，一般在1～3天内疼痛消失，最长不超过1周。间歇期内无任何症状。发作无明确的规律性，多者可1周发作几次，少者一年发作1～2次。任何关节都有可受累，以膝、腕、肩、踝，手部小关节最为常见，髋、肘、足、脊柱和颞颌关节较为少见。复发常局限在先前发作过的关节，亦可变换关节。除关节外，关节周围亦可受累，如指垫、足跟和其他软组织发生水肿和疼痛。个别患者在发作期间有低热，一般无全身症状。偶尔扪及皮下小结，但消失较快，不易查到。

五、并发症

复发性风湿病可并发指垫、足跟和其他软组织发生水肿和疼痛。

六、实验室检查

复发性风湿病发作期间血沉和各种急性反应指标可增高。滑膜和关节液检查发现非特异性急性炎症反应，但无结晶。滑膜活检可见明显微血管损害。血清和滑液中补体水平并不降低。在发作间歇期内上述指标在正常范围内。

其他辅助检查：复发性风湿病发作期间 X 线检查，除受累关节组织肿胀外，无其他异常。

七、诊断

主要依靠临床表现。典型的急性关节炎和关节周围炎反复发作，发作间期无任何症状，X 线检查无特异改变，便可诊断发作性风湿症。如仅有轻微发作而不伴红肿，不能诊断复发性风湿病。

根据临床肌实验室检查即可诊断。

八、鉴别诊断

复发性风湿病需要与类风湿关节炎相鉴别。

九、治疗

由于复发性风湿病发作时间很短，1～3 天内能自行缓解，因此对其治疗的疗效判断较为困难。抗感染药对本病没有明显效果，长期应用亦不能有效地预防发作。目前最常用的药物有以下几种。

（一）金制剂

是治疗复发性风湿病的最有效的药物，约 1/2 的患者对注射金制剂有反应。作用机制尚不清楚。常用的金制剂有两种：硫代苹果酸金钠和硫代葡萄糖金，均含 50% 金元素，前者为水剂，后者为油混悬液。给药方案与治疗风湿性关节炎相似，但剂量较小，每周 20mg，肌内注射，一般用至总量 1.0g 停药。为了减少不良反应，在症状基本控制后改为每周 10mg 或增加每次给药间隔时间。但停药后几年内又可复发，有时在减量维持阶段亦可复发。此时宜重新加大剂量。不良反应：肌内注射局部有明显疼痛，部分患者可发生口腔炎、皮炎、胃肠道反应、肾损害及造血系统损害。

（二）肾上腺皮质激素

对发作频繁，程度严重、金制剂治疗有禁忌的复发性风湿病患者可选用小剂量泼尼松治疗。

（三）青霉胺

能明显减少发作次数和预防复发性风湿病向类风湿性关节炎发展。剂量 20mg/d，应用 1 年，不良反应有发热、头痛、消化道症状、白细胞减少、肾功能损害等。有肾脏病变者忌用。用前应作青霉素过敏试验。

（四）秋水仙碱

该药有减低白细胞活性和吞噬作用，以及消炎止痛的效果。间歇用药可预防复发性风湿病发作，据报道有一定的疗效。

十、预后

约 10% 的复发性风湿病病例症状自行消退；多数患者可反复发作，但不会发生持续性滑膜炎或关节损害；30%～40% 病例，发展为典型的类风湿性关节炎。这些患者在复发期常类风湿因子阳性，原本阴性者在进展期亦可转为阳性。在发生慢性滑膜炎前的复发期常可见典型的类风湿结节持续存在。一旦发作性风湿症，进展为类风湿性关节炎后，发作次数更频繁，但严重程度反而减轻，同时受累的关节增多，晨僵更明显。由发作性风湿症，进展转成为类风湿性关节炎的时间以 5～20 年不等。复发性风湿病一般不会演变为系统性红斑狼疮或其他结缔组织病。

第四节 嗜酸粒细胞性滑膜炎

嗜酸粒细胞性滑膜炎（eosinophilic synovitis）急性发作的单关节肿胀，但无痛性，和其他的关节炎完全不同。膝关节见含有嗜酸性细胞的大量积液，或者mTP关节肿胀。轻微外伤之后，在1天之内发生。

鉴别：关节液的嗜酸性细胞浸润，也见于结核、转移癌、Lyme病。

第五节 感染性关节炎

关节感染是由来源于滑膜或关节周围组织的细菌，真菌或病毒引起的炎症。感染性关节炎的发病率在世界范围内差异较大：在美国，发病率＜200/10万，欧洲国家的发病率较低，在瑞士＜5/10万，但在非洲，拉丁美洲和亚洲发病率较高。

协同因素不仅加大患感染性关节炎的风险，还可以使病情加重。RA患者患细菌性关节炎的风险较高（患病率0.3%～3%，年发病率0.5%）。功能受损较严重，且病死率较高(25%，非RA患者仅为9%)。RA患者常有促发感染性关节炎的其他危险因素（如慢性病，皮质类固醇激素治疗）。RA患者或有关节感染史及进行关节修复移植术的患者中患感染性关节炎的风险较高。

患感染性关节炎的儿童中有50%是年龄＜2周岁者，在这些病例中，93%累及单侧关节，尤其是下肢关节如膝关节(39%)，髋关节(26%)和踝关节(13%)。感染源有中耳炎，脐炎，中枢神经炎，股静脉穿刺，脑膜炎和临近的骨髓炎。

所有的侵犯关节的疾病中，该病发展最快，如不及时治疗，会带来严重的骨破坏。但要用抗生素治疗，所以鉴别诊断特别重要。单关节发病，但因为血行感染，也有多发。

风湿病内科也常见到此病，有初诊认为关节炎而来医院的，也有风湿病治疗过程中并发的。

RA的关节液含有很多中性白细胞，类似脓性。RA积液中性粒细胞比例是0.90，但感染性关节炎则0.95以上。实际上，见到RA患者的肿胀关节，不能当成并发感染，临床上关节腔注射激素，不用细胞计数或培养，是根据临床表现或诊断后进行的。

既往操作不洁的穿刺，导致感染性关节炎的可能性很大。外伤、附近的蜂窝织炎及骨髓炎也会导致。但是多数情况是由其他感染灶的血行性感染引起。

关节穿刺和血液培养时，在消毒面的碘伏未干时，用硫代硫酸钠酒精擦拭后，消毒效果会大大下降。硫代硫酸钠不是消毒药，只是消除聚维酮碘的颜色，穿刺前最好不要使用。

革兰阳性菌中以葡萄球菌居多。最近要注意mRSA。推测很可能是本病后，尽早静脉滴注抗生素，不必等待培养结果。一般要继续1～2个月或以上。在治疗中发现肿胀，也要重复穿刺，进行细菌培养和药物敏感性试验。

淋球菌性关节炎来源于性器官感染，单发者少见，多数为多发性，1周左右会有明显的X

线变化。此外，淋球菌不会诱发反应性的 Reiter 综合征。

结核非急性病变过程，所以要特别注意。肺外结核有骨结核（脊椎多发蚕蚀）和骨膜结核，后者呈关节炎。多数为慢性的单关节炎，缺乏全身性的发热，炎症反应亢进，侵入手、足、肩、膝、髋、骶等关节，造成活动受限，关节挛缩。经过骨萎缩、间隙狭窄和骨侵蚀，最终成为残毁性关节炎。误诊为 RA，后果很严重，最好不要轻易诊断单关节的 RA。

经治病例中，屡见感染性关节炎，但 RA 并发者少见，除了 mRSA 和不典型的抗酸杆菌之外，也有鼠咬症。也有的 RA 患者从肾盂肾炎演变成菌血症，从原来反复肿胀的膝关节的穿刺液中检出细菌。

第六节 莱姆病

莱姆病是一种以蜱为媒介的螺旋体感染性疾病，是由伯氏疏螺旋体所致的自然疫源性疾病。我国于 1985 年首次在黑龙江省林区发现本病病例，以神经系统损害为该病最主要的临床表现。其神经系统损害以脑膜炎、脑炎、颅神经炎、运动和感觉神经炎最为常见。其中一期莱姆病仅用抗生素即可奏效，至二期、三期用抗生素无济于事，特别是神经系统损害更乏特效疗法。早期以皮肤慢性游走性红斑为特点，以后出现神经、心脏或关节病变，通常在夏季和早秋发病，可发生于任何年龄，男性略多于女性。发病以青壮年居多，与职业相关密切。以野外工作者、林业工人感染率较高。

此病首发于 20 世纪 70 年代，在美国康涅狄格州的 Lyme 镇周边，聚集发病，呈现类风湿样关节炎。和硬蜱区域的分布一致，

在北美、欧洲较多；日本中部以北，特别是在北海道发生，但是发病率低，而且只是停留在Ⅰ期的皮疹，很少继续进展者。作为感染，今后的流行病学很可能发中变化。

检出细菌很困难，所以要进行抗体测定，但和梅毒有交叉反应，要综合临床表现后诊断。因需要用抗生剂治疗，诊断尤为重要。

治疗：四环素 1g/d，分 4 次口服；青霉素族 2g/d，分 4 次使用，2～4 周。

第七节 复发性多软骨炎

复发性多软骨炎（relapsing polychondritis, RP）是一种较少见的炎性破坏性疾病，其特点是软骨组织复发性退化性炎症，表现为耳、鼻、喉、气管、眼、关节、心脏瓣膜等器官及血管等结缔组织受累。复发性多软骨炎的病因及发病机制目前仍不清楚。软骨基质受外伤、炎症、过敏等因素的影响暴露出抗原性，导致机体对软骨局部或有共同基质成分的组织（如巩膜、葡萄膜、玻璃体、视神经内膜及神经束膜、主动脉中层和内层的结缔组织、心瓣膜、心肌肌纤

维膜、气管黏膜下基底膜、关节滑膜和肾小球及肾小管基底膜等）的免疫反应。复发性多软骨炎可与类风湿关节炎、系统性血管炎、系统性红斑狼疮以及其他结缔组织病并发。各年龄阶段均可发病，好发年龄为30～60岁，发病无性别倾向。病初常为急性炎症，经数周至数月好转，以后呈慢性反复发作。晚期因起支撑作用的软骨组织遭破坏，出现松软耳、鞍鼻以及嗅觉、视觉、听觉和前庭功能障碍。

一、临床表现

复发性多软骨炎可隐匿起病，也可骤发或病情突然加重。活动期可有发热、局部疼痛、疲乏无力、体重减轻和食欲不振等。

常见临床表现如下：

（一）耳软骨炎

耳郭软骨炎是最常见的临床表现。病变多局限于耳郭软骨部分，包括耳轮、耳屏，有时可侵犯外耳道，常对称性受累，但耳垂不受累。初期仅表现为耳郭红、肿、热、痛、有红斑结节，常在5～10天内自行消退，可反复发作，久之耳郭塌陷畸形，局部色素沉着。耳郭软骨炎可导致耳松软、变形、弹力减弱，出现结节，外耳道萎缩。外耳道狭窄、中耳炎症、咽鼓管阻塞可致传导性耳聋。后期可累及内耳，表现为听觉或前庭功能损伤。病变累及迷路可导致旋转性头晕、眼球震颤、共济失调、恶心及呕吐等。

（二）鼻软骨炎

约3/4的患者有鼻软骨炎。在急性期表现为局部红肿，压痛，常突然发病，颇似疏松结缔组织炎，数天后可缓解。反复发作可引起鼻软骨局限性塌陷，发展为鞍鼻畸形，甚者在发病1～2天内鼻梁可突然下陷。患者常有鼻塞、流涕、鼻出血、鼻黏膜糜烂及鼻硬结等。

（三）眼部病变

眼部受累可单侧或者双侧，表现为突眼、巩膜外层炎、角膜炎或葡萄膜炎。巩膜炎反复发作可导致角膜外周变薄，甚至造成眼球穿孔。此外还可有球结膜水肿、结膜炎、角膜结膜炎、眼干燥、白内障、虹膜睫状体炎、眼外直肌麻痹等表现。视网膜病变如视网膜微小动脉瘤、出血、渗出，静脉闭塞、动脉栓塞也常有发生。视网膜血管炎或视神经炎可导致失明。随着病情的反复发作，患者常可同时有几种眼疾。

（四）关节损害

复发性多软骨炎的关节损害特点是外周关节非侵蚀性非畸形性多关节炎。大小关节均可受累，呈非对称性分布，多为间歇性发作，慢性持续性者较少。肋软骨和胸锁关节以及骶髂关节也可受累。此外尚可发生短暂的腱鞘炎、肌腱炎，表现为疼痛和触痛甚至红肿。关节液多为非炎症性改变。当复发性多软骨炎并发类风湿关节炎时，则可出现对称性侵蚀性畸形性关节炎。

（五）呼吸系统病变

约半数患者累及喉、气管及支气管软骨。表现为声音嘶哑，刺激性咳嗽，呼吸困难和吸气性喘鸣。喉和气管炎症早期可有甲状软骨、环状软骨及气管软骨压痛。喉和会厌软骨炎症可导致上呼吸道塌陷，造成窒息，需急症行气管切开术。在疾病的晚期支气管也可发生类似病变，炎症、水肿及瘢痕形成可导致严重的局灶性或弥散性的气道狭窄，气管切开术不能有效地纠正呼吸困难。由于呼吸道分泌物不能咳出，继发肺部感染，可导致患者死亡。

（六）心血管病变

约30%的患者可累及心血管系统，表现为心肌炎、心内膜炎，或心脏传导阻滞，主动脉瓣关闭不全，大、中、小血管炎。主动脉瓣关闭不全是常见而严重的心血管并发症，通常是由于主动脉炎症和主动脉瓣环和主动脉进行性扩张所致，而非主动脉瓣膜病变。在主动脉瓣听诊区可闻及程度不同的舒张期杂音。其他的表现包括升主动脉、降主动脉动脉瘤，及其他大血管动脉瘤破裂引起猝死。此外，还可因血管炎而导致血栓形成，可累及降主及腹主动脉、锁骨下、脑内、肝、肠系膜及周围动脉。本病可伴发结节性多动脉炎、韦格纳肉芽肿及大动脉炎等。

（七）血液系统异常

半数患者出现贫血、血小板减少。活动期的患者多有轻度正细胞正色素性贫血，白细胞增高。有些患者脾脏肿大，还可并发骨髓异常增生综合征（mDS），表现为难治性贫血，及红细胞、粒细胞、巨核细胞三系统增生异常。少数发生溶血性贫血，可有黄疸、网织红细胞增加等表现。

（八）皮肤损害

25%患者有皮肤受损。皮损无特征性，形态多样，可表现为结节性红斑、紫癜、网状青斑、结节、皮肤角化、溢脓、色素沉着等。活检常呈白细胞破碎性血管炎的组织学改变。此外也可发生指（趾）甲生长迟缓、脱发及脂膜炎，口腔及生殖器黏膜溃疡。有些病例和白塞病重叠存在。

（九）神经系统病变

少数患者可有中枢神经系统受损伤和周围神经受损的症状，如头痛，外展神经、面神经麻痹、癫痫、器质性脑病和痴呆，也可发生多发性单神经炎。

（十）肾脏病变

肾脏受累的表现有显微镜下血尿、蛋白尿或管型尿，反复发作可导致严重肾炎和肾功能不全。肾动脉受累可发生高血压。肾脏活检有肾小球性肾炎的组织学证据。尿常规检测异常可能同其肾损害有关，但也可由并发系统性血管炎引起。

二、实验室检查

（一）血常规及血沉

大多数急性活动期患者有轻度正色素性贫血，白细胞中度增高及血沉增速。

（二）尿常规

少数患者有蛋白尿、血尿或管型尿。有时可出现类似于肾盂肾炎的改变。急性活动期尿中酸性粘多糖排泄增加，对诊断有参考价值。

（三）血清学检查

20%～25%的患者抗核抗体及类风湿因子阳性。少数患者梅毒血清学反应假阳性，或狼疮细胞阳性。总补体、C_3、C_4多正常，偶有升高。IgA、IgG在急性期可暂时性增高。间接免疫荧光法抗软骨细胞抗体阳性及抗Ⅱ型胶原抗体阳性有助于复发性多软骨炎的诊断。

（四）肾功能异常及脑脊液细胞增多提示相关的血管炎。

（五）X线检查

常有耳软骨钙化，喉断层摄影可见有气管狭窄。胸部X线片显示肺不张、肺炎和程度不等的纤维化。气管支气管断层摄影可见气管、支气管普遍性狭窄。X线检查可见心脏扩大，并以左心扩大为主。有时也能显示主动脉弓进行性扩大，升主动脉和降主动脉、鼻、气管和喉有钙化。关节 X 线检查示关节旁的骨密度降低，可有关节间隙狭窄，但无侵蚀性破坏。少数患者有脊柱后凸，腰椎和椎间盘有侵蚀及融合，骶髂关节狭窄及侵蚀，必要时行 CT 扫描检查。

（六）纤维支气管镜检查及肺功能测定

纤维支气管镜检查可发现气管、支气管普遍狭窄，软骨环消失，黏膜增厚、充血水肿及坏死，内有肉芽肿样改变或黏膜苍白萎缩。由于气道狭窄或塌陷等改变，肺功能测定显示阻塞性通气障碍。

三、诊断要点

根据典型的临床表现和实验室检查如有复发性多软骨炎的可能，可按 1976 年 McAdam 的标准诊断：①双耳软骨炎。②非侵蚀性多关节炎。③鼻软骨炎。④眼炎，包括结膜炎、角膜炎、巩膜炎、浅层巩膜炎及葡萄膜炎等。⑤喉和（或）气管软骨炎。⑥耳蜗和（或）前庭受损，表现为听力丧失，耳鸣和眩晕。具有上述标准 3 条或 3 条以上，并由病理活检证实可以确诊；如临床表现明显，并非每例患者均需作软骨活检，而可以临床诊断。

当病变累及下列耳、鼻、喉、眼、气管软骨时，应与临床表现相类似的其他疾病相鉴别：

（一）耳郭病变及外耳炎

应与局部外伤、冻疮、丹毒、慢性感染、系统性红斑狼疮、痛风、霉菌性疾病、梅毒、麻风病鉴别。系统性血管炎或其他结缔组织病也可引起耳软骨炎，但双侧耳软骨炎者不多见。

（二）鼻软骨炎

需要与韦格纳肉芽肿、淋巴样肉芽肿、致死性中线肉芽肿、先天性梅毒、麻风、淋巴瘤、结核等引起的肉芽肿以及癌肿和淋巴肉瘤相鉴别。反复多次活检、病原菌的培养及血清学检查可有助鉴别。

（三）眼炎

应注意与韦格纳肉芽肿、结节性多动脉炎、Cogan 综合征、白塞病、原发性或继发性干燥综合征、血清阴性脊柱关节病等累及眼的全身性疾病相鉴别。根据这些疾病的全身表现和实验室检查特征不难与之区别。

（四）气管支气管狭窄变形

应与感染性疾病、结节病、非感染性肉芽肿病、肿瘤、慢性阻塞性肺疾病、淀粉样变性等疾病鉴别，一般上述疾病经活组织检查明确诊断。复发性多软骨炎患者同时还有耳、鼻等软骨病变，可与之鉴别。

（五）主动脉炎和主动脉病变

应与梅毒、马凡综合征、Ehlers-Danlos 综合征、特发性纵隔囊肿坏死、血清阴性脊柱关节病并发的主动脉病变相鉴别。

（六）肋软骨炎

需与良性胸廓综合征（如特发性、外伤性肋软骨炎、Tietze 综合征、肋胸软骨炎、剑突软骨综合征等）鉴别。上述这些疾病均无系统性临床表现，可与本病鉴别。

四、治疗方案及原则

（一）一般治疗

急性发作期应卧床休息，视病情给予流质或半流质饮食，以免引起会厌和喉部疼痛。注意保持呼吸道通畅，预防窒息。烦躁不安者可适当用镇静剂，以保持充足的睡眠。

（二）药物治疗

1. 非甾类抗感染药　参照类风湿关节炎用药。

2. 糖皮质激素　可抑制病变的急性发作，减少复发的频率及严重程度，用于病情较重者，开始剂量为 0.5～1mg/kg·d，分次或晨起一次口服。对有喉、气管及支气管、眼、内耳等累及的急性重症患者，糖皮质激素的剂量可酌情增加，甚至行甲基泼尼松龙冲击治疗。临床症状好转后，可逐渐减量，以最小维持剂量维持 1～2 年，或更长时间。

3. 免疫抑制药　可选用环磷酰胺、氨甲蝶呤、硫唑嘌呤等免疫抑制药口服（详见类风湿关节炎及其他有关章节）。在使用免疫抑制药时，应定期查血尿常规、肝肾功能以防止不良反应发生。

4. 氨苯砜　氨苯砜在人体内可抑制补体的激活和淋巴细胞转化，也能抑制溶菌酶参与的软骨退行性变。剂量范围 25～200mg/d，平均剂量为 75mg/d，开始从小剂量试用，以后逐渐加量。因有蓄积作用，服药 6 日需停药 1 日，持续约 6 个月。氨苯砜主要不良反应为恶心、嗜睡、溶血性贫血、药物性肝炎及白细胞下降等。

5. 对症治疗

(1) 眼部症状：局部用泼尼松眼膏，或用氢化考的松眼药点眼。注意预防继发感染。当出现继发性白内障或青光眼时，给予相应治疗。

(2) 对气管软骨塌陷引起重度呼吸困难的患者，应立即行气管切开术，必要时用人工呼吸机辅助通气，以取得进一步药物治疗的机会。对于软骨炎所至的局限性气管狭窄可行外科手术切除。积极预防和治疗肺部炎症，一旦发生肺部感染，应使用有效的抗生素。

(3) 复发性多软骨炎患者因心瓣膜病变引起难治性心功能不全时，应使用强心剂和减轻心脏负荷的药物。若有条件可行瓣膜修补术或瓣膜成形术，以及主动脉瘤切除术。

五、预后

患者 5 年病死率接近 1/3，通常死于喉和气管软骨支持结构塌陷，或心血管病变（大动脉瘤、心脏瓣膜功能不全）或系统性血管炎。为降低病死率，改善预后，应早期诊断和及时治疗。

第八节　骨关节炎

骨关节炎（osteoarthritis＞OA）与年龄增长及过度负重有关，被看作增生性疾病，但有炎症的要素，美国单词后缀为 -itis。能卷到骨赘形成，特别在手指，长在 DIP 者为 Heberden 结节，PIP 部位的称为 Bouchard 结节。脊柱以及远端关节的变形，引起疼痛及神经根症状。也有肿胀和关节液潴留，但和 RA 不同，该病的积液透明，黏稠，细胞少，以单核细胞为主。

可以和 RA 共存。X 线上有 OA 表现，40 岁以上者发生率增高。某些患者红细胞沉降率和 CRP 升高，应该寻找 OA 以外的炎症反应的部分 OA 有时也有炎症反应。

OA 除指关节以外，一般发生在负重关节，多部位发作时称作广泛性 OA（generalizedOA），有骨侵蚀者,也称作侵蚀性 OA(erosive, OA)。

坚持进行无负重状态下的肌力训练,适当使用 NSAIDs。在膝、踝疼痛时,努力纠正肥胖显得尤为重要。如果上述措施不及时,完全可能因 OA 而卧床不起,现在有人工关节置换术,所以能够完全避免。

40 岁以上的难治性肩酸痛,也考虑颈椎的 OA,可以通过 X 线摄片确诊。如果前后屈曲不稳定,则揉肩样活动适得其反,州颈椎间定巾、颈部固定托(硬的类型)固定为好。

第九节 掌趾脓疱病性骨关节炎和 SAPHO 综合征

掌趾脓疱病(palmoplantar pustulosis)有瘙痒,诊断靠手掌和脚底的特异性皮疹。红斑、脱柄、多发无菌性的脓疱;病理表现是表皮内水疱形成,嗜中性粒细胞向角质层浸润,形成脓疱,并干燥,以上病变反复循环。在日本人中发病率较高。鉴别对象有皮肤癣闸病、银屑病、汗癣、湿疹等。

园崎等最先报道部分皮疹患者(10%)中,有肌腱附着端点炎、韧带炎、关节囊炎、骨炎和骨增生等,53 例患者都有胸肋锁关节炎,有 7/53 的有类似强直性脊柱炎的骶髂关节炎,14/53 的有外周关节炎(腕、mCP、PIP 中的少数关节,为一过性的,没有骨侵蚀),HLA—B27 阴性。

此外也有脊柱炎,多发生于腰椎、胸椎的移行部位。典型的病例具备上述关节分布和临床表现,上述特有的皮疹,以及胸肋锁关节膨隆和疼痛。皮疹和骨关节炎可以同时发病,有时间隔年余,也有皮疹后发者。

治疗:NSAIDs 有效。但有文献报道,部分病例因为肋骨或锁骨的骨增生部位有强烈的疼痛,需要手术切除。关节炎恶化和缓解反复出现。

经治病例:50 多岁的女性,以往被确诊掌趾脓疱病,此后 1 年多反复出现末端关节炎,记忆中有胸锁关节疼痛。当时的诊疗记录当成 RA,但无关节变形。和上述文献一样,末端关节炎 1～2 个月减轻。

一、SAPHO 综合征

SAPHO 综合征(synovitis, acne, pustulosis, hyperostosis, osteitis)以脓疱性皮疹、骨关节炎、骨增生为特征。上述的掌趾脓疱病性骨关节炎,也有的被当成随后提出的 SAPHO 综合征之一。在 SAPHO 综合征的病例报道中,也有的兼见贝赫切特综合征,也有的出现胸椎后凸畸形。

二、以皮疹命名,伴随关节炎的疾病

临床表现及病理表现并不一定相同,在此归纳有:掌趾脓疱病、银屑病、Sweet 病、结节性红斑、持久性隆起性红斑、黏膜水肿性苔藓等。

也要追加 SAPHO 综合征(概念还未确定)。也有观点把 Behcet 病包含在 SAPHO 综合征内,但是否合适尚不清楚。

第十节 色素性绒毛结节性滑膜炎

色素绒毛结节性滑膜炎（PVNS）比较少见，有绒毛型和结节型两种。患者多青壮年男性。年龄多在20～40岁。本病好发于膝关节和踝关节，其次髋、跗间、腕、肘等关节，偶也见于滑囊和腱鞘。

一、病因

本病可能是一种介乎炎症和良性肿瘤之间的滑膜疾病。其中绒毛型更近似炎症。动物实验证明，向关节腔内多次重复注入血液，即可产生与绒毛型同样的病理改变。运动员因多次膝关节出血，也有可能产生类似改变。结节型者系由大量滑膜细胞构成，切除不彻底则易复发，故近似良性肿瘤。

二、临床表现

本病没有明显的全身症状，患者体温不高，血沉不快，血常规也无改变。局部症状在早期也较轻微，因此患者就诊较晚，病期较长，一般病期以1～5年者最多，半数以上有外伤史。其主要症状为关节肿胀，疼痛多比较轻微，局部皮温有时稍高，关节功能受限多不明显。呈弥散性肿胀的关节，触及增厚的滑膜呈海绵样感觉，积液多的可触及波动感。有时可触到大小不等并稍能移动的结节。

膝关节受累时髌上囊及髌骨肿胀明显，积液多的浮髌试验阳性。增生的滑膜组织有时可穿破后关节囊而进入腘窝，并沿小腿后方肌间隙向下漫延，产生深在的弥散性肿胀。踝关节受累者肿胀在内、外踝周围最明显。髋关节受累时肿胀多位于髋关节前方。

患肢都有轻度的肌肉萎缩。关节穿刺可抽出血性或咖啡色液体，这种关节液很特殊，具有诊断价值。

三、检查

（一）X线平片

本病的X线平片征象：包括关节肿胀和关节骨骼侵袭破坏。软组织肿胀呈结节状，密度较高；PVNS骨侵袭多自骨和软骨交界处开始，故关节间隙一般保持正常。但关节积液量多时，关节间隙可增宽；继发关节退变或关节软骨遭受明显侵袭时，关节间隙可狭窄。

（二）CT检查

断面成像，具有较高的密度分辨力，在显示关节腔内软组织肿块、关节积液及骨质侵袭方面明显优于X线平片，对显示骨缺损周围的硬化缘也较X线平片敏感。

（三）磁共振（MRI）

组织分辨率高，能显示病变的全部形态、类型及组织成分。

（四）实验室检查

在显微镜下绒毛表面为数层滑膜细胞，其中心为少许纤维组织、扩张的毛细血管和少量炎性细胞。细胞内、外可见含铁血黄素颗粒。结节由密集的滑膜细胞组成，胞质少，胞膜不清楚，核染色较深。在密集的细胞中可见裂隙和乳头。滑膜细胞之间偶见多核巨细胞和泡沫细胞。

四、诊断

本病仔细分析临床表现，结合关节液和X线片检查，诊断一般无困难。

五、治疗

（一）手术切除

手术切除比较彻底，对结节型病例尤为适宜。放射治疗对绒毛型较好，对结节型疗效不佳。弥散性病变应切除全部的滑膜组织，才能避免复发。

（二）放射治疗

术后再进行放射治疗，也可达到治愈的目的。对于膝关节弥散性结节型病变则应剪断膝叉韧带及侧副韧带，将关节脱位后，再将前、后方的滑膜组织彻底切除，因结节型病变切除若不彻底，极易复发，而且有少数病例转变为滑膜肉瘤者。对局限性病变，则仅切除局部的滑膜组织即可。

第十一节 滑膜软骨瘤病

滑膜软骨瘤病是关节的骨膜或滑膜囊、腱鞘内所发生的软骨性、纤维软骨性或骨软骨性小体疾病。临床上以关节疼痛、肿胀、关节交锁或出现捻发音为主要表现。滑膜软骨瘤病特征为周身大关节易受累，以膝关节为主，临床表现以关节疼痛、异物感多见。受累大关节的滑膜表现增生，形成多数带蒂的突起，游离端的细胞化生为软骨小体，些小体与滑膜相连，但以后可随时脱落，形成关节腔内游离体，手术亦可见关节囊内带蒂小骨块，数个至数十个大小不等，灰白色，质硬。滑膜表面可见许多大小不等的黄色结节，坚硬透明。关节腔内可见中等量微黄色积液。关节囊外生长带蒂骨块手术少见。滑膜软骨瘤病病理学检查发现软骨细胞常增生活跃，核肥硕或呈双核，极易误诊为软骨肉瘤。治疗原则为手术切除体，摘除关节腔内游离体，如若滑膜肥厚水肿且并有多个结节附着时，应同时做滑膜切除手术，但关节功能难以恢复正常。

第十二节 Charcot关节病：神经源性关节病

不是关节炎，但作为关节破坏原因的鉴别对象而记录于本章。支配关节的神经损害，造成感觉障碍，关节无防御反射故外伤后不痛，关节破坏严重。不疼痛，所以和RA完全不同，没有炎症反应，与感染性关节炎也完全不同。有基础疾病，各自的好发部位不同。脊髓空洞症是肘、肩；糖尿病性神经损害是足、踝关节。梅毒（脊椎结核）是膝、髋关节。

（张 静）

第二十六章 结节病

结节病（sarcoidosis）是一种多系统器官受累的肉芽肿性疾病。常侵犯肺、双侧肺门淋巴结，也可以侵犯全身每个器官。部分病例呈自限性，大多预后良好。多发生于轻中年人，经常表现为双侧肺门淋巴结肿大，肺脏浸润，眼部和皮肤损害。肝脏、脾脏、淋巴结、唾液腺、心脏、神经系统、肌肉、骨骼和其他脏器也可受累。组织病理学特点是受累脏器的非干酪样坏死性类上皮细胞样肉芽肿。常见的免疫学特征是病变部位的T辅助细胞1型免疫反应增高，而皮肤的迟发性过敏反应降低。结节病的病程和预后可能与起病方式以及疾病累及脏器的程度有关。急性起病伴结节性红斑或无症状性双侧肺门淋巴结增大，通常预示着疾病的自限的过程。而隐匿起病，特别是伴随多发性肺外脏器损害可能逐渐进展为肺和其他脏器的不可逆纤维化。

一、流行病学

由于部分病例无症状和可以自然痊愈，所以没有确切的流行病学数据。美国估计的年发病率为 $(11 \sim 40)/10$ 万。发病率有明显的地区和种族差异，寒冷地区多于热带地区，黑人多于白人，中青年多于儿童和老年人。结节性红斑通常是急性结节病和预后良好的表现；冻疮样狼疮是结节病的慢性表现；结节性红斑多见于女性，无明显种族差异；胸外淋巴结肿大多见于小于40岁患者。

二、病因和发病机制

病因尚不清楚。特殊病源体的感染（如分枝杆菌、丙酸杆菌、病毒、衣原体等）、自身免疫、吸入有机/无机微粒等，均可能是致病因素。也可能是在特殊基因类型的基础上对致病因素的特殊反应形式。

发病机制尚不明确，细胞免疫功能和体液免疫功能紊乱可能参与了结节病的发病过程。炎症反应的始动、类上皮结节的形成和肺纤维化的过程，与多种炎症细胞的激活和细胞因子及炎症递质的活化与释放有关。致病因素可能首先激活肺泡内巨噬细胞（Am）和T辅助细胞（$CD4^+$）。被激活的上述细胞释放 IFN—γ、TNF—α 及白细胞介素—1(IL—1)、IL—12、IL—18 等细胞因子和炎症递质，趋化和激活淋巴细胞，导致一系列的细胞免疫和体液免疫异常。被激活的淋巴细胞可以释放单核细胞趋化因子、白细胞抑制因子和巨噬细胞炎症蛋白，促进单核细胞的聚集。随着病变的发展，肺泡炎的细胞成分不断减少，而由巨噬细胞衍生的上皮样细胞逐渐增多，在其合成和分泌的肉芽肿激发因子（granuloma-inciting factor）等的作用下，逐渐形成非干酪性结节病肉芽肿。后期，巨噬细胞释放的纤维连接素（fibronectin, Fn）能吸引大量的成纤维细胞（Fb），并使其和细胞外基质黏附，加上其所分泌的成纤维细胞生长因子（fibroblasts growth factor, FGF），促使成纤维细胞数增加；与此同时，周围的炎症和免疫细胞进一步减少以致消失，导致肺的广泛纤维化。总之，结节病是致病因素与机体细胞免疫和体液免疫功能相互抗衡的结果，受个体差异（年龄、性别、种族等）、遗传因素、激素、人类白细胞抗原（HLA）和机体免疫反应调节的影响，并视其产生的促炎因子和拮抗因子之间的失衡状态决定肉芽肿的发展和消退，从而表现出结节病的不同病理过程和自然缓解的趋势。近年来还证实了 HLA—

DRB$_1$ 和 HLA—B 等位基因、T 细胞受体（TCR）、免疫球蛋白（Ig）、血管紧张素转换酶（ACE）等基因多态性与结节病密切相关。

三、病理

结节病的病理特点是非干酪样坏死性类上皮肉芽肿。肉芽肿的中央部分主要是多核巨噬细胞和类上皮细胞，后者可以融合成朗格汉斯巨细胞。周围有淋巴细胞浸润，而无干酪样病变。在巨噬细胞的胞质中可见有包涵体，如卵圆形的舒曼（Schaumann）小体、双折光的结晶和星状小体（asteroid body）。初期病变可见有较多的单核细胞、巨噬细胞、淋巴细胞等炎症细胞浸润，累及肺泡壁和间质。随着病情的进展，炎症细胞减少，非特异性的纤维化逐渐加重。类上皮肉芽肿的组织形态学并非结节病的特异性表现，也可见于分枝杆菌和真菌感染，或为异物或外伤的组织反应，亦可见于铍肺、第三期梅毒、淋巴瘤和外源性变态反应性肺泡炎等。

四、临床表现

结节病的临床表现和自然病程均有较大的个体差异，因起病的缓急和累及器官的多少而不同。90% 以上的病例累及肺和胸内淋巴结。约 50% 的病例无症状，只是于胸部 X 线检查时发现。早期结节病的特点是临床症状较轻而胸部 X 线异常明显，后期主要是肺纤维化导致的呼吸困难。早期常见的呼吸道症状和体征有咳嗽、无痰或少痰，偶有少量血丝痰，可有乏力、低热、盗汗、食欲减退、体重减轻等。病变广泛时可出现胸闷、气急，甚至发绀。肺部体征不明显，部分患者有少量湿啰音或捻发音。如结节病累及其他器官，可发生相应的症状和体征。皮肤的常见表现为结节性红斑（多见于面颈部、肩部或四肢）、冻疮样狼疮、麻疹、丘疹等。眼部受累者可有虹膜睫状体炎、急性色素层炎、角膜—结膜炎等。也可以累及外周淋巴结、肝、脾、骨关节、肌肉、心脏、神经中枢等，而出现相应的症状体征。

五、实验室和其他检查

（一）血液检查

无特异性变化。可有血沉增快、血清球蛋白部分增高（以 IgG 增高者多见）和 C 反应蛋白增高等。在活动期可有淋巴细胞中度减少、血钙增高、血清尿酸增加、血清碱性磷酸酶增高、血清血管紧张素转换酶（sACE）活性增加（正常值为 17.6～34U/mL）、血清中白介素—2 受体（IL—2R）和可溶性白介素—2 受体（sIL—2R）增高，对诊断和判断活动性有参考意义。

（二）结核菌素试验（PPD）

约 2/3 的结节病患者对 5IU 结核菌素的皮肤试验呈阴性或极弱反应。

（三）X 线检查

异常的胸部 X 线表现常是结节病的首要发现，约有 90% 以上的患者伴有胸部 X 线片改变。肺门、支气管旁、纵隔淋巴结肿大和肺部浸润影是主要的表现。典型的改变是双侧对称性肺门淋巴结明显肿大，呈土豆状，边界清晰，密度均匀。肺部病变多数为两侧弥散性网状、网结状、小结节状或片状阴影。后期可发展成肺间质纤维化或蜂窝肺。CT（尤其是 HRCT）更能准确地估计结节病的类型、肺间质病变的程度和淋巴结肿大情况。结节病的淋巴结肿大通常无融合和坏死，也不侵犯邻近器官，有助于与淋巴瘤、淋巴结结核等疾病鉴别。

根据 X 线胸部 X 线片对结节病分 5 期，以 I 期和 II 期为常见。

0 期　肺部 X 线检查阴性，肺部清晰。

Ⅰ期　两侧肺门和（或）纵隔淋巴结肿大，常伴右主支气管旁淋巴结肿大，肺内无异常。

Ⅱ期　肺门淋巴结肿大，伴肺浸润影。

Ⅲ期　仅见肺部浸润影，而无肺门淋巴结肿大。

Ⅳ期　肺纤维化、肺大疱和肺囊肿的改变。

以上分期是相对的，也不一定按照顺序发生，Ⅲ期不一定从Ⅱ期发展而来。

1. 胸内淋巴结肿大　①肺门淋巴结肿大：本病最常侵及双侧肺门、右上纵隔和主动脉窗淋巴结。双侧对称性肺门淋巴结显著肿大，呈土豆状，边界清楚，密度均匀，是肺内结节病的典型表现。由于右肺门淋巴结较多，因此右侧肺门肿大一般较左侧明显。单侧肺门淋巴结肿大较少见。反复发作后，淋巴结虽已缩小，但常遗留肺门模糊，此征象对晚期胸内结节病的诊断有一定参考价值。②纵隔淋巴结肿大：在前后位片上，为一侧或双侧纵隔阴影增大（约有半数病例伴有右上支气管旁淋巴结肿大），侧位片及断层片除常见的上气管旁淋巴结肿大外，奇静脉组、隆突下及主、肺动脉窗淋巴结均可受累。但前纵隔淋巴结肿大较为少见。结节病最常侵犯的胸内淋巴结为双侧肺门、右上纵隔和主动脉窗淋巴结。据报道其受累概率为：肺门淋巴结97%，主动脉窗淋巴结76%，右气管旁淋巴结71%，前纵隔淋巴结16%，隆突下淋巴结21%，后纵隔淋巴结为21%。

2. 肺实质改变　肺实质改变在结节病患者中极为常见，即使是X线胸部X线片表现为双侧肺门淋巴结肿大、而无肺内病变的Ⅰ期肺内结节病患者，通过支气管镜黏膜活检或肺活检也常可得到结节病性肉芽肿标本。①间质性改变：最为常见，病变轻微时表现为肺纹理增粗，有时出现粗乱的索条影，有时交织成网，也可表现为由肺门向外引伸的串珠样索条状阴影或小片状浸润影，类似广泛的小叶性肺炎。②肺泡型改变：表现为片絮状阴影，呈节段分布，以叶间裂为界，似节段性肺炎。或以肺门区为中心，向外周发展，呈典型的蝶形分布。或表现为直径1~1.5μm圆形阴影，多发多于单发，病变中央密度稍高，边缘浅淡或毛糙不均，类似转移癌、外周性肺癌或结核病。③粟粒样改变：呈双肺散在粟粒状点影，边界清楚，直径为1mm。④肺内肉芽肿性病变：表现为肺内多发性大结节，这些结节的特点是不超过叶间裂。此种病变极为少见。⑤纤维瘢痕性病变：双肺磨玻璃状阴影、网状阴影、结节状影，并可夹杂境界不清的浸润性阴影，是结节病的晚期表现。可并发肺大疱。囊状支气管扩张、气胸、肺不张，最后发展成肺动脉高压、肺心病。

结节病可侵犯双肺实质，HRCT能充分显示结节病的肺部异常改变。包括：磨玻璃样征、不规则线样影和小叶间隔增厚，其出现率分别为：83%、72%、89%。肺内结节包括沿支气管血管束的结节、胸膜下结节和小叶间隔的结节。此外也可见含气囊腔，出现率为39%、肺内结构扭曲50%，两种征象可长期存在。磨玻璃样征是结节病最早的肺内征象，代表活动性肺泡炎或广泛扩散的微小间质性肉芽肿。继而出现纤维化。不规则线样影被认为预后差的表现之一。Muller等认为不规则线样影比有结节的患者肺功能差，但并不提示有不可恢复的纤维化存在。当不规则线伴有结构的扭曲、肺门和叶裂移位、囊性灶和收缩性肺不张时，肺纤维化可诊断。

但结节病HRCT表现差异较大且常不典型，可表现为广泛分布的边缘不整的小结节影，沿支气管血管束分布，支气管壁增厚，形成特征性的"串珠样"改变；小结节影也可聚集在小叶间隔，在肺周边和叶间裂附近胸膜下分布。另外，可见规则或不规则线状影，肺容积减少。晚期严重肺纤维化时，则表现为肺门周围分布的致密阴影，结构扭曲。常出现收缩性囊状支气管扩张。结节病 HRCT 也常见纵隔淋巴结肿大。伴局灶性钙化。

（四）活体组织检查

是诊断结节病的重要方法。如果皮肤和浅表淋巴结受累，则是首选的活检部位。胸内型结节病，可以选择支气管黏膜和经纤维支气管镜肺活检，即使在直视下或 X 线胸部 X 线片没有明确病变的部位取活检，阳性率也可达到 70%～90%。摘取多处组织活检可提高诊断阳性率。

（五）肺功能检查

初期无变化，随病变发展可出现肺弹性减退、限制性通气功能障碍（肺活量、肺总量下降）和弥漫功能障碍。喉、气管、支气管受累或肺囊性纤维化时可引起阻塞性通气障碍，从而产生混合性通气功能障碍。

支气管肺泡灌洗检查 90% 的结节病患者 BAL 表现为以淋巴细胞增高为特点的淋巴细胞性肺泡炎，细胞总数正常或轻度增高，中性粒细胞和嗜酸粒细胞比例通常正常，没有浆细胞和泡沫样巨噬细胞。但是在结节病晚期或进展期可有中性粒细胞和肥大细胞增多。10%～15% 的结节病患者 BALF 细胞在正常范围之内，因此 BAL 细胞分类正常不能除外结节病。在临床上表现为结节病活动的患者，BALF 中淋巴细胞的比例为 20%～80%，平均为 40%；非活动的结节病患者淋巴细胞比例较低，平均为 30%。细胞亚型分析通常显示 CD4/CD8 比值增高，CD 比值大于 3.5 或 4 对于诊断结节病的特异性高达 94%～96%，敏感性为 52%～59%。然而，也有 15% 的患者 CD4/CD8 比值降低。由于 BALF 中淋巴细胞比例增多是非特异表现，CD4/CD8 比值变异度较大，因此关于 BAL 对结节病的诊断价值的争议持续不断。持否定观点的理由是 CD4/CD8 比值的敏感性低，半数病例仍需要活检；持肯定观点的理由是 CD4/CD8 比值特异性高，半数病例能避免组织活检。总之，BAL 是一个无创安全的检查手段，结合影像学典型的结节病表现，BALF 中淋巴细胞比例增高伴 CD4/CD8 > 3.5 时即可诊断结节病。因此，有关结节病的诊断指南推荐，在没有组织病理学证据时 BALF 有助于支持结节病的诊断。但是 BALF 中淋巴细胞比例的高低或 CD4/CD8 比值的高低与疾病活动，预后的关系都没有得到一致的研究结论。BALF 中性粒细胞的增多可能提示疾病的进展，这还需要前瞻性研究的证实。

（六）^{67}Ga 扫描

是一种由巨噬细胞和淋巴细胞组成的慢性肉芽肿炎症性疾病，其中激活的巨噬细胞具有较强摄取 ^{67}Ga 的能力，通过分析支气管肺泡灌洗液细胞发现给结节病患者注射 ^{67}Ga 后，95% 的 ^{67}Ga 被肺泡巨噬细胞摄取，摄取量与巨噬细胞激活或结节病的活动状态有关。^{67}Ga 扫描检出肺结节病的敏感性较高，为 60%～90%，但特异性较差。因为很多肺部疾病都表现为 ^{67}Ga 的异常摄取，包括肺癌、肺炎、尘肺和淋巴瘤等，所以单独 ^{67}Ga 显像不能充分地诊断结节病，需要结合 X 线胸部 X 线片或 CT 以及肺实质的形态学进行判断。

由于结节病 ^{67}Ga 显像的诊断特异性差，在诊断结节病，评价结节病的活动性和监测结节病治疗效果的价值有限，因此目前已经不再推荐为结节病的常规检查方法。然而，结节病 ^{67}Ga 显像也有一些提示诊断的特征性表现。右侧的气管旁和双侧肺门淋巴结的 ^{67}Ga 显像形似希腊字母 λ，称为"λ"征(Lambda Pattern)；泪腺和腮腺的 ^{67}Ga 显像形似熊猫脸，称为"熊猫征(Panda Pattern)"。结节病中 72% 的患者可见"λ"征，79% 有"熊猫征"，二者都有的占 62%。"λ"

征和熊猫征强烈支持结节病的诊断，避免活检，因此，构成了现代结节病非病理诊断的主要标准之一。然而，"熊猫征"对于结节病没有特异性，也可见于艾滋病、干燥综合征、头部或颈部接受放射治疗的患者，特别是淋巴瘤治疗后、脏器移植、类风湿关节炎和系统性红斑狼疮，因此当难以与这些疾病鉴别时，确定诊断仍需要病理活检证实。

六、诊断

结节病的诊断应符合三个条件：①患者的临床表现和 X 线表现与结节病相符合。②活检证实有非干酪样坏死性类上皮结节。③排除其他原因引起的肉芽肿性病变。

目前还没有一个独立的试验可以诊断结节病。虽然结节病的特征性病理改变是非干酪样上皮样细胞性肉芽肿，但是肉芽肿也可见于其他疾病，如结核、真菌感染等。因此，结节病的诊断是建立在临床、影像和组织学基础之上的排他性诊断。1993 年 ATS/ERS/WASOG 联合制定的结节病的诊断标准如下：①与组织病理相符合的临床和（或）影像学特征。②组织学显示非干酪样坏死性肉芽肿。③排除能够产生相似的组织学或临床表现的其他疾病。

疑似结节病的患者在诊断过程中应着重解决下列问题：①提供组织学证据。②评价脏器受累的程度和严重性。③评价疾病是否稳定或进展。④评价治疗是否对患者有益。

然而，有些患者拒绝活检或肺功能损害太严重不适宜进行肺活检。无组织学证据时，如果满足下列标准之一，也可以建立结节病的诊断。①有相应的临床或胸部 X 线/胸部 CT 征象，而且 BAL 检查显示 CD4/CD8 > 3.5，结节病的诊断多能成立。CD4/CD8 大于 3.5 或 4 对于诊断结节病的敏感性达 52%～59%，特异性达 94%～96%。单独根据临床和（或）影像学资料对结节病诊断的可靠性在结节病 I 期达 98%，II 期达 89%，III 期为 52%，0 期仅 23%。② Löfgren 综合征，即急性结节病。③ ^{67}Ga 显像 Lambda 征象（两侧肺门淋巴结和右侧气管旁淋巴结 ^{67}Ga 聚集显像）并 Panda 征象（腮腺和泪腺 ^{67}Ga 聚集显像），但敏感性只有 13%～48%。

建立诊断以后，还需要判断累及器官的范围、分期（如上述）和活动性。活动性判断缺乏严格的标准。起病急、临床症状明显、病情进展较快、重要器官受累、血液生化指标异常血清血管紧张素转换酶（sACE）活性增高、高血钙、高尿钙症、血清 SIL—2R 升高等，提示属于活动期。

七、结节病的活动性

结节病活动性的含义是疾病处于非静止期，持续发展的 T 细胞和巨噬细胞炎症以及肉芽肿，疾病仍在进展。结节病的非活动性意味着疾病处于静止期，可能不再进展。长期以来人们希望找到一个敏感而特异的疾病活动判断指标，于是研究了系列血清或 BALF 中的细胞生物和生化指标，血清指标包括 ASE、sIL—2R 等，BALF 指标包括淋巴细胞增多、T 细胞活性表达标志、CD4/CD8 比值、巨噬细胞释放 TNF—α、胶原酶、III 型前胶原、玻璃蛋白（Virronectin）、粘连蛋白（Fibronectin）、透明质酸等。然而，这些指标中除了血清 ASE 和 sIL—2R 对疾病活动有一定的判断意义外，其他几乎均不足以作为常规的判定指标。

鉴于这些生物学指标对结节病活动判断的不确定性，目前评价结节病活动性最好的方法仍然以采取临床观察为主，包括疾病发作的方式，症状恶化或持续存在，皮肤损害的变化，并结合胸部 X 线片和肺功能的改变。

八、鉴别诊断

应与下列疾病鉴别：

（一）肺门淋巴结结核

患者较年轻，常有中毒性症状，结核菌素试验多为阳性，肺门淋巴结肿大一般为单侧性。有时伴有钙化。可见肺部原发病灶。CT可见淋巴结中心区有坏死。

（二）淋巴瘤

常见的全身症状有发热、消瘦、贫血等，胸膜受累，出现胸腔积液，胸内淋巴结肿大多为单侧或双侧不对称肿大，淋巴结可呈现融合，常累及上纵隔、隆突下等处的纵隔淋巴结。肿瘤组织可侵犯邻近器官，如出现上腔静脉阻塞综合征等。结合其他检查及活组织检查可作鉴别。

（三）肺门转移性肿瘤

肺癌和肺外癌肿转移至肺门淋巴结，皆有相应的症状和体征。对可疑原发灶做进一步的检查可助鉴别。

（四）其他肉芽肿病

如外源性过敏性肺泡炎、铍肺、硅沉着病、感染性、化学性因素所致的肉芽肿，应与结节病相鉴别，结合临床资料及有关检查综合分析判断。

九、治疗

治疗原则：无症状和肺功能正常的Ⅰ期或Ⅱ期结节病患者，一般不需要特殊的治疗，但需要跟踪观察。急性炎症表现（如发热、多发性关节炎、结节性红斑）可以先给予非甾体类抗感染制剂（NSAIDs）治疗；如果症状明显，NSAIDs治疗无效，可以选用糖皮质激素。对于症状明显或进行性发展的肺内或肺外结节病应该首选糖皮质激素。即使症状比较轻微，肺功能基本正常，可是肺部病变持续1~2年，而无明显的吸收，可以给予糖皮质激素试验性治疗（泼尼松龙20~30mg/d，持续3~4个月），以观察有无好转的可能。对于前葡萄膜炎，可以局部使用糖皮质激素，但是对于后葡萄膜炎则应该采用全身用药。糖皮质激素抵抗的严重病例或病情进行性加重的患者可以使用免疫抑制药（甲氨蝶呤或硫唑嘌呤），但应该遵循合理的用药原则，并进行治疗监测。虽然有一些试验显示烷基化制剂（环磷酰胺和苯丁酸氮芥）也具有一定的治疗作用，但这些制剂有潜在的致癌性，应注意避免。抗疟疾制剂（如氯喹或盐酸氯喹）可以用于皮肤结节病，但相关的资料很少。

因部分患者可自行缓解，对于胸内型结节病，病情稳定、无症状且肺功能正常的Ⅰ期、Ⅱ期和Ⅲ期患者无需立即治疗。每3个月复查胸部X线片和肺功能等，无进展则不需治疗。当累及心脏、肾脏、神经系统，眼部（局部用药无效时）以及高钙血症、有症状的Ⅱ期和Ⅲ期肺部结节病时，可使用全身糖皮质激素治疗。累及重要器官者，常用泼尼松龙40~60mg/d，每4周将每天量减少10mg，减量至20mg/d后，缓慢减量。可以采用隔天一次顿服的方法。总疗程一年以上。没有累及重要器官或单纯的胸内型结节病，起始剂量为泼尼松龙30~40mg/d，在2个月内逐渐减量至20mg/d，随后缓慢减量（如上述）。长期服用糖皮质激素者，应严密观察激素的不良反应。当糖皮质激素治疗无效或患者不能耐受其不良反应时，可考虑使用其他免疫抑制药和细胞毒药物如甲氨蝶呤、硫唑嘌呤等。

糖皮质激素：目前推荐系统使用糖皮质激素治疗的适应证包括。①生命或视力受到威胁的脏器受累，如心脏、中枢神经系统或眼部受累。②持续性高钙血症，持续性肾功能不全，严重的肝功能障碍伴门脉高压或黄疸、脾大或脾功能亢进，严重的乏力和消瘦，皮肤损害或慢性肌病。对于结节病的肺部损害：当出现肺部症状，肺功能障碍严重或逐渐恶化，影像学表现加重时，需要糖皮质激素治疗。治疗肺结节病时，泼尼松龙的初始剂量为20～40mg/d，6个月内逐渐减量为小于20mg/d，5～10mg/d维持12个月或以上。停药后的复发率为16%～74%。对于有复发倾向的患者，应该适当增加糖皮质激素的剂量。有心脏或神经系统损害时往往使用较高的初始剂量，通常采用1mg/(kg·d)。

如果患者以咳嗽为主要症状，吸入糖皮质激素可能有效地控制患者的咳嗽症状，但是对肺结节病患者是否能通过吸入糖皮质激素控制病情仍有争议。

应用细胞毒性药物需要注意的问题：对于结节病患者，目前认为在出现下列情况时可以考虑使用细胞毒性药物，以降低糖皮质激素的剂量，取得更好的治疗效果。①结节病患者不能耐受激素治疗或出现严重不良反应。②存在激素抵抗，泼尼松龙维持量大于15mg。③慢性结节病复发，病程大于2年，停用激素后复发2次以上。④肺外损害。然而，并没有足够证据支持免疫抑制药或细胞毒性药物如甲氨蝶呤等治疗结节病有效，而且可以产生严重的不良反应，只有小样本研究显示甲氨蝶呤可能减少激素的用量。因此，综合比较既往关于细胞毒性药物的研究结果，在评价安全性和疗效后，推荐使用甲氨蝶呤，甲氨蝶呤治疗可以改善结节病的不同脏器受累症状，常规剂量为每周10～25mg，通常需要使用到6个月以上显示出治疗效果，而且需要密切监测毒性反应，尤其是有肾功能损害时不建议使用。急性毒性作用包括白细胞减少、胃肠道症状、黏膜溃疡，这些具有剂量相关性。慢性毒性作用包括肝脏毒性和肺脏毒性。其次，可以选用硫唑嘌呤，2～3mg/(kg·d)最大剂量150mg/d。环磷酰胺、环孢菌素A或苯丁酸氮芥只限于激素抵抗病例。

己酮可可碱被证实可以抑制结节病患者的肺泡巨噬细胞产生TNF—α。1997年Zabel等报道了己酮可可碱25mg/(kg·d)治疗进展期结节病，可以使多数病例得到改善或稳定，起到节省激素剂量或替代激素的作用，但这是一个小样本的非随机对照试验，其结果的可靠性还没有资料充分证实。随着分子生物学的发展，一些针对TNF—α的靶向生物治疗制剂也不断出现，如依那西普(Etanercepi)和英夫利昔单抗(Infliximab)等，非常不幸，由于其高治疗失败率，一个应用依那西普治疗进展性肺结节病的小样本II期试验被提前终止，英夫利昔单抗的试验结果则相对比较乐观，英夫利昔单抗可以中和TNF—α阻止其与细胞表面的TNF—α受体结合，抑制TNF—α的作用。

十、预后

与结节病的临床类型有关。急性起病者，经治疗或自行缓解，预后较好；而慢性进行性，多个器官功能损害、肺广泛纤维化等则预后较差。死亡原因常为呼吸功能不全或心脏、中枢神经系统受累所致。结节病的病程和预后变化很大，自发缓解率为70%，慢性病程者仅占10%～30%，病死率为1%～5%，其中75%的死亡与进展期肺结节病有关，但是目前还没能确定重症慢性进展性结节病的预后判断指标。有报道平均5年随访中34%的病例完全恢复，30%得以改善，20%不变，病情恶化和死亡者各占8%。

（徐建华）

第二十七章 骨质疏松症

骨质疏松症（osteoporosis）是由于各种原因导致骨量减少，骨的微结构发生改变，易发生骨折的一种全身性骨骼疾病，对人的健康危害很大。2001年美国国立卫生研究院（NIH）关于骨质疏松症预防、诊断和治疗的共识中，对本病的定义为：骨质疏松症是骨强度降低，骨折的危险性增加的全身性骨骼疾病；骨强度主要反映骨密度和骨质量的完整性。

骨质疏松症是发达国家最重要的公共健康问题之一，也是发展中国家一个愈来愈突出的问题。欧美国家报道30%的妇女和12%的男子在一生中会发生骨质疏松性骨折，美国的研究数据表明，1995年骨质疏松性骨折的年发病率远远高于心脏病发作、卒中和乳腺癌发病率的总和。

20世纪90年代中期，我国华北、华东、华南、西北和东北五大区对40岁以上5593名汉族人的调查结果显示骨质疏松症的总患病率为16.1%，男性11.2%，女性19.9%。随着我国逐渐步入老龄化国家，骨质疏松及骨折发生率将会大幅度增加，必将导致相关医疗费用的上升。减少和预防骨质疏松症的发生是我国医疗卫生事业急需解决的问题。

人从出生开始，骨骼不断生长，主要以骨形成为主；随年龄增长至30～35岁左右，生长趋于基本稳定，骨形成和骨吸收基本保持平衡，骨矿化达峰值。以后，随年龄增加（尤其是妇女在绝经后更为明显）导致内分泌变化和某些外界因素影响，骨代谢发生负平衡，骨吸收逐渐大于骨形成，使骨量流失，骨的结构发生退化改变，造成不同程度的骨质疏松，易发生骨折。

骨质疏松症按发生部位可分为全身性、区域性和局灶性；按病因分为原发性、继发性和特发性3类。

第一节 原发性骨质疏松症

骨质疏松症（osteoporosis，OP）是一种以骨量低下、骨微结构破坏、导致骨脆性增加、易发生骨折为特征的全身性骨病（WHO）。2001年美国国立卫生研究院（NIH）提出骨质疏松症是以骨强度下降、骨折风险性增加为特征的骨骼系统疾病，骨强度反映了骨骼的两个主要方面，即骨矿密度和骨质量。

该病可发生于不同性别和任何年龄，但多见于绝经后妇女和老年男性。骨质疏松症分为原发性和继发性两大类。原发性骨质疏松症又分为绝经后骨质疏松症（Ⅰ型）、老年性骨质疏松症（Ⅱ型）和特发性骨质疏松（包括青少年型）。绝经后骨质疏松症一般发生在妇女绝经后5～10年内；老年性骨质疏松症一般指老人70岁后发生的骨质疏松；继发性骨质疏松症指由任何影响骨代谢的疾病或药物所致的骨质疏松症；而特发性骨质疏松主要发生在青少年，病因尚不明。

绝经后骨质疏松症是由于雌激素减少导致骨量流失加速，主要发生在妇女绝经后15～20

年内，其特点为以松质骨流失为主。老年性骨质疏松症可见于70岁以上的男性和女性，其特点是松质骨和皮质骨均减少。两者的主要区别见表27-1。

表27-1 原发性骨质疏松症两型区别要点

项目	I型
年龄	50~70岁
主要原因	雌激素缺乏
性别比（男：女）	1:6
骨量流失部位	主要在松质骨
骨流失速率	加速
常见骨折部位	椎体骨和桡骨远端
甲状旁腺素	减少
钙吸收	减少
维生素D	继发性降低

一、流行病学

骨质疏松症是一种退化性疾病，随着年龄增长，患病风险增加。随人类寿命的延长和社会老年化的到来，骨质疏松症已成为人类重要的健康问题。目前我国60岁以上的人口约1.73亿，是世界上老年人口绝对数量最多的国家。2003~2006年一次全国性大规模的流行病学调查显示，50岁以上以椎体和股骨颈骨密度值为基础的骨质疏松症总患病率女性为20.7%，男性为14.4%。60岁以上的人群中骨质疏松症的患病率明显增高，女性尤为突出。按调查估算全国2006年在50岁以上的人群中约有6944万人患骨质疏松症，约2亿1千万人存在低骨量。

估计未来几十年，中国人髋部骨折率还会明显增长。女性一生发生骨质疏松症性骨折的危险性（40%）高于乳腺癌、子宫内膜癌、卵巢癌的总和。

骨质疏松的严重后果为发生骨质疏松性骨折（脆性骨折），即在受到轻微创面时或日常活动中即可发生的骨折。骨质疏松性骨折常见部位是脊柱、髋部、前臂远端。骨质疏松性骨折的危害性很大，导致病残率和病死率的增加。如发生髋部骨折后的1年内，死于各种并发症者达20%，而存活者中约50%致残，生活不能自理，生命质量明显下降。而且，骨质疏松及其骨折的治疗和护理，需要投入巨大的人力和物力，费用昂贵，造成沉重的家庭、社会和经济负担。

值得强调的是骨质疏松性骨折是可防、可治的。尽早预防可避免骨质疏松及其骨折。即使发生过骨折，只要采用适当合理的治疗仍可有效降低再次骨折的风险。因此，普及骨质疏松知识，做到早期诊断及时预测骨折风险并采取规范的防治措施是十分重要的。

二、病因及危险因素

骨骼是一种特殊的结缔组织，骨组织的重建过程贯穿人的一生，在正常情况下，静止状态的骨组织在某些部位被激活，从而引起破骨细胞在此部位吸收一定数量的骨组织，然后骨化细胞到达此部位分泌相同数量的骨样组织，以填充所形成的缺陷；最后骨样组织矿化，形成新骨组织。当由于某些原因导致骨吸收大于骨形成时，即可发生骨质疏松。原发性骨质疏松的确切原因不明，大量的研究认为其与内分泌功能紊乱、营养障碍、缺少活动锻炼及遗传因素等有关。

（一）内分泌功能紊乱

内分泌在骨代谢中发挥着重要的作用，骨吸收和骨形成的过程受多种激素的调节。雌激素减少一直被认为是原发性骨质疏松症发生的重要原因。原发性骨质疏松症的患者中绝经后的妇女占了1/3～1/2，而且近年来通过对男性原发性骨质疏松症患者的研究发现睾酮对骨的作用主要通过雌激素介导，即睾酮在芳香化酶的作用下转化为雌激素／因而提示雌激素减少在男性原发性骨质疏松症的发生过程中亦发挥着重要的作用。雌激素可通过多种机制影响骨代谢，它通过影响钙调节激素（甲状旁腺激素、1,25—二羟维生素D及降钙素）而发挥骨代谢调节作用；同时它可直接作用于骨化细胞和破骨细胞，通过各种细胞因子抑制破骨细胞骨吸收作用。故绝经后雌激素的减少将导致骨质疏松的发生。

甲状旁腺激素（FTH）是维持体内血钙浓度正常的重要的激素之一，一些原发性骨质疏松症患者的血PTH异常升高，可促进骨吸收。降钙素为另一重要的调节钙磷代谢的激素，它可直接作用于破骨细胞上的降钙素受体，抑制破骨细胞的数量和活性。有研究显示，各年龄组女性的血降钙素水平较男性为低，绝经后妇女血降钙素水平较绝经前妇女低，降钙素水平的降低使抑制骨吸收的因素减弱而促进骨质疏松的发生。另有研究发现原发性骨质疏松症患者的降钙素储备功能降低且降低程度与骨量流失程度相关，也提示原发性骨质疏松症与降钙素降低有内在联系。

（二）营养障碍

由于胃肠吸收功能减退等各种原因，老年人可发生各种营养障碍。钙的摄入不足可通过继发性PTH分泌增加导致骨吸收加速，蛋白质不足可引起骨生成障碍，而摄入过量的蛋白质则可使尿钙排出增加，导致钙负平衡。老年人还可由于各种原因导致维生素D的代谢障碍，血中活性维生素D显著减少，促使肠钙吸收不良，进而导致骨质疏松。

（三）活动减少

适当的运动能促进性激素分泌和钙吸收、增加骨皮质血流量，运动应力负荷是骨矿化的必备条件，能阻止骨量流失，增加骨密度。老年人的活动减少可直接影响骨代谢，而且户外活动的减少还将导致日照缺乏、胃肠功能障碍，进一步加重营养障碍间接导致骨质疏松。

（四）遗传因素

白种人及黄种人较黑人容易发生骨质疏松，瘦长身材者骨质疏松的发生率比矮胖者高均提示遗传因素在骨质疏松发病中的作用。骨密度是决定骨强度的主要因素之一，它受许多因素影响，而遗传因素是骨密度的主要影响因素。大量研究表明：骨量峰值男性高于女性，黑种人高于白种人，而白种人高于黄种人。目前研究较多的与骨代谢有关的基因有维生素D受体基因、雌激素受体基因、胶原基因及转移生长因子基因等。

从细胞分子学的水平分析骨质疏松的原因，它的发生主要由于骨化细胞和破骨细胞的数量及活性的失衡导致骨吸收大于骨形成，其中核因子—κB受体活化因子配体（receptor activator of nuclear factor-ic Bligand, RANKL）、核因子—κB受体活化因子（receptor Activator of nuclear factor-icB, RANK）和护骨素（osteoprotegerin, OPG）又称骨保护蛋白，是偶联骨化细胞和破骨细胞分化、活化与生物活性的主要细胞因子，对骨形成和骨吸收起重要的调节作用。许多其他因素，包括一些细胞因子，例如 IL—1、IL—6、TNF—α、转化生长因子（TGF）—β 及类胰岛素生长因子（IGF）等均通过调节 RANKL—RANK—OPG 轴而参与骨质疏松的发病。

骨质疏松的危险因素包括不可控因素如人种（亚洲人或白色人种易患）、老龄、女性绝经及母系家族史等，可控因素有低体重，性激素低下，过度饮酒、吸烟、喝咖啡和碳酸饮料等，体力活动缺乏，饮食中钙和（或）维生素 D 缺乏，有影响骨代谢的疾病和应用影响骨代谢药物史等。

三、临床表现

疼痛、脊柱变形和发生脆性骨折是骨质疏松症最典型的临床表现。但许多骨质疏松患者早期常无明显的症状，往往在骨折发生后经 X 线或骨密度检查时才发现有骨质疏松。

（一）疼痛

患者可有腰背疼痛或周身骨骼疼痛，负荷增加时疼痛加重或活动受限，严重时翻身、起坐及行走有困难。

（二）脊柱变形

骨质疏松严重者可有身高缩短和驼背，脊柱畸形和伸展受限。胸椎压缩性骨折会导致胸廓畸形，影响心肺功能。腰椎骨折可能会改变腹部解剖结构，引起便秘、腹痛、腹胀、食欲减低和过早饱胀感等。

（三）骨折

脆性骨折是指低能量或非暴力骨折，如日常活动而发生的骨折为脆性骨折。常见部位为胸、腰椎、髋部、桡尺骨远端和肱骨近端。其他部位也可发生骨折。发生过一次脆性骨折后，再次发生骨折的风险明显增加。

四、辅助检查

了解患者骨代谢的状况可进行骨密度（BmD）测定、骨计量学检查和骨代谢生化指标的测定。骨密度可反映当前骨代谢状况，是诊断骨质疏松症的主要手段，对预测发生骨折的危险性有很重要意义，但动态观察需要较长的一段时间，至少需要半年。骨计量学检查为有创检查，主要是观察骨的显微结构等，测量也需要间隔一定的时间，因此临床上不常用。骨代谢生化指标可全面反映骨胶原的合成与分解，骨矿化，骨化细胞和破骨细胞活跃程度，亦即骨形成与骨吸收情况，并可反映骨转化速率，具有变化早、敏感性高的特点，可预测以后骨转化趋势和骨密度变化。故目前在临床上常采用骨密度和骨代谢生化指标的检测相结合的办法监测骨量的变化。

（一）骨代谢生化指标

原发性骨质疏松患者血清钙、磷及碱性磷酸酶多正常，尿钙、磷多正常或偏高。在国外，近年来更灵敏特异地反映骨转换的生化标志物逐渐用于临床，但在国内因某些条件影响还不是非常普及，特异的骨生化指标分为骨形成指标及骨吸收指标，见表 27-2。

表 27-2 特异性骨形成及骨吸收指标

标记物	英文全称及缩写
骨形成指标	
骨碱性磷酸酶	bonealkalinephosphatase(BALP)
骨钙素	osteocalcin(OC)
I 型前胶原 C 端肽和 N 端肽	C or N-terminalpropeptide(PICP、PINP)
骨吸收指标	
尿吡啶啉	pyridinoline(Pyr)
尿脱氧吡啶啉	deoxypyridinoline(D—Pyr)
I 型胶原交联 N 端肽或 C 端肽	typeIcollagencross-linkedNorC-telopeptide(NTX, CTX)
血浆抗酒石酸酸性磷酸酶	Tartrateresistant acid phosphatase(TRAP)
尿羟赖氨酸糖甙	hydrosylysineglycoside(HOLG)
尿羟脯氨酸	hydroxypoline(HOP)

特异性的骨生化指标有以下的临床意义：①有助于原发性骨质疏松的分型，I 型属于高转换型，生化指标表现为骨形成与骨吸收均增加；II 型常为低转换型，生化指标常在正常范围或降低。②用于骨质疏松的预防和治疗的疗效评估。③预测骨质疏松症患者发生骨折的风险，骨吸收指标升高，则骨折风险增加。

（二）骨密度的测定

近年来已有多种非侵袭性的骨密度检测技术用于临床，对于早期发现骨流失、诊断及预测骨折均有很大帮助。原来常用的单光子和单能 X 线吸收法及双光子吸收法均已不常用，取而代之的是双能 X 线吸收法，现已广泛用于临床并成为诊断骨质疏松的金标准。目前用于检测骨密度的方法主要有以下几种：

1.X 线检查 为诊断骨质疏松的经典技术，但它的敏感性较差，骨流失达到 20%～40%才可显现。患者常由于其他目的或者发生骨折而拍摄发现存在骨质疏松，但在基层医院仍为主要的诊断手段。

2. 双能 X 线吸收法(dualenergyX-rayabsorptionmetry, DEXA) 为近年来发展应用的最新方法。此技术分辨率、精确度和准确度都较高，是目前最常用的诊断骨质疏松的手段。

3. 定量计算机断层扫描(quantitative computed tomography, QCT) 此为 20 世纪 70 年代常用的方法，但因价格昂贵，操作复杂，现已少用。

4. 定量超声测量(quantitativeultrASGund, QUS) QUS 可获得宽幅超声衰减及声速两组参数，它不仅受骨密度的影响，也赖于骨的几何特征和构造，可评估骨小梁的数目、走向及连接关系，更好地反映骨的力学性能。但由于目前没有统一诊断标准，临床上少用。

五、诊断及鉴别诊断

由于多数骨质疏松患者无明显临床表现，偶有的腰腿痛，骨痛均为非特异性，故多数骨质疏松的诊断有赖于骨密度的测定或已发生骨质疏松性骨折而确定。

诊断骨质疏松可从确定高危人群入手，如中老年人群，尤其是绝经后妇女；有腰背酸痛不适或骨痛骨折病史的人群；以及具有以上所提及的危险因素的人群，应考虑骨质疏松的存在。确诊骨质疏松有两个途径：①发生脆性骨折（也称为骨质疏松性骨折），即轻度外伤或日常活动时发生的骨折，可直接诊断骨质疏松。发生脆性骨折的常见部位为胸、腰椎，髋部、桡、尺骨远端和肱骨近端。②骨密度测定值符合骨质疏松的诊断标准。

目前临床上骨密度的测定常采用 DEXA 法，通用标准仍延用世界卫生组织（WHO）标准，此标准原为白种人女性所制定，现也常用于男性的骨质疏松诊断。其标准为：

①正常：骨密度值低于同性别、同种族健康成人的骨峰值不足 1 个标准差属正常，现常用 T 值表示，即 ≥ -1.0 为骨密度正常。②骨量减少：-2.5 < T 值 < -1.0。③骨质疏松：T 值 ≤ -2.5。如果骨密度降低程度符合骨质疏松诊断标准同时伴有一处或多处骨折或者 T 值 ≤ -3 时为严重骨质疏松。由于种族差异，上述标准不一定适合所有人群，也有学者提出我国应以骨密度降低 2 倍标准差（即 T 值在 -2.0）作为骨质疏松的诊断标准；而且 DEXA 骨密度测定值还可因所测骨组织蜕变、损伤、周围软组织异位钙化和成分变化以及体位差异等的影响而产生一定偏差，也受仪器的精确度、操作的规范程度影响。因此利用骨密度值诊断骨质疏松时要结合临床情况进行具体分析。临床上常用的推荐测量部位是腰椎 1~4 和股骨颈。

原发性骨质疏松症的鉴别诊断首先要排除继发性骨质疏松，只有在详尽调查，排除了继发性病因后才能做出原发性骨质疏松的诊断。鉴别诊断主要包括以下几种疾病：甲状旁腺功能亢进、骨软化症、多发性骨髓瘤及其他恶性肿瘤导致的继发性骨质疏松。

1. 甲状旁腺功能亢进　可分为原发性和继发性，临床上以骨痛、骨骼畸形甚至病理性骨折为主要表现，血 PTH 升高、高血钙和低血磷可确诊，甲状旁腺 MRI、骨扫描以及手、头颅 X 线的特殊表现可进一步帮助确诊。

2. 多发性骨髓瘤　多发性骨髓瘤也可表现为全身骨痛、严重的骨量流失及病理性骨折。血常规检查显示为正细胞正色素性贫血，血沉可明显上升至 100mm/h 以上，90% 以上的患者血清蛋白电泳显示异常的 IgG 及 IgA 升高，血清钙可升高，尿蛋白电泳异常，头颅 X 线片均有助临床诊断。骨髓穿刺如浆细胞超过 20% 更有助于诊断。

3. 骨软化症　骨软化与骨质疏松的本质区别是其骨基质矿化障碍导致骨样组织堆积增厚；而骨质疏松使正常矿化骨质的密度降低。最常见的原因是慢性肾功能不全，维生素 D 缺乏和低磷酸盐血症等。除原发病的临床表现外，可有全身骨痛，血钙水平减低或正常偏低。如行骨活检显示类骨质层增加或四环素标记异常对确诊骨软化症有意义。

六、预防和治疗

虽然近年来新的抗骨质疏松药物不断出现，骨质疏松的预后有了很大的改观，但大量研究发现，迄今为止，各种防止措施只能使变细的骨小梁增粗，穿孔得以修补，但不能使已断裂的骨小梁再连接，即不能使已破坏的骨组织微结构完全修复，因此对本病的预防比治疗更现实和重要。

（一）预防措施

由于一个人的骨峰值的高低对其以后是否罹患骨质疏松有很大的影响，故预防的实施在儿童、成年及老年各阶段都很重要。

1. 合理饮食　保持营养均衡富含钙和维生素、低盐及适量蛋白质的膳食有助于防治骨质疏松。摄入足量的钙在成年期可维持骨量，绝经后和老年期可减少骨量的流失，降低骨折发生的危险性。我国膳食中的钙量往往低于需要量,因此提倡进食富含钙质的食品,如牛奶、豆制品等,不足的部分应给以钙剂补充。我国营养学会推荐适宜钙摄入量为成年人元素钙800～1000mg/d,维生素D的日摄入量为200～400IU。

2. 运动 适量运动,尤其是负重运动,可增加骨峰值和减少及延缓骨量流失;运动还可以增加机体平衡能力及灵活性,有助于防止跌倒而减少骨折的发生。

3. 纠正不良生活习惯 如吸烟、酗酒和过量咖啡因的摄入。有资料表明嗜烟(日大于20支)的男女肠钙吸收明显降低。过量的酒精会损害肝脏,影响肠道对脂肪、维生素D和钙剂的吸收。过量的咖啡因摄入增加尿钙的排出,亦能轻度减弱肠钙的吸收。

4. 避免应用诱发骨质疏松的药物 如糖皮质激素、抗癫痫药、长期甲状腺素替代治疗、肝素等。

5. 防止跌倒 跌倒常为发生骨折的直接诱因,对于有跌倒倾向的患者应给予适当的保护措施。

(二)药物治疗

目前抗骨质疏松症的药物种类较多,作用机制也各不相同,根据抗骨质疏松症药物的主要作用机制可将其分为基础药物、抑制骨吸收剂和促进骨形成剂三类。

1. 基础用药 钙剂和维生素D是治疗骨质疏松的最基本药物。钙是骨骼形成所必须的一种微量元素,补充足够钙剂的目的不仅在于纠正骨吸收和骨形成过程中的负钙平衡,还是保证骨量提高的物质基础。骨质疏松症患者钙的摄入量应当为元素钙1000～1500mg/d;但我国营养学调查表明,成人的实际钙摄入量仅为400～500mg/d。临床上可供选择的钙剂很多,它们在肠道吸收率大致接近,但所含元素钙不同,其中元素钙含量最高的是碳酸钙,为40%,其他常用的钙剂柠檬酸钙、乳酸钙和葡萄糖酸钙的元素钙含量分别为21%、13%和9%。钙剂的不良反应少,常见有胃肠道刺激症状、便秘等。

维生素D可以促进肠钙吸收与尿钙的重吸收,促进钙盐在骨基质内沉积,同时它还能够调节神经肌肉组织的协调性。因此,它不但在骨量累积过程中有突出的作用,还有一定的预防跌倒、减少骨折发生的作用。在骨质疏松症患者中常存在维生素D缺乏现象,补充维生素D必不可少。如果存在维生素D羟化酶活性障碍(如年老、肝肾功能不全等),则宜补充活性维生素D制剂,如骨化三醇、阿法骨化醇等。补充活性维生素D应注意定期复查血钙浓度,防止高钙血症。

2. 抑制骨吸收药 这类药物主要有双磷酸盐、降钙素、雌激素和选择性雌激素受体调节剂,主要是通过抑制破骨细胞形成或抑制破骨细胞的活性,从而抑制骨的吸收来减缓骨量流失。

(1)降钙素:它能特异性地直接作用于破骨细胞,降低它的活性与数量,从而抑制骨的吸收;同时它还可抑制疼痛递质的释放,阻滞其受体,增加β内啡肽释放以及对下背侧丘脑有直接作用,从而有较好的止痛作用。这些双重机制使降钙素可作为高转换型骨质疏松症患者,特别是椎体急性骨折时的首选治疗药物。但降钙素长期应用会导致降钙素受体的减少,故应间断使用。常用降钙素制剂有鲑鱼降钙素50IU每次,皮下或肌内注射,每周2～5次,鲑鱼降钙素鼻喷剂200IU/d;鳗鱼降钙素20IU每周,肌内注射。

(2)双磷酸盐:按药效学分为三代:第一代有依替膦酸二钠、氯屈膦酸二钠,除抑制骨吸收外,还有抑制正常骨矿化过程;第二代有替鲁膦酸钠、帕米膦酸钠,治疗量不影响骨矿化;第三代有阿仑膦酸钠、利塞膦酸钠、依本膦酸钠等,不但没有抑制正常骨矿化的作用,而且抗骨吸收疗效比第二代更强。常用药物及用法：①依替膦酸二钠：采用间断周期给药方法：400mg/d，分2次，两餐间服用，服药2周，停药13周，15周为一个疗程。②阿仑膦酸钠：目前有两种规格，70mg和10mg，70mg的为每周服一次，10mg的为每天服一次。由于阿仑膦酸钠的肠道吸收率很低，而且对食道黏膜有刺激作用，故应在早晨空腹时用大约200mL白开水送服，服后应保持直立体位40分钟后方可进食。

(3) 选择性雌激素受体调节剂 (SERm)：SERm并非激素制剂，但它可以和雌激素受体相结合而发挥雌激素样作用。根据靶组织的不同，它既有雌激素拮抗剂（子宫内膜和乳腺组织）又有雌激素激动剂（骨和心血管系统）作用，meta分析显示，目前常用的SERm类药物雷洛昔芬不仅可增加全身、股骨颈和椎体BmD，还可降低腰椎骨折的危险性；与HRT相比，它不增加子宫内膜的厚度，不引起阴道出血，可显著降低浸润性乳腺癌危险性，对血脂代谢有良好作用，用法为60mg/d，但SERm类药物可增加患者血栓栓塞性事件的风险。

(4) 激素替代疗法 (HRT)：近年来HRT已被公认为一种能够治疗和预防原发性骨质疏松的方法，尤其对于骨量迅速减少的围绝经期妇女。雌激素可抑制绝经后妇女骨质的吸收，在HRT治疗后的13年，骨密度可以增加5%～10%。meta分析发现HRT对于绝经后骨质疏松症的妇女可使椎骨和非椎骨骨折发生率降低33%和27%。但由于短期应用会引起乳房胀痛及阴道不规则出血，长期应用可引起子宫内膜增生或癌变，伴乳腺增生或癌变，还与心血管疾病、血栓性疾病、糖尿病、胆石症等疾病相关，故使用HRT前应仔细评估患者的实际情况并在治疗期间定期作乳腺及子宫的复查。常用的HRT药物有：①尼尔雌醇：是雌三醇衍生物，为合成的长效雌激素，每两周服1次，每次1～2mg。②雌二醇：是体内活性最强的雌激素，5mg的雌二醇与2mg的甲羟孕酮隔日1次交替联合服用。③结合雌激素：是雌酮和马烯雌酮的混合物，0.625mg/d。④替勃龙：集孕激素、雌激素和少量雄激素为一体，是一个"类促性腺"的留体激素，每日或隔日2.5mg。

最近HRT的新理念推崇小剂量替代疗法，即用原来推荐雌激素剂量的1/2～1/4，临床研究提示也能有效地提升骨密度及减少骨折的发生，但相关不良反应发生的概率减少。代表药物有德国的新药menostar，它是一种雌二醇透皮给药贴，每日释放14雌二醇，由于只含有低剂量雌激素，menostar不会增加有子宫的妇女发生子宫内膜增生的危险，因此在使用本药贴时，不需要每天或每月协同使用孕激素。

3. 骨形成促进剂

(1) 氟化物：氟化物可以促进骨化细胞分裂，持久地增加骨小梁的骨量，对中轴骨小梁骨量增加作用大于外周皮质骨的作用。长期应用氟化物可以使骨的矿化结节体积增大，但类骨质因缺乏矿盐沉积而易断裂，因此，尽管骨密度增加而机械强度反而下降，故临床上仍少有。另外，使用氟制剂后会有钙稀释的不良反应，所以主张同时服钙剂。目前上市的特乐定 (tridin)，每片含氟5mg和元素钙150mg，每日3次，每次1片，嚼碎后吞服，可与饭同服。

(2) 甲状旁腺激素 (PTH)：PTH可以调节骨代谢，直接作用于骨化细胞和破骨细胞，小剂量可以促进骨骼重建，使新的骨组织沉积在骨膜、表皮内层和小梁的表面，增加骨强度，改善骨的微观结构，减少骨折；但大剂量可以导致骨量流失，出现纤维性骨炎等。特立帕肽 (teripamtide) 为已批准的用于治疗骨质疏松的重组人甲状旁腺激素多肽片段 (rhPTH1～34)，可明显升高腰椎、股骨颈及总体的BmD，降低椎体和非椎体骨折率并改善骨微结构，但鉴于甲状旁腺激素对骨代谢的双重调节作用，目前特立帕肽只推荐用于以下情况：①曾经发生过骨质疏松性骨折的患者。②具有发生骨折的多重危险因素的骨质疏松患者。③接受其他抗骨质疏松疗法治疗失败或耐受性不好的患者。推荐剂量为每日1次20μg，皮下注射。不良反应包括恶心、头痛、关节痛等轻微不适。

第二节 继发性骨质疏松症

继发性骨质疏松症是由于疾病或药物等原因所致的骨量减少、骨微结构破坏、骨脆性增加和易于骨折的代谢性骨病。引起继发性骨质疏松症的病因很多，临床上以内分泌代谢疾病、结缔组织疾病、肾脏疾病、消化道疾病和药物所致者多见。

继发性骨质疏松是指某些疾病、药物及其他因素引起的骨质疏松，常见的原因有：

1. 内分泌紊乱　甲状腺功能亢进症、甲状旁腺功能亢进症、糖尿病、库欣综合征、垂体功能减退及性腺功能减退等。
2. 恶性肿瘤及骨髓病变　白血病、骨髓瘤、淋巴瘤、贫血、转移瘤等。
3. 药物　类固醇类药物、肝素、抗惊厥药、乙醇、免疫抑制药等。
4. 营养障碍维生素C、维生素D缺乏，钙、蛋白质缺乏等。
5. 慢性疾病　慢性肾病、肝功能不全、胃肠吸收综合征、结缔组织病等。
6. 先天性　骨形成不全、高半胱氨酸尿等。
7. 外科情况　胃大部分切除术后、器官移植术后等。
8. 失用性　长期卧床、肢体瘫痪、骨折后制动等。

在所有的继发性骨质疏松症中，肿瘤引起的骨质疏松是最具生命威胁性的，需尽早明确诊断；风湿性疾病也易导致骨质疏松的发生，如类风湿关节炎、强直性脊柱炎、系统性红斑狼疮及干燥综合征等患者均较正常人易发生骨质疏松，但糖皮质激素引起的骨质疏松(glucocorticoid-induced Osteoporosis, GIOP)是最常见的继发性骨质疏松。由于风湿科疾病有较多的患者使用糖皮质激素治疗，本章着重介绍GIOP。

糖皮质激素性骨质疏松症为内源或外源性糖皮质激素所致的以骨强度下降、骨折风险性增加为特征的代谢性骨病。在骨重建时，生理浓度的糖皮质激素能促进骨和骨胶质生成，促进骨髓干细胞分化为骨化细胞，同时抑制单核细胞转化为破骨细胞，而超生理剂量（每日激素相当于泼尼松7.5mg长期治疗）的糖皮质激素将引起骨骼生长抑制、骨折延迟愈合、骨坏死和GIOP，而其中以GIOP最常见。Cushing在1932年首次报道库欣综合征时指出该病有自发骨折倾向，后被确定为内源性糖皮质激素过多引起的骨质疏松。

一、发病机制

糖皮质激素引起骨代谢异常主要表现为骨形成减少、骨吸收增加，其中直接抑制骨化细胞功能致骨形成减少在GIOP的发生中起关键作用，它可直接抑制骨化细胞的增生，促进其凋亡，抑制前骨化细胞向骨化细胞转化。泼尼松 5mg/d(3 个月)可明显降低血浆 I 型前胶原氨基端前肽、I 型前胶原羧基端前肽、骨钙素和骨特异性碱性磷酸酶水平,且此抑制作用呈时间及剂量依赖性。同时糖皮质激素可促进骨吸收,使血浆抗酒石酸酸性磷酸酶浓度增加,OPG 降低,并通过对 RANKL-RANK-OPG 系统的调节作用促

进骨吸收。糖皮质激素通过抑制肠钙的吸收及促进尿钙的排泄使血钙下降,从而导致继发性甲状旁腺功能亢进而促进骨吸收。糖皮质激素还通过影响骨微环境中生长因子的功能而发挥间接作用,它可抑制 IGF—1 和 IGF—2、TGF—β 家族成员以及成纤维细胞生长因子(FGF)等的活性而减少骨形成。此外,糖皮质激素还通过降低性激素和降钙素水平,增加骨吸收,而且其可增加蛋白质的分解,导致骨基质的合成障碍也在 GIOP 中起着一定的作用。

二、临床表现

糖皮质激素相关的骨量流失在治疗早期即可出现,其程度与激素累积剂量相关。BmD 在治疗的第 1 年可降低 12%,随后每年约降低 3%。长期接受激素治疗,其骨流失速度是绝经后妇女的 2～3 倍。糖皮质激素使用者发生骨折时的 BmD 高于绝经后骨质疏松症患者,甚至 BmD 为正常年轻成人均值的 90% 时就可能发生骨折。提示激素增加骨折危险性的机制不完全依赖于对 BmD 的影响。

激素引起的骨量流失以代谢活跃的小梁骨为主,故病变主要在中轴骨和肋骨,脊椎压缩性骨折和肋骨骨折比较常见。除了 GIOP 引起的骨痛及骨折等临床表现外,患者还可有皮质醇过多特有的体征及原发病的临床表现。

三、辅助检查及诊断

GIOP 的辅助检查可参考原发性骨质疏松症的相关章节,采用 DEXA 法监测 BmD 的变化仍是主要的手段。2001 年美国风湿病学会 GIOP 委员会建议,长期(即大于 6 个月)接受糖皮质激素治疗之初,应测量腰椎和(或)髋部 BmD,治疗期间应每 6 个月重复测量 BmD,2005 年中华医学会制定的 GIOP 诊治指南(讨论稿)建议其诊断参照世界卫生组织(WHO)原发性骨质疏松症诊断标准:即骨密度值低于同性别、同种族健康成人骨峰值不足 1 个标准差为正常;降低 1～2.5 个标准差为骨量减少;降低程度等于和大于 2.5 个标准差为骨质疏松。如有长期激素用药史并出现脆性骨折也可临床诊断 GIOP。

骨骼的 X 线检查也常用于 GIOP 的诊断,骨 X 线的改变常见于松质骨丰富的部位,如胸腰椎、肋骨、骨盆和头颅。表现为横向骨小梁减少或消失,进一步纵向骨小梁也减少,稀疏排列,椎体可有压缩性骨折、楔形变或双凹形变。肋骨常有无症状性骨折愈合而形成的骨痂。

四、防治措施

(一)预防措施

所有预期接受长期糖皮质激素治疗的患者都应接受 BmD 基线值测量,激素治疗起始量相当于泼尼松 5mg/d 以上,时间超过 3 个月者,应建议患者改变不良生活方式:包括养成良好的饮食及生活习惯,保证充足的钙和维生素 D 的摄入,有规律而积极地适量负荷运动,避免过度吸烟和饮酒,避免服用过多的蛋白芨咖啡。应对引起骨流失的危险因子进行评估;采取适当措施避免跌倒。

（二）治疗措施

由于 GIOP 可因减少激素的使用或停用而减轻或逆转，因此应尽可能以最小有效剂量或局部用药的方法减少骨流失。GIOP 的防治药物与原发性骨质疏松相似，包括钙和维生素 D 的补充、HRT、双磷酸盐及降钙素等。ACR(2001)制定了较为详细的 GIOP 诊治指南（表 27-3）GIOP 的干预措施实施有三个时机：

表 27-3 ACR(2001)GIOP 诊治指南

1.患者开始接受糖皮质激素治疗（相当于泼尼松龙≥5mg/d，并计划疗程≥3 个月，建议：
改变生活方式，减少危险因素：戒烟或避免吸烟，减少过多的饮酒
增加负重锻炼开始补充钙剂
开始补充维生素 D（普通或活性维生素 D）
处方双磷酸盐（绝经前妇女谨慎应用）
2.患者长期接受糖皮质激素治疗（相当于泼尼松龙≥5mg/d），建议：
改变生活方式，减少危险因素：戒烟或避免吸烟，减少过多的饮酒增加负重锻炼
开始补充钙剂
开始补充维生素 D（普通或活性维生素 D）
若患者缺乏或临床显示需要性激素，处方性激素替代治疗
测量腰椎和（或）髋骨的骨密度——
若骨密度不正常（T 值＜-1）：
处方双磷酸盐（绝经前的妇女应谨慎应用）
如有禁忌证和不耐受，考虑给予降钙素作为二线治疗
若骨密度正常，则随访并重复半年一次或一年一次骨密度检测

1. 第一时机　无论 BmD 多少，一开始用糖皮质激素就实施预防性干预。ACR(2001)推荐：所有使用糖皮质激素的患者应同时每日补充元素钙至少 1500mg 和普通维生素 D 800IU；绝经早期妇女如无禁忌证可采用 HRT。由于糖皮质激素可减低肾脏 1α—羟化酶的活性，GIOP 的患者推荐使用活性维生素 D（骨化三醇或阿法骨化醇），0.25～0.5mg/d，治疗过程中需监测血钙、尿钙水平，调整剂量。

2. 第二时机　糖皮质激素治疗前发现 BmD 低下或治疗后出现 BmD 降低时给予干预。除了补充足量的钙剂和维生素 D 外，可酌情选用其他抗骨质疏松药，并根据 BmD 的情况可联合用药。

3. 第三时机　糖皮质激素治疗过程中出现骨折后才给予治疗。此时多采用联合用药。

我国 GIOP 诊疗指南讨论稿中指出双磷酸盐可作为预防和治疗 GIOP 的一线用药，对于不能耐受双磷酸盐或有禁忌证的患者可选用降钙素类药物。ACR 推荐在下列情况应在钙剂和维生素 D 的基础上，合用双磷酸盐：①激素治疗早期预防快速骨量流失。②长期激素治疗者，出现骨质疏松或骨折。③长期激素治疗者，在 HRT 治疗期间出现骨折或不能耐受 HRT。另外 SERm、雄激素及重组人甲状旁腺素多肽片断也可选择性地用于 GIOP 治疗。

糖皮质激素治疗期间应每 6 个月或 1 年复查 BmD，监测骨量变化。如任何部位骨量流失速度每年大于 3%，应改变原干预措施或加用其他药物。激素治疗结束时骨量仍低的患者，应继续采用原干预措施。

（张 静）

第二十八章 其他类型的风湿性疾病

第一节 肥大性骨关节病

肥大性骨关节病（hypertrophic osteoarthropathy，HOA）是一种由于骨周围软组织增厚，广泛性骨膜新骨形成而导致的综合征。临床以杵状指（趾）、广泛性骨膜新骨形成和关节疼痛、积液为主要表现。本病分为原发性和继发性两类：原发性肥大性骨关节病于1868年由Friedrich首次报道，当时称为"全身骨骼肥大症"，Toumine于1935年将本病命名为厚皮骨膜病（pachydermoperiostosis），针对各自报告病例的突出临床特征，本病还有其他命名：特发性肥大性骨关节病、家族性肥大性骨关节病及Touraine-Solente-Gole综合征。martinz-Lavin等认为命名为原发性肥大性骨关节病最为合适，因为该命名既强调了本病无伴发的疾病，又包括了那些无皮肤增厚和无家族史的病例。本病病因不明，较为罕见，男性好发，男女比例为8.9:1，约2/3以上的患者在初生时或15岁左右两个高峰年龄发病继发性肥大性骨关节病又称为肺性肥大性骨关节病（Pulmonary HOA），往往有明显的内脏疾病，发病年龄一般较大，以中老年为主，比较多见。

一、病因

（一）原发性

病因不明。可能为常染色体隐性或不完全的显性遗传病，或具有不同外显率的常染色体显性遗传病。有文献报道约1/4患者有阳性家族史，也有文献报道100%患者有阳性家族史。国内病例中有家族史者占26.7%。也有报道染色体的异常对本病的遗传不起作用。

（二）继发性

分为全身性和局限性。多继发于肺或胸膜疾病及心血管疾病。

1. 全身性

(1) 肺或胸膜疾病：常继发于囊状纤维化、肺纤维化、慢性感染、各种肺癌、肺转移癌、肺淋巴瘤、动静脉瘘、胸膜间皮瘤等。在支气管肺癌中以鳞状细胞癌伴有癌性空洞者出现本症多见。本病与肺癌大小及体积无关。

(2) 心血管疾病：常继发于先天性发绀型心脏病和感染性心内膜炎等，如法洛四联症、大动脉异位、艾森曼格综合征及先天性动脉导管未闭等。

(3) 肝脏疾病：肝硬化、肝脏恶性肿瘤。

(4) 肠道疾病：克罗恩病、溃疡性结肠炎、慢性感染、肠息肉、恶性肿瘤等。

(5) 纵隔疾病：食道癌、胸腺瘤、贲门失弛缓症。

(6) 其他疾病：甲状腺功能亢进、地中海贫血、各种恶性肿瘤、POEmS综合征以及其他疾病。

2. 局限性 包括偏瘫、动脉瘤、动脉炎、动脉导管未闭等。

二、发病机制

肥大性骨关节病的发病机制还不很清楚,但肥大性骨关节病是对某些疾病状态的特殊反应这一点已得到公认,有几种假说:

(一)体液学说

在正常情况下,肺可以清除或灭活来自患者器官或组织的某种因子,但在肺部有病变的情况下,肺不能清除或灭活这种因子,使之进入循环,引起特征性的骨质和软组织增生,但至今未证实这种因子的存在,最近发现的多种肿瘤衍生的生长促进多肽因子为这种学说的发展提供了支持点。

(二)神经学说

认为病变器官通过迷走神经传出一种冲动,经反射机制使指端血管扩张,杵状变,当切断迷走神经时,疼痛和体征可以缓解,同时患处血流量亦减少。

(三)受体学说

近年来有人发现肥大性骨关节病患者的糖皮质激素受体和表皮生长因子受体增加,尿中表皮生长因子含量升高,并发现糖皮质激素受体和表皮生长因子受体的变化与本病特征性皮肤改变有关,而尿中表皮生长因子含量增高可能与全身性变化如骨膜下新骨形成等有关。

还有研究发现继发性肥大性骨关节病病变部位血流量增多,认为是由于血供增多及去氧血红蛋白的浓度增多,导致组织相对缺氧而引起肥大性骨关节病的骨膜增生和骨化现象,而原发性肥大性骨关节病病变部位的血流缓慢,局部缺氧,与继发性肥大性骨关节病的改变明显不同,但病变相同,其机制如何,目前尚不清楚,有人认为二者应分属于不同的疾病。

三、病理

皮肤改变为表皮肥厚,轻度乳头瘤样改变,真皮胶原纤维增生,毛囊及皮脂腺增生,肥大,周围少量炎细胞浸润,成纤维细胞增生,皮下软组织水肿,胶原组织增多,骨膜外小动脉管壁增厚,以中层增厚为主,周围组织小血管瘀血及淋巴细胞浸润。

骨改变包括骨膜水肿,炎细胞浸润,随后有骨膜增厚,骨样基质沉着,矿化,新骨形成,骨皮质因与骨膜新生骨连接在一起而增厚。

滑膜改变为非特异性炎症改变,充血,水肿,轻度衬里细胞增生,炎细胞浸润,偶有小血管增厚伴纤维化,关节翳形成,电镜检查显示滑膜组织血管内膜下有电子致密物质沉积,应用免疫组化技术未发现有免疫介导的血管损害依据。

四、临床表现

原发性肥大性骨关节病的症状和体征常不完全一致,有的患者完全没有症状,也未意识到有杵状指,另外一些患者,在出现杵状指之前即有明显的慢性骨骼疼痛,以酸痛为主,部位较深,常不能明确指出具体部位,无法坚持工作。

杵状指为最突出的临床表现之一,指(趾)端呈球状,正常的甲周160°角度减小,手指在甲床基部厚度超过远端指间关节的厚度,甲床基部周径大于远端指间关节的周径。由于甲床软组织增生和水肿,指甲触诊有一种"摆动感"。晚期皮肤增厚,指甲变弯,发绀,产生鼓槌样畸形。

部分患者手足增粗变厚,长度不增加而呈铲状或兽掌状。小腿及前臂远端增粗,严重者可呈柱状腿和柱状臂，即上下肢近端和远端的粗细基本相同。

皮肤表现包括面容粗陋，前额及眉间皮肤增厚，额纹呈横行深沟状。眼距增宽，上眼睑肥厚而下垂，鼻端肥大，鼻唇沟加深，上唇肥厚，呈狮面外貌。头皮增厚呈脑回状，皱襞粗大，沟嵴明显，纵行走向，这种头顶皮肤脑回样改变称为头皮松垂症。部分患者下肢呈非凹陷性水肿，类似于象皮腿改变。手足多汗，面部和头皮的皮肤油腻多脂，有较多痤疮。

一般来说，原发性肥大性骨关节病皮肤改变比较突出，且较常出现。而继发性肥大性骨关节病皮肤改变较少出现，症状体征亦较轻。

约半数患者出现关节疼痛、肿胀、关节积液。以膝、踝关节受累多见，尚可累及肘、腕、掌指关节和跖趾关节，一般呈不对称性。疼痛以夜间为主，表现为关节轻度酸痛乃至剧烈疼痛。体征包括关节局部发红、发热、触痛、肿胀、关节积液和活动受限，也有表现为无痛性关节积液。在没有大量肌肉覆盖的部位，由于长骨骨膜新骨形成，可致前臂或小腿日益增粗，腕及踝关节亦相应粗大。

除上述表现，肥大性骨关节病患者还可有乏力、男性乳房女性化、阴毛女性样分布、骨髓纤维化、胃肠增生性病变及染色体异常等。

继发性肥大性骨关节病患者除上述表现以外，还有原发病的表现，如肺或胸膜疾病、心血管疾病和胸腔外疾病等。

五、辅助检查

实验室检查除血沉可因原发病增快外，一般实验室检查无异常。关节液检查为少量黏稠液体，呈非炎性改变。

（一）X线检查

本病主要的X线改变是程度不等的长骨及短骨对称性骨膜新骨形成，可表现为平行状或层状，与皮质有一线状透亮带分隔，或表现为骨膜新骨与原有皮质融合，其间无透亮带，呈波浪状或广泛的棘状骨膜性骨赘，多见于胫骨，腓骨，桡骨，尺骨，掌骨，跖骨等处骨干，最终累及除颅骨以外的所有骨骼，并发展至韧带及骨间膜广泛骨化，偶有导致关节和脊柱强直的报道，网状骨骨皮质变薄，骨质疏松，蝶鞍等无异常，原发性和继发性肥大性骨关节病的X线表现是一致的。

（二）放射性核素检查

^{99m}Tc-mDP骨显像比X线照片更灵敏，往往显示四肢远端骨骼对称性骨盐代谢增强。

六、诊断

肥大性骨关节病的诊断主要依据是逐渐进展的骨膜骨化亢进，杵状指（趾）和头面部及肢端皮肤肥厚，以前两项最为重要。男性患者，发病年龄较轻，临床上查不出任何原发性疾病者，考虑为原发性肥大性骨关节病。发病年龄较大，以关节病或骨痛为主要表现，有肺、胸膜、心脏、肝脏、血液及肠道原发病，无阳性家族史者应考虑为继发性肥大性骨关节病。一般来说，继发性肥大性骨关节病皮肤改变较少出现。对于肥大性骨关节病先于肺部肿瘤出现者鉴别较难，从诊断肥大性骨关节病到诊断肺肿瘤最长报告可间隔18个月，此时很难确诊为继发性肥大性骨关节病，需要临床长时间随诊。

原发性肥大性骨关节病可分为三种类型：①完全型：骨膜骨化亢进，杵状指（趾），面部肥厚表现及脑回样头皮四项俱在。②不完全型：有骨膜骨化亢进，杵状指（趾），面部肥厚表现，而缺乏脑回样头皮改变。③轻型：有杵状指（趾），面部及（或）头皮变化，骨膜骨化很轻微或无。临床上多见不完全型。上述分类是否也适合于继发性肥大性骨关节病，有待观察。

七、鉴别诊断

肥大性骨关节病出现典型的杵状指，不存在诊断上的问题，有时肥大性骨关节病的其他表现包括皮肤表现出现于杵状指之前，此时需与以下疾病鉴别：

（一）肢端肥大症

本病可有手足粗大，皮肤肥厚，面部粗陋等，易与肥大性骨关节病混淆，但本病不存在长骨和短骨的骨膜新骨形成，手足粗大仅是增粗，加宽，无明显加大现象，头围无明显增加，活动期生长激素和血清无机磷多升高，由于垂体瘤所致者大多数蝶鞍扩大，可作鉴别。

（二）甲状腺性肢端肥厚

有杵状指（趾），恶性突眼及胫前黏膜性水肿，X线检查示掌骨骨膜下新骨形成，多发于甲亢治疗引起甲状腺功能减低时，本症有明显的甲亢病史，可资鉴别。

（三）骨内膜性骨肥厚症

主要表现为骨内膜增生造成皮质增厚及髓腔变窄，骨横径不增加，常累及颅骨引起颅板增厚及板障封闭，且无杵状指及皮肤改变，与肥大性骨关节病不同。

（四）其他需与类风湿关节炎，畸形性骨炎，梅毒等疾病鉴别。

八、治疗

对于肥大性骨关节病目前尚无确切的疗法。针对疼痛症状，可应用非甾类抗感染药或镇痛剂。对于多汗可用β—受体阻滞剂或交感神经切除术治疗。面部皮肤增生影响容貌及功能时，可行整形手术治疗。所有治疗手段均不能改变病程。对于继发性肥大性骨关节病，需积极治疗原发病，如切除肺部肿瘤或纠正心血管畸形等，可使肥大性骨关节病缓解。如果杵状指已存在几个月以上，结缔组织的改变可能无法恢复。

九、预后

原发性肥大性骨关节病属于自限性疾病，在少年及青春期活跃，至成年进入无症状的稳定期。

继发性肥大性骨关节病的发展依赖于其原发性疾病，去除原发性疾病，继发性肥大性骨关节病可以缓解或痊愈。

第二节 骨Paget's病

Paget与Virchow并称为近代病理学之父。Paget的生活年代是19世纪，他的重要贡献包括肿瘤生长的"种子-土壤学说"，骨科的Paget病，乳腺的Paget病，外阴Paget病，阴囊等paget病，骨骼的Paget病是一种慢性骨瘤样变性，可造骨化的膨胀、畸形、强度减弱，进而形骨化痛，关节炎、畸形和骨折。Paget病的病因多认为与慢性病毒感染有关，有家族史。

诊断多在40岁以上人群得出，男女性发病率差别不大，不同国度、民族的人群发病率不同。

一、流行病学

骨Paget's病有明显的种族和地区差异。本病在英国、法国、德国、澳大利亚及欧洲的一些地区常见，特别是英国的西北部地区很常见，英国40岁以上人群患病率为3%～4%，70岁以上的老年人患病率可达10%。在美国本病发病率居中，45岁以上的人群患病率约为1%。在日本、印度、中东及非洲罕见。我国发病情况尚无精确统计，截至1997年底统计，检索文献中仅报道56例，属于罕见疾病。关于发病年龄，一般认为本病以中老年人居多，偶尔发生于年轻人，随着年龄增加影响1%～5%的50岁以上人群。在40岁以前很少有临床症状，但在20岁左右病变即可侵害多处骨骼，且进展迅速。患者多为男性，男女比例为2:1，男性发病年龄稍低于女性。近年来，本病发病率和严重程度下降，可能与环境及生活质量改善有关。

二、病因

本病病因迄今尚未完全明了。最早Paget考虑本病是特殊类型的感染性疾病，随后有人提出本病与病毒感染、遗传、胶原代谢、环境因素、肿瘤、外伤、免疫、内分泌及血管性等因素有关。

（一）病毒感染

1974年在本病的破骨细胞中发现包涵体而提出病毒学说，这种包涵体位于核及胞质内，由束状排列、方向不一的微丝组成，呈管状结构，互相平行或稍呈螺旋状，横断面表现为星状，根据包涵体形状考虑为副黏膜病毒的核壳体。采用单克隆抗体检测到副黏膜病毒抗原，并用杂交方法确定了副黏膜病毒的RNA序列，同时发现副黏膜病毒可促进白细胞介素—6和c—fas基因的过度表达，从而增加破骨细胞的吸收作用。但一些报告未能重复出上述结果，因此，以上学说尚有争议。其次是麻疹病毒，采用间接免疫荧光和免疫过氧化酶染色方法发现本病细胞核及胞质内有麻疹病毒抗原存在，并在破骨细胞、骨髓细胞和外周血单个核细胞培养中发现了麻疹病毒的RNA。原位杂交证实除了破骨细胞中含有病毒RNA，其他的骨细胞中也含有病毒RNA，而病毒包涵体仅在破骨细胞中存在。有人提出本病可能是一种慢病毒感染（slowvirusinfection）。慢病毒感染的特征为潜伏期长，累及单个器官、核内包涵体及巨细胞。这些特征在骨Paget's病均存在，有的病程长达数十年，仅有骨骼受累，在受累部位可见巨型破骨细胞和核内包涵体，但始终未能从骨Paget's病骨细胞中分离出病毒，故目前尚未能证实病毒在骨Paget's病中的致病作用。

（二）遗传因素

骨Paget's病有很高的家族发病倾向，但迄今未发现其特异性垂直遗传规律。目前有关骨Paget's病遗传易感性的研究逐渐增多，发现第6对染色体和第18q染色体对骨Paget's病有明显易感性。家系调查提示它是常染色体显性遗传性疾病，与HLA—DR抗原有弱的相关性，与HLA—A9或B15相关。

（三）胶原代谢

临床研究发现骨Paget's病患者皮肤中有异常胶原，有时伴有血管钙化现象，认为本病可能与胶原代谢异常有关。

（四）环境因素

地区和种族发病的差异提示除了遗传因素外，环境因素在发病中占有重要位置，但是在患病和未患病的同胞家族中很难确定环境因素的异同。

三、发病机制

本病先是破骨细胞活性增强，引起过多的骨吸收，继而出现过多的骨形成，并且新形成的骨结构紊乱。该病主要分三个阶段：一是活跃期，特点是活跃的破骨细胞迅速吸收骨组织，由于骨小梁吸收造成局部应力增加，刺激骨化细胞活性，出现过多的骨形成。二是混合期，新形骨化继续被破骨细胞破坏，随后又有大量新骨形成，以加强减弱的骨构造，即破骨细胞和骨化细胞活性都增强，骨吸收和骨形成平行。三是静止期，骨转换降低，新形成的骨结构紊乱，骨皮质和骨松质肥厚而不规则，留下异常的骨组织。骨肥厚反映了病变骨功能的减弱，需要更多的骨来承受同等程度的应力。骨动力学研究表明，骨皮质变薄，骨小梁宽度增加，骨矿化沉积速率接近正常，大部分骨小梁表面均有四环素标记线，表明骨皮质和骨小梁所受的影响不同，病变骨局部骨转换率增加，处于正平衡状态，骨重建活动亢进。总之，本病与破骨细胞、骨化细胞和成纤维细胞三种基本细胞的异常活性有关。

四、病理

肉眼所见：早期病变骨质破坏且疏松、肥厚、粗糙、表面不平，骨皮质被骨松质取代，骨质松软，常弯曲变形。以后骨质致密、硬化，新生骨形成，骨皮质与骨松质增厚不规则，皮质与髓腔的界限消失，呈轻石状。

镜下所见：早期病变为破骨细胞显著增多，细胞增大，多核畸形，核数可达近百个，周围骨质吸收，骨质疏松，在骨吸收区边缘伴有反应性骨形成。在病灶连接处可见明显的黏合质线，呈镶嵌结构，在偏光镜下，镶嵌结构是骨密质和骨松质的结合物或为单纯的骨松质。如脱钙过度则苏木素伊红染色不着色，骨化期骨容积增大，骨小梁增厚，形成团块畸形，可见大量骨化细胞；硬化期骨细胞数明显减少，骨髓含有原始的脂肪细胞，在不完全的骨单位中，骨松质散乱分布，呈镶嵌结构。另一特征是：在骨病部位及周围组织中有广泛的血管增生、骨髓纤维化，破骨和骨化均活跃者可见含大量成纤维细胞和原骨细胞的致密纤维血管骨髓。

五、临床表现

发病初期无症状，约有20%的病例是偶然发现的，往往因为X线出现典型的骨改变和（或）血清碱性磷酸酶升高及尿羟脯氨酸增加而怀疑本病。本病临床表现不一，视其受累部位而异，表现为颈痛、骨膨大、畸形、病理性骨折、神经压迫症状、关节痛及功能障碍和因病变骨及周围软组织循环量增加而导致高输出量心力衰竭等。

最常见的受累部位是骨盆、脊柱、颅骨、股骨和胫骨等，严重者可侵犯全身各骨。

颅骨受累可有头痛、耳鸣、恶心、眩晕、张口受限、咀嚼肌痉挛、吞咽费力。部分呈传导性或神经性耳聋、视野缺损、复视及失明。其外观表现多为头颅增大、前额凸出、颅骨隆起、面部畸形或狮面外观、浅表血管扩张和搏动。颅底病变和颈椎增生可压迫脑桥、小脑及脊髓结构，导致中枢性呼吸障碍、共济失调、瘫痪、言语不清和尿失禁等症状。

颈椎受累有时可无症状，颈椎增生可出现头晕、颈部活动受限及椎基底动脉供血不足的表现。在椎骨移位或压缩性骨折压迫脊髓时，则出现相应的神经压迫症状，包括感觉异常、肌力下降及瘫痪等。

胸腰椎受累时出现背部疼痛、僵硬、驼背、弯腰受限等症状，也可出现神经压迫症状。

骨盆受累时，骨盆边缘增厚，髋臼和股骨头受累时疼痛剧烈，活动时加重，并伴有继发于股骨头或髋臼软骨下骨病变的骨关节炎。肢体疼痛可能局限于病灶表面，或受神经压迫影响引起其他部位疼痛。

上肢损害可表现为神经麻痹综合征，肱骨或锁骨受累时可见肱骨或锁骨肿大、弯曲。

下肢骨受累表现为下肢缩短、弓形腿及不完全性骨折等，远端股骨或髌骨受累时可出现膝关节疼痛、活动受限等膝关节炎的表现。

肢体骨受累时，局部皮温升高。全身骨骼受累达30%～40%者，由于病变骨及周围软组织血流量增加造成心排血量增加，可致心脏扩大和心力衰竭。

另外，少数眼底检查发现视网膜血管纹样变，偶可因此失明。

本病并发症包括软组织肿块、骨髓炎、骨折、髓外造血、高尿酸血症及继发性痛风、泌尿系结石、肿瘤、神经病变和继发性骨关节炎等。本病伴发的肿瘤有骨化肉瘤、巨细胞瘤、纤维肉瘤、浆细胞瘤、转移瘤和淋巴瘤，还有并发软骨肉瘤的报告。

六、辅助检查

（一）实验室检查

本病实验室检查主要有两方面，一是血清碱性磷酸酶明显升高，主要与骨化活动有关。二是尿羟脯氨酸含量增高，24小时尿羟脯氨酸排出量常大于1000mg，反映溶骨活动增加。血清碱性磷酸酶和尿羟脯氨酸升高程度常与病变范围及活动程度有关，本病并发感染时血碱性磷酸酶活性降低，尿羟脯氨酸含量增高，在并发骨肉瘤时，血碱性磷酸酶升高，而尿羟脯氨酸含量无变化。血清钙含量多数正常，在骨折或固定术时可出现高钙血症，尿钙排出量增加。部分患者血沉增快，或血尿酸升高。

（二）放射学改变

本病的X线改变反映了主要病理改变和分期。典型的X线表现早期为溶骨性改变，在颅骨平片上表现为局限性骨质疏松，形成境界清楚的溶骨性改变，随后出现骨化硬化性改变，颅骨外板内面先出现硬化，后内板界限消失，颅板模糊、颅缝模糊、头颅扩大，形成棉球样骨增生改变。在长骨，溶骨性改变表现为边界清楚的楔形透光区，有时可见气泡样损害，骨小梁增粗，由皮质向松质蔓延。硬化性损害表现为骨皮质增厚，髓腔内新骨形成，骨小梁粗大，进行性紊乱呈粗麻绳状，骨小梁间隙增宽，呈网状，最后骨小梁和骨皮质融合，骨干增粗膨大，形成长骨特殊的弯曲和畸形。骨盆边缘增厚或髂耻线增粗，髋臼突出。椎体纵行骨小梁增粗，但间隙加大，呈栅栏状，椎体前后径和横径增大，继之变粗，骨小梁围绕椎体四周形成"盒形"或致密的方框状，椎间孔变窄。短骨也可受累。

概括而言，本病基本的X线表现包括以下三条：骨皮质增厚，皮质海绵状分化消失和骨肥大。

（三）核素扫描检查

核素扫描可发现早期病变。病变处于溶骨期时，受损的骨骼显示非常明显的均匀的异常放射性浓聚，浓聚程度与被侵犯骨骼的血供状态和新骨形成速率有关，与正常骨的边界清晰。在骨硬化部位，骨细胞活性很低，不能摄取核素，难以显示异常。

七、诊断

骨Paget's病的诊断主要依据典型的X线表现,加上血清碱性磷酸酶和尿羟脯氨酸含量增加。早期不典型病变需行骨活检以最后确诊。

八、鉴别诊断

本病依据典型的X线表现和骨活检诊断并不难,但在临床上有时需与以下疾病进行鉴别:

(一)骨转移癌

病变累及部位亦呈中枢分布,但本病易累及肋骨,不易累及胫骨,这点可作鉴别,必要时行骨活检确诊。

(二)骨纤维性结构不良

本病是骨间质发育异常引起的一种疾病,其特征是骨组织为纤维组织团块所取代,组织学和放射学检查易与骨Paget's病混淆,其不同在于本病发病年龄较轻,骨受累一般是单侧性,X线表现为囊肿样损害,常能见到高密度区,碱性磷酸酶多正常。

九、治疗

本病的治疗原则是控制异常的骨重吸收和骨转换,缓解临床症状,减少或控制并发症。治疗包括双磷酸盐类药物、降钙素、细胞毒类药物、非甾体抗感染药和外科治疗。

(一)降钙素

降钙素是甲状腺滤泡旁细胞分泌的活性多肽,可抑制破骨细胞活性,抑制骨吸收,益于骨修复,降低血碱性磷酸酶和尿羟脯氨酸含量,并可缓解临床症状,适用于骨Paget's病的治疗。目前用于临床的有鲑鱼降钙素(降钙素,macalcic)和鳗鱼降钙素(益钙宁,elcatonin),前者100IU皮下注射,每日1次,或200~400IU喷鼻,每日1次,后者10~40IU肌内注射,每日1次。益钙宁不良反应较少,对病变广泛者可增加剂量,由于降钙素抑制作用不完全,停药数月后病情会复发,部分患者出现抗体而产生耐药,因此限制了降钙素的应用。

无论选择何种药物,都要求骨转化指标下降幅度>50%才为有效,如能降至正常或尽可能接近正常则更为理想。如骨转化指标高于正常或高于既往最低值的25%,可考虑重复治疗。

(二)双磷酸盐类药物

本类药物是焦磷酸盐的衍生物,以P—C—P键代替焦磷酸盐中的P—O—P键,因此可以抗水解,其作用机制复杂,包括抑制破骨细胞活性,减少骨吸收,增强骨化细胞矿化作用,促进骨小梁再建,增加骨量,使丧失的骨组织恢复。本类药物摄入体内后,迅速被骨组织摄取,通过与羟基磷灰石结合,浓集于骨,长期存在于骨中。在治疗结束后仍发挥持续的治疗作用,治疗作用与耐受性俱佳,目前已成为治疗骨Paget's病的首选药物。其不良反应有恶心、腹胀、便秘,部分患者有骨痛暂时加重,少数出现急性反应,包括发热、肌痛和轻度白细胞下降。

本类药物包括第一代双磷酸盐羟乙膦酸钠,第二代双磷酸盐药物氯甲双膦酸二钠和帕米膦酸钠和第三代双磷酸盐阿仑膦酸钠。多项研究表明,新一代双磷酸盐药物治疗对自发性骨痛患者有效率达82%,对髋和膝关节炎引起的疼痛有效率达27%,对股骨和胫骨畸形变引起的疼痛有效率达52%;对血管窃血综合征也有显著疗效,可使窃血现象消失。因此传统的治疗药物如降钙素和早期使用的羟乙膦酸钠已被新一代的双磷酸盐药物取代。

20世纪90年代初,第二代双磷酸盐药物氯甲双膦酸二钠和帕米膦酸钠广泛应用于本病,它可抑制高骨转化率，使大多数患者临床症状显著缓解。血清碱性磷酸酶和尿羟脯氨酸水平下降50%以上甚至正常。

氯甲双膦酸二钠可短期静脉注射（一般300mg/d，共25天）或口服长期治疗（一般1600mg/d，共6月），可有效地减轻骨痛和改善全身状况。在结束治疗12个月后仍有治疗作用。

对于症状较轻或单纯骨性病变者，帕米膦酸钠30～90mg单剂量静脉注射，一次应用后作用持续1年以上。而对于血清碱性磷酸酶值高于正常5～10倍甚至更高的老年人，则推荐帕米膦酸钠60mg静脉注射，每周1～2次。一般每个疗程应用剂量60～400mg。以后每2～3月复诊一次，如骨转化指标高于既往的最低值，可考虑重复治疗，仍能奏效。如每疗程剂量达到980mg仍未能将血清碱性磷酸酶降至正常者提示对药物抵抗。据报道，发生药物抵抗者不足10%。

一项口服帕米二磷酸盐治疗本病的临床观察表明：口服帕米二磷酸盐600mg/d，平均治疗9.5个月，80%患者的碱性磷酸酶降至正常；未降至正常的20%患者均是治疗前有较高的碱性磷酸酶水平。碱性磷酸酶降至正常的80%的患者在停药后2年，仍有72%的患者碱性磷酸酶水平维持正常。帕米膦酸钠的不良反应有发热、肌痛和白细胞下降，发生率为20%～30%，对乙酰氨基酚可缓解上述症状。

阿仑膦酸钠是第三代双磷酸盐药物，推荐剂量是10～40mg/d，共6个月，可有效地控制临床症状，不良反应小，无骨矿化不良。其对疾病活动的控制作用可持续数年。

（三）细胞毒性药物

本类药物有普卡霉素和放线菌素D，对病情严重者，为迅速缓解病情可联合应用此类药物，本类药物可抑制DNA合成，抑制破骨细胞活性。普卡霉素一般用量是15～25μg，每周1次；放线菌素D用量是500μg，每周1次；但此类药物毒性和不良反应较大。

（四）非甾体抗感染药

包括尼美舒利、舒林酸、双氯芬酸及美洛昔康等，主要用于骨痛及关节痛的对症治疗。

（五）外科治疗

对于用药物治疗无效的情况，如畸形、骨折等可考虑手术治疗。

十、预后

本病是一种严重的进行性疾病，最终全部骨受累，并导致一系列并发症，包括继发性骨关节炎、骨折、骨髓炎、高尿酸血症和痛风、泌尿系结石、神经病变、瘫痪、失明、耳聋、心力衰竭和肿瘤等，以致死亡。经有效治疗可缓解病情发展。

第三节 poems综合征

由于浆细胞瘤或浆细胞增生所致多系统损害的一种综合征。临床表现为进行性多发性周围神经病、肝脾肿大、内分泌紊乱、m蛋白增高和皮肤色素沉着，并可出现全身凹陷性水肿、胸腹水、杵状指和心力衰竭等症状。

一、病因

本病病因不清。最新的研究提示人类疱疹病毒8型（HHV—8）感染与 poems 综合征相关性多中心 Castleman 病（mCD）有关。发病机制不清，前炎性细胞因子（proinflammatory cytokines）和血管内皮生长因子（VEGF）的过度生成在本病的发病中可能起重要作用。前炎性细胞因子的过度生成及其拮抗反应的减弱与本病有关。这些前炎性细胞因子主要包括 IL-1、TNF—α 和 IL—6。

二、发病机制

发病机制不清，促炎细胞因子（proinflammatory cytokines）和血管内皮生长因子（vascular endothelial growth factor, VEGF）的过度生成在本病的发病中可能起重要作用。

（一）促炎细胞因子的作用

促炎细胞因子的过度生成及其拮抗反应的减弱与本病有关。这些促炎细胞因子主要包括 IL—1、肿瘤坏死因子 α（TNF—α）和 IL—6，它们在功能上相互联系。Ghemrdi 等发现，14/15 例 POEmS 综合征患者血清 IL—1β 水平增加，10 例 TNF—α 增加，10 例 IL—6 水平增加。血清 IL—1β、TNF—α 和 IL—6 水平高于没有神经病变的多发性骨髓瘤患者，而 IL—2 和干扰素 1（IFN—γ）水平正常。转移生长因子蚪（TGF—β$_1$）水平较低。有人怀疑单克隆 γ 球蛋白病或其 X 轻链触发单核/吞噬细胞系统产生促炎细胞因子。也可能像多发性骨髓瘤患者体外骨髓细胞产生 IL—6、IL—1 和 TNF—α 一样，肿瘤细胞本身也可以产生细胞因子。TGF—β$_1$ 是抑制性细胞因子之一。IL—β、TNF—α 和 IL—6 的过度生成和 TGF—β$_1$ 水平的降低反映了细胞因子生成和其拮抗作用的失衡，即 TGF—β 不足以缓冲细胞因子的有害作用。

因为 TNF—α、IL—1β 和 IL—6 具有重叠的生物学活性和协同作用，所以很难将一种症状归因于单一细胞因子的作用。不过研究提示，TNF—α 水平长期升高与炎性脱髓壳神经病变、肝脾肿大、内分泌失调（包括低睾酮血症、促性腺激素反应性释放、肾上腺皮质功能减退、甲状腺功能低下和高催乳素血症）、皮肤改变（如多毛、杵状指）及其他临床表现（如水肿、伴有体重减轻的脂肪酶抑制、高三酰甘油血症和腹泻）相关。IL—1β 水平升高可以作用于中枢神经系统，引起厌食和棕色脂肪组织交感神经的激活，导致恶病质；可以激活阿片促黑激素皮质素原（proopiomelanocortin）基因，导致皮肤色素沉着。IL—1β 的过度生成还可以解释多发性内分泌异常（包括糖耐量减低、行为和精神障碍及动脉粥样硬化加速）。IL—6 水平升高与浆细胞增生和 γ 球蛋白病、血小板增多、Castleman 病、血管瘤和微血管病性肾小球病变相关。IL—1β 和 TNF—α 是强烈的破骨细胞活化因子（osteoclastactivatingfactors），而 TGF—β 可以刺激骨生成，但后者与所观察到的骨硬化并不吻合。奇怪的是低浓度 IL—1 在体外可以刺激骨生成，且 IL—1 可以上调 TGF—β 表面受体，因此骨硬化可能是由于局部细胞因子诱导的骨的复杂代谢失调所致。

（二）血管内皮生长因子的作用

VEGF 的过度生成与本病的发病有关。VEGF 是强力的、多功能的细胞因子，可以诱导血管生成和微血管通透性增强，所以也称为血管通透因子（vascular permeability factor, YPF）。它通过两种 VEGF 受体直接和选择性作用于血管内皮细胞。本病 VEGF 的来源尚不清楚。VEGF 既可以由肿瘤细胞分泌，也可以由慢性炎性损害中的浆细胞和吞噬细胞分泌，最近也有人认为由血小板分泌。骨损害可能是 VEGF 水平升高的来源，因为局部切除和放疗后 VEGF 水平下降。VEGF 也可能由肿大的淋巴结分泌，因为在一组日本病例中 19/30 例淋巴结标本存在 Castleman 病的损害。VEGF 水平升高也可能由循环和骨中浆细胞增生所致。

VEGF 的生理作用可能解释本病的脏器肿大、水肿、皮肤损害和多发神经病变等。肿大的脏器通常是肝、脾和淋巴结。常见血管滤泡性淋巴结增生，其特点是有明显的血管增生、淋巴窦组织细胞增生和大片成熟浆细胞。VEGF 是真皮微血管内皮细胞促有丝分裂因子，可以解释皮肤增厚。1 例皮肤增厚患者的病理显示小动脉和毛细血管壁增厚但而不伴明显的坏死性血管炎，提示存在低度闭塞性微血管疾患或血管病变。血管通透性增加可能导致水肿和多发神经病变。脱髓壳神经病变可能是 m 成分对髓磷脂抗原的免疫学作用所致，但缺乏直接的证据。VEGF 引起多发神经病变可能不是直接的，因为神经系统组织并不表达 VEGF 信使 RNA 和 VEGF 受体。VEGF 可能通过增加微血管通透性影响血－神经屏障，导致水肿后神经内压增高。与血－神经屏障的作用相似，VEGF 影响实验血－脑屏障模型的通透性。VEGF 诱导血—神经屏障通透性增加后，对神经有毒性的血清成分如补体和凝血酶可能引起神经损害。VEGF 还可以引起骨密度增加，可以解释骨硬化改变。骨生成依赖于血管生成。骨化细胞和骨组织表达 VEGF，后者是骨化细胞分化的重要调节剂。VEGF 也可以促进系膜增生和肾小球毛细血管增厚。VEGF 在内分泌表现中的作用还不清楚。

IL—1β 和 IL—6 可以刺激 VEGF 生成。VEGF 和细胞因子的联合作用被认为在本病各种临床表现的产生中起到了特殊的作用。

最近有人发现，poems 综合征患者基质金属蛋白酶（mmP）和金属蛋白酶组织抑制物（TImP）水平升高，血清 VEGF 和 TImP—1 水平明显相关。其意义虽未完全清楚，但可能对 poems 综合征的发病机制会有进一步的认识。

三、临床表现

（一）进行性多发性周围神经病

常为首发症状，表现为四肢对称性运动、感觉障碍，下肢较上肢重，远端较近端重，常有足下垂、肌萎缩和腱反射减弱或消失，套式感觉障碍，部分患者仅有运动障碍。脑神经损害主要为视盘水肿。

（二）脏器肿大

主要为肝和（或）脾大，但肝功能多正常，且很少有食管静脉曲张和脾功能亢进表现。部分患者可有淋巴结肿大。

（三）皮肤改变

呈弥散性色素沉着，以四肢及头面部为主，乳晕呈黑色，并有皮肤增厚、坏死和多毛。部分患者可有类似皮肌炎或硬皮病的皮肤改变。

（四）内分泌改变

表现为内分泌腺功能紊乱，男性乳房发育，阳痿。女性乳房增大、溢乳、闭经。也可伴有糖耐量异常以及甲状腺功能低下，水肿较多见，多数为凹陷性，且常为首发症状。部分患者可并发有胸腔积液、腹水、低热、多汗及杵状指，类似于增生性肾小球肾炎的肾病、急性动脉闭塞、肺动脉高压、血小板增多和真性红细胞计数增多。偶见心包积液。

(五)并发浆细胞增生性疾病

最常见为骨硬化性骨髓瘤,其次为髓外浆细胞瘤,溶骨性多发性骨髓瘤少见。

四、实验室检查

可见红细胞增多、贫血、白细胞增多、血小板增多和血沉增快。m—蛋白浓度低,很少超过30g/L。血清蛋白电泳m—蛋白可能被藏在γ或β中,仅在血清或尿免疫电泳中发现。骨髓穿刺浆细胞小于5%。骨X线检查有助于发现增生性骨损害。骨硬化部位的活检可见恶性浆细胞。脑脊液蛋白水平几乎均升高,常大于1g/L。肌电图检查示混合性轴索变性和脱髓壳损害。内分泌病变需要做相应的内分泌检查。

五、诊断和鉴别诊断

(一)诊断

Nakanishiden等提出了7个方面的诊断条件:慢性进行性周围神经病,m-蛋白血症,皮肤改变,全身性水肿,内分泌功能紊乱,脏器肿大,视盘水肿、脑脊液球蛋白增高;其他如低热、多汗等。只要具备前2项,再加其他5项中的一项,即可诊断为poems综合征。

(二)鉴别诊断

1. 吉兰-巴雷综合征 虽有四肢对称性下运动神经元性瘫痪,脑脊液蛋白-细胞分离等特点,但不应伴有内脏肿大及皮肤改变,血m蛋白测定可有助确诊。

2. 结缔组织病 虽有多脏器损害,临床表现有低热、血沉快、皮肤改变、肾功能异常、尿蛋白阳性,以及血液系统及免疫异常,但同时伴有周围神经损害及脏器肿大者不常见。

3. 肝硬化 除有肝脾肿大和腹水外,常有肝功能异常,后期常有食管静脉曲张和脾功能亢进。但很少出现周围神经损害及皮肤改变。

4. 肾炎 早期常有颜面水肿、尿蛋白阳性及肾功能异常,但很少同时或先后出现其他脏器的联合损害。

另外还需要与多发性骨髓瘤和癌性周围神经病相鉴别。

六、治疗

本病尚无随机对照的临床试验。回顾性的研究提示放疗、烷化剂为主的治疗和糖皮质激素有效。局限区域孤立的或多发的骨硬化性损害应该使用放疗。广泛性骨硬化性损害需要全身治疗。长春新碱可以加重神经病变,应避免使用。对于有移植条件的患者,应该在长期使用烷化剂之前采集外周造血干细胞,并考虑大剂量化疗和外周血造血干细胞移植。如果选择的治疗有效,全身症状和皮肤病变的反应可能先于神经病变。前者出现在1个月内,后者出现在3~6个月内。治疗可使50%的患者临床症状改善和病情稳定。另外一些患者虽经治疗神经病变却缓慢地不断恶化。临床和实验室特点对预测疗效没有帮助。

美法仑可以单用,与泼尼松合用有效率可以达40%。环磷酰胺单用或与泼尼松合用有效率也可以达40%。激素单用有效率为15%。大剂量化疗加外周血造血干细胞移植是治疗本病的一种新方法。移植后所有患者的神经病变者能得到改善。用沙利度胺、硼替唑米和Lendidomide的治疗经验有限。前两者本身具有神经毒性,后者可能会有用。免疫调节治疗包括静脉免疫球蛋白、血浆交换、干扰素α、硫唑嘌呤、环孢素或全反式维A酸可能无效,因为通常与激素或放疗合用,所以很难排除后者的作用。

七、病程和预后

poems 综合征患者的预后较多发性骨髓瘤好。与典型的多发性骨髓瘤相比，poems 综合征患者发病年龄早（中位年龄 51 对 64 岁），病情进展缓慢，生存期长（中位生存期 97 对 30～35 个月），5 年生存率高（60% 对 20%）。神经病变的不断恶化是 poems 综合征的常见结局和死因，而继发于疾病进展和化疗后的骨髓衰竭是多发性骨髓瘤的常见死因。生存率与临床和实验室特点无关。完全型与不完全型患者相比，生存率无明显差异。对治疗有反应的患者也可以复发，并可以出现另外的临床表现。最常见的死因是心肺衰竭、进行性营养不良、感染、毛细血管渗漏样综合征和肾衰竭。神经病变可能是进展性的，并且是进行性营养不良及心肺衰竭和肺炎的原因。脑血管病变和心肌梗死可能与本病有关，也是本病的死因。

第四节 结节性红斑

结节性红斑是一种主要累及皮下脂肪组织的急性炎症性疾病，多见于中青年女性。一般认为该病与多种因素有关。结节性红斑常见于小腿伸侧，临床表现为红色或紫红色疼痛性炎性结节，青年女性多见，病程有局限性，易于复发。

结节性红斑是常见病，多见于中青年女性，女性和男性患者的比例约为 8.7∶1。

一、病因及发病机制

本病病因复杂，其发病可能与多种因素有关。其主要病因是链球菌、结核杆菌等细菌感染，其他还包括结缔组织病和肿瘤，但仍有少数患者病因不明。mert 等报道原发性结核、链球菌性咽炎、结节病和白塞病是引起结节性红斑最常见的原因。国内资料显示，在病因及相关因素中，占首位的为上呼吸道感染（45.7%），其次为结核（PPD 试验强阳性 26.7%），结缔组织病（10.3%），白塞病（1.7%），其他原因不明（15.5%）。

（一）链球菌感染

部分患者发病前有溶血性链球菌感染病史。链球菌感染与结节性红斑的关系已经比较明确，临床上由上呼吸道感染诱发的结节性红斑约占 45%。患者通常在感染后 3 周内发生结节性红斑，其发病机制可能是循环免疫复合物性血管炎、血黏滞度增高、氧自由基等综合作用的结果，抗生素治疗可缩短病程。

（二）结核性感染

结核可能是结节性红斑最常见的病因之一。有研究者回顾分析了 56 例结节性红斑病例的 PPD 试验，并与 40 例正常人做对照。结果显示结节性红斑组的 PPD 试验强阳性率 53.6%，正常对照组强阳性率 10%，二者比较有显著差异。另一项研究显示，在 65 例结节性红斑患者中，22 例患者与结核杆菌感染相关，其中浸润型肺结核 10 例，肺门淋巴结核 2 例，给予足量、足程抗结核治疗后，12 例患者结核病及皮损均痊愈；其余 10 例辅助检查未见明确结核病灶，仅结核菌素试验异常，给予相应的抗结核治疗后，7 例皮损痊愈，3 例皮损未愈。结核引起结节性红斑的机制可能与结核杆菌直接感染或发生结核疹有关，目前观点更支持前者。用 PCR 方法从下肢结节性红斑皮损的病理切片中检出结核杆菌的 DNA,支持结核杆菌直接感染的理论。

（三）继发于其他疾病

本病可为某些系统性疾病的一种皮肤表现,较常见于白塞病、麻风、结节病。也可见于干燥综合征、系统性红斑狼疮、类风湿关节炎、溃疡性结肠炎等。也有报告见于恶性肿瘤如慢性髓性单核细胞性白血病、霍奇金病、肺癌等。

（四）药物

偶有报告奥美拉唑、溴剂、碘剂、口服避孕药可致本病。

（五）性别因素

本病常见于中青年女性,某些患者发病或复发和月经周期、妊娠及口服避孕药有关,可能与雌孕激素水平变化亦有一定关系。

目前大多认为结节性红斑的发生可能是机体对某些病原微生物抗原的一种迟发性过敏反应,也可能是一种免疫复合物病,而β溶血性链球菌与结核杆菌是诱发本病的最常见的抗原。过去曾将结节性红斑归类于脂膜炎,近年来发现本病和血管炎的关系更为密切,认为是血管炎的一种,可能属于Ⅲ型变态反应,由暂时性循环免疫复合物导致的免疫复合物型血管炎。另外,可能与迟发型变态反应、吞噬细胞功能、血液黏稠度、下肢血液循环状态亦有一定关系。

二、组织病理

组织学改变主要在皮下组织,真皮中只表现为血管周围中等数量的慢性炎症细胞浸润。早期损害的特异性病理表现为间隔性脂膜炎伴有血管炎,小叶间隔中胶原纤维水肿及纤维样变性,炎症细胞主要为淋巴细胞和组织细胞,散在中性粒细胞,小血管内膜增生,管壁有炎症浸润。脂肪小叶周边可有一定的炎症浸润,但不发生坏死。急性期过后,中性粒细胞消失,以淋巴细胞和组织细胞为主,并出现多数巨细胞。陈旧性损害的病理表现可表现为小叶性脂膜炎,不再具有特征性。

三、临床表现

结节性红斑常见于小腿伸侧,临床表现为红色或紫红色疼痛性炎性结节,青年女性多见,病程有局限性,易于复发。发病前有感染史或服药史,皮损突然发生,为双侧对称的皮下结节,自蚕豆至核桃大不等,数目达 10 个或更多,自觉疼痛或压痛,中等硬度。早期皮色淡红,表面光滑,轻微隆起,几天后,皮色转暗红或青红,表面变平。3～4 周后结节逐渐消退,留暂时色素沉着,结节始终不发生溃疡。皮损好发于胫前,也可见于大腿、上臂伸侧及颈部,少见于面部。

慢性结节性红斑不同于急性结节性红斑的特征,其常发生在老年妇女,皮损为单侧,若为双侧,则不对称,除关节痛外,不伴有其他全身症状。结节不痛,且比急性结节性红斑软。

四、实验室检查

外周血白细胞计数轻度增高,血沉加快,抗链"O"可增高。对结节性红斑患者应常规行结核菌素纯化蛋白衍生物（PPD）试验,必要时还应做胸部 X 线片及痰结核杆菌培养,以免漏诊结核。

五、诊断和鉴别诊断

好发于中青年女性小腿伸侧的疼痛性皮下结节,愈后不留萎缩和瘢痕,病理主要表现为间隔性脂膜炎，结合以上特点可做出诊断。需进一步详细检查以确定本病是否继发于其他系统性疾病。

（一）硬红斑

多发生于小腿屈侧，常单发或为数个，皮损较结节性红斑为大，病程长，可自发性破溃，形成溃疡，愈合后留有不同程度萎缩。

（二）回归发热性结节性非化脓性脂膜炎

回归发热性结节性非化脓性脂膜炎为结节性红斑皮损，主要位于胸、腹、股和臀部，成团出现，消失后留有局部萎缩和碟形凹陷，每次发作均有发热，病理改变为皮下脂肪小叶炎。

（三）亚急性结节性游走性脂膜炎

亚急性结节性游走性脂膜炎出现在小腿的结节性红斑样皮疹，通常病程早期可发生在单侧，无痛，呈离心性扩大，边缘鲜红，中央变白，可逐渐变平而形成斑块，大小为10～20cm，持续时间两个月到两年不等，表现有色素沉着，也称游走性结节性红斑。

六、治疗

尽可能查找病因，对常见的诱因如上呼吸道感染、结核及结缔组织病等进行对因治疗。急性发作时应适当休息，避免长久站立行走。

（一）非甾体抗感染药

疼痛者可服非甾体抗感染药，能较快缓解结节疼痛、发热等症状。如双氯芬酸、吲哚美辛、水杨酸制剂，均对控制本病症状有效。

（二）抗生素

有明显上呼吸道感染者应使用有效抗生素，可选用抗生素如青霉素、头孢菌素、大环内酯或喹诺酮类抗生素。

（三）抗结核治疗

对PPD试验阳性的结节性红斑患者，应进一步检查以明确是否存在结核感染。如果存在结核病灶，则进行正规的抗结核治疗；PPD试验强阳性的患者，经各项检查均未找到结核病灶，但其他治疗方法无效时，可进行试验性抗结核治疗，可按结核病短程化疗方案治疗，初治期用异烟肼150mg、利福平450mg和乙胺丁醇750mg，每日1次，共2个月；继续期用异烟肼、利福平600mg，每周3次，共4个月。一般认为PPD试验轻度阳性和中度阳性，如未找到结核病灶及病原学依据，则单纯PPD试验阳性对于结节性红斑的意义不大，这种情况不需进行抗结核治疗。

（四）糖皮质激素

结节多、炎症显著、红肿明显、疼痛较重者，可加用糖皮质激素。可给予中小剂量的糖皮质激素，如泼尼松20～30mg。

（五）柳氮磺胺吡啶

对本病有一定疗效，成人每日2～3g，连续用药4～8周，根据病情逐渐减量。对磺胺药过敏者禁用。

（六）中药

雷公藤总甙片，每次10～20mg，每日3次口服，4～6周为1个疗程，有效率可达

90%。丹参注射液，结节性红斑患者存在血液流变学的改变，丹参可以改善其血液流变学异常，同时具有抗感染、扩血管、促进组织修复等作用。复方丹参注射液 16～20mL，加入 5% 葡萄糖注射液 500mL 中静脉滴注，每日 1 次，2 周为一个疗程。也可用清热除湿、活血通络汤剂。

（七）外用药

作用有限。结节局部可外涂双氯芬酸乳膏或中强效糖皮质激素乳膏如糠酸莫米松、氯米松等。

第五节 脂膜炎

皮下脂肪层由脂肪细胞所构成的小叶及小叶间的结缔组织间隔所组成。按炎症的主要发生部位可将脂膜炎分为小叶性脂膜炎及间隔性脂膜炎两大类。脂膜炎是一谱宽的综合征，随临床特点、关联的疾病、病理改变不同而可分为不同亚类。诊断除尽量发现引起的疾病和病原外，最早期新鲜的活俭，切除足够量的标本，行系列性病理切片（以定间隔性、小叶性或混合性），很为重要。

由于脂肪小叶和间隔内血管的密切关系，脂膜炎症和血管病变往往同时存在，并互相影响，只是病变的程度和范围不同。关于脂膜炎的分类和命名目前尚不统一。本节主要讨论结节性脂膜炎、组织细胞吞噬性脂膜炎、寒冷性脂膜炎、皮质类固醇激素后脂膜炎。

一、结节性脂膜炎

本病又称特发性小叶性脂膜炎、Weber-Christian 综合征或回归性发热性非化脓性脂膜炎。于 1882 年由 Pfeifer 首次报道，继而由 Weber 描述了本病具复发性和非化脓性的特征，1928 年 Christia 又强调了它的发热性。但至今已报道了不少并无发热的病变。

近来倾向于认为本病并非是一种独立、单一的疾病，而可能是多种因素引起的、临床表现相似的多种疾病的综合征。因此有学者认为原来的病名应被废弃，而应根据病因以及病理改变给予更为准确的诊断和命名。结节性脂膜炎患者，要坚持长期随访，观察病情变化，尽可能做出与其病因有关的特异性疾病的诊断。

（一）病因和发病机制

病因尚未完全明了，认为可能与下列因素有关。

1. 脂肪组织代谢异常　　本病的发生可能与脂肪代谢中某些酶的异常变化有关。有人发现有些患者的血清脂酶轻度增加，尿中淀粉酶超过正常值 5 倍，或在皮下结节中检出具有活性的胰酶和脂酶。部分学者认为和胰腺疾病有关，其机制可能为潜伏于组织中的蛋白酶，主要为丝氨酸蛋白酶样物质被活化，从而破坏组织引起炎症。有些病例发现有蛋白分解酶抑制药尤其是胰蛋白酶抑制药缺损。国内杨健平（1996）报道胰源性结节性急性脂膜炎 1 例，皮下结节多达 70 余个，多次反复发作，其严重程度与胰腺炎症状平行进退。另外，Dahl（1995）报道，胰源性脂膜炎还可引起局灶性脂肪坏死，如果脂肪坏死发生在肠黏膜下，则可引起肠道大出血。

2. 免疫系统功能异常　　结节性脂膜炎可能属于一种自身免疫性疾病，其靶器官是脂肪组织。本病常并发某些自身免疫性疾病，如皮肌炎、系统性红斑狼疮、硬皮病、结节性多动脉炎、弥散性甲状腺肿伴甲亢等。（高歌 1995）报道 2 例结节性脂膜炎与 Graves 病伴发，均在甲亢加重期间出现脂膜炎症状，经抗甲状腺药物对症治疗后，甲亢症状缓解，脂膜炎结节亦随之消失。另外本病亦可能与变态反应有关。部分病例组织病理有过敏性血管炎改变，有报道变态反应及某些药物如磺胺、奎宁、锑剂、碘、溴可诱发本病，说明本病的发生可通与变态反应有一定的关系。

3. 感染　有些病例发病前存在细菌感染，如反复发作的扁桃体炎、风湿热、结核性感染、空回肠吻合术后盲曲内细菌感染等。其机制有可能是感染后变态反应。局歌等（1995）报道 78 例结节性脂膜炎，其中 19 例（病理均除外硬红斑）存在不同情况的结核因素，且有 3 例单独经抗结核治疗后病情好转，结节消失，推测机体对结核菌或其毒素产生的过敏反应可能是本病的发病原因。

（二）组织病理

组织病理表现为以脂肪细胞变性坏死为特征的小叶性脂膜炎，表皮、真皮一般不受累，根据病变演变过程可分为三期，早期为脂肪细胞变性、坏死和炎症细胞浸润，伴有不同程度的血管炎症改变；继之出现以吞噬脂肪颗粒为特点的脂质肉芽肿反应，可有泡沫细胞、噬脂性巨细胞、成纤维细胞和血管增生等；最后发生皮下脂肪萎缩、纤维化和钙盐沉着。第一期和第二期在临床上表现为皮下硬结，第三期时皮肤表面有轻重不等的凹陷。第一期持续时间很短，组织学检查较少见到，多数组织病理切片显示第二期和第三期的混合性改变，其中第二期改变具有诊断价值。

第一期：为急性炎症期，脂肪细胞变性、坏死，脂肪细胞之间有中性粒细胞、淋巴细胞、组织细胞浸润，其中主要是中性粒细胞，部分患者伴有血管炎改变。

第二期：为吞噬期，在变性坏死的脂肪组织区有以吞噬细胞为主的大量浸润，吞噬细胞吞噬退化的脂质后形成泡沫细胞，有些泡沫细胞胞体很大，并可形成多核巨细胞。中性粒细胞基本消失，少量淋巴细胞和浆细胞浸润。小血管增生，血管内膜肿胀，管壁增厚。

第三期：为纤维化期，泡沫细胞大量减少或消失，有少量淋巴细胞和浆细胞，大量增生的成纤维细胞和胶原纤维，最终形成纤维化。

（三）临床表现

1. 皮损　皮下结节是本病的主要特征。其直径通常为 1～2cm，大者可达 10cm 以上。起始于皮下的部分结节向上发展，皮面可轻度隆起，呈现红斑和小肿；部分则有潜于皮下，表面皮肤呈正常皮色，但喜获了常与皮肤粘连，活动度小。主觉痛和触痛明显。结节常成批发生，对称分布，好发部位为臀部和下支，但下前臀、躯干和面部也可出现。经数周或数月后结节自行消退，消退处局部皮肤凹陷并有色素沉着。这是由于病变处脂肪发生坏死、萎缩和纤维化的结果。结节每隔数周或数月反复发作，多数 作发病有发热，热型不定，有低热、不规则热或高热，高者可达 40°，呈弛张热型，持续 1～2 周逐渐下降。除发热外，还可有乏力、食欲减退、肌肉和关节酸痛等。

偶有少数结节，脂肪坏死时其上之皮肤也被累及而发生坏死破溃，并有黄棕色油状液体流出，被称作为"液化性脂膜炎"。

2. 内脏损害　内脏损害有的与皮肤损害同时出现；有的皮损在前，内脏损害在后；也有少数病例，广泛的内脏累及在前，皮损在后，内脏损害的临床症状取决于受累内脏之部位，其特征性症状，常在损害较大时才显示出。肝脏损害可出现右胁痛、肝肿大、黄疸和肝功能异常。小肠受累可有脂肪痢和肠穿孔。肠系膜、大网膜和腹膜后脂肪组织受累可出现上腹部疼痛、腹胀和包块等。此外，骨髓、肺、胸膜、心肌、心包、脾、肾和肾上腺等均可受侵。内脏广泛受累者预后很差，可死于循环衰竭、出血、败血症和肾衰竭。

Winkelmann 和 Bowie 报道了结节性脂膜炎的一种变型，被称之为组织细胞巨噬细胞性脂膜炎。这也是一种以脂膜炎为特征的系统性疾病。他们认为此病与结节性脂膜炎终死于出血。患者的出血死亡与血管内凝血和肝功能衰竭有关。本病与结节性血管炎的区别在于其有异常的出血性素质和在骨髓、淋巴结、肝、脾、浆膜组织和皮下脂肪中出现众多的组织细胞。

（四）实验室检查

多为非特异性改变，血沉加快，外周血白细胞计数轻度增高，中性粒细胞核左移，病程后期因骨髓受累可有贫血、白细胞和血小板减少。肝肾功能异常，血尿、蛋白尿，血中免疫球蛋白可增高，补体降低，人血清蛋白与球蛋白比例降低或倒置等。

（五）诊断和鉴别诊断

本病好发于青壮年女性，其临床特点为反复出现的皮下结节，最常见于双下肢，结节有疼痛感和显著触痛，结节消退后局部皮肤出现程度不等的凹陷和色素沉着，伴有不明原因的发热，当病变侵犯内脏脂肪组织，视受累部位不同而出现不同症状，内脏受累广泛者可出现多脏器功能衰竭，出血或并发感染。皮肤结节活检尤其是吞噬期组织病理改变，是诊断的主要依据。然而，因其早期临床表现缺乏特异性而易被误诊，很多患者在确诊前曾被多次误诊，误诊率很高。患者需详细检查全身各主要脏器是否受累，以便临床分型、判断预后和治疗。

本病需要与以下疾病鉴别：

1. 结节性红斑　春秋季好发。结节多数局限于小腿伸侧，对称分布，不破溃，经 3~4 周后自行消退，消退处局部凹陷萎缩。无内脏损害，全身症状轻微。

2. 硬红斑　结节暗红色，位于小腿屈侧中下部，破溃后形成穿凿性溃疡。组织病理系结核性肉芽肿。

3. 皮下脂质肉芽肿病　本病结节消退后无萎缩性凹陷遗留。无全身症状，有自愈倾向。

4. 胰腺炎或胰腺癌发生的皮下结节性脂肪坏死症　其临床症状与结节性脂膜炎相似，但病理组织像显示脂肪细胞坏死更为严重，且伴有厚而模糊的细胞壁和无核的影细胞存在。

5. 其他疾病　部分淋巴瘤、麻风和外伤性或异物引起的皮下脂肪坏死等均需与结节性脂膜炎相鉴别。

（六）治疗

本病尚无特效疗法。根据具体病情可酌情使用糖皮质激素、非甾体抗感染药和免疫抑制药等。

1. 糖皮质激素　在急性炎症期或有高热的情况下，可使用糖皮质激素，通常有明显疗效，可使体温下降、结节消失，但减量或停药后部分患者病情反复。如泼尼松每日 40~60mg，待病情控制后逐渐减量，可维持数月以上，停药过早容易复发。

2. 非甾体抗感染药　可减轻发热、关节痛、全身不适等症状。可选用阿司匹林：常用剂量为300～600mg，每天4～6次，不得超过4g/d，餐时或餐后服用。3～5天后才能明显见效，最大的抗感染作用一般在2周左右达到。注意其不良反应。也可选用其他非甾体抗感染药，如吲哚美辛等。

3. 免疫抑制药　对于系统性结节性脂膜炎，特别是重症患者，在使用糖皮质激素的基础上，可同时加用1～2种免疫抑制药。较常用的有硫唑嘌呤、环磷酰胺、环孢素、霉酚酸酯等。用药期间要注意各种免疫抑制药的不良反应。①硫唑嘌呤：常用剂量为50～100mg，分2次服用。②环磷酰胺：2,5～3mg/(kg·d)，每日1次或分次口服。③环孢素：2.5～4mg/(kg·d)，分2～3次口服；④霉酚酸酯：开始服用剂量2g/d，分2次口服，可连用1～2个月，皮损痊愈后减量直至停药。

4. 支持及对症治疗　对于系统型患者，根据内脏受累情况进行相应处理，加强支持疗法，有感染者酌用抗生素。

二、组织细胞吞噬性脂膜炎

1980年Winklemann等首先提出组织细胞吞噬性脂膜炎（histiocytic phagocytic panniculitis）的病名，并报道5例。是一良性的组织细胞增生性疾病，其特征是全身触痛性多发性皮下结节，高热、肝脾大、全血细胞减少、出血、血凝异常，组织病理主要特征是组织细胞吞噬血液成分形成"豆袋"细胞，本病是由具有吞噬活性的组织细胞浸润皮下脂肪组织引起的脂膜炎，常有多器官受累，出现皮下结节、发热，全血细胞减少、出血、肝肾衰竭等。

（一）病因

本病的病因仍未确定，一般认为可能与造血系统疾病或感染有关，多数学者认为本病的发生与微生物感染尤其是病毒感染有关，曾有并发急性EB病毒感染的报道，亦有人认为本病与恶性组织细胞增生病有许多相似之处，认为可能是一个变异型，即病变范围主要表现在皮肤的恶性组织细胞增生病。

（二）组织病理

为小叶性脂膜炎伴有灶性脂肪坏死，浸润的细胞除大量淋巴细胞外，可见形态上分化良好的组织细胞，组织细胞无明显异形性，但具有明显的吞噬活力，其胞质内可见被吞噬的红细胞、白细胞及血小板碎片，形成所谓的"豆袋状"细胞，具有特征性。此种吞噬细胞还可见于淋巴结、肝脾、骨髓等内脏组织中。

（三）临床表现

早期表现为反复发作的触痛性皮下结节或斑块，小似黄豆，大如手掌，境界清楚，中等硬度，表面呈淡红或浅褐色，可有鳞屑，自觉疼痛或压痛，可发生坏死和溃疡，皮肤损害可任发全身各处，主要分布于腹部及下肢和臀部，亦可见于面颈，躯干等处，稍后可出现紫斑或口腔黏膜糜烂或溃疡，与Weber—Christian病的损害极为相似，系统性损害为常伴症状，可有肝脾及淋巴结肿大，出现黄疸，浆膜炎，关节痛，病程中常伴有发热，多为高热，可引起全血细胞减少，肝肾功能障碍，待发展后期损害严重时，可肝，肾功衰竭，形成弥散性血管内凝血（DIC）和外周出血，包括消化道，呼吸系统及泌尿系统出血，常因多系统衰竭而死亡。

(四)实验室检查

贫血,白细胞及血小板减少,肝酶升高,低蛋白血症,凝血酶原时间延长,血纤维蛋白原水平降低,循环纤维蛋白分解产物增多等。部分患者骨髓涂片检查可见组织细胞浸润,可有组织细胞吞噬血小板现象。

(五)诊断和鉴别诊断

多见于下肢的触痛性皮下结节,伴有发热,肝脾大,全血细胞减少,组织学上可见具有吞噬活性的"豆袋状"细胞,可以确诊。

1. 结节性脂膜炎　两者的临床表现相似,主要从组织学上加以鉴别,结节性脂膜炎组织学检查亦可表现为组织细胞的增生,吞噬和侵袭,但仅吞噬脂质形成泡沫细胞,而不吞噬血细胞形成"豆袋状"细胞。

2. 恶性组织细胞增生症　临床上不仅表现为皮下结节,亦可表现为皮肤结节和丘疹,组织细胞异形性明显,虽有吞噬现象,但不形成典型的"豆袋状"细胞,病情更严重,病程短。

3. 皮下脂膜炎样T细胞淋巴瘤　脂肪组织中有肿瘤细胞浸润,为T细胞性,中扭核及脑回核具有重要诊断价值,亦可有反应性吞噬性组织细胞出现。

(六)治疗

尚无良好治疗办法,总体疗效不满意。早年单纯使用皮质激素或与环磷酰胺联合使用,疗效不显著,早期虽可控制症状,但易复发,病死率高达60%。环孢素对本病有一定疗效,可单独使用,亦可联合皮质激素冲击疗法或CHOP化疗方案,可使病情得到一定改善。有报道脾切除可达到短期改善的目的。

CHOP方案(环磷酰胺、柔红霉素、长春新碱、泼尼松龙)或包括环孢素在内的联合化疗是目前治疗CHP的首选,病死率较前有所下降。另有报道化疗联合自体外周血干细胞移植是治疗CHP有效的方法。

三、寒冷性脂膜炎

寒冷性脂膜炎是由于寒冷刺激局部皮下脂肪组织而引起的限局性脂肪损伤,发生皮下脂膜炎。本病主要见于婴幼儿,偶见于儿童及年轻女性,发生于寒冷季节,多在受冷1~3天后发病。病主要为境界清楚的皮下结节或斑块,表面温度降低,颜色为青红色或青紫色,质地较硬,有触痛。

(一)病因和发病机制

可能与皮下脂肪组织中饱和脂肪酸含量过多,熔点增高有关,成人多见于冻疮或者紧衣裤而致血循环不良,见于部分纤维蛋白溶解活性和冷纤维蛋白原增高症者。

发病机制不明确,有人认为可能与婴幼儿皮下组织中的脂肪酸水合程度较成年人高,更容易固化有关,但此学说不能解释成年发病者,亦有人认为这是机体对外界寒冷刺激的一种迟发型变态反应,在组织受冷后即刻,真皮和皮下组织交界处血管周围有淋巴样细胞和组织细胞浸润,在受冷后大约第3天,组织反应达到高峰,皮下组织中某些脂肪细胞破裂并相互融合,形成囊性结构,在脂肪细胞及囊性结构周围有显著的炎性浸润,除淋巴样细胞和组织细胞外,尚有少数嗜中性白细胞和嗜酸性粒细胞。

(二)组织病理

病理改变主要为小叶性脂膜炎,但也可累及脂肪间隔。在组织受寒冷刺激后即刻,真皮和皮下组织交界处血管周围有淋巴样细胞和组织细胞浸润。在受冷后大约第3天,组织反应达到高峰,皮下组织中某些脂肪细胞破裂并相互融合,形成囊性结构。在脂肪细胞及囊性结构周围有显著的炎性浸润,除淋巴样细胞和组织细胞外,尚有少数中性粒细胞和嗜酸性粒细胞。

(三)临床表现

本病主要为境界清楚的皮下结节或斑块,表面温度降低,颜色为青红色或青紫色,质地较硬,有触痛,主要发生在面颊部,在大腿外侧、臀部,下腹等处也可发病,亦有报道冬季在冷水中游泳后发生于阴囊者,发病后如马上祛除寒冷因素,结节多于2周内逐渐软化消退,不留瘢痕及痕迹。

(四)实验室检查

一般无异常发现。

(五)诊断

主要依靠病史和临床特点,结合组织病理。

(六)治疗

注意保暖和避免受冷,这对于婴幼儿尤其重要。一般不需要特殊治疗。Aroni(1998)报道1例成年女性患者用四环素治疗有显著疗效,且有预防复发的作用,但14岁以下的患者禁用。

四、皮质类固醇激素后脂膜炎

在全身大量使用皮质类固醇激素治疗的过程中,由于激素骤然减量或停用,发生皮下结节,称为皮质类固醇激素后脂膜炎(poststeroid panniculitis)。本病少见,发病者绝大多数为儿童。

结节出现于停药后1~30d,多发生在颊部、颈部、上肢、躯干、臀部等处皮肤,大小不等,直径0.4~4cm,质硬活动,轻度压痛,皮肤表面颜色正常或略红,不破溃。一般无全身症状。经数周或数月后结节可自行消退,消退后不留瘢痕。激素加量或停药后再度使用激素也可促使结节于较短时间内消退。

(一)病因和发病机制

本病于1956年由Smith和Good首先报道,其后Spagnuol。等于1961年报道4例,命名为类固醇激素后脂膜炎。本病发病机制不明,推测可能是由于皮质类固醇激素引起细胞内脂酶系统一过性代谢障碍所致的脂肪细胞变性和结晶化。

(二)组织病理

表现为小叶性脂膜炎,可见脂肪细胞变性,细胞内可有针状结晶,脂肪小叶有组织细胞、泡沫细胞、异物巨细胞及淋巴细胞浸润。小叶间隔内血管组织一般无病变。

(三)临床表现

本病少见,发病者绝大多数为儿童。结节出现于停药后1~30d,多发生在颊部、颈部、上肢、躯干、臀部等处皮肤,大小不等,直径0.4~4cm,质硬活动,轻度压痛,皮肤表面颜色正常或略红,不破溃。一般无全身症状。经数周或数月后结节可自行消退,消退后不留瘢痕。激素加量或停药后再度使用激素也可促使结节于较短时间内消退。

(四)实验室检查

一般无异常发现。

(五)诊断和鉴别诊断

本病的诊断主要根据病史及临床特点,应和结节性脂膜炎相鉴别。应切取结节做病理检查,以除外其他皮下结节性皮肤病,如组织细胞吞噬性脂膜炎、恶性组织细胞增生病、皮下脂膜炎样T细胞淋巴瘤等。

(六)治疗

本病预后好,经2~3个月后可自然消退,故一般不需要特殊治疗。患者如果再度使用皮质激素,应避免骤然减量。

第六节 复发性多软骨炎

复发性多软骨炎是一少见的累及全身多系统的疾病,具有反复发作和缓解的进展性炎性破坏性病变,累及软骨和其他全身结缔组织,包括耳、鼻、眼、关节、呼吸道和心血管系统等。临床表现为耳、鼻、呼吸道软骨炎,并伴有眼、耳前庭等器官受累症状,多关节炎和血管受累也比较常见。1923年Jaksch-Wartenhorst首次描述本病的临床表现,并命名为多发性软骨病(polychondropathia),1960年Pearson分析了12例患者,命名为复发性多软骨炎(relapsing polychondritis,RP),其病因和发病机制目前仍不清,但越来越多的证据表明本病有自身免疫的机制参与。

一、病因和发病机制

病因至今不明,可能与外伤,感染,过敏,酗酒,服用盐酸肼屈嗪等有关,也有人认为与中胚层合成障碍或蛋白水解酶异常有关,但通过对临床特点,实验室检查和病理的多年研究,越来越多资料提示它是一种免疫介导的疾病,包括体液免疫和细胞免疫。

1. 本病发病机制还不很清楚,有人认为与中胚层合成障碍或蛋白水解酶异常有关,研究表明免疫介导可能是发病的关键,25%~30%的病例并发有其他自身免疫性疾病,如类风湿关节炎,结节性多动脉炎,干燥综合征,系统性红斑狼疮,贝赫切特病,赖特综合征,韦格纳肉芽肿,强直性脊柱炎,血管炎等,病理显示病变组织有单个核细胞浸润,特别是CD4的淋巴细胞和浆细胞,血清学检查可发现II型胶原的抗体,少数病例还发现IX和XI胶原的抗体,部分病例抗核抗体,类风湿因子或循环免疫复合物阳性,用II型胶原免疫啮齿类动物,可以观察到耳郭软骨和多关节软骨的炎性改变,还观察到患者对软骨抗原的细胞介导的特异性免疫增强,通过直接免疫荧光检查,观察到在受累的软骨有免疫球蛋白和补体的沉积,RP与HLA—DR4相关,与I型HLA无关,Buker等最近报道一种称为matrilin-1的抗原可能参与了RP的发病机制,其为一种软骨基质蛋白,为成人气管,耳和鼻软骨所特有,糖皮质激素或免疫抑制药治疗有效。

综上所述,RP是机体产生了主要针对II型胶原的自身免疫反应,造成软骨破坏,此外软骨糖蛋白,弹性蛋白芨其他胶原也可诱发自身免疫反应,软骨糖蛋白抗原广泛存在于巩膜,虹膜睫状体，气管，视神经，内皮细胞，主动脉血管中层结缔组织，心脏瓣膜，心肌纤维膜，肾小球基底膜，滑膜等，以证明软骨糖蛋白抗体可诱发软骨变性，滑膜炎和软骨膜炎，软骨糖蛋白还可抑制软骨细胞糖蛋白的合成，其在 RP 中的意义还需进一步明确。

2. RP 无特异性的病理改变，其病理组织学特点是软骨溶解伴软骨膜炎，初期软骨和软骨膜交界处可见各种急性和慢性炎性细胞浸润，包括单个核细胞，多核细胞，纤维母细胞，血管内皮细胞等，随后软骨基质内酸性黏多糖减少或消失，软骨基质变疏松，软骨细胞破坏，疾病进一步发展，软骨基质坏死，溶解，液化，并出现肉芽组织，最后残余的软骨组织消失，肉芽组织纤维化，瘢痕形成收缩，组织塌陷变形。

二、临床表现

本病可发生于各个年龄段，而以 40～50 岁为发病高峰，男女均可受累，但女性以呼吸道受累较多而较重，复发性多软骨炎的临床特征如下。

本病好发于白种人，但世界各地均有本病的报道，发病率约为 3.5/100 万人，自新生儿至 90 岁老人任何年龄均可发病，多数发病年龄为 40～60 岁，无性别及家族性发病的倾向，临床过程多种多样，多数病例在确诊时，已有多系统累及，也可突然发作，病情突然加重，或呈暴发性发作，伴呼吸衰竭，软骨分布于全身各种组织和器官，通常软骨炎的表现是多部位的，临床表现因受累及的部位而各不相同，也因并发的结缔组织病或血管炎而不同。

（一）耳郭软骨炎

耳郭软骨炎是最常见的症状，在 39% 的病例为首发症状，以外耳轮突发的疼痛，肿胀，发红，发烫为特征，炎症可以自行消退或经治疗消退，经反复发作外耳郭变得柔软而下塌，由于耳前庭结构或内耳动脉血管炎可突发失聪和眩晕，85% 病程中受累及，起病较突然，常见为对称性，单侧少见，急性发作期表现为外耳耳郭红，肿，热，痛，有红斑结节，病变可局限，也可弥漫，病变的严重程度不同，持续几天至几周，然后可自行缓解，由于炎症的反复发作可导致软骨的破坏，外耳郭松弛，塌陷，畸形和局部色素沉着，称为菜花耳，病变局限于软骨部分而不侵犯耳垂。

（二）听觉和（或）前庭功能受累

病变侵犯外听道或咽鼓管，导致狭窄或闭塞，使听力受到损害；病变累及中耳和内耳，可表现为听觉和（或）前庭功能损伤；并发的血管炎累及内听动脉分支时，也可出现听觉异常和前庭功能损伤，这些症状的发生可以是急性或隐匿性的，听力测验为 35dB 神经性或混合性听力损伤，并常伴有旋转性头晕，共济失调，恶心及呕吐。

（三）鼻软骨炎

发病率为 63%～82%，常见为突然发病，表现为疼痛和红肿，数天后缓解，如反复发作可引起鼻软骨局限性塌陷，形成鞍鼻畸形，甚至有的患者在发病 1～2 天内鼻梁可突然下陷，患者常伴有鼻塞，鼻分泌物及鼻硬结等。

（四）眼炎性病变

发病率达 55%，主要表现为眼的附件炎症，可单侧性，也可为对称性，最常见为结膜炎，角膜炎，虹膜睫状体炎，巩膜炎和色素膜炎，上述症状的严重程度与其他处炎症常相平行，视网膜病变也常有发生，如网膜微小动脉瘤，出血和渗出，网膜静脉闭塞，动脉栓塞，视网膜剥离，视神经炎及缺血性视神经炎等。

（五）关节病变

多关节炎是本病的第 2 个常见的初发病症，典型的表现为游走性，非对称性，非变形性关节炎，可累及周围或中轴的大小关节，呼吸道软骨炎可引致鼻软骨萎缩塌陷，表现为鞍鼻畸形，喉，气管及支气管受累可引致嘶哑，气梗，甲状腺软骨上触痛，咳嗽，喘鸣或喘息，主气道的萎缩塌陷，常引致呼吸阻塞，并有很高的病死率，需要紧急诊断与处理，严重气道受累的患者，常继发上下呼吸道感染，发病率70%，可为一过性单发不对称的大关节病变，也可为持续的多发性对称性小关节病变，最常累及的关节为掌指关节，近端指间关节和膝关节，其次为踝关节，腕关节，肘关节，也可累及胸骨旁的关节，如肋软骨，胸骨柄及胸锁关节等，骶髂关节及耻骨联合在 RP 中也可累及，关节炎常为突然发作，非破坏性及非畸形性，出现局部的疼痛和压痛，可伴肿胀，病变发作数天至数周后自行缓解或抗感染治疗后好转，关节的累及与疾病的活动无关，RP 患者也可伴有破坏性关节病变疾病，如成人银屑病关节炎，幼年类风湿关节炎，赖特综合征，干燥综合征，强直性脊柱炎等。

（六）喉

气管及支气管树软骨病变发病率为 50%～71%，26% 为首发症状，其中女性多见，而多数患者主诉慢性咳嗽，咳痰，继之气短，往往被诊断为慢性支气管炎，历时 6 个月至数十年，最终出现呼吸困难，反复呼吸道感染和喘憋，有时会出现气管前和甲状腺软骨压痛，声嘶哑或失声症，气道阻塞在早期是炎性水肿；后期出现气道软骨环破坏，易于塌陷，造成气道的弹性狭窄；晚期纤维化和瘢痕收缩，造成气道的固定性狭窄；由于气道纤毛上皮的损伤，对分泌物的清除下降，也可造成阻塞和感染；另外，声带麻痹也可造成吸气性呼吸困难。

（七）心血管病变

复发性多软骨炎亦可累及心血管系统，发生率为 30%，包括主动脉瘤，主动脉瓣大血管栓塞，小血管或大血管炎症和心脏瓣膜损害，心包炎及心肌缺血等，并可引起死亡，此外，在心血管并发症中还有两个致命的灾祸：一个是由完全性传导阻滞和急性主动脉瓣闭锁不全引致的心血管虚脱；另一个是主动脉瓣破裂，大血管受累可引致血管动脉瘤（主动脉，锁骨下动脉），或由于血管炎或凝血病变而致的血栓形成，小血管受累时则表现为白细胞碎裂性血管炎，一般男性患者主动脉受累常见，表现为主动脉环及降主动脉进行性扩张，有些病例可出现升主动脉瘤，胸，腹，主动脉及锁骨下动脉发生动脉瘤。

（八）皮肤

25%～35% 累及皮肤，其中 10% 为首发症状，复发性多软骨炎可有多种皮肤黏膜病变，皮损为非特异性的，如结节性红斑，脂膜炎，网状青斑，荨麻疹，皮肤多动脉炎结节及阿夫他溃疡等，活检病理常呈白细胞破碎性血管炎，皮损的发生率与年龄，性别等无关，并发骨髓异常增生症者皮损发生率为 90%。

（九）神经系统

第 II，III，IV，VI，VII 及 VIII 对脑神经的急性或亚急性病变可引致眼肌麻痹，视神经炎，面瘫，听觉丧失和眩晕，其他神经系统并发症还有偏瘫，慢性头疼，共济失调，癫痫发作，精神错乱，痴呆和脑膜脑炎等，少数患者有累及，如表现为 II，VI，VII，VIII 脑神经麻痹，小脑性共济失调，癫痫，器质性脑病和痴呆等，少数报道有颅内动脉瘤形成。

（十）肾脏

受累及不多见，约8%，最常见的病理组织类型为轻度系膜增生型和局灶节段新月体型肾小球肾炎，其他还有肾小球硬化，IgA肾病，间质性肾小管肾炎等，我院有1例出现间断性肉眼血尿8个月，并伴有蛋白尿和肌酐清除率下降，多数作者认为有肾脏病变者往往同时并发有其他系统性血管炎疾病。

（十一）其他

贫血和体重下降是最常见的全身症状，在急性发作期常伴有发热，也可出现肌肉疼痛及肝功能损伤等。

三、实验室检查

多数复发性多软骨炎在急性发作期有实验检查异常表现，主要异常见表28-1。

表28-1 复发性多软骨炎的主要实验室检查异常

检测例数	异常例数	检出率（%）
血沉增速	308	265
贫血	284	159
WBC增高	207	70
抗"O"滴度增高	33	8
抗核抗体阳性	167	42
类风湿因子阳性	175	31
梅毒血清反应阳性	96	7
狼疮细胞阳性	113	8

（一）血常规及血沉

急性活动期大多数患者有轻度正细胞正色素性贫血及白细胞中度增高。血清铁和血清铁饱和度降低，但骨髓铁的储量一般正常。少数发生溶血性贫血，血沉增速。

（二）尿常规

少数患者有蛋白尿、血尿或管型尿。有时可出现类似于肾盂肾炎的改变。急性活动期尿中酸性黏多糖排泄增加，对诊断有参考价值。

（三）血清学检查

风湿因子及抗核抗体阳性。梅毒血清学反应假阳性。总补体、C_3、C_4常正常，偶有升高。IgA、IgG在急性期可暂时性增高。冷球蛋白和免疫复合物也常阳性。蛋白电泳显示清蛋白减少，α、γ增高。间接荧光免疫法显示抗软骨抗体及抗Ⅱ型抗体阳性对复发性多软骨炎的诊断可能有帮助。

（四）X线检查

常有耳软骨钙化，喉断层摄影可见有气管狭窄。胸部X线片显示有肺不张及肺炎，程度不等的肺纤维化。气管支气管体层摄影可见气管、支气管普遍性狭窄，尤两臂后伸挺胸侧位相可显示气管局限塌陷。疑有复发性多软骨炎者应作详细胸部X线检查，包括高电压投照，必要时作喉气管造影，以显示气管、支气管黏膜表面形态的改变。若已有气道阻塞，该检查应慎用。X线检查可见心脏扩大，并以左心扩大为主。有时也能显示主动脉弓进行性扩大，升主动脉、降主动脉、鼻、气管和喉有钙化。周围关节的X线显示关节旁的骨密度降低，偶有关节腔逐渐狭窄，但没有侵蚀性破坏。脊柱一般正常，少数报告有严重的脊柱后凸、关节腔狭窄，腰椎和椎间盘有侵蚀及融合改变。耻骨和髂关节有部分闭塞及不规则的侵蚀。必要时行CT扫描检查。

（五）纤维支气管镜检查

可发现气管、支气管普遍狭窄，软骨环消失，黏膜增厚、充血水肿及坏死，内有肉芽肿样改变或黏膜苍老萎缩。

（六）肺功能测定

肺功能测定显示呼气及吸气均有阻塞。经测定最大呼气流速及静息弹性回缩曲线，可见呼气的阻塞是由于气道的异常，如狭窄、塌陷等引起，而不是弹性回缩力的损伤。肺功能测定有助于了解对复发性多软骨炎患者有无支气管树损伤。

四、诊断和鉴别诊断

（一）诊断标准

根据典型的临床表现和实验室检查可考虑到复发性多软骨炎的可能，然后按1975年McAdom的诊断标准：①双耳软骨炎。②血清阴性非侵蚀性多炎性关节炎。③鼻软骨炎。④眼炎症：结膜炎、角膜炎、巩膜炎、外巩膜炎及葡萄膜炎等。⑤喉和（或）气管软骨炎。⑥耳蜗和（或）前庭受损。具有上述标准3条和3条以上者可以确诊，不需组织学证实。不足3条者需软骨活检有相符合的组织形态学证实。

Damiani认为要达到早期诊断，应扩大McAdom的诊断标准，只要有下述中的1条即可诊断：①即McAdom诊断标准。②1条以上的McAdom征，加上病理证实，如作耳、鼻、呼吸道软骨活检。③病变累及2个或2个以上的解剖部位，对激素或氨苯砜有效。

临床上凡有下列情况之一者应疑有本病：①一侧或两侧外耳软骨炎，并伴外耳畸形。②鼻软骨炎或有原因不明的鞍鼻畸形。③反复发作性巩膜炎。④不明原因气管及支气管广泛狭窄，软骨环显示不清，或有局限性管壁塌陷。再结合实验室检查，如尿酸性黏多糖含量增加及胶原Ⅱ型抗体存在，将有助于诊断。

（二）鉴别诊断

在疾病早期，应与许多有临床相似表现的疾病进行鉴别：

1. 耳郭病变常为RP的首发症状，要与其他孤立的耳郭炎症鉴别，首先包括耳郭的急慢性感染，其次为外伤，冻伤，化学物的刺激，昆虫咬伤，日晒等，还应与软骨皮炎鉴别，该病耳轮周有小结节，病变也累及软骨的边缘，其起病是由于血管功能失调所致，病变可反复发作，与RP极相似，耳郭囊性软骨化与RP也相似，其在软骨的中心区有空洞性病损，但临床上呈无痛性，可伴有肿胀，常发生于耳郭上半部，局部有浆液性渗出。

2. 听力和前庭功能障碍为首发症状的RP要与脑基底动脉病变和脑卒中鉴别，尤其是突然发作的病例，并发角膜炎时要与Cogan's综合征鉴别，后者多见于年轻人，偶见老人发病，常为突然开始于单侧或双侧的视物模糊，眼痛，流泪，睑痉挛，耳鸣，眩晕，恶心，呕吐，双侧进行性的耳聋，结膜充血及出血，角膜有斑状颗粒性浸润等，病变反复或交替侵犯双眼，但它一般没有软骨炎。

3. 以鼻软骨炎为首发症状的 RP 需与鼻慢性感染，韦格纳肉芽肿，先天性梅毒，致死性中线肉芽肿，淋巴瘤，结核等引起的肉芽肿鉴别，多次活检及病原菌的培养可有助鉴别，且 RP 主要为软骨的炎症，不侵犯软组织。

4. 眼炎 因本病眼征表现繁多，应注意病因的鉴别，如坏死性巩膜炎，角膜炎，关节炎，中耳炎伴听力及前庭功能损害的联合临床表现，在韦格纳肉芽肿及多动脉炎中也可发生，当 RP 同时累及眼，关节和心瓣膜，心肌时，应与类风湿关节炎，贝赫切特病，结节病及血清阴性脊柱关节病鉴别。

5. 气管支气管弥散性狭窄变形应与感染性肉芽肿病、硬结病、气管的外压性狭窄、结节病、肿瘤、慢性阻塞性肺疾病的剑鞘样支气管病、淀粉样变、先天性气管和支气管软化症等疾病鉴别，一般上述疾病经活组织检查可明确诊断。

6. 主动脉炎和主动脉病的病变应与梅毒，马方综合征，Ehlers-Danlos 综合征，动脉粥样硬化鉴别。

7. 肋软骨炎病变需与良性胸廓综合征鉴别，后者如特发性，外伤性肋软骨炎，Tietze's 综合征，肋胸软骨炎，剑突软骨综合征等，上述这些疾病均无系统性临床表现，以资与 RP 鉴别。

8. RP 关节病变多种多样，以多个外周小关节受累的要与类风湿关节炎鉴别；以单个大关节受累的要与关节细菌感染，反应性关节炎等鉴别；以一过性游走性关节疼痛为主要表现的有时会被认为是伪病，RP 临床上可与结缔组织病并发存在，使诊断更加明确。

五、治疗

复发性多软骨炎患者如能早期诊断，及时治疗，有可能取得较好的疗效及延长患者的存活，因此应周密地制订治疗方案。

（一）一般治疗

急性发作期应卧床休息，给予流质或半流质饮食，以免引起会厌和喉部疼痛。注意保持呼吸道通畅，预防窒息。烦躁不安者可适当用镇静剂。让患者保持充足的睡眠。

（二）非甾体抗感染药

可用吲哚美辛或双氯芬酸钠 25～50mg 每日 3 次口服，或布洛芬 0.6g 每日 3～4 次口服，或选用其他非甾体抗感染药。这类药物有控制关节炎症、退热、止痛的功效，为治疗之首选药类。

（三）糖皮质激素

糖皮质激素可抑制病变的急性发作，减少复发的频率，减轻病情。开始用泼尼松 30～60mg/d，分 3 次口服。在重度急性发作的病例中，如喉、气管及支气管、眼、内耳被累及时，泼尼松的剂量可达 90mg/d。必要时可行甲泼尼龙冲击疗法，方法同治疗狼疮危象。临床症状好转后，泼尼松可逐渐减量。剂量在 15mg/d 以下时可长期维持 1～2 年。

（四）免疫抑制药

环磷酰胺每周 400mg 静脉注射一次，或 200mg 隔日一次静脉注射。甲氨蝶呤 10～30mg 每周一次口服或静脉注射。也可选用硫唑嘌呤口服。另有报告对上述治疗效不佳的病例，经用环孢素可得到缓解。

（五）氨苯砜

氨苯砜在人体内可抑制补体的激活和淋巴细胞转化，也能抑制溶菌酶参与的软骨的退行性变，因此该药具有免疫调节作用。氨苯砜平均剂量为75mg/d，剂量范围25～200mg/d，开始从小剂量试用，以后逐渐加量，其疗效尚未得到肯定。因有蓄积作用，服药6日需停药1日，持续约6个月。氨苯砜主要不良反应为嗜睡、溶血性贫血、药物性肝炎、恶心及白细胞下降等。

（六）其他治疗

1. 眼部症状 局部用泼尼松眼膏涂搽，或用氢化考的松眼水点眼。注意预防继发感染。当出现继发性白内障或青光眼时，可给予针对症治疗。

2. 支气管病变 对气管软骨塌陷引起重度呼吸困难的患者，应立即执行气管切开造瘘术，甚至需辅以合适的通气，以取得进一步药物治疗的机会。已有报道对于软骨炎所致的局限性气管狭窄可行外科手术切除。应积极预防和治疗肺部感染，一旦发生肺部炎症，应使用有效的抗生素。

3. 心瓣膜病变 复发性多软骨炎患者心瓣膜病变或因瓣膜功能不全引起难治性心衰时，应使用强心剂和减轻心脏负荷的药物。若有条件可行瓣膜修补术或瓣膜成形术。主动脉瘤切除术也屡有报告。

六、预后

RP患者如能早期诊断，及时治疗，有可能延长患者的存活期，复发性多软骨炎的5年生存率为74%，10年生存率为55%。常见的死因是感染和心血管病，如系统性血管炎或血管瘤破裂。气道阻塞伴或不伴感染占死因的10%～28%。仅有48%病例死于复发性多软骨炎。因恶性肿瘤致死的少见。RP的患者的预后较难判断。据对112例RP的分析，病死率为37%，明确诊断后，中位生存期为11年。5、10年存活分别为74%及55%。引起死亡的主要原因是肺部感染、呼吸道梗阻、系统性血管炎和心血管并发症。预后差的指标有：诊断时的患者年龄大、贫血、喉气管累及、鞍鼻畸形、呼吸道症状、显微镜下血尿等，伴有血管炎和对口服激素反应不好的患者预后更差。

第七节 股骨头缺血性坏死

股骨头缺血性坏死（AVN）又称股骨头坏死（ONFH）是股骨头血供中断或受损，引起骨细胞及骨髓成分死亡及随后的修复，继而导致股骨头结构改变、股骨头塌陷、关节功能障碍的疾病，是骨科领域常见的难治性疾病。本病可分为创伤性和非创伤性两大类，前者主要是由股骨颈骨折、髋关节脱位等髋部外伤引起，后者在我国的主要原因为皮质类固醇的应用及酗酒。

一、病因

本病可分为创伤性和非创伤性两大类，前者主要是由股骨颈骨折、髋关节脱位等髋部外伤引起，后者在我国的主要原因为皮质类固醇的应用及酗酒。

二、病理

发病初期可有一系列供给骨组织的血管受损持续几周甚至几个月，随着病情的发展，如残余循环血量不足以维持受损部位骨组织正常供血需要时，即可出现骨组织坏死。组织学上可见因缺乏细胞成分造成的骨陷窝内空虚现象。最初病变范围小者多能自发愈合，在放射线平片可见到梗死和骨岛，常无临床表现，又称亚临床期，临床难以发现。如病变范围加大，修复过程不能达到完全替代坏组织，骨内压力进一步增加和骨内缺血进行性加重，可出现明显的疼痛。此时如采取措施降低骨髓腔压力，可以减轻疼痛。反复的生理性修复活动，造成病变区骨组织硬化。病变范围较大的患者，往往只有病灶周缘的坏死骨组织被新生骨组织替代，而其他部位的坏死松质骨因新生骨组织覆盖，阻止了新生骨组织进一步长入替代修复的可能。X 线片上表现为坏死区边缘形成硬化带。血管化的颗粒组织不能穿透到深部无血管的区域，失活骨组织在持续性应力作用下，出现难以修复的微骨折。此时部分松质骨虽已塌陷，但因关节面受坚固的软骨下骨板支撑，仍能保持正常的外形结构。软骨下骨板与塌陷松质骨间的空隙在 X 线片表现为新月状透亮带。随着病情的进一步发展，最终软骨下骨板及关节面塌陷，疼痛加剧。由于关节不再能进行正常的活动，关节软骨就会受到异常应力作用，逐渐出现退行性变。最后，关节面对侧也受损，关节间隙狭窄，骨组织出现囊性变、硬化等典型的骨性关节炎改变，关节完全破坏。此时可出现典型的症状和 X 线表现。缺血性骨坏死的病理变化差异很大，在 Steinbergme 报道的一批病例中，有 10%～15% 的患者临床诊断为缺血性骨坏死，在 10 年内病情没有加重。病变远离关节面的，通常无临床症状，预后良好。与股骨头、肱骨头及距骨相比，股骨远端和胫骨近端骨组织修复能力强，这些部位缺血性骨坏死病变很少会引起关节面塌陷。另外，儿童骨组织及血管再生能力较强，因此其缺血性骨坏死临床表现与成人差别较大，如在儿童股骨头骨软骨炎中，即使坏死范围很大，绝大多数仍能自行愈合。

三、临床表现

股骨头坏死早期临床症状并不典型，内旋髋关节疼痛是最常见的症状。股骨头塌陷后，可出现髋关节活动范围受限。局部深压痛，内收肌止点压痛，部分患者轴叩痛可呈阳性。早期由于髋关节疼痛、Thomas 征、4 字试验阳性；晚期由于股骨头塌陷、髋关节脱位、Allis 征及单腿独立试验征可呈阳性。其他体征还有外展、外旋受限或内旋活动受限，患肢可以缩短，肌肉萎缩，甚至有半脱位体征。伴有髋关节脱位者还可有 Nelaton 线上移，Bryant 三角底边小于 5cm，Shenton 线不连续。

四、检查

（一）临床检查

应仔细询问病史，包括髋部外伤、应用皮质类固醇、饮酒或贫血史等。对临床症状要明确疼痛部位、性质、与负重的关系等。查体应包括髋关节旋转活动情况。

（二）X 线摄片

对早期（0、Ⅰ期）诊断困难，对Ⅱ期以上的病变则可显示阳性改变，如硬化带、透 X 线的囊性变、斑点状硬化、软骨下骨折及股骨头塌陷等。推荐取双髋后前位（正位）和蛙式侧位进行 X 线摄片，后者能更清楚显示股骨头坏死区的改变。

(三) MRI 扫描

典型 AVN 的 T_1 加权像改变为股骨头残存骨骺线，临近或穿越骨骺线的蜿蜒带状低信号区，以及低信号带包绕高信号区或混合信号区。T_2 加权像可出现双线征。建议的扫描序列为 T_1 及 T_2 加权像，对可疑病灶可另加 T_2 抑制或短 T_1 反转恢复 (STIR) 序列。一般采用冠状位与横断面扫描，为了更精确估计坏死体积，以及更清楚显示病灶，可另加矢状位扫描。增强 MRI 对早期 AVN 检测特别有效。

(四) 核素扫描

诊断早期 AVN 敏感性高而特异性低。采用 ^{99}锝二磷酸盐扫描若出现热区中有冷区即可确诊。但单纯核素浓度（热区）则应与其他髋关节疾病鉴别。此检查可用于筛查病变及寻找多部位坏死灶。单光子发射体层成像 (SPECT) 可增强敏感性，但特异性仍不高。

(五) CT 检查

对于 II、III 期病变，可清楚显示坏死灶的边界、面积、硬化带、病灶自行修复及软骨下骨等情况。CT 显示软骨下骨折的清晰度与阳性率优于 MRI 及 X 线片，加用二维重建可显示股骨头冠状位整体情况。CT 扫描有助于确定病灶及选择治疗方法。

五、诊断和鉴别诊断

股骨头无菌坏死可根据病史、临床表现和影像学检查进行诊断。但临床常用的 X 线检查的改变出现较晚，而 CT、MRI 和 SPECT 又因设备昂贵或检查费用高而不作为常规检查。缺血性骨坏死的早期治疗效果较好，晚期治疗难度大，效果差，所以关键是早期诊断。对疑有缺血性骨坏死者应动员其行 MRI 或 SPECT 检查。早期还应与以下疾病相鉴别。

(一) 髋关节骨性关节炎

常见于 45 岁以上的中老年人或长期服用吲哚美辛者。患者可有腹股沟或股内侧痛，臀部及坐骨神经痛，髋关节运动受限，以内旋和伸展运动受限最明显。X 线检查有骨赘形成，关节间隙变小，股骨头在髋臼内偏移。

(二) 髋关节结核病

主要有结核中毒症状和髋关节局部表现。如低热、盗汗、消瘦等。髋关节痛，关节功能受限，如跛行、痉挛；性畸形。可在腹股沟或臀外下方出现窦道，还可形成冷脓肿。实验室检查有血沉快，结核菌素试验阳性。

(三) 髋关节扭伤

有明显的外伤史，髋关节局部疼痛，可出现跛行，腹股沟压痛，运动痛和活动受限。10~17 岁的男性青少年还易发生股骨头骨骺滑脱症。正位 X 线片股骨头骨骺密度及外形正常，侧位片可见股骨头向后下方滑脱。

六、治疗

目前尚无一种方法能治愈不同类型、不同分期及不同坏死体积的 AVN。制定合理的治疗方案应综合考虑分期、坏死体积、关节功能以及患者年龄、职业等。

股骨头坏死的非手术治疗要注意非手术治疗本病的疗效尚难预料。

(一) 保护性负重

学术界对于该方法能否减少股骨头塌陷仍有争论。使用双拐可有效减少疼痛，但不提倡使用轮椅。

（二）药物治疗

适用于早期（0、Ⅰ、Ⅱ期）AVN，可采用非类固醇消炎止痛剂，针对高凝低纤溶状态可用低分子肝素及相应中药治疗，阿仑磷酸钠等可防止股骨头塌陷，扩血管药物也有一定疗效。

（三）物理治疗

包括体外震波、高频电场、高压氧、磁疗等，对缓解疼痛、促进骨修复有益。

（四）手术治疗

多数患者会面临手术治疗，手术包括保留患者自身股骨头手术和人工髋关节置换术两大类。保留股骨头手术包括髓芯减压术、植骨术、截骨术等，适用于ARCOⅠ、Ⅱ期和Ⅲ期早期，坏死体积在15%以上的患者。如果方法适当，可避免或推迟行人工关节置换术。

1. 股骨头髓芯减压术建议采用直径约3mm左右细针，在透视引导下多处钻孔。可配合进行自体骨髓细胞移植、骨形态蛋白（BmP）植入等。此疗法不应在晚期（Ⅲ、Ⅳ期）使用。

2. 带血管自体骨移植应用较多的有带血管腓骨移植、带血管髂骨移植等，适用于Ⅱ、Ⅲ期AVN，如应用恰当，疗效较好。但此类手术可能导致供区并发症，并且手术创面大、手术时间长、疗效差别大。

3. 不带血管骨移植应用较多的有经股骨转子减压植骨术、经股骨头颈灯泡状减压植骨术等。植骨方法包括压紧植骨、支撑植骨等。应用的植骨材料包括自体皮松质骨、异体骨、骨替代材料。此类手术适用于Ⅱ期和Ⅲ期早期的AVN，如果应用恰当，中期疗效较好。

4. 截骨术将坏死区移出股骨头负重区，将未坏死区移出负重区。应用于临床的截骨术包括内翻或外翻截骨、经股骨转子旋转截骨术等。该方法适用于坏死体积中等的Ⅱ期或Ⅲ期早、中期的AVN。此术式会为以后进行人工关节置换术带来较大技术难度。

5. 人工关节置换术股骨头一旦塌陷较重（Ⅲ期晚、Ⅳ期、Ⅴ期），出现关节功能或疼痛较重，应选择人工关节置换术。对50岁以下患者，可选用表面置换，此类手术能为日后翻修术保留更多的骨质，但各有其适应证、技术要求和并发症，应慎重选择。

人工关节置换术对晚期AVN有肯定疗效，一般认为，非骨水泥型或混合型假体的中、长期疗效优于骨水泥型假体。股骨头坏死的人工关节置换有别于其他疾病的关节置换术，要注意一些相关问题：①患者长期应用皮质类固醇，或有基础病需继续治疗，故感染率升高。②长期不负重、骨质疏松等原因导致假体易穿入髋臼。③曾行保留股骨头手术，会带来各种技术困难。另外还有：死骨清除、骨水泥填充及股骨头重建术

另外，学术界对无症状的AVN治疗存在争议，有研究认为对坏死体积大（＞30%）、坏死位于负重区的AVN应积极治疗，不应等待症状出现。

（五）不同分期股骨头坏死的治疗选择

对于0期非创面性AVN，如果一侧确诊，对侧高度怀疑0期，宜严密观察，建议每6个月进行MRI随访。Ⅰ、Ⅱ期AVN如果属于无症状、非负重区、病灶面积15%者，应积极进行保留关节手术或药物等治疗。ⅢA、ⅢB期AVN可采用各种植骨术、截骨术、有限表面置换术治疗，症状轻者也可保守治疗。ⅢC、Ⅳ期AVN患者中，如果症状轻、年龄小，可选保留关节手术，其他患者可选择表面置换、全髋关节置换术。

七、预后

股骨头坏死的预后与发病原因、股骨头坏死的范围大小及是否塌陷、治疗的早晚、治疗是否恰当等多种因素有关。坏死面积少于 25% 者很少发生股骨头塌陷，而达到 ≥50% 者，大多数易发生股骨头塌陷。此病虽无生命危险，但股骨头塌陷可导致残疾。

第八节 结节病

结节病是一种非干酪样坏死性上皮细胞肉芽肿炎症性疾病，病因不明，以侵犯肺实质为主，并累及全身多脏器，如淋巴结、皮肤、关节、肝、肾及心脏等组织，临床经过较隐匿，患者可因完全性房室传导阻滞和（或）充血性心力衰竭而猝死，甚至以猝死为首发症状。

一、流行病学

结节病发病呈全球性分布，可发生在任何年龄、性别及种族。但好发于 40 岁以下，高峰年龄为 20～29 岁。发病年龄分布呈双高峰：第一高峰为青年期，第二高峰为 50 岁以上的中年期。女性发病略高于男性。美国女性患者年发病率为 6.3/10 万，男性为 5.9/10 万，美国黑人年发病率为 35.5/10 万，白人为 10.9/10 万。结节病的发病率与人的种族明显相关，黑人最高，白种人次之，黄种人较低。世界上，瑞典、丹麦及美国黑人发病率最高，西班牙、葡萄牙、印度、沙特阿拉伯及南美洲发病率较低。流行病学研究结果表明，近年结节病的发病率有上升趋势，我国结节病病例从 1990 年公开报道的 768 例增至 1999 年的约 3000 例。

二、病因和发病机制

虽然对结节病的病因和发病机制做了大量的研究，本病病因仍不清楚，现多认为细胞免疫功能和体液免疫功能紊乱是主要的发病机制。在某些致结节病抗原的刺激下，T 淋巴细胞、单核细胞及吞噬细胞等浸润在肺泡内，形成结节病早期阶段——肺泡炎阶段。继而肺泡炎的细胞成分不断减少，而吞噬细胞衍生的上皮样细胞逐渐增多，渐而形成非干酪性结节病肉芽肿，后期吞噬细胞释放纤维连结素，成纤维细胞数目增加，周围的炎症和免疫细胞进一步减少以致消失，最终导致肺广泛纤维化。

三、临床表现

结节病为全身性疾病，除心脏外，其他脏器尤其是肺、淋巴结、皮肤等均可受累。可有发热、不适、厌食、体重减轻、干咳、哮鸣、呼吸困难、斑点或丘疹样皮疹以及关节痛等。此外，眼部多表现为葡萄膜炎症；累及结膜、视网膜、泪腺者可引起视力障碍。当结节病患者有气管旁淋巴结肿大并伴某些急性周围性关节炎、葡萄膜炎和结节性红斑病变时称急性结节病或 Laeffgren 综合征；而有前葡萄膜炎伴腮腺炎和面神经麻痹者则被称为 Heerfordt 综合征。

四、胸部 X 线、CT 表现及其病理基础

结节病的肉芽肿沿淋巴管在血管支气管束的间质内分布，特别是位于肺门和小叶中心，肉芽肿沿淋巴管分布是结节病的一个病理特征。75%～80% 的患者中有胸部淋巴结的肿大。肿大淋巴结多位于双侧肺门、右气管旁、气管前及后纵隔等处。结节病的病理特征为沿淋巴管或其

周围分布的非干酪性肉芽肿,而淋巴管广泛分布在肺门周围、支气管血管束的中轴间质及胸膜、小叶间隔,所以肉芽肿结节可散布于两肺各叶、肺门、胸膜等处,并致支气管血管束、小叶间隔、叶间裂呈串珠样改变。结节直径0.2～1.0cm,边缘光滑清楚,亦有部分可互相融合成软组织肿块。

结节病的影像表现有两方面:纵隔淋巴结肿大及肺内改变。CT的作用不仅在于显示更多的淋巴结肿大,更在于显示肺内病变。

(一)胸内淋巴结肿大

纵隔淋巴结肿大并发两肺门淋巴结肿大被视为典型影像表现。在CT上一般大小为1.5～3.5cm,肿大的淋巴结边缘清楚,常呈分叶状,增强扫描时淋巴结多为中至高度的均匀一致性强化,此时尚能发现平扫时不易觉察的肺门小淋巴结。肿大淋巴结可因纤维组织营养不良而致钙化。结节病的淋巴结钙化在CT上的检出率为44%～53%,以肺门和气管旁区为多见,钙化形态多样,以蛋壳状钙化较有特异性。

(二)肺部表现

结节病的肺部病变表现为复杂多样,CT特别是HRCT对于观察有无肺部异常及其分布、范围、形态明显优于胸部X线片,高分辨率CT对结节病的分期、预后及指导组织活检的最佳部位有很大帮助。从治疗角度出发有人将结节病的肺部CT表现分为可恢复性和不可恢复性两种,一般认为小叶间隔增厚、小叶形态变形、长的不规则瘢痕、纤维斑块、蜂窝样改变、支扩、囊肿及肺大泡等属于不可恢复性改变;非钙化结节、实变、磨玻璃样影大多属于可恢复性改变。①磨玻璃样影:肺结节病的初发病变为有较广泛的单核细胞、吞噬细胞、淋巴细胞浸润的肺泡炎,表现为边缘模糊的斑片状阴影,多呈磨玻璃状,其中可见含气支气管像,血管纹理亦可显影,多出现于两肺各叶,此征象多表明为活动性病变,短期可治愈吸收,也可因纤维化而长期存在。②肺内结节:CT上常见的结节为围绕肺血管和气道的肉芽肿病变构成,肉芽肿为上皮样细胞的聚集,中心为组织细胞,外周为淋巴细胞及单核细胞,但无干酪样病变。③肺实变:表现为不规则形较大的斑片状肺实变影,边缘模糊,一般密度均匀,大小2～5cm,多分布于肺周围部,在病理上为融合的肉芽肿,因而在早期可吸收、消失,若病变中央的肉芽肿炎症消失,而周围又出现新的肉芽肿性炎症,则在CT上表现为环状致密影,但在慢性阶段,肉芽肿周围的成纤维细胞胶原化和玻璃样变,成为非特异性的纤维化。结节病的肺实变并无特异性,常因伴有纵隔淋巴结肿大和多个小结节而提示诊断。④肺纤维化:累及广泛分布于支气管血管束、小叶间隔、胸膜和叶间裂的淋巴管的肉芽肿均可在慢性阶段发生纤维化,引起一系列的表现。如支气管血管束不规则增粗、分布于小叶间隔、胸膜下的线状致密影、支气管扭曲及牵引性支气管扩张或蜂窝、肺大泡等。⑤局限性肺气肿:小气道周围的肉芽肿阻塞气道或致小气道狭窄可引起小气道所属肺泡内空气潴留,表现为以肺小叶为单位的局部低密度区。在无明显淋巴结肿大和较大肉芽肿结节时,局限性肺气肿所致肺部低密度影可以是结节病的唯一CT表现。

(三)胸膜改变

结节病累及胸膜可产生多发胸膜结节及胸腔积液,但较少见,且多并发明显的肺部病变。

(四)气道改变

支气管病变比较常见,主要表现为支气管管壁不规则增厚,管腔狭窄及邻近淋巴结肿大所致外压性改变。气道的阻塞可引起的局限性肺气肿,亦可引起肺不张。

(五)不典型胸部结节病的 CT 表现

不典型 CT 表现包括仅有纵隔淋巴结肿大而无肺门淋巴结肿大,有或无纵隔淋巴结肿大的一侧肺门淋巴结肿大,无淋巴结肿大的肺部异常,孤立性肺结节,如转移样的多发结节,空洞样病变,支气管阻塞,局灶性胸膜增厚,无广泛肺纤维化的肺动脉高压等。据统计约 51.2% 的胸部结节病呈不典型表现,且年老者较多出现不典型表现。

五、诊断

结节病的诊断与鉴别诊断结节病的诊断有赖于有组织学证据支持的临床和影像学表现,诊断要点:①多系统临床表现。②非干酪性肉芽肿病理改变。③除外其他肉芽肿性疾病。

(一)病理诊断

疑诊结节病的患者可根据病情进行组织活检,取材部位可以为浅表肿大淋巴结、支气管黏膜、肺组织纵隔肿大淋巴结、皮肤损害处和前斜角肌脂肪垫淋巴结等,支气管黏膜活检确诊率为 41%~57%。经支气管肺活检确诊率为 40%~90%。必要时可行胸腔镜、纵隔镜检查或开胸肺活检以及受累器官活检。

(二)临床诊断

当患者有多系统临床表现,胸部 X 线或 CT 示双侧肺门淋巴结肿大或肺浸润伴或不伴有肺内网格、结节状或片状阴影时应高度怀疑有无结节病。结节患者中 1/3~1/2 患者有肺功能障碍。血清血管紧张素转换酶(SACE)活性增高。约 80% 的病例 ^{67}Ga 核素扫描异常。当支气管肺泡灌洗液(BALF)中 CD4/CD8 > 3.5 时,确诊率为 74%。但最后确诊依赖病理学检查。

诊断标准:①胸部 X 线片显示两侧肺门及纵隔对称性淋巴结肿大,伴有或不伴有肺内网状、结节状、片状阴影,必要时参考胸部 CT 进行分期。②组织活检证实或符合结节病。③Kveim 试验阳性反应。④SACE 活性升高(接受激素治疗或无活动性的结节病患者可在正常范围)。⑤5TU(国际结素单位)PPD-S(1:10000)试验或 5TU 旧结核菌素(1:2000)试验为阴性或弱阳性反应。⑥高血钙、高尿血钙,碱性磷酸酶增高,血浆免疫球蛋白增高,支气管肺泡灌洗液中 T 淋巴细胞及其亚群的检查结果可作为诊断结节病活动性的参考,有条件的单位可作 ^{67}Ga 放射性核素照射后,应用 SPECT 显像或 1 照相,以了解病变侵犯的程度和范围。

(三)结节病活动性判断

目前多以血清 ACE、BALF 淋巴细胞计数和 ^{67}Ga 扫描作为判断结节病活动性的指标,通常以 BALF 中 T 淋巴细胞计数 > 28%,^{67}Ga 扫描阳性作为活动性结节病的主要指征,这两项反映了病变处于高强度肺泡炎的阶段。此外,有些临床症状也能提示结节病的活动性:①发热,伴或不伴有眼色素膜炎或腮腺炎。②皮肤多发结节红斑或者其他急性皮肤改变。③除外其他原因的关节炎。④排除其他原因所致的呼吸困难和咳嗽。进来通过实验发现了一些新指标来判断结节病的活动性,但还没有得到临床上认可。

六、鉴别诊断

(一)肺门淋巴结结核

患者较年轻、多在 20 岁以下,常有低度毒性症状,结核菌素试验多为阳性,肺门淋巴结肿大一般为单侧性,有时钙化。可见肺部原发病灶。

(二) 淋巴瘤

常见全身症状有发热、消瘦、贫血等，胸膜受累，出现胸腔积液，胸内淋巴结肿大多为单侧或双侧不对称肿大，常累及上纵隔，隆突下和纵隔淋巴结。纵隔受压可出现上腔静脉阻塞综合征。结合其他检查及活组织检查可作鉴别。

(三) 肺门转移性肿瘤

肺癌和肺外癌肿转移至肺门淋巴结，皆有相应的症状和体征，对可疑的原发灶作进一步检查可助鉴别。

(四) 其他肉芽肿病

如外源性肺泡炎、铍病、矽肺、感染性、化学性因素所致的肉芽肿，应与结节病相鉴别，结合临床资料及有关检查综合分析判断。

七、治疗

由于绝大部分结节病患者不经治疗可自行缓解，而且治疗本身也会带来许多不良反应，所以结节病在开始治疗前首先要考虑能否先观察而不予治疗，尤其是对Ⅰ期结节病患者。一般认为，在出现以下情况时可考虑给予治疗，并首选口服肾上腺糖皮质激素。这些指征包括：严重的眼、神经或心脏结节病，恶性高钙血症，有症状的Ⅱ期结节病，进展的Ⅱ期结节病（表现为进行性肺功能下降）以及Ⅲ期结节病。目的在于控制结节病活动，保护重要脏器功能。

(一) 激素

1952年，Siltzbach对结节病病灶进行系列病理切片发现，随着激素治疗病灶逐渐缩小甚至消失，而且组织学改变与临床表现相平行。此后也不断有研究证实激素对结节病有效，使激素成为结节病治疗的经典药物。但是随着治疗病例数的增多，发现结节病的临床表现又多种多样，疾病的自然病程、激素治疗的远期效果等都不明确，使得结节病的治疗仍然存在着极大的争论。

治疗的首要问题是哪些患者需要治疗。结节病的发展倾向于良性，近一半的患者可以没有症状或仅有轻微症状，仅不足10%的患者临床表现较为严重。而且30%～50%的患者不经治疗可以自行缓解。当结节病表现为结节性红斑、急性关节炎时，自愈的可能性是很大的，但当累及肝脏、神经系统、上呼吸道等时，则多需要治疗。而就肺结节病而言，Ⅰ期患者50%～70%可以自愈，而且较少复发；Ⅱ期患者50%～70%病情可以缓解，但大多需要经过治疗；Ⅲ期患者治愈率不足30%；而Ⅳ期的患者治愈的概率则很小。

Johns等对近50年美国JohnsHopkins医院的结节病病例进行了回顾。认为激素仍然是目前治疗结节病最有效的药物。但鉴于有部分患者是可以自行缓解的，故建议对无症状的患者给予2年左右的观察期。美国胸科协会(ATS)/欧洲呼吸病学协会(ERS)/WASCOG联合发表的关于结节病的指南中指出，当累及心脏、神经系统，或出现高钙血症，或累及眼部、局部用药无效时均需要给予激素的全身治疗。疲乏是一常见症状，若因此而影响生活也应给予治疗。治疗的目的在于减轻症状并减少不可逆性器官损害的发生。肺结节病的治疗指征通常是根据患者有无肺部症状，无症状者不建议激素治疗，不主张给予仅有胸部影像学或肺功能改变、但没有症状的患者治疗，除非病情进展。激素治疗理想的剂量和疗程还无定论，应根据个体制定。

目前激素的疗效虽有争议，糖皮质激素仍然是结节病的一个主要的治疗药物，如果没有立即治疗的指征，可考虑观察一段时间，但观察多久却没有一致的意见。皮质激素的初始剂量为0.50～1.0mg/(kg·d)，很少需要更大的剂量，一般成人的起始剂量为30～40mg/d，根据观察，结节病治疗激素的起始剂量不是最重要的，而关键是治疗过程中减量的掌握和维持量的确定及维持治疗的疗程。在起始治疗4～8周即开始复查，如果疗效显著，可以开始减量，如果疗效一般，可继续治疗2～4周再开始减量，减量一般以每2～4周减5～10mg，一直使用到15mg/d的剂量时，应该减量速度减慢，维持量为5～10mg/d，总疗程至少1年。吸入糖皮质激素可以获得较高的肺组织局部浓度而减少全身给药的不良反应。有研究发现，对Ⅱ期结节病布地奈德（budesonide）1600g/d，雾化吸入，有10%的药物沉积到肺泡区域，在吸入8～10周后X线胸部X线片和肺功能改善不显著，但在治疗6个月后，症状和肺功能有显著改善，但也有学者得出不同结果。

复发型结节病患者激素的用量目前尚无定论，多数人认为以低剂量为宜，通常用量为10～15mg/d。

（二）甲氨蝶呤

是治疗结节病的二线药物中最常用的一种，常用剂量为5～25mg/w。低剂量的甲氨蝶呤单用或与激素合用6个月至2年，对于激素治疗无效的结节病、复发的难治性结节病有一定疗效，且比较安全。

（三）硫唑嘌呤

硫唑嘌呤可抑制T细胞的活化和增生，剂量为50～200mg/d。开始时应从小剂量逐渐加量，一般在2～4个月内起效，用药期间应注意血常规和肝功能的监测。多应用于慢性结节病或多系统病变的难治性结节病。可单用或与激素合用。

（四）氯喹或羟氯喹

多用于多系统损害的难治性结节病。剂量为200～400mg/d。有报道其与激素合用治疗神经及皮肤结节病，取得一定疗效。

（五）环磷酰胺

常用剂量50～150mg/d。多用于对激素无效或严重胸外结节病（神经或心脏结节病）。可单用或与激素合用。但不良反应较大，应严格掌握适应证，并应进一步确定疗效。

（六）苯乙酸氮芥

有报道用于结节病的治疗，剂量为4～6mg/d。有报道与低剂量激素合用可能对复发的难治性结节病有一定疗效。但尚需进一步验证其疗效及安全性。

（七）己酮可可碱

是一种扩血管药。通过抑制肿瘤坏死因子的产生，减少肉芽结节形成。剂量为25mg/(kg·d)，治疗6个月，可改善症状及肺功能。

（八）手术治疗对于晚期肺结节患者可考虑肺移植。结节病肺移植指征：①用力肺活量＜1.5L。②Ⅳ期患者。③需要激素量＞20mg/d。④肺一氧化碳弥漫量减少至＜30%。⑤需要吸氧维持生命；⑥有肺动脉高压存在。

八、预后

与结节病的病情有关。急性起病者,经治疗或自行缓解,预后较好;而慢性进行性,侵犯多个器官,引起功能损害,肺广泛纤维化,或急性感染等则预后较差。死亡原因常为肺源性心脏病或心肌、脑受侵犯所致。

(李浩炜)

第二十九章 血友病性关节炎

在各种遗传性凝血障碍疾病和常见的抗凝治疗中，自发性关节出血相当常见，而其在血友病中出现最为频繁。关节内出血仅仅是血友病的一个并发症，如关节内出血反复出现，就会导致慢性变形性关节炎。

血友病患者的内源性凝血途径严重受损，而此时外源性（组织依赖性）凝血途径仍起作用，并成为主要的凝血调节系统。正常的滑膜组织和培养的滑膜成纤维细胞都缺乏组织因子，所以在衬有滑膜的关节里，凝血系统（无论是内源性还是外源性途径）没有活性。因此，相比于其他部位组织而言，关节内组织有明显的出血倾向。

血友病性关节病（hemophilic arthritis）由关节内多次出血所致，机制不明。其可分为2个阶段：早期为关节内出血所致滑膜反应阶段；后期为关节软骨变性与关节损毁阶段。

早期的病理变化为滑膜增生，吞噬细胞内有含铁血黄素沉着，血管周围有局灶性炎性细胞浸润，滑膜下组织可有早期纤维化，关节软骨面上也可以出现血管翳。贮存在关节内的血液中，何种物质可以产生滑膜增生尚不十分清楚，可能是红细胞膜的抗原引起自身免疫抗体形成，继而由抗原—抗体复合物引起滑膜增生。这种情况，有些类似于类风湿性关节炎的病理生理过程。

后期出现骨软骨损害，即软骨下囊肿形成。产生软骨下囊肿的原因可能有以下几点：①关节腔内压力因有渗出而增高，使负重区出现破坏。②制动后的废用性骨质疏松。③关节腔内血液与炎性滑膜组织产生一种酶，使软骨的基质变性。软骨下囊肿可大可小，负重导致软骨面塌陷、崩溃，骨质暴露，使关节受到严重的损毁。

一、病因与发病机制

血友病甲和乙型由于缺乏Ⅷ因子和Ⅸ因子，可影响内源性凝血系统中的凝血酶原转变为凝血酶，使纤维蛋白原也无法形成纤维蛋白而致出血。而且由于正常关节的滑膜组织中缺乏组织因子，不能通过外源性凝血系统的代偿功能止血。因此血友病患者的突出临床特征是关节滑膜出血。

反复的关节腔出血，红细胞破坏释放出的铁沉积在滑膜组织并被滑膜下巨噬细胞吞噬，同时也沉积于软骨。通过铁对滑膜和软骨的直接和间接作用，促使滑膜增生和纤维化。也使软骨受侵蚀，并最后导致骨质破坏和关节功能丧失。

二、诊断要点

血友病关节炎的诊断要点如下：

1. 男性患者，关节出血为主要临床表现，或持续性关节肿胀。
2. 具有阳性家族史。
3. 实验室检查 激活的部分凝血酶时间或白陶土凝血活酶时间延长，纠正试验显示Ⅷ因子或Ⅸ因子缺乏，Ⅷ:C或Ⅸ:C明显降低。

三、临床表现

血友病甲和乙型的临床表现相同，主要表现为关节和肌肉部位的出血，二者之比约为5:1。

患者一般在学会行走时开始发生关节内出血，4 或 5 岁时关节出血呈反复发作。体内各个关节均可发生出血，其中发病率最高的关节依次是膝关节、肘关节和踝关节，可能是这些铰链关节比髋关节和肩关节抗旋转应力的能力差。出血前往往有创面或较多活动，关节出血早期表现为局部疼痛性肿胀，根据关节血肿的临床进程，可分为三期：

（一）急性关节炎期

关节出血早期，因新鲜出血，使局部发红、肿胀、热感，伴活动受限。检查关节局部出现波动感或浮髌征阳性。出血如停止，则积血在数日内逐渐吸收，关节症状消失，可不留痕迹，关节功能恢复。

（二）慢性关节炎期

由于关节腔内反复出血，新旧血液交杂，造成关节持续性肿胀，临床表现时轻时重，迁延不断，多则数月或数年。也可因关节血肿压迫或废用型肌萎缩，致使关节临近骨质缺血、退变和疏松。

（三）关节畸形期

由于出血时间长，陈旧性关节积血、血块机化、滑膜逐渐增厚并使关节软骨破坏、骨质受损，以至关节僵硬、强直及畸形。最后也可能成为骨性愈合，造成永久性残疾。

血友病除关节血肿外，还可在此基础上或单独发生血友病假肿瘤，其特点表现为骨质囊性破坏性缺损，这是本病在骨骼上一种继发改变。

少数患者在关节穿刺或手术后，关节出血继发细菌感染，好发于单侧膝关节，常伴局部疼痛，肿胀明显及发热。大约 3% 的血友病患者在病程中出现感染性关节炎。故对高热持续不退、外周血白细胞明显增高及经治疗后出血症状改善，而关节症状加重者要考虑感染性关节炎的可能。致病菌多为金黄色葡萄球菌、肺炎链球菌及嗜血流感菌。

四、实验室检查

（一）粗筛试验

本病患者激活的部分凝血酶时间延长、白陶土凝血活酶时间延长及凝血时间（CT）延长。

（二）鉴别因子Ⅷ和Ⅸ缺乏

需做部分凝血活酶时间纠正试验。

（三）因子Ⅷ和Ⅸ的定量活性测定

正常混合的新鲜冷冻血浆，其Ⅷ：C 定量为 1000U/L，即 100%，严重血友病甲型的混合血浆其Ⅷ：C 定量为 10U/L，即 1%，正常范围为 50%～200%，Ⅷ：C＜1% 者为重型，常有反复的关节和肌肉出血；Ⅷ：C≥5% 为轻型，仅在外伤或手术时才有出血现象，Ⅷ：C＞1% 且＜5% 者为中型，出血程度介于轻型和重型之间。

影像学检查

放射学分期见表 29-1。

患肢与正常侧比较，关节周围软组织肿胀，股四头肌萎缩。关节内有渗出或积血，骨质脱矿，长度增加，关节间隙变窄，髁间切迹加深。

滑膜增生和色素沉积在 MRI 上显示的更清楚。含铁血黄素在不规则的滑膜内表现为 T_2 加权低信号空白。关节软骨和半月板均受侵蚀。与退行性变一样，也可见关节下囊肿。

表 29-1　血友病性关节炎放射学分期（Arnold 和 Hilgartner，1977）

分期	X 线特征
Ⅰ期	软组织肿胀，无骨性改变
Ⅱ期	骨骺过度生长并骨质疏松；软内间隙无病变，未见软骨上囊肿，对应临床亚急性期
Ⅲ期	关节结构破坏，骺板不规则并见软骨下囊肿；软内间隙保留；侧位髌骨成正方形；膝关节髁间切迹和尺骨滑车切迹增宽，为可逆转的最后阶段
Ⅳ期	软内破坏，关节间隙狭窄；关节进一步破坏
Ⅴ期	关节病变最终期；关节软内不存在；关节纤维性僵直和运动受限

五、鉴别诊断

（一）急性风湿性关节炎

血友病关节炎急性期的红、肿、热、痛及伴功能障碍应与风湿性关节炎鉴别。后者常继发于咽峡炎症，以急性发热和游走性大关节炎为特点，血沉、C—反应蛋白和抗"O"增高，以往无出血倾向及激活的部分凝血酶时间或白陶土凝血活酶时间正常，可与前者鉴别。

（二）类风湿关节炎

类风湿关节炎以其慢性进行型对称性和破坏性炎性关节炎，并以四肢大小关节受累、血清类风湿因子阳性及无出血倾向等主要特点，可与血友病关节炎相鉴别。

（三）关节型过敏性紫癜

过敏性紫癜频发的关节炎以其突出的下肢泛发性紫癜，血小板及激活的部分凝血酶时间和白陶土凝血活酶时间正常等特点可与血友病关节炎区别。

（四）感染性关节炎

本病多为单关节发病伴全身中毒症状，白细胞增高，血培养和关节滑膜细菌培养阳性及抗感染治疗有效等而不同于血友病关节炎。

六、治疗概述

（一）一般治疗

让患者了解血友病知识，避免外伤和过度活动，预防出血。在急性期关节出血几周至几个月内，仍应定期预防性输入凝血因子，防止反复关节出血。

（二）急性关节积血的处理

1. 急性关节出血　应立即给予凝血因子替代治疗；严重的出血可能需要连续数天进行替代治疗。

2. 受累关节制动　出血早期应采取绷带压迫止血，将出血关节的肢体抬高和固定在功能位，但通常不要超过 2 天。在制动期间可能需重新给予凝血因子。

3. 关节穿刺　关节穿刺的适应证为关节的肿胀疼痛对凝血因子替代疗法和镇痛剂无反应，或累及到皮肤或神经血管束。如果存在凝血因子Ⅷ抑制药，或临近皮肤有感染则为关节穿刺的绝对禁忌证。在积极补充凝血因子的前提下，于症状开始 24h 内进行关节腔穿刺，尽量抽出积血，可使关节腔内减压，减轻疼痛及控制症状。但必须严格无菌操作，防止继发感染。如怀疑并发感染，则应及时穿刺引流，将引流液做细菌培养，以明确诊断，同时可缓解症状。

（三）药物治疗

1. 非甾体抗感染药　双氯芬酸、芬必得及舒林酸等非甾体类抗感染药一般不影响血小板功能，使用安全，对关节疼痛或肿胀者可选用。

2. 青霉胺　青霉胺具有一定的免疫抑制及抗感染作用，还可以减少单核细胞的滑膜浸润，使滑膜增厚减轻，关节再次出血的机会减少。尽管对血友病本身不起治疗作用，但对其发病的血友病关节炎的治疗有一定疗效。本品起效慢，剂量不宜＞0.375g/d 安全性大及疗效好。

3. 补充疗法　补充相应的凝血因子，严重出血者易用抗血友病球蛋白浓缩制剂（如冷沉淀物）及高浓度的浓缩物，控制关节腔出血。

4. DDAVP　DDAVP 是人工合成的抗利尿激素类似物，可动员体内储存的因子Ⅷ的作用。主要用于血友病甲型患者。

5. 抗纤溶制剂　可以6—氨基己酸、对氨基苯甲酸等与补充疗法共用，阻止已形成的血凝块溶解。

（四）手术治疗

1. 关节镜　以滑膜增厚的关节肿胀者可行滑膜切除术。切除滑膜后可控制症状并减少出血次数。近年已有成功的报道。

2. 人工关节置换　关节强直、畸形及功能丧失者可考虑人工关节置换，但必须在积极补充凝血因子的前提下，以确保手术安全。

（五）放射性核素治疗

近期有用 ^{165}Dy 的氢氧化铁大聚合物关节内注射的报道，该聚合物的半衰期短，仅 2～3h，最大组织穿透仅 5～7mm。从关节腔渗漏量少。^{90}Y 已成功用于滑膜切除，但其从关节腔渗漏，引起正常组织损伤的问题尚有待解决。

（张　静）

第三十章 自身免疫性肝病

自身免疫性肝病（ALD）是以累及肝脏为主的一类自身免疫性疾病，其中有很多迄今尚未阐明病因的疾病，主要包括以肝炎为主的自身免疫性肝炎（AIH）、以胆系损害及胆汁淤积为主的原发性胆汁性肝硬化（PBC）、原发性硬化性胆管炎（PSC）及一些三者中任两者的重叠综合征。这些疾病各有特点，但又具有共同之处，它们都是机体免疫系统攻击自身肝组织造成肝脏病理损害和以肝功能异常为主要临床表现的自身免疫性疾病，后期均可进展为肝硬化。ALD临床表现缺乏特异性，由于其病因和发病机制尚未完全阐明，目前亦无治愈性药物，这些疾病仍是导致肝衰竭的重要病因，各占肝移植术患者的4%～5%。自身免疫性肝病可见于世界各地，我国也不少见，早期诊断及治疗对这些疾病发展及预后至关重要。自身抗体检查对自身免疫性肝病具有一定的诊断意义。以往这类疾病主要在消化系统疾病和肝脏病学中描述，但随着对疾病认识的深入，越来越多的资料证实ALD与自身免疫相关，并且常常并发弥散性结缔组织疾病，如干燥综合征、系统性硬化征和系统性红斑狼疮等，因此也越来越受到风湿病学医生的重视。

第一节 自身免疫性肝炎

自身免疫性肝炎是由自身免疫反应介导的慢性进行性肝脏炎症性疾病，其临床特征为不同程度的血清转氨酶升高、高γ—球蛋白血症、自身抗体阳性，组织学特征为以淋巴细胞、浆细胞浸润为主的界面性肝炎，严重病例可快速进展为肝硬化和肝衰竭。

该病在世界范围内均有发生，在欧美国家发病率相对较高，在我国其确切发病率和患病率尚不清楚，但国内文献报道的病例数呈明显上升趋势。根据血清自身抗体可将AIH分为3型，Ⅰ型AIH最为常见，相关抗体为ANA和（或）SmA；Ⅱ型AIH的特征为抗—LKm1阳性；Ⅲ型AIH的特征为血清抗—SLA/LP阳性。也有学者认为，Ⅲ型应归为Ⅰ型。各型的病因及对糖皮质激素的疗效并无明显差异，因此分型对临床指导意义不大。

一、病因和发病机制

目前AIH病因尚不十分清楚，但遗传易感性被认为是其主要发病因素，而病毒感染、药物、环境则可能是在遗传基础上的促发因素。

AIH具有特殊抗体和免疫基因背景，对自身肝组织耐受性的缺失是AIH的主要病理机制，引起自身免疫耐受缺失的原因有诸多因素。

（一）遗传易感性

研究表明AIH的发生与遗传易感性相关，遗传易感性主要与编码人类白细胞抗原（humanleucocyteantigen，HLA）分子等位基因有关。

AIH的易感基因主要定位于HLA—DR区，HLA—DR3、HLA—A1、HLA—B8抗原阳性的白种人易患AIH，近年来基因分型技术证实Ⅰ型AIH与HLA-DR3的相关性最强，与HLA-A1、HLA-B8的相关性可能是由于连锁不平衡现象引起的。Donldson等发现在HLA-DR3阴性的AIH患者中80%的病例HLA-DR4阳性，提示HLA-DR4是第二个AIH易感的独立因子。日本人群中HLA血清学分型的研究表明，Ⅰ型AIH的发病与HLA-DR3无关，但HLA-DR4出现频率明显增高，为90.3%，而正常人群为38.6%。基因分型研究结果表明，编码DR4抗原的等位基因DRB1*0405（而不是白种人群的DRB1*0401）决定了AIH的易感性。日本人AIH患者多表现HLA-DR4抗原阳性，大多发病较晚。

不同的遗传易感因子还代表着AIH不同的临床类型，依据HLA—DR单倍体不同AIH分为三种类型：①HLA—DR3型；②HLA—DR4型；③混合型。与HLA—DR3有关的AIH患者一般发病年龄较小，病情进展快，常在免疫抑制药治疗停药后复发，大多进展为肝衰竭，需肝移植。相反，HLA-DR4阳性的患者在40岁以后发病，疾病活动度中等，对免疫抑制药反应良好，较少作为肝移植候选者，但肝外自身免疫性综合征较常见。有研究显示，基于HLA分型的AIH分型与基于自身抗体的分型比较，前者可能更能反映病因，更有助于对患者治疗和预后做出合理的判断。1992年国际自身免疫肝病小组决定HLA—DR3或HLA—DR4为AIH的诊断依据。

（二）自身免疫性肝病中的特异性抗原

目前认为启动AIH的自身抗原是去唾液酸糖蛋白受体（ASGP—R）和细胞色素单氧化酶P4502D6，两者都表达在肝细胞膜，其中去唾液酸糖蛋白受体（ASGP—R）分布在肝小叶门静脉周围，破坏免疫耐受性，引起自身免疫，造成肝细胞损伤，是引起肝组织损伤的较重要机制。

（三）免疫活性细胞识别能力突变

免疫活性细胞识别能力突变促使自身反应性T细胞活化，它是自身免疫发生和持久存在的中心环节。当具有遗传易感性的HLA基因在感染、药物、环境等因素的影响下与具有触发作用的肝细胞膜抗原接触时，触发自身反应性T细胞针对肝细胞膜抗原发生自身免疫反应。被激活的$CD4^+$辅助性T细胞通过与T—B淋巴细胞膜的直接接触及释放的细胞因子，辅助B细胞产生针对肝细胞膜抗原的自身抗体，启动自身免疫反应过程。细胞因子同时还能活化和增强$CD8^+$细胞毒T细胞的细胞毒效应使肝细胞遭到破坏。此外，细胞因子还能加强和延续自身免疫应答引起肝细胞进行性坏死和纤维化。AIH患者多数表现为抑制性T细胞功能缺陷，可能是导致B细胞功能失调产生自身抗体的原因之一，但具体机制不明。

二、病理

AIH病理改变与急慢性病毒性肝炎病理鉴别比较困难。一般分急性及慢性改变。急性可有脂肪变性和气球样变，慢性可有肝细胞碎屑样坏死，腺泡内坏死及桥接样坏死。界面性肝炎为AIH主要特征性病理表现，具体组织学特征为：门静脉周围大量浆细胞浸润，有时呈团块状，肝细胞中、重度碎屑样坏死（桥状、成片状碎屑样坏死较多见）或呈较为分散的中、重度小叶性炎症及坏死，一般无脂肪变性、胆管损伤及肉芽肿。

三、临床表现

AIH缺乏特征性的症状、体征，病理改变虽有一定的特征，但也非特异性。部分患者以急性肝炎起病，偶有爆发性肝炎。本病女性多见，在10～30岁及40岁呈2个发病高峰。症状轻重不一，轻者可无症状。一般表现为疲劳、上腹不适、瘙痒、食欲不振等。早期肝大，通常还有脾大、黄疸、蜘蛛痣等。晚期发展为肝硬化,可有腹水,肝性脑病。

肝外表现可有持续发热伴急性、复发性、游走性大关节炎;女性患者通常有闭经;可有牙龈出血、鼻出血;满月面容、痤疮、多体毛、皮肤紫纹;还可以有甲状腺炎和肾小球肾炎等表现。并发肝外表现时,多提示疾病处于活动期。

四、检查

(一)肝功能检查

在发病之初基本上所有患者都有血清转氨酶升高,转氨酶水平与肝坏死程度相关,但如果数值达几千则提示急性肝炎或其他疾病。胆红素和碱性磷酸酶多数轻到中度升高,碱性磷酸酶急剧升高常提示可能并发 PBC 或肝癌。

(二)免疫学检查

AIH 患者血清 γ-球蛋白和 IgG 升高,其水平可反映患者对治疗的反应。自身抗体动态水平变化有助于评价病情、临床分型及指导治疗。这些抗体包括抗核抗体(ANA)、抗平滑肌抗体(SmA)、抗肝肾微粒体抗体(LKm1)、抗 1 型肝细胞溶质抗原抗体(LC1)、抗可溶性肝抗原抗体(anti—SLA)/抗肝胰抗体(anti-LP)、抗去唾液酸糖蛋白受体抗体(ASGPR)、抗中性粒细胞胞质抗体(pANCA)。

(三)组织学检查

肝活检组织学检查有助于明确诊断及与其他疾病相鉴别。

五、诊断和鉴别诊断

(一)诊断

对于自身免疫性肝炎的临床诊断应综合临床症状、体征、生化指标、免疫学检查、病理学检查等。基本要点包括:①排除病毒性肝炎、酒精、药物和化学物质的肝毒性作用及遗传性肝脏疾病。②转氨酶显著异常。③高球蛋白血症,γ-球蛋白或 IgG >正常上限 1.5 倍。④血清自身抗体阳性,ANA、SmA 或 LmK1 抗体滴度≥1:80(儿童 1:20)。⑤肝组织学见界面性肝炎及汇管区大量浆细胞浸润,而无胆管损害、肉芽肿等提示其他肝病的病变。⑥女性患者、伴有其他免疫性疾病及糖皮质激素治疗有效有助诊断。

(二)鉴别诊断

1. 原发性胆汁性肝硬化　　与 AIH 在临床症状和实验室检查方面有相似之处,但多见于中年女性,以乏力、黄疸、皮肤瘙痒为主要表现,肝功能检查碱性磷酸酶、γ-谷氨酰转肽酶明显增高,血清总胆固醇、三酰甘油、低密度脂蛋白可增高,免疫球蛋白以 Igm 增高为突出。血清抗线粒体抗体 m^2 为疾病特异性抗体,病理上出现胆管上皮损伤炎症、胆管消失及汇管区肉芽肿有助于该病的诊断。

2. 原发性硬化性胆管炎　　是以肝内、外胆道系统广泛炎症和纤维化为显著特点,多见于中青年男性,常伴溃疡性结肠炎,84% 的患者 ANCA 阳性,但不具特异性。胆管造影可见肝内外胆管狭窄与扩张相间而呈串珠状改变,诊断需排除肿瘤、结石、手术、外伤等继发原因,病变仅累及肝内小胆管时诊断需靠组织学检查,典型改变为纤维性胆管炎。

3. 急、慢性病毒性肝炎　　也可发生高球蛋白血症和出现循环自身抗体,但抗体滴度较低并且持续时间短暂,检测血清病毒抗原、抗体对鉴别很有帮助。

4. 酒精性脂肪性肝炎 有饮酒史，多以血清 IgA 水平升高为主，虽可出现 ANA 和 SmA 阳性，但一般滴度较低，且很少出现抗 LKm1 和 PANCA 阳性。

5. 药物性肝损害 多有服用特殊药物史，停药后肝脏异常可完全消失，一般不会发展为慢性肝炎，病理组织学检查出现小叶或腺泡区带的坏死、嗜酸性粒细胞浸润、单纯性淤胆、肉芽肿型肝炎、肝细胞脂肪变等能提示药物性肝损害。但须注意有些药物可诱发自身免疫反应，临床表现及实验室检查与 AIH 极为相似，鉴别需依靠病理学以及停药后的病情缓解或恢复等。

六、治疗

（一）药物治疗

AIH 治疗的主要目的是缓解症状，改善肝功能及病理组织异常，减慢向肝纤维化的进展。单独应用糖皮质激素或联合硫唑嘌呤治疗是目前 AIH 的标准治疗方案。

1. 治疗指征

(1) 绝对指征 血清 AST≥10 倍正常值上限，或血清 AST≥5 倍正常值上限伴 γ—球蛋白≥2 倍正常值上限；组织学检查示桥接坏死或多小叶坏死。

(2) 相对指征 有乏力、关节痛、黄疸等症状，血清 AST 和（或）γ—球蛋白水平异常但低于绝对指征标准，组织学检查示界面性肝炎。

2. 初始治疗方案

(1) 单用泼尼松疗法：适合于白细胞明显减少、妊娠、伴发肿瘤或硫嘌呤甲基转移酶缺陷者，或仅需短程治疗者（≤6 个月）。第一周：泼尼松 60mg/d；第二周：40mg/d；第三周：30mg/d；第四周：30mg/d；第五周起：20mg/d，维持到治疗终点。

(2) 泼尼松与硫唑嘌呤联合疗法：适用于绝经后妇女、骨质疏松、脆性糖尿病、肥胖、痤疮、心理不稳定或有高血压者。泼尼松剂量为第一周：30mg/d；第二周：20mg/d；第三周：15mg/d；第四周：15mg/d；第五周起：10mg/d。第一周开始即同时服用硫唑嘌呤 50mg/d，维持到治疗终点。

3. 初始治疗的终点及对策：成人 AIH 应持续治疗至缓解、治疗失败、不完全反应或发生药物毒性等终点（见表3）。90% 患者开始治疗 2 周内血清转氨酶、胆红素和 γ—球蛋白水平即有改善，但组织学改善滞后 3～6 个月，所以通常需要治疗 12 个月以上才可能达到完全缓解。尽管有些患者停止治疗后仍可持续缓解，多数患者需要维持治疗以防止复发。

4. 复发及其对策：复发指获得病情缓解并停药后转氨酶再次升高超过正常上限值 3 倍和（或）血清 γ—球蛋白水平超过 2000mg/dL。一般在停药后的 2 年内发生。复发的患者进展为肝硬化、发生消化道出血及死于肝功能衰竭的危险性更高。对首次复发者可重新选用初治方案，但复发至少 2 次者则需调整治疗方案，原则是采用更低剂量以及更长时间的维持治疗，以缓解症状并使转氨酶控制在正常值 5 倍以下。一般在采用泼尼松诱导缓解后每月减量 2.5mg，直至保持上述指标的最低剂量（多数患者的最低平均剂量为 7.5mg/d）后进行长期维持治疗。为避免长期应用糖皮质激素的不良反应，也可在病情缓解后将泼尼松在每月减量 2.5mg 的同时增加硫唑嘌呤每天 2mg/kg，直至将泼尼松撤除单独应用硫唑嘌呤的最低维持量。此外也可采用联合治疗的最低剂量。

5. 替代治疗 在高剂量糖皮质激素治疗下仍无组织学缓解，或出无法耐受药物相关不良反应的患者可考虑应用其他药物作为替代方案。如环孢素 A、他克莫司、布地奈德等可能对糖皮质激素抵抗的成人患者有效，对不能耐受硫唑嘌呤者可试用6—巯基嘌呤或吗替麦考酚酯。此外，也可试用熊去氧胆酸、甲氨蝶呤、环磷酰胺等，但上述药物的疗效尚需大规模临床试验加以证实。

（二）肝移植

虽经长期免疫抑制药治疗获得生化指标完全缓解，但AIH患者仍会进展到肝硬化。肝移植是AIH所致的终末期肝病最佳也是最有效治疗方案。接受肝移植的患者的5年和10年生存率可达96%和75%，具有良好的长期存活率和生活质量，大部分患者的高γ球蛋白血症和自身抗体阳性在移植1年后消失。但20%的AIH患者有术后复发，因此肝移植后应用免疫抑制药既可以预防排异，又能预防或治疗AIH的复发。复发的AIH一般较轻，极少导致肝硬化和移植物失败，且免疫抑制药较易控制。

七、预后

AIH的预后差异较大，一部分患者可自行缓解。免疫抑制药和肝移植是影响AIH预后的重要因素。

第二节 原发性胆汁性肝硬化

原发性胆汁性肝硬化常与其他免疫性疾病如类风湿性关节炎、干燥综合征、硬皮病、慢性淋巴细胞性甲状腺炎等并存，多见于中年妇女，起病隐匿，经过缓慢，食欲与体重多无明显下降，约10%的患者可无任何症状。注意与继发性胆汁性肝硬化及其他原因肝硬化出现黄疸进行鉴别。本病为原因不明、慢性进行性胆汁淤积性肝病，可能与自身免疫有关。

一、流行病学

PBC在世界各地均有分布，西方国家患病率较高，这可能与人们对疾病认识的提高有关。PBC在任何年龄段均可发病，大部分集中在30～70岁：发病高峰在50岁左右，儿童少见。其中90%～95%为女性，男女比例为1：8～1：10。在肝硬化死亡的患者中，大约有2%为PBC。

二、病因和发病机制

PBC的病因及其发病机制尚不完全清楚。大量资料显示，免疫功能异常与其密切相关，PBC同时存在体液免疫和细胞免疫的异常。

（一）细胞免疫

组织学证据提示有免疫机制异常的参与，浸润淋巴细胞以CD4细胞为主，也可见CD8细胞和B细胞；门脉小叶区域γST细胞增多；通过对受损胆管细胞周围肝源性T细胞克隆分析发现以T辅助细胞（Th1）为主且出现TcRVβ异源多样。疾病活动期肝门脉区有淋巴细胞为主的炎性细胞浸润，免疫组化染色显示在胆管破坏区CD4和CD8细胞同时存在，80%的患者存在针对胆管抗原的细胞免疫反应。胆管上皮表达HLA—DR抗原，使其成为免疫T细胞的攻击目标，同时受损胆管细胞过度表达黏附分子、共刺激分子、线粒体自身抗原等。

（二）体液免疫功能的异常

1. **血清免疫球蛋白异常** 血清免疫球蛋白升高，尤其是IgM明显升高。IgM可大于正常值的10倍以上，60%～90%的患者出现高球蛋白血症。

2. **线粒体抗体** 95%的患者抗线粒体抗体（AMA）阳性，PBC与AMA的存在密切相关，疾病早期AMA的出现提示AMA早于或导致靶器官的组织学损伤。AMA针对的抗原被分为m1～m9共9个亚型，其中只有抗m2抗体为PBC特异性抗体。m2抗原为线粒体内2—氧酸脱氢酶（2～OADC）家族的酶系，其主要成分为丙酮酸脱氢酶二氢硫辛酸酰氨转乙酰酶，该抗原不仅存在于线粒体中，而且在PBC胆管上皮膜中也有异常分布，它能与AMA结合，但AMA与免疫性胆管损伤之间的具体机制尚不明确。

3. **其他抗体** PBC患者血清中可出现多种型别的抗核抗体，它们可以呈现不同的核型，包括核膜型和核点型等。核膜型由抗核被膜抗体（主要包括抗gp210抗体和抗P62抗体）所致。抗gp210抗体是PBC高度特异性抗体，并且与疾病活动性密切相关。它在患者血清中的阳性率约为25%，另外50%AMA阴性的PBC患者中存在这种抗体，其抗原是一相对分子质量为210kDa的跨膜蛋白（gP210）。抗核点型抗体主要包括抗SP100抗体和抗早幼粒细胞性白血病抗体。抗SP100抗体靶，约27%的PBC患者中存在抗SP100抗体，其抗原是相对分子质量为100000的核蛋白（SP100）。

（三）遗传

家族研究显示遗传因素在决定PBC遗传易感性方面可能起重要作用，不同人种的证据表明HLA—B8是PBC的重要易感基因。另外PBC的发生与可能病毒性感染、药物和毒物的肝脏损害以及体内内分泌激素的改变等亦有关。

三、病理

PBC早期，肝脏外形大致正常，表面光滑，肝外胆管并无扩张，胆囊大小正常。疾病晚期肝脏增大，呈胆汁色。镜下PBC具有诊断意义的改变为小胆管的慢性非化脓性炎症和非干酪样肉芽肿形成，最终小叶间胆管消失。根据病情的进展病理可分为四期：胆管炎期、胆管增生期、纤维化期和肝硬化期。

第1期（胆管炎期）：主要为肝小叶叶间胆管和中隔胆管慢性非化脓性炎症，受损胆管及其周围有单个核细胞浸润，胆管上皮细胞排列紊乱，胞质内出现空泡样变；汇管区因炎症细胞浸润而扩大，肝实质无明显受累，无胆汁淤积。

第2期，（小胆管增生期）：小胆管破坏增生，小叶间胆管消失，炎症从门脉区发展到肝实质，可出现片状坏死，并有淤胆现象，胆汁淤积以汇管区周围较中心明显。并有异常增生的胆小管。

第3期（瘢痕形成期）：汇管区出现纤维化，瘢痕形成，瘢痕组织从汇管区向肝小叶内延伸，淤胆加重，为进展性损害期。

第4期（肝硬化期）：出现再生结节，汇管区纤维隔互相扩展、连接，分隔肝小叶形成假小叶，汇管区胆管消失为特征。此期为终末期。

四、临床表现

原发性胆汁性肝硬化常与其他免疫性疾病如类风湿性关节炎、干燥综合征、硬皮病、慢性淋巴细胞性甲状腺炎等并存，多见于中年妇女，起病隐袭，经过缓慢，早期症状轻微，患者一般情况良好，食欲与体重多无明显下降，约10%的患者可无任何症状。对原因不明的慢性进行性梗阻性黄疸患者，尤其伴有脂肪泻者，应详细了解起病的诱因及病情进展情况，有否其他免疫性疾病存在，注意与继发性胆汁性肝硬化及其他原因肝硬化出现黄疸进行鉴别。患者皮肤、巩膜黄染，可见多处抓痕和脱屑。肝、脾肿大表面尚光滑，无压痛。

随着疾病程度的不同和个体差异，患者症状有较大不同，可分为无症状肝功能正常期、无症状肝功能异常期，有症状代偿期和失代偿期四个阶段。

（一）无症状期

包括肝功能正常期和异常期。一般5～10年，约25%患者在诊断本病时尚未出现症状。有的患者仅自身抗体AMA或m2阳性，肝功能一直正常，属于第1期，直到多年后发展出现胆汁淤积，个别可长达十年。大部分患者由于体检发现高脂血症或ALP、GGT升高而发现，进一步检测AMA尤其m2抗体阳性及肝活检证实本病。

（二）症状期

包括代偿期和肝功能失代偿期，主要症状有乏力、瘙痒、黄疸、色素沉着、夜盲、骨质疏松、脂肪泻、钙吸收不良等，主要体征包括黄色瘤、肝脾肿大以及后期肝硬化失代偿及门脉高压的体征。主要临床症状体征详述如下：

1. 疲劳　疲劳在PBC是显著而特异性的症状，可见于70%的PBC患者，这与睡眠障碍和抑郁有关，与肝病严重程度无明显相关。

2. 瘙痒　瘙痒是较为常见的起始症状，夜间尤甚，干燥皮肤及湿热气候会加重瘙痒。瘙痒程度与疾病严重性无关，而可能与血清中胆汁酸含量升高以及中枢阿片肽的异常调节有关。当瘙痒持续较久时，可出现皮肤色素沉着、粗糙、变厚等。

3. 黄疸　病程早期即可出现，可以随病情加重而逐渐加深，肤色呈暗黑或黄绿色，其性质为肝内胆汁淤积性黄疸。

4. 黄色瘤　黄色瘤主要发生于眼周，又称黄斑瘤，在皮肤表面呈黄色平坦的隆起或呈结节状。黄色瘤也可见于手掌、臀部和足跟，可引起疼痛，影响活动。黄色瘤形成的原因目前认为是肝内胆汁淤积，血液中脂类尤其胆固醇含量增加，组织细胞吞噬大量的胆固醇后沉着于皮肤所致。

5. 腹部不适　整个病程中，大多数患者可感到腹部不适，可能与肝脾肿大、胃肠胀气等有关。

6. 脂肪泻　通常结合胆汁酸分泌减少时会出现脂肪泻。PBC患者可能由于结合胆汁酸排泄至肠道减少，而引起脂肪吸收障碍导致脂肪泻。患者可以出现夜间腹泻、体重下降等。并发干燥综合征的患者，脂肪泻可能也与胰腺外分泌功能不足有关。

7. 脂溶性维生素吸收不良　当胆汁酸分泌不足时，可以发生脂肪和脂溶性维生素吸收不良，可有维生素A、维生素E及维生素D的血清水平降低。

8. 肝脾肿大　早期即可出现肝大，有的肝脏可明显肿大，达肋缘下10cm。部分患者可以有脾脏肿大，尤其肝硬化形成期更为明显。

9. 其他　患者还可能会出现代谢性骨病，出现骨质疏松等表现；到晚期可以出现肝功能衰竭和门脉高压的症状，表现凝血系统功能障碍如齿龈出血、皮肤黏膜出血等，亦可有腹水、食管静脉曲张等。

PBC除了上述症状，由于常伴随自身免疫病，PBC患者可以出现一些相关疾病症状如：与干燥综合征相关的口眼干、龋齿等。

五、实验室检查

（一）血生化检查

血清碱性磷酸酶（ALP）伴γ谷氨酰转肽酶升高是PBC最常见的特征性改变，一般升高达正常5倍以上，是早期诊断和观察治疗反应的指标。大多数患者可以有轻度的转氨酶升高。血清胆红素升高，多为直接胆红素升高，与病情严重程度相关，如进行性升高多提示预后不良；部分患者可以有血清胆汁酸升高。半数患者可以有血脂升高，与其他慢性胆汁淤积性患者一样，胆固醇升高较为明显。疾病晚期可以肝功能严重受损，可以出现血清凝血酶原时间延长及活动度降低，注射维生素K早期有效，晚期因肝细胞的利用障碍不能改善。

（二）免疫学检查

1. 免疫球蛋白　PBC患者常有免疫球蛋白的升高，多以IgM升高为主。同时可测出循环免疫复合物。

2. 自身抗体　PBC患者体内，可以检测出多种自身抗体，如抗线粒体抗体（AMA）、抗核抗体（ANA）等。

（1）AMA：是一种以线粒体为靶抗原、无种属和器官特异性的自身抗体，在PBC中的敏感性和特异性均高于90%，是PBC的主要标记性抗体。目前已发现AMA识别的抗原包括丙酮酸脱氢酶E2（PDC—E2）、支链2—氧酸脱氢酶（2—BCOADC）和2—氧戊二酸脱氢酶（2—OGDC），它们均定位于线粒体内膜多酶复合物，AMA有9种亚型，在很多疾病如药物性肝损害、心肌病、系统性红斑狼疮以及一些感染如结核、丙型肝炎和梅毒等均可出现，其中抗m2、m4、m8、m9与PBC密切相关，尤其抗m2抗体对PBC的诊断更特异。AMA阳性和阴性患者的临床、生化和组织学特征无明显差别，其滴度与疾病进程无关。AMA常用的检测方法为间接免疫荧光法，>1∶40为阳性，另外可以用酶联免疫吸附法检测m2亚型更具特异性。

（2）ANA：是诊断PBC的另一重要抗体，在PBC患者中的阳性率为50%，尤其在AMA阴性时可作为其诊断的一个重要指标。ANA中抗gP210抗体与疾病严重性相关，可成为判断预后的指标。近20年来，很多核结构被发现是ANA特异性靶抗原，其相关的自身抗体如下。

抗核点型抗体：抗核点型抗体主要包括抗SP100抗体和抗早幼粒细胞性白血病（PmL）抗体，两者均可见于PBC。抗SP100抗体靶抗原是相对分子质量为100kDa的核蛋白。以往研究发现，抗SP100抗体在PBC患者中的阳性率约为30%。抗PmL抗体是另一种抗核点型抗体，关于抗PmL抗体的研究较少，该抗体在PBC患者中有一定的阳性率但不高，亦非PBC特异。

抗核孔复合物抗体：PBC特异性的抗核孔复合物抗体主要包括抗gp210抗体和抗P62抗体。抗gp210抗体是PBC高度特异性自身抗体，并且和疾病活动性密切相关。抗gp210抗体阳性的PBC患者进展为肝衰竭的发生率明显大于抗gP210抗体阴性的PBC患者。研究表明，gp210抗原在PBC患者肝脏小胆管上皮细胞的核膜中明显增加，而在AIH、慢性乙型肝炎、慢性丙型肝炎患者的肝组织中表达较弱，在正常肝组织中则为阴性；另外，gP210抗原的表达程度与肝门、肝小叶炎症程度相关。这些均说明PBC患者肝脏小胆管上皮细胞gP210的表达增加可能与小胆管上皮细胞的损伤有关,抗 gP210 抗体可能参与 PBC 进展至肝衰竭的免疫反应过程。抗 P62 抗体是另一种抗核孔复合物抗体,在 PBC 患者中的阳性率为 14%～32%,在干燥综合征中为 13%,还可见于少数混合性结缔组织病患者。

(3) 抗核内膜蛋白抗体:核内膜蛋白中的核板层素 p 受体(抗 LBR)抗体所针对的抗原决定簇为 LBR 氨基末端 1～60 位氨基酸所形成的构象。至今为止文献报道抗 LBR 抗体阳性者仍不多,全部为 PBC 患者,尚未发现其他患者血清中查出此抗体,其诊断 PBC 的敏感性为 1%～3%,而特异性为 100%。

(4) 抗着丝点抗体(anti-centromereantibodies, ACA):近年来许多文献报道 ACA 可以出现在 PBC 患者中阳性率也可达 10%～50%,并且认为可能与 PBC 的预后有关,但尚待研究。和硬皮病相同,抗着丝点蛋白 CENP—B 也是 PBC 患者中最主要的抗原成分,目前未发现 ACA 与 AMA—m2 阳性有相关性。

(三)影像学检查

B 超早期肝脏没有异常改变,晚期可以显示回声增强等非特异性肝硬化表现。B 超可以排除肝胆系统肿瘤及结石,CT 和 MRI 可以除外肝外胆道梗阻以及肿瘤,ERCP 可以帮助鉴别 PSC 以及肝内外胆管病变。

(四)组织学检查

肝活检可以帮助明确诊断以及判断病理分期。本病主要影响胆管,因此肝活检标本应含有足够多的汇管区,以便于精确评价胆管病变,进行分期。如果 AMA 阴性或者低滴度或以转氨酶升高为主则必须进行肝活检排除或证实诊断。

六、诊断

PBC 的诊断需要结合病史、症状和体征综合判断,可以参考美国肝脏病学会 2000 年发表的诊断标准:①对于无法解释的血 ALP 升高且 B 超检查胆道系统正常者,应检测 AMA。②高滴度 AMA(＞1:40),肝脏表现以 ALP 和 GGT 升高为主的胆汁淤积性改变且无其他解释者,可诊断 PBC。③若 AMA＞1:40,血清 ALP 正常者,应每年随访复查。④无法解释的血清 ALP 升高(且 B 超检查胆道系统正常者),AMA 阴性的病例应检测 ANA、抗 SmA 及免疫球蛋白,同时应做肝活检。

对于同时具有 PBC(ALP 升高 2 倍以上,AMA 阳性,肝活检有胆管损伤)和 AIH(ALT 升高 5 倍以上,血清 IgG 升高 2 倍以上或抗 SmA 阳性,肝脏中度以上界面性肝炎)主要特点各两个以上者,应该诊断为 PBC 和 AIH 重叠综合征。

七、鉴别诊断

(一)原发性硬化性胆管炎(PSC)

PBC 与 PSC 两者都有梗阻性黄疸表现,鉴别要点见表 30-1。

表 30-1 PBC 与 PSC 的鉴别要点

特征	PBC	PSC
好发性别、年龄	中年女性	青年男性
临床表现	乏力、瘙痒、黄疸、肝脾大;皮肤色素改变	乏力、瘙痒、黄疸、胆管炎、体重减轻、右上腹痛

续表

特征	PBC	PSC
AMA	阳性，尤其m2亚型	阴性
p-ANCA	阳性较少	2/3患者阳性
ERCP	正常	胆管呈串珠样，不规则
肝活检组织学	可见胆管损伤、肉芽肿形成	胆管损伤，洋葱皮样改变，无肉芽肿存在
相关疾病	干燥综合征、甲状腺炎、类风湿关节炎	溃疡性结肠炎、胆管癌

（二）继发性胆汁性肝硬化

多继发于肝外胆道梗阻性疾患，如胆结石、寄生虫、肿瘤等，有原发病相应的临床表现，有黄疸、腹痛、畏寒、发热和胆囊肿大等，但AMA阴性，影像学检查显示肝内外胆管阻塞。

（三）病毒性肝炎肝硬化

黄疸常为肝细胞性，无肝大。血清胆固醇正常或降低，ALP和GGT无明显升高，AMA阴性。

（四）药物性肝炎

某些药物如阿莫西林、氯丙嗪、避孕药等可引起胆汁淤积，但药物所致胆汁淤积发生较快，深度黄疸，有服药史，停药后数周到数月可以完全缓解，AMA阴性。

（五）结节病

肝病理有成团的肉芽肿，而胆管损伤一般较轻，AMA阴性。结节病常伴呼吸系统症状。

八、治疗

治疗主要包括两方面：对症治疗、原发病的治疗以及处理并发症。

（一）对症治疗

1. 一般治疗　饮食上以低脂、高糖、高蛋白为主，多休息以缓解疲劳。

2. 对症处理　对于瘙痒明显难以忍受者，口服阴离子交换树脂可在肠道内结合胆酸，减轻瘙痒，常用药物有考来烯胺和考来替泊。考来烯胺的剂量应从4g开始，可增加至16g甚至24g，每日服用，服用考来烯胺和其他药物时，两者应至少间隔4小时。考来替泊耐受较好，可以应用5～30g/d的剂量。考来烯胺为首选，对消胆胺无效的患者，可选用酶诱导剂（利福平和苯巴比妥），这些制剂可诱导细胞色素P_{450}，促进胆酸的羟化和尿中的排除，改善瘙痒；利福平更为有效，发挥作用较快而持久，一般300～600mg/d，分2～3次服用，但由于其不良反应国内很少应用。此外，短疗程甲睾酮、皮质激素、西咪替丁和恩丹西酮均有减轻瘙痒的作用。胆汁淤积时脑内鸦片肽受体减少，临床证明纳洛酮能明显减轻PBC患者瘙痒症状。如果这些疗法均无效，可选择血液透析方法以改善症状。其他如一些催眠药、腺苷蛋氨酸等对缓解瘙痒也具有一定疗效。顽固性瘙痒影响患者生活质量时可行肝移植术。

（二）原发病治疗

1. 熊去氧胆酸（ursodeoxycholicacid，UDCA）　UDCA是目前较为肯定的对PBC有效的药物，也是目前唯一通过FDA认证用于治疗PBC的药物。UDCA为一亲水性二羟基胆酸（3α，7β—二羟基—5β—胆留烷—24—酸）。疏水性胆汁酸可以损害细胞膜，UDCA 促进胆酸转运出肝细胞，排入胆小管，从而减少细胞内疏水性胆汁酸水平，可以抑制产生疏水性胆汁酸的胆管的增生及降低胆管周围炎症程度，具有保护细胞膜和利胆的效应。同时 UDCA 有免疫调节作用，可减弱主要组织相容性复合物在肝细胞和胆管细胞膜上的表达；UDCA 还可以通过稳定线粒体膜而抑制细胞凋亡。

国外许多研究已表明基于治疗胆系结石的小剂量 UDCA≤10mg/(kg·d) 对 PBC 疗效差。目前治疗 PBC 的推荐剂量为 13～15mg/(kg·d)。大剂量 UDCA>20mg/(kg·d) 并未显示出对 PBC 有更好的疗效。

口服 UDCA 后 1 小时和 3 小时分别出现两个血药浓度峰值，半衰期为 3.5～5.8 天。按每日 10～15mg/(kg·d) 的剂量连续口服 UDCA，可使之成为胆汁及体循环中主要的胆酸，占循环胆酸盐的 40%～60%。UDCA 的作用与胆汁中的药物浓度有关。口服 UD—CA 的吸收可由胆酸溶解而增强，故应在用餐时服用；同时服用活性炭、含铝抗酸剂、考来烯胺等药物时，因肠道内结合而降低 UDCA 的吸收，因而应在服用此类干扰 UDCA 吸收的药物 5 小时后再服用 UDCA。UDCA 的吸收和生物利用度在进展期胆汁淤积时可降低。UDCA 能改善 PBC 患者肝脏胆汁淤积和酶学指标的作用已被肯定，UDCA 的这种作用在治疗 3 个月即可表现出来，对于早期 PBC 患者，尽早应用 UDCA 可延缓肝脏组织学进展，延长生存期。UDCA 对改善疲劳、瘙痒症状，改善生化指标、免疫学指标、自身抗体以及肝组织学的作用尚有待研究。

2. 糖皮质激素　有不少研究报道糖皮质激素中泼尼松龙或布地布地奈德与 UDCA 联合治疗 PBC 优于 UDCA，但仍需要长期随访以确认此治疗方案的安全性和效果。对于早期（Ⅰ、Ⅱ期）PBC 单用 UDCA 治疗效果不佳或并发其他自身免疫性疾病的患者可考虑试行 UDCA 与小剂量糖皮质激素（每日 0.5mg/kg）的联合方案。

3. 免疫抑制药　多种免疫抑制药物如硫唑嘌呤（50mg，每日 1 次）、甲氨蝶呤（mTX）(15mg，每周 1 次）和环孢素（4mg/(kg·d)、骁悉（1g，每日 2 次）等也有用于治疗 PBC 的报道，但疗效不肯定。

4. 其他药物　抗纤维化药物 D—青霉胺是较早被用于 PBC 治疗的药物，但其作用已被否定。鉴于秋水仙碱的抗纤维化作用，有人也将其用于 PBC 的治疗，但疗效不佳。近来有报道认为苯扎贝特治疗 PBC 有效，但药物的作用尚未得到肯定。

UDCA 以外的药物单独治疗 PBC 的方案已逐渐被淘汰，UDCA 治疗联合应用上述药物的效果及所带来的益处还需更多的大规模、严格的研究来证实。

5. 肝脏移植　肝移植是治疗终末期 PBC 唯一有效的方法，可很快缓解瘙痒和乏力等症状，改善生活质量，患者的肝脏生化、免疫指标等也会明显改善；在欧美国家，PBC 已成为肝移植的主要指征之一。

（1）肝移植治疗 PBC 的指征和时机　肝移植治疗 PBC 的指征同其他终末期肝病类似，其适应证是：①预计存活<1 年。②胆红素>10mg/dL。③顽固性腹水。④反复发作消化道出血，反复发作肝性脑病，发生肝肾综合征。⑤血浆清蛋白<2g/dL，凝血酶原时间延长超过正常对照 5 秒以上，注射维生素 K 不能纠正者。⑥营养不良，复发性自发性细菌性腹膜炎，严重骨质疏松和严重瘙痒和疲乏所致生活质量下降。

PBC中肝移植的时间主要取决于由血清胆红素水平和mayo危险积分两个主要因素，mayo危险积分计算：R=0.87110ge（胆红素 mg/dL）-2.5310ge（清蛋白 g/dL）+0.039 岁 +2.3810ge（凝血酶原时间 s）+0.859（水肿分数，0.5 或 1）。

(2) 肝移植治疗PBC的预后与术后PBC复发：PBC患者肝移植术后预后良好，移植术后的1、5、10年生存率分别为83%、77%、69%，高于其他移植受体如病毒性肝炎后肝硬化等，生活质量优于其他移植受体。

肝移植术后PBC复发率差别很大，不同中心的大样本随访报道5年复发率为7.9%~18%，10年复发率为21.6%~30%。

肝穿刺组织学检查是诊断PBC肝移植术后复发的金标准，多用Birmingham制定的PBC复发诊断标准：应在组织学上排除急、慢性排斥反应以及移植物抗宿主病、药物导致肝脏损伤、病毒性肝炎复发后，肝移植术后血中AMA持续阳性，同时肝组织学可见特征性汇管区损害；下述4条中符合3条可明确诊断，符合2条为可疑诊断：①单个核细胞浸润。②淋巴样集结形成。③上皮样肉芽肿。④胆管损害。

（三）并发症及疾病相关症状的处理

1. 脂溶性维生素缺乏　慢性胆汁淤积可因肠内胆汁酸减少而发生脂肪泻和脂溶性维生素缺乏。以维生素A缺乏常见，若有降低，可给予50 000~150 000U/W，但应防止补充过量。晚期患者易维生素D缺乏，可予补充。凝血酶原时间延长提示维生素K缺乏，可予水溶性维生素K 10mg治疗，常规每月1次。维生素E缺乏少见，缺乏患者口服维生素E 100mg，每天2次。

2. 骨质疏松　骨质疏松常是隐匿性的，无特异治疗，鼓励患者适当晒太阳、补钙、运动和雌激素等均可应用，雌激素可改善骨密度且安全、耐受性好，因有加重淤胆的危险，应小剂量经皮使用雌激素（25μg/2W），需严格检测肝功能。其他药物有降钙素、氟化物、二磷酸盐等。PBC患者服用1500mg/d的钙剂和1000IU/d的维生素D可能有一定益处。严重的骨质疏松亦可考虑肝移植。

3. 门脉高压　有关门脉高压以及相关的食管静脉曲张处理同其他肝硬化。无出血者可考虑应用受体阻滞药，以降低门脉压，预防首次出血。伴出血者可选用生长抑素及奥曲肽降低门脉压，必要时外科手术治疗。肝脏移植可以明显改善肝功能，减少食管静脉曲张破裂出血，延长生存期。

4. 妊娠　可能因为雌激素升高会引起胆汁淤积，在大多数妊娠病例中，胆汁淤积会加重。妊娠妇女应避免任何特异性治疗包括UDCA，因为妊娠前三个月药物的安全性未被证实，最后三个月，可以考虑应用UDCA。妊娠患者应进行食管胃镜检查，如发现有静脉曲张，应给予治疗，可考虑应用非选择性β受体阻滞药。

5. 其他　对于并发自身免疫性疾病如干燥综合征、甲状腺疾病者，应根据情况相应处理。

九、预后

PBC的病情发展因人而异，一些患者可以保持10~15年无症状，而另一些可在诊断后3~5年内恶化。PBC的预后与疾病分期密切相关。10%~30%的无症状患者到出现症状约为40个月。无症状患者5年生存率平均为90%，平均生存期为10年；有症状患者5年生存率为50%。血清胆红素是判断预后较有价值的指标，大于2mg/dL平均生存期为4年，大于10mg/dL平均生存期仅1.4年。长期稳定的患者如果胆红素急剧升高，提示病程恶化，通常在1~2年内死亡。

第三节 自身免疫性硬化性胆管炎

自身免疫性硬化性胆管炎又称原发性硬化性胆管炎（PSC），也曾称其为狭窄性胆管炎、闭塞性胆管炎、纤维化性胆管炎等，是一种少见而病因未明的慢性弥散性进行性胆管炎症，以肝内外胆管进行性炎症，阻塞和纤维化为特征，最终致肝硬化。PSC多发生于中青年男性，70%的病例并发炎性肠病特别是溃疡性结肠炎。PSC特征性表现为慢性胆汁淤积和复发性胆管炎。晚期患者出现肝硬化及其并发症如门脉高压的表现，部分患者同时有炎性肠病症状。影像学检查对诊断PSC有重要价值，胆管造影术可显示特征性的串珠征。

一、病因和发病机制

病因未明，可能涉及感染、毒物、遗传和免疫因素，PSC的发病机制可能是多元性的，即在遗传易感性的基础上，环境因素诱发了免疫应答的异常，最终导致了胆管上皮的炎症。

（一）遗传因素

研究显示，PSC发病与人类白细胞抗原（humamLeucocyteantigen，HLA）的Ⅱ类分子位点变化有关。普遍认为PSC的易感性与HLA单倍型A1，B8，DRB3*0101，DRB1*0301，DQA1'*0501，DQB1*0201和DRB3*0101，DRB1*1301，DQA1*0103，DQB1*0603有联系。但目前认为与疾病关联最强的HLA-DRB3*0101在患者中也仅占49%~53%，因此可能在HLA区域内还有其他基因在起作用。近年发现PSC与HLAHⅠ类分子内多态性相关，认为PSC与-238位点TNF2基因有关，TNF2在B8和DRB1*0101出现时显著增高，且不伴随DRB3*0101的出现。遗传因素在PSC中作用的更为直接的表现是家族性发病。

（二）感染

1. 细菌感染 一方面由于许多PSC患者并发溃疡性结肠炎，许多研究认为结肠炎破坏了黏膜屏障，使肠道细菌进入门静脉，引起门脉菌血症，导致发病。另一方面针对螺旋杆菌的抗体阳性率较高，提示感染性因素中螺旋杆菌属可能存在于PSC肝脏及循环中。但支持菌血症在PSC发病中的证据很少，患者胆汁及胆道细菌培养常为阴性；而且PSC有时可以发生在溃疡性结肠炎出现之前许多年，或者结肠炎控制并不能缓解PSC的症状，这些都难以解释细菌导致发病的机制。

2. 病毒感染 病毒感染可能是本病的原因之一，有学者观察到，断奶后的小鼠甚至婴儿感染呼吸肠道病毒Ⅲ型后，可诱发胆管炎或胆道闭索。另外发现psc患者血清HIAP（humanintracisternalA-typeparticle）及HIV—1抗体阳性率明显高于健康对照组，说明机体可能与这些反转录病毒抗原存在相同的决定簇或有交叉反应存在，间接反映病毒感染可能参与了发病。

（三）自身免疫

在PSC发病过程中，细胞免疫和体液免疫机制均发挥重要作用。

1. 细胞免疫 研究显示外周血细胞免疫的异常包括循环 T 细胞的总数下降、抑制性 T 淋巴细胞数量、功能缺陷，B 细胞数量的增加，CD4/CD8 比值升高。PSC 患者门脉浸润的主要是 CD4 阳性的 T 细胞，中性粒细胞较少。其胆管上皮异常表达 HLA—DR 抗原，这种抗原在肝损害早期即可出现，它们能呈递异常的或自身抗原给限制性 T 淋巴细胞，启动免疫反应并激发炎症反应。另外 PSC 患者的 T 细胞明显高于正常人和其他肝病，尤其在门脉区，可能这类细胞参与了 PSC 的免疫损伤。糖皮质激素及免疫抑制药对 PSC 治疗有效，也间接提示本病发生与免疫因素相关。

2. 体液免疫 主要表现为各种免疫球蛋白的增高、自身抗体和循环免疫复合物的出现以及补体的代谢异常。在大多数 PSC 患者中可以出现自身抗体，主要为抗中性粒细胞胞架抗体（anti-neutrophil cytoplasmic antibody, ANCA）核周型 p—ANCA 阳性。

二、病理

PSC 的病变主要位于肝外胆管，特别是胆总管，也可同时侵犯左右肝管和肝内胆管，部分病例可并发胆管细胞癌。其特征性病理改变为纤维闭塞性胆管炎（所谓的"洋葱皮样改变"）。肉眼见病变的肝外胆管发硬，管腔显著狭小，常为 3～5mm 或更小，严重的弥散性纤维化也可累及胆囊。

镜下见胆管呈明显而致密的纤维化，伴淋巴细胞、浆细胞组成的炎性浸润。炎性病变主要限于胆管浆膜、浆膜下及黏膜下，黏膜上皮大多正常。可分为四个组织学阶段（Ludwig 分类）。

Ⅰ期：以胆管上皮细胞的再生和炎症细胞（主要为淋巴细胞）的胆管浸润为特征。汇管区有炎症、水肿、瘢痕和扩大。在有些汇管区有胆管的增生，围绕胆管的结缔组织呈同心圆样或洋葱皮样特征性改变，汇管区炎症一般较 PBC 轻。

Ⅱ期：病变更为广泛。纤维化和炎症侵入汇管区周围的肝实质，汇管区周围肝细胞破坏，出现点状坏死。汇管区常扩大，胆管比例明显减少。胆管周围洋葱皮样纤维化则少见。

Ⅲ期：汇管区之间形成纤维隔，肝动脉伴行的小胆管消失，胆管阙如或严重的退行性病变。胆汁淤积较明显。

Ⅳ期：即终末期以明显的肝硬化为特征。

PSC 肝活检可用于证实诊断和确定分期，肝活检最常见表现为正常胆管消失伴非特异性纤维化和汇管区炎症，而难以见到特征性"洋葱皮样"改变。肝活检用于组织学分期的标本应至少含十个汇管区，并有 50% 以上的胆管消失，以避免取样误差。

三、临床表现

本病发病多见于 40 岁以下，男性多见，男女之比为 3∶1。75%～90% 并发炎症性肠病，特别是与溃疡性结肠炎有明显的相关性，约占 87%。多数患者发生 PSC 之前诊断有炎症性肠病。

临床表现不一，症状模糊而无特异性，早期即临床前期可无症状，多数患者显示慢性炎症性肠病；以后可出现血清碱性磷酸酶和 γ 转肽酶升高；进展期可有乏力、食欲缺乏、瘙痒、黄疸、反复发热等，部分患者表现似慢性胆囊炎胆石症，但症状不如胆石症严重。终末期可出现肝硬化、门脉高压和肝功能衰竭。主要临床表现是慢性进行性阻塞性黄疸，常伴有瘙痒，偶有间歇性右上腹痛。体征表现黄疸、肝脾肿大、蜘蛛痣、腹水等。

PSC 的并发症有：①胆汁性肝硬化，肝功能出现失代偿的表现如腹水，肝性脑病、食管静脉曲张和凝血功能障碍等。②化脓性胆管炎。③胆石症。④胆管癌 70% 并发胆管癌的患者在肝移植术后 1 年内死亡，因此决定肝移植手术前必须除外胆管癌。⑤极少数并发肝细胞癌。

四、实验室检查

（一）免疫学检查

大约 30% 的患者可有高 γ 球蛋白血症，血清免疫球蛋白以 IgM 多见，其次为 IgG 和 IgA。一部分患者可以见到低滴度的 ANA 和抗 SmA，一般没有抗线粒体抗体。约 2/3 的 PSC 患者可以见到 β—ANCA。

（二）肝功能检查

肝功能检查呈现以血清碱性磷酸酶和 γ 转肽酶升高为主的胆汁淤积征象，大多数可有轻度转氨酶水平升高。人血清蛋白水平早期大多正常。血清胆红素早期阶段正常，但随着疾病进展，逐渐升高。偶尔早期阶段也会有胆红素的升高。

（三）其他

血常规检测，可有小细胞低色素贫血，白细胞和淋巴细胞增多也可见到。由于铜主要经肝脏分泌的胆汁排出，当胆汁淤积时血清铜蓝蛋白和铜含量常增高，同时伴尿铜含量增加。

五、影像学表现

超声波和 CT 对诊断的帮助不大，胆管造影是诊断 PSC 的有效途径。内镜下逆行胰胆管造影术（ERCP）和经皮经肝胆道穿刺造影术（PTC）是常用的方法，相对于狭窄的胆道，ERCP 的成功率很高，故应用更多。胆管多灶狭窄和扩张，广泛的狭窄间有正常和扩张的胆管使 PSC 胆管产生特征性串珠样改变。目前磁共振胆管造影术（mRCP）由于其无创性使用也越来越多，mRCP 这种非损伤性诊断方法，主要用于伴有解剖学变异或伴其他并发症不宜做 ERCP 的病例。

六、诊断

ERCP 是 PSC 诊断的金标准，PSC 诊断目前标准不具体。

国内黄志强提出的 PSC 诊断标准包括：①肝外胆管普遍狭窄，但胆管外径并不缩小，壁厚，腔小，扪时呈条索感。②胆管造影显示胆管呈普遍性狭窄，内径 2～3mm。③胆总管壁呈慢性炎症改变。④肝脏门脉区周围淋巴细胞浸润，胆汁潴留，纤维结缔组织增生，肝硬化。⑤既往无胆道手术史。⑥肝外胆管无结石。⑦经 2 年以上随访不是硬化性胆管癌。

综合国内外相关文献总结诊断主要包括以下几方面：①临床症状、体征和病史（乏力、瘙痒黄疸等）。②血生化改变，以胆管酶升高为主。③胆管造影呈现硬化性胆管炎的特征性的串珠样改变。④肝脏病理：特征性病理改变为纤维闭塞性胆管炎（所谓的"洋葱皮样改变"）。⑤除外其他引起硬化性胆管炎的病因如其他胆系肿瘤、结石、创面、胆道手术史以及先天性胆管发育异常。

诊断的主要依据为胆管造影，但病变仅限于肝内小胆管时造影可以完全正常，此时需结合肝脏病理和其他因素进行综合分析。由于病变局灶性分布或取样原因可能不能发现洋葱皮样特征性改变，组织学变化并不特异，但肝病理可以帮助除外其他原因，同时帮助判断病理分期。因此 ERCP 和肝脏活检是诊断 PSC 的互补方法。血清学自身抗体 p—ANCA 阳性可用于帮助诊断 PSC，但缺乏特异性。对于转氨酶明显升高，且 ANS、抗 SmA 等自身抗体阳性、肝组织学检查可见明显碎屑样坏死者，应考虑PSC与AIH重叠综合征。

七、鉴别诊断

本病需要与以下疾病鉴别：①继发性胆管炎。②其他原因导致的阻塞性黄疸。③病、性肝炎。④各种原因导致的肝内胆汁淤积性黄疸如药物、PBC等。⑤慢性活动性肝炎。⑥各种原因引起的肝硬化。⑦慢性胆管周围炎。⑧硬化性胆管癌。⑨各种胆道疾病如胆管狭窄等。⑩获得性免疫缺陷综合征相关性胆道疾病等。

尤其应该注意与PBC的鉴别。

八、治疗

由于PSC病因不明，胆管再生能力差，目前尚无药物能阻止病情进展。治疗的目的主要是控制症状，减少并发症，延缓疾病进展。晚期患者可考虑肝移植。

（一）一般治疗

饮食以高蛋白富含维生素的低脂饮食为主，对瘙痒及其他并发症可以对症处理。

（二）药物治疗

利胆、免疫抑制药和抗纤维化制剂都已经应用于PSC治疗，但不能改变疾病进展。

1. 熊去氧胆酸（UDCA）　UDCA为一亲水性二羟基胆酸，正常情况下UDCA在人胆汁酸中占3%。由于PSC是一种胆管狭窄导致的胆汁淤积性肝病，而UDCA具有利胆和保护肝细胞膜的作用，同时具有一定的免疫调节作用，因此可以降低胆汁黏稠度，促进胆汁分泌，增加胆汁和尿液中胆汁酸的排泄，进而改善肝功能。

目前认为长期服用较大剂量UDCA（每日13～15mg/kg）能够改善PSC患者的血生化指标，可明显降低血清碱性磷酸酶、谷氨酰转肽酶以及胆红素水平。同时在部分患者还能改善乏力瘙痒的症状。但未发现能够改善胆管造影和组织学表现的证据。UDCA一日剂量单次服用或分次服用对疗效没有明显影响。总体上讲，UDCA可使大部分患者取得较好的近期疗效，远期疗效目前尚无法评估。大剂量UDCA的长期治疗以及对PSC自然病史的改变也有待探讨。

2. 免疫抑制药　对于应用UDCA疗效不佳者可以考虑加用糖皮质激素和免疫抑制药，虽然多项关于各种药物如秋水仙碱、环孢素、甲氨蝶呤等研究都有报道，但这种联合疗法的确切疗效有待肯定。

3. 其他　许多其他抑制药如考来烯胺和尼古丁等，但未见有效。抗生素的使用仅仅在出现继发性胆管炎等并发症时考虑，而且应尽量选择肝毒性小且易从胆道排泄的药物。

（三）内镜治疗

内镜治疗包括内镜下括约肌切开术、内镜下胆管扩张术、经乳头内镜下胆管内修复术、胆道灌洗和经皮介入治疗等多种方法，虽然此疗法在减轻梗阻症状、改善生化指标和防止胆管炎发作方面有一定的作用，但大多有其弊端如再狭窄或者导致出血、感染等并发症，而且不能根治疾病。

（四）外科治疗

为了纠正胆道梗阻，可以进行胆道引流术，包括内、外引流术以及胆道重建术，但处理结果不尽如人意，且为肝移植增加了困难，较少应用。目前肝移植是PSC的外科首选的方法，也是治疗进展期和终末期PSC的有效疗法。

肝移植术的指征包括食管静脉曲张或门脉高压性胃病、顽固性腹水、细菌性胆管炎的反复发作和肝性脑病等。肝移植术后3年存活率为85%～90%,5年生存率为78%。但应注意移植后胆管狭窄等并发症。对于有炎性肠病的PSC患者在肝移植术后,发生结直肠癌的危险性并未降低,应每年进行结肠镜随访。

九、预后

本病经积极的内外科治疗,生存率有所改善,但预后仍不乐观,中位生存期约为12年。高龄、高胆红素、贫血和组织学病理阶段均是重要的与存活率有关的预后因素。肝病的进展、肝脾肿大和静脉曲张出血以及伴有溃疡性结肠炎使预后更差。死亡原因有复发性细菌性胆管炎、进行性黄疸、肝功能衰竭、门脉高压的并发症、肝肾综合征以及胆管癌。

(李 莉 谢小燕)

第三十一章 嗜酸粒细胞增多症和嗜酸粒细胞增多综合征

嗜酸粒细胞增多症（eosinophilia）是指外周血中嗜酸粒细胞绝对值大于 $(0.4 \sim 0.45) \times 10^9/L (400 \sim 450/mm^3)$。临床上常与多种疾病相关，特别是寄生虫感染、过敏性疾病、结缔组织病和肿瘤的非特异性反应等。嗜酸粒细胞增多症根据嗜酸粒细胞增多的程度分为轻度：嗜酸粒细胞 $(0.4 \sim 1.5) \times 10^9/L$；中度：嗜酸粒细胞 $(1.5 \sim 5) \times 10^9/L$；重度：嗜酸粒细胞 $> 5 \times 10^9/L$。

嗜酸性粒细胞增多综合征皮疹呈多形性损害，包括水肿性或浸润性红斑、丘疹、结节、水疱等，也可引起红皮病，剧痒。外周血EC增多，$1.5 \times 10^9/L$ 以上，持续6个月以上。骨髓中嗜酸性粒细胞增多。具有多系统受嗜酸性粒细胞浸润之症状和体征（心脏、肺、神经系统、肝、脾、肾、胃）等。排除EC增多病因明确的有关疾病如寄生虫病、过敏性疾患、皮肤病（疱疹样皮炎、其他红皮病）、血液病（淋巴瘤、红血病）、结缔组织病。

风湿科疾病一般有多脏器损害，使用激素治疗，原因是免疫细胞参与其中，但需要与血液科疾病鉴别，激素不敏感时使用化学疗法等，血液科医师对此经验丰富。HES的诊疗涉及常见脏器的损害，如循环系统、呼吸系统、消化系统和皮肤科，所以HES的诊疗经验很难由单个科室总结。

关于HES，首先讨论末梢血嗜酸粒细胞一般性知识，其次是伴有末梢血嗜酸粒细胞增多的特异性脏器损害，最后论述系统的表现。

第一节 临床诊断的要点

1. 见到末梢血嗜酸粒细胞升高的机会，肯定远远超过HES。研究发病率的高低顺序，各国之间差异较大，日本寄生虫少见，但变态反应多见。血液系统恶性疾病也出现末梢血嗜酸粒细胞增高，推测为反应性的、变化的和轻度的升高，未必能很容易判断病因和鉴别诊断。

2. 病毒感染和细菌感染，除结核和猩红热外，均不能引起末梢血嗜酸粒细胞增多，反而使嗜酸粒细胞减少，所以发热性疾病＋末梢血嗜酸粒细胞增多，临床判断不是病毒或细菌感染，这是充足的证据。

3. 末梢血嗜酸粒细胞本身与无脏器损害及损害的程度无关，所以不能根据嗜酸粒细胞增多判断是否需要治疗。脏器损害也是各种各样，组织吸引嗜酸粒细胞和激活的条件非常重要。发生组织损伤时，也有时末梢血无嗜酸粒细胞。下面造成末梢血嗜酸粒细胞增多的人部分基础疾病会导致脏器损害，但无临床表现时，一般不使用激素治疗。

4. 出现临床表现时，有可能发展成 HES。HES 的心肌损害最初没有症状，一旦出现症状，说明心肌损伤相当严重。为了判断损害的程度，可观察激素的疗效反应，推荐试验性使用泼尼松 1mg/(kg•d) 共 1～5d。给药 1 次末梢血嗜酸粒细胞即消失者，认为容易缓解。或许泼尼松 5～10mg/d 疗效也很好，但大量短期给药并无不良反应。激素使用约在 4h 后，出现末梢血嗜酸粒细胞下降。

第二节 末梢血嗜酸粒细胞增多原因一览

一、单纯末梢血嗜酸粒细胞增多和很难界定脏器的异常表现（化验异常）

（一）过敏

过敏性疾病根据症状和过敏试验进行诊断，药物、食物和吸入物质是发病原因。药物过敏使 T 细胞活化，分泌白介素—5(IL—5) 介导免疫反应。立刻停药嗜酸粒细胞未必恢复正常，但多数药物过敏，只能通过停药观察病情来确认。

（二）真菌

曲霉菌或念珠菌感染，可以出现一过性末梢血嗜酸粒细胞增多，但根据临床表现进行分类时，上述可以归入后述的肺系疾病。球孢子菌感染不是过敏性疾病，但伴有末梢血嗜酸粒细胞增多，在日本只为输入性感染。

（三）寄生虫

寄生虫感染的初期，在组织内游走使末梢血嗜酸粒细胞增多，局部固定后趋于消失，但也有反复发作或持续者。需要进行粪便虫卵检查和血清抗体筛查，后者要依赖检验公司，结果可疑时，可请专业人员鉴定，也可以自己研究。

但在日本或者某个地区可能很少见到，很多经治病例是从末梢血嗜酸粒细胞增多而怀疑寄生虫感染的，尽管有确诊的病例，但化验未发现阳性。

（四）血液系统恶性疾病和癌

嗜酸粒细胞性白血病少见，有的慢性骨髓性白血病嗜酸粒细胞急性增多，诊断依靠骨髓学检查和染色体分析。有病例报道初期皮肤痒疹，发展到嗜酸粒细胞造成的多脏器损害，通过染色体分析而确诊，有末梢血嗜酸粒细胞轻度增多和 IgE 升高，但不典型病例常临床表现模糊，有时和 HES 难以区别。

恶性淋巴瘤包括霍奇金病、非霍奇金病和 T 细胞性淋巴瘤，主要是 IL—5 刺激介导的反应性嗜酸粒细胞增多，本身无异型淋巴细胞，要求必须从浸润病灶、骨髓、淋巴结中，找到淋巴系统的恶性细胞。有报道认为 50% 的皮肤嗜酸粒细胞增多症见到 T 细胞受体单克隆性，提示为恶性。脱氧胸腺嘧啶核苷激海(thymidinekinase)活性（诱导细胞增生）和游离的白介素—2(I—2) 受体在非恶性淋巴瘤时也升高，无特异性。最近有个案报道，皮肤的嗜酸粒细胞损害引起血管闭塞和坏死，进展到脑梗死、心肌梗死而死亡，误诊为 HES，但实际是 T 细胞性淋巴瘤；有一例 T 细胞淋巴瘤，被当成慢性嗜酸粒细胞性肺炎，2 年后才确诊。

文献报道的各种固体瘤中继发HES的发生率，远不如血液系统恶性疾病，但也有伴末梢血嗜酸粒细胞增多的病例报道。也有病例报道，开始认为HES，3年后确定了转移灶，但原发灶仍不明，一般认为这种癌和HES无关。

（五）HIV

感染者通过各种途径继发末梢血嗜酸粒细胞增多。

（六）慢性副鼻窦炎

有时副鼻窦炎作为不明热的诊断候补疾病，实际上风湿病科也能见到。有病例报道伴末梢血嗜酸粒细胞增多，需要引起注意。检索100例以上的广泛的副鼻窦炎病灶，均伴需氧菌阳性，与末梢血嗜酸粒细胞 $> 0.2 \times 10^9/L$ 相关，但升高与已有的哮喘、过敏不相关。

（七）肾上腺功能不全（艾迪生病）

轻度的末梢血嗜酸粒细胞增多，确诊需要检查电解质。

二、特定脏器的嗜酸粒细胞损害

以下疾病，局部损害某脏器者则按脏器进行分类，但也有隐藏的基础疾病为前述的血液疾病。另外也可以作为全身性嗜酸粒细胞损害的一部分。

（一）肺系疾病与末梢血嗜酸粒细胞增多，或不伴嗜酸粒细胞性增多的肺损害

无哮喘的嗜酸粒细胞性支气管炎，或慢性肺系疾病（慢性支气管炎、肺气肿、肺纤维化），有时也伴末梢血嗜酸粒细胞增多。

部分风湿病导致的急性间质性肺炎，也与嗜酸粒细胞损害有关，肺损害也是HES综合征和Churg-Strauss综合征的部分表现。

除了上述的嗜酸粒细胞性肺疾病，还以肺嗜酸粒细胞浸润症（pulmonary infiltration with eosinophilia, PIE）有以下分类。

1. 单纯性肺嗜酸粒细胞增多症（simplepulmonaryeosinophilia） 又称Lofflers综合征，以寄生虫感染为主因，但也包含了药物性、特发性的概念。末梢血嗜酸粒细胞也可以不增多，胸部X线检查可见移动性、一过性阴影。

2. 慢性嗜酸粒细胞性肺炎（pulmonary eosinophilia with asthma） 以过敏性支气管肺曲霉菌病/变应性支气管肺曲菌病（allergicbroncho pulmonaryasp eugillosis, ABPA）为代表。

3. 迁延性肺嗜酸粒细胞浸润症（prolonged pulmonary eosinophilia） 有重症病例，50%伴有末梢血嗜酸粒细胞增多。类似的概念有慢性嗜酸粒细胞性肺炎（chronic eosinophilic Paneumonia），此病与ABPA重叠。

(4) 急性嗜酸粒细胞性肺炎（acute eosinophilic Paneumonia, AEP） 有时进展为特发性重度呼吸功能不全，认为是弥散性肺泡损伤和间质嗜酸粒细胞浸润导致。

(5) 热带嗜酸粒细胞增多症（tropical eosinophilia） 寄生虫感染导致，在日本极少见。

（二）嗜酸粒细胞性胃肠炎

食管到大肠的黏膜，食管到小肠的（大肠少见）肌肉层，嗜酸粒细胞均可浸润。活检无寄生虫，确认嗜酸粒细胞浸润，则被分类为嗜酸粒细胞性胃肠炎。

1. 黏膜浸润 见腹痛、恶心呕吐、腹泻，据统计20%的患者无末梢血嗜酸粒细胞增多。

症状反复，与过敏性结肠炎类似，也有体重减少、蛋白漏出和粪便隐血。也可浸润胆管，引起肝胆酶和胆红素升高。小儿多见 IgE 升高。

2. 肌层至浆膜下层的浸润　除上述症状外，另有肠管肥厚和肿瘤样表现，食管和胃的通过障碍，肠梗阻。50% 有喘息、鼻炎、食物过敏和皮疹等过敏性症状。

3. 治疗　能够自然缓解，也有的需要激素治疗。泼尼松 20～40mg/d。2 周后减量或停药，有时需延长服药时间，病情迁延也会造成吸收不良。

（三）皮肤至皮下嗜酸粒细胞损害 + 末梢血嗜酸粒细胞增多

Wells 综合征 [嗜酸粒细胞性蜂窝织炎 (eosinophiliccellulitis)]：四肢反复发作的无菌性蜂窝织炎，无压痛和发热感。

部分血管神经性水肿 (angioedema)。

嗜酸粒细胞性脂膜炎 (eosinophilicpanniculitis)：非统一的疾病概念，不过是过敏性皮炎、感染、过敏性血管炎、药物过敏等伴发的皮下组织反应。

嗜酸粒细胞性血管炎 (recurrentcutaneouseosinphilicvasculitis)：皮肤无中性粒细胞浸润，而是嗜酸粒细胞浸润，对激素反应良好。

木村病 (Kimuradisease)：头颈部的皮下结节。

嗜酸粒细胞性筋膜炎 (shulmansyndro-me/eosinophilicfasciiitis)。

嗜酸粒细胞增多性肌痛综合征 (eosinop-hilia-myalgiasyndrome)。

三、嗜酸粒细胞浸润的系统性疾病

（一）症状性的

上述的一、中的任何一个基础疾病（过敏、寄生虫、血液系统疾病），均会呈现嗜酸粒细胞的全身损害。

（二）过敏性肉芽肿性血管炎 [(AGA)Churg-Strausssyndrome]

病理是从嗜酸粒细胞损伤开始，向血管炎移行，或同时存在。在血管炎综合征中，末梢血嗜酸粒细胞增高并非 AGA 的特征性改变，PAN 和 Wegerner 肉芽肿有时也出现。

AGA 和 HES 的鉴别，有时界限并不明确。AGA 和 HES 各个临床表现分布的统计结果，也无明显差别，HES 也伴发哮喘或双侧末梢神经损害。另外，组织活检未必能确诊 AGA，很多患者的 ANCA 阴性，但其治疗是相同的。

（三）HES

除去上述的基础疾病、局限性疾病以及 AGA 之外，其余的称之为 HES。但又不能严格地否定过敏，认为初期诊断时难以排除隐匿的血液疾病，实际上血液系统恶性疾病伴发者也被称为 HES。

根据 Chusid 等的定义 (medicine，1975，54:1)：末梢血嗜酸粒细胞 $> 1.5 \times 10^9/L$，持续 6 个月以上，除外寄生虫和过敏等明确的基础疾病，并有内脏损害者为 HES，据此文献的综述，从 Hardy & Anderson(1968) 提出嗜酸粒细胞增多以来，也有预后良好者。

主要见于成年人，男性居多。末梢血成熟的嗜酸粒细胞增多，但有时也混杂未成熟的细胞。多见贫血和血小板减少，但并不提示有血液系统恶性疾病。血清 IgE 升高者预后较好。据统计 50% 以下发热。

嗜酸粒细胞的损伤是损伤性蛋白释放引起的组织坏死，血栓栓塞和组织纤维化导致，末梢血嗜酸粒细胞数与脏器损害的程度不相关。

1. 心肌损害　是病情加重的主要原因，甚至出现瓣膜闭锁不全，明显的临床表现是在血栓形成及纤维化阶段，单纯嗜酸粒细胞浸润者，一般无症状。心脏超声也可正常，但无心脏表现的HES，也推荐定期心脏超声检查。

2. 神经系统　统计分析HES的神经损害52例，中枢神经系统受累（7例/52例）：脑血管障碍（从TIA到血栓）+脑病（痉挛、共济失调、记忆损害）。末梢神经损害（27例/52例，52%）：以对称性损害为主，有多发性感觉神经障碍，一部分为复合性单神经炎和神经根损害。

3. 皮肤和肺损害　和上述"二、"中的第2部分的各项难以区分。HES有肺纤维化，但哮喘并不多见。

嗜酸粒细胞性胃肠炎和肝胆系统的嗜酸粒细胞浸润，是HES的部分表现。有血栓栓塞造成的视力损害，需要注意的是荧光眼底造影，发现50%的HES有视网膜脉络膜损害，也有血栓性肾损害。

NIH的32例治疗研究（Blood，1981，58:1021）见表31-1，用积分表示轻重程度，作为治疗的参考。括号内为计分。

表31-1　32例患者治疗研究

①心脏（≤5分）：心功能不全（5），心脏超声左心室壁厚度>11mm（4），其他心脏超声异常（3），冠心病（3），二尖瓣反流音（3），其他特异性异常
②神经系统（≤5分）：弥散性中枢神经系统异常（5），TIA/脑血管障碍（3），末梢神经损害（2）
③肺（≤3分）：肺纤维化（3），其他X线异常（2），阻塞性损害（2）
④肝脾（≤2分）：肝大（2），脾大（2），肝功能损害（2）
⑤肌肉（≤2分）：活检异常（2）
⑥胃肠（≤1分）：无其他原因的慢性腹泻（1），黏膜嗜酸粒细胞浸润（1）
⑦皮疹（≤1分）：中等度至广泛的渗出/脓疱（2），轻度血管神经性水肿（-1）
⑧肾损害（≤3分）：肾功能下降或活检异常（3）

注：心脏和中枢神经病变为重症，消化系统病变为轻症

第三节　HES的治疗

泼尼松1mg/(kg·d)，末梢血嗜酸粒细胞一旦恢复，1~2周改为隔日口服，并逐渐减量，维持嗜酸粒细胞不再增多。

激素耐受者的治疗方案不统一，但根据NIH的研究，假如上述激素治疗3个月以上无反应，开始羟基脲（hydroxyurea）1g/d治疗，部分病例要使用环磷酰胺、白消胺、mTX、长春新碱等药物。此项研究表明，末梢血和骨髓表现、染色体异常、维生素B_{12}升高、白细胞碱性磷酸酶等构成

血液异常,用计分表示,其合计得分与不需要治疗组、需要治疗组、激素反应组、抗癌药使用组等有相关性。

IFN—α有效,共治疗6例,全部病例均能使激素和羟基脲减量并停药。

假如出现血栓,则联合抗血小板药物和华法林,但使用也有血栓复发者,疗效不明确。

经治病例:嗜酸粒细胞性胃肠炎,45岁男性。1年前发作哮喘,支气管扩张药后缓解,因心窝部痛、呕吐、腹泻而急症入院。眼球结膜黄染,体温正常,血压16/10kPa(120/75mmHg),胸部X线和心电图(ECG)正常,WBC 214×10^9/L(214000/mm^3),E 17.3×10^9/L(17300/mm^3),Hb139g/L,Plt 220×10^9/L(22万/mm^3),GOT 142U/mL,GPT 532U/mm,ALP 905U/mL,CRP 8mg/L,IgE4071U/mL,上消化道内镜:幽门部狭窄,黏膜见嗜酸性细胞浸润和肉芽肿。肝窦内嗜酸粒细胞浸润。未经治疗而症状消失,肝胆酶均正常,WBC5.3×10^9/L(5300/mm^3),E0.2×10^9/L(200/mm^3)而出院。

放射过敏源吸附试验(RAST)评分:念珠菌、青霉菌2分,曲霉菌3分,无其他阳性发现。门诊发作喘息时,嗜酸粒细胞在1×10^9/L左右时,泼尼松10mg/d以内,3年中复发2次腹痛、幽门梗阻和肝胆酶升高,随之泼尼松40mg/d,使用4d后缓解。

经治病例:25岁的女性HES。20岁时发作哮喘,但未治疗而症状消失。无诱因地双小腿反复荨麻疹样皮疹并弥漫至全身,咽喉痛,1周后体温39°,附近就诊查WBC 13.5×10^9/L(13500/mm^3),分叶中性粒细胞0.75,杆状中性粒细胞0.09,淋巴细胞0.1,嗜酸粒细胞0.04,CRP 145mg/L,ASO 550U/mL,ASK 10240U/mL,抗生素无反应,颜面、下肢水肿,尿蛋白++,外院介绍就诊。持续皮疹,持续剧烈的胸痛和左侧胸腔积液,心脏超声心肌和瓣膜无异常,有心包积液,和初诊时化验不同:尿蛋白阴性,WBC14.4×10^9/L(14400/mm^3),E2.49×10^9/L(2490/mm^3)。胸腔积液:白细胞计数2180/mL,E56%,骨髓:白细胞数目313000/mL,E10%。皮肤活检:真皮血管周围水肿,核细胞和嗜酸粒细胞浸润。寄生虫:虫卵和血清反应筛查阴性。甲泼尼龙80mg静脉滴注,随后60mg/d口服而缓解,未发生哮喘。

(张 静)

第三十二章 幼年类风湿关节炎和 Still 病

第一节 多关节型、少关节型 JRA 的治疗

NSAIDs 中以往多用阿司匹林，100mg/(kg·d) 分 4 次，含阿司匹林 50% 的肠溶微颗粒，对胃肠刺激较小，目前仍在使用，但不良反应明显多于其他 NSAIDs。

现在多用托美丁、萘普生和布洛芬，效果不理想或过敏时可互换。多数 NSAIDs 尽可能标明儿童用药的安全性不能完全确定，一般情况下只能由主治医生负责，观察使用。

激素并不能使 CRP 持续正常，后述的淀粉样变性使用激素则另当别论。只是必要时止痛而已。和 RA 一样，激素不能缓解病情，小儿尤其注意成长抑制和白内障。

DmARDs 在多关节型中的应用。几乎未见有关儿童疗效的对照研究，其不良反应及发生率等同成年人 RA。认为硫代苹果酸金钠、mTX 和柳氮磺吡啶有效。

mTX 每周 0.15～0.5mg/kg 有效，有报道称大剂量 mTX 治疗 13 例 JRA 有效。在日本 mTX 很少使用到每周 0.5mg/kg。

布西拉明（扑湿胺），用于 5 例多关节型（6～14 岁），剂量 1.6～3.0mg/(kg·d)，经过 1 年的疗效评价，全部有效。布西拉明会诱发结缔组织疾病，所以说明书标明儿童禁忌。但并非儿童特有的不良反应，青霉胺（D—PC）和布西拉明同样可能会诱发自身免疫性疾病。较早使用的 D—PC 中，这种病例很多。

据说柳氮磺吡啶治疗少关节型有效。D—PC[10mg/(kg·d)] 和羟基氯喹的疗效同安慰剂，在 162 人的双盲试验中得到验证。和治疗 JRA 不同，青霉胺和羟基氯喹治疗成年人 RA 疗效确切。

DmARDs 的疗效因人而异，不能判定所有样本中的平均疗效。但通过上述疗效分析，或许证实了 RA 和 JRA 是不同的疾病。

希望随着年龄和病情的演变，疼痛能够自然消失。

经治病例：多关节型 JRA 的炎症缓解。前述的男孩，中学时几乎所有 DmARDs、血浆净化（双重膜滤过血浆置换）、环磷酰胺冲击均无效，激素镇痛效果也不好，为了摆脱长期卧床，使用倍他米松 1.5mg/d，随后减量至 0.5mg/d，之后换成泼尼松，2.5mg/d，活动性疼痛消失，遗留天鹅颈样畸形，能胜任一般工作。

女孩，小学时发病，未使用类固醇，mTX 及布西拉明、D—PC 效果也不明显，CRP 的高低和用药的关系不明。高中以后，遗留天鹅颈样畸形和肘屈曲，病情稳定，能胜任一般工作。

一、日常生活

必须避免关节负重，多关节型炎症严重时，建议不参加学校体育课。积极推荐游泳运动，但是颈椎受累时，应禁止蛙泳，因为颈项不宜前后运动。

二、淀粉样变性的治疗

病程中要经常注意尿蛋白和慢性腹泻，出现尿蛋白要和 DmARDs 的不良反应鉴别，黏血便

要和偶发的溃疡性结肠炎进行鉴别，结肠内镜取病理活检，能够确诊。单纯尿蛋白+伴腹泻，可以胃黏膜活检，刚果红染色来诊断，因肾活检相对有风险，故不常用。

是否适合激素治疗尚不明确，但应用恰当剂量的泼尼松可使炎症反应消退，有时要0.5mg/(kg·d)以上。

JRA和RA不同，炎症有望在数年内消退。如果炎症能够消失，沉积的淀粉样蛋白也有可能消失。

二甲亚砜(DmSO)5～10mL+糖浆20mL，分2次内服。治疗黏血便，10～20mL+生理食盐水50mL连续灌肠，联合激素。不造成便意，简单实用，也无不良反应，值得试用。病情改善的原因很难分清是激素控制了炎症，还是DmSO的疗效，但治疗Still病的经验，腹泻便血可完全停止。

更详细内容，请参照"类风湿关节炎"。

第二节 Still病以及成年人Still病

Still病也有成年人发病者，Bywaters报道后为人所知，称为成年人发病的Still病。儿童发病一直迁延到成年人者，占成年人Still病中的12%（见后述，山口等文献），统称成年人Still病(adultStilldisease)。

16岁以上为成年人，似除外成年人病例中少见的虹膜睫状体炎，其他临床表现和儿童期相同，治疗方针也相同。以下不必区别的行文中只写Still病。

一、临床要点

1. 尽管发热常不易控制，但仍属可自然缓解的良性疾病，所以不要过度治疗：避免大量且长期使用激素。很少使用环磷酰胺。

2. 但少数病情危重，必须控制高热持续时间，不单为了改善自觉症状。

3. 即使不发热，如果炎症反应持续存在，也有关节变形和淀粉样变性。因此不能认为单纯的炎症反应，就放置不管。必须把握好治疗的平衡点。

4. 为了不把感染（特别是感染性心内膜炎）和恶性淋巴肿瘤误诊为Still病，要做好排除诊断。不做血液培养不能诊断Still病。明显的淋巴结肿大，即使再像Still病，最好也进行活检。

二、临床表现

此病的诊断过程各种各样，可以分成以下几种。

1. 反复或持续发热，但无消耗性表现，伴随有反复出现特征性的皮疹和关节痛≥立即想到Still。

如果年轻患者，更应该考虑此病。成年人患者中，16～35岁占62%，女性较多，性别比例男：女=1:2（后述，山口等文献）。

2. 不明原因的发热 无关节痛，看不到皮疹，白细胞数量正常，或高龄发病≥很难想到是

Still 病,排除感染、恶性肿瘤,或者肿大淋巴结活检仅显示反应性增生时,要想到该病。

≥特征性的化验检查是铁蛋白显著增加,和 Still 病不矛盾,未经治疗而增加者可以诊断 Still 病,如果白细胞数止常,也有可能并发了后述的嗜血细胞综合征。

分析本院病例发现,关节痛、皮疹、白细胞增加等,多在病情复发时出现。

老年人也可以发病,但报道 56 岁以上的患者,至今只见女性。检索曾见 83 岁发病者,本人也见过 80 岁的女性患者。

3. 以胸膜炎或心包炎和发热发病 ≥抗生素治疗无效,一般细菌培养/结核 PCR 检查均阴性时,≥把 Still 病列入候补,进一步检查,发现支持该病的数据即可诊断。

4. 伴随特殊病情 Still 病并发 DIC 并不少见。零星报道有时并发呼吸功能不全、肾功能障碍、心肌损伤、嗜血细胞综合征等。初诊时以上表现提前出现,则给诊断造成困难,记述病情时要注意,诊断 Still 病后,以上病情均可继发。

（一）关节表现

据统计病变关节以大中关节居多,特别是膝和手腕,但也有手指关节(PIP 和 mCP)和骶髂关节炎。JRA 全身型本来的定义是关节炎,但如同前述,和作为发热性疾患的 Still 病同义。

关节积液的性质为无幽性,白细胞 $(1.8 \sim 40.7) \times 10^9/L(1800 \sim 40700/\mu L)$,中性粒细胞占 $0.1 \sim 0.95$。

据统计成年人 Still 病,关节痛的发生率也很高,下面的统计为 100%,但其中 10% 是一过性的,任何时期均可发病。要注意到发热时发病,并非始终伴随。即没有关节痛,也不能否定 Still 病。

观察 74 例成年人 Still 病 1 年,慢性关节炎的发病率为 36%。一般来说,Still 病的关节炎是非破坏性的,但也有包括大鹅颈样畸形在内的关节畸形,X 线无骨破坏,也可以考虑为 Jaccoud 关节病。另外部分病例也能有类似 RA 的骨侵蚀。也有患者不发热时,主诉关节痛。统计 228 例成年人 Still 病,关节变形者占 31%。统计日本的 26 例儿童患者和 19 例成年人患者,屈曲挛缩者分别为 38% 和 5%,关节畸形以儿童较多。也常见颈椎损害,特别是 $C_2 \sim C_3$ 的融合。

关节预后：随访观察 10 例小儿 Still 病和 8 例成年人 Still 病 10 年以上,两者结果没有差异,关节破坏 9 例,其中有 7 例需要髋关节手术,也有发病 4 年即见关节破坏者。

总之需要髋关节手术者不少见,但日本病例很少,统计本院 50 多例患者均无需手术。统计患者以风湿科居多,虽为发热性疾病,似感染病科初诊病例似乎并不多见。

应用 NSAIDs 或激素使炎症反应缓解后,也有关节变形者。

（二）发热

弛张性高热或间歇性发热,包含了正常体温时间段,也有的伴恶寒。以攀峰性的夜间体温下降为特征,但白天也常见 2 ~ 3 峰性发热。

初期或复发时发热,也常呈现回归性发热,但均可连续数天如果是稽留热,不能考虑为 Still 病的发热。

即使反复发热且无消耗性表现,即体温正常时很健康,由此推断为非感染,属于 Still 病的特征性表现。小儿 Still 病,体温最高时也很健康,38° 左右的体温,仍能不休息继续上学。

有时难以控制的持续发热和肌痛会消耗体力,但并不能由此而否定 Still 病。实际上,据统计有56%的患者体重下降。儿童病例也有明显的关节肿胀和精神萎靡不振者。

（三）皮疹

特有的类风湿性皮疹，淡红色斑点状，零散分布的皮疹，是Still病的有力证据（表32-1）。

表32-1　典型的皮疹（成年人Still病研究班，日内会志，1991，80:1771）

没有隆起的，或微微隆起的，只有几mm的红色至桃红色的红斑
发热时出现，解热时消退。散发，非全身性、蔓延性
躯干、四肢近端部位居多。同一患者，发疹部位不同，形状也不同，往往小红斑和集簇融合的大红斑混合出现
一般无瘙痒。Koebner征阳性，即皮肤上用力画线，线上出现断续的隆起性皮疹

四肢近端出现，也有时见于远端，少数出现于面部和手。其特征是反复出现，主治医生尽可能亲眼看到为准。

皮疹一般无瘙痒，但和形状一样，因患者而异。消退后不留痕迹，似也有特殊病例，遗留色素沉着。出现皮疹不伴随发热者并不少见。

很多Still病患者对药物过敏，所以有时重叠药疹。药疹为多形性。Still病不出现紫斑，皮疹部位固定，或持续数日，也很难考虑为Still病。记载极少数Still病患者伴随皮肤血管炎，其皮疹1d内不变化。

有趣的经治病例：20岁女性，初发时高度怀疑药物过敏性皮疹，从紫斑和炎症反应认为是过敏性血管炎。后来，病情慢性反复发作，出现典型的皮疹，铁蛋白上升，综合其他表现修正诊断为Still病。

（四）咽痛

和发热一致，但成年人患者是特征性表现，必须要问诊。外观无特异性表现。

（五）淋巴结肿大

非必发表现，或轻或重，各种各样。淋巴结肿大且能够移动，但无诊断价值，菊池病（坏死性淋巴结炎）和霍奇金病均能推动。活检并无特征性的病理表现，很难与感染、RA及SLE相区别，但有助于排除恶性淋巴瘤，应积极进行。菊池病的淋巴结病理特征：在皮质周边出现组织细胞、T细胞簇集状，以及伴有释放核碎片的多灶性坏死。但一般认为Still病的淋巴结也有相同改变。

要触诊或超声波和（或）CT检查浅表淋巴结。活检的淋巴结要用甲醛溶液固定，以及假定恶性淋巴肿瘤，浸入生理盐水，分析表面组织化学表达和染色体分析（无菌的）检查。

（六）小儿Still病和成年人Still病的临床差异

日本分别统计分析了26例小儿和19例成年人患者，两者有明显的差别。咽痛成年人较多，屈曲挛缩者成年人较少。虹膜睫状体炎成年人极少，但小儿发生率也很低，无统计学差异。

三、化验检查

（一）白细胞增加

多见中性粒细胞增加，与伴随炎症反应的感染性疾病难以区别，但持续且显著升高，是

Still病的特征，甚至有的高达 $62×10^9$/L(62000/μL)，也可以看作类白血病反应。另一方面，尽管有发热，但白细胞在正常范围内，此时不能否定 Still 病，诊断颇为棘手。经治病例也曾见过白细胞正常范围，疾病复发时才开始升高。并发嗜血细胞综合征时，白细胞也可不增加（后述）。

（二）血清铁蛋白上升

Still 病多见血清铁蛋内升高且幅度大（＞3000ng/mL）。显著升高的疾病一般比较局限，Still病、恶性淋巴肿瘤和嗜血细胞综合征的可能性很大。但 Still 病也有轻度上升者，活动期也有正常的例子，有时诊断意义不大。

鉴别：中等度升高为恶性肿瘤，也见于病理性的铁潴留；短暂上升可能是梗死、外伤等，使细胞破坏释放导致。

Still 病的血清铁蛋白来源不明，推测是从单核细胞向巨噬细胞成熟过程中产生的。也有实验数据表明，吞噬红细胞造成铁的吸收从而促使合成亢进。

参考：在 Still 病中检测出来的铁蛋白，特征是糖基化的比率少，是鉴别恶性淋巴瘤的首要检验数据，一般实验室不能检查，此文献中只有 10 例，所以能否用来和恶性淋巴瘤鉴别，尚未明确。

（三）肝功能异常或者 LDH 上升

多见肝功能异常，但与 ALT 及 AST 相比，LDH 升高更多见。在 Still 病中，NSAIDs 容易造成肝功能异常，但疾病本身也出现。

四、关于诊断标准

（一）成年人 Still 病的分类试行方案

【大项目】

1. 发热（＞39°，持续 1 周以上）。
2. 关节炎（持续 2 周以上）。
3. 特征性皮疹。
4. 白细胞增加 [＞$10×10^9$/L(1万/mm³)，中性白细胞＞0.80]。

【小项目】

1. 咽痛。
2. 淋巴结肿大或者是脾大。
3. 肝功能异常 [ALT/AST 和（或）LDH 上升；药物性引起的除外]。
4. 类风湿因子、抗核抗体阴性。

【除外项目】

Ⅰ．感染（特别是败血症、传染性单核细胞增多症）。

Ⅱ．恶性肿瘤（特别是恶性淋巴瘤）。

Ⅲ．风湿性疾病（特别是结节性多发动脉炎、类风湿血管炎）。

满足 5 个项目以上或者 2 个以上的大项目，同时需除外诊断。

上述试行方案是基于 267 例成年人患者的 14 卷调查。据记载，78～90 例患者各种表现的发生率：关节痛 100%（持续 2 周以上的，90%），关节炎 72%，典型的皮疹 87%，咽痛 70%，淋巴结肿大 69%，脾大 65%，淋巴结肿大或者脾大 84%，肝大 48%，胸膜炎 12%，心外膜炎 10%，肌痛 56%，神经症状 12%，肾功能不全 16%，药物过敏 54%。

中报道欧美的成年人 Still 病，有腹痛 30 例/62 例 =48%，也有小肠胀气者，间质性肺炎不少见。葡萄膜炎在小儿 Still 病占百分之几，在成年人病例少见。

成年人 Still 病研究的标准如上，非关节炎只是关节痛时，要参考下面的表现。

1. 红细胞沉降率升高（＞40mm/h），CRP 升高。
2. 血清铁蛋白显著增加（发生率 67%，轻度以上的上升 82%）。
3. 补体增加，免疫球蛋白增加，轻度的贫血（各自发生率：67%，76%，59%）。

（二）medsger & Christy 的成年人 Still 病诊断标准（ArhtritisRheum, 1976, 19:232）

1. 原因不明的 39°以上的发热。
2. 关节痛，关节炎。
3. 类风湿因子/抗核抗体阴性。
4. ①白细胞增加。②皮疹。③胸膜炎或者心包炎。④肝大。⑤脾大。⑥淋巴结肿大。①～⑥中的 2 个以上。

诊断方法：满足从 1～4。

胸膜炎或心包炎，欧美患者高发。统计 62 例患者，胸膜炎者 53%，心包炎者 37%，但如同前述，日本很少见。

各临床表现的发生率，在本土和欧美的文献中总计 228 例成年人 Still 病中，与上述数字稍有不同，但均无 100% 发生者；抗核抗体和类风湿因子阴性似乎有特征性，阳性者各约占 7%。

五、预后

关节炎的预后，前面已经叙述。总体预后较好，较少见内脏后遗症，但调查 90 例成人 Still 病患者，有 4 例死亡。

淀粉样变性：成年人 Still 病 8 例，小儿 10 例，均观察 10 年以上，仅 3 例成年人患者发生淀粉样变性，其中 2 例死亡。

对 74 例成年人患者 1 年的随访调查表明，呈现单周期的占 24%，多周期的占 41%。

文献综述类固醇治疗后病情稳定的 106 例患者中，持续治愈的有 57 例，平均观察期为 3.8 年。

几乎未见长期观察的报道。有以下数据，病情稳定的平均时间为 10 年，半数病例经过 10 余年后再次发作。也有美国文献记载大约 20 年以上的病例，但小儿期发病的记载不明确，也有的记录或许是风湿热。

从小儿科到内科记录全病程的病例很少见，但有幸记录 1 例经治病例，25 岁男性，以淋巴结肿大和发热住院，怀疑是恶性淋巴瘤，但活检结果是反应性淋巴结炎。无关节症状，但是满足了 Still 病的诊断标准。22 年前自治医大的小儿科病历得以保存，3 岁时明确关节炎，被诊断 Still 病。从开始发病到 22 年后，病情缓解 15 年后复发。

六、严重的并发症

Still 病的基本病情如上所述，属于最终平稳的良性疾病，但要注意有以下并发症。淀粉样变性均发生在活动期病情，应另当别论。

（一）DIC(disseminated intravascular coagulation, DIC)

Still 病活动期伴发 DIC，共识是儿童病例为主，文献报道较少。综述有 15 例，其中 1 例成年人发病。但最近，认识到很多儿童和成年人 Still 病均可并发 DIC。

在日本自治医科大学，28 例成年人 Still 病，有 4 例并发 DIC，进一步重新回顾所有病历，发现 5 例值得怀疑 DIC；4 例需要肝素或者甲磺酸加贝酯（FOY）治疗，在怀疑的 5 例中，有血小板减少和 FDP 及 D-dimer 上升，激素治疗后，异常数值很快消失。

以往 DIC 少见的理由是某些事实难以提前察觉，而且 Still 病活动期，炎症导致的血小板增加，掩盖了消耗性的下降。推测大多数 DIC 是轻度，未被发觉，然后类固醇治疗后开始消失。但病例报告中，也有因肺出血、脑出血而死亡者。

炎症尚未有效控制，严重高热时，如果血小板 150×10^9/L（15 万 /mm^3），或者从 600×10^9/L 减少到 300×10^9/L，应该看作异常。

DIC 要求，只有满足 DIC 积分时，才能诊断治疗，这在临床上并不适合。如对容易并发 DIC 的每一个基础疾病进行病情分析，认为会提高 DIC 的诊断率。

Still 病中血小板减少的鉴别：治疗开始后异常的血小板减少（并不是炎性上升，治疗后又恢复正常），首先要想到药物性骨髓抑制等。DIC 或者继发于 Still 病并发嗜血细胞综合征（HPS），可能对治疗抵抗，但轻度的 HPS，也说明了 Still 病并发 DIC 的可能性，此结论是否妥当尚未明确。

还不能诊断 Still 病的发热 +DIC 时，还要考虑感染 +DIC 及恶性淋巴瘤 +DIC 的可能性。

DIC 病例中，使用过 NSAIDs 及金制剂者，也有报道认为上述药物诱发，但 NSAIDs 在本疾病普遍使用，所以似乎很难认定有因果关系，前述自治医大的 DIC 病例中没有使用金制剂。未使用 NSAIDs 而发生 DIC，继续使用 NSAIDs，DIC 能够缓解，认为 DIC 和 Still 病直接相关。

监测血管内皮损伤，对预测 DIC 可能有意义。在 10 例儿童 Still 病中，4 例 FDP 上升，8 例第 8 凝血因子相关的抗原上升，提示 Still 病凝血机制的异常，或者有血管炎，极少报道有皮肤血管炎和肺动脉炎。

也有人认为，阿司匹林可导致微小血管障碍性溶血。在日常检查范围内，调查上述本院成年人病例风险系数，并与 DIC(-) 组比较，在 DIC 以及 DIC 可疑人群中，LDH 上升明显，而转氨酶、CRP 和铁蛋白等没有明显差异。

（二）嗜血细胞综合征

本病以发热、肝功能异常、全血细胞减少、DIC、铁蛋白显著增加（往往每 mL 数千至数万纳克）为其特征。很多临床表现和 Still 病本身相同，但因血细胞减少能够明确区别。拟诊 HPS 较容易，但即使血细胞明显减少时，由于骨髓涂片一般难以明确血球吞噬象，必须重复检查。

多数 Still 病表现为白细胞显著升高，假如白细胞正常，此时也有可能并发 HPS。正常值以下则强烈提示。也有报道初发 Still 病伴随 HPS。

HPS 有时继发于炎症剧烈的 Still 如同小儿遗传性 HPS 一样，甚至报道呈现中枢神经障碍，导致痉挛、意识障碍。有文献报道，Still 病导致的 HPS 有重症化的倾向。

在 Still 病 +HPS 的文献中，也包含了病毒感染导致的 VAHS，阅读文献时必须区别开来。报道 4 例患者，2 例伴发病毒感染（流行性感冒和 EBV），另外一例怀疑是 CMV 感染。其中 1 例使用大员激素、口服环磷酰胺、血浆肾换、静脉大剂量免疫球蛋白等治疗均无效，DIC不能缓解而死亡。怀疑CmV的病例，使用了泼尼松1mg/(kg·d)和更昔洛韦。病毒感染继发的嗜血细胞综合征（VAHS），小儿多见，但也见到过2例成年人Still病发生，推测巨噬细胞活性化，吞噬亢进的基础是Still病。

也有1例病例报道，12岁EBV感染导致HPS，20岁因甲型肝炎病毒感染导致VAHS，和Still病同时发病。第2次的嗜血细胞综合征+DIC和Still病的病情活动重叠，其诊断根据是关节炎和特征性皮疹。

治疗方针，激素为基础用药，还有环孢素，VAHS则根据病毒的种类联介抗病毒药。1例伴随中枢神经症状Still病的重症HPS，激素冲击+口服激素和环孢素，联合用药后缓解。

（三）肾损害

Still病出现尿蛋白，考虑淀粉样变性；血清Cr上升，考虑NSAIDs不良反应导致的间质性肾炎，但也有原发病导致肾损害的报道。有病例报道，患者第2次Still病复发，再次出现伴黄疸的肝功能异常、DIC及肾损害（Ccr15mL/min），并未使用NSAIDs，使用泼尼松60mg/d后，全部病情包括肾功能在内，均得到缓解。推测与TNF有关，但未找到支持的数据。

（四）肝损害

肝损害是Still病的特征性表现，但也是并发HPS和机会性感染中的巨细胞病毒感染的特征。Still病使用NSAIDs也容易导致肝损害，可以更换种类，或改为激素。

（五）肺并发症

胸膜炎在欧美常见，但不是重症。

据统计，间质性肺炎不少于27%。呼吸衰竭的病例报道少见。多个报道称，呼吸衰竭使用大剂量激素或冲击治疗而缓解。但迟发的肺部表现，一般必须要与激素治疗可能带来的感染相鉴别。

小儿Still病中，公认的并发症是细支气管炎、肺含铁血黄素沉积症和肺动脉炎。

间质性肺炎与胸膜炎一样，在日本相对少见，可能很难立刻想到是Still病的并发症，但满足诊断标准项目后可以诊断。

经治病例：80岁女性，因间质性肺炎发病，发热、关节炎、皮疹、铁蛋白增高等，立刻想到Still病，但从发病年龄上诊断犹豫不决，讨论结论是要与血管内浸润型的恶性淋巴瘤导致的肺病进行鉴别。呼吸症状较轻，TBLB中未见异常，激素反应良好而病情缓解等，综合以上表现，仍判断Still病。

（六）心脏并发症

心包炎不少见，初期激素治疗很容易缓解，但已知成年患者少见心脏压塞。小儿患者出现心肌炎已成共识，但报道成年人极少见。心内膜炎的报道极少，但有成年人病例。

（七）淀粉样变性

长期的Still病炎症反应持续存在时，最不能疏忽淀粉样变性的发生。

和RA一样，包括Still病的JRA，部分病例会继发淀粉样变性。甚至出现肾损害、腹痛、腹泻、便血、心功能不全等严重病情。报道成年人Still病很少继发，共同的表现是血压正常，以尿蛋白为主。报道1例成年人Still病，发病4年后因淀粉样变性导致肾病综合征，但也有病例长达 7～35 年。

经治病例：1 例 12 岁发病的 Still 病，第 2 年发现肠淀粉样变性，第 3 年尿蛋白阳性。激素和 DmSO 处理后，其长期预后直到观察时点仍然很好。"类风湿关节炎"也有记录，但是血清淀粉样 A 蛋白（SAA1）遗传子型的标定，对筛选高风险者或许有用。此特殊的小儿病例，较早并发了淀粉样变性，是 SAA1 遗传基因 γ 型杂合子。

（八）其他

零星报道的成年人 Still 病并发症统计有导致肾不全的淀粉样变性、肉芽肿性肝炎、虹膜睫状体炎、巩膜外层炎、皮肤血管炎、心肌病等；或致命的急性肝功能不全、呼吸衰竭、骨髓衰竭、麻痹性肠梗阻、面神经麻痹、颅内高压、脑膜炎、急进性的关节破坏等。

报道 1 例少见的引起脑脊髓膜炎、脑炎和末梢神经损害：中枢病变然缓解，末梢病变激素治疗后缓解。也有 1 例报道并发肺动脉高血压。

（九）妊娠患者须知

有报道观察 4 个病例，5 次的妊娠观察，其中 2 例妊娠中发病，妊娠和 Still 病，均未互相影响而恶化。但有 1 例病例报道，妊娠后发生 Still 病，第 2 次妊娠后再次复发，分娩后 Still 病缓解，相反也有 1 例报道，生产后哺乳期和流产后均导致 Still 病恶化。

总之，对 Still 病患者的相关疑问，回答没有证据表明妊娠生产有危险。可能妊娠时，以及妊娠中需要治疗时，泼尼松是安全的，mTX 有致畸性而禁忌使用，倍他米松、地塞米松、甲泼尼龙会进入胎儿，所以不可用；DmARDs 以及妊娠后期 NSAIDs 可能对胎儿有影响，不希望使用。

（李浩炜）

第三十三章 纤维肌痛综合征

纤维肌痛综合征（fibromyalgia syndrome，FS）是一种非关节性风湿病，临床表现为肌肉骨骼系统多处疼痛与发僵，并在特殊部位有压痛点，纤维肌痛综合征可继发于外伤，各种风湿病，如骨性关节炎，类风湿关节炎及各种非风湿病（如甲状腺功能低下、恶性肿瘤）等。本病属中医痹证，行痹、肌痹、腰腿痛范畴。

一、病因

（一）发病原因

本病的病因还不清楚，可能与睡眠障碍，神经递质分泌异常及免疫紊乱有关。

（二）发病机制

本病的发病机制尚不清楚，文献报道与睡眠障碍，神经递质分泌异常及免疫紊乱有关。

1. 睡眠障碍　60%～90%的患者有睡眠障碍，表现为易醒，多梦，晨起精神不振，疲乏，有全身疼痛和晨僵感，夜间脑电图记录发现有α波介入到Ⅳ期δ睡眠波中，用铃声干扰志愿者非快动眼睡眠（non-rapid eyemovement）亦可诱导出上述脑电图图形及临床症状，其他影响睡眠的因素如精神紧张，环境噪声等均可加重纤维肌痛综合征症状，因此推测，这种Ⅳ期睡眠异常在纤维肌痛综合征的发病中起重要作用。

2. 神经递质分泌异常　文献报道血清素（serotonin，5—HT）和P物质（substance P）等神经递质在本病的发病中起重要作用。

3. 免疫紊乱　一些作者报道在纤维肌痛综合征患者的真皮—表皮交界处有免疫反应物沉积，用电子显微镜观察发现纤维肌痛综合征患者肌肉毛细血管内皮细胞肿胀，提示有急性血管损伤，组织缺氧及通透性增强，患者常述的原因不明的体重增加，手弥散性肿胀及夜尿增多可能与通透性增强有关。

4. 感染　有人认为FS与感染有关，尤其是EB病毒，Burgdorferi螺旋体感染。

Fillingim指出：疼痛症状与儿童时代手淫恶习有关，JohnmcBeth指出：心理疾病与疼痛综合征之间有关系，另有研究发现FS患者痛阈下降，提示FS是疼痛调节异常性疾病。

中医认为该病与风寒湿有关，人疲劳后受到风寒湿影响，如睡湿地或受风吹等，可引起肌肉缺血性痉挛，肌肉内产生大量的有害代谢物质，刺激神经感受器而引起疼痛。

二、临床表现

纤维肌痛综合征多见于女性，最常见的发病年龄为25～45岁，其临床表现多种多样，但主要有下述4组症状。

1. 主要症状　全身广泛性疼痛和广泛存在的压痛点是所有纤维肌痛综合征患者都具有的症状，疼痛遍布全身各处，尤以中轴骨骼（颈，胸椎，下背部）及肩胛带，骨盆带等处为常见，其他常见部位依次为膝、手、肘、踝、足、上背、中背、腕、臀部、大腿和小腿，大部分患者将这种疼痛描述为刺痛，痛得令人心烦意乱，患者常自述关节痛，但细问则答称关节，肌肉甚至皮肤都痛。

另一个所有患者都具有的症状为广泛存在的压痛点,这些压痛点存在于肌腱,肌肉及其他组织中,往往呈对称性分布,在压痛点部位,患者与正常人对"按压"的反应不同,但在其他部位则无区别,以测痛计测量,低于正常人的压力,即可引出压痛。

2. 特征性症状　这一组症状包括睡眠障碍,疲劳及晨僵,约90%的患者有睡眠障碍,表现为失眠,易醒,多梦,精神不振,50%~90%的患者有疲劳感,约一半的患者疲劳症状较严重,晨僵见于76%~91%的患者,其严重程度与睡眠及疾病活动性有关。

3. 常见症状　这一组症状中最常见的是麻木和肿胀,患者常诉关节,关节周围肿胀,但无客观体征。其次为头痛,肠激惹综合征,头痛可分偏头痛或非偏头痛性头痛,后者是一种在枕区或整个头部的压迫性钝痛。心理异常包括抑郁和焦虑也比较常见。此外,患者劳动能力下降,约1/3的患者需改换工种,少部分人不能坚持日常工作,以上症状常因天气潮冷,精神紧张,过度劳累而加重。

4. 混合症状　原发性纤维肌痛综合征很少见大部分纤维肌痛综合征患者都同时患有某种风湿病,这时临床症状即为两者症状的交织与重叠。

三、检查

除非并发其他疾病,纤维肌痛综合征一般无实验室异常,但有报道纤维肌痛综合征患者IL—2水平增高,自然杀伤细胞及血清察活性减低,脑脊液中P物质浓度升高。约1/3患者有雷诺现象,在这一组患者中可有抗核抗体阳性,C3水平减低。

四、诊断

诊断标准:FS是一个综合征,没有特异化验检查及其他辅助检查,根据临床特征及典型压痛点进行确诊。目前采用1990年纤维肌痛综合征的分类标准,其内容如下。

(一)持续3个月以上的全身性疼痛

身体的左,右侧,腰的上,下部及中轴骨骼(颈椎或前胸或胸椎或下背部)等部位同时疼痛时才认为是全身性疼痛。

(二)压痛点用拇指按压

按压力约为4kg,按压18个压痛点中至少有11个疼痛,这18个(9对)压痛点部位是:枕骨下肌肉附着处;斜方肌上缘中点;第5~7颈椎横突间隙的前面;冈上肌起始部,肩胛棘上方近内侧缘;肱骨外上髁远端2cm处;第2肋骨与软骨交界处;臀外上象限,臀肌前皱襞处;大粗隆后方;膝内侧脂肪垫关节折皱线的近侧。同时满足上述2个条件者,可诊为纤维肌痛综合征。

五、鉴别诊断

虽本综合征据称也多与类风湿关节炎,系统性红斑狼疮,风湿性多肌痛,甲状腺功能减退症并存(在我国似也不多见),但这些病都各具特点鉴别并不困难,鉴别较困难的有以下疾病。

(一)精神性风湿病

纤维肌痛综合征易与精神性风湿病相混淆,但两者有显著不同,精神性风湿病有带感情色彩的症状,如把疼痛描述成刀割火烧样剧痛,或描述为麻木,发紧,针扎样或压迫性疼痛,这些症状常定位模糊,变化多端,无解剖基础,且不受天气或活动的影响,患者常有精神或情感紊乱,如精神神经病,抑郁,精神分裂症或其他精神病,区别两者是重要的,因前者更难处理,常需精神病专家治疗。

(二) 慢性疲劳综合征

慢性疲劳综合征包括慢性活动性EB病毒感染和特发性慢性疲劳综合征,表现为疲劳,乏力,但缺少基础病因,检查患者有无低热,咽炎,颈或腋下淋巴结肿大,测定抗EB病毒包膜抗原抗体Lgm,有助于鉴别二者。

(三) 风湿性多肌痛

风湿性多肌痛表现为广泛性颈,肩胛带,背及骨盆带疼痛,但根据血常规,60岁以上的老人,滑膜活检示炎性改变,对激素敏感等特点,可与纤维肌痛综合征相鉴别。

(四) 类风湿关节炎

RA和纤维肌痛综合征患者均有全身广泛性疼痛,发僵及关节肿胀的感觉,但纤维肌痛综合征的关节无肿胀的客观证据,它的晨僵时间比RA短,实验室检查包括类风湿因子,血沉,关节X线片等也都正常,纤维肌痛综合征的疼痛分布范围较广,较少局限于关节,多位于下背、大腿、腹部、头部和髋部,而RA的疼痛多分布于手腕,手指和足趾等部位。

(五) 肌筋膜痛综合征

肌筋膜痛综合征亦称局限性纤维炎,也有深部压痛点,易与纤维肌痛综合征相混淆,但两者在诊断,治疗和预后都有不同之处。

六、治疗

纤维肌痛综合征西医治疗

纤维肌痛综合征是一种特发性疾病,其病理生理至今不明,因此对它的治疗方法也不多。目前的治疗主要致力于改善睡眠状态、减低痛觉感受器的敏感性、改善肌肉血流等。

(一) 西医治疗

1. 消除症状加重的诱因,下列因素与本病加重有关,应严格控制:

①寒冷、潮湿环境。②躯体或精神疲劳。③睡眠不佳。④体力活动过度抑或过少。⑤焦虑与紧张。

2. 药物治疗

(1) 阿米替林:该药是一种抗抑郁药,睡前口服25~50mg,对疼痛、失眠、晨僵有明显改善,其作用机制是改善5-羟色胺的缺乏,有明显焦虑者可并用艾司唑仑(舒乐安定)1mg,一天3次,口服。阿米替林的不良反应可有口干、便秘、视力模糊、尿潴留、眼压升高、心动过速等,因此有严重心脏病、青光眼、前列腺肥大、尿潴留者禁用。

(2) 环苯扎林(胺苯环庚烯):此药对FS患者肌痛、失眠有一定疗效,每天口服10~40mg。

(3) 氯丙嗪:25mg睡前服,可改善睡眠,减轻肌痛及肌压痛。重者还要用三氟拉嗪1~2mg,睡前服。

3. 非药物治疗及其他治疗 文献报道,心血管适应训练(cardiovascular fitness training)及肌电图生物反馈训练(EmC-biofeedback training)有一定疗效。

(二) 心理治疗

本病多见于青壮年女性,有明显的神经精神症状,如头痛、失眠、心烦焦虑等,因此在发病及临床表现中都有明显的心理障碍,医生应耐心解释、指导,注意心理治疗。

(三)其他治疗 如局部交感神经阻断、痛点封闭、经皮神经刺激、干扰电刺激、针灸、推拿、磁疗、综合电磁热治疗、远红外旋磁仪治疗等均可试用。这些治疗的疗效和机制尚有待进一步研究。

七、预后

纤维肌痛综合征是一个比较难以治愈的疾病,目前没有特效的治疗措施,需要患者和家庭付出艰辛的努力。但这种病不会造成肢体功能障碍和危及生命,预后良好。总体来说,年龄愈小预后愈好,儿童较成人预后好得多,大多数会完全恢复,而且恢复时间也较早。患者平日要放松心情,解除顾虑,坚持规律的体育运动,要培养多方面兴趣,多与人交往接触,对预后大有帮助。

(杜 宏 罗 佳 甘 露)

第三十四章 强直性脊柱炎

第一节 病因病理

强直性脊柱炎（AS）系以中轴关节慢性炎症为主的疾病，病变主要累及骶髂关节与脊柱，本病的标志为骶髂关节炎。常见症状为腰背、臀区疼痛和僵硬，活动后可缓解；晚期可发生脊柱强直、畸形以至于严重功能障碍。严重的髋关节受累是引起患者残疾的重要因素。AS 的病因至今未明。流行病学中，基因与环境因素在发病中发挥作用。已经证实 AS 的发病和 HLA—B27 密切相关，并有明显家族发病倾向。

AS 的病理性标志和早期表现之一为骶髂关节炎。脊柱受累到晚期的典型表现为竹节状脊柱。外周关节的滑膜炎在组织学上与 RA 难以区别。肌腱末端病是本病的特征之一。因主动脉根部局灶性中层坏死可引起主动脉环状扩张，以及主动脉瓣膜尖缩短变厚，从而导致主动脉瓣膜关闭不全。

第二节 临床表现

本病发病年龄多在 13～31 岁，30 岁以后或 8 岁以前发病者较少。本病发病缓慢，开始腰背部或腰骶部不适或疼痛，有时可放射至髂嵴或大腿后侧，疼痛可因咳嗽、打喷嚏或其他牵扯腰背部的动作而加重。清晨或久坐、久站后腰背部疼痛加重并伴僵硬感，活动后疼痛和僵硬可缓解。疾病早期疼痛多为一侧呈间断性，几个月后疼痛多于双侧呈持续性，以后随病情进展可出现胸或颈椎疼痛，进行性脊柱活动受限甚至畸形。非对称性、少数关节或单关节及下肢大关节的关节炎为本病外周关节炎的特征。我国患者除髋关节外，膝和其他关节的关节炎或关节痛多为暂时性，几乎不引起关节破坏与残疾。肌腱、韧带附着点炎症为 AS 特征性改变。胸肋关节、柄胸联合等部位附着点炎症可导致胸痛，呼吸受限；跟腱、足弓附着点炎症可导致站立、行走时疼痛。

AS 者全身症状一般较轻，少数有发热、疲倦、消瘦、贫血等。虹膜炎或虹膜睫状体炎见于 1/4 的患者，部分可先于 AS 关节症状出现，单侧或双侧交替发生，一般可自行缓解，反复发作可致视力障碍。主动脉瓣关闭不全、二尖瓣关闭不全、心房扩大及传导阻滞见于 3.5%～10% 的患者。1/4 患者出现慢性中耳炎；因骨折导致脊髓压迫可有相应的神经症状；慢性进行性马尾综合征为 AS 后期罕见而重要的并发症，表现为尿道、肛门括约肌功能不全，小腿或臀部痛觉消失，逐渐发展为尿、大便失禁、阳痿，其发生原因未明。极少数患者出现肺上叶纤维化，有时伴空洞形成而被认为结核。AS 可并发 IgA 肾病和淀粉样变性。

早期 AS 体征不多，可伴骶髂关节、髂嵴、耻骨联合等部位与肌腱、韧带附着点压痛。有周围或关节外表现者查有相应体征。随着疾病的发展可见明显脊柱关节活动障碍甚至畸形，可出现骶髂关节叩痛压痛阳性，骨盆挤压及分离试验阳性，"4"字试验阳性，枕墙距＞0cm，颌胸距＞0cm，胸廓活动度＜2.5cm，Schober 试验＜4cm。

第三节 诊断与鉴别诊断

一、诊断

诊断标准：近年来有不同标准，如今仍沿用 1984 年修订的纽约标准。

（一）X 线片呈现（必要条件）

双侧的骶髂关节炎在Ⅱ级以上，可见局限性侵蚀和硬化，但关节间隙无改变；骶髂滑膜关节前下部 1/3 至 1/2 处，尤其在髂骨面病变有无边缘侵蚀和糜烂。单侧在Ⅲ级以上，即为中度，伴以下一项以上变化，明显侵蚀，硬化，增宽/狭窄或部分强直。

（二）临床表现

炎性下背痛，腰椎活动受限，扩胸度减少。

出现骶髂关节炎加临床表现三项中的任一项既可做出诊断。

二、鉴别诊断

（一）类风湿关节炎

无明显的种族差异；有不明显的阳性家族史；女性大于男性；一般发病年龄在 30～50 岁；外周关节分布为多关节，小关节大于大关节，上肢大于下肢，成对称性；骶髂关节很少受累；脊柱受累在 C1～C2；肺部表现为肺间质纤维化、胸膜炎；类风湿因子多为阳性；HLA-B27（+）6%（正常分布）；HLA-DR4 为＋；病理特征为滑膜炎；X 线特征为手足小关节的侵蚀。

强直性脊柱炎：白种人发病率高；有明显阳性家庭史；男性大于女性；发病年龄在 20～30 岁；外周关节分布为少关节，大关节大于小关节，下肢大于上肢，呈非对称性；骶髂关节大多受累；整个脊柱受累，多为上行性；无类风湿结节；肺部肺上叶纤维化；类风湿因子呈阴性；HLA—B27（+）90%；HLA—DR4 为 (-)；病理特征为附着点炎；X 线特征为骶髂关节炎。

（二）骶髂关节结核

常为单侧发病，主要为关节破坏，软骨下骨硬化不明显，数月内可有脓肿出现。患者多有原发病灶，血沉显著增高。

（三）髂骨致密性骨炎

本病多见于青年女性，其主要表现为慢性腰骶部疼痛和发僵。临床检查除腰部肌肉紧张外无其他异常。诊断主要依靠 X 线前后位平片，其典型表现为在髂骨沿骶髂关节之中下 2/3 部位有明显的骨硬化区，呈三角形者尖端向上，密度均匀，不侵犯骶髂关节面，无关节狭窄或糜烂，故不同于 AS。

（四）其他血清阴性脊柱关节病

AS 是血清阴性脊柱关节病的原型，在诊断时必须与骶髂关节炎相关的其他脊柱关节病（如银屑病关节炎、肠病性关节炎）或赖特综合征相鉴别。

第四节 银质针治疗

一、操作方法

患者取俯卧位，腹部垫入高度适宜的枕头。

1. 颈椎、胸椎、腰部深层肌与小关节进针法每次于脊椎椎板及小关节囊处，左右各侧分成 2 行布针 12 枚，每行 6 枚，针距为 1～2cm。银质针直刺到达椎板骨膜处，深度通常约为 3cm。

2. 骶髂关节进针法左右两侧分成 2 行布针 6 枚，每行 3 枚，针距为 1cm。由后内上方向前外下主斜刺，穿过骶髂关节长短韧带及骨间韧带直达关节内。

3. 髂后上棘内缘与骶骨外缘进针法左右各侧分成 2 行布针 8 枚，每行 4 枚，针距为 1～2cm。由后外上方向前内下方斜刺，分别穿过肌层达骶棘肌起及臀大肌起处。

4. 将银质针与银质针导热巡检仪连接，设置合理温度，时间 15～20min。

二、注意事项

1. 银质针治疗前应先采用牵压整脊疗法，松解腰部深层肌及小关节，一般松解 L3～S1 三个节段即可明显改善腰部活动度。整脊松解手法每周 1 次，手法后静脉滴注胞磷胆碱、三磷腺苷、肌苷、地塞米松等药，连续 3 天。

2. 银质针疗法与药物治疗并用具有良好疗效。首选柳氮磺胺吡啶（SASP）用药 4～8 周后可有显效，剂量为 1.5～3.0g/d。非甾体抗感染药（NSAID）雷公藤制剂、硫唑嘌呤等药也可酌情选用。

3. 针后 1 周开始用自制中药外敷 3～4 周。中药主要成分为川乌、草乌、透骨草、红花、防风、土鳖虫、地龙、蜂房、杜仲等。每剂中药用两层纱布缝制成袋装药备用。每剂药用 2 天，每天 2 次。用药期间开始腰髋部功能锻炼。

（李浩炜）

下篇 中医篇

第三十五章 风湿病的病因病机

中医对风湿病病因的认识，早在《内经》中即有记载。"风寒湿三气杂至，合而为痹"（《素问·痹论》）代表了古人对风湿病外因的认识，同时古人也意识到外因只是疾病发生发展的外部条件，内因则是疾病发生演化的根本因素。故《素问·评热病论》指出"风雨寒热，不得虚，不能独伤人"，又指出"不与风寒湿气合，故不为痹"，体现了古代的唯物辩证思想。概括地说正气不足是风湿病发生的内因，是本；而风、寒、湿邪则是风湿病发生的外在因素，是标。现代流行病学的调查，也证明了古代对风湿病的病因认识是正确的。例如，日本多留淳文调查类风湿关节炎（以下简称为"类风失"）的病因，结论是本病的病因主要是气候因素，其中比寒冷更有影响的是湿度，同时指出引发类风失的诱因50%是过劳。我国上海陈之才也曾对200例患者的类风失病因进行调查，结论是内因荣血不足、气血亏损、肝肾不足、内湿等，外受风寒与潮湿而诱发本病者占47%。费天通对300例类风失患者进行询问、观察，认为起因多为寒湿，尤以身体过劳或妇女产后体虚，继受寒湿而致病者居多。因此，分析风湿病之病因，应从内、外因两方面考虑。

现将风湿病的病因病机详析如下。

一、外感六淫之邪

六淫外邪是风湿病的外因。《内经》提出风、寒、湿三气杂至合而为痹论，并认为，虽然是三气杂至，但因受邪次序有先后，感邪程度有偏重和轻重，发病后的症状则不尽相同，即所谓风气胜者为行痹，寒气胜者为痛痹，湿气胜者为著痹。风寒湿邪，闭阻经络、关节，使气血运行不畅，不通则痛，故而引起肢节疼痛。风邪善行数变，故行痹表现为关节游走疼痛。寒为阴邪，其性凝滞，主收引，寒气胜者，气血凝滞不通，发为痛痹，表现为关节冷痛。湿为阴邪，重浊黏滞，阻碍气血运行，故著痹表现为肢体重着，痛处不移。以上所说的三痹，只是三气杂至一气偏盛的典型病证，如若三气之中两气偏盛，表现出的症状就复杂了。例如风邪与寒邪两邪偏重的情况下，表现为风寒痹阻证候，关节不仅呈游走性疼痛，同时伴有关节冷痛、屈伸不利。再如，寒邪与湿邪两邪偏胜，则表现为寒湿痹阻证候，即关节肢体不仅冷痛，同时伴重着、肿胀。当然也可能出现风、寒、湿三邪邪气相当合而为病的情况，形成风寒湿痹阻证候，则具有关节冷痛、游走不定及沉重、肿胀等三邪致病的表现。由风寒湿邪引起的风湿病，除见于行痹、痛痹、著痹外，多见于漏肩风、肿股风、肌痹、骨痹、历节风、尪痹等病中。

在风、寒、湿三气中，作为外因来讲，哪一种外邪对风湿病的作用更重要呢？历代学者认识并不一致。清·陈念祖曾指出应深究其源，自当以寒与湿为主。盖风为阳邪，寒与湿为阴邪，阴主闭，闭则郁滞而为痛。是痹不外寒与湿，而寒与湿亦必假风以为帅，寒曰风寒，湿曰风湿，此三气杂合之谈也。"（《时方妙用·痹》）在三气之中，陈念祖特别强调了寒与湿，我们认为是正确的。但在寒与湿二者之中，更应强调的是湿邪。汉代的《说文解字》及《神农本草经》都说过："痹，湿病也"。湿邪是风湿病的主要病因，在这一点上古今的认识基本一致。

论湿邪有寒、热之别。古人论痹主要是以寒湿为主，这可能由于痹以关节冷痛为主要表现有关。实际上，不仅寒湿可引起关节痛，湿热同样可以阻滞经脉，引发气血不通而致痹痛。仲景对湿热之邪致痹即有一定认识，其所论及的"湿家病身疼发热"、"湿家之为病，一身尽疼、发热"、"湿家身烦痛"以及对发热的描述为"日晡所剧"等，颇似湿热痹证，亦似今日西医之"风湿热"症状。当然，湿热为痹的观点真正得以发挥，还是在清代温病学派出现之后。

吴鞠通在《温病条辨·中焦篇·湿温》指出："湿聚热蒸，蕴于经络，寒战热炽，骨骱烦疼，舌色灰滞，面目痿黄，病名湿痹，宣搏汤主之这是对湿热致痹的临床表现及治疗方法的具体描述和介绍，所以叶天士曾说从来痹症，每以风寒湿之气杂感主治。召恙之不同，由于暑暍外加之湿热，水谷内蕴之湿热。外来之邪，著于经络，内受之邪，著于腑络"（《临证指南医案·卷七·痹》），明确指出了寒湿与湿热的不同。

湿热阻痹，或由素体阳气偏盛，内有蕴热，或外受风湿之邪入里化热，或为风寒湿痹经久不愈，蕴而化热，或湿热之邪直中入里，均可使湿热交阻，气血瘀滞经脉关节，而现关节肌肉红肿灼痛，屈伸不利。热为阳邪，故可见发热；湿性黏滞，故病程缠绵难解。历节风、骨痹、皮痹、肌痹、脉痹、寒热痹均可见湿热痹症状，而西医所称之类风湿关节炎、风湿性关节炎、系统性红斑狼疮、痛风、皮肌炎等均有湿热痹阻的表现。

后人论风湿病，受《内经》"风寒湿三气杂至"影响，主寒者多而主热者少。随着人们对风湿病认识的不断深入，结合大量临床观察，我们认识到，风湿病属寒者固多，而热者近年来日益增多，特别是风热之邪及火热毒邪致病者。热痹成因一般宗《内经》强调体质因素，如《素也问·四时刺逆从论》云"厥阴有余病阴搏，不足病生热痹。"《素问·痹论》指出"阳气多，阴气少，病气胜，阳遭阴，故为痹热。"因生活环境和气候的变迁，食谱的变化，导致人体感受风寒湿邪入里化热，从而发生热痹。清·顾松园指出"邪郁病久，风变为火，寒变为热。"（《顾氏医镜·症方发明五·痹》）说明风湿病中，有一部分表现为火热之证，究其因，一是外感风热淫邪，二是阳盛之人感受外邪后，由于机体反应状态的不同，可出现热证甚至毒热之证。朱丹溪论痹证病因时，就提出过"风热"侵袭。而火热毒邪引发风湿病，在宋、明时期即有过记载。"风毒走注"作为风湿病因已为不少医家认可。如清·李用粹在《证治汇补·体外门》中记有风流走不定，久则变成风毒，痛入骨髓，不移其处，或痛处肿热或浑身化热。"《杂病源流犀烛·六淫门·诸痹源流》对热毒致痹的表现描述得相当具体。或"由风毒攻注皮肤骨髓之间，痛无定处，午静夜剧，筋脉拘挛，屈伸不得，则必解结疏坚，宜定痛散。或由痰注百节，痛无一定，久乃变成风毒，损骨入髓，反致不移其处……"自唐以后有些医家则强调外受热毒的作用。尤在泾《金匮要略心典》认为"毒者，邪气蕴蓄不解之谓"。明·秦景明《症因脉治》对热痹症状有过具体描述"热痹之证，肌肉热极，唇口燥，体上如走鼠样"。随着对现代疾病的病因及原理认识的深化，我们认识到部分风湿病属于现代医学所谓代谢性疾病，与饮食有着密切的关系，饮食太过精美肥甘则易于内生热毒。另外，长期食入饮食中各种化学添加剂和残留农药等，也会使毒热之邪自内而生，流入四肢关节而发为热痹证。结合古人的认识，分析今日之风湿病，认为风湿病缠绵难愈，久之，脏腑受损，易生寒热之变。加之邪气蕴蓄难解，久而成毒，则生热毒之痹。运用清热解毒之剂治疗风湿病不仅论之有据，且已有大量成功经验。

风热之邪外侵，病邪在表，则阻塞经脉，发热，畏寒，身痛肌酸，皮肤肿胀，甚则筋脉干涸失养，张口困难，五指难展，中医谓之皮痹，西医学之全身性硬化病，可用此病机解释。若素体阳盛之人，风热入里化火，火极生毒，热毒交炽，燔灼阴血，瘀阻脉络，伤于脏腑，蚀于筋骨，热毒伤及血络者，则血热外溢，凝于肌肤则见皮肤红斑，热毒阻滞经络关节则关节红肿热痛，内攻犯脏者，则五脏六腑受累，心、肝、肾、脑受损，可见于中医之骨痹、周痹、西医学之系统性红斑狼疮、类风湿关节炎、风湿热及皮肌炎、硬皮病、still病等疾病中。

关于燥邪导致风湿病，古代医家少有论及，现代中医有"燥痹"之称。燥邪之由来，或外受，或内生。如风燥之邪由外而入，或风热之邪伤人后，燥热耗伤津液，津液干涸而经脉痹阻，其证可见关节疼痛、肿胀、僵硬，口干唇燥，口疮唇疡，目干泪少，苔干脉细；或肝肾虚损，气血生化之源不足，津液枯燥，经脉气血痹阻，口眼干燥，少泪少唾，少涕少汗，目红咽红，龈肿齿疏，干咳少痰，肌肉酸痛。以上两种病因所致的病证，中医均谓之燥痹，与西医之干燥综合征颇似。

二、营卫气血失调

营行脉中，卫行脉外，阴阳相贯，气调血畅，濡养四肢百骸、脏腑经络。营卫和调，卫外御邪，营卫不和，邪气乘虚而入，故营卫失调是风湿病发病的重要原因之一。《素问·痹论》指出"逆其气则病，从其气则愈。"若先天禀赋不足或素体不健，营阴不足，卫气虚弱，或因起居不慎，寒温不适，或因劳倦内伤，生活失调，腠理失密，卫外不固，则外邪乘虚而入。外邪留著营卫，营卫失和，气血痹阻不通则发为痹痛。营卫不和失其固外开阖作用，可出现恶风、自汗，筋脉失养，则头痛、项背不舒。正如《类证治裁·痹证》所云"广诸痹，良由营卫先虚，腠理不密，风寒湿乘虚内袭，正气为邪气所阻，不能宣行，因而留滞，气血凝涩，久而成痹。"营卫之气在表，故风湿病初起，表现有寒热症状和肢节疼痛时，多认为是邪伤营卫所致。若受风寒之邪，营卫闭阻，可表现为恶风恶寒，关节游走疼痛，遇寒增剧。如若湿热之邪外伤营卫，则表现为发热，烦而不安，溲黄，关节红肿、灼热、重着而伸屈不利。此即西医风湿病中的风湿性关节炎、类风湿关节炎、皮肌炎、系统性红斑狼疮、Still病等的早期症状。

历节是风湿病中的一个主要疾病。历节的成因复杂，但初起亦多由外邪伤及营卫而致，正如张仲景在论述历节病时指出："营卫不通，卫不独行，营卫俱微，三焦无所御，四属断绝，身体羸瘦，独足肿大，黄汗出，胫冷，假令发热，便为历节也"（《金匮要略》）。足见营卫失调在风湿病发病中的重要作用。

皮痹也是风湿病中的一个病种。风寒湿邪袭于皮表，发生皮寒，皮肤冷痛，皮肤发硬或麻木，或皮肤瘾疹，中医称此为皮痹，相当于西医学的硬皮病。隋·巢元方《诸病源候论·风病诸候·风不仁候》云"风不仁者，由荣气虚，卫气实，风寒入于肌肉，使血气行不宣流，其状搔之皮肤，如隔衣是也。"硬皮病表现很复杂，有系统性与局限性之分，后者局限于皮肤某一部位，前者除皮损外，尚有内脏损害。中医认为本病初起营卫不和，气血失调，进而皮痹不已传入内脏，故病始起者易治，病久者难已。

营卫与气血在生理功能上相互依赖，但究其理却不尽相同。营卫之气具有的濡养、调节、卫外固表、抵御外邪的功能，只有在气血调和，正常循行的前提下，营卫功能才能充分发挥出来。所以气血失调也是风湿病发病的内在原因之一。《金匮要略》中风历节篇曰："少阴脉浮而弱，弱则血不足，浮则为风，风血相搏，则疼痛如掣"。风湿病是以肢体关节疼痛为主要症状的一类疾病的总称，中医认为"不通则痛"，故肢体关节痛的原因尽管有虚实寒热之不同，但气血凝涩不通则是疼痛的直接病理机制。故《类证治裁·痹证》中云："诸痹……良由营卫先虚，腠理不密，风寒湿乘虚内袭，正气为邪气所阻，不能宣行，因而留滞，气血凝涩，久而成痹。"

气血不调有虚实之分。气血不足当属虚证，气滞血瘀应为实证。气血不足，或因素体血气两虚，或大病之后风寒湿热之邪乘虚而入，流注筋骨血脉，搏结于关节；或痹病日久，气血衰少，正虚邪恋，肌肤失充，筋骨失养，可致关节疼痛无力，并伴气短、食少、面黄、舌淡诸症。

由气血不足而致的风湿病，可见于脾痹、脉痹、骨痹等病之中。风湿病日久，不少病中可见到气血不足或气血不调之证。

三、脏腑阴阳内伤

脏腑内伤，是风湿病发生、发展的重要原因，也是风湿病经久不愈、内传入里的结果。

五脏各有所主。肺主皮毛，肺虚则皮腠失密，卫外不固；脾主肌肉，脾虚则水谷精微化生不足，肌肉不丰；肝主筋，肝虚则筋爪不荣，筋骨不韧；肾主骨，肾虚则骨髓失充，骨质不坚。五脏内伤，血脉失畅，营卫行涩，则风湿之邪乘虚入侵，发为风湿之病。

脏腑内伤，因肝主筋、肾主骨、脾主肌肉，故在风湿病中，主要表现为肝、脾、肾亏损。以肝肾之虚为主，则见关节疼痛，筋脉拘急，腰酸足软；以脾虚为主，则见肌肉关节酸楚疼痛，肌肤麻木不仁，脘腹胀满，食少便溏。

《内经》认为："五脏皆有所合。病久而不去者，内舍其合也。"风湿病初起表现在筋脉皮骨，病久而不愈则可内传入脏，故古有脏腑痹之说。病邪入里一旦形成脏腑痹，则更伤五脏。五脏伤则肢体关节之症随之加重，形成病理上的恶性循环。

肺主气，朝百脉，司皮毛。若皮痹不愈，肺卫不固，病邪循经入脏，致肺失宣降，气血郁闭，而成肺痹。肺痹者亦常因形寒饮冷、哀怒失节、房劳过度等，而伤及脾、肝、肾，致脾失转输，土不生金；肝气过盛，木火刑金；肾不摄纳，金水失调，均可加重肺气的损伤。西医风湿病中之风湿性心脏病、类风湿关节炎伴发的肺炎及胸膜炎、皮肌炎、硬皮病、系统性红斑狼疮等，均可见肺痹表现。

心主血脉。若脉痹不已，复感于邪，内舍于心，则可形成心痹。即脉痹反复发作，重感风寒之邪，则肺病及心，心阴耗伤，心气亏损，心阳不振，则见心悸、怔忡，甚者可致心血瘀痹，心胸烦闷，心痛心悸，进而心阳虚衰，出现心痹重证，而见胸闷喘促、口唇青紫、脉结代等危候。西医风湿病中风湿性关节炎及类风湿关节炎并发心脏损害时，均可见心痹表现。

脾司运化，主肌肉。若肌痹不已，脾气受损，复感寒湿之邪，中气壅塞不通而致脾痹，即"肌痹不已，复感于邪，内舍于脾"。脾痹的表现，一方面是脾胃生化不足，气血之源虚乏，出现四肢乏力，肌肉消瘦，甚则肢体痿弱不用；一方面表现为脾湿不运、胃失和降之证，如胃脘痞满、食少纳呆、大便溏泄等症。脾痹可见于西医风湿病中多种疾病的并发症。

肝藏血，主筋。"筋痹不已，复感于邪，内舍于肝"，或肢体痹证久不愈，反复为外邪所袭，肝气日衰，或由于情志所伤，肝气逆乱，气病及血，肝脉气血痹阻，则可形成肝痹。肝主疏泄，喜条达，恶抑郁，故肝气郁结是肝痹的主要病理表现，证见两胁胀痛，甚则胁下痞块、腹胀如鼓、乏力疲倦等。肝痹主要出现于多种西医学风湿病的并发症。

肾主骨，生髓。因风湿病之主要病位在骨及关节，故多种风湿病后期的主要病理形式为肾气受损，而成肾痹。不仅是骨痹不已而成肾痹，其他五体痹反复不愈，最终均可出现肾痹。除五体痹不已内伤入肾而形成肾痹外，若劳倦过度，七情内伤，久病不愈，损及肾元，亦可出现肾痹之证。西医学的类风湿关节炎、强直性脊柱炎、骨质疏松等，均可以见到骨痹表现。

阴阳失调对风湿病的发病及转归有决定性的作用。首先，人体禀赋不同，阴阳各有偏盛偏衰，再加所感受的邪气有偏盛，因而风湿病有寒与热的不同表现。《素问·痹论》中说："其寒者，阳气少，阴气多，与病相益，故寒也；其热者，阳气多，阴气少。病气胜，阳遭阴，故为痹热。"其次，肾主骨，肝主筋，故风湿病久延不愈多科可伤及肝肾。若伤及肝肾之阴，则会出现关节烦疼或骨蒸潮热，腰膝酸软，筋脉拘急，关节屈伸不利和（或）肿胀变形。若伤及肝肾之阳，则表现为关节冷痛、肿胀、变形，疼痛昼轻夜重，足跟疼痛，下肢无力，畏寒喜暖，手足不温。

四、痰浊瘀血内生

痰浊与瘀血既是机体在病邪作用下的病理产物，也可以作为病因作用于人体。风湿病大多为慢性进行过程，疾病既久，则病邪由表入里，由轻而重，导致脏腑的功能失调，而脏腑功能失调的结果之一就是产生痰浊与瘀血。例如，风寒袭肺，肺气郁闭，则肺津凝聚成痰；寒湿困脾，脾失运化，湿聚成痰；痹证日久，伤及肾阳，水道不通，水湿上泛，聚而为痰，若伤肾阴，虚火灼津变成痰浊；肝气郁滞，气郁化火，炼津为痰。加之风湿闭阻心气，血脉瘀滞，气滞血凝。风湿病日久，五脏气机紊乱，升降无序，则气血痰浊交阻，痰瘀乃成。

痰瘀既成，则胶着于骨骱，闭阻经络，遂致关节肿大、变形、疼痛加剧，皮下结节，肢体僵硬，麻木不仁，其证多顽固难已。

痰瘀作为病因，或偏于痰重，或偏于瘀重，或痰瘀并重，临床表现亦不尽同。若以痰浊痹阻为主，因痰浊流注关节，则关节肿胀，肢体顽麻；痰浊上扰，则头晕目眩；痰浊壅滞中焦，气机升降失常则见胸脘满闷，纳差泛恶。若以瘀血为主，则血瘀停聚，脉道阻涩，气血运行不畅而痛，表现为肌肉、关节刺痛，痛处不移，久病不已，痛处拒按，局部肿胀或有瘀斑。若痰瘀互结，痹阻经脉，痰瘀为有形之物，留于肌肤，则见痰核、硬结或瘀斑；留著关节、肌肉，则肌肉、关节肿胀疼痛；痰瘀深著筋骨，则骨痛肌痿，关节变形、屈伸不利。由此可知，痰瘀痹阻是风湿病中的一个重要证候。该证候多出现于中医风湿病之中晚期，可见于筋痹、脉痹、骨痹、心痹、肺痹中，西医学的类风湿关节炎、系统性红斑狼疮、皮肌炎、硬皮病、结节性多动脉炎、强直性脊柱炎等均可见之。故清·董西园论痹之病因曾谓"痹非三气，患在痰瘀"（《医级·杂病》），确是对《内经》痹病病因学的一个发展。

综上所述，风湿病之发生是内因与外因互相作用的结果，六淫杂感是外在的致病因素，而营卫气血失调和脏腑功能紊乱是风湿病形成的内在基础。六淫杂至，或风寒相合，或寒湿相兼，或风湿、湿热并见，或毒火、燥邪外侵，由于人体禀赋阴阳有偏盛偏衰之异，故感邪后有寒化、热化之别。风湿病日久，复感外邪，内舍脏腑，则脏腑内伤而出现各种脏腑证候，兼之痰瘀内生，留着骨骱关节，致风湿病缠绵难已。

风湿病的复杂性不仅表现为病性的多样，也表现在病位的传化演变上。风湿病是个慢性复杂过程，其病位的传变有多方面的表现。如表现为皮、肉、脉、筋、骨五体痹的传变。金·张子和《儒门事亲·指风痹痿厥近世差玄说》云"广皮痹不已而成肉痹，肉痹不已而成脉痹，脉痹不已而成筋痹，筋痹不已而骨化痹。"再如，五体痹向五脏痹传变，《素问·痹论》云："骨痹不已，复感于邪，内舍于肾；筋痹不已，复感于邪，内舍于肝；脉痹不已，复感于邪，内舍于心；肌痹不已，复感于邪，内舍于脾；皮痹不已，复感于邪，内舍于肺。"此外，还有五脏痹之间的传变。如《素问·玉机真脏论》云"肺痹，发咳上气。弗治，肺即传而行之于肝，名曰肝痹。"风湿病的传变是复杂的，不会一成不变，其基本规律是由表入里，由实转虚，表里虚实相间则更为常见。

（谢小燕　朱宝惠）

第三十六章 风湿病的治疗原则及治法

一、风湿病的中医治疗原则

风湿病的中医治疗原则，是根据四诊所收集的客观的临床表现，以中医的整体观念为指导，运用辨证论治的方法，在对风湿病综合分析和判断的基础上提出来的临证治疗法则。它包括了扶正祛邪、标本缓急、正治反治、三因制宜、宣散疏通、同病异治与异病同治、守方与变方、知常达变与既病防变、杂合以治等内容。

（一）扶正祛邪

"正"指正气，是人体对疾病的防御能力、抵抗能力、自然修复能力以及人体对内、外环境的适应能力。"邪"指邪气，是指各种致病因素，以及由这些致病因素导致脏腑功能失调而产生的病理产物，也即继发性的致病因素。疾病的过程，是正气和邪气矛盾双方斗争的过程。因此，在治疗原则上，其首要大法离不开"祛邪"、"扶正"。

扶正，就是运用补益正气的药物或其他方法以扶助正气、增强体质、提高机体的抗病能力，达到祛除病邪、恢复健康的目的。如对风湿病见有气虚、血虚、阴虚、阳虚、脾胃虚弱、肝肾不足等表现者，可相应地运用补气、补血、滋阴、助阳、补脾益胃、补益肝肾等法。扶正法适用于以正虚为主的病证。

祛邪，就是运用宣散攻逐邪气的药物或其他治疗方法（如针灸、推拿、药熨等），以祛除病邪，从而达到邪去正安的目的。祛邪法适用于以邪盛为主的病证。根据邪气性质不同及其所侵犯人体部位的不同，选用相应的方法。如风邪胜，以祛风为主；寒邪胜，以散寒为主；热邪胜，以清热为主；湿邪胜，以祛湿为主；痰浊者，以化浊涤痰为主；瘀血者，以活血化瘀为主等。

运用扶正祛邪的法则，必须根据邪正盛衰消长的情况，分清主次先后，分别采取以扶正为主兼顾祛邪，或以祛邪为主兼顾扶正，或祛邪扶正同用的方法。例如，热痹，实热内盛并伤及阴液证候，既出现关节红肿热痛、筋脉拘急、昼轻夜重的症状，又可出现烦渴、舌红少津、脉细数等症。对此，如单纯用清热养阴法，则嫌不足，故须以祛邪为主，兼顾正气，将清热解毒逐瘀之药与养阴清热之品合用更为妥帖。又如，症见筋脉牵扯拘急，骨节疼痛，伴见形瘦乏力、烦躁盗汗、头晕耳鸣、面色红赤、腰膝酸软、关节红肿热痛或变形、关节不可屈伸等，此为肝肾不足或长期妄用温燥而损伤肝肾之阴，筋骨失于濡养，血虚生风之故，当治以滋肾养肝为主，而兼佐活血通络之品。再如，痹久者气血衰少，重感风寒湿之邪，原病势必加重，而为正虚邪实之证。这时，先扶正后祛邪，还是先祛邪后扶正，则需根据临床具体证候表现，灵活掌握。

另外，有些风湿病往往反复发作。一般而言，在发作期以祛邪为主，静止期以扶正为主。祛邪不可过缓，扶正不可峻补。

（二）标本缓急

所谓"本"是相对"标"而言。任何疾病的发生、发展过程都存在着主要矛盾和次要矛盾。"本"即是病变的主要矛盾和矛盾的主要方面，起着主导的决定性作用；"标"是病变的次要矛盾和矛盾的次要方面，处于次要的从属的地位。因此，标本是一个相对的概念，可用以说明多种矛盾间及矛盾双方间的主次关系。例如：从邪正关系来说，正气为本，邪气为标；从病因与症状来说，病因是本，症状是标；从病变部位来说，内脏病证是本，体表病证是标；从疾病发生的先后来说，旧病是本，新病是标，原发病是本，继发病是标等。由于标本所指不同，因此在临床上，用分清标本的方法，来决定治疗方法针对病证的先后缓急，就有了"治病求本"和"急则治其标，缓则治其本"等治疗原则。

"治病求本"，就是指首先要了解导致疾病的根本所在而求之。病之"本"能除，"标"也就随之而解，如肢体关节红肿热痛，得凉则舒，屈伸不利，或见壮热烦渴，舌红苔黄，脉滑数者，证属热痹。病因病机是热毒之邪侵袭肢体关节，为其"本"，而关节红肿热痛的症状则为"标"，治疗只能用清热解毒、凉血通络以治其本，而其症状之"标"可随之自然缓解。又如，关节肌肉酸痛，在实证中可由风邪、寒邪、湿邪、热邪等阻滞经络所致；在虚证中可由气血阴阳不足等引起。治疗时，就必须找到其病因病机所在，对实证分别用祛风、散寒、逐湿及清热解毒等治法，对虚证分别用调补气血、滋肾养肝、温阳益气等治法。这种针对病因病机的治疗，就是"治病求本"。正如清·李用粹《证治汇补·痹证》云"治当辨其所感，注于何邪，分其表里，须从偏盛者为主，风宜疏散，寒宜温经，湿宜清燥，审虚实标本治之。"拔其本，诸证尽除矣。

"急则治标，缓则治本"，指在标象很急的情况下，如不先予以治标，可能会危及生命，或影响该病的预后，或加重病理的改变，或影响本病的治疗，就要首先治其标。一般情况下，风湿病势缓而不急者，皆从本论治。但如病之时日已久，气血已虚，正气不足，复感外邪而出现急性发作期症状，可根据"急则治标"的原则，先以祛风散寒等祛邪之法逐其表邪，待其发作期症状缓解后，再予补气养血等扶正法以治其本。可见急则治其标"多为权宜之计，待危象消除，还应缓图其本，以祛除病根。

标本同治之法也是风湿病常用的一个治疗法则。例如，产后感受外邪而见肌肤肢体麻木，酸楚疼痛，或见经脉挛急不舒，面色苍白无华，唇色淡白，舌淡，脉细，这时治疗可用补血之药如熟地黄、当归、白芍等治其本，同时用舒筋活络之品如鸡血藤、豨莶草、片姜黄、海桐皮、威灵仙等以治其标，就是标本同治之法。这种标本同治，有助于提高疗效，缩短病程，故为临床所常用。

（三）正治反治

《素问·至真要大论》提出了"逆者正治，从者反治"两种治疗法则。就其本质而言，仍然是治病求本这一根本法则的具体运用。

所谓"正治"，就是通过分析临床症状和体征，辨明其病变本质的寒热虚实，然后分别采用"寒者热之"等不同的方法来解决。因其属于逆证候而治的一种正常的治疗方法，所以"正治"也称为"逆治"。由于临床上大多数疾病的征象与疾病的性质相符，如寒病见寒象，热病见热象，虚病见虚象，实病见实象，所以正治法是临床上最常用的一种治疗方法。通过正治，用药物的温清补泻之偏，达到补偏救弊，阴阳调和的目的。如寒者温之，寒痹用散寒温阳法；热者清之，热痹用清热法；虚者补之，气血不足、肝肾亏虚者用补气养血、滋补肝肾法；留者去之，湿痹用祛湿通痹法，痰瘀阻滞者，用化痰祛瘀法等。

"反治"用于疾病的证候本质与临床表现不一致的病证，属顺从疾病的假象而治的一种法则,也称为"从治"。究其实质,仍然是治病求本。一般来说,疾病的本质与现象是一致的,但如果病势严重,也可以出现本质与现象不相一致的情况;有些个别情况,虽然病势并非严重,但由于病机变化中,阴阳之气出现逆乱,如"寒包火"或"阳气闭郁",也能出现病证不一致的现象。"反治"的具体临床应用有"寒因寒用"、"热因热用"、"通因通用"、"塞因塞用"等。举热痹为例,热痹其本质是热,但在阳热亢盛时,或因内热闭郁、阳气不得外达时,有时出现恶寒战栗、四肢逆冷的假寒现象。如果辨明了这是内真热、外假寒,而治以寒凉之药以清热宣痹,这就是"寒因寒用"。总之,临床上要知常达变,灵活运用正治法与反治法。

（四）三因制宜

疾病的发生、发展、转归与自然环境和人体的体质情况密切相关。因此,临床治疗必须根据不同季节、不同地区和不同体质的特点,具体分析,区别对待。

1. 因时制宜　根据不同季节气候的特点来考虑治疗用药的原则称之为"因时制宜"。如春夏季节,气候由温渐热,阳气升发,人体腠理疏松开泄,易多汗出,这时虽患风寒湿痹,但在应用辛散温热之药时,药量不宜过大,以防阳气耗散或汗多伤阴;秋冬季节,气候由凉转寒,阴盛阳衰,人体腠理致密,阳气敛藏于内,这时可根据病情,适当加大温热、宣通之品用量,以增强祛风、散寒、利湿、通络的作用,慎用寒凉之药,即使治疗热痹,在大多清热、通络药味中,也应少佐些辛散宣通之品,以增强透发的作用。

2. 因地制宜　根据不同地区的地理环境特点,来考虑治疗用药的原则,即是"因地制宜"。不同地区,由于地势高低、气候条件及生活习惯等的不同,人的生理活动和病变的特点也不尽相同,所以治疗用药也有所变化。如我国西北地区,地势高而气候寒冷,人体腠理往往开少而闭多;南方地区,地势低而气候温热潮湿,人体腠理开多而闭少。西北地区则罹患风寒痹者较多,治疗时慎用寒凉药;南方地区则罹患湿热痹者较多,治疗时慎用温热药。正如《素问·六元正纪大论》所云"用热远热,用凉远凉,用温远温,用寒远寒。"

3. 因人制宜　根据患者的年龄、性别、体质、生活习惯等不同特点,来考虑治疗用药的原则,叫"因人制宜"。在同一季节、同一地理环境,虽感受同一种邪气,但其发病情况往往因人而异。

年龄不同、生理状况不同、气血盈亏不同,治疗用药应有所区别。如小儿生机旺盛,但气血未充,脏腑娇嫩,易寒易热,易虚易实,病情变化较快,因此,治疗中忌用峻剂,少用补剂,而且用药量宜轻,对马钱子、川乌、草乌、附子、蜈蚣等有毒峻烈类药物,尽量少用或不用;老年人气血亏虚,生理功能减退,故患病多虚或正虚邪实证,治疗宜顾其正气为本,虚证宜补,邪实须攻时宜慎重,而且祛邪药物剂量较青壮年宜轻,以免损伤正气。《温疫论·老少异治论》说"凡年高之人,最忌剥削。误投承气,以一当十;误投参术,十不抵一。盖老年荣卫枯涩,几微之元气易耗而难复也,不比少年气血生机甚捷,其气勃然,但得邪气一除,正气随复。所以老年慎泻,少年慎补,何况误用也。亦有年高禀厚年少赋薄者,又当从权,勿以常论。"总之,一般用药剂量,亦须根据年龄加以区别,药量太小则不足以祛病,药量太大则反伤正气,不得不注意。

男女性别不同,生理特点有异。妇女有经带胎产的情况,治疗用药应加以考虑。适逢月经期、妊娠期、产褥期,对于峻下、活血化瘀、辛热攻伐、滑利走窜之品,应当禁用或慎用。

由于每个人的先天禀赋和后天调养不同,个人素质不但有强弱,而且还有偏寒偏热的差异。

一般来说，阳盛或阴虚之体，慎用温热之剂；阳虚或阴盛之体，慎用寒凉之剂，所以体质不同的人患风湿病，治疗用药应有所区别。

另外，患者的职业、工作条件以及性情及精神状态等，对风湿病的发生、发展都有一定影响，诊治时亦应有所注意。

（五）宣散疏通

宣散疏通，即是宣散邪气，疏通经络，这是风湿病最常用的治疗法则。风湿病最基本的病机是"气血闭阻不通"，"不通则痛"。通过宣散，使邪气散除，营卫复常，经络通畅，风湿病方能逐渐痊愈。在治疗中，必须根据"不通"的具体的病因病机，选用不同的宣通治法。如行痹者宜辛散祛风、活络宣通；痛痹者宜辛温散寒温通；着痹者宜燥湿利湿通利；热痹者宜清热通络；气虚者宜益气通络；血虚者宜养血通络；阴虚者宜滋阴通络；阳虚者宜温阳通络；痰瘀相兼者宜燥湿化痰、活血化瘀通络。在运用宣散疏通法则时还必须结合病邪痹阻部位、深浅及病程的久暂等情况。如初病邪阻肌表经络，病位浅者，宜祛邪宣通为主；久病邪气侵入筋骨，病位深者，宜搜风通络；初病多实，慎用补药；久病多虚，慎用攻伐药。明·李梴《医学入门·痹证》说：痹者"初起，骤用参芪归地，则气血郁滞，而邪郁滞经络不散，虚者乌头粥，实者只以行湿流气之药主之……久而不愈，宜峻补真阴，使气血流行，则病邪随去。"在应用宣散疏通治则时，配以"引经药"、理气活血药、温经通络药，效将更佳。

（六）同病异治与异病同治

同病异治与异病同治，是根据辨证论治的理论而制定的治疗法则。同一种疾病在病程变化中可出现多种证候，治疗时根据不同的证候，选用不同的方法治疗，这叫同病异治。不同种类疾病，在病程变化中可能出现相同的证候，如肌痹、脉痹、筋痹都可见气虚血瘀证候，治疗时均采用益气活血通络的治法，这叫作异病同治。另外，中医风湿病是一大类疾病的总称，既包括同类病的多个子病种，又包括多种西医风湿病，如风湿热、风湿性关节炎、强直性脊柱炎、类风湿关节炎等。对于这些西医疾病，用中医辨证论治去诊治，在某一病程阶段上可能会出现相同的中医证候，那么将采用同一治法，这也是异病同治。由此可见，同病异治与异病同治是中医学辨证论治在临床应用上的具体体现。

（七）知常达变与既病防变

《素问·四气调神大论》曰："不治已病治未病，不治已乱治未乱。……夫病已成而后药之，乱已成而后治之，譬犹渴而穿井，斗而铸锥，不亦晚乎？"又《淮南子》也载有"良医者，常治无病之病，故无病；圣人者，常治无患之患，故无患也。"《素问·阴阳应象大论》亦说"故邪风之至，疾如风雨，故善治者，治皮毛，其次治肌肤，其次治筋脉，其次治六腑，其次治五脏。治五脏者，半死半生也。"中医学"治未病"的精神，是"未病先防"、防止疾病发生、发展与转变的一个重要法则。因此，应首先要掌握其发生、发展的一般规律，此谓"知其常"；然后，分析认识其在病理变化过程中出现的多种复杂的变化，此谓"达其变"。根据其病变发展、转变的规律，提前治疗，防止其发展和转变，使其"截断"，这就是"既病防变"。中医风湿病是一类很复杂的疾病，如发病后不及时诊治，病邪有可能由表入里，步步深入，以致侵犯内脏，从而使病情愈来愈深重，治疗也愈加困难。因此，掌握其发生发展规律及传变途径，进行有效的治疗，控制其传变，就显得十分重要。《灵枢经·周痹》中说"周痹者在于血脉之中,随脉以上,随脉以下,不能左右,各当其所。……痛从上下者,先刺其下以过之,后刺其上以脱之;痛从下上者,先刺其上以过之,后刺其下以脱之。"意思是说,周痹邪在血脉里面,随着血脉或上或下,不能左右流走,分别在病邪所在的部位疼痛。它的针刺方法是,其痛如从上而下的,先刺其下以阻止病势发展,然后刺其上以除其根;若疼痛是从下而上的,应先刺其上以阻止病势的发展,然后再刺其下以除其根。以上是举针刺为例,说明既病防变的治疗法则。

内服药物治疗也应如此。例如,五体痹在初发病时,就应及时救治以防其传变为五脏痹。如脉痹不已,内舍于心,而成心痹;皮痹不已,内舍于肺,而成肺痹,那么,用药时就要先用少量的补心、益肺之品,先安未受邪之地,而达到既病防变的目的。

（八）守方与变方

守方是指谨守病机,效不更方,坚持长期服药。变方是指随机应变,用药随证的变化而灵活加减变化。

临床上,方贵乎常守,守方最难。一般在辨证准确无误的情况下,是"守"是"变",一是要了解本病的病程及病势的特点,二是要正确认识服药后出现的治疗反应。中医风湿病,除新得急性发作外,多慢性缠绵难以速愈之疾,服几剂药,多只能减轻症状,而达到治愈较困难,尤其久病,药证相符,初投几剂也未必见效。服药后,常可出现三种反应:一是药后症减,此种情况下,守方较易;二是药后平平,守方较难,往往求效心切而变方;三是药后症状加剧,守方更难,往往遇此而迷茫不解,杂药乱投而失去章法。对药后症减者,宜守方继进,但应根据症状消退情况,进行个别药物取舍变化;对药后平平者,往往是症重药轻,要遵守原方,且需加大主药用量,宜重其剂而用之;药后症剧者,除了药不对症,辨证不准确的可能外,还可能是正邪相搏,药达病所的佳象,邪气欲透达外出之故,若确属这种情况,可守方继进,以待佳效,不可轻易改弦易辙,使前功尽弃。守方必须以辨证准确为前提,如病机变,证候变,治法也应变,处方相应要变。正如张景岳所说:"凡治病之道,以确知为寒,则竟散其寒;确知为热,则竟清其热。一拔其本,诸证尽除矣。"

（九）杂合以治

杂合以治的原则,就是采用不同的治疗方法,进行综合治疗。这种治疗原则是中医风湿病治则之一,受到广大临床医生和患者的欢迎。《素问·异法方宜论》曰:"圣人杂合以治,各得其所宜……得病之情,知治之大体也。"《类经·论治论》注释文亦曰:"杂合五方之治,而随机应变,则各得其宜矣。"尽管《内经》中载方不多,但明确记载了"针刺与药物杂合"的治法,后世医家也多提倡内服药、外用药、摩膏、针灸等相结合的治疗方法。由于中医风湿病的范畴广,致病因素多样,病变部位深浅不一,病理属性复杂,采用"杂合以治"的原则,对提高疗效将起到重要作用。

二、风湿病的常用中医治疗方法

治疗原则与具体的治疗方法不同。治疗原则是针对临床病证的总的治疗法则,是用以指导治疗方法的总则。治法则是针对某一具体病证（或某一类型的病证）所采用的具体治疗方法,是治疗原则的具体化。因此,任何具体的治疗方法,总是从属于一定的治疗原则的。例如,各种病证的本质都是正邪相争,从而表现为阴阳消长盛衰的变化。因此,扶正祛邪是总的治疗原则,而在此总的治疗原则指导下所采取的益气、滋阴、养血、补阳等治法,就是扶正的具体方法；而发汗、涌吐、攻下、清解等治法，就是祛邪的具体方法。可见，治疗原则与治法既有严格的区分，又不能混为一谈，但又有着密切的内在联系。

因风、寒、湿、热之邪通常是引起本病的外在因素，所以散寒、祛风、除湿、清热等是风湿病常用的祛邪之法。由于正气虚弱是引起本病的内在因素，因此，和营卫、健脾胃、养气血、补肝肾等是本病的常用扶正之法。罹病日久，气血周流不畅，而致"血停为瘀"，"湿凝为痰"，痰瘀互结，阻闭经络，深入骨骱，胶结难愈，因而化痰软坚、活血化瘀也是常用之法。总之，由于邪气有偏盛，部位有深浅，体质有强弱，阴阳有盛衰，以及邪入人体后其从化各异，故临床见证，有表里俱病、营卫失和、寒热错杂、虚实并见、痰瘀相兼等不同情况，形成多种证候，临床上就需抓主症用多种治法分别治之。由于目前中医风湿病的名称尚不规范统一，其中有不少相近或雷同者，故本书依据目前通行的子病种，将其中常用的治法分述如下：

（一）散风宣痹法

指用疏散风邪的方药，治疗由于风邪外袭，邪留肌表、经络所致的行痹。代表方剂有防风汤、蠲痹汤等。常用药物如羌活、防风、独活、荆芥等。

（二）散寒通痹法

指用辛温散寒的方药，治疗由于寒邪外袭，或素体阳虚，寒邪乘虚深入所致的痛痹。代表方剂有乌头汤、麻黄附子细辛汤、桂枝附子汤等。常用药物有桂枝、附子、乌头、细辛、巴戟天、淫羊藿等。

（三）除湿蠲痹法

指用具有祛湿作用的方药，治疗湿邪为主所致的着痹。代表方剂有薏苡仁汤、麻黄杏仁薏苡甘草汤等。常用药物如薏苡仁、防己、苍术、威灵仙、萆薢、蚕砂、木瓜等。

（四）清热通痹法

指用具有清热燥湿、清热利湿、清热凉血等作用的方药，治疗以热邪为主所致的热痹。当其他病证、邪郁化热时也可配合使用。代表方剂有白虎加桂枝汤、二妙散、三妙丸等。常用药物如生石膏、知母、黄檗、防己、薏苡仁、忍冬藤、生地黄、赤芍、牡丹皮等。

（五）散寒祛风法

指用具有疏散风邪与温经散寒作用的方药，治疗由于风寒之邪侵袭经络关节所致的风寒痹阻证。代表方剂有五积散、小活络丹等。常用药物如桂枝、羌活、独活、防风等。

（六）祛风化湿法

指用具有疏散风邪和化湿作用的方药，治疗风湿之邪阻滞引起的风湿痹阻证。代表方剂有蠲痹汤、七圣散、通气伤风散等。常用药物如羌活、独活、秦艽、海风藤等。

（七）散寒除湿法

指用具有散寒除湿、发汗解表作用的方药，治疗寒湿之邪阻滞引起的寒湿痹阻证。代表方有麻黄加术汤、乌头煎等。常用药物如麻黄、桂枝、白术、茯苓、乌头、独活、秦艽等。

（八）祛湿清热法

指用具有祛湿清热作用的方药，治疗湿热之邪流注关节经络、阻滞气血、病势缠绵的湿热痹阻证。代表方有宣痹汤、加味二妙散等。常用药物如防己、晚蚕砂、秦艽、萆薢等。

（九）清热解毒泻火法

指用具有清热解毒作用的方药，治疗热毒化火深入筋骨所致的热毒痹阻证。代表方有清热解毒丸、白虎汤等。常用药物羚羊角、水牛角、生石膏、金银花、黄芩、黄檗、栀子、胆草、苦参、蒲公英、白花蛇舌草、生地黄等。

（十）祛风散寒除湿法

指用具有祛风、散寒、利湿作用的方药，治疗因风寒湿邪侵袭留着关节阻滞经络而引起的风寒湿痹阻证。代表方有五痹汤、蠲痹汤等。常用药物如羌活、独活、威灵仙、桂枝、防风、泽泻、茯苓等。

（十一）凉血散风法

指用凉血与散风方药相配合，治疗邪热入营血所致的环形红斑的方法。代表方有银翘散去荆芥、豆豉加生地黄、牡丹皮、大青叶、玄参等。常用药物如牡丹皮、生地黄、大青叶、玄参、紫草等。

（十二）养血祛风法

指用养血与祛风的方药相配合，治疗血虚受风所致的肌肤手足麻木、肢体拘急、恶风等。代表方有大秦艽汤等。常用药物如秦艽、当归、熟地黄、川芎、鸡血藤、威灵仙、防风等。

（十三）寒温并用法

指用寒温辛苦之方药，治疗风寒湿邪虽已化热但尚未祛除的寒热错杂证。代表方有桂枝芍药知母汤等。常用药物如桂枝、白芍、知母、麻黄、附子、防风、白术等。

（十四）活血祛瘀法

指用活血祛瘀作用的方药来行血、散瘀、通络、消肿、定痛以治疗风湿病兼有血瘀的一种方法。代表方有活络效灵丹、桃红四物汤等。常用药物如桃仁、红花、乳香、没药、香附、地龙、当归、赤芍、五灵脂等。

（十五）通经活络法

指用具有通经活络作用的方药，作为除针对病因辨证论治外的一种治疗方法，不论哪一种风湿病均应辅以本法。常用药物如豨莶草、络石藤、海风藤、忍冬藤、青风藤、鸡血藤、桑枝、海桐皮、伸筋草、千年健、透骨草、寻骨风、松节、木瓜、穿山龙等。另外，根据不同的部位可选用引经药。上肢用羌活、川芎、桂枝、桑枝、片姜黄；下肢用牛膝、木瓜、防己、独活、萆薢；颈项用葛根、蔓荆子；腰脊用桑寄生、川续断、杜仲、狗脊；全身用防风、威灵仙、鸡血藤、天麻、忍冬藤等。

（十六）行气活血法

指用具有疏通气机、促进血行、消除瘀滞作用的药物为主组成方剂，对各种气滞血瘀证进行治疗的方法。代表方有七厘散、血府逐瘀汤等。常用药物如醋香附、枳壳、红花、郁金、桃仁、延胡索、青木香等。

（十七）祛湿化痰法（亦称燥湿化痰法）

指用具有祛湿化痰与通络作用的药物相配合，治疗病程日久，脏腑功能失调，脾胃运化失司，湿聚而为痰，留着关节，瘀阻经络而成的痰浊痹阻证的一种治法。代表方剂有导痰汤、小活络丹等。常用药物如制南星、苍术、半夏、茯苓、白芥子、僵蚕、天竺黄、丝瓜络、陈皮、五加皮、川芎、地龙等。

（十八）化痰散结法

指用具有祛痰或消痰作用的方药，治疗因痰湿流注经络、关节、四肢，而出现结节、囊肿及瘰块的方法。凡风湿病日久出现上述症状时均可应用此法。代表方有二陈汤、导痰汤等。常用药物如半夏、茯苓、陈皮、制南星、白芥子、象贝、白附子、生牡蛎、僵蚕、皂角刺等。

（十九）化痰祛瘀法

指用具有化痰祛瘀、搜风通络作用的方药，治疗风湿病关节炎慢性活动期，或中、晚期类风湿关节炎或骨关节炎或颈椎病等。代表方为桃红饮加味。常用药物如制南星、白芥子、当归、桃仁、红花、僵蚕、地龙等。

（二十）软坚散结法

指用具有行气、散结、活血、软坚作用的药物为主组成方剂，治疗痰瘀互结，筋膜粘连，关节僵硬，屈伸不利，或皮下瘀血，郁积成块，硬结不散的方法。代表方如小金丹、大黄䗪虫丸。常用药物如大黄、土鳖虫、乳香、没药、牡蛎、僵蚕、血竭、象贝等。

（二十一）化痰通络法（或涤痰通络法）

指用具有燥湿化痰通络的方药，治疗风湿病日久不愈，痰浊凝结，阻滞经络关节者。代表方有温胆汤、导痰汤等。常用药物如白芥子、胆南星、半夏、僵蚕、茯苓、陈皮、地龙、枳实等。

（二十二）逐水化痰法

指用具有攻逐水湿与化痰作用的方药，治疗痰湿停聚关节的一种治法。代表方有己椒苈黄丸加味或用商陆末或白芥子末局部外敷。常用药物如粉防己、茯苓、车前子、泽兰、椒目、葶苈子、商陆、白芥子等。

（二十三）温阳化痰法

指用具有温阳补气、化痰通络作用的方药，治疗阳虚痰浊痹阻证。代表方有阳和汤。常用药物如熟地黄、鹿角胶、炮姜、肉桂、麻黄、白芥子等。

（二十四）淡渗利湿法

因湿邪黏滞重着，易夹他邪为患，因而用淡渗利湿法与其他方法配伍，治疗风湿病见肢体关节肿胀、疼痛、屈伸不利、沉重者。代表方有茵陈五苓散等。常用药物如茵陈、茯苓、泽泻、猪苓等。

（二十五）解肌止痛法

适用于营卫不和所致肌肉酸痛不适，颈部肌肉酸痛、颈背强而不适之证。代表方有葛根汤、葛根解肌汤等。常用药物如葛根、柴胡、桂枝、白芍、羌活等。

（二十六）行气止痛法

指用理气的方药，治疗风湿病兼有气滞引起疼痛的一种方法。代表方有柴胡疏肝散等。常用药物如柴胡、香附、延胡索、青皮、川芎等。

（二十七）养血法

指用养血方药为主，治疗风湿病之血虚兼证的方法。代表方剂有当归补血汤、四物汤等。常用药物如当归、鸡血藤、何首乌、白芍、生地黄、熟地黄、川芎等。

（二十八）益气法

指用补气药为主，治疗风湿病气虚兼证的方法。代表方剂有四君子汤、补中益气汤等。常用药物如党参、白术、黄芪、山药、茯苓、人参等。

（二十九）滋阴法

指用滋阴药为主，治疗风湿病阴虚兼证的方法。代表方剂有六味地黄汤、麦门冬汤、二至丸等。常用药物如地黄、麦冬、山萸肉、石斛、枸杞子、墨旱莲、女贞子、沙参、玄参等。

（三十）通阳法

指用宣通阳气的方药，治疗风湿病兼有阳气闭阻证的方法。代表方剂有瓜蒌薤白桂枝汤等。常用药物如桂枝、薤白、葱白、瓜蒌等。

（三十一）通下法

指用攻下药为主，治疗风湿病腑气不通证的方法。代表方剂有大、小承气汤等。常用药物如大黄、芒硝、枳实、厚朴、瓜蒌、番泻叶等。

（三十二）温阳法

指用温补阳气的药物治疗风湿病阳虚兼证的方法。代表方剂有附子汤、白术附子汤、真武汤等。常用药物如附子、白术、巴戟天、干姜、淫羊藿、川乌、草乌等。

（三十三）缓急止痛法

"通则不痛"，"痛则不通"。此法为风湿病中急则治标的权变之法，凡痛势较剧者，可用此法。常用药物如制马钱子、地龙、细辛、延胡索、白芍、全蝎、蜈蚣、乌蛇、白花蛇、香附、川芎、冰片等。

（三十四）补益脾胃法

指用具有补益脾胃作用的方药，治疗风湿病中见有脾胃虚弱、中气不足的证候。着痹患者，也常配合本法以治其本。代表方剂有六君子汤、养胃汤等。常用药物如党参、黄芪、白术、黄精、玉竹、扁豆、山药、麦冬、石斛、生地黄等。

（三十五）益气养血法

指用具有益气养血作用的方药，治疗风湿病日久，正虚邪恋气血两虚证。代表方剂如黄芪桂枝五物汤、八珍汤加味。常用药物如党参、黄芪、当归、白芍、熟地黄、鸡血藤、龙眼肉、枸杞子、红枣等。

（三十六）益气养阴法

指用具有益气养阴作用的方药，治疗风湿病久病耗气损阴所致的气阴两虚之证。代表方剂如生脉散加味。常用药物有五味子、人参、麦冬、知母、黄精等。

（三十七）补气活血法

指用具有补气和活血化瘀作用的方药，治疗因正气亏虚、脉络瘀阻、筋脉肌肉失养所致的气虚血瘀证。代表方剂为补阳还五汤加减。常用药物如黄芪、当归、赤芍、川芎、地龙、桃仁、红花等。

（三十八）滋阴清热法

指用具有滋阴清热作用的方药，治疗风湿病病久阴虚，肝肾不足，阴虚内热，或长期过用温燥药物，使病体伤阴化燥，而出现的阴虚内热证。代表方剂如秦艽鳖甲散加减。常用药物如秦艽、鳖甲、地骨皮、当归、知母、石斛、桑寄生等。

（三十九）滋肾养肝法

指用具有滋肾阴、养肝阴、养肝血作用的方药，治疗风湿病久病阴虚，肝肾不足；或长期过用温燥，损伤肝肾之阴，使筋骨失于濡养的肝肾阴虚证候。代表方剂如六味地黄汤加味。常用药物如熟地黄、牡丹皮、当归、白芍、山萸肉、桑寄生、枸杞子、杜仲、怀牛膝等。

（四十）温补肝肾法

指用具有温补肝肾、强壮筋骨作用的方药，治疗风湿病肝肾阳虚证，起到益肾壮督蠲痹的作用，也适用于久病不愈"骨变筋缩"的顽疾。代表方剂如金匮肾气丸、右归丸、尪痹颗粒、益肾蠲痹丸等。常用药物如地黄、补骨脂、骨碎补、淫羊藿、狗脊、续断、桑寄生、肉苁蓉等。

（四十一）益气固表法

指用具有补气固表作用的方药，治疗表虚自汗的方法。这种类型的病证均具有不同程度的恶寒怕冷或自汗恶风，并每因天气变化而加剧的特点。代表方剂如玉屏风散。常用药物如生黄芪、防风、白术、茯苓、人参、西洋参等。

（四十二）温阳益气法

指用具有温经散寒与益气助阳作用的方药，治疗风湿病病程日久，阳气不足，表卫不固，经络失于温煦，易于感受外邪的阳虚证。代表方剂如真武汤加味。常用药物如附子、桂枝、干姜、党参、黄芪、防风等。

（四十三）疏肝活络法

指用具有疏肝理气与通络作用的方药，治疗肝失疏泄，初病在络，久病延及脏腑的病证。代表方剂如逍遥散加味、肝着汤。常用药物如当归、白芍、鸡血藤、郁金、香附、青皮、陈皮、旋覆花等。

（四十四）搜风剔络法

指用虫蚁搜剔之品，治疗风湿病日久，病邪壅滞经络、关节，气血为邪气阻遏，痰瘀交阻，凝塞不通所致的病证。常用药物如全蝎、蜈蚣、地龙、土鳖虫、蜂房、僵蚕、蟅螂虫、蕲蛇、乌梢蛇、白花蛇等。

（彭小红　王建兰　张生婷　王　瑛　白珊珊）

第三十七章 中医病证辨证论治（风湿）

第一节 行 痹

行痹又称风痹，以疼痛游走不定为特征痹证。见《灵枢·寿天刚柔》。又名筋痹。《素问·痹论》："风寒湿三气杂至，合而为痹也。其风气胜者为行痹。"《杂病证治准绳》："风痹者，游行上下，随其虚邪与血气相搏，聚于关节，筋脉弛纵而不收。"《症因脉治》卷三："风痹之症，走注疼痛，上下左右，行而不定，故名行痹。"风寒攻痛者，防风汤；表里有邪者，防风通圣散、和血散痛汤、大秦艽汤；风热痛者，四物二妙丸；风湿之邪，苍防二妙汤。亦可用虎骨散加减。一说风痹即痛风，如《景岳全书·杂证谟》："风痹一证，即今人所谓痛风也。"

一、病因病机

行痹的主要病因为风邪，而风为百病之长，故其他外邪也常依附于风而侵犯人体，其中以风寒、风湿最为常见。其内因则为卫阳不固，腠理空虚。风邪或夹寒夹湿乘虚侵入人体肌肤、经络，造成气血运行不畅而为本病。

本病的病位主要在肢体、经络、关节，尤以上肢、肩背部关节多见，少数发于肌肤。若病久不愈，可内侵血脉、筋骨，或复感于邪，可累及心、肾等有关脏腑，这些已不属一般行痹范畴。

（一）卫阳不固

营卫不和，则卫阳不固，腠理空虚，风邪乘虚而入，闭阻经络、血脉，则成行痹。

（二）风邪入侵

摄生不慎而遇气候骤变，风邪入侵，经络气血搏阻发为行痹。风为阳邪，其性向上，故致病多发于肩背上肢等处；风善行而数变，故疼痛游走不定。风邪夹寒或湿入侵分别形成行痹之风寒证、风湿证。痹病日久，邪滞经络，蕴郁化热，而成行痹之热证或寒热错杂证。

（三）精血亏虚

或先天不足，或素体虚弱，或失治误治，致外邪深入，肝肾受损，则成虚实夹杂之行痹。日久，邪郁留滞，耗伤正气，精血亏虚愈甚，筋骨、关节失养，致病情加重。同时，精血内虚，使营卫不和尤甚，卫外失固，外邪反复入侵，导致病程缠绵。

（四）风痰阻络

或素体肥胖，痰浊内盛；或风寒湿邪痹阻经络气血，气机不利，津液输布障碍，津凝为痰；复感风邪，风浊流注经络，阻滞气血，发为痹病。

总之，行痹发病多因营卫不和，卫阳不固，卫外失用，腠理空疏，或精血亏虚，风邪夹寒、夹湿、夹热、夹痰流注经络关节，气血运行不畅所致。其病位在经络、关节、肌肉。因致病以风邪为主，风性升发，故常以上肢、肩背部受累多见；风善行数变，故起病急，流窜游走，痛无定处，患无定所。气候骤变之时，邪得外援而行痹复发或加剧。本病日久不愈，可病及血脉、筋骨，或复感于邪，可累及心、肾等脏，出现相应的心、肾病证。

本病初起以邪实为主，风寒、风湿、风痰为患，寒、湿、痰可兼夹为病；邪蕴日久可化热，出现类似热痹的表现；病程迁延，正气日耗，肝肾不足，精血亏损，病性虚实夹杂，疾病后期可见以虚为主的证候。行痹因风邪致病，风性来之较急，去之较易，故患病之初，应及时诊断，确立证候，合理用药，邪去正安，其病常可迅速向愈。若失治、误治而致病邪深入，或痹久不愈，复感外邪，内舍其合，病入于脏，虚实夹杂，致病情缠绵，严重者可并发他病而危及生命。

二、诊断与鉴别诊断

（一）诊断要点

1. 有感受风邪病史，初起常有恶风、发热等症。
2. 肢体肌肉关节酸痛，尤以痛处游走不定更具特征性。
3. 疼痛部位以上肢及肩背部为主。
4. 可出现关节肿大，屈伸不利。
5. 舌苔薄白，脉浮缓或弦细。

（二）鉴别诊断

行痹应与痛痹、着痹、热痹、肌痹、历节等相鉴别。

1. 痛痹　行痹与痛痹均有关节疼痛，但痛痹以寒邪为主，疼痛较剧，痛处固定，遇寒尤甚，得热痛减，全身症状呈寒象或阳气虚损表现；行痹以风邪为主，痛无定处，常见上肢及肩背受累。

2. 着痹　行痹与着痹均有关节肿胀疼痛，但着痹以湿邪为主，病程较长，肢体关节重着，常见腰以下关节重着疼痛；行痹以风邪为主，病程较短，痛处不定，常见腰以上各关节肿胀疼痛。

3. 热痹　行痹中邪化热可出现类似热痹的临床表现，但热痹起病退即见明显热象，痛处相对固定，关节触及发热，常涉及单关节或小关节；行痹在病程中可见热证，而痛无定处，常见多关节受累。

4. 肌痹　行痹与肌痹均可出现肌肉酸胀疼痛，但肌痹肌肉酸痛常呈对称性，以上臂及大腿肌肉受累为主，可见肌肉痿弱不用；行痹肌肉酸痛呈游走性，痛处不定，肌肉萎缩较少见。

5. 历节　行痹与历节均可出现关节疼痛，游走不定，但历节发病遍历关节，疼痛剧烈，日轻夜重，可出现关节僵硬变形；行痹主要表现为肌肉关节游走性疼痛，痛势较轻，不出现关节变形。

三、辨证论治

（一）辨证要点

1. 辨虚实　行痹初起，肌肉关节游走性疼痛，关节屈伸不利，甚至红肿灼热，苔薄或腻，脉浮或弦，以邪气偏盛为主，属实证；行痹日久，乏力气短，面色少华，腰膝酸软，关节隐痛，舌淡苔少，脉细或伏，以正气虚弱为主，属虚证。

2. 辨兼夹　夹寒者，疼痛较重，疼痛部位更换较慢，其痛遇寒而剧，得热痛减，苔薄白，脉浮紧；夹湿者，肌肉及肢体关节肿胀沉重，苔薄腻，脉濡缓；夹热者，身热口渴，关节红肿，局部灼热，舌质红，苔薄黄，脉濡数或滑数；夹痰者，神倦多睡，饮食无味，肢体关节走窜疼痛，肢体麻木，苔腻，脉浮滑；夹瘀者，病程较久，局部刺痛，痛处渐趋固定，可见皮肤瘀斑，关节僵硬畸形，舌有瘀斑，脉细涩或结代。

3. 辨气血　气虚者，神疲乏力，少气懒言，饮食少进，较易感冒；血虚者，面色萎黄，或见面白，唇甲不荣，舌淡脉细。

4. 辨脏腑　脾肾阳虚者，关节冷痛，肢体不温，面浮肢肿，舌淡嫩或白腻，脉沉细；肝肾阴虚者，形体消瘦，头晕耳鸣，筋脉拘急，舌红苔少，脉细数。

（二）分证论治

1. 风寒痹阻证　调摄不慎，冒风感寒，风寒入侵，痹阻经络气血，肌肉关节受累，发为本病。

证候：肌肉关节疼痛，游走不定，遇寒痛剧，得热痛减，关节屈伸不利，局部皮色不红，扪之不热，舌淡红，苔薄白，脉浮缓或弦紧。

治法：祛风散寒，温经通络。

方药：防风汤加减。

防风10g、茯苓12g、秦艽15g、葛根12g、麻黄10g、桂枝10g、当归10g、羌活15g、甘草4g、生姜3片、大枣4枚。

加减：痛在上肢关节者，加白芷14g、威灵仙15g、川芎10g；痛在下肢关节者，加独活15g、牛膝15g；以腰背关节为主者，加杜仲15g、桑寄生12g、续断12g。

中成药：木瓜丸，祛风止痛片，寒湿痹颗粒。

分析：祛风散寒应与养血和血结合，切忌祛风过燥、散寒过峻，以免耗伤精血，致筋骨关节失养而病情缠绵。

2. 风湿痹阻证　居处潮湿，或涉水劳作，或汗后冲凉，风湿痹阻经络，气血不畅，发为行痹。

证候：肌肉关节游走性疼痛，局部肿胀重着，阴雨天尤甚，肌肤麻木不仁，或身微肿，小便不利，苔薄白或薄腻，脉濡缓。

治法：祛风除湿，通络止痛。

方药：蠲痹汤加减。

羌活15g、独活10g、防风10g、防己10g、伸筋草15g、川芎10g、海桐皮12g、桂枝10g、海风藤15g、白芷10g、木香10g、甘草5g。

加减：风甚加白花蛇10g、山甲珠10g；湿甚加薏苡仁30g、苍术6g；痛剧加川乌12g、全蝎4g；肢体麻木加路路通10g、苏木15g；上肢痛加威灵仙15g、姜黄10g；下肢痛加牛膝12g、续断10g；身肿者加泽泻12g、茯苓12g。

中成药：盘龙七片。

分析：祛湿与健脾结合，可明显提高疗效；燥湿不宜太过，以免伤阴。

3. 营卫不和证　起居失当，卫阳不固，腠理空疏，营卫不和，风邪入侵，正邪相争，气血失和，即发本病。证候：肌肉关节疼痛，痛处不定，周身酸楚，肌肤不仁，恶风汗出，头项强痛，或发热微恶寒，舌淡红白，脉浮缓。

治法：调和营卫，祛邪通络。

方药：桂枝汤合玉屏风散加减。

桂枝10g、白芍15g、甘草5g、生姜3片、大枣4枚、黄芪12g、防风12g、白术12g、秦艽12g、海风藤15g、独活12g。

加减：头项强痛加葛根15g、羌活15g；痛甚加全蝎4g、细辛3g。

中成药：天麻丸。

分析：营卫不和最易感受风邪，故药宜温服，药后覆被，调摄起居，其病向愈。

4. 血虚风痹证　产后血虚，或禀赋不足，或痹久伤脾化源不足，风邪乘虚而入，痹阻肌肉关节，发为本病。证候：肌肉关节酸痛乏力，时轻时重，劳累后加重，肢体麻木或肌肉萎软，面黄少华，心悸气短，筋脉拘急，舌淡苔薄白或苔少，脉细弱。

治法：益气养血，舒筋通络。

方药：三痹汤或独活寄生汤加减。

独活15g、党参12g、黄芪15g、白术10g、当归10g、川芎10g、白芍12g、鸡血藤15g、桂枝10g、牛膝12g、茯苓12g、甘草4g。

加减：气血虚较甚加西洋参10g、阿胶10g、枸杞子10g；肝肾不足加女贞子12g、墨旱莲12g、五加皮10g；邪甚痛剧者加制川乌10g、蜈蚣4g、延胡索12g。

中成药：痹祺胶囊，人参再造丸。

分析：此证宜扶正祛邪并用，扶正重于祛邪，忌动辄改方，应坚持守方治疗，根据病情适当加减。

5. 风痰阻络证　或素体痰盛，或脾虚痰浊内生，猝感风邪，风夹痰走窜，流注经络关节，痹阻气血，即成行痹。

证候：肌肉关节胀痛走窜，肢体麻木或有蚁行感，神倦多睡，或纳少恶心，舌淡红，苔薄腻，脉浮滑或弦。

治法：祛风逐痰，和络舒筋。

方药：指迷茯苓丸加减。

姜半夏12g、茯苓12g、枳壳10g、风化硝6g、白芥子10g、木瓜15g、威灵仙12g、穿山龙15g、鸡血藤15g、制南星10g、地龙10g、甘草4g。

加减：肢体麻木加伸筋草15g、路路通10g、乌梢蛇10g；疼痛较甚加制草乌12g、蜈蚣4g；神倦多睡加藿香10g、石菖蒲10g；胃脘不适加怀山药12g、白术10g。

中成药：瘀血痹颗粒，小活络丸。

分析：行痹实证经治不愈，可从痰论治，常有奇效。

以上各型，若出现身热、口渴、局部红肿灼热、舌红、苔黄、脉数等类似于热痹的证候表现，可在辨证基础上合用宣痹汤或四妙散，或参照热痹论治；如出现皮肤青紫、皮下结节、痛如针刺、舌有瘀斑、脉结或代等瘀证表现，加桃仁、红花、土鳖虫、穿山甲；当病程迁延，复感外邪，内舍其合，出现心、肾等病证时，可按相应病证进行辨证论治。

四、其他治疗

（一）单方验方

1. 养血祛风汤　当归10g、酒白芍10g、川芎10g、防风6g、秦艽10g、陈皮10g、桂枝5g、羌活5g、独活5g、松节10g。水煎服，日1剂，分2煎。适用于风寒、风湿痹阻证。行痹呈游走性疼痛，多由风邪所致。"治风先治血，血行风自灭"这是古代医家的临床经验，所以治风除用祛风药外，不定期要加养血药。根据"气为血帅""血随气行"的道理，在应用血分药时，须加一二味气分药，才能使血分药发挥更大的作用。（《北京市老中医经验选编》）

2. 通痹汤　钻地风30g，防风、当归各12g，熟地黄、薏苡仁、鸡血藤各15g，桂枝、全

蝎各9g，制乳香、制没药、生甘草各5g，每日早晚各1剂，水煎服。适用于风寒、风湿痹阻证。（《时珍国药研究》）

3. 行痹验方汤　防己30g，麻黄6g，黄芪9g，每日1剂，用清水5碗煎成2碗，盛在暖水壶中作为饮料，随时进饮。适用于风寒痹阻证。（《中国秘方全书》）

（二）针灸治疗

1. 毫针　上肢取曲池、合谷、大杼、列缺，下肢取阳陵泉、足三里、环跳、昆仑，浅刺泻法，日1次，10次为1个疗程，适用于风寒痹阻证；先泻合谷、风池，次补复溜、然谷，配曲池、少商、涌泉等，日1次，5次为1个疗程，适用于营卫不和证；取大杼、曲池、肾俞、足三里、三阴交、昆仑等穴，深刺透穴，留针10～15min，酌情温针，日1次，10次为1个疗程，适用于脾肾两虚及气血两虚证。

2. 耳针　取肾、脾及患部相应压痛点，每次选1～2个穴，埋针3～5日，间日1次，3～5次为1个疗程，适用于风寒或风湿痹阻证。

3. 拔罐　取穴同毫针穴位，或取疼痛部位，用梅花针重手法叩击，少量出血，然后用闭火法拔罐，隔日1次，5～7次为1个疗程，适用于风寒、风湿痹阻证。

（三）外治法

1. 离子导入　将祛风、散寒、除湿中药如制川草乌、制乳香、制没药、威灵仙、羌活、独活、鸡血藤、海桐皮等，煎液浓缩萃取，制成含有中药有效成分的药物垫，运用中频脉冲治疗仪进行中药离子导入治疗，治疗部位可选关节局部或相关穴位。

2. 中药熏蒸　利用熏蒸治疗仪进行全身或局部中药熏蒸治疗。熏蒸方法：将中药放入熏蒸机煮药锅内，加水适量，以埋住药物而又不至于煮干为度，接通电源煮药，待汽箱内温度达40℃时，让患者裸体进入熏蒸机内，头伸出机外，汽箱内温度控制在37～42℃，每次20～30min。每日1次，10日为1个疗程。局部熏蒸则将中药蒸汽作用于患处即可。熏蒸处方：五加皮30g，乳香25g，没药25g，松节30g，威灵仙30g，马钱子20g，苏木30g，生草乌30g，鸡血藤20g。有严重心肺疾病者忌用。

3. 中药外敷与洗浴　用药：川乌、草乌各20g，血竭15g，乳香、没药各25g，细辛10g，白芷25g，川芎15g，樟脑20g，山柰20g，透骨草20g。外敷：将上述药物制成粉末，用陈醋调和，每部位外敷50g，用白胶布固定，保留8小时，每日1次，5日1个疗程。洗浴：将上述药物加水2500mL，煮沸后倒入盆中，将患处先熏后浸浴，每日1次，5日1个疗程。

另外，红外线、紫外线、激光、超声、磁疗、冰疗、泥疗、沙疗、温泉浴等治疗措施，均可酌情选用。

（四）饮食疗法

1. 薏米煲粥　用薏苡仁30～60g，加大米适量煮粥，调味服食，咸、甜均可。适用于风湿痹阻证。（《世医得效方》）

2. 五加皮酒　以纱布2层包五加皮适量放入阔口瓶内，用米酒浸泡过药面，加盖密封3～4周后去渣，每天饮1～2次，每次15～30mL，或视各人酒量酌饮。适用于风寒、风湿痹阻证。（《本草纲目》）

3. 大枣人参汤　白参或西洋参10g，大枣5枚，放炖盅内隔水炖服，间日1次或每周2次，

视病情而定。适用于精血亏虚证或气血两虚证。(《十药神书》)

4. 葱白粥　煮米成粥，临熟加入葱白，不拘时服，食后覆被微汗。适用于风寒痹阻证。(《饮食辨录》)

5. 姜葱羊肉汤　羊肉 100g，大葱 30g，生姜 15g，大枣 5 枚，白醋 30g，加水适量，做汤 1 碗，日食 1 次。适用于营卫不和证。(《痹病论治学》)

五、调摄护理

（一）调摄

1. 克服恐惧心理，了解疾病发生发展的规律，树立信心，积极治疗，保持良好心态，做到有病早治、正规治疗、按疗程服药。

2. 注意防寒保暖，避免涉水冒雨，防止感冒，保持居处环境及衣被干燥，勿下冷水，阴雨天及气候变化时应注意局部保暖。

3. 饮食宜清淡易于消化，忌肥甘厚味，有热象者忌酒及辛辣煎炸之品。

4. 急性发作期，关节肿胀、疼痛剧烈，应注意休息，不宜剧烈活动；疼痛缓解，病情稳定后，宜适当锻炼，增强体质，提高机体对气候、环境因素变化的适应能力，同时维护关节功能。

（二）护理

1. 向患者讲解行痹的发病规律、临床特点及防治知识，鼓励患者树立战胜疾病的信心，使其保持心情舒畅，积极面对疾病，及时治疗，并在不断沟通中使患者增强对医护人员的信任感。

2. 注意保持患者居处或病房通风、干燥、空气新鲜，衣被常晒太阳保持干燥。对肢体功能障碍者，应多加照顾，防止跌仆外伤。对邪郁化热者应密切观察体温变化，以便做对症处理。

3. 营卫不和或外感风寒者，饮食可酌配温热性食物，如姜茶、生姜红糖汤等；有热者，可配冬瓜汤、绿豆汤、西红柿汤等；体质虚弱者可给予高蛋白、高热量饮食。注意饮食的调摄禁忌。

4. 交代药物的特殊煎服法，如先煎、后下、久煎等，注意密切观察药物疗效及毒副反应。

六、转归预后

营卫不和及风寒风湿痹阻证多见于行痹初期，证情较轻，较易治愈。因失治、误治或调摄不当，常可转成慢性。或风寒湿邪胶结，缠绵不已；或邪郁化热成风湿热痹。但若坚持治疗，调摄得当，仍可治愈。若素体虚弱，加之患病日久，或反复感邪，则易耗伤正气，而成气血亏虚或肝肾阴虚或脾肾阳虚证。

素体强壮，感邪轻者，易于治愈，预后较好；素体虚弱，感邪重者，不易治愈，预后较差。行痹的转归与预后除取决于患者正气的强弱与感邪的轻重之外，尚与治疗是否及时有关。治疗及时者，容易治愈；治疗不及时或误治者，则易转成慢性而缠绵难愈。

第二节 痛痹

痛痹，据文献记载有两个含义：其一指以关节疼痛为主证的痹证。《素问·痹论》："风寒湿三气杂至，合而为痹也。其风气胜者为行痹，寒气胜者为痛痹，湿气胜者为着痹也。"故痛痹又称寒痹。《金匮翼·痹证统论》："痛痹者，寒气偏胜，阳气少，阴气多也。夫宜通而塞则为痛，痹之有痛，以寒气入经而稽迟，注而不行也。"其二指痛风。虞抟谓："夫古之所谓痛痹者，即今之痛风也。"

痛痹是由于正气不足，风、寒、湿邪合邪而以寒邪为主侵袭人体，闭阻经络，气血运行不畅，而引起肌肉、筋骨、关节发生疼痛，痛有定处，疼痛较剧，得热痛减，遇寒痛增等为主要临床表现的病证。本病一年四季均可发生，多发于冬季，发病年龄以中年为多，女性多于男性。

痛痹包括现代医学的风湿性疾病，结缔组织疾病中的风湿性关节炎、类风湿性关节炎、系统性红斑狼疮、硬皮病、多发性肌炎、坐骨神经痛、臂丛神经痛、骨质增生性疾病（如增生性脊柱炎、颈椎病、跟骨骨刺、大骨节病等）、周围血管病变中的血栓闭塞性脉管炎、指端动脉痉挛症等病，在其病程中均可出现类似痛痹的临床表现。

一、病因病机

痛痹的致病原因，外因多与严冬涉水、步履冰雪、久居寒湿之地等，导致风寒湿邪以寒邪为主侵入机体有关。内因则主要与脏腑阴阳失调，正气不足有关。其病机是在正气虚弱的前提下，风寒湿邪以寒邪为主侵袭，痹阻于经络、肌肉、关节，气血运行不畅而发痛痹。

（一）正气虚衰

正气不足是痛痹发生的内在根据，是其本；而风寒湿邪杂至以寒为主是痛痹发生的外在条件，是其标。

1. 营卫不和　卫循脉外，营荣脉中，人体防御功能与营卫关系密切。营卫不和则腠理疏松，卫外防御功能失常，风寒湿邪乘虚侵袭，邪阻经络，凝滞气血而引发痛痹。

2. 气血不足　此病发病女性多于男性，与女子经、孕、产、乳的生理有关。女子以血为本，经、孕、产、乳等以血为用，皆易耗血，气血互存互生，不足则卫外不固，腠理疏松。若起居不慎，调摄失宜，风寒湿邪乘虚侵袭，留滞肌肤、筋脉、经络、关节，闭阻血脉而成痛痹。

3. 阴阳失调　各种原因导致的阴盛阳衰，必然引起脏腑功能低下或失调，进而影响营卫气血津液的生成，使正气虚衰，抗邪能力下降，外邪乘虚内侵而发为痛痹。另一方面，阳气虚衰，阴气偏盛，寒自内生，感受风寒湿邪，多从阴化寒而为寒湿痹。

4. 肝脾肾亏虚　肾为先天之本，藏精而主骨。肝为罢极之本，藏血而主筋。脾为后天之本，气血生化之源，主肌肉四肢。若先天不足或后天失养或久病大病之后，元气未复，或起居不节，房劳过度，或负重劳损，或妇人、产妇失血过多等，皆可损伤肝脾肾三脏，使肾精、肝血、脾气不足，肌肉筋骨失养，外邪乘虚而入，而生痛痹。

（二）外邪痹阻

《素问·痹论》曰："风寒湿三气杂至，合而为痹也……其寒气胜者为痛痹"，说明了外感风寒湿邪以寒气胜者为痛痹发病的外因。寒邪凝滞，湿性黏腻，同为阴邪最易相合，临床上寒湿痹阻亦是常见的病机与证候。

（三）痰油瘀血

痰浊和瘀血既是病理产物，又是致病因素。饮食不节致脾失健运，聚湿生痰；或跌仆闪挫、外伤术后等，可致气血凝滞。痰瘀互结滞留局部，阻遏气血，肌肉筋脉失养，机体御邪功能低下，风寒湿邪乘虚侵袭而发痛痹。《医门法律·中风门》曰"广风寒湿三痹之邪，每借入胸中之痰为相授，故治痹方中，多兼用治痰之药"。《儒门事亲》认为，痹症乃"胸膈间有寒痰之故也"，并指出必先涌去其寒痰，然后诸法皆效"。临证所见痹与痰瘀相夹比单纯风寒湿痹更为复杂严重。另外，风寒湿痹病程日久导致脏腑经络功能失调，遂生痰瘀，痰瘀与风寒湿交阻相夹成为新的致病因素，进一步阻闭脉络、蓄滞于骨骱，出现骨节肿大、僵硬变形或剧痛难忍等症。《医学传心录》所说："风寒湿气传入肌肤，流注经络，则津液为之不清，或变痰饮，或瘀血，闭塞隧道，故作痛走注"。《类证治裁·痹证》在论述痹病日久不愈时更明确地指出"必有湿痰败血瘀滞经络"。

二、诊断与鉴别诊断

（一）诊断要点

1. 本病多以肢体关节（颈、脊、腰、髋、肩、膝、肘、腕、踝、跖）疼痛、酸楚、麻木为主。
2. 腰脊、四肢关节及肌肉冷痛，以疼痛剧烈，痛处不移为特点。
3. 其痛遇寒痛重、得温痛减，局部皮色不红，肢体关节屈伸不利，形寒肢冷，昼轻夜重。
4. 舌质淡胖，苔薄白，脉弦紧。

（二）鉴别诊断

本病应与行痹、着痹、热痹、皮痹、肌搏、脉痹等相鉴别（见相关章节）。

三、辨证论治

（一）寒凝痹阻证

证候：肢体关节肌肉痛剧，遇寒痛增，得热痛减，痛处固定，昼轻夜重，甚则关节不能屈伸，痛处不红不热，形寒肢冷，舌淡苔白，脉弦紧。痛剧不移、得温痛减、遇寒痛重为本证辨证要点。

治法：温经散寒，通络止痛。

方药：乌附麻辛桂姜汤加减。

制川乌 15g、熟附子 10g、干姜 10g、麻黄 10g、细辛 3g、桂枝 10g、甘草 6g。

加减：寒甚加制草乌 15g；痛偏上肢加羌活 15g、威灵仙 24g、千年健 15g；痛偏下肢加独活 15g、牛膝 18g、防己 24g；痛偏于腰加桑寄生 15g、杜仲 10g、续断 15g、淫羊藿 15g。

中成药：寒湿痹颗粒，尪痹颗粒，坎离砂，附桂风湿膏。

分析：此证是因人体阳气不足，寒邪侵袭为患。寒为阴邪，性凝滞，主收引，寒邪阻遏气血，经脉拘挛则疼痛。遇寒冷则凝滞收引，疼痛加剧，肢节屈伸不利；遇热则寒凝暂散，气血又复流通温煦，故痛减症缓。寒邪伤阳，阳气不足则形寒肢冷，脉弦紧、舌淡苔白，也属寒凝。方用制川乌、熟附子、干姜温经散寒止痛，麻黄、细辛、桂枝疏风散寒，甘草调和诸药，共奏温经散寒、通络止痛之功。

（二）风寒痹阻证

证候：肢体关节冷痛，游走不定，遇寒痛增，得热痛减，局部皮色不红，触之不热，四肢拘急、关节屈伸不利，恶风畏寒，舌质淡黯，苔薄白，脉浮紧或弦缓。疼痛游走不定、遇寒痛增、得热痛减为本证辨证要点。

治法：祛风散寒，温经通络。

方药：乌头汤加减。

制川乌 12g、麻黄 10g、黄芪 18g、白芍 15g、甘草 10g、蜂蜜 30g。

加减：风胜加羌活 15g；痛以上肢为主加威灵仙 18g、川芎 10g；痛以腰背为主加杜仲 10g；痛以膝踝为主加独活 15g、牛膝 18g。

中成药：疏风定痛丸，伤湿止痛膏。

分析：风寒之邪侵袭肌体，闭阻经络、关节气血。风性善行，疼痛呈游走性。寒为阴邪，性凝滞主收引，使气血凝滞，阻遏更甚，故关节冷痛，屈伸不利，遇寒痛增。寒既属阴，故局部皮色不红，触之不热，恶风畏寒。舌质淡黯，苔薄白，脉弦紧或弦缓，为筋脉拘急风寒之征。方用川乌头、麻黄温经散寒，两药配合可搜剔入骨之风寒，为方中主药，辅以黄芪益气固卫，白芍养血，甘草、蜂蜜缓痛解毒。诸药相合，共奏祛风散寒，温经通络之效。本证亦可选用麻黄附子细辛汤加减；轻症可用《济生方》防风汤加减。

（三）寒湿痹阻证

证候：肢体关节冷痛重着，痛有定处，屈伸不利，昼轻夜重，遇寒湿痛增，得温热痛减，关节肿胀，舌质淡胖，苔白滑腻，脉弦滑或沉紧。关节冷痛重着，痛有定处为本证辨证要点。

治法：温经散寒，祛湿通络。

方药：附子汤加减。

制附子 15g、白术 15g、白芍 15g、茯苓 15g、人参 10g、肉桂 10g、细辛 3g、川椒 10g、独活 15g、秦艽 15g。

加减：寒甚加制川乌 10g；湿重加薏苡仁 15g、苍术 15g。

中成药：寒湿痹颗粒，尪痹颗粒，强筋健骨丸，盘龙七片。

分析：风寒湿外邪致痹，寒湿邪偏重形成寒湿痹阻证。寒为阴邪，性凝滞主收引，主疼痛，气血经脉为寒邪阻遏，不通则痛，故关节冷痛；遇寒冷则凝滞加重，故遇寒痛甚屈伸不利，遇热则寒凝渐散，气血运行，故得热则痛减；湿为阴邪，重浊黏滞，阻碍气机，故肢体重着，痛处不移；寒湿日盛，留于关节，故关节肿胀；舌质淡黯、舌体胖嫩、苔白腻、脉弦紧或弦缓等皆为寒湿之象。方中重用附子温经扶阳，祛寒湿止疼痛；白术、附子相伍能温散寒湿；参、附同用温补元阳；芍药、附子同用能温经和营止痛；茯苓利水渗湿；以大辛大热之肉桂、细辛、川椒配附子温散重症寒湿；独活、秦艽以祛风除湿，和血通络。诸药合用，共奏温经散寒、祛湿通络之功。本证亦可选用桂附姜术汤加减。

（四）风寒湿痹阻证

证候：肢体关节冷痛沉重，痛处游走不定，局部肿胀，关节屈伸不利，遇寒痛增，得温痛减，恶风畏寒，舌质黯淡，苔薄白或白腻，脉浮紧或弦缓。肢体关节冷痛沉重，痛无定处，遇风寒加剧，得温则减，为本证辨证要点。

·583·

治法：疏风散寒，祛湿通络。

方药：蠲痹汤加减。

羌活 15g、独活 15g、肉桂 10g、秦艽 15g、海风藤 15g、桑枝 15g、当归 10g、川芎 15g、乳香 6g、广木香 6g、甘草 3g、细辛 3g、苍术 15g。

加减：痛甚加威灵仙 20g、防己 15g；风偏盛加防风 15g，秦艽增至 20g；寒盛加制附子 10g；湿盛加防己 15g、薏苡仁 20g、萆薢 15g。

中成药：祛风止痛片，蕲蛇药酒，木瓜酒，五加皮酒。

分析：风性善行，则疼痛游走不定。寒为阴邪，易伤阳气，阻遏气血，经络不通，故冷痛。湿性重浊，阻遏气机，则肢体困重。肢体冷痛、重着，痛处游走不定，舌淡黯、苔薄白、脉浮紧，为风寒痹阻证主要特点。方用羌活、独活、桑枝、秦艽、海风藤祛风宣痹；肉桂、细辛温经通阳；苍术健脾燥湿；乳香、木香、川芎、当归理气活血；甘草调和诸药。全方共奏祛风散寒、除湿通络之功。本证亦可选用羌活胜湿汤加减，或用《圣济总录》海桐皮汤（海桐皮、防己、炮附子、肉桂、麻黄、天冬、丹参、生姜、甘草）。

（五）痰瘀痹阻证

证候：痹病日久肌肉关节肿胀刺痛，痛处不移，关节变形，屈伸不利，肌肤紫黯，肿处按之稍硬、有硬结或有瘀斑，肢体顽麻，面色黯黧，眼睑水肿，胸闷痰多，舌质紫黯有瘀斑瘀点，苔白腻，脉弦涩。关节刺痛、痛处不移、局部色黯肿胀有硬结瘀斑为本证辨证要点。

治法：活血行瘀，化痰通络。

方药：身痛逐瘀汤合二陈汤加减。

桃仁 10g、红花 10g、川芎 6g、当归 10g、陈皮 15g、半夏 10g、茯苓 15g、没药 6g、五灵脂 10g、地龙 15g、秦艽 15g、羌活 15g、怀牛膝 18g、甘草 6g。

加减：痰留关节，皮下结节，加制南星 10g、白芥子 10g，以豁痰利气；如痰瘀不散，疼痛不已，加炮山甲 10g、白花蛇 1 条、蜈蚣 2 条、土鳖虫 10g，以搜风散结，通络止痛；痰瘀痹阻多损伤正气，若神疲乏力，面色不华，可加党参 18g、黄芪 24g；肢凉畏风冷者，加桂枝 10g、制附子 10g、细辛 3g、防风 10g，以温经通痹。

中成药：瘀血痹颗粒，大活络丸，小活络丹。

分析：痰瘀即瘀血与痰湿互结而成，二者交结留阻经络、关节、肌肉，故肌肉关节肿胀刺痛。痰瘀留于肌肤，则见痰核结节或瘀斑；深入筋骨，致骨变筋缩，久则关节僵硬畸形。痰瘀阻滞，经脉肌肤失荣，故顽麻不仁，面色黧黑。舌质紫黯或瘀斑瘀点、脉弦涩为血瘀之象；目睑水肿、胸闷痰多、困倦乏力、苔白腻，为痰湿为患。方用桃仁、红花、川芎、当归活血化瘀兼养血；二陈汤燥湿化痰；没药、五灵脂、地龙、香附活血祛瘀、理气通络；秦艽羌活祛风除湿通关节；羌活善祛上肢风寒湿，怀牛膝活血通络，引血下行，补肝肾强筋骨；甘草调和诸药。诸药合用，可治痹久不愈，痰瘀互结，疼痛不已。

（六）肝肾阴虚证

证候：腰膝酸软而痛，关节冷痛，关节肿胀甚至变形，屈伸不利，骨节烦痛，入夜愈甚，肌肤麻木，步履艰难，筋脉拘急，形体消瘦，口燥咽干，眩晕耳鸣，失眠，健忘，潮热盗汗，五心烦热，两颧潮红，男子遗精，女子经少或经闭，舌红少苔，脉细数或弦细数。腰膝酸软、五心烦热、关节肿痛、肌肤麻木是本证辨证要点。

治法：补肝益肾，强筋健骨。

方药：独活寄生汤加减。

独活 15g、桑寄生 15g、杜仲 10g、怀牛膝 18g、秦艽 15g、防风 10g、细辛 3g、当归 10g、生地黄 15g、白芍 15g、人参 10g、茯苓 15g、川芎 6g、肉桂 10g、生姜 3 片。

加减：疼痛甚加制川乌 10g、地龙 15g、红花 10g，以祛寒通络，活血止痛；寒邪偏重加制附子 10g、干姜 10g；湿邪偏重加防己 15g、苍术 15g、薏苡仁 15g。

中成药：尪痹颗粒，大补阴丸，龟鹿补肾丸，益肾壮骨胶囊。

分析：肾主骨藏真阴而寓元阳，为先天之本。肝主筋，司全身筋骨关节之屈伸。痹久伤阴，导致肾水亏虚，水不涵木，肝木风火消灼阴精，筋骨关节脉络失养，则见关节疼痛，肢体麻木，抽掣拘急，屈伸不利，行动困难。腰为肾府，肾阴不足，则腰酸无力。肝肾阴虚，脉络不荣，血脉不通，气血凝滞，则关节肿胀变形。昼阳夜阴，邪入于阴，正邪相争，故疼痛夜重昼轻。肝肾阴虚则生内热，故五心烦热，潮热盗汗，两颧潮红，失眠健忘，口燥咽干。肾水亏损，水不涵木而头晕目眩。舌红少苔或无苔，脉细数或弦细数，均为阴虚有热。方用独活辛温发散，祛风除湿，为治痛痹主药；桑寄生、杜仲、牛膝益肝肾，强腰膝，为辅药；秦艽、防风祛风湿止痹痛，细辛发散阴经风寒，搜剔筋骨风湿而止痛，当归、生地黄、白芍养血和血，人参、茯苓、甘草补气健脾扶助正气，共为佐药；更以川芎、肉桂温通血脉，生姜发散祛寒，为使药。诸药协同，使寒邪得祛，气血得充，肝肾得补。

（七）肝肾阳虚证

证候：腰膝酸软，关节冷痛，肿胀，屈伸不利，昼轻夜重，下肢无力，足跟疼痛，畏寒肢冷，面色㿠白，自汗，口淡不渴，毛发脱落或早白，齿松或脱落，面浮肢肿，夜尿频数、性欲减退，月经愆期量少，舌质淡胖，苔白滑，脉沉弦无力。腰膝酸软而痛、畏寒、关节冷痛肿胀为本证辨证要点。

治法：温补肝肾，祛寒除湿，散风通络。

方药：消阴来复汤加减。

鹿茸 6g、制附子 10g、补骨脂 15g、菟丝子 15g、枸杞子 15g、益智仁 15g、小茴香 10g、木香 10g、当归 10g、牛膝 18g、狗脊 10g、独活 15g、生姜 3 片、大枣 10 枚。

加减：寒重加制川乌 10g、制草乌 10g、麻黄 10g；湿胜加薏苡仁 15g、茯苓 15g、苍术 24g。

中成药：尪痹颗粒，滋补大力丸，参茸酒。

分析：肾藏精主骨生髓，肝藏血主筋，肝肾阳虚，髓不能满，筋骨失养，气血不行，痹阻经络，渐致关节疼痛、僵硬、屈伸不利。肾阳不足，温煦失司，致畏寒喜暖，手足不温。腰为肾府，肾阳不足，故腰膝酸软，下肢无力。足少阴肾经循足跟，肾虚经脉失养，致足跟酸痛。肝肾阳虚，精血失于温养，故性欲减退，月经愆期量少。舌体胖苔白滑，脉沉弦，为阳虚之象。方中以鹿茸温补肝肾、强筋骨为主药；制附子大辛大热，壮阳散寒通痹，通行十二经，补骨脂、菟丝子暖肝肾，牛膝、狗脊补肝肾固腰膝，独活祛风除湿而止痛，共为辅药；枸杞子补血养精，益智仁散寒暖肾，小茴香暖下元，木香、当归行气养血活络，使气行血畅，共为佐药；生姜、大枣调和诸药为使药。诸药合用，共奏益肾养肝、强筋壮骨、散寒通痹之效。

四、其他治疗

(一) 单方验方

1. 风痛散　马钱子、麻黄等量，同煮4～6小时，弃麻黄，取马钱子去皮、心，麻油炸至黄而不焦表面起泡时立即取出，擦去表面油，研末，装胶囊，每晚临睡前服1次，每次0.3g，黄酒1匙或温开水送服，每3天加1次量，每次递增0.3g，以出现轻微头晕和偶然抽搐为度，每次最多0.9～1.2g。如抽搐较多，可多饮开水，如抽搐严重则用镇静药拮抗。适于风寒湿痹阻证。(上海市中医院方)

2. 金雀根汤　金雀根30g，桑树根30g，大枣10枚。治疗漏肩风、颈肩风、腿股风、鸡爪风等证属风寒湿痹阻证者。(上海民间单方)

3. 海风藤24g，地龙12g，炮山甲9g，木瓜15g，乌梢蛇9g，威灵仙15g，制南星9g，橘红9g，独活12g，水煎服。适用于痰瘀痹阻证。

(二) 针灸治疗

1. 毫针　主穴：关元、肾俞、大椎、足三里、阳陵泉、丰隆、三阴交、夹脊穴，每次选用3～4个。配穴：肩关节取肩髃；肘、腕、掌指关节取曲池、尺泽、内关、外关、合谷；膝关节取梁丘、犊鼻、内膝眼；跖趾关节取昆仑、太溪、丘墟、解溪、承山。疼痛部位可配阿是穴。宜温针、艾灸。

2. 耳针　取心、肺、脾、肝、肾穴，配病变相应部位针刺，间日1次，3～15次为1个疗程。

3. 灸法　上述毫针处皆可加艾灸，亦可取阿是穴，艾条灸15～20min(预防烫伤)，10次为1个疗程。

4. 拔罐　根据患病部位，选用大小相宜的火罐，在疼痛部位进行操作，可用3～5个火罐，每次留罐5分钟。

5. 刺血　取委中、委阳、足临泣或患肢静脉血管较明显处的有关穴位1个，用三棱针刺入穴位部小静脉使其自然出血，每1～2周治疗1次，3～5次为1个疗程。

6. 穴位注射

(1) 野木瓜注射液，每次用2～4mL，按针灸穴位或阿是穴分别注射。

(2) 复方当归注射，每次用5～10mL，每穴可注入2～4mL，每日或隔日1次。

(三) 推拿疗法

1. 点穴　背部可点大椎、肝俞、脾俞、肾俞、关元、八髎、秩边；下肢可点环跳、承扶、殷门、委中、承山、昆仑、辨关、伏兔、鹤顶、膝眼、足三里、三阴交、绝谷、太溪、内庭；上肢可点肩井、肩贞、曲池、外关、合谷。均用强刺激手法，然后停留镇定手法。

2. 推拿　背部用捏脊舒筋法，自八髎开始，沿夹脊两线上至大椎，推捏3遍，再沿膀胱经各推捏3遍，四肢可采用按、揉、推、滚、提、旋转、扇打、臂叩、归挤、捋等手法，刚柔并用，以深透为主。以上二法可相结合。此外，用特定的电磁波治疗器(又名TDP治疗器、神灯)照射患病部位，每次30～40min，每日1次，10次为1个疗程。

（四）外治法

1. 熏洗法

(1) 海桐皮、桂枝、海风藤、路路通、宽筋藤、两面针各30g，水煎，趁热熏洗关节，每日1～2次，每次20～30min。（《实用中医内科学》）

(2) 花椒、透骨草各9g，艾叶30g，水煎，利用其热气先熏后洗患处，每日1次。

(3) 川、草乌各20g，白芷50g，伸筋草60g，羌、独活各50g，透骨草60g，细辛10g，川芎30g，桂枝30g，威灵仙60g，水煎，熏洗，每日2～3次，每次15min，5～10天为1个疗程。（贵阳中医学院附院方）

2. 外搽法

(1) 蜂生擦剂，蜂房（洗净，扯碎，晾干）180g，生川乌、生草乌、生南星、生半夏各60g，以60%乙醇溶液1500mL浸泡2周，去渣，用200mL之瓶分装。以药棉蘸药液搽关节肿痛处，每天3～4次，有消肿止痛之效。

(2) 用红灵酒揉搽患肢，每日20min，日2次。

3. 贴敷法

(1) 附子、干姜、吴茱萸等分研粉，蜜调敷足底涌泉穴，每日1次。用于寒凝证。

(2) 伤湿止痛膏、痛贴灵、附桂风湿膏贴患处。

(3) 寒痛乐外敷局部。

4. 离子导入　干姜、桂枝、赤芍、当归各2g，羌活、葛根、川芎、海桐皮、姜黄、乳香各6g，分袋装约25cm×15cm，每袋9～12g，封口置蒸锅内加热至气透出布袋，取出降温至40～42正常人，热敷患处加直流电导入。

（五）饮食疗法

1. 世胜酒　黑芝麻炒20g，薏苡仁炒10g，生姜15g，绢袋装，酒500mL，浸3～7日，每次服25mL，空腹临卧温服。

2. 薏米粥　生薏苡仁多于白米2～3倍，先将薏苡仁煮烂后入白米粥。（《饮食辨录》）

3. 鹿茸酒　鹿茸3～6g，山药30～60g，白酒500g。将鹿茸、山药浸泡在酒中，封固7天后饮用，每次1小盅。（《本草纲目》）

五、调摄护理

（一）调摄

1. 本病多病程长，病情缠绵，要劝患者坚持治疗，保持身心愉快，勿神躁情急。

2. 坚持锻炼，可打太极拳、舞太极剑、做广播操及散步等，原则是循序渐进。

3. 注意保暖，避免过劳，防风寒，避潮湿。

4. 加强营养，不过食肥腻食品。

（二）护理

1. 急性期及病情较重时，以休养为主，尽量减少活动。

2. 居处干燥、向阳、空气新鲜，被褥干燥，暖温。勿在风口阴凉处睡卧。

3. 洗脸洗手宜用温水。洗脚时热水应没至踝上，促进下肢血流畅通。

4. 汗出者干毛巾擦拭，及时换衣。

5. 髋、膝、踝关节变形者，要注意防止跌仆。

六、转归预后

痛痹的转归与预后取决于患者正气的强弱和感邪的轻重。素体强壮，正气不虚，感邪轻者，易于治愈，预后好。素体虚弱，正气不足，感邪重者，则不易治愈，预后较差。转归、预后与发展缓急与是否及时诊断治疗关系密切起病急者，易早发现，治疗及时，常可痊愈；起病缓者，正虚为主，诊断困难，治疗常不及时，病情缠绵，预后较差。

风寒痹阻证、寒凝痹阻证、寒湿痹阻证及风寒湿痹阻证等多见于痛痹初中期，证多属实，治护得法，可寒祛病除，失治误治则病缠绵难愈，或转为痰瘀痹阻证或肝肾亏虚证。痰瘀痹阻证多为痛痹中晚期，常由痛痹之初、中期迁延不愈而成，病情顽重，需较长时间治疗方能治愈，否则累及肝肾，成为肝肾阴虚证或肝肾阳虚证。

肝肾阴虚或肝肾阳虚证多由素体虚弱或其他痛痹后期转变而成，为久病及脏，已值痛痹中晚期，治宜滋补肝肾为主或温补肝肾为主兼通痹止痛。此类病证日久根深，预后较差，精心治疗后病情可好转。若日趋严重，则可成阴阳俱虚危候。

病程中，痛痹诸证可交叉出现，寒凝与血瘀，寒湿与痰浊，肝肾阴虚与痰瘀，肝肾阳虚寒凝与痰瘀均可交叉或相兼出现。证虽相兼或交叉，临证仍须明辨主次。

第三节 着痹

着痹又称湿痹，痹病中的一种。风寒湿三气合而致病，以湿邪为主，表现肢体疼生酸困、病处不移的一类痹证。《素问·痹论》："风气胜者为行痹，寒气胜者为痛痹，湿气胜者为着痹也。"《内经》名之曰着痹。《素问·痹论》："湿气胜者为着痹也。"又名肌痹。《证治准绳·杂病》："湿痹者，留而不移，汗多，四肢缓弱，皮肤不仁，……"《症因脉治》卷三："湿痹之证，或一处麻痹不仁，或四肢手足不举，或半身不能转侧，或湿变为热，热变为燥，收引拘挛作痛，蜷缩难伸，名曰："着痹，此湿痹之证也"。

一、病因病机

正气不足是痹病的内在因素和病变的基础。体虚腠理空疏，营卫不固，为感邪创造了条件，故《诸病源候论·风病·风湿痹候》说："由血气虚，则受风湿"。《济生方·痹》也说："皆因体虚，腠理空疏，受风寒湿气而成痹也。"正气不足，无力驱邪外出，病邪稽留而病势缠绵。外邪则由湿痹之因，或身居卑湿，湿气袭入；或冲风冒雨，湿留肌肉，内传经脉，或雨湿之年，起居不慎。

（一）湿邪外袭

正气不足，腠理不固之人，如居处潮湿，或长期工作于水湿环境，或摄生不慎，冒雨涉水，或酒后、汗后、浴后受风，或天热贪凉卧于湿地，致湿邪夹风、寒、热侵袭人体，闭阻气血，脉络不通，皮肉关节受累形成着痹。湿夹风寒之邪多成风寒湿痹，夹热，或风寒湿邪郁而化热，则成湿热痹。

（二）营卫失调

营卫循行人体肌表，为御外之屏障。如素体虚弱，或久病失养，或疲劳过度，或大汗淋漓，或发汗太过等，均可导致营卫失调，腠理空虚，易招致外邪侵袭，湿夹他邪客于肌表，营卫气血运行不畅而成着痹。

（三）气血虚弱

或久病体虚，或营养不良，或慢性失血，或手术、外伤、产后等失血，或饮食伤脾，脾胃虚弱，气血生化乏源，均可导致气血不足，使皮肉、筋骨失养，血脉空虚，湿与他邪杂合而致，痹阻经络、关节、肌肉，发为着痹。

（四）脾虚湿阻

饮食不节，或饥饱失度，或过食肥甘，或贪凉饮冷，或酗酒过度，或用药苦寒太过等，均可导致脾胃虚弱，脾失健运，水湿内停，脾湿内盛，同气相求，易致外湿侵袭，内外湿相合，气血痹阻遂成着痹。

（五）脾肾阳虚

或年老体衰，或大病之后，或劳倦内伤，或饮食伤脾，后天不能滋养先天，或房劳伤肾，或过用寒凉药物，以致元气受损，脾肾阳虚；脾为内湿之源，肾为主水之脏，脾肾两虚则水湿内盛，同时阳气不足，卫外不固，外湿侵犯，内外合邪，痹阻经络气血，形成着痹。而湿为阴邪，易伤人体之阳，致正虚邪实，病情缠绵。

总之，着痹起因于脏腑功能失调，正气虚弱，营卫不和，腠理不固，湿邪夹风、夹寒、夹热诸邪侵袭人体，留着经络、肌肉、关节，气血不畅，致肢体关节及肌肤、筋骨出现重着、酸胀、麻木等临床表现，遂成本病。湿性重着趋下，故常见腰以下关节受累。湿邪留滞不去，困脾伤阳，久则脾肾两虚，内外湿合邪，正气日伤，病程迁延湿邪阻碍气机，加之脏腑功能失调，易生痰致瘀，关节肿胀变形。因此，着痹初起以邪实为主，属实证；病程迁延，邪实伤正，虚实相兼；后期以脾肾阳虚、水湿失制为主，属虚证。

因湿性黏滞，故着痹治疗周期较长，但只要辨证准确，选方合理，用药精当，常可邪去正安，疾病向愈。如治疗不当，或调摄失宜，致邪气日深，正虚邪恋，缠绵难愈。久治不愈，可转为痿病，肢体瘫痪，甚至危及生命。

二、诊断与鉴别诊断

（一）诊断要点

1. 发病年龄以中青年为多，老年次之，儿童少见，男女均可患病，以长夏、寒冬季节多见，可有感受湿邪的环境与因素。

2. 肢体关节肌肉酸痛、沉重，或肿胀、麻木不仁、屈伸不利，关节怕冷，皮色不变，以腰以下关节受累多见，遇阴雨天症状加重。

3. 多伴有头身困重、精神萎靡、汗出恶风、四肢欠温、胸闷腹胀、纳食减少、小便不利、大便稀溏等。

4. 舌质淡，舌体胖，苔白腻，脉沉细或濡缓。

5. 反复发作，病程较长，缠绵难愈。

具备第2条，兼备其他各条，可诊断为着痹。

（二）鉴别诊断

1. 历节 着痹与历节均可出现关节疼痛，但历节特征为：关节痛剧，痛如虎咬，游走不定，遍历关节，活动受限，脉弦紧；而着痹特征为：肢体肌肉关节重着、酸痛、麻木，痛势较缓，痛处转移较慢或相对固定，脉濡缓。

2. 行痹 着痹与行痹均可有肌肉关节疼痛、肿胀，但行痹以风邪为主，起病较急，病程较短，其痛游走不定，以上肢、肩背受累为主，可伴恶风发热；而着痹以湿邪为主，起病较缓，病程较长，痛处变换较慢，以腰以下关节受累为主，可伴神倦肢困。

3. 热痹 着痹邪郁化热后临床表现与热痹相似，但热痹起病即见一派热象，如关节红、肿、热、痛，局部灼热，口渴身热，舌红、苔黄、脉数等；而着痹起病常见关节重着、酸痛，皮色不红，局部不热，口不渴，身畏寒，舌淡红，苔薄腻，脉沉缓。

4. 痛痹 着痹与痛痹均可有肢体关节疼痛、畏寒，但痛痹以寒邪为主，疼痛较剧，伴或不伴关节肿胀，全身关节肌肉均可受累；而着痹以湿邪为主，疼痛较缓，常伴有关节肿胀，下肢关节受累多见，常有肢体困重麻木。

三、辨证论治

（一）辨证要点

1. 辨虚实 本病初起，或年龄较轻，肢体关节酸痛、沉重、肿胀较突出，苔腻、脉濡者，病性以邪实为主，多属实证；着痹日久，或年老体弱，肢体关节疼痛较缓，而功能障碍明显，以全身症状为主，脉虚无力者，以正虚为主，多属虚证。

2. 辨夹杂 夹风者，肢体关节疼痛、肿胀、重着，其痛游走不定，脉浮；夹寒者，关节疼痛剧烈，遇寒而甚，得热痛减，脉紧；夹热者，关节疼痛、肿胀，局部皮色红，有灼热感，脉数或滑；痰瘀互结者，关节肿胀僵硬甚则变形，痛处固定，痛如针刺，皮色黯或紫，或见皮下痰核，脉涩。

3. 辨气血 阴阳阴血不足者，面色无华，唇甲不荣，肢体麻木，筋脉拘急，男子头晕目眩，女子月经量少、心悸失眠，以肝肾阴虚，精血亏少为主；阳气不足者，精神萎靡，形寒肢冷，面色偏黯，腰膝冷痛，男子阳痿，女子性冷，睡中蜷卧，以脾肾阳虚，阴寒内盛为主。

4. 辨病位 外邪侵袭人体，常由浅入深，先伤皮肉，再及筋骨，继而脏腑。在皮者多恶风寒，在肉者多肌肤不仁，在筋者则屈伸不利，在骨者则重而不举，入脏腑者则见肝肾或脾肾证候。

（二）分证论治

1. 风湿痹阻证

证候：肌肉关节重着、肿胀、疼痛，其痛游走不定，皮色不变，肌肤多麻木不仁，气候变化时发作或加重，或恶风汗出、头身困重，或身体微肿，舌淡红，苔薄腻，脉浮缓。

治法：祛风除湿，温经通络。

方药：羌活胜湿汤加减。

白花蛇10g、羌活15g、独活15g、川芎10g、苍术12g、白术12g、木瓜15g、海桐皮15g、防风12g、茯苓10g、陈皮10g、甘草4g。

加减：关节痛甚者，加制川乌10g、延胡索15g；肿胀较甚者，加汉防己15g、制南星10g；恶风较甚者，加海风藤15g、白芷10g；头身重，纳食减少者，加藿香10g、菖蒲6g。

中成药：祛风止痛片，祛风舒筋丸。

分析：腠理不固，营卫不和，冒风淋雨，或汗后当风，湿邪夹风侵袭人体，痹阻经络关节，形成着痹。疏风除湿勿太燥，可酌加当归、玉竹之类，以柔筋缓急，兼防伤阴。

2. 寒湿痹阻证

证候：肌肉关节疼痛、重着、肿胀，肢体欠利，以下肢关节多见，遇阴雨天尤甚，得热则减，逢寒加重，舌淡嫩，苔白腻，脉弦紧或弦缓。

治法：散寒除湿，温经通络。

方药：乌头汤加减。

制川乌 12g、细辛 3g、桂枝 10g、路路通 10g、白芍 12g、干姜 5g、茯苓 12g、麻黄 10g、当归 10g、独活 15g、蜈蚣 4g、甘草 4g。

加减：关节疼痛较剧者，加白花蛇 10g、松节 10g；肢体欠温者，加淫羊藿 10g、巴戟天 10g；关节肿胀，屈伸不利者，加苍术 12g、防己 15g；兼恶风者，加防风 15g、羌活 15g。

中成药：寒湿痹颗粒，追风活络丸。

分析：汗后冲凉，涉水冒雨，或常居寒湿之地，致寒湿之邪侵肌肤体关节，痹阻气血，遂成着痹。治寒湿用药多温散辛燥，应预防其耗伤阴血，可酌加熟地黄、当归等。

3. 湿热痹阻证

证候：肢体关节疼痛、灼热、重着，局部红肿，痛处拒按，口苦汗出，小便黄赤，大便不爽，舌红，苔黄腻，脉滑数。

治法：清热除湿，宣痹通络。

方药：宣痹汤加减。

石膏 24g、滑石 15g、防己 12g、黄檗 10g、晚蚕砂 10g、连翘 10g、薏苡仁 30g、赤小豆 30g、肿节风 15g、忍冬藤 15g、赤芍 10g、地龙 10g。

加减：身热者，加柴胡 10g、青蒿 10g；小便短赤者，加车前草 15g、白茅根 15g；大便不爽者，加广木香 10g、黄连 5g；痛剧者，加徐长卿 15g、全蝎 4g。

中成药：湿热痹颗粒，当归拈痛丸。

分析：气候炎热，湿夹热邪袭入，或素体阳盛，感受风寒湿邪后，郁而化热，湿热痹阻经络关节，气血不畅，发为本病。湿热乃阴阳之邪相合，治疗切忌寒凉过度，伤脾助湿，应治热不避温，少佐温热药有助祛湿之妙。

4. 脾虚湿阻证

证候：肌肉关节酸楚疼痛，肢体重着，肌肤麻木不仁，肌肉萎软无力，面色苍黄，食欲减退，脘腹胀满，大便稀溏，舌淡胖，舌边有齿印，苔白腻，脉沉缓。

治法：健脾和胃，祛湿蠲痹。

方药：升阳益胃汤加减。

黄芪 20g、党参 15g、苍术 12g、柴胡 6g、白芍 10g、法半夏 10g、茯苓 12g、陈皮 10g、羌活 15g、独活 12g、防风 10g、泽泻 12g、黄连 3g、甘草 4g。

加减：大便稀溏者，加薏苡仁 20g、砂仁 6g；肢体困重者，加藿香 10g、草豆蔻 10g；肌肤不仁者，加路路通 10g、木瓜 15g。

中成药：如意丸。

分析：素体脾虚，或饮食失节，脾失健运，或痹久湿邪困脾，均可致内外湿相合，痹阻肌肤关节，发为着痹。脾喜燥恶湿，此证多行健脾燥湿。但燥湿运脾以不伤脾阴为要，可重用白扁豆、怀山药以护脾阴。

5. 脾肾阳虚证

证候：肢体关节酸痛、肿胀、重着，关节屈伸不利，畏寒喜暖，手足不温，腰膝酸软，口淡不渴，纳差腹胀，小便短少，大便稀溏，或男子阳痿，女子性冷，或面浮肢肿，舌淡胖，苔白滑，脉沉细或沉伏。

治法：温补脾肾，通阳蠲痹。

方药：真武汤合羌活胜湿汤加减。

茯苓15g、白术12g、白芍15g、附片12g、生姜4片、羌活15g、独活15g、川芎10g、防风10g、淫羊藿10g、巴戟天10g、威灵仙15g、秦艽10g、苍术10g、海桐皮10g。

加减：小便短少者，加桂枝10g、泽泻15g；大便稀溏，泻下无数，加罂粟壳10g、诃子10g；肢体关节肿胀酸痛不适者，加制草乌10g、木瓜15g；腹胀纳差者，加藿香10g、砂仁6g。

中成药：妙济丸。

分析：着痹日久，湿邪困遏，由脾及肾，阳气受损，或先天不足，后天失养，脾肾两虚；脾肾阳虚则水湿无所制，湿邪痹阻经络关节肌肤，气血运行不畅，遂成本病。本证邪实而正气虚衰，治疗棘手，切忌盼效心切，频繁更方，贻误治疗。

四、其他治疗

（一）单方验方

1. 着痹验方　晚蚕砂30g（布包），鲜松针30g，切细，加黄酒和水各一碗，煎至减半去渣，日2次温服。适用于风湿、寒湿证。（《中国秘方全书》）

2. 补脾燥湿汤　炒白术10g，茯苓10g，防己10g，焦苍术10g，防风10g，秦艽10g，薏苡仁15g，羌活5g，炙甘草5g。寒重者肿痛喜暖，加桂枝、附子；热重者肿痛而皮红有灼热感，加知母、黄檗；下肢沉重而痛，去羌活，加独活；麻木加黄芪、当归。（《北京市老中医经验选编》）

3. 萆薢丸　萆薢八两，牛膝三两，丹参、附子、白术、枳壳各二两，捣末蜜炼为丸如梧桐子大，温酒送服，治风冷湿痹，五缓六急。（《太平圣惠方》）

4. 海桐酒　牛膝、海桐皮、五加皮、独活、防风、杜仲各二两，生地二两半，白术、薏苡仁各一两，浸酒二斤，每服一盏，日三夜一。（《普济方》）

（二）针灸治疗

1. 取风池、尺泽、外关、合谷、阳陵泉、照海，均泻患侧，用提插补泻法，留针20分钟。适用于风湿、寒湿证。

2. 取至阳、屋翳、天井、肩贞、支正、下巨虚、光明、足临泣，平补平泻手法，可温针。适用于风寒湿痹阻之着痹。

3. 取足三里、上巨虚、下巨虚、阴市、梁丘、关元，隔姜灸，每天5壮。适用于脾虚湿胜证。

4. 取大杼、曲池、肾俞、足三里、三阴交、昆仑、丘墟等穴，深刺透穴，留针

20~30min。酌情温针。日1次，10次为1个疗程，适用于脾肾阳虚证。

取上述针刺穴位，先用梅花针叩刺，少量出血，然后用闪火法拔罐，令皮肤青紫。虚实证均可。

（三）外治法

1. 中药熏蒸　利用熏蒸治疗仪进行全身或局部中药熏蒸治疗。熏蒸方法：将中药放入熏蒸机煮药锅内，加水适量，以埋住药物而又不至于煮干为度，接通电源煮药，待汽箱内温度达40℃时，让患者裸体进入熏蒸机内，头伸出机外，汽箱内温度控制在37℃~42℃，每次20~30min。每日1次，10日为1个疗程。局部熏蒸则将中药蒸汽作用于患处即可。适用于除热证外各型着痹。熏蒸处方：制川、草乌各30g，防己15g，细辛15g，五加皮20g，马钱子30g，松节20g，青风藤30g，制乳香、制没药各15g，羌活15g，当归15g，苍耳子15g。

2. 离子导入　用制草乌、宣木瓜、独活、威灵仙、鸡血藤、海桐皮、樟脑等中药煎液浓缩萃取，加工成含上述中药有效成分的贴片或药垫，利用中频脉冲治疗仪进行中药离子导入治疗，治疗部位可选患处或辨证取穴。适用于除热证外的各型着痹。热象明显者，配方加冰片、青黛。

3. 中药外敷　用制川、草乌各30g，马钱子20g，鸡血藤30g，寻骨风20g，木瓜30g，研末醋调外敷患处，热证加冰片3g、大黄20g。

4. 中药洗浴　用制川、草乌各30g，制乳香、制没药各20g，海桐皮20g，草豆蔻20g，煎水洗浴患处，热证加冰片3g、寒水石20g。

（四）饮食疗法

1. 六一散煮豆腐浆　六一散，是由滑石6份、甘草1份研末而成。每次用豆腐浆2碗、六一散6g同煮沸，温服。

2. 牛膝叶粥　牛膝叶一斤，以米三合于豉汁中煮粥，和盐、酱，空腹服之。治湿气痹痛，腰膝痛。（《太平圣惠方》）

3. 乌头粥　生川乌头四钱为末，以香熟白米作粥半碗，乌头末同米慢火熬熟，下姜汁1匙，蜜3匙，搅匀，空腹温服。湿重者加薏苡仁6g。适用于风湿、寒湿证。（《普济方》）

4. 木瓜汤　木瓜4个（蒸煮去皮为泥），白砂糖1000g（炼净）。将二物调匀，用瓷器收贮，每天空腹用沸水冲服1~2匙。适用于风寒湿痹阻证。（《饮膳正要》）

五、调摄护理

（一）调摄

1. 克服恐惧心理，了解疾病发生发展的规律，树立信心，积极治疗，保持良好心态，相信疾病能够治愈。

2. 起居有常，节制房事，避免涉水冒雨，防止感冒，保持居处环境及衣被干燥，勿下冷水，阴雨天及气候变化时应注意局部保暖。

3. 饮食宜清淡易于消化，忌肥甘厚味，有热象者忌酒及辛辣煎炸之品。

4. 急性发作期，关节肿胀、疼痛剧烈，应注意休息，不宜剧烈活动；疼痛缓解，病情稳定时宜适当锻炼，增强体质，提高机体对气候、环境因素变化的适应能力，同时维护关节功能。

（二）护理

1. 向患者讲解着痹的发病规律、临床特点及有关防治知识，鼓励患者树立战胜疾病的信心，使其保持心情舒畅，积极面对疾病，及时治疗，并在不断沟通中使患者增强对医护人员的信任感。

2. 注意保持患者居处或病房通风、干燥、空气新鲜，衣被常晒太阳以保持干燥。对肢体功能障碍者，应多加照顾，防止跌仆外伤。邪郁化热者应密切观察体温变化，以便做对症处理。

3. 涉水冒雨或感受风寒起病，饮食可酌配温热性食物，如姜茶、生姜红糖汤等；有热者，可配冬瓜汤、木瓜汤、西红柿汤等；体质虚弱者可给予高蛋白、高热量饮食。注意饮食的调摄禁忌。

4. 交代药物的特殊煎服法，如先煎、后下、久煎等，注意密切观察药物疗效及毒副反应（如乌头、附子、马钱子及虫类药等）。

六、转归预后

着痹初起，以风湿痹阻证、寒湿痹阻证、湿热痹阻证为多见，以邪盛为主，正气未虚，虽肢体关节肿胀疼痛较为明显，但治疗一般比较顺利；若病久体虚，正气日衰，以营卫不和证、气血不足证、脾虚湿阻证及脾肾阳虚证为多见，邪气虽已不盛，然正气已虚，多属于虚证或虚实夹杂证，病程较长，需长期扶正祛邪调治。湿邪最易伤脾，脾虚无力运化，脾气虚弱则气血生化乏源，气血不足则肌肉失养，故着痹日久不愈易致肌肉痿弱不用。如在病程中演变为痰瘀互结证，可出现关节僵硬、拘急、变形，甚至瘫痪。

着痹患者正气的强弱、感邪的轻重、治疗是否及时、正确和调摄护理得当与否，决定着患者的预后。一般而言，年轻体壮，新病初起，正气不虚者，易于治愈，预后较好；年老体弱，久病迁延，正气不足者，则不易治愈；若病邪深入筋骨、脏腑，可发展为痿病，或五脏痹，预后较差。

第四节 热痹

热痹，热毒流注关节，或内有蕴热，复感风寒湿邪，与热相搏而致的痹症。又称脉痹。出自《素问·四时刺逆从论》。《证治准绳·痹》："热痹者，脏府移热，复遇外邪，客搏经络，留而不行，阳遭其阴，故（疒畾）痹㷿然而闷，肌肉热极，体上如鼠走之状，唇口反裂，皮肤色变。"并可见关节红肿热痛，发热，烦闷，口渴等症。治以清热祛邪，宣痹止痛，用白虎加桂枝汤、升麻汤。热毒盛者，用《千金要方》犀角汤加减。

本病可见于现代医学所指的痛风急性发作期、感染性关节炎、创面性关节炎久治不愈者、急性风湿性关节炎活动期、类风湿性关节炎等。当上述疾病某阶段表现为热痹时，均可依热痹辨证论治。

风湿热痹，风痹又叫行痹，以串痛为主，湿导致的主要是局部酸沉痛，热痹主要是关节红肿疼痛，如症状一起出现，一般是风湿阻滞经络，影响经气运行，郁积化热，从而使关节局部产生红肿疼痛，就叫风湿热痹。

一、病因病机

热痹的产生，多因直接感受火热之邪，或风寒湿邪郁久化热而成，亦可由脏腑功能失调，如阳热体质，内有蕴热，或阴血亏耗、阴虚阳亢之体，感受外邪侵袭，邪气入里化热，流注经络关节；或风寒湿邪日久缠绵不愈，邪留经脉，郁久化热，气血痹阻而致。

本病起病急骤，病情发展迅速，病性为实证、热证，或虚实挟杂，其病机始终以热邪的病理变化为核心，但由于风寒湿邪入侵可转化为热痹，因此热痹也出现寒热错杂、阴阳交混的复杂临床表现。

总起来说，热痹的病机可归纳如下：

（一）风湿热毒直中肌肤

凡体虚之人，调理失宜，风湿热之邪就可以乘虚而入，直中肌肤，滞留于筋骨关节肌肉之间，使气血失和，经络痹阻，关节或肌肉肿胀疼痛而发为热痹。

（二）风寒湿邪，郁久化热

《类证治裁·卷五·痹证论治》云："广风寒湿合而成痹，蕴邪化热蒸于经络，四肢痹痛，筋骨不舒"。"初因风寒湿郁闭阴分，久则化热攻痛"。凡是外邪郁久均可化热。风寒湿痹也有可能转化成为热痹，这在临床上并不少见。

（三）素体阳盛，内有蕴热，感邪诱发

《素问·痹论》曰"其热者，阳气多，阴气少，病气胜，阳遭阴，故为痹热。"《金匮翼》又指出所谓"阳遭阴者，腑脏经络先有蓄热，而复遇风寒湿气客之，热为寒郁，气不得通，久之寒亦化热，则痹癖熺然而闷也"。这说明体质条件与热痹的发生关系极为密切。凡是素体阳气偏胜，内有蕴热，再感受风寒湿热，内外合邪即可酿成热痹。

（四）阴虚血热

素体阴虚或由后天原因所形成，如妇人产后或久病之后精血暗耗或虚者久用温燥之药，体内虚热与外感湿热相合痹阻经络关节，且阴血不足，筋脉失养，更加重经络关节痹阻，气血不通则关节热痛。

（五）痰瘀热阻

风寒湿邪郁久化热，熏蒸津液，饮湿积聚为痰浊；或痰瘀化热化火；或热伤津液，血脉涩滞而成热瘀致痹。

总之，本病起病急骤，病情发展迅速，病性为实证、热证或虚实夹杂，其病机始终以热邪的病理变化为核心，但由于风寒湿邪入侵可转化为热痹，因此热痹也出现寒热错杂、阴阳交混的复杂临床表现。

二、诊断与鉴别诊断

（一）诊断要点

1. 发病较急，若继发于风寒湿邪郁久转化而来，可有逐渐变急的征象。本病多发生在夏季，受暑热之气而发病，其他季节也可发病，年龄多为青壮年，女多于男。好发部位在四肢关节，多累及1个或2个关节。

2. 素有痹病史，反复发作不愈，可于长期服温燥药，或用其他方法治疗之后，逐渐出现热痹证候者。

3. 自觉关节或肌肉灼热、红肿、疼痛，甚则痛不可触，得冷则舒为特征。可伴全身发热、烦躁不安、汗出、口渴等症状。

4. 病变部位皮肤可焮红，或潮红、紫红，多有明显肿胀，关节屈伸不利，或皮肤有红斑、硬结，触之热感，但热度可轻可重。

5. 舌质暗红或鲜红，舌苔黄色或黄白相兼而厚，脉滑数。

具备第2、3、4条，再参照其他各条，即可确立热痹的诊断。

（二）鉴别诊断

应与行痹、痛痹、着痹、燥痹相鉴别（参见本章各相关节）。

三、辨证论治

（一）辨证要点

本病的辨证要点，是辨清热证、热夹风湿证、热毒证以及寒热错杂证等。

热证以素体阳盛阴虚，复感热邪，症见关节肌肉红肿灼热，得冷则舒、全身发热、口渴为要点。

热夹风湿证也是热痹常见证候，可由风湿之邪郁久化热，湿遏热伏，流注关节经络，阻滞气血而成，故病程缠绵，关节灼痛，关节肌肉灼热掀红，肿胀较甚，全身发热症状不明显，周身困重，口渴不欲饮。

热痹初起多表现为实证。若风寒湿邪致痹缠绵不愈，或病体虚弱，久治罔效，邪郁化热，则可表现为虚实夹杂或寒热错杂。

（二）分证论治

热痹的病理改变是以热邪致痹为基础，清热则为治疗此类热痹的主要原则。鉴于病因的不同，或机体阳热偏盛或阴气偏衰的差异，临证时可结合其他治则合用。常用之法有清热疏风、清热利湿、清热解毒、寒热并用、清热通络、行瘀化痰等法则。

1. 风热痹阻证

证候：发病急骤，关节、肌肉游走性疼痛，局部灼热红肿，可见红斑，痛不可触，遇热则重，得冷稍舒，关节屈伸不利，伴汗出、恶风、发热、口渴、唇干，舌红苔黄，脉浮数。发病急骤，关节肌肉红肿灼热呈游走性疼痛，为该证辨证要点。

治法：清热疏风，活血通络。

方药：大秦艽汤加减。

秦艽15g、生石膏30g、当归10g、白芍12g、羌活15g、防风12g、黄芩12g、白芷15g、生地黄15g、茯苓12g、川芎10g、白术15g、知母15g、地龙12g、豨莶草20g、甘草10g。

加减：若局部肿胀甚，加防己18g、薏苡仁20g；游走痛甚可用威灵仙20g、海风藤20g；肢热有红斑加忍冬藤30g、桑枝30g。

中成药：湿热痹颗粒，豨桐片，野木瓜片。

分析：风热之邪均为阳邪，开泄腠理，善行数变，故其发病急骤，关节肌肉游走性疼痛。阳热之邪郁阻经络，内壅筋骨、关节、肌肉，气血失和，故局部灼热红肿，痛不可触。风邪入侵，营卫不和，而见恶风、汗出、发热、全身不适等。若病势轻浅，病程较短，治疗得当，则表邪得散，风祛热清，诸症自愈。反之，则可缠绵，愈则又发，并可转变为心痹。方用秦艽、羌活、防风、白芷祛风宣痹；当归、白芍、生地黄、川芎养血和营，即治风先治血之意；生石膏、知母、黄芩、生地黄清热凉血，配地龙、豨莶草以清热通络；白术、茯苓、甘草健脾渗湿，调和诸药。内清外疏并用，风热之邪自解；若能及时正确治疗，再配合适当休息和调养，常可治愈，否则易成慢性风湿病，再感外邪，可反复发作，缠绵多年。

2. 湿热痹阻证

证候：关节或肌肉灼热、肿胀、疼痛、重着，皮肤发红，或见硬结、红斑，可伴发热、口渴不欲饮、烦闷不安、周身沉重、溲黄浑浊，舌质红，苔黄腻，脉滑数。关节肌肉灼热、肿胀、疼痛、重着及苔黄腻、脉滑数等，为本证辨证要点。

治法：清热利湿，宣通经络。

方药：宣痹汤。

木防己20g、杏仁10g、滑石20g、制半夏10g、蚕砂10g、薏苡仁30g、连翘15g、赤小豆30g、栀子10g。

加减：若湿浊甚者，加苍术15g、萆薢12g；舌质红，苔不厚腻者，可减去半夏；痛甚加姜黄12g、海桐皮20g；局部热重，加生石膏30g、知母15g、忍冬藤30g；肢体肌肤有斑者，加赤芍15g、牡丹皮12g。

中成药：湿热痹颗粒，二妙丸，龙胆泻肝丸，当归拈痛丸。

分析：本证是热痹最常见的证候，好发于夏热季节，居住环境潮湿，素体阳气偏盛，内有蕴热，感受湿热之邪，或素有湿痹郁久化热等，则发为本病。湿遏热伏，流注关节经络，阻滞气血而致病，湿邪重着黏腻为阴邪，致病缠绵，经久不愈。湿热交阻于经络、筋脉、肌肉、关节，故关节肌肉肿胀较甚，灼热疼痛，屈伸不利，步履艰难。湿热交阻于内，故口渴不欲饮，苔黄腻，脉滑数。本方选用常用于除经络之湿和宣痹止痛的防己、薏苡仁、蚕砂为主药；用杏仁宣肺气，脾气化则湿化；连翘、栀子协助以清热；赤小豆、滑石、半夏协助以除湿导浊。本证乃湿热相结，因湿邪重着缠绵，难以祛除，故治疗不当或除邪未尽，易形成热祛湿留，而顽固难愈。

3. 寒热错杂，热重于寒证

证候：关节肌肉红肿热痛，但局部怕冷畏寒，得暖则舒，或自觉发热触之不热，筋脉拘急，肢体关节屈伸不利，甚则僵硬强直，全身可见身热不扬，或发热畏寒，口干不欲饮，或喜热饮，或自汗身凉。舌红苔白，或舌淡苔黄，脉弦数或弦紧。关节红肿热痛，但局部怕冷畏寒，得暖则舒，为本证辨证要点。

治法：清热活血，温经散寒，通络止痛。

方药：痛风汤加减。

龙胆草10g、炒苍术10g、忍冬藤15g、黄檗6g、生石膏（先煎）15g、胆南星6g、桂枝6g、当归10g、川芎6g、红花10g、防风10g、防己10g、神曲10g、威灵仙12g。

加减：关节、四肢肌肉痛甚者，加醋延胡索10g、赤芍10g、白芍10g；关节变形、屈伸不利甚者，酌加䗪虫10g、蜂房12g。

中成药：防风通圣丸。

分析：本证发生，可由风寒湿邪闭阻关节、经络，郁而化热，而出现肌肉关节局部及全身热象，但阴寒之征仍在；或人体阳气偏盛，复感寒邪，则易产生寒热错杂证；或热邪入侵，机体阴气偏盛者，亦易发生本证。寒热错杂证是寒热并存，出现肢体关节红肿热痛，而得寒则重，说明寒湿化热而寒邪未尽；寒主收引，寒邪未尽故筋脉拘急，屈伸不利，甚则僵硬强直，或关节肌肉红肿热痛但对寒冷较敏感，由于寒热并存，二者有重有轻，故热重寒轻时，热象见症较多，而见关节红肿热痛。方中用生石膏、忍冬藤、龙胆草、黄檗清热利湿，疏风通络；桂枝、当归、川芎、红花温经散寒，活血通络，与前药相配，使热、寒、风、湿之邪从里达表；苍术、神曲健脾燥湿，行气开胃，消食导滞。防风治上，以散风祛湿；防己治下，利水清热，祛风止痛；胆南星、威灵仙行气搜风祛痰。诸药相合，清热而不伤阳，温经而不热，培土而不燥。并上、中、下三焦同治，共奏清热活血、温经通脉、疏风蠲痹之功。

4. 热毒证

证候：痹阻的关节肌肉赤肿掀热，疼痛剧烈，痛不可触，得冷则舒，关节肿胀，或有波动感，其色红紫，关节屈伸不利。伴壮热烦渴，甚则神昏谵语。舌红或红绛，苔黄或黄腻，脉弦数。关节赤肿锨热、疼痛剧烈或有波动感，为本证辨证要点。

治法：清热解毒，凉血活络。

方药：清瘟败毒饮。

石膏 40g、生地黄 30g、水牛角粉 30g、黄连 6g、栀子 10g、桂枝 10g、黄芩 12g、知母 15g、赤芍 15g、玄参 20g、连翘 20g、牡丹皮 12g、生甘草 10g。

加减：若肿痛不消，加防己 20g、忍冬藤 30g、桑枝 20g、苍术 15g 以加强解毒通络之效。

中成药：新癀片。

分析：本证因阳盛，或阴虚内热，外感风寒湿邪留滞经络肌肤，郁而化热，或感受热毒之邪所致。热为阳邪，热盛化火，火热为毒，热毒交炽，流于关节、肌肤，致血脉塞滞不通，则见关节、肌肉赤肿掀热、疼痛剧烈；热灼筋脉，故关节屈伸不利；热毒入营耗血，致壮热烦渴，甚则神昏谵语等。本方系由白虎汤、黄连解毒汤、清热地黄汤三方加减而成。重用石膏以退淫热；黄连、黄芩泻上焦之火；牡丹皮、栀子、赤芍泄肝火凉血热；连翘、玄参清热解毒，散浮游之火；生地黄、知母抑阳扶阴，救欲绝之水。诸药合用，共奏清热解毒之功。

5. 痰瘀热阻证

证候：痹病日久不愈，痰瘀化热，致关节肌肉刺痛，痛处不移，灼热红肿，局部肌肤色紫黯，按之稍硬，有痰核硬结或瘀斑，肢体顽麻，甚至关节变形，屈伸不利。亦可见眼睑水肿，面色晦黯，或胸闷痰多。舌质紫黯或有瘀斑，苔白腻，脉滑涩。病久不愈，局部刺痛，痛处固定，灼热红肿，有痰核硬结，为本证辨证要点。

治法：行瘀化痰，清热通络。

方药：身痛逐瘀汤合双合散加减。

桃仁 10g、当归 12g、五灵脂 10g、制香附 12g、秦艽 15g、羌活 12g、制没药 15g、制半夏 10g、地龙 12g、土茯苓 30g、忍冬藤 30g、川芎 10g、陈皮 12g、黄檗 10g、甘草 10g、茯苓 15g。

加减：若痰瘀不散，疼痛不已，酌加炮山甲 10g、乌梢蛇 12g、蜈蚣 2 条、土鳖虫 10g，以搜风散瘀，通络止痛；痰留关节，见皮下结节，可加制胆星 10g、白芥子 10g 以豁痰散结；若痹久不愈，损伤正气，神疲乏力，面色不华，可加党参 15g、黄芪 20g。

中成药：瘀血痹颗粒，大活络丸。

分析：痰浊、瘀血有形之邪留阻经络、关节、肌肉，蕴而化热，故关节肌肉肿胀刺痛，局部灼热。痰瘀留于肌肤，则见痰核硬结或瘀斑。邪气留于筋骨，致骨变筋缩，关节变形，难以屈伸。痰瘀阻滞经脉，气血失养，而致肌肤顽麻不仁，面色黧黑，舌脉有瘀血征象。若痰湿偏盛，则眼睑水肿、胸闷、痰多、困倦乏力、舌苔腻。本方具有活血行气、祛痰化瘀、宣痹清热之功效。其中桃仁、川芎、当归活血化瘀；二陈汤燥湿化痰；没药、五灵脂、地龙、香附怯瘀通络，理气活血；秦艽、羌活、牛膝祛风湿强筋骨，通利关节，止周身疼痛，土茯苓、黄檗、忍冬藤清热利湿通络。

6. 阴虚痹阻证

证候：午后或夜间发热，盗汗或兼自汗，口干咽燥，手足心热，关节疼痛，小便赤涩，大便干结，或有肌肉萎缩，舌质干红，少苔，脉象细数。

治法：养阴清热，祛风通络。

方药：丁氏清络饮加减。

金银花30g、生地黄30g、石斛15g、牡丹皮20g、赤芍15g、白薇12g、桑枝12g、地龙12g、羌活12g、丝瓜络10g、川牛膝20g、羚羊角粉1.5g。

加减：若热甚加生石膏；兼湿加薏苡仁、土茯苓。如以湿热为主兼有阴虚内热者，当以四妙散为主酌加养阴清热药物；如以阴虚内热为主，以丁氏清络饮加减为主，酌加清热祛湿药物，灵活掌握运用。

中成药：六味地黄丸，二妙丸。

分析：素体阳盛，内有蕴热或热毒伤阴，均可形成阴虚内热的格局，故见午后或夜间发热；内热逼阴外出故有盗汗；津亏失润，则口干咽燥；湿热或热毒痹阻经络关节，则关节发热疼痛；内热耗灼阴津故小便赤涩，大便干结；阴精不足，筋脉失养，故见肌肉萎缩，手足心热。舌红少苔、脉象细数均为阴虚内热之象。由于湿热也可导致伤阴，阴虚内热也可兼有湿热，因此临证时也应仔细加以辨证，观察孰轻孰重。本方以生地黄、石斛、牡丹皮、白薇养阴清热；金银花、羚羊角粉清热解毒；川牛膝通络活血。

四、其他治疗

（一）单方验方

1. 苍术15g，黄檗10g，忍冬藤30g，桑枝20g。水煎分3次服，1日1剂。治热痹夹湿者。

2. 桑枝30g，怀牛膝12g，防己20g，丝瓜络30g，忍冬藤30g，土茯苓30g。水煎分3次服，1日1剂。治疗热痹病在下肢者。

3. 桑枝30g，豨莶草30g，防风10g，海桐皮15g，金银花30g，红藤20g，牡丹皮15g，蜂房10g。水煎服，1日3次。适用于热毒炽盛致痹者。

4. 青风藤20g，忍冬藤30g，嫩柳枝30g，虎杖20g，知母15g，细辛8g，桂枝10g，甘草10g。水煎分3次服，1日1剂。治疗痹病寒热错杂证。

5. 葛根60g，忍冬藤40g，丝瓜络20g，路路通15g，防己15g。水煎分3次服，1日1剂。适用于热痹。

6. 生石膏40g，知母20g，桂枝节10g，赤芍15g。水煎分3次服，1日1剂。治疗热痹。

（二）针灸治疗

1. 三棱针　病灶红肿局部和邻近穴位取穴。病灶局部周围处用围刺放血法，邻近穴用点刺放血法。均用三棱针围刺和点刺1～2个穴位放血。针后，在邻近穴位针孔处拔火罐，以出血为度。术后疼痛即刻缓解。每日1次，疼痛显著减轻后，可改为每周1～2次。至愈为度。主治热痹。

2. 毫针

（1）用近部取穴法，清热利湿，活血通络。多用泻法，急性发作期每日1次，宜针不宜灸。肩部取肩髃、肩贞、巨骨、曲池。肘臂部取曲池、外关、阳溪、腕骨。髋部取秩边、环跳、居髎、曲泉。踝部取昆仑、太溪、照海、悬钟、解溪。手指、足趾取八邪、八风。若伴有全身发热、口干者，选大椎、陶道、照海、外关等穴。

（2）五刺法治疗热痹，采取循经取穴和局部取穴相结合。每次选2～4个穴，施豹文刺法，每周1次，4次为1个疗程。

（3）湿热下注筋脉，证见两足麻痹，艰于步履等，针委中、承山、涌泉、阴陵泉、阳陵泉等穴，施以补泻，调治5个月。（《针灸正宗》）

（4）治热痹，太溪、丘墟、八风，均泻法。又方：肩髎、肩髃、曲池、外关、合谷，均用泻法。（《针灸治验录》）

3. 穴位注射　用复方当归注射液，每穴位可注射2mL，取穴同体针，每日1次，本法适用寒热错杂证、瘀热证等。

4. 耳针　选神门、三焦、肾上腺、皮质下，并配合相应部位，采用针刺或以中药王不留行籽贴压法，每日自按压王不留行籽2～3次，每次2min，每3天可换贴1次。

（三）外治法

中药熏洗、热敷等。

（四）食物疗法

菜疗、汤疗、粥疗、茶疗。

五、调摄护理

1. 痹病一般病程较长，病情缠绵，症状表现有时较轻，多掉以轻心，治疗也不及时。因此，对痹病患者要早期治疗，不要功半而止，树立战胜疾病的信心，更不要轻视它，争取得到早期治愈。

2. 热痹患者切禁辛辣温燥食物和酒浆，防伤阴耗气，宜食清淡易消化之品，以免助热而加重病情。

3. 在发热之际，更注意预防暑热侵袭，切不可露宿达旦，以防热、湿之邪复侵，使病情加重。

4. 关节的功能活动非常重要，根据笔者的经验，即使关节肿痛不能下床的患者，每天也要活动关节。否则，等到病情稳定时再活动关节，恐关节功能多有丧失，甚至不可逆转。

六、转归预后

在热痹初起，或急性发作阶段，首以清热解毒凉血为主，先截断热痹的发展，早期得到治愈，预后较好。热痹者若从其他痹病转化而致，则病程久长，根据"久病多瘀"和"久病入络"的理论，用寒凉药佐用热药、和祛瘀活血、扶正祛邪、标本兼治等法，方能取效。若病机复杂，药不合拍，难以治愈。甚则出现肌肉萎缩，关节变形，屈伸不利，而预后较差。在临证中对热痹初期，用药治疗后关节红肿热痛，红斑结节消退之时，若不详查湿邪是否尚存，就贸然停药，就会遗留湿邪，表现为关节肌肉略感酸痛、重着，舌苔腻等，而隐患不除，顷刻热证亦可复现，形成反复发作，甚则转归为心痹，预后不良。

热痹后期，由于热邪劫津耗血，易致肝肾亏损，若素有肝肾阴虚者，罹患本病后，往往表现筋脉拘挛、肢体麻木、腰膝酸软、舌红少苔等肝肾阴虚、精枯血亏证。因此，热痹后期，宜补肝肾，填补精髓，以防关节变形。

热痹的转归与预后，主要取决于患者正气的强弱、感邪的轻重，以及治疗是否及时、得当。患者素体强健，正气不虚，感邪较轻，病程较短，辨证准确，治疗合拍，则易于治愈，预后较好。若素体虚弱，正气不足，风寒湿致痹日久，瘀阻化热者，则治愈较慢，预后较前为差。影响转归和预后的最基本因素为是否早期及时正确治疗，亦不要未愈而终止治疗。

第五节 燥痹

燥痹，是由燥邪（外燥、内燥）损伤气血津液而致阴津耗损、气血亏虚，使肢体筋脉失养，瘀血痹阻，痰凝结聚，脉络不通，导致肢体疼痛，甚则肌肤枯涩、脏器损害的病证。以心、肝、脾、肺、肾各脏及其互为表里的六腑、九窍特有的阴津亏乏之表现为其临床特征。燥痹一年四季皆可发病，但以秋冬季为多见。其发病年龄，以儿童及青中年罹患机会较多，且女性多于男性。

燥痹一病，是路氏根据本病的病因病机、结合自己多年的临床经验而提出的，与西医学很难对号入座。对于干燥综合征、类风湿性关节炎、某些传染病中后期、贫血病、冠心病、结节性非化脓性脂膜炎、硬结性红斑、皮脂腺囊肿等病出现的燥热伤津证候，可参考燥痹治疗。

"燥痹"之病名，为当代中医临床学家路志正所提出。本病名首见于《路志正医林集腋》一书。路氏认为本病的成因有三：①气运太过，燥气横逆，感而受之，燥痹乃成。②患寒湿痹证而过用大热辛燥之品，耗伤津液，使筋脉失濡。③素体肝肾亏虚，阴津不足，筋脉关节失于濡养，不荣而痛也。并提出燥痹的主要病机是阴血亏虚，津枯液涸。其临床表现为："肢体关节隐隐作痛，不红不肿，伸屈不利，口舌干燥，肌肤干涩，燥渴欲饮"。

燥痹一病，是路氏根据本病的病因病机、结合自己多年的临床经验而提出的。与西医学很难对号入座，对于干燥综合征、类风湿关节炎、某些传染病中后期、贫血病、冠心病、结节性非化脓性脂膜炎、硬结性红斑、皮脂腺囊肿等病出现的燥热伤津之证候，可参考燥痹治疗。

一、病因病机

燥痹之患，起因多端，机制复杂，涉及多脏器、多系统的病理变化过程。其病因为：先天禀赋不足，阴津匮乏；或木形、火形之体后天感受天行燥邪或温热病毒，损伤津液；或过服辛热燥烈药品而耗伤阴津，或居住刚烈风沙缺水之地，或久在高温下作业；或新的化学药品毒性反应及有害元素损伤阴津等。津液是维持人体生命活动必不可少的重要物质，以荣养滋润机体各个组织、器官，内而脏腑脑窍，外至四肢百骸、筋骨、皮毛。若气虚不能运载津液，则周身失于敷布润泽；或阴虚津液枯涸，脏腑组织失运、失荣，燥邪内生。燥则失濡、失润、失养，气血运行受阻，痹证乃成。经脉不通则瘀阻，甚则燥胜成毒，发展演变为燥痹、燥毒痹、燥瘀痹、燥痰痹等。

（一）主要病因

1. 先天禀赋因素　素体为木形之人或火形之人，或素禀阴虚体质，内有郁热，血中伏火，此类体质者易从热化、燥化。

2. 天行燥烈之气　阳明燥金司天，或久晴无雨，骄阳以曝，干旱燥盛，大地皲裂，沟河干涸，禾稼枯萎。人居其间，身受燥毒，津液失充并体液受燥毒之蒸而外泄，致津亏液涸，发为燥病。

3. 温热毒邪销铄　外感温热毒邪，陷入营血。热毒炽盛，燔灼气血，伤津耗液，导致血脉瘀阻，燥瘀互结。

4. 过服辛燥之品　过食辛辣香燥之品，损伤脾胃之津，致津不敷布；或因病误治，或过用刚烈燥热药物，使热毒内生，蕴久令阴津耗伤。

5. 化学药品毒害　久服某些新的化学药品；或因职业影响，长时间高温作业或接触某些有害物质（如受工业废气、空气污染等毒害）；或距放射性元素较近而受其害；或误食被农药污染的瓜果、蔬菜和粮油食品；或食用粗加工之棉籽油，积热酿毒，致津液代谢失调。

6. 居处自然环境失宜　久居烈风沙石之域或燥热缺水之地，机体不能摄取足够的水分而阴津不足，地下采矿工人吸入过多微尘，或久饮地下含硫酸的硬水；或饮用水中缺少某种微量元素，而成地域性燥病。

（二）主要病机

1. 燥伤肺阴，肺气痹阻　天行时气伤人，肺卫首当其冲。正如喻嘉言所云"秋伤于燥，上逆而咳，发为痿厥"。或久病体质虚弱，肺阴暗耗；或温热病中后期，热伤气阴。肺主一身之气，其病位在肺。咽喉为肺之门户，开窍于鼻。肺津被灼则咽干、鼻干，或鼻窍出血、咳嗽短气；燥伤肺络，则咳痰带血或咳血。阴虚则内热，故见潮热、颧红、盗汗。肺与大肠互为表里，大肠主津液，液干则无水行舟，大便干结。肺主皮毛，津失润泽，则皮毛干燥，肌肤局部麻木不仁或疼痛。日久则肺气阴两伤，卫外不固，宣降失职，肺阴亏虚，其经失濡，故常见咳嗽、哮证、喘证、肺胀、肺痿、肺痨、虚劳、皮痹等疾病过程中的某个阶段。

2. 燥伤心阴，心脉瘀阻　燥伤心阴，虚火内燔；或情志内伤，五志化火，消灼心阴；或劳伤太过，心阴暗耗；或温热病伤阴，心阴受伤；或肺、肝、肾、脾四脏阴虚日久，心阴不足，故见心烦不宁，甚则心中儋儋大动，惊惕不安，不寐多梦。舌为心之苗，其下又系金津玉液两脉。津少则口干、舌体光剥。心阴亏损，血行涩滞，心脉痹阻而胸中灼热疼痛，舌紫黯或有瘀斑，脉细数或细涩。此多见于心悸、怔忡、胸痹、厥心痛、真心痛、不寐、健忘、虚劳、癫证、百合病等病证。

3. 燥伤胃阴，脾虚肌痹　燥毒损伤脾胃之阴，或劳倦内伤，思虑过度，或温病及慢性消耗性疾病的后期等，耗伤脾（胃）之阴血津液，致阴虚火旺，而出现饥不欲食、食入不化、胃脘灼痛、心烦嘈杂、低热消瘦、大便干结、舌红无苔等症。脾主四肢、主肌肉。《素问·太阴阳明论》指出脾病而四肢不用何也？岐伯曰："四肢皆禀气于胃，而不得至经，必因于脾，乃得禀也。今脾病不能为胃行其津液，四肢不得禀水谷之气。气日以衰，脉道不利，筋骨肌肉皆无以生，故不用焉"。本病位在脾，故多见于脾胃阴液不足，纳化失常之病证。

4. 燥伤肝阴，筋脉痹阻　《温病条辨·下焦篇》云"热邪久羁，吸烁真阴，或因误表，或因妄攻，神倦瘛疯"。肝藏血、主筋，体阴而用阳，喜柔而恶燥。肝阴虚而不能涵木，则肝阳上亢，可见头晕目眩，筋脉失养则四肢麻木、关节不利。虚风内动则筋挛拘急，甚则抽搐。正如《素问·脏气法时论》所云："肝病者，两胁下痛引少腹，令人善怒"。"虚则目无所见，耳无所闻，善怒，如人将捕之"。《诸病源候论》中亦指出："广肝气不足，则病目不明，两胁拘急，筋挛不得太息，爪甲枯，面青，善悲恐"。上述文献的论述，皆与肝阴血不足的病理变化相关。常见于眩晕、胁痛、虚劳、中风、筋痹等病。

5. 燥伤肾阴，髓海亏虚　久病伤阴，或温病后期，阴液亏损，或五脏之火，五志过极化火，邪热稽留，郁久化火，不仅损耗本脏之阴，日久必耗伐肾阴，致肾阴亏虚。亦可因失血津涸，或过服温燥壮阳之品，或房劳过度而致相火妄动，虚火内炽。肾藏精、主骨。年老肾虚，精髓不充，致骨质疏松，腰膝酸软。阴虚燥热火毒内烁骨髓，则骨节痛烦、变形，甚或肢体肌削失用。其病病位在肾，多见于遗精、消渴、虚劳、内伤发热、燥热痿蹩、尪痹等病证。

6. 燥瘀搏结，脉络瘀阻　燥热内陷，传入血分。热毒炽盛，伤津耗液，煎熬成瘀。燥瘀相搏而致经脉闭塞，或伏邪蕴于脏腑，阴津暗伤，血液衰少而致血行涩滞，形成燥瘀互结之证。正如《温热逢源》中所说的："平时有瘀血在络，或因痛而有蓄血，温热之邪与之纠结，热附血愈觉缠绵。血得热而愈形胶固；或早凉暮热，或外凉内热，或神呆不语，或妄见如狂。种种奇险之证，皆瘀热所为。治之者，必须导去瘀血，脾热邪随瘀而去，庶几病热可转危为安也"之论。阴虚瘀结可出现在多种疾病的发展变化过程中，并因与搏结之脏腑、经络部位不同，其临床表现各异，属虚实夹杂证。

7. 燥痰凝结，痹成瘿核　素体阴虚内燥之躯，或患有慢性温热病之疾，灼阴耗津致燥。燥邪炼津成痰，随气血运行流注，凝结机体的部位不同，其临床表现证候各异。燥痰痹阻经络，则腠理筋膜可扪及大小不等的结节。燥痰凝结咽喉颈项，则口干咽燥，颈项患梅核或生瘿瘤。正如《诸病源候论·瘿瘤等病诸候》中所云："恶核者，肉里忽有核，累累如梅李，小如豆粒，皮肉燥痛，左右走身中，卒然而起。……初得无常处，多恻恻痛……，久不瘥，则变作瘘"。本证多见梅核疮、瘰疬、瘿瘤、粉瘤、腓腨疮等。

二、诊断与鉴别诊断

（一）诊断要点

本病所发，是燥伤阴津，机体失于濡润所致。素体阴虚，或外燥侵袭，或津伤化燥而机体津液匮乏，热耗阴津，灼液成痰。痰浊阻滞，气血运行不畅而成瘀，使五脏六腑及四肢百骸失于濡润，出现多脏器、多系统受损的病证。诊断时应掌握以下要点：

1. 有禀赋不足，阴液失充；或外燥侵袭，或津伤化燥，或燥烈药物毒害等病史；

2. 有津伤干燥的表现：口干、咽干、眼干、皮肤干、大便干等症状；

3. 有五脏及其互为表里的六腑津干液燥的各自不同的生理、病理特殊表现；

4. 有关节、筋膜、肌肉失于津液濡润的临床表现；

5. 有津亏血燥的表现。如肌肤枯涩、瘙痒、五心烦热、盗汗、肌肉消瘦、麻木不仁等症；

6. 有津亏血瘀的表现。如：瘀斑、红斑结节、肢端阵发性青紫等症；

7. 有燥核痹结的表现。如皮下筋膜结节，皮脂腺囊肿、瘿瘤等症；

8. 舌质红或红绛，或有裂痕，无苔或少苔，或花剥，或镜面舌。脉细数或弦细数，或细涩。

具备以上3条者，兼参照其他各条，即可确立"燥痹"，按燥痹辨治。

(二) 鉴别诊断

燥痹和拘挛、热痿及虚痿，在病因和病证方面，有其相同之处，但又有着根本的差异。拘为拘急，挛为屈而不伸。筋脉挛缩而导致四肢拘急，屈伸不利，称之为拘挛或挛证。拘挛所发，为阴血不足而不能濡养筋脉；或阴虚郁热，热邪熏蒸，筋膜受戕所致，以四肢筋脉拘挛为主症。其病初期阴液未受大害，虽亦可见到心烦急躁、口干多梦等症，但病情较轻，若失治误治而延误病机，使疾病进一步发展，邪热久而不去，或又感燥热之邪，使津液大伤，或内热烧伤阴津，烁液成痰，痰阻血瘀，经脉不通，四肢百骸、脏腑、空窍、肌肉、筋脉、皮肤失养，亦可发为燥痹。

痿证是四肢筋脉弛缓、软弱无力、运动受限，甚则出现肌肉萎缩的疾患。外感温热、湿热、燥毒之邪；或温热火燥之邪内传，或素为阳热之躯，或湿寒内胜，郁久化热，伤血耗津，致津液匮乏，筋脉失养而发为痿证。由于致病之邪的性质不同，故有热痿、虚痿之别。

燥痹、拘挛、痿证（热痿、虚痿）虽都由外感内伤之邪化热伤阴所发，但拘挛与痿证皆伤在筋脉。前者为筋脉挛缩而四肢拘急，后者四肢筋脉弛缓而不用，均没有燥痹由于津液、阴血亏耗而筋脉失养，痰瘀相结，阻滞经络，致气血不通，肢体痹阻疼痛之症。然若久治不愈，病情进一步深入发展，可兼发燥痹。

三、辨证论治

(一) 辨证要点

本病的辨证要点是燥邪伤阴或津伤化燥，致多系统、多脏器受损，由燥致痹。痹者，闭也，不通之意。故本病有脏腑气机失调、经气失其畅达、气血运行涩滞的病理改变。临床可见津亏失濡、阴虚发热、燥瘀相搏或燥痰互结的特点。本病属本虚标实，虽有虚实夹杂的证候，但仍以虚为主。

此外，燥伤日久，燥瘀互结，而见皮肤皱揭，皮肤甲错，肢体紫斑或硬结性红斑。燥痰凝结，肌肤可触及结节或肿块；或颈项结喉处、颈项两侧颔下有圆形、椭圆形肿物，肤色如常，或呈淡红、红褐色，质地柔软如绵，或坚硬如石，少部分肿块破溃，此皆因燥邪伤津，郁火烧伤血络，肉腐成脓，血脓胶结成瘀，或燥热炼津而成顽痰所致。

燥痹之病，既有阴伤液亏，又有痹阻不通之因。故单纯地采取"燥者濡之"之治，往往收效不十分理想。应根据其病位所在、病情的变化、体质差异、四季之别等，详察细审，予以论治。在养阴润燥之同时，佐以辛通之品，使滋阴而不腻，养液而不滞，两者合之，相得益彰。

(二) 治疗思路

前人在治疗燥证方面，积累了不少宝贵的经验。《素问病机气宜保命集》中认为：治疗燥证，应通经活络，投以寒凉之品，养阴退阳，血脉流通，阴津得布，肌肤得养，涸涩、皱揭、干枯、麻木不仁则相应而解，切忌用辛温大热之乌、附之辈。对此，《医门法律》中论述颇详，文中指出：燥病在表而反治里，燥在气反治血，或在里而治表，燥在血反治气，在肝而治肺，在肺反治肝；或在组方遣药中反用燥药等的错误治法，皆会使病情进一步加重。并提出"治燥病者，补肾水阴寒之虚，而泻心火阳热之实，除肠中燥热之甚，济胃中津液之衰；使退路散而不结，津液生而不枯；气血补而不涩，则病日已矣"的治疗原则。而叶天士在治疗燥病方面更有独到之处，他在《临证指南医案·燥》中提出："上燥治气，下燥治血，此为定评。燥为干涩不通之疾，内伤、外感宜分。外感者……其法以辛凉甘润肺胃为先。……内伤者……其法以纯阴静药柔养肝肾为宜。要知是症，大忌者苦涩，最喜者甘柔。若气分失治，则延及于血；下病失治，则槁及乎上；喘、咳、痿、厥、三消、噎膈之萌，总由此致。大凡津液竭而为患者，必佐辛通之气味；精血竭而为患者，必藉血肉之滋填，在表佐风药而成功，在腑以缓通为要务"。叶氏此段论述为后人治燥病广开了思路。

路志正认为：燥邪所致疾患，是当前难治性疾病之一，其发病率有上升之势。由于人体之阴阳是相互依存、相互促进，相互制约又相互转化的，故而对本病首当审其病位在表在里，在何脏何腑，根据病邪的消长、阴阳和表里等的进退与转化、临床的具体症状表现等辨证论治。在治疗中，要重视本病的双重性与复杂性，在生津增液、滋阴润燥的同时，要结合患者的客观情况，佐以疏风通络、活血化瘀、健脾和胃、祛风化痰等药物，时时顾护胃气。固阴之品，多重浊黏腻，多用、久用，不无滋腻碍脾之虞！中土一败，百药难施。

风药宜用甘辛平、甘辛寒或辛苦甘、辛苦微温之品，此为风药中之润剂，既无伤阴之弊，又符合"辛以润之"的宗旨。如：丝瓜络、忍冬藤、络石藤、豨莶草、桑枝、海桐皮、防风、青风藤、海风藤、天仙藤、伸筋草等，均有疏经活络、宣痹止痛之功效。

活血化瘀之味，亦当用甘寒或苦微寒、辛苦温之丹参、莪术、赤芍、牡丹皮、丝瓜络等。若用温热之当归、川芎、红花、鸡血藤等之类，其用量宜小，以免阴液未复而再损伤。大苦大寒之品，如非实热，宜慎用、少用，以苦能化燥之故。

本病到了后期，多阴损及阳，形成气阴两虚、阴阳两虚、正气不足之证。当此之时，治宜益气养阴、阴阳并调、大补气血、扶正祛邪。若筋脉失荣，精亏髓空，骨、关节变形者，则养血荣筋，填精益髓，温阳壮督，甚至虫蚁搜剔等法均可用之。总之，治疗方法要灵活达变，不可拘泥，以燥统于寒之故。

根据燥痹的病因、病机和特殊的临床表现，路志正将他本人治疗本病的经验和前贤对燥病的治疗特色，总结成以下10法：

1. 滋阴养脏润燥法 适用于脏腑阴伤化燥者。此亦是贯穿干燥痹治疗始终的治法。肺为水上之源，与肾为母子关系，有通调水道、主皮毛之功，因此，滋肺阴、生津液有"温分肉，充皮肤，肥腠理，司开阖"之效。脾为后天之本，生化之源，主四肢与肌肉，滋脾阴使津液生化无穷，以输布水谷精微，荣养四肢与肌肉。肝藏血，主筋脉，开窍于目。滋肝阴使肝有所藏，以涵养筋脉与眼目。滋心阴则血脉得充，脉道通畅，神安志定。滋肾阴则精血盛满，髓丰骨坚。

2. 益气养阴润燥法 适用于气阴两伤及气虚推动血液运营无力，津液失于敷布而致燥的证候。益气时忌用辛热温燥之品，以免助燥伤阴。

3. 养血活血润燥法 适用于津液匮乏，血液失充，营血不足，运行涩滞不畅，筋脉痹阻而成瘀之证候。

4. 化瘀通络润燥法 适用于四肢筋脉、关节失于津液补充与濡养，痹阻疼痛，或屈伸不利、活动受限者。

5. 增液濡窍润燥法 适用于津液亏损，水津不布，孔窍失于补充与濡润之口咽干燥、鼻干、眼干之症。

6. 清营解毒润燥法　适用于营热炽盛，伤津耗液，化燥成毒，经脉失于充养而虚风内动之候。

7. 蠲痹润燥法　适用于经脉痹阻不通，阴津失常而致干燥者。然组方遣药，应用辛苦微温或辛甘而平及苦平之蠲痹药物，并佐以阴柔润燥之辈，使温而不燥，育阴而不滞。

8. 育阴潜阳润燥法　用干燥伤真阴，虚阳妄动，身热不壮，舌紫黯少苔，手足蠕动，或手足、肢体、关节疼瘦的患者。

9. 填精髓壮骨法　以血肉有情之品，通补奇经。用于真阴不足，精不生髓而致肢体关节、脊椎变形者。

10. 化痰软坚润燥法　适用干燥痰聚结成疖、成核、成瘿、成瘤者。

对以上诸法要根据病情灵活应用，但不可拘泥，有时常数法合用。

（三）分证论治

1. 燥伤肺阴，肺气痹阻证

证候：咽痒干咳，胸闷短气，痰少稠黏而不易咳出，或痰中夹血，量少色黯；或声音嘶哑，鼻干少涕，或午后颧红，潮热盗汗，手足心热，神疲胁痛，日渐消瘦，皮毛干燥，或局部肌肤麻木不仁，舌红苔少乏津，或舌光剥，脉细数或沉涩。

治法：生津润燥，轻清宣肺。

方药：清燥救肺汤加减。

霜桑叶10g、生石膏30g（先煎）、人参10g、甘草3g、火麻仁15g、阿胶10g、麦冬10g、杏仁10g、枇杷叶10g。

分析：燥伤肺阴，或久病耗伤，肺主皮毛，开窍于鼻，津伤则鼻窍失调，皮毛无主则鼻干、皮毛干枯，或肌肤麻木不仁；虚热内蒸而手足心热、潮热；热迫津液外泄而有盗汗、消瘦、神疲等症。舌红或光剥及脉细数或沉涩者，皆为津伤不能上，潮血脉失充所致。方中用石膏清热泻火，生津止渴，配甘寒之桑叶疏风清热，表里同治，使邪热从肌表外透；杏仁、枇杷叶降逆化痰止咳；麦冬、胡麻仁、阿胶养阴润燥，生津补血；人参、甘草益气生津。诸药相合，共奏清热疏风、养阴补血、益气生津润燥之功。咳而夜甚，两颧娇红者，去人参、甘草、生石膏，加蛤粉（包）、青黛（包）、旋覆花（布包）；咳而痰中夹血者，去人参、甘草，加沙参、紫草根；咳而口干渴甚者，去人参、甘草、桑叶，加玉竹、白芍、旋覆花（布包）；口干咽燥而疼痛者，去人参、甘草，加牛蒡子、锦灯笼；咳而胸脘闷满者，去人参、甘草，加瓜蒌、炒枳实；盗汗者，加生牡蛎（先煎）、浮小麦；咳而喘促不得卧者，加苦葶苈（包）；周身酸楚疼痛者，加忍冬藤、伸筋草、地龙；肩臂疼痛者，加威灵仙、片姜黄、赤白芍。

2. 燥伤心阴，心脉痹阻证

证候：心悸怔忡，烦躁不宁，惊惕不安，多梦易醒，胸闷钝痛，或灼热疼痛，或痛引肩背及臂臑内侧，时发时止，口舌干燥，手足心热，盗汗。舌红少津，或有瘀斑，无苔或少苔，或舌光剥，脉细数或细涩兼结、代。

治法：益气养阴，生津润燥。

方药：生脉散合加减一贯煎。

人参10g、麦冬12g、五味子15g、生地黄30g、芍药15g、熟地黄30g、知母10g、地骨皮 10g、炙甘草 3g。

分析：燥甚伤阴，致心阴不足；或五志化火，消烁心阴，或肝肾阴虚而上及于心，使心阴不足，心君失养，脉道失充，神无所寄，故有心悸怔忡、烦躁不宁、惊惕不安、多梦易醒、胸闷胸痛引臂之症；舌为心之苗，津不上济，则舌红少津，口干舌燥；阴虚生内热，热郁于四末而手足心热，热迫津外泄则汗出，鼓动有力而脉数；舌红或光剥者，皆属阴伤之象。本证病位在心和心脉，其性属虚和虚中夹实之患，而又以虚为主。方中用人参、麦冬、生地黄、知母、地骨皮益气养阴，清热生津，凉血润燥；白芍、熟地黄滋阴补血；五味子、炙甘草酸甘化阴，且甘草有益气健脾、调和诸药之功，使滋阴而不腻，凉血而不寒。群药相合，共奏益气养阴、生津清热、润燥之效。若烦躁便结者，加火麻仁；小便涩赤不利者，加莲子心、赤小豆、车前子（包）；心烦失眠者，加炒柏子仁、夜交藤，心中惊悸不安者，加生龙齿（先煎）、琥珀粉（分冲）；胸闷胸疼者，加丹参、瓜蒌；气短汗出者，加生牡蛎（先煎）、浮小麦；周身疼痛者，加地龙、络石藤；上肢关节疼痛者，加赤白芍、桑枝、秦艽。

3. 燥伤胃阴，脾虚肌痹证

证候：饥不欲食，或食入不化；胃脘嘈杂，或隐隐作痛，或呃逆干呕，口咽干燥，心烦意乱，或大便燥结，形体消瘦，甚则肌肉萎缩、四肢无力、举步不健。舌质黯红少津，或舌质剥裂，苔薄黄或无苔，脉细数或细涩。

治法：养脾益胃，生津润燥。

方药：养脾润胃汤（路志正经验方）。

沙参 15g、麦冬 15g、炒扁豆 5g、生山药 10g、生地黄 30g、杏仁（炒）10g、玫瑰花 10g、火麻仁 15g、白芍 10g、生谷麦芽各 30g、甘草 5g。

分析：思虑过度，劳倦内伤，或情志化火，或温热之邪久耗，伤及脾（胃）之阴血津液。脾主运化，为胃行其津液，并主四肢与肌肉，为后天生化之源，今脾之阴津受戕，则运化、生化失职，水津不布。胃失和降，因之中州嘈杂，呃逆干呕，纳少隐痛，大便干燥；津液不得上济则口咽干燥；心血失充，心君失养，则心烦意乱；脾津虚，四肢无主，肌肉失养，故有肌肉萎缩、形体消瘦、四肢无力、举步不健之苦。舌红少津或剥裂、脉细数者，为脾阴虚之征，脉细涩者，为阴虚脉道失充，并有瘀滞之兆。本方是根据周慎斋"淡养胃气，甘养脾阴"的治则，结合路氏多年临床经验，以《金匮要略》麦门冬汤和《温病条辨》益胃汤加减变化而来的。方中用甘凉濡润之沙参、麦冬、生地黄养胃阴；扁豆、生山药、谷麦芽甘养脾阴，用谷麦芽尚能助脾胃生发之气；杏仁、火麻仁、玫瑰花降逆疏郁，活血通脉，润燥通便；白芍、甘草酸甘化阴，使津液自生，涓涓不息。诸药相配，共行养脾滋胃、生津润燥之功。胃热燥盛者加生石膏（先煎）；中脘痞满胁痛者，加丹参、木蝴蝶；心烦失眠者，加百合、夜交藤；大便干燥难下者加枳实、生首乌；恶心欲吐者，加苏梗（后下）、竹茹、旋覆花（布包）；气短胸闷者，加太子参、炒枳实、炒白术；心悸短气者，加太子参、莲子肉；情志抑郁或急躁者，加木蝴蝶、醋延胡索；烦渴甚者，加玉竹、乌梅、石斛等；肌肉酸楚痹痛者，加炒桑枝、地龙、络石藤、丹参等。

4. 燥伤肝阴，筋脉痹阻证

证候：头痛眩晕，面部烘热，两目干涩，口干咽燥，唇赤颧红；筋蠕肉瞤，关节疼痛，屈伸不利；烦躁易怒，两胁疼痛，五心烦热，潮热盗汗，失眠多梦，胆怯易惊；女子月经量少或闭经。舌质黯红，少苔或无苔，脉弦细数或细涩。

治法：滋肝润燥，荣筋通络。

方药：滋燥养荣汤。

当归15g、生地黄30g、熟地黄24g、白芍10g、秦艽10g、防风10g、甘草5g。

分析：阴虚化燥，肝阴被劫，或肾阴亏虚，木失滋荣，则风阳上旋，内风时起，故见头痛眩晕、唇红颧赤、筋惕肉瞤，或关节疼痛、活动不利、爪甲枯槁；肝开窍于目，肝阴不足，津不上荣，则目干泪少而干涩，视物昏花；五志过极，化火伤阴，则五心烦热、烦躁易怒；魂不得藏而多梦易惊；肝藏血，与冲脉相连，为月经所生之源，今燥伤肝阴，肝血亏损，故妇女月经量少，甚者经闭。舌质红、脉细数者，皆为阴津损伤之象。方中用当归、生地黄、熟地黄、白芍滋阴补肝，养血荣筋，通脉润燥；秦艽、防风为风药中之润剂，疏风胜湿，通络舒筋，退虚热；甘草清热解毒，调和诸药，与白芍相配，酸甘化阴，滋阴荣肝。群药相合，共奏滋阴补血、补肝润燥之效。口苦而燥者，方中加沙参、枇杷叶；大便燥结难下者，加瓜蒌、炒枳实；潮热汗出者，加银柴胡、地骨皮；两胁疼痛者，加入赤芍、醋延胡索；阴津过耗，口干甚者，加石斛、玉竹、沙参；心悸胸闷者，加麦冬、丹参、醋延胡索；烦热而渴者，加知母、生石膏（先煎）；失眠者，加炒枣仁、合欢皮、生龙齿（先煎）；关节疼痛者，加赤芍、忍冬藤、豨莶草；筋脉瞤动者，加赤芍、炙龟甲（先煎）、生牡蛎（先煎）。

5. 燥伤肾阴，髓海亏虚证

证候：头晕目眩，口干咽燥，五心烦热，潮热盗汗，失眠多梦，腰膝酸软，男子遗精、早泄，女子经少或闭经，便秘尿赤，形体消瘦，甚或形削骨立，尻以代踵，脊以代头，脊椎弯曲，关节变形，面色晦滞或黧黑干枯。舌红少津，或舌质黯红或瘀紫，少苔或无苔或花剥苔，脉细数或沉涩。

治法：滋阴补肾，填精润燥。

方药：滋阴补髓汤。

党参10g、生地黄20g、龟甲30g、知母10g、盐黄檗10g、白术10g、猪脊髓30g、当归10g、茯苓10g、枸杞子15g、续断15g、狗脊10g、牛膝10g、豹骨（现不宜用）10g。

分析：肾为先天之本，内寄元阴元阳，五脏之阳非此不能煦，五脏之阴非此不能滋。若先天禀赋不足，后天失调，或久病阴伤化燥，致元阴不足，津亏液燥，精不生髓，脑海失营，骨骼失充，冲任失调，故见上述诸症，其病位在肾，病属虚和本虚标实之候。方用知母、黄檗、生地黄、枸杞子滋阴清热，生津养液；配龟甲、猪脊髓填精补髓；豹骨、续断、狗脊辛苦而温之辈，补肝肾，强筋壮骨，与前药相合，使滋阴而不滞，补阳而不燥，以从阴引阳，从阳引阴，令阳生而阴长；党参、白术、茯苓健脾和胃，培后天之本，生化不息，以补先天；当归补血活血，通经活络；牛膝通利关节，引药下行，使诸药达到病所。共收养阴滋肾、强筋壮骨、填精补髓之效。骨蒸潮热者，方中去狗脊、党参、续断，加青蒿、地骨皮、乌梅；腰膝酸软，乏力口干者，去狗脊、续断、党参，加山萸肉、制首乌、麦冬；盗汗者，去豹骨、狗脊、党参，加桑叶、糯稻根、生牡蛎；心烦失眠者，去豹骨、狗脊、党参，加麦冬、炒柏子仁、夜交藤；遗精早泄者，方中去豹骨、狗脊、续断，加芡实、莲子肉、生龙牡（先煎）。

四、其他疗法

（一）饮食疗法

1. 山萸肉粥（《粥谱》）

组成：山萸肉粥 15～20g，粳米 60g，白糖适量。

制法：将山萸肉洗净，与粳米同入砂锅中煮粥，将熟时加入白糖稍煮即可。

功能主治：滋补肝肾。主治腰膝酸软，头晕目眩，耳鸣遗精，尿频易汗出等。

用法：每天分 2～3 次服。

2. 糯米阿胶粥（《食医心鉴》）

组成：阿胶 30g，糯米 60g，红糖少许。

制法：先煮糯米粥，再投阿胶末。

功能主治：滋阴润燥，补血止血。主治肺、肝、肾阴虚所致之干咳少痰、咳血、尿血，心烦失眠、血虚动风、妇女崩漏等。

服法：每日 1 剂，分 2 次饭后服。

3. 雪梨膏（《医学从众录》）

组成：雪梨汁 200mL，生地汁、茅根汁、藕汁各 2000mL，萝卜、麦冬汁各 1000mL。

制法：上 6 味煎炼，入蜂蜜 300mL，饴糖 240g，姜汁 20mL，再熬如稀糊则成膏。

功能主治：养阴清热。主治口干咽燥，口渴喜饮，干咳少痰，烦热，或痰中夹血等。

服法：每日 2 次，每次 15～30mL，含咽。

4. 玉竹粥（《粥谱》）

组成：玉竹 15～20g，粳米 60g。

制法：将玉竹洗净煎汤去渣，与粳米共煮粥，放入冰糖适量，稍煮即可。

功能主治：养阴润燥，生津止渴。主治口干咽燥，烦渴低热，燥咳少痰正常人。

服法：每日 2 次，早晚服。

5. 仙人粥（《尊生八笺》）

组成：制首乌 30～60g，粳米 60g，红枣 3～5 枚，红糖适量。

制法：先将首乌煎取浓汁，去渣，与粳米、红枣同煮粥，将成时用适量红糖或冰糖调味，再煮一二沸即可。

功能主治：滋阴补肾，益精血。主治肝肾阴虚所致的头目眩晕、耳鸣眼干、腰膝酸软、心悸便干等。

服法：日 2 次，早晚服。

6. 生地黄粥（《二如亭群芳谱》）

组成：生地黄汁 50mL（或用干地黄 60g），粳米 60g，生姜 2 片。

制法：先用粳米煮粥，后加入生地黄汁和生姜，再稍煮即可。如用干地黄，则先煎取汁，去渣后再与粥相合。

功能主治：养阴清热，凉血止血。主治热病伤阴，致阴液亏耗，口干而渴，心烦急躁，低热不退，或鼻出血、齿衄等。

服法：每日 2 次，早晚服。

禁忌：用此粥时，忌葱、韭、薤白、萝卜及油腻之品。

7. 鸭粥（《肘后备急方》）

组成：青头雄鸭1只，粳米适量，葱白2茎。

制法：将鸭去毛及内脏，切碎煮烂，加米、葱煮粥。或用鸭汤煮米。

功能主治：滋阴血，补虚劳。主治身体虚弱，骨蒸潮热，水肿等。

服法：每日2次，每次适量，早晚服。

（二）针灸治疗

1. 燥伤脾（胃）阴证

取穴：中脘、足三里、三阴交、阴陵泉、血海、内关。

手法：针直插入地部，用补法。

2. 燥伤肝阴证

取穴：中脘、足三里、三阴交、悬钟、行间、肝俞。

手法：针宜入地部，用补法。

3. 燥伤肺气证

取穴：尺泽、孔最、内关、三阴交、太溪、肺俞。

手法：针直刺入地部，先泻后补。

4. 燥伤心脉证

取穴：通里、阴郄、神门、后溪、内关、心俞。

手法：针直入地部，先泻后补，或提插法，或迎随补泻、呼吸补泻等。

5. 燥伤肾阴证

取穴：中脘、足三里、三阴交、关元、内关、太溪、行间。

手法：针直入地部，先泻后补。

以上每个证候所选穴位可分两组，交替针治。

五、调摄护理

1. 饮食宜清淡，日常多食蔬菜、水果等。口干渴甚时，可饮鲜果汁。切忌辛辣香燥、大热食品，如牛羊肉、姜、蒜、辣椒等。

2. 清心寡欲。

3. 危重昏迷患者，按照特护规定处理，严密观察病情变化，及时发现，及时治疗，预防并发感染。

六、转归预后

1. 燥痹病情与一般阴虚有所不同，津液难以恢复，病程较长。经及时而有效的治疗，多数患者可以向愈，少数患者留有后遗症或终身疾患，甚者因脏器衰竭而死。

2. 燥毒犯人，伤津耗液，直犯脏腑。伤肺为咳、为鼻干、为痿、为皮毛焦枯；伤肝则胁痛、眩晕、挛急、关节疼痛、目干涩；伤脾为呕、为渴、口干、肉陷；伤心为心悸、心痛、失寐、舌干，甚者为狂；伤肾为腰痛、骨痛、骨热、耳鸣耳聋、血精伤、盗汗，甚者痴呆。

3. 因燥致血液流通涩滞，经气痹阻，血瘀痰阻，导致多系统、多脏器损害，且多为器质性病变，治疗棘手，难愈。

第六节 皮痹

皮痹是以局部或全身皮肤进行性肿硬、萎缩，严重者可累及脏腑为主要表现的痹病类疾病。出自《素问·痹论》，《张氏医通》卷六："皮痹者，即寒痹也。邪在皮毛，瘾疹风疮，搔之不痛，初起皮中如虫行状。"多因脾肾阳虚，卫不能外固，风寒湿邪乘虚郁留，经络气血痹阻，营卫失调而成。治宜温经助阳，祛风散寒，调合营卫。

外感风寒湿邪是本病主要病因，先天禀赋不足或情志失调、饮食劳倦是发病的内在因素。其病机不外邪气痹阻、气血不畅，或正气虚衰、皮肤失荣两端。皮痹临床上除有皮肤损害的表现外，还常伴有肌肉、关节及脏腑功能失调的症状。本病发病年龄以20～50岁为多，女性多于男性。

本病临床表现轻重程度有很大差异。轻者有局限皮肤病变，皮肤呈片状、点状或条状损害，皮肤颜色呈淡紫色或似象牙色，继之变硬、萎缩。重者皮肤病变广泛，四肢、胸颈、面部皮肤均可累及，皮肤坚硬如革，表面有蜡样光泽，不能捏起，手指伸屈受限，面无表情，张口不利，眼睑不合，胸背如裹，后期皮肤萎缩变薄。若累及脏腑可见吞咽困难、腹胀纳呆、胸闷气短、心悸心痛等症。

本病与西医学的硬皮病相类似。轻者似局限性硬皮病，重则似系统性硬皮病，包括肢端硬化及进行性系统性硬化。

一、病因病机

外邪侵袭是皮痹的主要病因，其中以风寒湿邪为主，即所谓"感于三气则为皮痹"。脏腑失调则是皮痹的内在因素。饮食劳倦损伤脾胃，气血化源不足，皮肤失荣；先天禀赋不足或房劳伤肾，肾阳虚则皮肤无以温煦，肾阴虚则皮肤无以濡润，均能诱发皮痹，或使皮痹加重。外邪留滞皮肤，或气虚阳虚，使气血津液运行障碍，进而形成痰浊瘀血，痰浊瘀血阻滞于皮肤是皮痹的继发因素。总之，外邪侵袭、痰浊瘀血以及气血阴阳的不足，皮肤之经络瘀阻，皮肤失养是皮痹的基本病机，其中痰瘀病机常可贯穿本病的始终。

（一）外邪痹阻

素体虚弱，卫外不固，或不知养慎，寒温不适，外邪乘虚而入，或猝然遇风寒湿邪，邪侵体表，留于肌肤，阻于经络，发为皮痹。

（二）气血亏虚

皮肤得气血之营养则滋润柔和，若平素饮食不节，忧愁思虑，损伤脾气，气血生化不足；或久病不愈，气血暗耗，形成气血亏虚。气主煦之，血主濡之，气虚不能温煦皮肤，血虚不能濡养皮肤，皮肤则失柔和而坚硬，或为不仁，甚则萎缩而毛脱。

（三）痰阻血瘀

痰阻血瘀是皮痹的继发病因，也是皮痹过程中重要的病机变化。湿邪留著于皮肤，或气虚阳虚推动无力，或寒凝气滞，津液不化，或脾失健运，水湿壅盛等，均可聚湿成痰，痰阻皮肤而发为皮痹。人之皮肤与经络有着密闭的关系，《素问·皮部论》说皮者，脉之部也"。血脉、经络满布于人之皮肤，外邪害于皮肤，或痰浊、寒凝等因素阻于皮肤，致使血行不畅，血液瘀滞于皮肤是皮痹常见的病理变化。如《素问·五脏生成》说："卧出而风吹之，血凝于肤者为痹"。

（四）肾阳虚衰

先天禀赋不足，或房劳伤肾，或脾阳虚弱，损及肾阳，或疾病日久，元气被耗等，均能导致阳气不足，阴寒内生，寒凝皮肤，四末不得温煦，亦发为皮痹。

本病的病位主要在皮肤，以四肢、胸、颈以及面部皮损为多见。病情发展可累及肌肉、筋骨、关节，而出现肌肉萎缩，筋脉拘挛，关节疼痛肿胀、屈伸不利及畸形。皮痹不已，进而深入，可牵及肺、脾、心等脏器。

二、诊断与鉴别诊断

（一）诊断要点

皮痹的临床表现轻重差异很大，皮痹的不同阶段表现也殊异。皮痹中晚期临床症状典型，诊断并不困难。皮痹初发，症状不典型，诊断有一定困难，需仔细检查，全面分析，才能确诊。

1. 本病好发于中青年，女性多于男性。

2. 发病前有劳累或触冒寒湿史。

3. 皮损开始多见于手、足、面部，逐渐发展至上肢、颈部或胸背部，亦有首发于胸背部，渐及颈、面部及四肢者，可发于一处，亦可发于多处。皮肤损害呈斑片状、点状、条状。重者皮肤呈弥散性损害。

4. 皮损的特点：早期可见皮肤水肿，皮紧而硬，皮肤呈淡红、紫红、淡黄或苍白色，继之皮肤坚硬如革，皮肤紧张而有光泽，或皮肤色暗滞，紧而不能用手捏起。皮痹在手则手指屈伸不利；在面则面无表情、张口困难、眼睑不合、口唇变薄、鼻尖耳薄、偏侧面瘦；在胸则状如披甲、紧束如裹等。疾病晚期则皮肤萎缩而薄，毛发脱落，肌肉消瘦若无，皮肤紧贴于骨。

5. 初起可有发热、恶寒、头痛、关节酸痛，其后可见纳少腹胀、气短心悸、月经不调、遗精阳痿等全身症状。

6. 本病深入脏腑可见各脏腑的病症，入于肺则见胸闷、气喘，入于脾胃则见吞咽困难、腹胀呕吐，入于心则见心悸心痛等。

7. 参考指标：实验室检查多见抗核抗体阳性，部分患者类风湿因子阳性，免疫球蛋白 IgG 显著增高，IgA、IgM 也可增高。血沉可明显增快。皮肤活检为胶原纤维肿胀或纤维化。累及心者，心电图可见 PR、QRS、QT 间期延长，ST 段及 T 波异常。累及消化道者，食道 X 线检查可见食管狭窄，或食管下端扩张，食管蠕动减弱或消失。

（二）鉴别诊断

本病应与肌痹、尪痹、脉痹等病鉴别。

1. 与尪痹鉴别

尪痹与皮痹均可以见到关节屈伸不利、关节僵直或畸形。但皮痹伴有皮肤坚硬或萎缩，皮肤有蜡样光泽；而尪痹则无皮肤的改变。尪痹关节僵直或畸形可见于四肢诸关节，而皮痹多见于手指关节。

2. 与肌痹鉴别

肌痹病变主要在肌肉，表现为肌肉疼痛无力，酸楚麻木，严重者可见肌肉消瘦，肢体怠惰，四肢痿软，但无皮肤坚硬等损害。

3. 与脉痹鉴别

脉痹与皮痹均可见到皮肤损害。脉痹可见皮肤红肿疼痛，皮下有硬结，或见指端冷痛，肤色苍白或紫黯，后期有皮肤萎缩；皮痹皮肤可紫红而硬，但皮下无硬结。

三、辨证论治

（一）辨证要点

1. 辨寒热　皮痹以寒证居多。寒性收引，皮痹之皮肤紧张，与病机多属寒有一定的关系。其肢冷肤寒，触之不温，遇寒加重，遇热减轻，舌淡，苔白，均为寒性特点。皮痹属热者，常见于疾病早期，表现为发热，或皮肤发绀，触之而热，舌质红，苔黄厚腻，脉数。

2. 辨虚实　皮痹之实证多属外邪侵袭，或痰阻血瘀之候。如皮肤肿硬、肢冷不温、恶寒身痛、舌淡苔白、脉弦紧之寒湿之证；皮肤肿硬而热、身热不退、舌红苔黄、脉数之湿热之证；皮肤坚硬如革、肤色黯滞、舌质黯或有瘀点瘀斑、脉沉细涩之痰瘀阻痹之证。皮痹之虚证则以皮肤萎缩、肌肉消瘦、肢冷不温为其临床特点，常伴有周身乏力、纳少便溏、气短心悸、面色不华、腰膝酸软等症，多为气血两虚及脾肾阳虚之证候。

本病辨证应重视痰浊瘀血之候。因痰浊瘀阻常可贯穿疾病始终，形成虚实夹杂之候。本病临床常见有寒湿痹阻、湿热痹阻、气血亏虚、痰阻血瘀及脾肾阳虚等证候。

（二）分证论治

皮痹的治疗需依据病变的不同阶段和疾病寒热虚实的不同性质来决定治疗方法。一般疾病初起，外邪侵袭，经络被阻，治疗应以祛邪通络为主；若病情进一步发展，痰瘀痹阻，治疗应以化痰活血通络为主；若皮痹日久损及正气，则需以补益气血、温补脾肾为主。至于虚实夹杂证，则需祛邪与扶正兼施。本病寒证、瘀证居多。温阳散寒、活血化瘀是本病的主要治法。本病累及脏腑出现喘息、心择心痛、吞咽困难时，可按肺痹、心痹、脾痹等病辨证论治。

1. 寒湿痹阻证

证候：皮肤紧张而肿，或略高于正常皮肤，皮肤不温，肢冷恶寒痛，肢节屈伸不利，常伴有口淡不渴，舌淡苔白，脉紧等。

治法：祛风散寒，除湿通络。

方药：独活寄生汤加减。

独活10g、羌活10g、桑寄生10g、秦艽10g、川芎10g、当归10g、杭白芍10g、桂枝10g、制附片10g、细辛3g、丝瓜络10g。

中成药：寒湿痹颗粒，麝香风湿片，舒筋丸。

分析：寒湿之邪侵袭皮肤，留滞脉络，气血被阻，寒性收引，故皮肤紧张。湿胜则肿，故可见皮肤肿胀。寒湿痹阻，阳气不通，皮肤四末不得温养，故见肢冷肤寒。寒湿痹阻经络关节，则见关节冷痛，肢节屈伸不利。口淡不渴、舌淡苔白、脉紧均为寒湿之特征。方中用独活、羌活、秦艽、桑寄生祛风胜湿通络；用当归、川芎、白芍活血养血通络；用附片、桂枝、细辛温经散寒。诸药配伍有祛风散寒、除虚通络的作用。若舌苔厚腻湿盛者，加薏苡仁10g，苍术10g；

皮肤晦黯者加丹参15g；关节疼痛者加威灵仙15g、海风藤15g。

2. 湿热痹阻证

证候：皮肤紧张而肿，肤色略红或紫红，触之而热，或皮肤疼痛，身热不渴，舌红苔黄厚腻，脉滑数有力。

治法：清热除湿，佐以通络。

方药：二妙丸合宣痹汤加减。

黄檗10g、苍术10g、牛膝10g、薏苡仁10g、苦参10g、连翘10g、知母10g、蚕砂10g、滑石10g、甘草10g。

中成药：湿热痹颗粒，二妙丸，当归拈痛丸。

分析：素体阳盛，外感寒湿，邪从热化，湿热蕴结皮肤，故皮肤紧张而肿热，肤色红为热之征象。不通则痛，湿热阻络，气血不通，故皮肤作痛。热邪随经入里，故身热。热伤津液故口渴。舌红苔黄厚腻、大便干、小便短赤、脉滑数是湿热之象。方中知母、黄檗清热，薏苡仁、苍术、蚕砂、苦参清热利湿通络；连翘清热且能软坚；滑石、甘草清热利小便，使湿热由下而出。故本方有清热利湿通络的功效。发热者加柴胡10g、黄芩10g；肢体疼痛者加忍冬藤15g；口渴加天花粉15g；舌体黯红加赤芍10g、丹参15g。

3. 气血亏虚证

证候：皮肤紧硬，肤色淡黄，局部毛发稀疏或全无；或皮肤萎缩而薄，肌肉消瘦，肌肤麻木不仁，周身乏力，头晕目眩，声怯气短，面色不华，爪甲不荣，唇白色淡，舌有齿痕，苔薄白，脉沉细无力。

治法：益气养血，佐以通络。

方药：黄芪桂枝五物汤加减。

黄芪15g、桂枝10g、芍药10g、当归10g、川芎10g、鸡血藤15g、生姜10g、大枣5枚。

中成药：痹祺胶囊，大活络丹，归脾丸。

分析：皮痹日久，外邪与痰瘀闭阻皮肤，阻滞经络，久之气血亏虚，营卫不畅，致皮肤失荣，故皮肤坚硬，肌肤萎缩而薄，肤色淡黄。营血不通故肌肤麻木不仁。发为血之余，血虚则毛发稀疏脱落。气血虚不能上达头目则头晕目眩。面色不华、周身乏力、声怯气短、爪甲不荣、舌淡、脉沉细无力，均系气血不足的表现。方中用黄芪益气；当归、芍药养血和营；生姜、大枣调和营卫；加鸡血藤、桂枝活血通络。全方具有益气养血通络的功效。头晕目眩者加柴胡6g、升麻6g；肌肤麻木者加丝瓜络10g；肌肉消瘦明显加山药15g；纳少加炒山楂15g、炒麦芽15g；不寐加炒枣仁10g、首乌藤15g。

4. 痰阻血瘀证

证候：皮肤坚硬如革，捏之不起，肤色黯滞，肌肉消瘦，关节疼痛强直或畸形，屈伸不利，胸背紧束，转侧仰俯不便，吞咽困难，胸痹心痛，妇女月经不调，舌质黯，有瘀斑、瘀点，苔厚腻，脉滑细。

治法：活血化瘀，祛痰通络。

方药：身痛逐瘀汤合二陈汤加减。

地龙10g、穿山甲10g、丹参10g、桃仁10g、红花10g、川芎10g、当归10g、白芍10g、羌活10g、香附10g、陈皮10g、半夏10g、浙贝母15g。

中成药：小活络丹，大黄䗪虫丸，瘀血痹颗粒。

分析：痰阻血瘀，凝结皮肤，皮肤失去柔和之性故坚硬如革，捏之不起。肤色黯滞，血瘀之征。痰瘀深入筋骨关节则见关节疼痛、强直或畸形。痰瘀阻滞，气血不达，肌肤失荣，故日渐萎缩。痰瘀阻滞于胸中，气血不畅，症见吞咽困难、胸痹心痛等症。方中用地龙、桃仁、红花、川芎活血祛瘀；当归、白芍、丹参活血养血；穿山甲、浙贝母化痰软坚散结；二陈化痰，羌活走窜之力宏，有行气活血之功；香附行气活血。诸药合用具有活血化瘀，祛痰通络的作用。若关节痛甚加用青风藤15g；肢冷肤寒者加制附片10g、桂枝10g；肌肉消瘦者加黄芪30g、山药15g；吞咽困难者加苏梗10g、枳壳10g；胸痹心痛加薤白6g、延胡索10g。

5. 脾肾阳虚证

证候：皮肤坚硬，皮薄如纸，肌肉消瘦，精神倦怠，毛发脱落，肢冷形寒，面色㿠白，腹痛泄泻，腰膝酸软，舌质淡，舌体胖，苔白，脉沉细无力。

治法：补益脾肾，温阳散寒。

方药：右归饮合理中汤加减。

熟地黄10g、山萸肉10g、山药10g、制附片10g、肉桂6g、干姜6g、党参10g、白术10g、枸杞子10g、鹿角霜6g、巴戟天10g、淫羊藿10g。

中成药：尪痹颗粒，金匮肾气丸，全鹿丸，阳和丸。

分析：阳虚寒凝，气血不行，故皮肤坚硬而薄。皮肤不荣则毛发脱落。脾主肌肉，脾阳虚，脾失健运，气血津液不能布达肌肤，故肌肉日渐消瘦。阳虚不能温养四末皮肤，故见肢冷肤寒。面色㿠白、精神疲惫、腰膝酸软、腹痛泄泻、舌淡苔白、脉沉细无力，均为脾肾阳虚之征。善补阳者，阴中求阳，故本方用熟地黄、山药、山萸肉滋补肾阴；附子、肉桂、干姜、枸杞子以温补脾肾，温阳散寒；巴戟天、淫羊藿温阳补肾，强壮筋骨；党参、白术以益气健脾。诸药合用可起到温补脾肾、温阳散寒的作用。肌肉消瘦明显者加黄芪30g、当归10g；皮肤颜色黯滞，或舌黯有瘀斑者加赤芍15g、丹参15g；纳少者加炒山楂15g；大便溏泄者加薏苡仁10g、莲子肉10g；腹胀者加厚朴10g、木香10g；关节病甚者加乌梢蛇10g、威灵仙15g。

四、其他疗法

（一）针灸治疗

1. 梅花针　皮损局部轻轻叩打，每日1次。

2. 耳针　取肺、内分泌、肾上腺、肝、脾等穴。

3. 体针

(1) 局部取穴

上肢：曲池、手三里、外关、合谷等。

下肢：风市、足三里、阳陵泉、丰隆、三阴交等。

头面：阳白、颧髎、地仓、颊车、迎香、承浆、百会、头维。

胸背：膻中、中府、心俞、肺俞、肝俞、大肠俞等。

(2) 辨证取穴

外感邪气：曲池、外关、大椎、风池等。

气虚：足三里、气海、膻中等。

血虚血瘀：血海、肝俞等。

肾阳虚衰：关元、命门、气海等。

痰盛：中脘、丰隆等。

（二）单方验方

1. 山萸肉10g，木香10g，水煎服，每日1剂。

2. 软皮丸川芎、炮姜、桂枝、丹参、桃仁、当归各等份，研末炼蜜为丸，每丸重9g，口服，每次1丸，每日2次。

（三）静脉给药

可用复方丹参注射液16～20mL或川芎嗪100mg，加入5%葡萄糖盐水500mL中静脉滴注，每日1次，10次为1个疗程，可连续使用2～3个疗程。

（四）外治法

1. 熏洗法

(1) 透骨草30g，桂枝15g，红花10g，水煎熏洗，每日1次。

(2) 制草乌15g，川椒10g，桂枝10g，艾叶15g，水煎熏洗，每日1次。

(3) 黄药子250g，水煎熏洗患处。

2. 涂擦法

用红灵酒擦涂患处，每次10min，每日2次。

3. 贴敷法

用回阳玉龙膏调和在黄蜡内（黄蜡250g，加入上药90g），隔水炖湿，敷贴患处。上药1剂，可连续使用2周。

五、调摄护理

1. 避免触冒风寒湿邪，适寒温，预防感冒，对于手足、四肢怕冷者更应注意全身及局部保温。

2. 保持精神愉快，避免精神刺激，树立战胜疾病的信心。

3. 全身症状严重者应注意休息，发热者应按发热常规护理。

4. 生活富有规律，起居有常，饮食有节，饮食宜清淡，营养宜丰富。

5. 应保持皮肤清洁。

6. 病情稳定者，可针对四肢肌肉萎缩和关节活动受限锻炼肢体，以促进其恢复。

六、转归预后

皮痹各证候间有一定的联系，随着病情的发展，证候也在不断变化。本病初起，外邪侵袭，气血不畅，继之血行不畅，津液不化，形成痰瘀阻滞。邪气稽留，日久不除，正气渐耗，则会表现出正气不足的表现，常见的正气虚弱有气血不足和脾肾阳虚证。皮痹不已，或反复感受邪气，病邪深入，累及脏腑，脏腑失调初起多为气滞血瘀，痰浊停滞，久则脏腑阴阳受损，功能衰弱。

本病的预后与病变范围的大小、邪正盛衰、治疗是否及时恰当、是否累及脏腑等因素有密切的关系。若病变仅呈斑片状、点状或条状皮损者病轻；若病变范围大，四肢、躯干、面部皮肤呈弥散性损害者病重；病变仅有皮肤损害者病轻，若累及肌肉筋骨表现肌肉消瘦、关节强直畸形则病重；病变在皮肤者轻，累及脏腑则重。皮痹轻者经过治疗，邪去正复，可以痊愈；已有明显的肌肉消瘦、关节僵直畸形者，恢复则较困难。累及脏腑而正气未衰者，可望治愈；若脏腑功能已经衰竭，则预后不良，甚则可造成死亡。

第七节 肌痹

肌痹为五体痹之一，凡风寒湿、热毒等邪侵淫肌肉，闭阻脉络，气滞血瘀，出现一处或多处肌肉疼痛，麻木不仁，甚至肌肉萎缩，疲软无力，手足不随，谓之肌痹。肌痹主要包括多发性肌炎、皮肌炎、重症肌无力、流感病毒引起的肌炎，或进行性肌营养不良等病。

一、病因病机

肌痹的外因是风寒湿邪痹阻脉络、肌腠。内因是脾虚，气血不足，不能荣养肌腠，是一个虚实夹杂性病理机制。

（一）脾胃虚弱

脾胃虚弱是肌痹发生的内在条件之一。脾胃为气血生化之源，充养肌肉、腠理，又为正常水液代谢的枢纽，若饮食不节，生冷不忌，饥饱无度，损伤脾胃，或过食膏粱厚味，脾胃呆滞，或忧思过度，或劳倦伤脾，而致脾胃虚弱，脾胃虚则气血亏，气血亏则荣卫弱，荣卫弱则不能充养四肢肌肉，而腠理疏松，外邪侵入则易发肌痹。痹者闭塞不通，脉络受阻，不通则痛，故可发生肌肉疼痛等症状。病久气血更亏，又脾虚不能运化，水湿停留，蕴成痰浊，痰浊阻络，四肢沉重、肿胀、无力，甚则肌肉萎缩、麻木不仁。脾胃虚弱，影响生克制化，则心肾受损，可出现心悸、气短、腰酸、腰痛、尿少、水肿等症。

（二）邪侵肌腠

脾气不足，卫外不固，风寒湿三气杂至，侵犯肌肤，阻闭气血，脉络不通，发为肌痹，故肌肤尽痛，湿盛则肿，风盛则窜，风邪化热则可出现皮疹，血虚风搏湿阻则出现肌肤不仁、手足不随等症。

（三）热毒侵肌

若外受毒热所袭则发病急骤，内有毒热泛于肌肤则发病缓慢。亦有外感风寒湿邪入里化热生毒者。毒热相搏充斥肌肤，则肌肉肿痛，皮肤发红，眼睑紫红，或身热口渴，或心烦不安，或身重乏力。进则伤阴耗血，筋脉肌腠失荣，则出现肌肉萎缩、肢体不仁不用。营阴不足，心肾受损，诸症丛生。

本病病因多正虚邪实，病位初始在表，在皮肤、肌肉，进而伤及脾胃，累于心、肾。

本病的病理特点是，虽感受风寒湿或热毒之邪，但脾气虚，营卫不调，经脉受阻，肌肤不荣为其主要病机。

本病发病，若以外邪、实邪为主者，其病势较急，症状较重，常伴有发热、恶寒、周身肌肉多处痛肿；若偏于毒热者，常伴有皮疹；寒湿重者，则多肢冷身重，病情缠绵。

二、诊断与鉴别诊断

一般来说，肌痹初期多实，后期多虚，但往往多虚实并见。临诊时要辨寒热风湿孰轻孰重，虚实孰主孰从,诊断要抓住肌痛、肌无力、肌萎缩三个主症。

风寒湿邪阻闭肌络者,发病一般较缓,多见于女性,年龄多在40～60岁,发病时四肢近端肌肉受累,以后再累及其他肌肉,其肌肉疼痛、压痛较轻,肌力明显减退,甚者肢体萎软,抬举困难,步履不行,肌肉萎缩。

热毒炽盛,气血两燔者多见儿童和青年,发病急骤,可见寒战高热,口渴咽干,呼吸急促,肌肉肿痛,便溏溲赤。

脾肾双虚证多见于疾病晚期。

（一）诊断要点

1. 发病一般较急,男女都可发病,但女性较多。

2. 病变在肌肉。以肌肉酸胀疼痛为主,初起皮肤肌肉酸胀,或恶风寒,继则肌肉、筋脉拘急,影响关节,活动不利。肌皮相连,且皮肤为人身之外卫,邪从外入,首犯于皮,所以皮痹、肌痹有时同见。有皮痹则手足逆冷,遇寒手足皮肤变白变紫,或伴有颜面、眼睑皮肤发生水肿,呈紫红色,或胸背部弥散性潮红。

3. 舌苔薄白。

4. 病初脉浮或弦紧,晚期脉多缓弱或涩

5. 参考西医学实验室检查、肌肉活检、肌电图和血清酶,尤其是CPK（肌酸磷酸激酶）为必要检查项目。其中肌肉活检出现本病特异变化是最直接的诊断依据。对其他引起肌肉疼痛、萎缩的疾患应根据西医怀疑疾病选做相应的检查项目。

（二）鉴别诊断

1. 着痹　有人认为肌痹是着痹一种,但详细分,着痹肿痛多在关节,肌痹肿痛都在肌肉;着痹虽身重肢沉,但无萎缩无力。

2. 皮痹　肌痹与皮痹同见的机会较多,应详细辨之。若系皮痹独发,则以皮肤改变为主,症见皮肤水肿,皮肤变色,或有红斑鳞屑性斑疹;肌痹者虽可有皮肤、肌肉肿胀但无皮肤变色。

3. 痿病　痿病多由内伤,肌痹多因外感;痿病无痛,肌痹肌痛;痿病多起于下肢,肌痹多见于四肢近端大肌;痿病以肌无力、肌萎缩为主,肌痹者肌萎缩较轻。

4. 中风　中风往往有口眼㖞斜,舌强难言,或意识不清,伴有肢体不仁不用,甚则肌肉萎缩;肌痹则无口眼㖞斜及意识不清。

三、辨证论治

肌痹早期多实证,风寒湿邪或毒热邪盛,以邪为主。但"邪之所凑,其气必虚"。若无脾胃经脉空虚或肺卫不固、营卫不调作基础,外邪很难留恋肌腠。后期多虚,但往往虚实并见,此时要辨寒热孰轻孰重,虚实谁主谁次。

肌痹的治疗要标本兼顾,虚实分明。病初应以祛邪为主,扶正为次,病急以治标为先,治本为后。对正邪相当,虚实夹杂者,应虚实并举。痛久入络,故在肌痹中晚期的治疗中,不要忽视疏通气血。

肌肉与皮肤因组织相连,气血相通,故往往肌痹与皮痹同时出现。所以在治肌痹调理脾肾的同时,还要兼顾肺气,养皮毛,透邪通络。一般情况下,毒热入络证用清热解毒、凉血化瘀通络法;湿热阻络证用清热除湿、解肌通络法;寒湿痹阻证用散寒祛湿、解肌通络法;脾肾两虚肌肉失养证用温补脾肾、益气养血通络法。

(一)毒热入络证

证候：肌肉疼痛，手不可触，或肌肉肿痛，可见肌肉无力并见皮肤散在红斑，皮疹以眼睑周围和胸背部为多，色多红紫，或伴有发热恶寒、关节酸痛，或高热口渴、心烦躁动，或口苦咽干、大便躁结、小便黄赤，舌质红苔黄，脉洪大或滑数。

治法：清热解毒，凉血通络。

方药：清热地黄汤加味。

水牛角20g、生地黄50g、赤、白芍各25g、牡丹皮15g、葛根25g、板蓝根25g、土茯苓25g、丝瓜络15g。

加减：若热甚者加黄檗、连翘，表虚者加生黄芪。

中成药：五虎化毒丹。

分析：素有肺胃之热，又感热毒，内外相合，气血两燔，血热妄行，阳络伤则血外溢，故见皮肤红斑；毒热灼肌，壅滞血脉则肌痛或肿；热壅气机受阻，可见肌肉无力、手足不遂；脾胃热蒸，耗伤津液，故口渴、咽干、便结溲黄；舌脉均见热毒之象。方中水牛角、板蓝根清热解毒，配土茯苓解湿热之毒，赤白芍、牡丹皮凉血活血，生地黄凉血滋阴除痹，葛根解肌清热，丝瓜络通络。

(二)湿热阻络证

证候：肌肉酸痛肿胀，四肢沉重，抬举无力，身热不扬，汗出黏滞，食欲不振，胸脘痞闷，面色虚浮，舌红苔白腻或黄腻，脉数或滑数。

治法：清热除湿，解肌通络。

方药：当归拈痛汤加减。

羌活15g、人参15g、苦参25g、升麻10g、葛根25g、苍术15g、炙甘草15g、黄芩15g、茵陈15g、防风15g、当归15g、知母15g、泽泻15g、猪苓15g、白术15g。

分析：湿邪黏腻、重浊，壅滞经络肌腠，则肌肉肿胀、疼痛，肢体困重，抬举无力；湿热相搏，邪热不能外散，夹湿而动，则身热不扬，汗出黏滞；湿困脾阳，遏阻气机，则食欲不振，胸脘痞闷，二便不调；湿热上蒸则面浮，苔黄腻。方中苦参、黄芩、茵陈、知母等泽泻，猪苓清热利湿，用葛根、升麻解肌清热，苍术、白术、甘草健脾以养肌，羌活、防风祛风胜湿兼助脾之升机，并有祛邪达表之用，当归活血养血通络。诸药相伍有清热除湿通络解肌之功。

(三)寒湿痹阻证

证候：肌肉酸胀、疼痛、麻木不仁，四肢萎弱无力，每遇寒肢端发凉变色疼痛，伴有畏寒身重，关节肿痛，舌淡苔白腻，或舌有齿痕，脉沉细或濡缓。

治法：散寒祛湿，解肌通络。

方药：薏苡仁汤加减。

薏苡仁25g、当归15g、川芎15g、炙麻黄5g、桂枝25g、羌活15g、独活15g、防风15g、川乌5g、苍术25g、甘草15g、干姜15g。

加减：若湿重于寒者加木瓜15g、防己15g、蚕砂15g、土茯苓25g，去麻黄、川乌、羌活、独活。

中成药：盘龙七片，大活络丹，小活络丹。

分析：寒凝气血，湿阻脉络，故肌肉酸胀、疼痛、麻木不仁；寒湿遏阻阳气，阳郁不达，不能温煦四末，故肢体冷痛；寒湿困脾，中州不振，精微不布，故四肢萎弱无力；寒湿阻滞脉道，故脉沉细或濡或缓或迟。方中当归、川芎养血通经活络，配薏苡仁、苍术祛湿蠲痹，用麻黄、桂枝、羌活、独活、防风散寒祛风，川乌、干姜温痹散寒。本方治疗肌痹初期，寒胜湿者。

（四）脾肾两虚证

证候：肌肉萎缩、麻木不仁、松弛无力，四肢怠惰，手足不遂，或面色萎黄，或面色㿠白，身体消瘦，脘腹胀闷，吞咽不利，毛发稀疏，畏寒肢冷，舌淡苔白，脉沉或弱。

治法：温补脾肾，益气养血通络。

方药：右归丸加减。

熟地黄 25g、山药 25g、山萸肉 15g、枸杞子 15g、杜仲 15g、菟丝子 15g、制附子 15g、肉桂 15g、当归 15g、鹿角胶 15g。

加减：肌痹日久肌肉萎缩、无力明显时，加黄芪、党参，肉桂改为桂枝。

中成药：虎潜丸，全鹿丸。

分析：本证多见于肌痹后期，肌痹不已，复感于邪，内舍于脾，脾阳不振，脾气虚衰，影响精血，累及于肾。脾主四肢肌肉，肾主作强，脾肾双亏，气血不足，肌不得养，肉不得荣，则肌肤不仁，肌肉酸痛，四肢怠惰无力，甚则肌肉萎缩。脾运失常，邪阻气机，则胸脘胀闷，纳谷不香，吞咽不利，气血生化不足，毛发稀疏脱落。阳虚生内寒，故畏寒肢冷，舌淡苔白，脉沉迟或弱。方中熟地黄、山萸肉、枸杞子、菟丝子补肾，杜仲壮骨强筋，山药健脾，当归、鹿角胶养血通络，附子、肉桂壮阳，阳壮则生机自强，精微物质得生，肌肉得以温养。

四、其他疗法

（一）饮食疗法

粳米大枣粥：粳米 50g，大枣 10 枚，水适量，煮粥食用。

（二）外洗疗法

透骨草 30g，桂枝 25g，红花 15g，水煎外洗。

（三）单方验方

雷公藤片，每次 2 片，每日 3 片。

（四）针刺疗法

针足三里、上巨虚、下巨虚、肩髃、曲池、合谷、阴陵泉、阳陵泉等穴。

五、调摄护理

（一）调摄

1. 加强营养，饮食有节，咸淡适宜。

2. 病后宜进行室内外体育锻炼，增强体力，渐使肌肉丰满。

3. 预防感冒，注意潮湿，避免汗出当风。

4. 定期做身体检查，提前发现肿瘤及感染灶。

（二）护理

1. 患病期间，保持室内空气新鲜，温暖适宜，便于活动。

2. 对肌无力、肌萎缩者施以局部按摩。
3. 病危重时要防止亚疮，吞咽困难时进食宜注意体位。
4. 鼓励患者在床上做肢体活动，树立战胜疾病的信心。

六、转归预后

肌痹的转归与预后取决于正气的盛衰和邪气的轻重。正盛邪轻者易治，正虚邪重者难疗。毒热入络证病势凶险，若不及时治疗很快出现热入营血或逆传心包证，病死率高。湿热阻络证不解，脾肾进一步受累，而病情渐重。寒湿阻络证病势较缓，治疗较易，若治不及时或久治不愈，则脾阳虚累及肾阳虚。

脾肾阳虚证多为肌痹久治不愈，阳损及阴，阴阳俱损，正气不足，卫外不固，外邪容易再犯，内患容易再起。外邪入络，首先犯肺，可出现胸痛、咳嗽、咳痰、发冷发烧。内患除脾肾之症加重，可因湿浊留恋出现心悸、气短、水肿等症。脾肾阳衰，气血不足，又有痰浊阻络，而使肌肉萎缩，下肢瘫软久久不复，甚至危及生命。

第八节 脉痹

脉痹，以寸口或趺阳脉伏，血压不对称，患肢疲乏、麻木或疼痛，下肢可见间歇性跛行等主要表现的肢体痹病类疾病。脉痹一名，始见于《黄帝内经》。继后，《金匮要略》等医籍有血痹的记载。血气痹阻与经脉痹阻相关，故血痹与脉痹类同。从临床实践上看，脉痹作为病种并不少见，故将其列为病种之一。凡以血脉瘀滞为主要病证者，均应属本病。临床表现为不规则的发热，肌肤有灼热感、疼痛、皮腐或见红斑，多因血虚，风寒湿邪留滞血脉所致。语出《素问·痹论》。

脉痹一名，始见于《内经》。继后，《金匮要略》等医籍有血痹的记载。血气痹阻与经脉痹阻相关，故血痹与脉痹类同。后世医籍虽有论及脉痹者，但均未将其正式列为病种，更缺乏病因病机及辨证论治等方面的系统论述。

本病主要包括西医的静脉炎、大动脉炎及雷诺病、血栓闭塞性脉管炎。结节性动脉炎、闭塞性动脉粥样硬化、下肢静脉曲张、肢体动脉栓塞等周围血管疾病未发生溃疡或坏疽时，也可参考本病有关内容而辨治。

一、病因病机

脉痹的致病原因比较复杂。大凡外因多与严冬涉水、步履冰雪、久居湿地或负重远行等，致风寒湿热毒邪入侵有关；内因则主要为脏腑阴阳失调，正气不足。与嗜食肥甘厚味和辛辣炙煿、饮酒、吸烟等也关系密切。术后、产后、外伤等长期卧床，以及输血、输液致药毒伤脉等常是重要的诱发因素。上述病因致血脉痹阻，影响营卫、气血、津液运行则成脉痹。血泣则瘀，津停痰生，故瘀血、痰浊又是贯穿本病始终的重要病理因素。痰瘀互结常是本病缠绵难愈的主要原因。

（一）外感六淫

六淫既可单独致病，又可数邪夹杂致病。风邪伤人，多与寒、热、湿等相兼而致病，常侵犯人体上部和肌表；寒邪袭入，凝滞经脉，痹阻气血，是脉痹的另一最常见的原因，寒邪伤人者，常表现在四肢部位，缘于四肢阳之末故也，如血栓闭塞性脉管炎、雷诺病等皆多为寒邪所致；湿邪多与他邪合而致病，湿邪夹热下注，见四肢肿痛、溃烂、坏死；湿热蕴毒凝滞经脉，见四肢青紫，脉络结如条索；火毒也是脉痹的一个重要致病原因，火毒变化迅速，最易伤津。

（二）外伤和感受特殊毒邪

凡跌仆损伤，水烫火烧所伤，酸碱等化学物质引起的外伤，虫兽咬伤，或感受特殊毒邪，及输液、药毒伤脉，均可引起本病，如静脉炎等。

（三）饮食失宜

暴饮暴食，过食生冷、肥甘、厚腻、辛酸之品，生湿停饮，损伤气血，久燥积毒，可致本病。

（四）劳倦伤人

久立、久卧、久坐之人，久劳伤气，久病致虚，气血不畅，脉络痹阻，房劳过度伤肾，肾阳虚不能推血运行，气血运行不畅；肾阴虚则肾火内生，灼津为痰，痰火交结，阻于经隧。现代研究证明，过度性生活导致肾上腺经常处于紧张状态，使之血管的收舒失调为脉痹的发病原因之一。

（五）内伤七情

忧思郁怒，气血失和，脏腑内伤，如雷诺病的发作常与情绪波动有关。

上述诸因素，致营卫不和，阴阳失衡，正不胜邪，邪气侵犯脉络以及脾胃受损，痰湿内生，日久痰湿化浊阻塞脉络，故脉络瘀阻，瘀阻伤正，从而出现各类不同的病证。

本病的病位主要在血脉，病变可波及全身血脉，但以四肢血脉发病者为多见，尤以发于下肢者为最常见。血脉痹阻较甚或脉痹日久，其病变尚可累及肌肤，乃至内舍有关脏腑，如心、肝、脾、肾、脑等，但病变中心始终在血脉。

脉痹的发病以脏腑阴阳失调，正气不足为主，外因则是起病的重要条件。故本病大都起病缓慢，但因腠理空疏，骤遇风寒湿热毒邪而发病者，则起病较急。本病起病多表现为寒凝血瘀、血热血瘀、湿热瘀结、气郁血瘀、阳虚寒凝之证，也有起病即为阴虚内热者。

脉痹的基本病理特点是血脉瘀阻，故其病性当属实，尤其因于感风寒湿热毒邪或气郁痰浊而起病者更具实证之性，但本病也有由阳虚、阴虚致血脉痹阻而起病者，其病性又属虚实夹杂；脉痹中晚期，因血脉瘀阻日久，病及脏腑，致脏腑虚弱，正气化生不足，又可表现为虚实夹杂，以虚为主的性质。总之，脉痹的病性复杂，须当根据具体证候而定。

二、临床表现

脉痹是以正气不足，六淫杂至，侵袭血脉，致血液凝涩，脉道闭阻，而引起的以肢体疼痛、皮肤不仁、皮色黯黑或苍白、脉搏微弱或无脉等为主要特征的一种病证。本病一年四季均可发病，但因于湿热者多发于夏季，由于寒湿或阳虚而致者则好发于冬季。发病年龄以青壮年为多，老年次之，幼小一般不发病。

三、诊断与鉴别诊断

本病以肢体疼痛为先发症，但其病初发时，肢体疼痛较轻，多表现为隐痛、钝痛、胀痛、麻痛，疼痛多于遇凉或活动后出现，得温或静息后则逐渐缓解；继之疼痛加重，多表现为剧痛或痉挛性痛，或见灼痛，疼痛常持续不解，日轻夜重，而患肢皮色改变也较明显，或苍白，或潮红、紫红，可渐至出现患肢肌肤肿胀，或呈红斑，或呈索条状肿物，尚可出现患肢肌肤、爪甲失营诸症。故本病初发多见阳虚寒凝或气郁血瘀之证，继之可化热为血热瘀阻，或为寒凝血瘀、痰浊瘀阻、阴虚内热；尔后则发生气血两虚乃至脾肾阳虚之证。至于湿热瘀阻证，则在脉痹各期均可出现。脉痹病程中因受邪性质及内舍脏腑的不同，尚可不同程度地出现一些全身症状，甚至还可继发溃烂、坏疽、昏厥、偏瘫等。本病病程不一，短者数周，长者数月至数年，或终身难愈。

（一）诊断要点

1. 发病可缓可急，但以缓慢发病居多。发病年龄以青壮年多见，老年次之，男女均可发病，发病季节不一，困于湿热者多夏季发病，由于阳虚、寒湿者冬季好发。
2. 自觉肢体疼痛、麻木、倦乏、发冷、发热或蚁行感，甚至头晕、头痛、视物模糊、昏厥等。
3. 皮肤苍白，或紫红，或潮红，或青紫，肢体肿胀，后期萎缩。
4. 舌色暗红或紫瘀，或有瘀点、瘀斑。
5. 跌阳脉（足背动脉）、太溪脉（胫后动脉）搏动微弱或无脉。寸口脉（桡动脉）涩、微弱或无脉（可辅以示波测量法检测）。
6. 皮肤测温多有皮温降低，电阻降低，电阻抗血流测定多有肢体血流量减少、血液流出阻力增加，多普勒超声波检查可见动脉搏动波形幅度降低，动脉造影可见受累段动脉脉管狭窄或闭塞等有关征象。具备第2、第3两条，再参照其他各条，即可确立脉痹的诊断。

（二）鉴别诊断

本病应与痛痹、着痹、热痹、皮痹、肌痹等相鉴别。

1. 着痹　着痹以关节肌肉肿胀、重着、疼痛，部位固定不一，或肩麻木不仁，病程缠绵为特征，不伴皮肤形色改变，病虽缠绵难愈，进一步发展也只出现关节肿大、僵硬等症状，并不出现脉痹的征象。
2. 热痹　热痹以关节肌肉灼热肿胀而痛，痛不可触，伴身热、口渴为特征，与脉痹湿热瘀阻者有相似之处，尤其与湿热脉痹急性发病很相似。但脉痹病在血脉，无论湿热瘀阻证见于脉痹早期或病程中晚期，必有四肢或躯干的脉络热灼疼痛或出现索条状物，按之则痛的特点，而热痹则始终没有此种征象。不过湿热脉痹急性起病初期，有的病例脉络痹阻之症常不明显，故应仔细辨识，动态观察。
3. 痛痹　痛痹有关节肌肉冷痛、痛处固定、遇冷发病或加重、得温痛减等特点，与脉痹之因于寒者易于混淆。但痛痹肢痛可于活动后减轻，且患处并无皮肤色泽改变、肢体一般无肿胀，即使病重也只出现身重难举、关节屈伸不利之症。
4. 皮痹　皮痹可见皮色淡紫，甚至指端逆冷、发绀等症，与脉痹有共同之处，但皮痹起病即有皮肤不仁、板硬等皮肤受病的症状，进一步发展也主要出现皮肤硬化和脏腑受累的症状，始终不出现脉痹的征象。
5. 肌痹　急性肌痹常兼肢体疼痛，慢性肌痹可见肢体红肿，手足紫冷，似与脉痹有相同见症。但肌痹均以肌肉酸痛、肢倦无力、活动艰难，甚至肌肉萎缩不用为特征。

四、辨证论治

（一）辨证要点

本病的辨证要点，主要是辨寒热、辨虚实以及辨病程的早、中、晚期。寒证以素体阳气不足，复感寒湿之邪，症见患处皮色青紫或苍白、肢体发凉、恶寒或畏寒、多在入冬或遇寒时发病或加重、得热缓解或减轻、舌淡等为要点；热证以素体阴虚，复感热邪，症见患处皮肤红肿或潮红、肢体发热或触之灼热、舌红为要点。

脉痹系血脉凝塞，脉络痹阻所致，其证多实，但亦有虚实夹杂者。起病急，病程短，多由严冬涉水、负重远行、嗜辛辣肥甘烟酒等外因引起，症见患处肢体肿胀、疼痛较剧，皮肤甲错或顽麻、舌黯或有瘀斑、苔厚腻者为实证；而起病缓，病程长，素体正虚，肢体酸软无力，疼痛悠悠、伴虚寒者为虚证，或以虚为主。

脉痹早期病位表浅，病变局限，肢体疼痛较轻，疼痛多在活动后出现，静息后逐渐缓解；中期则疼痛加重，常持续不解，日轻夜重，患肢皮色改变较为明显，可见患肢肌肤肿胀、瘀斑、爪甲失营等症；病至晚期则病情进一步加重，病变弥漫，疼痛剧烈且持续不解，甚至可继发溃烂、晕厥等症，证属虚实夹杂而以虚为主。

（二）分证论治

脉痹的基本病变是血脉瘀阻，故在其病程的始终都应以活血化瘀、通络止痛为治疗原则。由于病因的不同，或机体正虚，或阴阳气血偏颇的差异，又常与其他法则合用。一般常用的祛邪法则有清热凉血、温经散寒、清热利湿、豁痰散结，扶正的法则有益气养血、温补脾肾等。此外，平调阴阳、疏导气机、养阴清热、疏肝理气等法则也较常用。

1. 血热瘀阻证

证候：肢体肿胀、疼痛或发热，肢体肿块处发红、灼热、瘀斑色红或紫，舌红绛，脉数等。

治法：清热凉血，活血化瘀。

方药：五味消毒饮合清营汤加减。

金银花30g、野菊花30g、紫花地丁30g、天葵子15g、蒲公英30g、水牛角30g、生地黄15g、玄参30g、连翘15g、黄连10g、丹参30g、麦冬15g。

加减：加赤芍15g、牡丹皮15g、郁金15g，可加强活血通络之功。

中成药：血塞通注射液，静脉滴注。

分析：患者素体阳盛，感受寒邪郁久化热，或感受热邪，血热瘀阻肢体，脉络痹塞，故呈现肢体红肿、紫斑、舌红、脉数等为血热血瘀之象。方中金银花、野菊花、紫花地丁、天葵子、蒲公英、连翘、黄连清热解毒，水牛角、生地黄、玄参清热凉血，丹参凉血化瘀，麦冬养阴防热邪伤阴，共奏清热凉血、活血化瘀的作用。

2. 阴虚血瘀证

证候：肢体酸痛，关节灼痛，皮肤潮红，低热或午后潮热，盗汗，头晕，耳鸣，失眠，视力障碍，口干舌燥，舌红少苔，脉数细。以肢体酸痛、关节灼痛、皮色潮红、低热、舌红少苔为辨证依据。

治法：养阴清热，活血化瘀。

方药：四妙勇安汤加味。

金银花30g、玄参30g、当归15g、甘草6g。

加减：阴虚甚者，可加生地黄30g、白芍15g、地骨皮15g养阴清热；瘀热甚者可加牡丹皮15g、赤芍15g、紫草10g、丹参30g、郁金15g，以加强清热凉血、活血化瘀之力。

中成药：通塞脉片。

分析：肾为先天之本，藏元精而寓元阳，若房劳伤肾，或误投补阳之剂，致心火燔惑，消烁阴精，或郁热伤阴，或热邪伤阴，致精血凝涩，瘀阻血脉，则成此瘘。故本证以肢体酸软、灼痛、皮色潮红等为主症，而以一般性阴虚阳亢症状为伴随症。方中金银花、玄参清热养阴，当归活血，甘草调中，共奏养阴清热活血的作用。

3. 湿热瘀结证

证候：患肢喜冷怕热、沉重、疲软、肿胀剧痛，患处络脉红热灼痛，或有条索状物，按之则痛，或肢端溃烂、流黄水，身热口渴不欲饮，胸闷，纳呆，小便黄赤，舌苔黄腻，脉滑数。

治法：清热利湿，活血化瘀。

方药：茵陈赤小豆汤加减。

茵陈15g、赤小豆15g、连翘15g、金银花15g、忍冬藤20g、薏苡仁20g、苦参15g、汉防己15g、泽泻15g、黄檗10g、牛膝15g、赤芍15g、玄参15g。

加减：发于胸腹者，可用柴胡清热饮；湿盛，宜加土茯苓20g、车前子15g、猪苓15g；瘀滞明显者，加丹参15g、泽兰15g、地龙15g、王不留行15g、䗪虫10g、水蛭10g；热盛，加蒲公英20g、紫花地丁20g、野菊花20g；若湿热蕴结酿成热毒，病情加重者，可改方为解毒济生汤或四妙活血汤。本证可见于脉痹病程的各阶段，病情表现有轻有重，预后各不相同，应做到及时治疗，用药量宜大，每次服药量宜少，次数宜多，1日4～6次，必要时配合外科治疗。

中成药：西黄丸，龙胆泻肝丸，牛黄清心丸。

分析：湿热之邪外袭或寒湿郁遏化热，或因嗜食肥甘厚味、辛辣炙煿及烟酒，湿（痰）热内生，或静脉输液、给药，药毒烧伤脉络，或肢体外伤，湿热毒邪入侵，均可致湿热毒邪留滞经络，熏灼血脉，气血运行不畅，经脉瘀阻闭塞而生此证。湿热流注肌肤，瘀阻脉络，故本证以患处肌肤红肿、肢体灼痛、酸软困重，甚至现条索状物为特征；湿热熏蒸，气机不利，故尚兼身热、汗出、面垢、口渴不欲饮、胸闷、纳呆、小便短赤等湿热郁滞之症。方中金银花、连翘、茵陈、黄檗、苦参、赤小豆、玄参、忍冬藤清热解毒，苍术、薏苡仁、汉防己、泽泻利湿疏风，赤芍、牛膝活血通络，共起清热利湿、活血通痹之效。

4. 寒凝血瘀证

证候：患肢发凉、麻木、疼痛较甚，日较夜重，皮肤苍白或潮红、紫瘀，甚至皮肤干燥脱屑、皲裂，汗毛脱落，少汗或无汗，指（趾）甲增厚、脆硬、变形，肌肉萎缩，顽麻不仁，趺阳脉或太溪脉搏动消失，舌质紫瘀，苔薄白，脉沉涩。

治法：温经散寒，活血通痹。

方药：乌头汤合身痛逐瘀汤加减。

制乌头15g（先煎）、麻黄15g、桂枝15g、赤芍15g、甘草制附片15g（先煎）、桃仁6g、红花6g、当归10g、没药6g、五灵脂10g、川芎15g、细辛15g。

加减：经脉拘急者，加全蝎10g、僵蚕10g；血瘀甚，加䗪虫10g、水蛭10g；气虚加黄芪15g、党参15g；痛甚，加乳香10g、延胡索15g。

本证多见于脉痹中期和恢复期，因寒凝不散，经脉瘀阻已成，治疗宜在温经散寒的同时，重加活血化瘀、通络止痛药，且疗程宜长。

中成药：舒筋活血片、大活络丸口服。川芎嗪注射液、红花注射液静脉滴注。

分析：严冬涉水，步履冰雪，或久居湿地，复遇寒凉，寒湿外侵，客于经络，日久则气血凝聚而血瘀；或阳虚寒凝久而血瘀，均可致脉络瘀阻不通而成脉痹。故此类脉痹除现四肢发凉、麻木等肢体失营失温之症外，尚以寒湿凝聚，经脉瘀滞，"血涩不通"，致患肢肿胀、皮色紫瘀、肢体疼痛、屈伸不利为特点。方选乌头、附片、麻黄、细辛、桂枝、干姜温阳散寒，以解表里之寒凝，用赤芍、当归、川芎、桃仁、红花、没药、五灵脂活血消瘀，以通血脉之瘀阻，甘草调和诸药。诸药共用，能起温经散寒、活血通痹之作用。

5. 阳虚寒凝证

证候：患肢或肢端麻木、发凉、胀痛，局部皮肤温度降低且皮色苍白或青紫、潮红，遇冷或冬季加重，得温则减，或行动后肢体胀痛、抽搐，静息后缓解，跌阳脉或太溪脉搏动微弱，或患肢出现游走性条索状肿物，舌淡苔白滑，脉沉细。

治法：温阳散寒，解凝宣痹。

方药：当归四逆汤合阳和汤加减。

桂枝15g、白芍15g、甘草3g、生姜15g、大枣15g、当归10g、细辛10g、干姜10g、鹿角胶10g（烊）、肉桂6g、白芥子10g、麻黄10g、熟地黄10g。

加减：病于上肢，加姜黄15g、羌活15g；病于下肢，加牛膝15g、独活15g；寒甚，加附片15g（先煎）；气虚不固加黄芪15g、党参15g。

中成药：参桂大造丸，尪痹冲剂，参附注射液（静脉滴注）。

分析：素体禀赋阳虚或后天阳气亏损，致阳气不能达于四末，经脉失于温煦，气血营卫滞行，阳虚卫外不固，风寒易乘虚客于血脉，致气血凝涩，脉络痹阻不通，则易生肢体冷痛，患处皮色青紫或苍白，伴四肢发凉、手足麻木为主症的脉痹。血得温则行，得寒则凝，故此类脉痹多于入冬或遇寒时发病或加重，得热则缓解或减轻。日久不愈，由寒凝致血瘀，则病情转重。方用干姜、桂心、白芥子辛热温阳，发散在里之寒凝；生姜、细辛、桂枝辛温通阳，发散在表之寒邪；熟地黄、当归、白芍、鹿角胶温养血脉，甘草益气健中，利于扶正祛邪，标本兼顾。诸药合用，能起到温阳散寒、解凝宣痹之效用。雷诺病、血栓闭塞性脉管炎、闭塞性动脉硬化等病初期，多以阳虚为本，寒凝为标，治疗应以温阳扶正为主，散寒通络为次，临床用药鹿角胶、肉桂、干姜、细辛必不可少。本证顽固难愈，凡无化热征象者，则宜坚持长期服用温药治疗。

6. 气郁血瘀证

证候：情绪激动或稍事活动，则现肢体皮色苍白或青紫、潮红，肢体胀满，胸胁痞满而痛，太息，纳呆，大便不调，日久肢体肿痛、皮色紫红加重，或午后潮热，月经不调，经行腹痛而有血块，舌紫瘀，苔薄白或薄黄，脉弦涩。

治法：疏肝理气，活血散瘀。

方药：血府逐瘀汤或膈下逐瘀汤加减。

柴胡 15g、香附 10g、枳壳 10g、川芎 15g、乌药 10g、赤芍 15g、甘草 3g、当归 10g、桃仁 6g、红花 6g、丹参 15g、五灵脂 10g、延胡索 15g、牛膝 15g。

加减：可加桂枝 15g、白芍 15g 调和营卫；加僵蚕 10g、全蝎 10g、地龙 10g 息风解痉。

中成药：复方丹参片，脉通安丸，四虫丸，丹参注射液（静脉滴注）。

分析：郁怒伤肝，肝郁气滞日久，或术后、产后、外伤后长期卧床伤气，均可因气机郁滞，血行迟缓，瘀阻血脉而生是证。肝气疏泄不及，四末血少，脉络空虚，故本证可现患肢疼痛、麻木、皮肤苍白发凉；疏泄太过，血不归藏，留着四肢，故时而又现患肢肿胀、皮肤潮红、发热；疏泄复常，则诸症又可暂时缓解。若日久血瘀较甚，则肢体肿痛加重，皮肤现瘀斑或浅表络脉显露，甚者跌阳脉、太溪脉搏动微弱或消失。方用柴胡、香附、枳壳、乌药、川芎疏肝解郁；用当归、赤芍、桃仁、红花、丹参、五灵脂、延胡索活血化瘀，牛膝通络，甘草缓急。诸药共奏理气行血、开通血脉的作用。本证多见于雷诺病，以青年女性发病居多，病情变化与情志影响关系密切，治疗中应嘱患者注意情志调养，保持心情舒畅，切忌忧郁恼怒。

7. 痰浊瘀阻证

证候：患肢肿胀、顽麻、疼痛、发凉，皮色黯滞或见核硬结，头晕头重，胸闷脘痞，纳呆，泛吐痰涎，久病而形体不瘦，舌胖色黯，或见瘀斑，苔白腻，脉沉弦滑。

治法：豁痰散结，活血祛瘀。

方药：双合汤加减。

干姜 10g、陈皮 10g、白芥子 10g、竹沥 10g、桃仁 6g、红花 6g、川芎 15g、当归 10g、地龙 10g、丹参 15g。

加减：痰瘀不散，疼痛不已，加炮山甲 10g、制南星 15g、白花蛇 10g、蜈蚣 2 条、䗪虫 10g、水蛭 10g；肢凉畏寒者加桂枝 15g、制附子 15g（先煎）、细辛 10g、鹿角霜 20g。

中成药：大活络丸，紫金锭，小金丹，大黄䗪虫丸，鳖甲煎丸。

分析：素禀脾虚，或忧思伤脾，或膏粱厚味滞碍脾气，谷不化精，痰浊内生，或寒湿积久不化，中焦脾阳不运，均可聚湿为痰，痰浊留滞经络，气血运行受阻，瘀滞血脉，则形成此证。本证除见湿浊内停，气机不利，清阳不升之头晕、头重、胸闷脘痞、纳差等症外，尚因痰浊瘀阻血脉而现肢体顽麻、肿胀、疼痛、皮肤色黯而凉等主症。方中干姜、陈皮、白芥子、竹沥温中蠲饮，理气化痰；桃仁、红花、川芎、当归、丹参活血化瘀；麝香、地龙通经络，活血脉。诸药同用，能起搜痰散结、活血祛瘀作用。本证多见于脉痹中期，血脉瘀阻较重，治疗时药量宜重，疗程宜长。疗程中只要病情无较大变化，就应守方守法，绝不能随便改弦易辙，否则很难奏效。

8. 气血两虚证

证候：患肢酸软、顽麻、掣痛，皮色苍白无泽，肌肉萎缩，肌肤干燥脱屑，或创面色淡红，久不愈合，形体消瘦，自汗，四肢乏力，头昏，眼花，心悸，气短，舌淡苔薄白，脉沉细无力。

治法：益气养血，活血通痹。

方药：三痹汤加减。

党参 15g、黄芪 15g、当归 10g、川芎 15g、白芍 15g、熟地黄 15g、续断 15g、防风 10g、桂心 10g、细辛 10g、怀牛膝 10g、独活 15g、甘草 6g、丹参 15g。

加减：肢体偏瘫者，用补阳还五汤加味；纳差者，可加神曲 15g、麦芽 15g、鸡内金

15g、焦山楂15g；肢体发凉甚者，加制附片15g（先煎）、桂枝15g、胡芦巴15g、巴戟天15g；瘀血重者，加三棱10g、莪术10g、水蛭10g、地龙10g、䗪虫10g。

中成药：参茸大补丸，独活寄生丸，十全大补丸，刺五加注射液（静脉滴注）。

分析：禀赋不足或劳倦思虑过度，或病后失养，风寒湿邪乘虚入于经脉，或痹久伤脾，生化不足，均可形成此证。气虚则血行不畅，血虚则四肢百骸失养，故肢体酸软无力、顽麻、掣痛、肌肤苍白发凉、头昏、眼花、心悸、气短。方用党参、黄芪、当归、白芍、熟地黄、甘草、续断、怀牛膝益气养血，滋养肝肾；丹参、川芎、独活、细辛活血通络，祛风散寒。诸药同用，能起益气养血、活血通痹作用。本证多见于脉痹中晚期，证属痹久气血两亏，治疗应注意循序渐进，切不可"性急致疑"及用药过剂，否则，大剂甘温滋腻之品滞碍脾胃气机，妨碍精微化生，反致病情加重。

9. 脾肾阳虚证

证候：肢体冷痛，腰膝酸软，手足逆冷，皮色晦黯或青紫、瘀斑，肌肤萎缩或皮肤增厚，畏寒，神疲乏力，面色苍白，食少，大便稀溏，小便多，舌淡胖苔薄白，脉沉细无力或脉微欲绝。

治法：温补脾肾，散寒活血。

方药：滋阴来复汤加减。

鹿茸10g（冲）、制附片15g、枸杞子10g、菟丝子15g、补骨脂10g、牛膝15g、肉桂6g、干姜10g、当归10g、川芎15g、熟地黄10g。

加减：阳虚肢冷甚，加巴戟天、胡芦巴、淫羊藿各15g。

中成药：参桂大造丸，尪痹冲剂。

分析：脉痹日久不愈，复感于邪，内舍脏腑，穷必及肾，致元阳虚衰、脾土失温，则成脾肾阳虚之证。脾肾阳气不足，不能温养肢体，故本证常现肢体冷痛，皮色晦暗、皮肤变薄、萎缩，肢厥身冷之症；脾不散精，"四肢不得禀水谷之气，气日以衰，脉道不利"，复遇寒湿客于经脉，气血凝涩，故上述诸症又常与皮色青紫、皮肤瘀斑或增厚并见。方中鹿茸、枸杞子、菟丝子、补骨脂、狗脊、怀牛膝补肾精，附片、肉桂、干姜、小茴香、独活温脾肾之阳兼散寒宣痹，当归、熟地黄、川芎养血活血，补阴和阳。诸药共用，具温补脾肾、散寒活血作用。本证多见于脉痹后期，脾肾阳气虚衰，病及根本，治当辛热温通，其痹方可日渐恢复。

五、其他疗法

（一）单方验方

1. 毛冬青120～180g，水煎3～4个小时，将煎出液分3次，1日内服完，1～3个月为1个疗程，用于湿热瘀结证。（《中医外科学》）

2. 白花丹参根，晒干，粉碎，用55度白酒浸泡15天，配成浓度为5%～10%的白花丹参酒。无饮酒习惯者，每次温服20～30mL，每日3次。能饮酒者，每次服50～60mL，每日3次。2～3个月为1个疗程。适用于瘀血阻滞证。（《中医外科学》）

3. 活血通脉片 丹参180g、赤芍90g、土茯苓90g、当归60g、金银花、川芎各60g，共研细末，压制成0.3g的片剂。每次10～20片，口服，每日3次。活血化瘀用于慢性脉痹。（山东中医药大学附属医院制剂）

4. 止痛药酒 罂粟壳60g，川乌9g，水蛭（焙黄）9g，炒地龙9g，红花15g，黄酒

1250g，将诸药放入酒内，浸泡7天后过滤去渣，取浸出液，痛时服用，每次6～10mL。宜用于寒凝血瘀证。（《中医外科学》）

5. 新脉管炎丸　泽兰60g，川芎、红花各15g，当归、牛膝、木瓜各30g，罂粟壳6g，共研细末，炼蜜为丸，每丸重9g，早晚各服2丸，白开水送服。治血瘀脉痹。（《中医外科学》）

6. 四虫丸　蜈蚣、全蝎、地龙、䗪虫各等份，共研细末，水泛为丸，每次服3～6g。治中晚期脉痹。（山东中医学院附属医院制剂）

（二）针灸治疗

1. 耳针

(1) 阳虚寒凝证：取心、肺、脾、肾穴，配病变相应部位针刺，间日1次，3次为1个疗程。

(2) 湿热瘀结证：取心肾、皮质下、交感、内分泌，每周1～2次，每次留针10～15min，耳穴压丸亦可。

(3) 阴虚内热证：选神门、三焦、肾上腺、皮质下、内分泌等，以王不留行籽贴压，每2～3天治疗1次，左右耳轮换施术。

2. 毫针

(1) 风寒阻络证：针刺大椎、肺俞、曲池、合谷、足三里穴，平补平泻，或针灸并用，间日1次，3次为1个疗程。

(2) 阳虚寒凝证：取大椎、命门、小艾炷灸或隔附子饼灸以温阳散寒。上肢加针尺泽、合谷，下肢加足三里、太溪，平补平泻，留针15～20min，并加温和灸，每日1次，10次为1个疗程。

(3) 湿热瘀结证：取曲池、合谷、太渊、血海、阴陵泉、太冲等穴。用强刺激手法，或刺血法，不留针，间日或多日1次，5～10次为1个疗程。

(4) 痰浊瘀阻证：选用脾俞、胃俞、阴陵泉、丰隆、膈俞、血海等穴，用平补平泻或泻法，每日或间日1次。

(5) 阴虚内热证：取肾俞、太溪、复溜、阴郄等穴，平补不泻，禁灸，每日1次，5～7次为1个疗程。

(6) 无脉症：上肢无脉，主穴用内关、太渊、尺泽，配曲池、合谷、通里、肩井、曲垣；下肢无脉，取穴三阴交、太冲、太溪。手法：平补平泻，留针20min，每日1次。

3. 灸法　取百会、心俞、膈俞、气海、关元、足三里，艾灸，每日1次，10次为1个疗程。适用于气血亏虚证。

4. 拔罐疗法　取膈俞、脾俞、血海、丰隆，刺络拔罐，每周1～2次。适用于痰浊瘀阻证。

5. 刺血疗法　取委中、委阳、足临泣或患肢静脉血管较明显处的有关穴位1～3个，用三棱针刺入穴位部小静脉，使其自然出血，每1～2周治疗1次，3～5次为1个疗程。适用于气郁血瘀证。

6. 穴法注射　用复方当归注射液，取合谷、环跳、足三里等穴，各注射1～2mL，1日1次或间日1次，10次为1个疗程。气郁血瘀、气血两虚证宜用。

（三）饮食疗法

1. 赤小豆粥　赤小豆30g，白米15g，白糖适量。先煮赤小豆至熟，再加入白米做粥加糖。

适用于脉痹湿热证。(《饮食辨录》)

2. 茯苓姜黄饮　茯苓20g,姜黄15g,煎水饮,可长服。适用于痰浊瘀阻证。(《本草纲目》)

3. 桃仁粥　取桃仁15g、粳米160g。桃仁捣烂如泥,加水研汁,去渣,加粳米煮为稀粥,即可食用。适用于各型脉痹。(《多能鄙事》)

4. 乌头粥　香白米粥1碗,加入生川乌末10g,慢熬适当时间,下姜汁1匙,蜜3大匙,空腹服下,或再加薏米末6g亦可。适用于阳虚寒凝证。(《本草纲目》)

5. 益母草鸡蛋汤　益母草15g煎汤,去渣,加白糖适量,下鸡蛋1个搅匀,使鸡蛋呈丝状分开,餐后2小时服下。适用于阴虚血瘀证。(《痹病论治学》)

6. 玄参炖猪肝　猪肝500g洗净,与玄参15g同放锅内,加水适量煮1小时,捞猪肝切成小片备用。油锅中以素油煸炒葱、姜,再放入肝片,烹酱油、糖、黄酒少许,兑加原汤少许,勾淀粉收汁即可,顿食或分顿佐食。适用于阴虚内热证。(《济急仙方》)

7. 八宝鸡汤　党参10g,茯苓10g,炒白术10g,炙甘草6g,熟地黄15g,白芍10g,当归15g,川芎7.5g,肥母鸡肉500g,猪肉1500g,杂骨1500g,葱10g,生姜50g。上药配齐后,用纱布袋装好扎口,先用清水浸洗一下,将鸡肉、猪肉分别去净毛渣,冲洗干净,杂骨洗净打碎,生姜洗净拍破,葱洗净缠成小把,将猪肉、鸡肉、杂骨和药袋放入锅中。加水适量,武火烧开,打去浮沫,加姜、葱,改文火炖至鸡肉熟烂,捞出药袋和姜、葱不用,取出猪肉和鸡肉稍晾,猪肉切条,鸡肉砍成块,按量装入碗中,掺入药汤加盐少许即成。适用于气血两虚证。(成都惠安堂滋补餐厅方)

8. 枸杞羊肾粥　枸杞叶500g(可用枸杞子30g代之),羊肾2对,羊肉250g,葱茎少许,粳米50g。先煮枸杞、羊肾、羊肉,下调料,汤成下米熬粥,晨起及晚上各食1次。适用于脾肾阳虚证。(《饮膳正要》)

(四)按摩疗法

1. 点穴　背部可点大杼、厥阴、肝俞、肾俞、关元俞、八髎、秩边;下肢可点环跳、承扶、殷门、委中、承山、昆仑、髀关、伏兔、鹤顶、膝眼、足三里、三阴交、然谷、太溪、内庭;上肢可点肩井、肩髎、肩贞、曲池、外关、内关、合谷。均用强刺激手法,然后停留用镇定手法。

2. 推拿　背部用捏脊舒筋法,自八髎开始,沿夹脊两线上至大椎,推捏3遍,再沿膀胱经各推捏3遍,及按、揉、搓、推、提拿、扇打、劈叩、归挤、捋等手法,刚柔并用,以深透为主。

以上二法相结合,除湿热瘀阻证之外,其余证候皆可应用。

此外,用特定电磁波治疗器(又名TDP治疗器、神灯)的照射灯对准病位照射,每次30~40min,1日1次,对各种脉痹的疼痛,均有活血化瘀、消肿止痛的作用。

(五)外治法

1. 熏洗法

(1)用回阳止痛洗药熏洗后,贴敷阳和解凝膏。每日1次,适用于阳虚寒凝证。

(2)用二号洗药熏洗后,贴敷阳和解凝膏。适用于寒凝血瘀证。

(3)用鲜马齿苋、鱼腥草煎汤,趁热熏洗熱罨患处,之后用金黄膏、紫金锭轮换敷患处,每日各2次。湿热瘀结致患肢红、肿、热者宜用。

(4) 用活血止痛散煎汤，趁热熏洗患处，每日2次。用于湿热瘀结之慢性脉痹。

2. 外搽法　用外灵酒揉搽患肢，每日20min，每日2次。适用于阳虚寒凝证。

3. 贴敷法　附子、干姜、吴茱萸各等分，研末蜜调，敷足底涌泉穴，每日1次。用于阳虚寒凝证。

4. 离子透入　干姜、桂枝、赤芍、当归各2g，葛根、川芎、海桐皮、姜黄、乳香各1g，分袋装（约25cm×15cm），每袋9～12g，缝口置蒸锅内加热至药之气味透出布袋，取出稍降温至40～42℃，热敷患处，直流电导入，适用于寒凝血瘀证。

六、调摄护理

（一）调摄

1. 患者要认识到本病多病程长，病情缠绵，一定要静心坚持治疗，保持心情愉快，切勿精神紧张和情绪急躁，要增强战胜疾病的信心。

2. 严格禁止患者吸烟。

3. 注意肢体保暖防寒，避免风寒湿热毒邪入侵。冷湿可使血管收缩而发本病，应尽量避免严冬涉水、步履冰雪，久居湿地，以防肢体受寒、受湿。

4. 饮食宜进清淡易于消化之品，切忌肥甘厚味和酒浆。肥甘厚味、炙煿酒浆之品易生痰湿，瘀阻血脉而发生本病，故饮食宜清淡，尤其是体型肥胖者及高血压患者更应注意。

5. 及时修剪指（趾）甲，保持患肢皮肤清洁，可用1∶5000高锰酸钾溶液洗涤患处，避免感染和足癣发生；若有皮损则要防治感染，促进伤口尽快愈合。

6. 避免劳累，特别不要久站、久坐、久行和久卧，同时应节房事。过劳则气散，不能运血，血留四末而不归五脏，易瘀阻血脉而发脉痹，故切忌过于劳累。青年男性发病与前列腺功能紊乱引起血管舒缩失常有关，应节制房事。

7. 手术伤气伤血，体内多有瘀血，加之久卧气血运行不畅，必加重瘀血的停着而诱发脉痹。手术后患者应多做深呼吸动作，尽可能早下床活动。

（二）护理

急性期及病情较重的病例应切实加强辨证施护工作。

1. 急性及病情较重时，应嘱患者以静养为主，尽量减少活动；发热者，应监测体温、脉搏。

2. 对病属阳虚寒凝、寒凝血瘀、痰浊瘀阻及脾肾阳虚的脉痹患者，可用回阳止痛洗药熏洗后，再用国产神灯（TDP）照射患处，1日2次，平素宜穿市售的宽松型保健衣、保健裤、保健袜，以取暖保温，防寒防湿和防冻。

3. 对湿热脉痹患者，宜随时擦洗局部的汗液，保护肢体清洁，并按前述外治法洗、敷。切忌皮肤汗液浸渍及擦伤局部；血热瘀阻、阴虚内热、气血两虚者，宜饮食清淡而富有营养之品，忌煎炒炙煿及辛热温燥等伤阴耗气之刺激物。

4. 还应观察肢体疼痛的轻重，肢体疼痛甚者，肢体疼痛急重者，医护应密切配合，积极进行镇静镇痛等对症处理。

七、转归预后

脉痹的转归与预后主要取决于患者正气的强弱、感邪的轻重。患者素体强壮，正气不虚，感邪轻者，易于治愈，预后较好。素体虚弱，正气不足，感邪重者则不易治愈，预后较差。但其转归、预后与发病缓急、早期及时正确的治疗也关系密切。一般起病急者，易于早期发现而引起重视，治疗多及时，只要处理正确而治疗彻底，常常可以痊愈而不致迁延成慢性；起病缓慢者，多以正虚为主，感邪不显，早期诊断困难，治疗也常不及时，其病情常可缠绵，日久难愈，乃至并发溃烂、昏厥、偏瘫，预后较差。

急性发病的脉痹早期及各型可转化为血热瘀阻或热毒瘀阻。湿热瘀结证可见于脉痹急发，也可由脉痹其他证候酿湿生热或复感湿热而成。见于初发者，易于诊治，预后多佳；发于中晚期者，常病情急重，可致患肢溃烂，甚至蕴生热毒，入营入血而出现谵妄等危候。阳虚寒凝证多见于起病缓慢的脉痹早期，也可由急性脉痹迁延而成；不论何因而起，通过治疗，其证仍可趋愈；若日久不愈，则可逐渐向寒凝血瘀或痰浊瘀阻证转化。脉痹中期多见寒凝血瘀证，但缓慢发病的脉痹早期也可见此证候。本证病情顽固，坚持治疗及加强调护，有部分病例也可向愈。若病情发展，不仅可现痰浊瘀阻之证，甚至可损伤人体正气而发生气血两虚或脾肾阳虚之证。气郁血瘀证可见于脉痹初期，本证起病多缓，治疗有一定难度，但通过较长时期的疏调气血，也可治愈。若日久不愈，可气郁化热伤阴而现阴虚内热之候；气血瘀阻，津液不行，可聚津为痰为湿而转化为痰浊瘀阻之证。痰浊瘀阻证，主要见于脉痹中期，多由脉痹其他证候不愈演化而成。本证病情顽重，需经较长时间的治疗和调养，始有治愈的可能。否则易累及脾肾而成脾肾阳虚之候，甚至可因痰浊瘀阻日盛而并发患肢溃烂。阴虚内热证见于脉痹初起，也见于脉痹中期。前者易治，后者控制症状虽易，但彻底治愈则疗程宜长，治不彻底者，可因阴精阴血亏虚，致血不养气而成气血两虚之证，乃至阴不济阳而出现阴阳两亏之危候。气血亏虚证在脉痹中晚期常见，治疗应积极培补化源；血生气，扶正气以通痹，否则可因气虚阳微、血亏阴虚，发生阴阳脱亡之候而危及根本。脾、肾阳虚证多见于脉痹晚期，因病及根本，预后较差，但通过精心治疗和调养，亦可能使病情好转。若日益严重，则可发生阳气脱亡或阳损及阴而害及根本，预后较差，但通过精心治疗和调养，亦可能使病情好转。

在其病变演化过程中，脉痹诸证候常可交叉出现，血热瘀阻与阴虚血瘀、阳虚寒凝与寒凝血瘀、寒凝血瘀与痰浊瘀阻、痰浊瘀阻与脾肾阳虚等证候，均可交叉或相兼而现；阴虚可夹湿热，到晚期也可见气血阴阳俱虚之证等。不过证候虽有相兼或交叉，但辨证总有主次之分，临证时又须当明辨。

本病中晚期或病情重者，常可并发下述变证：因湿热蕴毒，入营入血，上扰神明，可并谵妄；湿热熏灼较甚，肌肤脉络血肉腐败，可并发患肢溃疡；气血不能上营于脑，脑海空虚，又常急发血厥；脉痹日久不愈，肝肾亏损，筋脉拘急则可致患肢或胸腹急发剧痛，甚至可并发偏瘫，致肢体废用。

第九节　筋痹

筋痹是因人体正气虚弱，风寒湿热之邪客于筋脉，或外伤于筋，或痰湿流注筋脉，致气血闭阻，临床以筋急拘挛、抽掣疼痛、关节屈伸不利、腰背强直、步履艰难等为主要表现的一种病证。本病多在春季发病，发病年龄以中老年居多。西医的坐骨神经痛、肩周炎、腱鞘炎以及一些创面、慢性劳损等因素引起的肌腱粘连而活动不便的病证，可参考本节有关内容辨治。

一、病因病机

筋痹的致病原因较为复杂，其外因大多为严冬涉水，久居湿地，负重远行，致风寒湿热之邪侵袭筋脉，其内因为禀赋不足，久病体弱，或其他痹病日久，迁延不愈，导致正气不足。内外合犯，致使筋脉阻滞，气血运行受阻，筋脉不利，而成筋痹。

（一）寒湿阻滞

正气虚之人，行走奔急致腠理疏松，或久居湿地，严冬涉水等，风寒湿邪感受，致使气机运行受阻，筋脉痹阻而发为筋痹。

（二）湿热蕴结

寒湿郁遏日久化热，或湿聚成痰，阻滞筋脉，湿热蕴结，烧伤筋脉，筋脉失濡，或累及肝脏，致肝胆舒筋不利，均可发生筋痹。

（三）气滞血瘀

情志刺激，肝气郁滞，或风湿病日久，迁延不愈，正气不足，气血运行失畅；或因外伤筋脉，经络不通，气血阻滞于筋，皆可发生筋痹。

（四）肝肾亏虚

素体亏虚，或年高体弱，风湿病日久，肝肾渐亏，气血运行不畅，筋脉失于营养，导致筋痹缠绵不愈，病变多端。

本病的病位在筋脉，可累及多个部位，尤以四肢骨关节为多见。肝主筋，筋痹不已，可累及其所主，而发为肝痹。

筋痹的发病以脏腑功能失调、正气不足之内因为主，风寒湿热侵袭的外因是发病的重要条件。其基本病理特点是筋脉痹阻，筋膜失养。本病起病多慢，若遇风寒湿热诸邪侵袭而兼夹表现者，也可急性发作。

二、临床表现

筋痹是因人体正虚，风寒湿热之邪客于筋脉，或外伤于筋，或痰湿流注筋脉，气血闭阻，致临床以筋急拘挛、抽掣疼痛、关节屈曲不利、腰背强直、步履艰难等为主要表现的一种病证。本病多在春季发病，发病年龄以中老年居多。

筋痹一名，始见于《黄帝内经》，书中对其病因病机、临床症状及治疗原则有较系统的阐述。以后《中藏经》、《诸病源候论》、《千金方》、《圣济总录》及《普济本事方》等医著中均有关于本病的记载，但多拘于前说，仅在治疗方药有所补充，并未作为一个独立病种系统研究。从现代临床实践看，筋痹作为病种并不少见，故本书将其列为独立病种。凡筋脉痹阻，以屈而不伸、筋挛节痛为主症者，均应属本病。

对西医的坐骨神经痛、肩周炎、腱鞘炎以及一些创面、慢性劳损等因素引起的肌腱粘连而活动不便的病症，可参考本病有关内容而辨治。

三、诊断与鉴别诊断

（一）诊断要点

本病以肢体屈伸不利，筋挛节痛为特征。病前多有感受寒冷或潮湿，或外伤劳损病史。因寒湿或湿热者，以青少年多见，且起病急，或伴发热、关节肿胀等症；因肝肾亏虚，寒邪凝滞者，多见于年老正虚之人，且起病较缓，缠绵难解。

诊断依据（1997年中华中医风湿病学会定）

主症：筋脉拘挛，抽掣疼痛。

次症：肢体关节屈伸不利，腰背强直，局部肿胀。

舌脉：舌质正常或淡红，舌苔薄或舌质黯红，舌有斑点，脉弦或涩。

（二）鉴别诊断

本病应与骨痹、肝痹、行痹、痛痹等相鉴别。

1. 骨痹　骨痹后期可兼见筋挛节痛、关节屈伸不利等筋痹症状。但骨痹以骨重不可举，骨节酸痛，甚则骨节变形弯曲、强直为主要表现。

2. 肝痹　筋痹不已，可致肝痹。肝痹临床上虽有筋痹的筋挛节痛等症状，但其病以胸胁胀满，夜卧多惊，或阴囊缩小等肝系症状为主要表现。

3. 行痹　行痹以四肢肌肉、关节疼痛酸楚呈游走性，部位不定，且多见于上肢、肩背部，初起多兼表证，脉浮缓等为特点。

4. 痛痹　痛痹以四肢关节肌肉疼痛剧烈，得热则缓，痛处固定，日轻夜重，甚则关节不能屈伸，痛处冷感，四末不温，舌淡苔白，脉弦紧等为特点。

四、辨证论治

本病辨证，主要辨寒热虚实。寒证以素体阳气不足，复感寒虚之邪，症见患肢抽掣疼痛，阴雨天加剧，得暖则舒为要点；湿郁化热者，则以肢体沿经脉走向掣痛、胀痛或灼痛，遇热痛甚为要点；由损伤致筋脉粘连，气血瘀阻者，则又以痛如锥刺，痛处不移，拒按为要点；而虚证筋痹，则多以日久不愈，反复发作，疼痛隐隐，屈伸不利，步履艰难为特征。筋痹初起属实，病位表浅，病多在气分；中期多虚实夹杂，气血俱病；晚期多虚、多瘀，病位深在。

筋痹的病变基础是筋脉痹阻，筋膜失养，故在整个治疗过程中应贯穿舒筋通络的原则，一般常用的祛邪之法有温经散寒、祛湿、清热利湿及活血化瘀等法；扶正之法有补益肝肾、益气养血、温补脾肾等法。此外，尚可根据病变阶段特点，配合调理气机及其他治法。

（一）寒湿阻滞证

证候：患肢抽掣疼痛，肿胀沉重，抬举困难，遇阴雨天加剧，得暖则舒，舌淡，苔白腻，脉沉细或弦。

治法：散寒，祛湿，通络。

方药：独活散加减。

羌活10g、独活15g、粉防己10g、木瓜10g、薏苡仁10g、川草乌各5g（先煎）、川桂枝9g、炙麻黄6g、五加皮9g、伸筋草15g、桑枝10g、炙甘草10g。

加减：患肢拘挛不伸加赤芍15g；疼痛难忍，舌质淡紫加乳香5g，没药5g，䗪虫9g。

中成药：寒湿痹颗粒，寒痹停片，九味羌活丸，豨桐丸。

分析：寒湿壅滞筋脉，寒主收引，经气不通，故筋急抽痛，湿邪重着黏腻，阻滞筋脉，故肢体酸胀沉重，屈伸不利；内外湿气相召，则阴雨天加重；舌淡苔白腻、脉沉细或弦为寒湿阻滞之象。方用独活为君药，祛风除湿；配粉防己、羌活、薏苡仁以增加祛风利湿之功；川乌、草乌、麻黄、桂枝温经散寒,通络止痛;五加皮、木瓜、伸筋草、桑枝舒筋祛湿。诸药同用,温经散寒,祛湿舒筋通络。

(二)湿热蕴结证

证候:肢体沿经脉走行方向掣痛、胀痛或灼痛,遇热痛甚,伴见胸胁苦满、口苦咽干、面色灰垢或萎黄,舌红,苔黄厚腻,脉濡数。

治法:清热利湿,舒筋活络。

方药:宣搏汤加减。

防己15g、杏仁10g、滑石15g、连翘10g、栀子10g、薏苡仁15g、半夏10g、晚蚕砂10g、赤小豆10g、伸筋草20g、甘草6g。

加减:热甚可酌加黄檗12g、苍术12g。

中成药:湿热痹颗粒,龙胆泻肝丸,豨莶丸。

分析:湿热阻滞,蕴结筋脉,灼筋伤脉,故疼痛如掣;肝主筋,湿热蕴结于筋,阻滞肝胆气机,故见胸胁苦满,口苦咽干;湿热之邪上蒸,故见面部色泽萎黄如灰垢;舌红苔黄腻、脉濡数为湿热之征。方用防己、杏仁、滑石、薏苡仁、半夏利湿宣痹;连翘、栀子、赤小豆清热祛湿;伸筋草舒筋通络,甘草调和诸药。

(三)瘀血痹阻证

证候:肢体疼痛如锥刺,固定不移,痛不可按,局部寒热不明显,面色晦滞,舌质紫黯或有瘀点,苔薄白,脉沉涩或细弦。

治法:活血化瘀,舒筋通络。

方药:桃红四物汤加减。

桃仁10g、红花10g、当归10g、生地黄20g、川芎12g、乳香5g、没药5g、延胡索10g、地龙10g。

加减:如病久瘀甚,可加虫类药白花蛇10g、䗪虫10g、水蛭10g;如属损伤而致筋脉粘连,拘急不伸,活动受限严重者,可酌加透骨草20g、伸筋草20g、木瓜15g等,以舒筋通络止痛,同时配合其他方法,始能奏效。

中成药:大活络丸,瘀血痹冲剂,化瘀通痹丸。

分析:损伤筋脉,痹阻不通,或筋痹日久不愈,反复发作,久痛入络,瘀血停滞,经气不通,故肢体疼痛如锥刺;面色晦滞,舌质紫黯或有瘀点、脉沉涩或细弦为瘀血内阻之象。方用桃仁、红花、当归、生地黄活血化瘀,川芎、乳香、没药、延胡索理气活血止痛,加地龙以通络止痛。

(四)肝肾亏虚证

证候:筋痹日久不愈,反复发作,隐隐作痛,筋脉屈伸不利,步履艰难,肌肉消瘦,肢体无力,伴见腰膝酸软,头晕耳鸣,舌淡苔少,脉沉细无力。

治法:补益肝肾,舒筋通络。

方药:老寒腿方加减(《娄多峰论治痹病精华》)。

蒸首乌20g、熟地黄20g、桑寄生20g、独活15g、狗脊15g、当归15g、丹参15g、鸡血藤15g、木瓜10g、川牛膝10g。

加减:上肢拘紧痛加桑枝20g,下肢肿加五加皮15g。

中成药：尪痹冲剂，仙灵骨葆胶囊，独活寄生丸。

分析：久痹不已，精血亏耗，累及肝肾，筋脉失濡，肢体失养则肌肉瘦削，屈伸不利；久痛入络，则隐隐作痛，肝肾亏虚则见腰膝酸软，头晕耳鸣；脉道不充则脉沉细无力。方用首乌、熟地黄、当归为主，大补精血；桑寄生、独活、木瓜为辅，强筋壮骨；独活、川牛膝蠲痹；丹参、鸡血藤活血通络，共为佐使。

五、其他治疗

（一）推拿疗法

根据辨证，证属寒湿阻滞、瘀血痹阻者，可选取环跳、承扶、殷门、委中、承山、昆仑、髀关、伏兔、鹤顶、膝眼、足三里、三阴交、然谷、太溪、内庭，或肩井、肩贞、曲池、外关、内关、合谷等穴，进行点穴，配合按、揉、搓、推、提拿、掮打、劈叩、归挤、捋等推拿手法。

（二）单方验方

1. 防己木瓜薏苡仁汤 防己10g，木瓜10g，薏苡仁10g，鸡血藤10g，白芍10g，炙甘草6g，怀牛膝10g，丹参10g，桑枝10g，水煎服，每日1剂。（《当代名医临证精华·搏证专辑》）

2. 治寒湿阻滞筋痹方 取胡椒根30～60g，炖鸡，放盐调味，吃肉喝汤，每日1次，3～5天为1个疗程。（《痹证通论》）

3. 治筋痹验方 取蕲蛇、蜈蚣、全蝎各9g，将各药烙干研粉，等分成8包，首日2包，上下午分服，以后每日1包，7天为1个疗程，疗程间隔3～5天。服6剂后一般可出现全身及局部发汗及灼热感，有的虽出现短暂疼痛加剧，但以后可逐渐减轻至痊愈。（《痹证通论》）

（三）针灸治疗

1. 耳针 湿热蕴结证选取心、胃、皮质下、交感、内分泌等耳穴压丸。

2. 小针刀 在痛点处以小针刀切开筋膜深达骨膜后，用剥离法划拨3～4次。一般第一次治疗后痛点消失可持续3～5个月，在治疗期间如有新的痛点出现，再用同法治疗，每周1次，至疼痛全部消失。

3. 毫针 依照辨证施治的原则：①寒湿阻滞筋痹，选用大椎、肺俞、曲池、足三里或阿是穴等，平补平泻，隔日1次，3次为1个疗程。②湿热蕴结筋痹，选曲池、合谷、太渊、血海、阴陵泉、太冲等穴，强刺激，或刺血法，不留针，隔日或多日1次，5～10次为1个疗程。

4. 刮痧 患者取坐位，选取边缘光滑圆润的瓷勺或水牛角板，以食油或水为递质，刮取风池、颈部夹脊穴、肩井、肩贞、天宗穴，至出现瘀痕为止，再令患者取仰卧位，刮取曲池、臂臑、尺泽、太溪穴，至出现瘀痕为止，每日1次。若风寒侵袭则加刮合谷、列缺、人迎穴；若气血瘀滞则加刮气海、血海、天柱穴，手法力度中等，操作范围较广泛。

六、调摄护理

1. 让患者了解本病的病变特点，建立融洽的医患合作的治疗前提，使其安心治疗，保持心情愉快，增强战胜疾病的信心，切勿精神紧张，情绪急躁。

2. 避免劳累，不要久站、久坐、久行和久卧，以免再伤筋骨气血。

3. 注意饮食调配，不宜过食辛辣、肥甘，以免酿生湿热而加重病情。

根据病变不同时期及阶段，采取辨证施护之方法，注意观察患处功能变化、症状改变，在功能锻炼过程中，应给予及时正确的指导，采用药物内、外治疗及其他方法治疗时，也要密切注意患者病情变化，及时给予处理。

七、转归预后

寒湿阻滞筋痹多见于初起阶段，若诊治适时，方药得当，多能控制病情，恢复功能，预后一般尚好。若寒湿郁遏气机，阻滞经脉日久，可出现化热倾向，即湿热蕴结之征象。若病证进一步发展，气血瘀阻经络，或由于外伤经络，筋脉瘀阻，则出现瘀血痹阻征象。临床处理棘手，功能恢复欠佳。若患者年高体弱，病程日久，肝肾亏血，加之气血运行受阻，筋脉失养日甚，则患者功能受限严重，预后较差，严重者患肢可出现僵硬、强直、筋肉萎缩表现。上述病变表现可单一出现，亦可同时并见，或由于兼夹其他外邪侵袭人体而表现有异，故治疗上宜谨守病机，注意病变阶段特点，及时治疗，才能给患者功能恢复打下良好基础。

筋痹的转归与预后主要取决于患者正气的强弱、感邪的轻重。由于本病多发于中老年患者，感受风寒湿热之邪，筋脉阻滞，加之肝肾渐亏，筋脉失濡，故而病程缠绵难愈，症状变化多端，在病变的不同阶段，又或兼夹其他外邪，如风痹、寒痹、湿痹、瘀痹、虚痹等。因此筋痹一病的预后及转归与病变程度、治疗措施得当与否等方面也有密切关系。

第十节 骨痹

骨痹属于五体痹之一。凡由六淫之邪侵扰人体筋骨关节，闭阻经脉气血，出现肢体沉重、关节剧痛，甚至发生肢体拘挛屈曲，或强直畸形者谓之骨痹。本病一年四季均可发病。发于周围关节者以女性居多。发于中枢关节者以青年男性居多。本病与痛痹、历节、痛风、热痹、鹤膝风、尪痹等的某些证型可能有所交错，如果出现关节剧痛、肢节拘挛屈曲、强直畸形者均可列入本病范畴。本病与肾痹的关系甚为密切，可以是肾痹的初期或中期的发展阶段。

骨痹语出《素问·痹论》。指气血不足，寒湿之邪伤于骨髓的病症。主要症状为骨痛、身重、有麻痹感、四肢沉重难举。

现代医学的类风湿性关节炎、强直性脊椎炎、骨关节炎、大骨节病、多发性骨髓瘤、痛风等病种出现骨痹的主症时，可参考骨痹辨治。

一、病因病机

风寒湿邪内搏于骨所致骨节疼痛，肢体沉重，多因骨髓空虚，致邪气乘隙侵袭。《素问·长刺节论》："病在骨，骨重不可举，骨髓酸痛，寒气至，名曰骨痹。"

骨痹不都属于始发病证，故其病因病机较为复杂。《张氏医通》和《类证治裁》均提到："骨痹，即寒痹、痛痹也。"这种提法有一定的道理。因为寒痹、痛痹的疼痛症状都很剧烈，容易演变为肢蹶筋缩、肢节废用的骨痹。其他如历节、痛风、鹤膝风等亦有类似情况。骨痹的外因并不只限于感受寒邪，六淫之邪皆可致病。至于感邪的诱因可以多种多样，或饮酒当风，或水湿侵浸，或露宿乘凉，或淋雨远行，或嗜食辛辣厚味等，不胜枚举。

（一）感受外邪

骨痹的病因以寒邪为主，由于寒性收引，容易造成筋挛肉卷、屈伸不利而发为骨痹。湿与热合，湿热不攘，则大筋软短，软短为拘，亦可发为骨痹。暑湿、热毒更易直中肌肤，伤及筋骨，腐蚀关节，造骨化关节变形、废用而发为骨痹。

（二）内有蕴热

病者阳气偏胜，内有蕴热，感邪诱发。正如《金匮翼》中所说："脏腑经络先有蓄热，而遇风寒湿气客之。热为寒郁，气不得伸，久则寒亦化热，则群痹熺然而闷也"。热与湿合，湿热互结，可以发为骨痹。此外热盛也可化火，或内生热毒。《杂病源流犀烛》中亦提到"脏腑积热，湿热内生，蕴结为毒"。热毒腐蚀骨节亦可废用，而发为骨痹。

（三）肝肾亏虚

《中藏经》云："骨痹者，乃嗜欲不节，伤于肾也。肾气内消则不能关禁，不能关禁则中上俱乱，中上俱乱则三焦之气痞而不通，三焦痞则饮食不糟粕，饮食不糟粕而精气日衰，精气日衰则邪气妄入……"，强调肾虚是引邪入客的关键。从临床实践中观察到，由于嗜欲不节造成肾气衰败而致病者为数不多。真正造成肾衰者，一为年少先天禀赋不足；二为年高肾气衰退。肾藏精，主骨生髓。肾虚则骨弱髓空，不能束骨而利关节也。肝肾同源，肾精不足，则不能滋生肝阴、肝血。肝主筋，肝体不足，则不能滋荣筋腱，以致筋挛节痛。邪气乘虚而入，闭阻经络，更使病痛加重，肢节废用发为骨痹。

（四）痰浊瘀血

饮食不节损伤脾胃，脾虚则内生痰湿，或因外感湿邪，聚湿生痰。痰湿阻滞，经络气血不得通畅，瘀血由生。痰瘀搏结，渐使关节肿胀，屈伸不利而发为骨痹。

骨痹的病位主要在关节、筋腱，病变可波及四肢大小关节或脊柱。骨痹的基本病理特点是骨节腐蚀，筋腱挛缩。由于他病引起者，病位初起多在肢体筋骨关节，病久日深，则侵及肝肾。病情初起往往以邪实为主，久病则正虚邪恋，或寒邪深重，或湿热留著，或寒热错杂，或痰瘀交阻，虚实兼夹。临诊之际，必须详加辨析。

二、临床表现

证见骨节疼痛，四肢沉重难举，有麻冷感。或骨痛、身重、有麻痹感、四肢沉重难举。甚至其证痛苦切心，四肢挛急，关节水肿。

骨痹在《内经》早有记载，但不够系统。后世医籍虽有论及骨痹者，但均缺乏对病因病机以及辨证论治等方面较为详尽的论述。本病症情较为严重，容易致残。

根据古代医家对骨痹证候的描述，骨痹的临床表现大致有以下的特点：

1. 关节或肌肉疼痛剧烈；关节水肿，甚则变形。
2. 肢体酸胀重着；肢体僵硬，屈曲难伸。
3. 汗出烦心。

三、诊断与鉴别诊断

（一）诊断要点

根据古代医家对骨痹证候的描述，骨痹的临床表现大致有以下的特点：

1. 关节或肌肉疼痛剧烈。
2. 肢体酸胀重着。
3. 关节水肿，甚则变形。

4. 肢体僵硬，屈曲难伸。
5. 汗出烦心。

针对历节、痛风、尪痹、鹤膝风等病的某些证候与骨痹相似之点，可参考以下内容做出诊断。

1. 病史

(1) 发病前多有受寒、受潮或外伤史。

(2) 有长时间的腰背部僵硬疼痛或四肢大小关节的肿痛史。

2. 全身症状

(1) 全身乏力、沉重酸胀。

(2) 低热或怕风冷。

(3) 多汗，心烦。

3. 关节症状

(1) 腰背或四肢大小关节固定性剧烈疼痛。

(2) 四肢大小关节肿胀，或有积液。

(3) 关节屈曲难伸，或有僵直、畸形。

（二）鉴别诊断

本病应与脉痹、肌痹、筋痹、骨痿等证相鉴别。

1. 与脉痹鉴别　骨痹与脉痹均可具有关节或肌肉疼痛、乏力等共同症状，但脉痹的病位主要在血脉，病理特点是血脉瘀阻，临床证候以脉搏微弱或无脉，患处皮色改变为主要特征，而骨痹则是以关节肿痛、屈伸不利为主要特点。

2. 与肌痹鉴别　痹与肌痹虽均可具有身痛、乏力、患肢活动困难、步履艰难等症状，但骨痹的病位主要在关节、筋腱，疼痛剧烈；而肌痹的病位主要在肌肤，疼痛不重，肌力明显减退。骨痹的活动困难、步履艰难，是由于筋脉拘挛引起；而肌痹的运动障碍则由于肌无力所致。骨痹容易发生关节僵硬、畸形；而肌痹则只有肌肉萎缩而没有关节僵硬或畸形。

3. 与筋痹的鉴别　骨痹与筋痹虽都具有筋腱拘挛、疼痛、关节屈伸不利等共同症状，但骨搏的病位既在筋腱也在关节，而且往往具有关节僵硬、肿胀、畸形等特征；而筋痹的病位只限于筋腱，且以病处的筋腱疼痛、活动障碍为主要特征。

4. 与骨痿的鉴别　骨痹与骨痿的病机虽都与肾有密切的联系，都有乏力、活动障碍等症状，但前者有关节肿胀疼痛，肌肉萎缩并不明显；而骨痿则无关节肿痛，而骨重不举、瘦弱不用、肌肉萎缩明显突出。

四、辨证论治

本病辨证要点在于分清寒热、虚实和确定病位。一般来说，骨痹多因久病迁延不愈而成。骨痹早期，病多实证，但有寒热之分。寒证疼痛固定，其痛彻骨，肢冷恶寒，得热痛减，舌淡苔白，脉弦紧。热证则关节红肿灼热，体温增高，汗出烦心，舌红苔黄，脉滑数或细数。日久病深，气血耗损，湿聚为痰，营卫不行，络脉瘀阻，痰瘀搏结，正虚邪恋，病邪深入，腐蚀骨节，关节僵直或屈曲畸形，行动艰难，痛苦万状。其病位或在腰背中轴，或在四肢。病在腰背者，多见于青少年或年老体弱者，其病机当以肾虚为本。病在四肢者，多见于青壮年，其病机多以邪实为主。

骨痹的治疗必须本着病初以祛邪为主，病久以扶正祛邪为主的原则。虽然六淫皆可致病，但祛邪的原则必须分清寒热两端。如若互相悖谬，势必贻误病机，难以取效。久病必虚，气血耗损，痰瘀互结，当以培补气血，活血化瘀为主。对于年轻或老弱患者，病位在于颈项腰背者，当以补益肝肾、活血通络为主。

（一）风寒湿痹证

证候：四肢关节疼痛，或有肿胀，疼痛固定，痛如刀割，屈伸不利，昼轻夜重，怕风冷，阴雨天易加重，肢体酸胀沉重。舌质淡红，苔薄白或白腻，脉象弦紧。

治法：散寒除湿，祛风通络。

方药：薏苡仁汤加减。

薏苡仁30g、川芎12g、当归12g、麻黄9g、桂枝12g、羌活15g、独活20g、防风12g、制川乌（先煎）10g、川牛膝20g。

加减：如关节肿胀或有积液，可加茯苓、泽泻、车前草；如上肢痛甚加细辛、片姜黄；下肢痛甚加松节、钻地风；如服药后出现咽干、咽痛等症，可酌加麦冬、生地黄、玄参。

中成药：盘龙七片，小活络丹，尪痹冲剂。

分析：此证多见于骨痹初期。病邪以寒湿为主。寒性凝滞收引，经脉气血为邪所闭，故疼痛固定如刀割。筋腱拘挛则屈伸不利；湿性黏滞，故肢体酸胀沉重；寒湿为阴邪，同气相求，故昼轻夜重，阴冷天气病势易增。方中羌活、独活、防风祛风胜湿；川乌、麻黄、桂枝温经散寒；当归、川芎养血活血；川牛膝活血通络。

（二）湿热蕴结证

证候：关节红肿、灼热、锨痛，或有积液，或有水肿，肢节屈伸不利，身热不扬，汗出烦心，口苦黏腻，食欲不振，小便黄赤，舌红，苔黄腻，脉象滑数正常人。

治法：清热解毒，祛风利湿。

方药：除湿解毒汤合羌活胜湿汤加减。

生薏苡仁30g、土茯苓30g、栀子10g、金银花20g、连翘15g、川牛膝20g、木通6g、羌活15g、独活20g、防风12g、川芎12g。

加减：如发热、关节红肿明显者加黄檗、板蓝根；如关节积液或有水肿者加车前草、泽泻、防己；如关节僵硬、疼痛剧烈者加炮山甲、全蝎、白花蛇。

中成药：湿热痹冲剂，四妙丸。

分析：外感暑湿热毒或内有蕴热，风寒湿郁而化热。湿热毒邪烧伤筋脉关节，故关节红肿锨痛，屈伸不利。湿热弥漫，故身热不扬。湿热熏蒸，故汗出烦心，口苦黏腻。湿热流注，故或有关节积液，下肢水肿，小便黄赤。舌脉表现均为湿热之象。方中金银花、连翘清热解毒；栀子清热除烦；生薏苡仁、土茯苓、木通清热除湿；羌活、独活、防风祛风除湿；川芎、川牛膝活血通络。

（三）肝肾亏虚证

证候：腰尻疼痛，上连项背，下达髋膝，僵硬拘紧，转侧不利，俯仰艰难。腹股之间，牵动则痛，或有骨蒸潮热，自汗盗汗。舌质尖红，苔白少津，脉象沉细或细数。

治法：补益肝肾，活血通络。

方药：大补元煎合身痛逐瘀汤加减。

熟地黄20g、葛根30g、羌活12g、杜仲12g、枸杞子15g、秦艽12g、土鳖虫10g、桃仁10g、红花10g、乳香10g、川牛膝20g。

加减：如有骨蒸潮热、自汗盗汗、腰髋灼痛者，加金银花、牡丹皮、知母，熟地黄改用生地黄；如恶寒、肢冷、得热痛减，加桂枝、川椒、熟附子。

中成药：仙灵骨葆胶囊，金匮肾气丸。

分析：此证多发于年轻之体或老年患者。一由先天禀赋不足，一由年老天癸将绝。二者同归于肾。腰为肾之府，肾连督脉。《素问·骨空论》曰：督脉"贯脊属腰肾，挟脊抵腰中"。督脉之阳有赖于肾阳之温煦；督脉之经有赖于肾阴之濡养。由于肾气亏虚，则督脉空疏，故"河车之路干涩而难行，故而作痛"。"故其（督脉）为病，脊强反折而不能屈伸也"。由于肾虚不灌溉腰府督脉，故颈项腰背拘紧而痛。腹股之间亦为筋经会集之处，肝肾同源，肾虚则肝阴肝血亦亏，肝主筋，筋脉失养故痛。肝肾阴亏，阴虚生内热，故或可出现骨蒸潮热、自汗盗汗等症。方中熟地黄、杜仲、枸杞子补益肝肾；秦艽、葛根、羌活散风强督；土鳖虫、桃仁、红花、乳香活血化瘀；川牛膝活血通络。

（四）痰瘀互结证

证候：关节疼痛肿胀明显，甚则变形，难以屈伸转动，动则痛剧，或寒或热，寒热错杂，全身乏力，两手时有震颤，四肢常有抽动。舌质紫黯，或有瘀斑，苔多白腻，脉象沉细或涩。

治法：补益气血，化痰破瘀。

方药：趁痛散合圣愈汤加减。

黄芪30g、党参20g、当归15g、川芎12g、桃仁10g、红花10g、制乳香6g、制没药6g、炮山甲9g、土鳖虫10g、白芥子10g、全蝎6g（研冲）。

加减：关节红肿疼痛或有低热者加金银花、板蓝根、虎杖；关节冷痛，得热痛减者加桂枝、川椒。

中成药：益肾蠲痹丸，大活络丹，大黄䗪虫丸。

分析：风湿病日久，气血耗损，气虚则血行迟缓，瘀血乃生；湿聚生痰，痰瘀互相搏结，凝聚关节，故见关节肿大，难以屈伸，动则痛剧。日久病深，内伤于肾，肾虚则骨髓空虚，骨质疏松，关节腐蚀，骨骺弛缓，故骨节变形。更由气血亏虚，痰瘀互结，经隧闭阻，气血难以达四末，血虚生风，出现两手振颤或四肢抽动。由于气血大亏，脉多沉细而弱，或因血瘀而涩。方中黄芪、党参、当归补益气血；桃仁、红花、乳香、没药、穿山甲、土鳖虫、川芎活血化瘀；全蝎祛风解痉；白芥子化痰散结。

五、其他疗法

（一）单方验方

1. 四虫丸　蜈蚣、全蝎、地龙、䗪虫各等份，共研细粉，水泛为小丸。每服5g，日服2次。适用于骨痹之痰瘀互结证。（山东省中医药大学附属医院方）

2. 野荞麦方　野荞麦45g，水煎服，每日1剂，半月为1个疗程。（《浙江中医药杂志》）

3. 猪蹄子方　猪蹄子2只，松罗茶（或红茶）24g，川椒24g，金银花20g，生姜10g，陈皮10g加水煮至猪蹄熟为止。吃猪蹄，并服汤药。隔日1剂。本方适用于骨痹之肝肾亏虚证。

（山东中医药大学附属医院方）

4. 四神煎加味方　黄芪30g，金银花30g，猫眼草10g，威灵仙20g，远志15g，羌活15g，川牛膝20g，水煎服。每日1剂。适用于骨痹之湿热蕴结证之轻证者。（山东中医药大学附属医院方）

（二）饮食疗法

1. 牛膝茎叶粥　取牛膝茎叶干品20g，甘草6g，加水200mL，煎至100mL，去渣留汁，入粳米100g，再加水500～700mL，煮成稀粥，每日早晚分2次服用。10天为1个疗程。适用于肝肾不足之关节疼痛、腰膝酸痛、筋骨无力等。（《太平圣惠方》）

2. 土茯苓龟　土茯苓400g，乌龟2只，盐、葱、姜、味精、黄酒各适量。先将乌龟放入盆中，加热水，令其排尽尿水，洗净，先煎1小时，再将乌龟连甲放入盛土茯苓的锅中，再加盐、葱、姜、味精、黄酒，再煮3小时即成。食汤和龟肉。适用于拘挛骨痛。（《家庭食疗手册》）

（三）外治法

1. 离子导入法　用生川乌15g，生草乌15g，川椒30g，细辛10g，白芷15g，乳香15g，桃仁30g，红花15g，三棱20g，莪术20g，水蛭15g，忍冬藤50g，透骨草30g，苍术20g。将中药加水浸泡后，浓煎取汁300mL，兑入黄酒200mL。使用FO—JA型风湿治疗仪（石家庄华行医疗器械厂产）进行治疗。将正极板上的纱布套在药液中浸透，放到病点穴位上，负极板放到循经取穴上。直流电强度为上肢7～10mA，下肢10～18mA，以导入穴位处无疼痛感为宜。导入时间每次20min，每日1次，15天为1个疗程。此法适用于风湿性关节炎、类风湿关节炎及增生性关节炎。（周若梅等方）

2. 贴敷法

（1）铁矾膏治疗骨痹：用于洋铁叶子根（土大黄）2.5kg，黄檗0.5kg，白矾0.15kg，蜂蜜6kg。前3味共研细粉，加入蜂蜜，再加凉开水1.5kg，共调成软膏，外敷于病变中心处，每周更换2次。3个月为1个疗程。功能通经活络，除湿消肿，清热解毒，散瘀止痛。（《黑龙江医药》）

（2）复方硝黄冰桃散外敷：芒硝60g，生大黄60g，红花20g，桃仁30g，制乳香15g，制没药15g，冰片6g。上药共研细末，根据病证之寒热，用蛋清、凉水或生姜汁、粮食酒将药粉调成糊状，敷患病关节上，包扎固定。功能活血化瘀，消肿定痛。适用于类风湿关节炎、强直性脊柱炎、骨质增生以及外伤所致的关节或软组织肿痛。

3. 熏洗法

（1）活络醋熏法：基本方：当归、川芎、红花、乳香、没药、五加皮、毛姜、自然铜、桂枝、木瓜、土鳖虫、土鳘各15g，川乌、草乌各12g，醋750g。上肢关节疼痛，重用桂枝到30g，加桑枝15g、伸筋草15g；下肢关节疼痛加牛膝15g，重用木瓜到30g；关节肿甚者加金银花、连翘、栀子各20g；筋挛缩者加海桐皮15g、千年健18g、白芍20g。熏洗方法：上药用纱巾包好。加水1500mK，与醋共煎1h，每日3次熏洗疼痛的关节，每次15～30min，2日1剂，6天为1个疗程。

（2）热醋熏疗法：陈醋300mL，将砖放在炉内烧红，取出在醋内浸透，乘热放在关节下熏之，隔日1次。（《非药物疗法》）

（四）针灸治疗

1. 电针　骨痹各型均适用。对缓解症状有良好的效果。取人中、长强，通电1～2小时，强度适中。耳针取相应的压痛点，交感、神门、肝、肾诸穴，针刺或点压治疗。每日或隔日1次。

2. 体针

（1）治骨痹肝肾亏虚证：主穴取肾俞、次髎、大杼、绝骨、委中、太溪。也可用病变部位的夹脊穴加绝骨、大杼穴。取平补平泻手法。

（2）治骨痹四肢大小关节：以四肢的局部取穴为主。上肢取肩髃、曲池、外关、阳池、八邪。下肢取阳陵泉、阴陵泉、膝眼、足三里、解溪、丘墟。手法：风寒湿痹证取补法，痰瘀互结证取平补平泻法，湿热蕴结证取泻法。

（五）按摩疗法

1. 治骨痹肝肾亏虚证患者取俯卧位。取穴：命门、腰阳关、气海俞、大肠俞、夹脊、阳陵泉、承山。手法：攘、按、揉、点、踩、跷。

操作：医者站于患者一旁，用滚法施于腰背部病变处及腰椎两侧，配合指按命门和腰阳关、气海俞、关元俞、夹脊或用掌根压脊椎两旁自上而下，再用滚法用于脊旁两侧肌肉。亦可用肘尖压每个椎体关节两旁的软组织，或用踩跷法，即用脚尖在脊柱两侧点压。最后拿委中、承山、阳陵泉。时间：20～30min。

2. 治骨痹周围关节痛　主要适用于风寒湿痹证和痰瘀互结证。

上肢关节：医生站于患者一侧，一脚踩凳上。将患者患肢放在医生大腿上，用滚法在手臂内外侧施治，从腕到肩部，上下往返，然后按揉肩髃、肩贞、肩髎、曲池、手三里、合谷、阳池、大陵诸穴。同时配合各关节被动活动。腕、掌指及指间关节用捻法及揉法。肿胀关节用轻揉法。自指根至指尖用轻捻法。

下肢关节：患者取仰卧位，医者站于一旁。用捏法施于大腿前部及内外侧，向下至小腿外侧，沿足三里、阳陵泉穴至踝部。膝关节周围用捏法，同时配合按揉膝眼。踝关节周围用揉法。臀部用滚法：患者取俯卧位，自臀部向下至小腿后侧，然后按环跳、居髎、委中、承山穴。

六、调摄护理

（一）调摄

1. 情志乐观，切勿悲观失望，要树立战胜疾病的信心。

2. 加强营养，多食鱼、鳖、禽、蛋等血肉有情之品，有助于滋补肝肾；也可食用骨头汤，以求以骨养骨的目的。

3. 加强关节功能的锻炼。即使是在病情尚未稳定时也不能绝对卧床休息。即使在卧位或坐位时也要使全身大关节每天得到活动锻炼。

4. 注意防止感冒，感冒后应及时治疗。

（二）护理

1. 对于风寒湿痹证的患者要注意保暖，勿使用凉水，尤其在寒冷季节更应注意。

2. 手足小关节可以每天多次使用活血止痛散水煎烫洗。

3. 对于行动困难的患者应给以拐杖、推车等辅助活动工具。患者行动时要有人伴随看护，以防摔伤。

4. 对于关节僵直变形的患者自己不能屈伸活动锻炼者,应每天给以适当按摩并进行辅助活动。

5. 对于湿热蕴结证的骨痹患者,关节肿痛明显时应辅以外治贴敷法,贴敷部位一要注意勿用塑料包扎,以免损伤皮肤;二要注意包扎不宜太紧,以免影响血脉运行。

七、转归预后

（一）转归

1. **风寒湿痹证的转化** 风寒湿痹证并不是一成不变的,病久之后,随着内外环境的变化,也可以逐渐产生热象而形成寒热错杂的格局,甚至也可以完全化热而转化成热痹。临床上必须随时注意病机的变化而采取相应的治疗措施,才能取得良好的效果。

2. **湿热蕴积证的转化** 湿热的证候在辨证用药时不仅要分清是热重于湿还是湿重于热,而且还应考虑到,凡是热证都是可以耗伤阴液的,湿热证也不例外。尤其对于久病或热重于湿的病例更会出现既有湿热又有阴虚的现象。治疗时必须二者兼顾。少数病例由于失治误治也可以转化而内生热毒或重复感受热毒而发展成为热毒炽盛的。因此,对于本证的治疗采用除湿解毒汤为主,不仅有清热利湿之意,亦有解毒防变之旨。

3. **痹久可以成痿** 《医学入门·痹证》谓"痹久亦能痿"。《素问·痹论》则曰:"骨痹不已,复感于邪,内舍于肾"。因此可知,骨痹如果迁延不已是可以发展为肾痹的。"尻以代踵,脊以代头",正是肾痹证候的真实写照。所谓尻以代踵,实际上已是痿躄不能行的局面,因此痹痿同病也是骨痹发展到后期的必然结果。

（二）预后

《简明医彀》云:"如痹不已,在骨则重而不举,在筋则屈而不伸,在肉则不仁,在脉则血凝……",这说明一般的痹证迁延不愈,可以发展成为骨痹。如果骨痹在这一阶段能够得到及时正确的治疗,还是很有希望得到康复的。但是,如果已经发展到了后期,出现湿聚血凝、痰瘀互结的阶段,病邪入深腐蚀关节,骨节蹉跌,出现僵直畸形的证候,往往难以逆转而容易致残。少数患者由于内生或外感热毒,得不到及时有效的控制,也会有生命的危险。

第十一节 心 痹

心痹指风寒湿热等邪侵及形体,阻痹经气,复感于邪,内舍于心,久之损伤心气脉络,心脉运行失畅。以心悸、胸闷短气、心脏严重杂音、颧颊紫红等为主要表现的内脏痹病类疾病。西医上,风湿性心脏病是指风湿热后所遗留下的心脏病变,以心脏瓣膜病变为主。本病以20～40岁的青壮年最为多见,女性多于男性。

心痹一名,最早见于《内经》。后世虽有论及者,但多未作病名论。从临床实践看,心痹比较常见,故列为独立病种予以全面论述。

本病主要是指西医的急性风湿热发作、慢性风湿性心脏病和系统性红斑狼疮、多发性肌炎、皮肌炎、类风湿关节炎、干燥综合征等引起的心脏改变。

一、病因病机

本病的发生，主要由正气不足及风、寒、湿、热、毒邪入侵于心，致心脉瘀滞不畅，损伤心气、心阳或心阴而成。摄生不慎、饮食失宜、劳倦过度、情志不调、房事不节等常是本病发生或加重的诱因。

（一）外邪疲心

平素气虚之体，卫外之功不足，或因摄生不慎等，在气候骤变、寒暖失常、淋雨受湿等情况下，风、寒、湿、热毒邪乘虚入侵皮肤、经络、关节，久留不去或反复侵袭，由表入里，内舍于心，致心脉瘀痹，正气受损，则成心痹。

（二）心血瘀阻

心主血，血行于脉中。若风寒、湿、热毒邪客于脉，久而不去，内舍于心，则心脉痹阻，血行不畅，瘀血由之而生。

（三）心肺气虚

肺主气，为相傅之官，贯心脉而行呼吸，气行则血行。若肺气虚，则不能行心血以濡养周身。气虚日久，营血化生不足，则气血亏虚，乃至心阴两虚，气损及阳，则必心阳虚衰而病及脾肾，影响三焦气机而生血瘀、水停、心阳欲脱之危候。

心痹的病位主要在心及心脉，可波及全身血脉、经络。其发病除正气不足之外，风、寒、湿、热毒邪的入侵起着重要作用。感邪重者，起病多急；感邪轻者，常因复感于邪，内舍于心而引起，起病常缓慢。

心痹的基本病机是心脉痹阻，瘀血阻滞，心气不足。其病早期或慢性期感邪时，以外邪痹阻肌腠、筋脉、骨节及心脉为主。心脉痹阻之后，心血瘀滞常与心肺气虚并见，严重时则出现心气、心阳暴脱之危候。日久不愈，则以阳虚、血瘀、水停同时并现为主要病变，甚则发生阴盛格阳之脱证。

二、临床表现

1. 二尖瓣狭窄　轻度或中度二尖瓣狭窄可有明显体征和症状或仅有轻微症状。大都能胜任一般体力活动。一旦出现肺静脉和肺毛压增高、肺郁血时有多种症状：呼吸困难、心悸、咳嗽、咳血、声音嘶哑、胸痛。

2. 二尖瓣关闭不全　轻度二尖瓣关闭不全病例可以无自觉症状。有的患者无症状期较长，但一旦出现症状病情多较严重。出现左心功能不全，心排血量降低。有疲倦、乏力和心悸，或因肺郁血而产生劳累后呼吸困难等。后期亦可出现右心不全的症状。

3. 主动脉瓣关闭不全　早期可无症状，或仅有心悸、颈部或头部有搏动感，活动后出现头晕、耳鸣现象，不能左侧卧位等。晚期心前区有钝痛或心绞痛、劳累后呼吸困难等。少数患者发生晕厥。最后发展为右心衰竭。

4. 主动脉瓣狭窄　轻度狭窄无症状，狭窄程度重时，早期症状为疲乏，活动后呼吸困难。以后出现眩晕、昏厥、心绞痛及左室衰竭等，容易发生猝死。

三、诊断与鉴别诊断

心痹的临床表现差异极大。轻者无明显自觉症状，仅现颧红唇紫，"心下筑筑而动"，"乳下其动应衣"，剧烈运动时体力逊于同龄人，部分患者其症可稳定数年、十余年，甚至更长时间。

随着病情的发展，则出现心悸、怔忡，或疲乏、头晕、耳鸣、气短、气促，动辄加重，甚则深夜不能平卧，干咳或痰中带血丝或咯鲜红色血。左胁肋部胀痛，颈部脉络显露，人迎脉搏动明显，甚则下肢水肿，甚至出现全身水肿、腹水、胸水等。心痹的脉象常随病情而异，轻者可为平脉，重者或数、疾、促，或动、结、代等。

慢性心痹病程可达十多年，甚至几十年，病程中常因复感于邪而再发热痹、行痹，而见发热、关节肿痛、皮疹等，亦内舍于心使病情加重。

心痹病程中亦常复感外邪，致肺失宣肃而现发热、咳喘、痰黏稠或痰黄而臭、严重者呼吸困难。若邪侵心脉，高热不退，全身情况可急剧恶化而危及生命。并可现心下暴痛，惊恐烦闷，或声音嘶哑，或昏厥，甚至出现发热、头痛、神志昏迷、半身不遂等中风证。

（一）诊断要点

1. 多发于20～40岁的青壮年，女性多于男性。
2. 既往多有关节或肌肉游走性酸楚、疼痛等三痹病史。亦约有1/3的患者无三痹病史。
3. 早期心脏症状表现不明显，经多年后始见心悸，气促，咳嗽，咳血，胸痛，水肿从足跗起等典型症状。
4. 体征有口唇发绀，颧颊紫红，心界扩大，心尖区或主动脉瓣区收缩期或舒张期杂音。并可见肝大、压痛，颈静脉怒张，肝颈静脉回流征阳性，下肢凹陷性水肿等。
5. 化验血沉及抗"O"增高。X线检查心脏扩大。心电图示二尖瓣P波。超声心动图可显示瓣膜狭窄或关闭不全情况等。

（二）鉴别诊断

本病应与行痹、热痹、脉痹、肺痹、惊悸相鉴别。

1. 行痹　行痹亦名风痹，由感受风寒湿邪而引起，临证以经络、肌肉、关节疼痛游走不定为特征，虽有累及于心者，但尚不具备心痹的典型临床特征，故二者仍有区别。

2. 热痹　热痹为阳盛之体，感受湿热毒邪，或风寒湿邪从阳化热，引起的以关节肌肉红肿热痛、发热、口渴，或见红斑、结节等为特征的一种痹病。病变以损害关节、肌肉、经络为主，心脏可以受累，但尚未发展成心痹，尚不具备心痹的临床特点，与心痹有别。

3. 脉痹　脉痹多发于夏季，临证以肢体疼痛、麻木、皮肤苍白，或皮色紫红、潮红、青紫等为特征；虽有累及于心者，但尚未形成心痹，故与心痹有别。

4. 肺痹　肺痹多是皮痹不已，复感外邪，内舍于肺而成。临证除见皮肤麻木不仁如有虫行，或皮肤生瘾疹风疮，搔之不痛外，尚可见胸闷喘满，咳逆上气，卧则喘急，痞塞呕吐等，与心痹有别。

5. 胸痹　胸痹以阵发胸膺部憋闷不舒，有压榨感，甚至胸痛彻背，背痛彻胸，呼吸困难，短气不足以息为特征，严重者心痛甚，手足青至节，汗出，昏厥，且发夕死，夕发旦死，与心痹临床表现迥异。

6. 惊悸　惊悸发病多与突受惊恐有关，发作时患者自觉心中急剧跳动，惊慌不安，不能自主，或见脉三五不调等，一般为阵发性发作，与心痹在病因、症状方面均不相同。

四、辨证论治

心痹的辨证主要在辨明邪正虚实，病程的早、中、晚期，以及病情轻重。一般而言，本病早期病情较轻，或仅切脉、触胸而知，或见心悸、短气、自汗、脉细弱等心气虚弱之候，或更兼低热、颧赤、脉细数无力等气阴两虚之证，虽可见心痛、舌瘀等血瘀之证，但较轻微。中期，多见肺络瘀阻证，临证以怔忡、气急、咳喘、咳血、舌质紫瘀为特征，其证常与心气虚弱之候并存。晚期，则或见唇甲青紫，胁下癥积、下肢水肿，脉沉涩等血瘀水停之候，或见神疲肢冷、肢体水肿、小便不利、脉沉细无力等阳虚水泛之候，其证常与唇甲青紫、舌质紫瘀并见。若见气促难续，端坐不得卧，大汗如珠，四肢厥冷，咯吐粉红色痰液，则为心阳虚脱之危候。若突发头痛、神昏、半身不遂之象，则为瘀血阻络之重症。病中感受外邪，可并发行痹、热痹，常是心痹加重或诱发危重证候之诱因。

从上可见，本病属本虚标实之病。本虚，以气虚、阴虚、阳虚、气脱、阳脱为主；标实，总以血瘀为主，或兼水停，或兼痰浊。不过虚实有侧重，病情有轻重，证情有缓急。临证时应认真望、闻、问、切，并参照西医有关指标，仔细辨证。

本病的治疗应以发作期治标、缓解期治本、标本兼顾为总则。具体治法应根据不同证候而定。外邪侵心者，当祛邪；气虚者，当益气；气阴两虚，当益气养阴，但应佐适量活血化瘀药物。肺络瘀阻者，应活血通络，益气止血；血瘀水阻证，应活血化瘀，温阳利水；心肾阳虚宜温阳化气利水；心阳虚脱者，急当回阳救逆，益气固脱；心血阻乡务之候，当益气活血，通经活络。但发作期多以祛邪、活血、利水为主，缓解期以扶正固本为主，必要时，可中西医结合治疗。

（一）风湿热侵心证

证候：心悸胸闷，气短乏力，关节疼痛或红肿灼热，汗出，关节疼痛游走。舌质红苔黄或腻，脉数或有脉率不齐。

治法：益气养心，祛风除湿清热。

方药：生脉散和宣痹汤加减。

太子参30g、麦冬15g、五味子15g、防己10g、黄芩15g、薏苡仁30g、连翘10g、半夏10g、蚕砂10g、赤小豆30g、秦艽10g、忍冬藤30g、防风10g。

加减：咽红肿加牛蒡子15g；发热、关节红肿疼痛甚，去防风，加生石膏30g（先煎）、桑枝30g，以加强清热除湿、通络止痛之功。

中成药：生脉注射液40～60mL，静脉滴注。穿琥宁注射液20～40mL，静脉滴注。

分析：风湿痹阻关节，故关节红肿疼痛；风邪外袭故关节游走疼痛；湿热内蕴故汗出；风湿热侵心，心脉痹阻，故心悸胸闷，气短乏力。舌红、苔黄腻脉数乃一派湿热之象。方用生脉散益气养心，秦艽、防风、半夏祛风湿热，防己、黄芩、薏苡仁、连翘、蚕砂、赤小豆清热除湿，忍冬藤清热通络止痛。诸药共起益气养阴、祛风除湿清热的作用。

（二）心气不足证

证候：心悸气短，劳累后明显，疲乏无力，低热，胸闷憋气，或有胸膺部疼痛，舌质淡或紫瘀，苔薄白，脉沉细或虚细无力。

治法：补益心气，佐以活血。

方药：保元汤加味。

党参15g、黄芪15g、桂枝15g、炙甘草3g、白术15g、茯苓15g、丹参15g。

加减：气虚甚者，用白人参5g易党参；血瘀较甚者，加桃仁10g、红花15g。

中成药：人参蜂王浆，参芪蜂王浆，刺五加片，人参精，刺五加精口服，生脉注射液（静脉滴注）。

分析：心脉瘀阻，气血运行障碍，致心气虚弱，故心悸、气短且劳累后明显，疲乏无力；心气虚，不足以行血，致瘀血阻滞于胸，血不养心，故胸闷憋气，或胸膺部痛；气虚血瘀，故舌淡苔薄白或兼舌质紫瘀；脉沉细或虚细无力为气虚之象。方用党参、黄芪、白术、茯苓、炙甘草补气，桂枝、丹参通心阳、活心血。诸药共起补益心气、温通心阳以行血的作用。

（三）心气阴两虚证

证候：心悸气短，倦怠乏力，低热，两颧潮红，自汗或盗汗，声低懒言，夜寐欠安，口干，舌红苔薄或无，舌质红，脉细无力或结代。

治法：益气养阴，兼活心血。

方药：参麦散合炙甘草汤。

人参15g、麦冬15g、五味子10g、炙甘草15g、桂枝10g、生地黄18g、阿胶10g（烊化）、大枣30g、生姜10g、丹参30g、川芎15g。

加减：气虚甚，加黄芪30g；阴虚甚，加玉竹15g。必要时，加红花15g、赤芍15g以加强活。

分析：热痹侵袭心肺及肾，伤阴耗气，则心悸不宁；阴虚火旺则低热、两颧潮红、盗汗、口干、夜寐欠安；气虚则倦怠乏力、自汗、气短、声低懒言；舌红苔薄少、脉细无力或结代为气阴两虚之征。方中人参、甘草、大枣补气；麦冬、生地黄、阿胶、五味子养心阴；丹参、川芎活血；佐桂枝、生姜温通心阳以行心血。诸药合用，有补气阴、活心血之功。

（四）肺络瘀阻证

证候：两颧紫红，气急咳嗽，甚则咳血，头晕乏力，心悸怔忡，舌质青紫或有瘀斑，苔薄，脉细涩或结代。

治法：活血通络，益气止血。

方药：桃红饮加减。

桃仁10g、红花15g、赤芍15g、桂枝15g、丹参15g、远志5g、甘草6g、三七粉3g（冲）、陈皮10g、党参30g。

加减：气虚加红参15g、黄芪30g；阴虚加麦冬15g、玉竹15g；阳虚加制附片（先煎）15g；瘀阻甚，加蒲黄10g、花蕊石15g以强活血止血之功。

中成药：血塞通片，复方丹参滴丸，血府逐瘀口服液。

分析：心脉瘀滞，气血运行不畅，故心悸、怔忡；肺气贯心脉，肺气被心血所阻，呼吸之气不利，则气急咳喘；气血瘀滞，则两颧紫红、舌质青紫或见瘀斑；肺络瘀阻，脉络损伤，故咳血；瘀血内停，清阳不展，故头晕、乏力；心肺气血瘀阻，脉气不匀，故见脉细涩或结代。方中桃仁、红花、赤芍、丹参活血行瘀；桂枝、陈皮、远志通心阳，理气豁痰，以活心肺之络脉；三七活血止血；甘草调和诸药。

（五）血瘀水阻证

证候：两颧黯红，口唇紫黯，静脉怒张，胁下痞块，爪甲青紫，胸闷胸痛或脘腹胀痛，心悸，气短，小便量少，下肢水肿，口干不欲饮，舌质紫黯或青紫，舌下小血管紫黯、怒张，脉沉细或涩。

治法：活血化瘀，温阳行水。

方药：血府逐瘀汤合真武汤。

桃仁10g、红花15g、当归15g、川芎15g、赤芍15g、生地黄10g、牛膝15g、制附片15g（先煎）、白术15g、茯苓15g、生姜15g。

加减：临证应用时，可酌加入参15g、葶苈子10～30g、通草10g，以增强益气活血、泻水利尿作用。

中成药：脑血康口服液。

分析：心痹日久，瘀血内停益甚，故两颧黯红、口唇紫黯、颈脉怒张，胁下痞块、爪甲青紫；瘀血内停，气化不利，津液不行，水湿内聚，故小便量少，下肢水肿；血瘀水停，气滞不利，故胸闷胸痛、脘腹胀满；水气凌心，心阳被阻，故心悸、气短；津不上承，故口干漱水不欲饮；舌质及脉象特点乃血瘀水停之象。方用桃仁、红花、当归、川芎、生地黄、赤芍、牛膝活血通脉行瘀；附片、生姜、白术、茯苓温阳化气行水。两方加减合用，能起活血化瘀、温阳行水作用。

（六）水气凌心证

证候：心悸气短，咳嗽咯稀白痰涎，胸闷痞满，渴不欲饮，小便短少，下肢水肿，形寒肢冷，或兼有眩晕恶心，舌淡苔薄，脉弦滑或促涩结代。

治法：温化痰饮，利水清肺。

方药：苓桂术甘汤合五苓散。

茯苓30g、桂枝15g、白术20g、炙甘草6g、泽泻15g、猪苓20g。

加减：痰多清稀可加法半夏15g燥湿除痰，加葶苈子10～30g、青皮10g、枳实10g涤痰强心；若心胸闷痛可加丹参30g、降香15g以行气活血。

中成药：参附注射液（静脉滴注）。

分析：水气凌心，故心悸气短；水饮犯肺故咳嗽咯稀白痰，水气内停，气滞不利，故胸腔痞满、渴不欲饮，眩晕恶心；心阳虚不能化气行水，故小便短少，下肢负重，形寒肢冷。舌淡苔薄、脉弦滑乃水饮内停之象。方中茯苓、桂枝、白术温化痰饮，泽泻、猪苓、茯苓利水消肿，桂枝活血通阳，两方合用能温化水饮，消除水肿。

（七）心肾阳虚证

证候：心悸怔忡，气短，喘息不宁，动则尤甚，神疲欲睡，面色晦黯，口唇发绀，畏寒肢厥，面浮肢肿，甚至全身水肿，小便不利。舌黯淡，苔白滑，脉沉细无力或结代。

治法：温阳化气，行水利尿。

方药：苓桂术甘汤合真武汤加减。

茯苓15g、桂枝15g、白术15g、甘草3g、制附片15g（先煎）、赤芍15g、干姜10g、泽泻15g。

加减：阴寒较盛，加肉桂10g、北细辛5g；气虚者，加黄芪30g、党参15g；小便量少，加猪苓30g、薏苡仁30g。

中成药：金匮肾气丸，玉枢丹，红花夹竹桃叶片。

分析：心脉痹阻日久，致少阴肾阳虚，心失所主，气不归根，复因阳虚水泛，故心悸、怔忡、气短、喘息不宁，动则阳气虚衰益甚，故其症加重；阳气虚衰，则神疲欲睡；卫阳不充，肌肤四末失于温煦，则畏寒肢厥；肾阳虚衰，不能化气行水，则面浮肢肿，小便不利，甚至全身水肿；面色晦黯、口唇发绀、舌黯淡苔白滑，脉沉细无力或结代，乃阳虚血瘀水停所致。方中桂枝、附片、干姜温心肾之阳，以强人体之气化功能；茯苓、白术、泽泻淡渗实脾，以利尿渗湿；丹参、赤芍活心血，入阴以和阳；稍佐甘草以调和诸药。

（八）心阳虚脱证

证候：气短促难续，喘息端坐，不得平卧，心悸，烦躁不安，面色灰白，口唇发绀，皮肤湿冷，肢体水肿，大汗淋漓，咯吐大量白色或粉红色泡沫痰，甚至咳血，痰声漉漉、肛坠欲大便，甚则大便失禁，舌淡苔白滑，脉沉微欲绝或数大无根。

治法：回阳救逆，益气固脱。

方药：参附龙牡汤加减。

人参30g、制附片30g（先煎）、龙骨30g、牡蛎30g、甘草6g、干姜10g、黄芪30g。

中成药：人参注射液，参附注射液，生脉（或参麦）注射液，可交替使用。

分析：气虚阳微欲脱，气不归根，故气短难续，喘息端坐、不得平卧；心阳衰微，阴寒弥漫，故皮肤湿冷、肢体水肿、咯吐大量痰液、痰声漉漉；阴盛格阳，阳气虚脱，故口唇发绀、面色灰白、大汗淋漓、肛坠欲便、小便失禁；舌苔、脉象特征乃心阳虚脱之象。方用人参、黄芪、甘草益气固脱；附片、干姜回阳救逆；龙骨、牡蛎敛心神，以防心阳之亡脱。本证危急，除急煎汤剂口服或鼻饲用药外，应立即静脉推注参附注射液后，再静脉滴注参附而抢救，亡阳必致亡阴，故临证宜参附注射液与生脉注射液联合应用。一般宜先静脉推注参附注射液后，再静推生脉注射液，然后再交替使用或同时建立不同通路而静脉滴注。必要时，中西医结合抢救。

（九）心血阻络证

证候：怔忡，两颧紫红，头痛，头昏，发热，半身不遂，舌质紫苔薄白，脉弦涩。

治法：益气活血，通经活络。

方药：补阳还五汤加减。

黄芪30g、桃仁10g、红花15g、赤芍15g、川芎15g、当归10g、姜黄15g、牛膝15g。

中成药：复方丹参片，血府逐瘀口服液。

分析：心脉瘀阻，故怔忡、两颧紫红，日久气阴两虚，阴虚阳亢，迫血妄行，致心血上冲于脑，络脉受阻，故头痛、头昏、半身不遂；瘀血不散，故发热；舌脉变化乃血瘀阳亢之象。方中黄芪、桃仁、红花、赤芍、川芎、当归益气活血；姜黄、牛膝通络活络，临证时酌加丹参30g、三七粉（冲）5g以加强活血通络作用。心痹病程中，若见湿热瘀阻、寒瘀痹阻、风湿痹阻等证，则宜与热痹、痛痹、行痹等痹病相互参照而进行治疗。心痹并发热毒入侵心内膜，宜用大剂量清瘟败毒饮加活血药治疗。

五、其他疗法

（一）单方验方

1. 五加强心汤　柴胡、枳壳、党参、红花、车前子各10g，丹参20g，瓜蒌皮30g，北五加皮3～10g。每日1剂，水煎服。适用于肝郁血瘀之风心病。心肾阳虚加熟附子5g，茯苓、桂枝各10g，白术12g，泽泻15g；心肾阴虚加麦冬12g，五味子、牡丹皮、炒栀子各10g；心脾阳虚加黄芪、白术、茯苓各12g；咳嗽甚加桑白皮12g，桔梗、枇杷叶各10g；血瘀者加生蒲黄、五灵脂各10g。

2. 安神定志丸　人参10g，茯苓10g，茯神10g，龙齿15g，远志5g，石菖蒲5g，诸药研末制为蜜丸，每丸6g，每次1丸，每日3次。长服，治心气不足证。（《医学心悟》）

3. 利湿化瘀汤　制半夏9g，枳实9g，茯苓30g，丹参35g，川芎9g，赤芍6g，沙参15g，麦冬9g，五味子9g，水煎服。主治肺络瘀阻证。（《中国现代名医验方荟海》）

4. 扶阳蠲湿汤　附子、生姜、桂枝、当归、薏苡仁各10～20g，黄芪、鸡血藤、桑寄生、益母草各15～30g，人参、防己、五加皮、白术、茯苓各6～12g。[甘肃中医，1994，7（3）：31]

5. 桂枝茯苓丸　桂枝15g，茯苓30g，赤芍15g，桃仁10g，牡丹皮15g。诸药为末水泛为丸，1次服10g，每日3次。治血瘀水阻证。（《金匮要略》）

6. 回阳救急汤　制附片15g，干姜10g，甘草5g，人参10g，白术15g，茯苓30g，陈皮10g，半夏15g，麝香1g，五味子15g，水煎服，每日3次。治心、脾、肾阳虚证。（《伤寒六书》）

7. 万年青口服　干品每日10g，鲜品每日15～20g，水煎，分3次服。灌肠：用量宜加倍。有强心作用，用于治疗急性心力衰竭。

8. 北五加皮粗苷片　每次1片（每片20mg），每日3～4次，服药3天后改为每日1～2片。有增强心肌收缩和减缓心率的作用，可治心率偏快之心力衰竭。

9. 强心散　蟾酥1份，茯苓9份，为细末，装入胶囊内。每次服100mg（含蟾酥10mg），每日3次。治心气虚脱证。

10. 北葶苈子　每次30～60g，布包，水煎取汁，分3次服。有强心利尿作用，用于治疗左心功能不全。

11. 金银花、连翘、汉防己、防风、桑枝、秦艽、薏苡仁、大豆卷、茯神、当归、赤芍各适量，水煎，每日1剂，治心痹风痹者。（《现代中医内科学》）

12. 蚕砂、忍冬藤、防风、薏苡仁、秦艽、川芎、黄芪、鸡血藤各适量，水煎服，每日1剂。用于心痹，有降低抗链球菌素"O"的作用。（《现代中医内科学》）

13. 人参、黄芪、麦冬、当归、川芎、白芍、丹参、桃仁各适量，水煎服，每日1剂。主治及作用同上方。（《现代中医内科学》）

14. 转律汤　红参、太子参、茯苓、丹参、苦参、炙甘草各适量，水煎服，每日1剂。用于风心病心房纤颤转律，有减少奎尼丁用量及巩固疗效的作用。（《现代中医内科学》）

（二）针灸治疗

1. 耳针　主穴：心、神门、内分泌、皮质下。次穴：肾上腺、小肠、交感、风湿线（本穴呈线状，位于耳舟中，即锁骨穴至肘间穴连线。

治法：每次取主穴2～3个，配穴1～2个。体弱者取单侧，体强者取双侧，刺激先弱后强，以患者能耐受为度，留针30～40分钟。先用针刺后加电针，治疗初期或心衰期间可每日1次，待症状改善后，改为隔日1次或每周2次。穴位据症情变化而更换。以3个月为1个疗程。停针7天，再行下一个疗程。病情稳定时，可用磁珠（3.8T）贴敷，即将磁珠先置于0.7cm×0.7cm大小之小方块胶布中，于所选穴位测得敏感点后贴上，并作按压。每日3～4次，左右耳交贴压，3天轮换1次。

2. 毫针　主穴：①内关、足三里。②心俞、三阴交。配穴：胸闷心悸加神门、膻中；下肢水肿加阴陵泉、三阴交；呼吸困难加脾俞、列缺；腹胀加天枢、气海；咳血加肺俞、孔最；纳差加脾俞、膏肓俞；发烧配大椎、合谷；热甚者少商点刺出血。刺法：每次选主穴1组，两组交换轮流使用。内关双侧同时进针，施迎随、捻转补泻的泻法。心俞取俯卧位，斜刺针向脊柱方向缓慢进针，至针尖有抵触感（触及横突根部），将针提起1～2分，略作提插捻转，当产生由背向前胸传导的麻胀感、闷压感及揪心感时，再轻轻捻转行针2min后，留针5～15分钟。余穴采用平补平泻手法，留针15分钟。

3. 穴位注射　取穴：同毫针（见前）。药物当归液，5%玄参液，10%丹参液。治法：以上药任选一种，每次取主穴2个，配穴按辨证取穴。每次注入0.5mL药液，隔日1次，10次为1个疗程。

（三）饮食疗法

1. 人参粥　人参15g，生姜15g，粟米60g。将人参切细，生姜捣取汁，用水适量，与粟米共煮为粥，空腹温热服之，日服2次。具补脾益肺、养心气、安心神及益气生津之功。用于心痹气血津液不足之证。（《圣济总录》）

2. 人参酒　人参60g，白酒500mL。将人参捣碎或切为薄片，装瓶酒浸，密封瓶口，每日振摇1次，浸2周，每次30～50mL，每日2次，随饮随添白酒100mL。有补气、通脉、安神之功，用于心痹之气虚血瘀之证。（《本草纲目》）

3. 鲤鱼赤小豆薏苡仁煲汤　鲤鱼1条（约150g），赤小豆30g，薏苡仁60g，加水适量煲汤。治疗风心病心功能不全，尿少水肿者。

4. 人参麦冬炖猪心　人参6g，麦冬15g，猪心1/3～1/2只，大枣3枚，水约180mL，用瓦盅炖熟服用。用于气阴两虚之证。

5. 附子粥　附子12g，干姜12g，粳米60g。将附子炮裂，去皮脐，干姜炮裂。将2味捣细末，每次6g，用水适量，与米煮为粥，空腹食，日服2次。具回阳救逆、温脾助阳、祛寒止痛之功，用于治疗心痹脾肾阳虚之证。（《太平圣惠方》）

6. 菊花酒　菊花200g，五加皮200g，甘草120g，生地黄500g，秦艽120g，枸杞子240g，白术200g，同糯米酿酒。具祛风通络、除湿止痛、养血活血功效，用于治疗心痹之风湿活动者。（《太平圣惠方》）

7. 五加皮酒　五加皮300g，白酒1000mL。五加皮细研，绢袋盛，酒浸，密封瓶口，浸10日。每次温饮30～50mL，每日2次。有祛风湿、强心活血作用，用于治疗心痹轻证。（《太平圣惠方》）

8. 丹参酒　丹参1000g，白酒500mL。将洁净丹参润透切片盛瓶内酒浸，密封瓶口，每日振摇1次，浸10日。每次服30～50mL，每日2次。有通血脉、活心血作用，可治心痹瘀血证。（《太平圣惠方》）

六、调摄护理

（一）调摄

1. 患者应明确本病虽病情缠绵，很难治愈，但只要病情稳定，对健康和生命影响不大。一定要保持愉快，切忌心情紧张，性情急躁。

2. 无心气不足症状者，可照常工作，但切忌重体力劳动、剧烈运动与活动；有心气不足者，应适当休息；正虚较盛，或复感于邪者，应卧床休息为主，或完全卧床休息。

3. 饮食宜清淡，以进食富有营养而又易于消化的食物为主，忌肥甘、辛辣、生冷饮食及暴饮暴食。

(二) 护理

1. 病室要向阳，阳光充足，温度、湿度适宜，室内空气新鲜，但应避免空气直接流通，定时作空气净化处理，以防外邪侵袭。环境应安静，避免噪声干扰。

2. 应安慰患者，消除不良精神刺激，减轻患者精神负担。

3. 对病情轻者，应嘱其适当卧床休息，或基本卧床，对病情重者或复感于邪者，绝对卧床休息。

4. 对汗出较多的患者，应及时更换衣服、擦身，保持皮肤、衣服、被褥清洁，以防止压疮发生。

5. 嘱患者进易于消化而富有营养的清淡饮食。严禁烟、酒、生冷肥甘、辛辣饮食及饮食过饱，发热者，宜进半流质、流质软食。水肿者，应限制钠盐饮水量，并记录每天的出入液量。

七、转归预后

心痹的转归与预后主要取决于心脉瘀阻的程度、正气的强弱及复感外邪与否，本病初起，由于心脉瘀阻不甚，正气不虚，加之亦未复感邪气，其病仅"闻、切"可知，患者常无自觉症状，其病可稳定5～10年，甚至20～30年。一旦出现症状，则见心气不足、心气阴两虚及心血瘀阻之证。日久不愈，一则血瘀益甚，可变生肺络瘀阻、血瘀水肿之证；一则正气愈虚，由气损及阳；病及脾肾，可发生心肾阳虚、水气凌心之证，其病情严重，预后较差。若病及根本，或复感于外邪，则可急发心阳虚脱，或毒侵包膜或心血阻络之危候，则预后极差。

第十二节 肝痹

肝痹，痹病邪侵肝脏出现的病证，亦可由筋痹发展而成。或称为筋痹。《素问·痹论》："肝痹者，夜卧则惊，多饮，数小便，上为引如怀。"《圣济总录·诸痹》："肝痹。……肝之合，筋也。故筋痹不已，复感于邪，则舍于肝也。"《症因脉治·肝痹》："肝痹之症，即筋痹也。夜卧则惊，多饮，数小便，腹大如怀物，左胁凝结作痛。"肝痹亦可由肺痹传变而来，见《素问·玉机真藏论》。

一、病因病机

肝痹的病因比较复杂，大凡与筋痹不已，复感外邪，七情过用，伤及肝气，肝脏虚弱，筋脉失荣有关，亦有他脏久病，传之于肝者。其病理往往虚实相兼，实者气滞、血瘀、肝脉闭阻；虚者气血阴液亏虚，筋脉失荣。两者或主或从，夹杂为患，使该病缠绵难愈。

(一) 筋痹不已，复感外邪

则内伤其合，或因调摄不慎，感受风寒湿邪，或寒湿化热，内舍于肝，而成肝痹。临证除见筋痹的筋挛关节疼痛症状外，还由于邪气内舍，肝脏被伤，失于条达，气滞血瘀，出现胸胁胀满、疼痛，甚则成积；肝脏亏虚，不藏魂魄，不荣于筋，出现卧而多惊，目眩筋挛。

（二）七情过用，伤及肝气

长期情绪紧张，思想负担过重，或恼怒、暴怒不解，致肝失条达，肝气怫郁，继而气郁血瘀，痰浊凝滞，或气郁化火，耗气伤阴（血），致肝脉痹阻，牵及本脏失荣，而发为肝痹。

（三）肝脏亏虚，筋合失荣

久病体弱，或产后失血过多，房劳过度，或时值更年期，肝之气血阴液亏虚，筋合失荣；或感风寒湿邪，三邪直中，本脏益损，魂不守舍，筋挛脉痹，而成肝痹。

（四）他脏久病，传之于肝

如风寒客表，内舍于肺，失治误治，则由肺累及于肝；或饮食失节，损伤脾胃，脾失健运，痰湿内生，凝滞于肝，均可形成肝痹。

总之，本病病位主要在肝，外合于筋。发病以本脏正虚为主。本病之轻重缓急，临床差别较大。一般病初以肝气失调为主，正虚，痰瘀不甚，病情轻浅，易治；病之中后期，正损，痰瘀闭阻，可成癥积，病情深重，难治。

二、诊断与鉴别诊断

（一）诊断要点

肝痹多发于筋痹之后，以胸胁胀满、疼痛，卧则多惊、筋脉拘挛、关节疼痛等为主要临床特征。

1. 有筋痹不已，复感外邪病史。
2. 胸胁胀闷或疼痛，睡眠多惊易醒，或胁下积聚，阴囊缩小。
3. 筋脉拘挛，关节疼痛，不得屈伸。
4. 多饮，小便频数。
5. 脉弦，或沉涩。

（二）鉴别诊断

本病应与肾痹、筋痹鉴别。

1. 肾痹　肝痹与肾痹均可见筋脉挛急、关节疼痛、屈伸不便、抬举艰难等症，但肝痹以筋挛关节痛等肝系症状为主；肾痹以骨重不举、腰背酸痛、偻曲不伸，甚则"脊以代头，尻以代踵"的肾虚骨损症状为主。

2. 筋痹　肝痹与筋痹均可见筋脉挛急、关节疼痛、不得屈伸、胁胀易惊等症，因此有人称"肝痹之症，即筋痹也"（《症因脉治》）。其鉴别在于两点：①主次症不同：筋痹以筋脉挛急、关节疼痛、不得屈伸为主，胁满易惊等肝系症状为次。肝痹则以胸胁胀闷、易惊，甚则胁下积聚等肝系症状为主，筋脉挛急、关节疼痛等相对处于次要地位。②病史不同：一般情况下，肝痹之前多有筋痹病史，筋痹不已，可致肝痹。

三、辨证论治

肝痹的辨证要点，在于辨别寒热、虚实、气血。寒证以素体阳气不足，肝脉失于温养，或寒凝肝脉为特征，临证可见筋挛，骨节凉痛，四末不温，得热则舒，或阴冷囊缩；热证以湿热留滞者多见，症见胸胁胀满、疼痛，纳差，泛恶，骨节肿甚，舌苔黄腻；阴虚内热者多见潮热，盗汗，五心烦热，失眠多梦，目眩，形瘦，筋挛，舌红少苔；虚者胸胁隐痛，体倦乏力，形瘦为主；实者，胸胁胀痛较剧，痛处拒按，四肢关节肿痛为主。在气者胸胁胀满时作，心烦易惊，胁下触之无块为主；在血者，胁下刺痛，触之有块。

肝痹的基本病变为经脉痹阻，筋合失荣，故在其病程中，始终以通经活络、养肝柔筋为治疗原则。由于病因不同和机体正邪阴阳气血偏颇的差异，临床需视证候而定或通经活络祛邪为主，或补气荣血为主，并可配用其他治法，如清利湿热、疏肝解郁、化痰活血、益气养血、滋补肝肾、温阳散寒等。

（一）湿热痹阻证

证候：胸胁胀满疼痛，纳呆泛恶，口苦，目赤或身黄，关节肿胀热痛，屈伸不利，下肢尤甚，小便黄，舌红，苔黄腻，脉弦滑或弦数。以胸胁胀满疼痛、关节肿胀热痛、舌苔黄腻、脉弦数为本证辨证要点。

治法：清热利湿，宣痹通络。

方药：龙胆泻肝汤。

龙胆草20g、柴胡9g、栀子9g、黄芩6g、泽泻15g、车前子15g（包煎）、木通15g、当归20g、防己15g、薏苡仁30g、木瓜15g、桑枝30g。

加减：痛甚加延胡索9g；热重于湿加生石膏、忍冬藤各30g；阴伤加生地黄、白芍各20g，去车前子、木通。

中成药：龙胆泻肝丸。

分析：外邪入侵，湿热蕴结，或素体阴虚，湿热内蕴，痹阻肝脉，气血不通，则胸胁胀满疼痛，关节肿痛；湿热中阻，致纳呆、泛恶；临床亦可风寒湿邪化热，痹阻筋脉，筋痹不已，湿热舍肝等。方中龙胆草、泽泻、车前子、木通清利湿热；柴胡、黄芩、当归疏肝清热养肝；防己、薏苡仁、木瓜、桑枝清热利湿，舒筋通脉。诸药共伍，肝胆湿热得以清利，肝得条达，筋脉柔顺，肝痹诸症得解。本证多见于肝痹急性发作期，给予及时正确的治疗，配合适当的休息和调养，常可治愈。

（二）肝气郁滞证

证候：胸胁少腹胀满而痛，关节拘急疼痛，屈伸不利，疼痛走窜不定，每因情绪变动而增减，或伴易怒、纳少、善太息，舌质淡红，苔薄，脉弦。以胸胁胀满或痛或关节疼痛每随情志波动而增减、脉弦为本证辨证要点。

治法：疏肝解郁，养血理脾。

方药：三灵汤加减。

柴胡6g、当归9g、白芍9g、青皮6g、白术9g、葛根9g、茯神9g、石决明18g、龙齿6g、羚羊角粉0.6g（分2次送服）、半夏曲9g、冬瓜子9g。

加减：筋脉拘急，关节疼痛明显者，加秦艽15g、木瓜15g；肝火偏旺者，加黄芩、栀子各6g；气滞血瘀者加鸡血藤、丹参各15g。

中成药：逍遥丸，柴胡疏肝丸。

分析：痹舍于肝，肝失条达，阻于脉络，故见胸胁少腹胀满而痛；肝主筋，肝病则筋失所养，气机不畅，故关节拘挛疼痛，屈伸不利；气属无形，时聚时散，故疼痛走窜不定；情志变化与气之郁结关系最密，故疼痛随情志之变化而有增减；肝气横逆犯胃，故食少；易怒、善太息、脉弦均为肝郁之象。该证在妇女经行前后及更年期为多见,关节肿胀症状一般不突出。方中柴胡、青皮疏肝解郁为主;辅以当归、白芍养血柔肝;白术、茯神健脾安神;葛根生津解肌,佐使龙齿、石决明、羚羊角粉镇肝安神,半夏和胃。共奏疏肝养血、兼理脾疏肝之效。在本证的治疗过程中,要注意使患者保持情志调畅,避免情志刺激,这对该病的康复十分有益。

(三)痰瘀痹阻证

证候:胁腹胀痛或刺痛,触及包块,肢体顽麻疼痛,关节肿胀,甚则关节变形,筋脉挛缩,屈伸不利,颜面及关节局部皮色紫黯,有瘰核硬结等,舌质紫黯或瘀斑,苔白腻,脉弦涩。

治法:活血行瘀,化痰通络。

方药:身痛逐瘀汤合二陈汤加减。

桃仁9g、红花9g、当归9g、川芎6g、炒五灵脂6g、没药6g、地龙6g、香附3g、羌活3g、秦艽3g、陈皮9g、清半夏9g、茯苓12g。

加减:胁痛甚,有积块者,加炒山甲6g;兼寒者加桂枝6g;兼热者加忍冬藤30g;气虚加黄芪30g;血虚加白芍、熟地黄各15g。

中成药:瘀血痹颗粒。

分析:情志不遂,肝郁日久,或筋痹不已,内舍于肝,气滞血瘀痰生,痰瘀互结痹阻于肝,留滞于筋脉,故见胁腹胀痛或刺痛,内生包块,关节疼痛,甚则变形,筋缩,屈伸不利。方中桃仁、红花、当归、川芎、五灵脂、没药活血化瘀;陈皮、清半夏、茯苓、地龙化痰通络;羌活、秦艽通络。诸药同用,共起祛痰化瘀、通络蠲痹之功。本证多见于肝痹中、后期。变证丛生,难以速效,临床需注意患者若正气盛衰,不可一味化痰祛瘀。

(四)气血两虚证

证候:胸胁引痛,夜卧多惊,筋脉急挛,或肢麻、筋缩,面黄少华,乏力心悸,目眩,舌质淡苔薄白或薄少,脉沉细弱。

治法:益气养血,调肝。

方药:肝痹散。

人参9g、当归30g、川芎15g、酸枣仁3g、肉桂3g、茯苓15g、代赭石6g、朱砂(末)1.5g。

前6味药水煎取汁,调赭石、朱砂末同服。

中成药:痹祺胶囊,归脾丸,人参养荣丸,八珍益母丸。

分析:肝之本脏气血亏虚,多由久病失血、饮食失调等原因引起。气血亏虚,肝失所养,胸胁隐痛,夜卧多惊,目眩心悸;肝血无源以滋筋脉,则筋挛、肢麻、肌削筋缩;余症均为气血亏虚之征。方中当归、川芎养血,人参益气以生血,引代赭石通肝气,肝得气血润养,气血开通后而邪可引出;又有肉桂祛寒,茯苓利湿,羌活除风,则邪自难留而不乱;酸枣仁、朱砂镇惊安神,使诸症自解。

(五)肝肾阴虚证

证候:胁肋隐痛,缠绵不休,筋脉拘急,屈伸不利,腰膝酸软,头晕耳鸣,咽干目眩,失眠多梦,易惊,日久关节变形,形体消瘦,心烦热,盗汗颧红,头面烘热,男子遗精,女子月经量少或闭经,舌红少苔,脉弦细数。

治法:滋水清肝。

方药：滋水清肝饮。

地黄 30g、山药 15g、山茱萸 15g、泽泻 12g、牡丹皮 12g、茯苓 10g、柴胡 6g、栀子 6g、当归 12g、白芍 12g、炒枣仁 9g。

中成药：知柏地黄丸，桑葚蜜膏。

分析：肝肾同源，肝郁化火，伤阴耗液，或房劳伤肾；误投热药，或热邪久恋，损伤肝肾之阴，肝体失濡，相火内扰，魂不守舍而见胁肋隐痛，失眠易惊；肝肾阴虚，筋脉失濡，则关节挛痛，甚则变形，形瘦筋缩，屈伸不利；咽干、目眩、腰膝软、五心烦热、舌红少苔、脉弦细数等，均为肝肾阴虚之证。方中六味地黄汤滋补肾阴，柴胡疏肝，栀子清肝热，归、芍、枣养肝血。因该方滋阴降火，疏肝养肝，对绝经期关节炎属阴虚火旺者尤佳。

（六）寒凝肝脉证

证候：胁肋或少腹冷痛，阴囊挛缩，关节拘挛冷痛，手足不仁，四肢欠温，面色㿠白或青，遇冷症增，休息及得暖症减，舌淡苔白，脉细沉无力或虚大。

治法：补肾益肝，温阳祛寒，舒筋活络。

方药：补肝汤。

制乌头 6g（先煎）、制附子 6g（先煎）、山茱萸 20g、肉桂 3g、薏苡仁 30g、独活 12g、茯苓 15g、炒柏子仁 12g、防风 6g、细辛 3g、大枣 5 枚

加减：若筋急挛痛者加白芍、伸筋草；目昏不明者加草决明、青葙子等。

中成药：尪痹冲剂，寒痹停片，参附大造丸。

分析：素体阳虚，且筋痹不已，复感寒邪，内舍于肝，厥阴肝筋失温被凝，则胁腹冷痛、囊缩；肢体筋脉失温被凝，则筋脉挛急，关节冷痛，屈伸不利；诸症休息得暖则舒、面色㿠白、四肢欠温等，均为阳虚寒凝之象。方中乌头散寒止痛为主药；附子、肉桂温助肾阳，暖下焦，通血脉，山茱萸补肝肾，共为辅药；独活祛风湿，薏苡仁、茯苓健脾渗湿，防风、细辛祛风散寒，特别是细辛配独活可祛厥阴风邪，柏子仁养血明目安神，共为佐药；甘草、大枣调和诸药为任。

诸药合用，温补肝肾之阳，散寒祛风，舒筋通络，为治疗肝肾虚寒之方。

四、调摄护理

1. 保持心情舒畅，避免情志刺激，耐心坚持治疗，树立战胜疾病的信心。
2. 注意肢体保暖，避免外邪入侵。
3. 饮食清淡食物，禁用或慎用克伐肝气的药物。
4. 避免劳累，适当进行关节的功能锻炼。

五、转归预后

由于肝痹一病涉及范围较广，轻重差异较大，故其转归和预后也存在明显差别。一般说，素体强壮，感邪不重，易于治愈，预后良好。反之，素体虚弱，感邪较重，正气虚衰，关节畸形，肌削筋缩，胁下肿块，病在血有实质损害者，则不易治愈，预后较差。

第十三节 脾痹

脾痹，五脏痹之一。由肌痹发展而成。脾主肌肉，故亦有脾痹即肌痹之说。《素问·痹论》："脾痹者，四肢懈惰，发咳呕汁，上为大寒。"《素问·刺逆从论》："少阴不足，病脾痹。"或谓："肌痹不已，复感于邪，内舍于脾，是谓脾痹"（见《圣济总录·脾痹》）。《症因脉治·脾痹》指出："脾痹之证，即肌痹也。四肢怠惰，中州痞塞，隐隐而痛，大便时泻，面黄足肿，不能饮食，肌肉痹而不仁。"选用黄芪丸、白术汤、五味异功散、保和丸、香砂枳术丸等方治疗。参见肌痹、五脏痹条。

本病多见于西医的多发性肌炎、进行性肌营养不良症、系统性红斑狼疮、重症肌无力等疾病中，影响消化系统功能，出现消化道病变者。

一、病因病机

脾痹的致病原因，有内因和外因两个方面，以脾虚不运为内因，以外邪内侵为外因。外感六淫，以湿邪为主，留滞肌肉四肢，痹阻不通，复感外邪，深侵脾脏；内因肌痹日久不去，脾脏虚损，湿邪乘虚内舍。外邪内渐，脏气虚损，内外合邪，发为脾痹。其主要病机是湿邪乘虚内舍，酿痰蕴热生瘀，脾气虚损，运化失司，中焦气机升降痹阻不畅。

（一）外邪困脾

感受外邪，常见湿邪侵袭为主。脾喜燥恶湿，湿困脾土，脾运失司，肌络痹阻，气血之精华不达，发为脾痹。适逢长夏，湿气当令者，病情多加重。

（二）湿热内蕴

湿热内酿，或湿阻久蕴化热，痹阻肌络，肌络失养为脾痹。湿热久患，甚则为肌痿。

（三）气血瘀滞

邪气痹阻肌络，以致气血运行不畅，或思虑伤脾，气郁不畅血行迟缓，而致瘀阻血脉，产生气血瘀滞之脾痹。

（四）痰浊瘀阻

饮食不节，恣食膏粱厚味碍脾，致谷不化精，痰浊内生，阻滞经络，营卫运行不畅，瘀阻肌络发为脾痹。

（五）脾虚邪陷

素体脾虚，正虚邪乘，或禀赋不足，邪阻困脾，肌络久痹，渐至邪深损脾，发为脾痹。甚发肌痿、脾痿。

本病的病位主要在脾。病变可波及全身肌络，以四肢肌肉受病者多见。久痹其病日笃，可致肌痿废用。可内舍有关脏腑，如心、肝、肺、肾诸脏，但病变中心始终在脾与肌肉。

脾痹的发病，以脏腑、气血、津液不足，阴阳失调为主。感受外邪多为湿困，痰浊和瘀血是机体在致病因素作用下产生的病理产物，又成为新的致病因素而作用于机体。

本病起病缓，开始多因病及五体而见肌痹，渐及脾胃、心、肺、肝、肾等。且常见肌痹、脾痹、肌痿、脾痿合病。

其病理特点有二。一是外邪及病理产物阻络损肌，其病性以邪实为主，致病之因主要是湿、痰、瘀。二是常因饮食不节伤脾，或思虑伤脾，或素体脾虚致正虚邪陷，内损及脾。其病性以正虚（脾虚）为主。

脾虚为发病的内在倾向性。而病性复杂，除邪实正虚之外，尚多见虚实夹杂为患。

二、诊断与鉴别诊断

（一）诊断要点

本病始以肌肉疼痛多见，可呈游走性，亦可固定不移；其疼痛有隐痛、钝痛、木痛、胀痛、刺痛之别，得温可减，遇寒痛甚。局部变化有皮色改变，肌肤肿胀或肌肉萎缩等。全身表现可见恶寒发热，不欲饮食，食则气滞，呕汁，发咳，四肢懈堕，甚有肌萎不用等。

本病病程长短不一，短可数周，长可达数年。亦有终身缠绵难愈者。禀赋不足为终身缠绵难愈的潜在内因。

诊断要点为：

1. 发病缓慢，禀赋不足或有家族发病史者，以年幼男孩多见。其他原因发病则无明显的性别、年龄差别。发病季节不一，然病情加重多见于长夏。

2. 受损脏腑是脾。有明显的肌肉受累。先见四肢酸痛，后再累及其他部位肌肉，或见肌力明显减退，或患肢肌萎软。邪犯于上肢见握力减退，抬臂困难；邪犯下肢则步履障碍，下肢萎软不用。

3. 身热不甚，多汗，舌淡或舌边齿痕，苔腻，脉濡。或食欲不振、呕吐、咳嗽、大便不实等。

凡具备以上两条即可诊为"脾痹"。

（二）鉴别诊断

本病应与脚气、肌痹等相鉴别。

1. 与脚气鉴别　其病起于脚，多因感受风毒所致。发病不自觉或先无他疾而忽得之或因重病后而得之。其症状特点多见自膝至脚有不仁或脚弱不能行，或微肿，或酸冷，或疼痛，或挛急或缓纵不随等。甚则内攻脏腑病情危笃。发病多在春末夏初。类似西医的急性感染性多发性神经炎等。

2. 与肌痹鉴别　肌痹所成，必由外感。其主要症状是肌肤尽痛，肌肤不仁，肌肉萎缩废用不明显。肌痹大致相当于西医的多发性肌炎、皮肌炎等，病变尚未及脾。

三、辨证论治

（一）辨证要点

本病的辨证要点，主要是辨虚、实。其虚是以脾虚为主；其实则以湿、热、痰、瘀为辨证关键。病位所在脏腑的辨别亦很重要，是脾病累及他脏，还是其他脏损及脾胃当需分辨。

1. 实证　病程相对较短，症状特点有皮色改变，肢体疼痛，活动不利或见舌旁边有齿痕，或舌质瘀黯。可分为外邪困脾证、湿热内蕴证、气血瘀滞证和痰浊瘀阻证等。

2. 虚证　病程较长，肢体活动明显障碍，甚则肌肉萎缩不用，舌质多有变化，以舌淡多见，脉象多细濡，常伴全身脾虚之证，如食纳欠佳或呕汁，或咳，或大便溏泄等。脾痹久之，病变弥漫多脏受损，亦可出现危重之象，如呃逆、昏厥等，需多法救治。可分为脾虚邪陷证、脾肾两虚证、阴虚内热证及脾痹重证。

（二）分证论治

脾痹的基础病变是肌络瘀阻，气血不达，不荣而致病。故本病证的治疗全过程始终应以养通肌络为法则。由于病因各异，当首辨虚、实。实则以祛邪为主，虚当以扶正为先。再据寒、热、疲、癖不同之邪，气、血、阴、阳的虚损情况，采用不同的治法。

1. 外邪困脾证

证候：肢体困重疼痛，骨节酸痛，皮肤肌肉肿胀，恶寒发热，汗出热不退，纳呆，舌苔微腻。脉紧或缓。

治法：发表解肌，化湿通络

方药：柴葛解肌汤合三仁汤加减。

柴胡10g、葛根10g、羌活10g、白芷10g、桔梗9g、黄芩12g、甘草3g、白芍15g、生、炒薏苡仁各15g、生姜3片、杏仁10g、白蔻仁6g。

中成药：藿香正气丸，豨莶丸。

分析：外邪乘袭肌络，肌络阻痹，不通则肢体疼痛。邪湿困脾，则肢体困重，纳差，苔腻。邪正交争而见恶寒发热。汗出热不退为湿邪黏滞之象。方用柴胡、葛根解肌退热，羌活、白芷宣解痹痛，黄芩清泻里热，白芍、甘草酸甘化阴，桔梗、杏仁轻开上焦肺气，生、炒薏苡仁可甘淡渗湿，白蔻仁芳香辛苦，行气化湿，生姜调和营卫。全方寒温共剂，解肌发表兼清里热，又能宣上、畅中、渗下，使湿祛热清，诸症自解。如病患侧重在上肢可加片姜黄15g，在下肢加牛膝15g。

2. 湿热内蕴证

证候：肌肉酸痛肿胀，四肢沉重，患肢抬举无力，身热不扬，汗出黏滞，食欲不振，胸脘痞闷，苔黄腻，或舌红苔厚腻，脉象濡数。

治法：清热除湿，疏肌通络。

方药：二妙散加味。

苍术、白术各10g、黄檗10g、苦参12g、生薏苡仁30g、土茯苓20g、威灵仙15g、萆薢12g、羌、独活各12g、鸡血藤15g。

中成药：湿热痹颗粒，二妙丸，三妙丸。

分析：湿性黏滞重着，壅滞经络则肌肉肿胀酸痛，肢体困重抬举无力；湿热不能外散，故身热不扬，汗出黏滞；湿困脾土，故纳差，胸脘痞闷；湿热蕴内则苔黄或白厚腻，脉显濡数之象。方用黄檗、土茯苓、苦参清热除湿；生薏苡仁、苍术、白术、威灵仙、羌活、独活通利肌络，健脾化湿；鸡血藤可养血活血通络。全方补泻合剂，以祛邪为主，佐以健运养血之品。

3. 气血瘀滞证

证候：情绪波动或思虑过度而见肌肤肢体肿痛，胸脘痞闷，纳少，大便不调，女子经行腹痛或月经不调，苔薄，舌质瘀黯，脉象弦涩。

治法：理气活血。

方药：金铃子散合复元活血汤化裁。

金铃子10g、延胡索10g、全当归10g、桃仁9g、红花6g、炮山甲6g、柴胡15g、甘草6g。

中成药：瘀血痹颗粒，复方元胡止痛片，舒筋活血片。

分析：思虑伤脾，脾伤健运失司则纳差，胸脘痞闷，大便不调。脾损血不归藏，留著四肢肌肤则肢体肿痛。邪阻气血不畅则女子经行腹痛，月经不调。舌质瘀黯、脉涩而弦均为气血瘀滞之征。方用金铃子、柴胡以疏肝理气清热；当归、桃仁、红花、炮山甲、延胡索活血祛瘀，消肿止痛；甘草缓急止痛，调和诸药。上方共奏解郁理气调血之功，是气滞血瘀诸痛之良方。

4. 痰浊瘀阻证

证候：形体丰腴，肌肤肿胀，沉重而痛，或麻木疼痛，或咳嗽多痰，纳呆，苔腻，脉滑。

治法：消痰通络。

方药：二陈汤合桃红四物汤加减。

制半夏9g、橘红9g、茯苓9g、甘草3g、全当归12g、川芎6g、桃仁6g、红花6g、鸡血藤9g。

中成药：大活络丸。

分析：肥人多痰浊，或素喜恣食膏粱厚味，痰浊内生，困脾致运化失司则纳差。脾为生痰之源，痰浊内生而见咳嗽多痰，痰浊阻络则肌肤肿胀，重着疼痛或麻木。方用半夏燥湿化痰，橘红顺气化痰，茯苓渗湿健脾，当归、川芎、鸡血藤养血活血，桃仁、红花化瘀通络，甘草调和诸药。本方适用于湿痰之证，脾不健运湿邪凝聚气机阻滞郁积而成。补中有通，补而不滞，使气血周流无阻，肌络得以荣养。

5. 脾虚邪陷证

证候：形体瘦削，骨节疼痛，缠绵难愈，甚则肌肉萎缩，肢软不用，食欲不振，大便不实，舌苔薄，舌边齿痕，脉象细弱。

治法：补脾健运。

方药：异功散加味。

党参12g、白术10g、茯苓10g、甘草4g、陈皮6g、炒薏苡仁15g、鸡血藤15g。

中成药：健脾丸，补中益气丸。

分析：脾主肌肉，脾虚气血生化不足，肌肉失养则形体渐瘦。久病正虚邪陷，邪阻肌络则骨节疼痛缠绵不愈，甚则肌肉萎软不用。脾虚不健运而食欲不振；生化不足，正不胜邪，则显脉象细弱。脾运不健则大便不实。方用党参、白术甘温健脾，补中燥湿；茯苓甘淡平，渗湿健脾；陈皮行气补而不滞；鸡血藤养血调血通肌络；甘草甘缓和中，健脾养胃；炒薏苡仁健脾和中渗湿。全方有补有泻，补而不滞，泻不伤正。

6. 脾肾两虚证

证候：肢冷，肌肉麻木，四肢怠惰或腰膝酸软，骨节变形，甚见肌肉萎缩，脘腹微胀，纳呆，便溏，舌淡白，脉沉细或沉迟。

治法：温肾补脾，益气养血。

方药：生肌养荣汤。

熟地黄15g、制首乌15g、怀山药12g、阿胶10g（烊化）、鹿角胶10g（烊化）、肉桂5g、山萸肉9g、淡附片9g（先煎）、巴戟天9g、党参10g、当归10g、鸡血藤10g、砂仁4g、陈皮6g、炙马钱子粉0.6g（随汤送服）

中成药：健脾丸合桂附八味丸。

分析：脾肾两虚，脾虚不运，肾阳虚失于温煦，寒从内生而畏寒肢冷，脘腹微胀，纳呆便溏，脉象沉迟。脾之精微不足，肌肉失养则肌肤不仁，肌软无力，甚至肌萎。腰为肾之府，肾主骨，肾虚则腰膝酸软，骨节变形。脾肾两虚故舌质淡白。本方以熟地黄、制首乌、山萸肉及血肉有情之品鹿角胶、阿胶大补阴血；淡附片、肉桂、巴戟天温补命火，补阴于养阴血之中；党参、山药培补中州；当归、鸡血藤养血活络；少佐砂仁、陈皮理气醒脾，用于补益药之中，使之补而不滞；炙马钱子粉少量，可增强肌肉的收缩力，以利肢体功能的恢复，此药有毒，易致慢性中毒，用时应注意加工炮制及药量和用药时间。

7. 阴虚内热证

证候：肌肉瘦削，甚见萎缩，肢体酸软，甚则软弱不用，或骨蒸潮热，毛发脱落，舌苔黄，舌质红，脉象濡数。

治法：滋补肝脾，养肌通络。

方药：麦门冬汤合芍药甘草汤加减。

麦冬30g、制半夏9g、党参10g、甘草3g、大枣10g、白芍15g、鸡血藤10g、粳米5g。

中成药：黄精膏，养胃舒。

分析：骨蒸潮热为阴虚内热之象；津血不足，毛发失养则脱落；肌络失荣而萎缩不用；脉象濡数为脾虚内热之象。方中重用麦冬以清肺胃虚热；党参、甘草、大枣、粳米补益脾胃之气阴；制半夏理气降逆，开通胃气；芍药、甘草酸甘化阴，养阴补肝脾；鸡血藤养血通络。全方补而不滞，动静相合，使阴津得复，虚火渐降，痰涎化，气逆顺。

8. 脾痹重证

证候：四肢软瘫，伴胸闷如室，或呼吸微弱，或心悸肢冷汗出，或呕血便血，病多长久渐见加重，脉微欲绝。

治疗：分调五脏，对症处理。

方药：本证为五脏内竭之危重症，所用方药当辨别所损脏腑及气血阴阳之虚损情况，因证施治，随证变通。

分析：久病邪攻内脏，正不胜邪。脾气竭，血不归脾，发为呕血、便血；脾气竭，肺失主气，则呼吸微弱，胸闷如室；内舍于心，血不养心则心悸；汗乃心之液，心气衰则汗出不敛；气阴两亏，则四肢不荣，肢冷软瘫。此乃五脏内竭之危重症。凡有呼吸困难，可配合低流量给氧；心悸可投补心气口服液或滋心阴口服液等；见有呕血、便血可以白芨粉加水调成糊状内服，每次10g，如出血量多应中西医结合救治为要。

四、其他疗法

（一）针灸治疗

可根据患病部位和寒热虚实之异，以足阳明胃、足太阴脾经的穴位为主，据情取穴，手法以实则泻之、虚则补之、热则疾之、寒则留之、陷下则灸之等原则为要。还可配合电针疗法，以加强刺激，提高疗效。亦可用水针穴位注射法治疗等。

（二）饮食疗法

1. 薏仁粥　薏苡仁30g，赤小豆30g，白米50g。先将薏苡仁、赤小豆煮熟，再加入白米做粥，

可加白糖适量。适用于痰浊瘀阻证。(《经验方》)

2. 山药百合粥　山药、百合各30g，香白米60g，煮熟成粥。适用于脾痹虚证。
3. 桃仁粥　服用法见脉痹。适用于脾痹之瘀滞证者。(《多能鄙事》)
4. 赤小豆粥　服用法见脉痹。适用于脾痹之湿热内蕴证。(《饮食辨录》)

（三）按摩疗法

按摩治疗有舒筋活络、理气活血、消肿止痛的作用。适用于脾痹的慢性期或恢复期。

方法：选用滚、推、理、揉等手法使患部肌肉松弛，再用点、按、捏、拿的手法，以达舒筋活络止痛的目的。还可用拔伸、牵引、理筋的方法，达到剥开粘连，分筋理顺的目的，最后再用滚、摇、揉等手法善后。

每次按摩30～50min，手法由轻到重，逐渐升级。每2～4天推拿1次。并注意适当的功能锻炼。

（四）频谱治疗

采用周林生物频谱保健治疗仪。

方法及原理：以频谱发生器释放的模拟人体频谱，激发体内的基本粒子谐振，在病变处产生"内热效应"和生化反应。同时调节人体生物电场，来改善病变状况。能消除微循环障碍，调节和平衡自主神经系统，促进新陈代谢，促进组织恢复和再生，达到消炎、消肿、止痛、减少渗液、促进愈合、安神入眠、活血通气等目的。

根据患病部位进行照射，每日1～2次，每次30min。

五、调摄护理

（一）调摄

注意患者的饮食、情志调摄，因病情缠绵，要静心坚持治疗，树立战胜疾病的信心，根据不同的季节，还要慎风寒或避暑热。

（二）护理

患者肢体功能锻炼要贯穿治疗全过程，必须协助患者做力所能及的功能锻炼。

六、转归预后

脾痹属五脏痹之一。五脏痹是五体痹进一步发展的严重阶段。

本病实证易治，虚证难愈。凡出现肌肉萎缩软弱不用者，病程多长久，治疗上应采用内外合治法，慢性恢复阶段一定要配合自主功能锻炼。脾痹重症，病情危笃，尚要采用中西医结合之法救治内竭之脏。

脾痹日深者预后差。脾痹若累及多脏预后不良。

第十四节　肺痹

肺痹，由皮痹入舍于肺而成。亦称皮痹。主证烦满喘呕，胸背痛，右胁刺痛，牵引缺盆。《素问·痹论》："肺痹者，烦满喘而呕。"《圣济总录·肺痹》："皮痹不已，复感于邪，内舍于肺，是为肺痹。其候胸背痛甚，上气，烦满，喘而呕是也。"《症因脉治·肺痹》："肺痹之症，即皮痹也。烦满喘呕，逆气上冲，右胁刺痛，牵引缺盆，右臂不举，痛引腋下。"治用橘皮丸、杏仁丸、当归汤、五味子汤、泻白散、生脉散、人参平肺散等。参见皮痹条。

主要症状为恶寒、发热、咳嗽、喘息、胸满、烦闷不安等。由外邪闭阻肺气或因"皮痹"日久不愈，病情发展所致。《素问·痹论》："皮痹不已，复感于邪，内舍于肺。" 一说由于生活失于调养，精气内损，复感外邪，邪气积于胸中所致。（《素问·五脏生成篇》）

本病多见于西医自身免疫性疾病（如全身性硬皮病、系统性红斑狼疮、干燥综合征等）以间质性肺炎、肺弥散性纤维化等病变为主。

一、病因病机

肺痹病的致病原因，可以概括为内因、外因两个方面。外因感受风寒湿邪，稽留日久，皮肤痹阻不宣，复感三邪，内侵肺脏；内因病久不去，肺脏虚损，病邪得以乘虚内舍。内外相因，发为肺痹。其主要病机是外邪乘虚内舍，肺气痹阻不通，宣降失司。

（一）风寒痹阻

皮痹患者，风寒湿邪阻滞皮肤，复感风寒，内舍于肺脏，使肺气宣降失职，清气不升，浊气不降，喘促气急，形成肺痹。或阳虚阴寒之体，更感风寒，邪气内侵入肺，两寒相加，内外合邪，肺气失宣，痰浊痹阻不行，发为肺痹。

（二）痰热壅阻

皮痹患者，感受风寒湿邪，留而不去，入舍于肺，日久化热，热灼津炼痰，痰热阻滞气机，肺失宣降，发生肺痹。或素体阴虚内热，或过食辛辣炙馎之品，肺热痰阻，宣降失职，发生肺痹。

（三）肺虚气痹

皮痹之人，日久不愈，损伤肺气，肺气虚损，宣降失司，气痹不行，发为肺痹。或情志不遂，或悲哀动中，或失于调养，戕伐纵欲，损伤正气，肺脏虚损，功能失职，宣降失司，或肺虚及肾，肾不纳气，发为肺痹。

本病以感受风寒湿邪，患有皮痹日久不愈为基础；复感外邪，内侵肺脏为诱发因素；以肺气痹阻，宣降失司为基本病机；病位在于肺脏；烦满喘呕，病势迫急；邪入肺脏，正气虚馁，危急笃重，属疑难重证。

二、诊断与鉴别诊断

（一）诊断要点

本病以皮痹为基础，复感外邪，肺气痹阻而发病，虽然临床上有风寒痹阻、痰热壅阻、肺虚气阻等不同病机证候，但作为肺痹疾病，其诊断要点如下：

1. 皮痹日久不愈。有皮痹病史，并仍有皮痹的临床症状：皮肤麻木不仁，如有虫行，甚至变硬，或皮肤瘾疹风疮，搔之不痛。

2. 复感外邪。肺痹发病之前，见恶寒、发热、头痛、流涕等表证。

3. 肺气痹阻的临床表现。如咳嗽气急，胸背疼痛，心胸烦满，卧则喘促，甚则呕恶。

4. 脉象疾数。

5. X线检查见间质性肺炎、胸膜炎、胸腔积液或肺弥散性纤维化表现。

具备第1、3两条，参考其他条，即可确立肺痹的诊断。

（二）鉴别诊断

本病应与肺痈、哮喘、胸痹、肺痿、痰饮病等相鉴别。

1. 肺痈　肺痈与肺痹皆病在肺脏，临床均有咳嗽、胸痛等症。其鉴别在于肺痈咯吐大量腥臭浊痰，甚则脓血相兼。

2. 哮喘　哮喘与肺痹之病机相近，均为肺气宣降失调，临床表现亦有喘促气急，不能平卧等表现。临床宜从病史和发病特点相鉴别。哮喘多有宿根，反复发作，或有过敏史；而肺痹则有皮痹不已，日久内舍于肺的发病过程，临床有皮痹症状。

3. 胸痹　胸痹有喘息咳唾、胸背痛、短气等症状，其病机为胸阳痹阻不通，与肺痹的临床表现和病机有相似之处。但胸痹以胸痛为主症，胸痛彻背，其病位在心胸；而肺痹见皮肤麻木不仁或瘾疹风疮，以烦满喘呕为主症，其病位在肺。

4. 肺痿　肺痿是肺叶萎弱不用，肺虚津气失于濡养，以咳吐浊唾涎沫为主要特征，与肺痹皆病在肺脏，临床有易于混淆之处。鉴别宜抓住肺痿主症咳吐浊唾涎沫，而无皮痹表现，少见烦满喘呕，X线检查有助于鉴别。

5. 痰饮病　痰饮病中的悬饮、支饮等临床表现与肺痹有相近之处，如悬饮之咳嗽气急、胸痛，支饮之咳逆喘满、吐白沫痰、不能平卧。但痰饮病无皮痹的临床表现。

三、辨证论治

本病的辨证要点，主要是辨别寒热属性、虚实标本及病期的早晚。

肺痹早期，正气虽虚，尚可支持，重在辨别寒热及虚实之多少；病变后期，邪少虚多，肺肾衰竭，以虚损为主，常至危重难愈，可见喘促气急、动则加剧、汗出如洗、手足逆冷等厥脱危证。

寒证以皮肤麻木不仁，甚则变硬，咳逆喘满，吐白稀痰涎，背寒怕冷，肢浮无汗，天冷病加，舌淡苔白，脉弦紧或疾数无力等为要点；热证以皮肤瘾疹风疮，搔之不痛，发热，或恶寒，咳喘气急，咳痰黄黏而多，胸痛口干，舌红苔黄厚腻，脉滑疾等为要点。

肺痹的主要病机是肺气痹阻，宣降失司，但由于寒热虚实的不同，治疗方法迥异。一般常用宣痹散寒、清热化痰、补肺益气等法则。本病早期本虚标实，宣痹散寒多兼以益气温阳，以标本兼顾，清热化痰以祛痰热之标。切记肺痹本虚，而痰热更伤肺津，病衰当顾正气，补肺益气，或益气养阴，随证而施。病变后期邪少虚多，治宜急顾正气，只需补肺益肾；严重者肺肾欲竭，阳气将散，还当急救回阳，以复生机。

（一）风寒痹阻证

证候：皮肤麻木不仁，如有虫行，咳逆喘满，不能平卧，胸闷痛甚，背寒怕冷，身紧无汗，肢体水肿，咳吐稀白痰涎，天冷时加重，恶心干呕，小便不利，舌淡苔薄白，脉弦紧迟或疾数无力。以皮肤麻木不仁、咳逆喘满、吐白稀痰、背寒怕冷、遇冷加重为本证辨证要点。

治法：宣散风寒，补益肺气。

方药：五味子汤加减。

五味子10g、紫苏子10g、麻黄10g、细辛3g、紫菀10g、黄芩10g、党参15g、桂枝10g、当归10g、半夏10g、甘草6g。

加减：咳甚者，加前胡、杏仁各10g；喘甚者，加杏仁10g、厚朴10g；痰涎涌者，加干姜10g、茯苓15g；呕恶甚者，加生姜10g、代赭石20g（先煎）。待风寒渐退，邪少正虚时，转用五痹汤加减：党参15g，茯苓15g，酒当归10g，白芍10g，川芎6g，白术10g，细辛3g，甘草5g，五味子6g，生姜6g。

中成药：小青龙冲剂，麻黄止嗽丸，寒喘丸。

分析：风寒湿邪阻滞皮肤，肺气失宣，皮腠失养，故见皮肤麻木不仁，如有虫行，甚则变硬。肺气不足，复感风寒，内舍于肺，肺痹气阻，宣降失常，故见咳逆喘满，不能平卧，咳吐白稀痰涎。肺虚寒邪稽留，故背寒怕冷，遇冷加重等症明显。方用麻黄、细辛、桂枝、紫菀宣肺散寒以通痹；紫苏子、半夏化痰降气以肃肺；党参、五味子补肺益气以固本；当归活血养血以利通痹，反佐黄芩制燥热之弊；更以甘草调和诸药为任。全方共奏宣散风寒、补益肺气之功。

（二）痰热壅阻证

证候：皮肤瘾疹风疮时见，搔之不痛，发热，或恶寒，咳嗽气急，胸满喘促，咳痰黄黏腥臭，胸中作痛，烦躁汗出，口苦咽干，舌红绛，苔黄厚腻，脉滑疾数。以皮肤斑疹风疮、发热、咳喘胸痛、咯吐黄黏痰、舌红脉数为本证辨证要点。

治法：清热化痰，宣痹肃肺。

方药：泻白散合苇茎汤加减。

桑白皮20g、地骨皮10g、黄芩10g、川黄连10g、生石膏30g（先煎）、芦根30g、桃、杏仁各10g、冬瓜子15g、生薏苡仁30g、葶苈子12g。

加减：咳嗽甚者，加牛蒡子12g、前胡10g；喘促甚者，加麻黄10g、白果10g；痰稠不利者，加胆南星6g、瓜蒌15g；发热甚者，加金银花15g、柴胡10g。若痰热邪退，则当减黄芩、川黄连等苦寒燥湿伤阴之品，加沙参、款冬花等润肺顾津，以防燥热伤肺。痰热已除，必须顾本益肺以求康复。

中成药：清气化痰丸，羚羊清肺丸，泻白丸，竹沥化痰丸，竹沥膏，祛痰灵。

分析：素体阴虚内热，或过食辛辣炙煿之品，或病邪入里化热，热邪舍肺，灼津炼痰，痰热壅阻于肺，宣降失职，而成痰热肺痹。痰热壅阻，肺失宣发，热窜皮腠，故见皮肤瘾疹风疮。痰热壅阻，肺失肃降，故见咳喘胸痛，痰黄而黏，发热不止。方用桑白皮、地骨皮、黄芩、生石膏、黄连清肺热化痰肃肺；芦根、桃仁、冬瓜子、生薏苡仁清肺化湿排痰；杏仁宣肺，葶苈子肃肺降气。全方共奏清热化痰、宣痹肃肺之功。

（三）肺虚气痹证

证候：皮肤麻木不仁，变厚生硬，或瘾疹风疮，搔之不痛，喘促气迫，动则加重，畏风形寒，大汗淋漓，面浮少华，体倦乏力，声怯懒言，下肢水肿，舌淡有齿痕，苔薄白，脉微细或急数。以喘促动则加重、畏风形寒、大汗淋漓、舌淡、脉微细为本证辨证要点。

治法：益气养阴，补肺宣痹。

方药：生脉散合补肺汤加减。

人参10g（另煎兑入）、麦冬10g、杏仁10g、黄芪15g、熟地黄15g、紫菀10g、五味子10g。

加减：喘促甚者，加紫石英、桃肉各15g；肢肿少尿者，去麦冬、熟地黄，加制附子6g（先煎）、茯苓30g；喘促不继，大汗肢冷，脉象模糊者，为肺气欲竭、心肾阳衰之喘脱危象,急煎参附汤(人参、附子各30g),送服黑锡丹,以冀逆流挽舟,救微续绝。若气逆喘咳,口燥咽干,可选用清燥救肺汤:霜桑叶15g,枇杷叶15g,沙参30g,麦冬15g,胡麻仁30g,阿胶10g(烊化),杏仁10g,生石膏45g(先煎),甘草6g。

中成药:补肺丸,利肺片,固肾定喘丸,参蛤补肺胶囊,黑锡丹。

分析:肺虚失养,故皮肤麻木,瘾疹风疮,变厚变硬,搔之不痛;肺气虚损,喘促气迫,动则加重;气虚则寒,不能收固,故畏风形寒,大汗淋漓;气虚不充,故声怯懒言;水道不利,则面浮肢肿。方用人参、黄芪补益肺气;麦冬、熟地黄补养肺阴;紫菀、杏仁宣肺润肺;五味子收敛肺气。全方共奏益气养阴、补肺宣痹的功效。

(四)肺虚血瘀证

证候:皮肤麻木不仁,变硬变厚,色泽瘀滞,肌肤甲错,或斑疹隐隐,搔之不痛,喘促气迫,动则加重,畏风形寒,汗出不止,体倦乏力,舌黯淡有瘀斑点,苔薄白,脉细涩无力。以喘促动则加重、皮色瘀滞、肌肤甲错、舌黯瘀斑、脉细涩为本证辨证要点。

治法:补肺益气,活血通痹。

方药:补阳还五汤加减。

黄芪60g、全当归15g、川芎10g、赤芍15g、红花10g、地龙10g、杏仁10g、紫菀10g、鸡血藤15g。

加减:喘促不继,汗出肢冷者,加入参10~30g以补益元气;瘀滞较甚,肢冷紫黯,舌体瘀斑甚者,加制乳香10g、制没药10g、三七粉3g,以加大活血通络之力。

中成药:消栓通冲剂。

分析:肺气虚损,故喘促气迫,动则加重;气虚不能固表,故畏风形寒自汗;气虚不能运血则瘀滞不行,皮肤失养则变厚变硬,色黯滞,斑疹隐隐;瘀血不行,则舌黯瘀斑,脉见细涩。方用黄芪大补肺脏元气,益气以活血,全当归养血活血,川芎、赤芍、红花活血化瘀,地龙、鸡血藤活血通络,杏仁、紫菀宣肺润肺。全方共奏补肺益气、活血通痹之功。

(五)肾不纳气证

证候:皮肤麻木不仁,变厚变硬,或瘾疹风疮,搔之不痛,喘息气短,气不接续,动则喘甚,汗出肢冷,甚则小便频数失禁,舌质淡,脉沉细弱。

治法:补肾纳气,益肺宣痹。

方药:参蛤散合七味都气丸加减。

人参10g、蛤蚧10g、熟地黄15g、山萸肉15g、生山药15g、泽泻10g、牡丹皮10g、云茯苓15g、五味子10g。

加减:若喘促甚,吸气不下者,加紫石英、胡桃肉各以加重纳气之力;若喘促不继大汗不止、肢冷脉微者,为肺肾竭,加附子15~30g(先煎),送服黑锡丹以急救之。

中成药:蛤蚧定喘丸,补肾防喘片,固肾定喘丸,参蛤补肺胶囊,黑锡丹。

分析:肺虚病久及肾,肾不纳气,故喘促不接续,呼多吸少,动则喘甚,汗出肢冷,小便失禁。肌虚失养,故皮肤麻木,生瘾疹风疮。方用人参大补元气,蛤蚧补肺纳气平喘,熟地黄、山萸肉、生山药、五味子补肾纳气,云苓、泽泻健脾泻水消肿,牡丹皮清肝活血通络。全方共奏补肾纳气,益肺宣痹之功。

四、其他疗法

(一) 针灸治疗

1. 灸法

(1) 取肺俞、中脘、膻中、列缺、膏肓俞,每日1次,10次为1个疗程。适用于风寒痹阻证。

(2) 取肾俞、关元、气海、膏肓俞、足三里,每日1次,10次为1个疗程。适用于肾不纳气证。

2. 针法

(1) 取肺俞、列缺、尺泽、丰隆、少商,用泻法,隔日1次,10次为1个疗程。适用于痰热壅痹证。

(2) 取天突、大抒、风门、肺俞、丰隆,用平补法,隔日1次,10次为1个疗程。适用于风寒痹阻证。

(二) 单方验方

1. 参蛤麻杏膏　生晒参60g(如用党参,剂量加倍),蛤蚧2对,麻黄(去节)60g,杏仁100g,炙甘草50g,生姜60g,红枣(去核)120g,白果肉20枚。生晒参另煎,收膏时冲入。蛤蚧去头、足研末冲入收膏。余药加水浸泡一宿,浓煎3次,将滤取的清汁再浓缩,加入冰糖500g收膏。每服1匙,每日3次。适用于肺虚气痹证、肺虚血瘀证和肾不纳气证。(《实用单方验方大全》)

2. 定喘神奇丹　党参60g,牛膝15g,麦冬60g,五味子10g,熟地黄60g,山萸肉12g。以水4碗,煎成1碗,顿服,每日1剂,适用于肺虚气痹证、肾不纳气证等。(《咳嗽哮喘验方》)

3. 喘咳舒药酒　海风藤60g,钻地风60g,白酒500g,冷浸制成药酒。每次10mL,早晚空腹冷服。适用于风寒痹阻证。(《全国中草药新医疗法展览会资料选编》)

4. 金白汤　大金钱草60g,桑白皮60g,淫羊藿70～180g,桔梗30g,猪肺1具。先将前4味煎熬3次,取汁250mL,与猪肺共炖1.5小时,加适量白糖。每次20mL,首次服药在夜半12时,其后每8小时1次。1周为1个疗程,每疗程服药3剂。适用于痰热壅阻证。

(三) 推拿疗法

1. 点穴　先点阑门,再点建里、气海,再点章门、梁门、石关、巨阙,并以一手捺天突、璇玑、华盖;再点上脘、建里、天枢、气海,并压三把,并用引气归原法及或中与阴陵泉齐放法,次治背部及督脉,按百劳、肩井(双侧),再按肺俞、膏肓俞、脾俞、肾俞诸穴。适用于风寒痹阻证、肺虚气痹证、肾不纳气证等。

2. 推拿

(1) 按摩胸腹以补法为主,兼用平补平泻法,再按左幽门、左梁门、左章门、左天枢、建里穴;继按点大椎、肩井、风门、肺俞穴;推按脾俞、肾俞穴;推搓手太阴经上肢穴位;肩井至膏肓俞和肺俞至肾俞,用按点、提拉、搓捻手法。适用于痰热壅阻证。

(2) 按摩左右幽门、梁门、巨阙、建里、气海、中脘;按点肺俞、膏肓俞、脾俞;推按脾俞、肾俞;横搓上肢手三阴经;推按、捏拉、搓捻肩井至膏肓俞和肺俞至肾俞。适用于风寒痹阻证及肺虚气痹证、肾不纳气证。

(四) 饮食疗法

1. 桃仁粥　桃仁10g(去皮尖),青粱米(或粳米)50g。将桃仁研碎和米煮粥,加少许红糖,

作早餐服用。适用于肺痹之皮肤干燥、大便秘结者。(《食医心鉴》)

2. 黄精冰糖　黄精30g,冰糖50g。黄精冷水发泡,入砂锅,加水适量,入冰糖,煮至黄精烂熟。每日服2次。适用于肺虚气痹而肺燥者。(《偏方大全》)

3. 猪肺　猪肺1具,白芨30g,冰糖120g。水煮熟,去白芨,将肺带水分3次服完。适用于肺虚气痹证。(《咳嗽哮喘验方》)

(五) 外治法

1. 消喘膏　穴位贴敷分贴于肺俞、心俞、膈俞,每次贴4～10小时,3～5天贴1次。适用于风寒痹阻证。(《中国基本中成药》)

2. 气喘膏药　将膏药烘软,贴背后第3胸椎旁开1寸处。适用于肺虚气痹阻,肺虚血瘀证。(《中国基本中成药》)

3. 定喘膏　贴敷肺俞。适用于风寒痹阻证。(《中国基本中成药》)

五、调摄护理

(一) 调摄

适用于肺虚气痹证、肺虚血瘀证。

1. 肺痹患者,病情笃重,病程缠绵。应使患者了解疾病的治疗调护规律,建立信心,与病魔做斗争。

2. 肺痹患者要绝对戒烟。

3. 风寒痹阻证、肺虚肾虚诸证患者,应避免感受外邪,注意保暖。

4. 注意饮食调节,忌生冷饮食,痰热壅痹证患者,还应忌辛辣及肥甘厚味之品正常人

5. 慎劳作,节房事,静调养。

(二) 护理

1. 对病情笃重者,宜予内科一级护理,定时测生命体征。

2. 呼吸困难时,应予持续低流量吸氧。

3. 对排痰不利者,应予中药排痰剂做雾化吸入,必要时吸痰。

4. 对高热不退者可予物理降温。

5. 对汗出过多者注意皮肤护理。

6. 对汗出畏风怕冷者要注意保温。

六、转归预后

肺痹肺脏虚损,邪气内舍,病情笃重,其转归和预后,主要视肺脏虚损的程度、病邪的轻重以及治疗、调护是否得宜。一般肺脏虽虚而不甚,邪气尚轻,治疗、调护得法者,病可向愈。肺脏虚甚,或肺虚及肾,病邪深重,治疗、调养得宜,患者尚可维持,但较难治愈。

风寒痹阻证,一般见于肺痹初期,风寒内舍,肺脏虚损尚轻,与肺痹其他各证相较,最易治疗。若治疗不当,调护失宜,继损肺气,可转化为肺虚气痹证、肺虚血瘀证,迁延日久难愈;若风寒痹阻证治疗失当,过用温燥,或调护失宜,由寒转热,灼津炼痰,可以转化为痰热壅痹证,痰热脏虚相因,热伤肺气津液,痰热壅痹,祛邪则易伤正,补正则必助邪,虚虚实实,给治疗带来困难。痰热壅痹证,痰热交阻,肺失宣降,热烧伤阴耗气,正虚邪搏,可危及性命;若治疗得法,调护恰当,痰热渐消,正气来复,或可向愈。痰热渐消,正虚显露,或可转化为

肺虚气痹证、肺虚血瘀证者患者；阴津受损，肺燥阴伤，肺虚正竭亦可危及性命。肺虚气痹证、肺虚血瘀证之患者肺元气虚损，或肾不纳气证者真元虚衰，救治颇难，若治疗得法，调护适宜，病患多带病延年，不易治愈；若治疗失宜，或调护不当，肺肾脱厥，则病每不治。

第十五节 肾痹

肾痹，病名。由骨痹日久不愈复感外邪所致。证见腰背偻曲不能伸，下肢拘挛，腰痛，遗精等。《素问·痹论》："肾痹者，善胀，尻以代踵，脊以代头。"《圣济总录·肾痹》："骨痹不已，复感于邪，内舍于肾，是为肾痹。其证善胀，"尻以代踵，脊以代头"。盖肾者胃之关，关门不利，则胃气不行，所以善胀，筋骨拘迫，故其下挛急，其上踡屈，所以言代踵代头也。"《症因脉治·肾痹》："肾痹之症，即骨痹也。善胀，腰痛，遗精，小便时时变色，足挛不能伸，骨痿不能起。"治宜补肾蠲痹，用远志丸、防风丸、白附子丸、河车封髓丹、家秘滋肾丸等方。参见骨痹条。

肾痹涉及西医的多种疾病，如类风湿关节炎、强直性脊柱炎、骨关节病、系统性红斑狼疮、痛风、大骨节病等。这些病在发展的某一阶段，临床表现与肾痹相似。

一、病因病机

（一）肾气亏虚

肾为先天之本，藏精而主骨，若先天禀赋不足，肾精亏虚；或久病、大病之后，或房劳过度，或负重劳损，妇人生育过多等，导致后天失养，损伤肾精。肾气亏虚，风寒湿热等邪气乘虚入侵，痹阻经脉，留著于骨骱，骨痹不已，内舍于肾，发为肾痹。

（二）外邪侵袭

"卫出于下焦"，"肾为卫之本"，卫气承肾精之滋养，受肾气之温煦鼓舞，始能布达全身，发挥卫外作用，当肾气不足，卫气空疏，卫外不固，导致外邪稽留于骨，骨痹不已，内舍于肾。但亦有肾气未必先虚，而外邪较重，可直接侵袭肾经或肾之外府，而为肾痹。如《金匮要略·五脏风寒积聚病脉证并治》所云："肾者之病……病属下焦，身劳汗出，衣里冷湿，久久得之，腰以下冷痛，腹重如带五千钱"。

（三）痰浊瘀血

肾痹多为骨痹不已，复感于邪而致，骨痹与痰浊瘀阻密切相关，无论脾虚内生痰湿，或外感湿邪，痰湿阻滞，经络气血不得通畅，瘀血由生。痰瘀可结，胶着于骨骱，导致关节肿大变形，屈伸不利而发为骨痹。病情迁延日久，内舍于其所合，渐致肾虚。肾阳不足，气化无力，水湿上泛，聚而为痰；肾阴不足，虚火灼津，炼津为痰，进一步加重痰瘀阻络；另一方面，体内本无痰瘀内停，外感风寒湿热等邪气，直接侵袭肾经或肾之外府，导致肾脏及其经脉功能失调，气不化津，致使痰湿内停，瘀血阻络。

综上所述，肾气亏虚、外邪侵袭、痰浊瘀血痹阻是肾痹的主要病因。三者之间密切相关，互为因果，常见虚实夹杂、本虚标实之证、病位初起多在在肢体、经络，久病则深入骨节，乃至内舍肾脏。病情初起常见以邪实为主，或风寒、寒湿留著，或风热、湿热郁结；久病则正虚邪恶，或肾气亏虚，或肾阴不足，或肾阳衰弱，甚则损及肝脾等脏，形成虚实错杂之证。

二、诊断与鉴别诊断

（一）诊断要点

肾痹的诊断，主要以其概念为依据。

1. 多有骨痹病史，如关节肌肉疼痛，屈伸不利，骨重难举，骨质受损，甚则骨关节肿大僵硬或畸形"尻以代踵，脊以代头"。
2. 具有素体肾虚之证，如肾气亏虚、肾阴不足、肾阳虚衰证。
3. 虽无素体肾虚，但感受风寒湿热等外邪袭于肾经腰府，表现为身体沉重，腰中冷痛者。
4. 舌淡或黯红，舌苔白或滑或腻，脉沉细或弦紧或尺弱。

具备以上第1、2、3项或第4项，可诊断为肾痹。

（二）鉴别诊断

肾痹与肝痹、附骨疽在病因、证候方面有相似之处，应予鉴别。

1. 肝痹　肝痹多为风寒湿等外邪侵袭人体，筋脉痹阻，筋痹日久，加之肝体不足，复感于邪，内舍于肝所致。临床表现为筋脉拘挛，屈伸不利，关节疼痛，兼见胸胁胀满或疼痛、夜卧多惊、阴囊缩小等肝血不足、寒凝肝脉等症。

2. 附骨疽　本病多发生于疖、痈等病后，余邪未尽，流窜入里，附于骨内而继发；或跌仆损伤，瘀血凝滞于筋骨，复感邪毒为患；或肾虚卫外不固、风寒湿邪乘虚侵袭，阻于筋骨，化热酿毒而成。其临床表现：骨节疼痛，转侧或屈伸时痛甚，局部肿热，病久形骨化瘘，流出脓液或死骨，多伴全身发热。血液检查，白细胞计数明显升高。X线检查，病灶处骨影模糊及骨质破坏。

三、辨证论治

肾痹的辨证，首先当辨病程新久、病性虚实、在经在脏。

肾痹初起，或为风寒湿热之邪留滞于肾经，痹阻气血，以邪实为主，病位在经；或为肾气先亏，而后感受风寒湿热等邪气而成虚实夹杂之肾痹者，病位在脏。如果反复感邪，入于骨骱，日久肾气渐虚，邪气乘虚内舍于肾脏，致使肾虚邪恋，以肾虚为主。

治疗肾痹，首先分清虚实。根据肾痹的发病特点，归纳为肾虚邪实。肾虚者，不外乎肾阴虚、肾阳虚；邪实者，分为寒湿或湿热之邪侵犯肾经、痰瘀痹阻肾经。如病程不长，病在肾经，尚无肾虚之候，当以祛邪为主，如或祛风除湿清热通络，或祛风散寒除湿通络；如病久正虚邪恋，虚实夹杂，当扶正祛邪，发作期多以祛邪为主，缓解期则以补肾扶正为主，巩固疗效，以善其后。

（一）邪犯肾经证

证候：本证可分为湿热痹阻及寒湿痹阻。湿热痹阻者，腰背疼痛、重着，局部红肿、灼热，烦渴喜饮，溲黄，舌质红，苔黄腻，脉滑数。寒湿痹阻者，腰背肌肉冷痛、重着，痛有定处，转侧屈伸不利，日轻夜重，遇寒痛甚，得热则减，舌淡苔白腻，脉弦紧。

治法：湿热侵犯肾经者，治以清热祛湿、解毒通络为主。寒湿侵犯肾经者，治以散寒化湿、温经通络为主。

方药：

1. 湿热侵犯肾经者，宣痹汤加减　防己10g、杏仁10g、滑石15g、薏苡仁15g、连翘10g、栀子6g、蚕砂10g、赤小豆15g。

2. 寒湿侵犯肾经者，乌头汤加味　乌头10g（先煎）麻黄10g、白芍15g、黄芪15g、甘草10g、白蜜30g。

分析：风寒湿热之邪侵犯肾经而致肾痹。感邪常有偏胜，以湿热或寒湿合邪多见。湿热入侵，或素体阴虚，寒湿久蕴化为湿热，痹阻肾经，故见腰背肌肉疼痛、红肿灼热；热伤津液，则见烦渴溲黄；湿热交阻，故有重着感；舌红、苔黄腻、脉滑数为湿热之象。若寒湿侵袭，痹阻肾经，寒邪其性凝滞，湿邪其性重着，均易阻碍气机，致使气血运行不畅，故腰背肌肉关节冷痛、重着，痛有定处；夜间阴邪更盛，故日轻夜重；舌淡苔白腻、脉弦紧为寒湿之象。方1中防己、滑石清热利湿；蚕砂、薏苡仁、赤小豆祛除水湿，疏利经络；连翘、栀子清热解毒。若皮肤有红斑，加生地黄、牡丹皮、赤芍以凉血活血；若腰脊、关节红肿热痛较甚，宜加金银藤、黄檗、川牛膝，以加强清热解毒、化瘀止痛之功。方2中乌头辛温大热，为温经逐寒止痛之峻剂，配麻黄散寒开痹；黄芪甘温益气，既助乌头温经通阳，又防麻黄辛散太过；白芍养血，与甘草缓急止痛；白蜜解乌头之毒性。乌头应从小剂量开始，避免出现毒性反应。若湿邪偏胜，关节漫肿者，酌加防己、蚕砂、薏苡仁以祛湿通络；若兼风邪，关节痛无定处者，酌加防风、威灵仙以祛风胜湿。

（二）痰瘀互阻证

证候：痹病日久，腰脊、关节刺痛、肿胀、变形、僵硬，屈伸不利，肌肤色紫黯，肢体顽麻，面色黧，或眼睑水肿，胸闷痰多，舌质紫黯或瘀斑，苔白腻，脉弦涩。

治法：活血祛瘀，化痰通络。

方药：身痛逐瘀汤合二陈汤化裁。

桃仁10g、红花10g、当归10g、川芎10g、甘草6g、香附10g、地龙10g、秦艽10g、羌活10g、没药10g、怀牛膝15g、半夏10g、陈皮10g、黄芪15g。

加减：若痰留骨骱，关节肿胀变形，皮下结节，加制南星、白芥子以豁痰利气；若痰瘀胶着不散，关节僵硬变形，疼痛甚者，加穿山甲、白花蛇、全蝎等虫类药以搜风通络止痛。

中成药：瘀血痹颗粒，大活络丹，小活络丹。

分析：湿邪内侵，或体内津液不行，水湿内停，聚湿成痰。痰湿内阻，血流不畅则成瘀滞。痰浊瘀血乃有形之邪，痹阻于肾经，则腰脊、关节、肌肉刺痛、肿胀、屈伸不利，甚至关节僵硬变形；痰瘀阻滞，肌肤失于气血荣养，故肤色紫黯；气血经络运行不畅，则肢体顽麻；眼睑水肿、胸闷痰多乃痰湿为患。舌紫黯、苔白腻、脉弦涩均为痰瘀互阻之象。方中桃仁、红花、川芎、当归活血化瘀，兼以养血；二陈汤燥湿化痰；地龙、没药、香附祛瘀通络，理气止痛；秦艽、羌活祛风湿，通利关节；怀牛膝益肾强筋壮骨，活血通络；黄芪益气通阳，气行血亦行。

（三）肝肾阴虚证

证候：腰脊、关节、肌肉烦痛，入夜更甚，关节变形，腰膝屈伸不利，酸软无力，日久腰弯背曲，筋脉拘急，肌肤麻木不仁，形体消瘦，或低热、五心烦热，或咽干喜饮，或耳鸣，或盗汗，或男子遗精，女子月经量少，舌红少苔，脉细数。

治法：滋补肝肾，强筋壮骨。

方药：左归丸加减。

熟地黄20g、山萸肉10g、枸杞子15g、菟丝子15g、鹿角胶10g（烊化）、龟甲胶10g（烊化）、狗脊15g、桑寄生30g。

加减：若低热、烦渴，阴虚内热盛者，加鳖甲、知母、黄檗，关节肿痛变形，屈伸不利者，加穿山甲、白芥子，活血止痛，化痰通络。

中成药：大补阴丸，六味地黄丸，知柏地黄丸。

分析：肾为先天之本，主骨藏精，肝主筋，司全身筋骨关节之屈伸。肝肾同源，痹久伤阴，致肝肾阴虚，腰府、筋骨关节失于濡养，则腰脊、关节、肌肉疼痛，筋脉拘急，麻木不仁，腰膝屈伸不利，酸软无力；阴虚则生内热，故低热、五心烦热、咽干喜饮、耳鸣、盗汗；男子遗精，女子月经量少，舌红少苔，脉细数，为肝肾阴虚之象。方中熟地黄、山萸肉、枸杞子、龟甲胶补肾填精，育阴潜阳；鹿角胶、菟丝子补益精血；怀牛膝、狗脊、桑寄生补肾强筋壮骨。

（四）肾阳亏虚证

证候：腰脊、关节冷痛，昼轻夜重，屈伸不利或僵硬变形，腰膝酸软，下肢无力，足跟疼痛，形寒肢冷，面色㿠白，自汗；或毛发枯萎脱落，或面浮肢肿，夜尿频数，或男子阳痿、女子月经愆期量少或闭经。舌淡胖嫩，舌苔白滑，脉沉弦无力。

治法：温补肾阳，祛寒除湿通络。

方药：附子汤合阳和汤加减。

炮附子10g、肉桂6g、熟地黄20g、鹿角胶10g（烊化）、干姜10g、麻黄6g、甘草10g、炒白芥子6g、黄芪20g、怀牛膝20g、白芍15g。

加减：若肾阳虚衰，腰膝酸软较甚，加狗脊、淫羊藿、菟丝子补益肾阳，强壮腰膝；面浮肢肿者，加薏苡仁、泽泻淡渗利湿；关节僵直变形，屈伸不利者，加穿山甲、全蝎、乌梢蛇等虫类搜剔之品以通络止痛。

中成药：尪痹颗粒，金匮肾气丸，右归丸。

分析：肾为一身阳气之根，肾阳之亏，不能温煦、荣养筋骨关节，故见腰脊、关节冷痛，腰膝酸软，下肢无力，形寒肢冷，面色㿠白，自汗；肾阳不足，真气衰弱，寒湿痹阻，气血运行不畅，则腰脊关节屈伸不利、僵硬变形；足少阴肾经循足跟，肾虚经络失养，而致足跟疼痛；肾主水，肾阳虚气化不利，肾关不固，故面浮肢肿，夜尿频数；肾阳虚衰，精血失充，故男子阳痿，女子月经愆期量少或闭经；舌淡胖嫩，舌苔白滑、脉沉弦无力均为肾阳亏虚之象。方中炮附子、肉桂温阳散寒；熟地黄、鹿角胶补肾填精益髓，配附子肉桂，温而不燥；干姜、麻黄散寒，温通经脉；黄芪益气通阳；白芥子豁痰利气；怀牛膝强筋壮骨，活血通络；白芍、甘草缓急止痛，制约桂、附、姜之温燥。

四、其他疗法

（一）饮食疗法

1. 猪肾粥　猪肾1对（切），粳米100g，草果6g，陈皮3g，缩砂仁6g。先将猪肾及药煮成汁，入酒少许，次下蜜煮粥。适用于肾虚证。（《饮膳正要》）

2. 羊脊骨羹　羊脊骨1具（槌碎），肉苁蓉30g，草果3个，荜茇6g。熬成汁，入葱白，

作面羹食之。适用于肾虚证。(《饮膳正要》)

3. 赤小豆粥　赤小豆30g，白米15g，白糖适量。先煮赤小豆至熟，再加入白米煮粥，加糖饮用。适用于湿热痹阻肾经证。(《饮食辨录》)

4. 乌头粥　生川乌头10g为末，香白米粥1碗，再慢熬适当，下姜汁1匙，蜜3大匙，空腹服。或再加薏苡仁6g亦可。适用于风湿痹阻肾经及肾阳虚证。(《本草纲目》)

(二) 针灸治疗

循经取穴：上肢疼痛取肩髃、曲池、合谷、外关，肩痛加肩髎、肘痛加尺泽、天井，腕痛加阳池、腕骨，手指痛加八邪；下肢疼痛取血海、足三里、膝眼、阳陵泉、三阴交、太冲；膝痛加梁丘、绝骨；踝痛加丘墟、照海；足趾痛加八风；腰背疼痛取华佗夹脊或督脉穴，如肾俞、命门、大椎、长强。

辨证取穴：湿热痹阻加脾俞、中脘、阴陵泉；寒湿痹阻加肾俞、大肠俞、腰阳关，温针灸或艾条灸；痰瘀阻络证加膈俞、委中、丰隆；肝肾阴虚证加肝俞、肾俞、太冲、太溪；肾阳亏虚证加肾俞、关元、足三里。以艾灸为主。

(三) 外治法

1. 熏洗 (蒸) 法

(1) 熏蒸方：小麦麸2～2.5kg，小椒1把，盐1把，酒1盏，葱白3茎 (切)，醋汁不计多少搅拌麸药，湿润为度，炒极热，熏蒸所患部位，薄衣盖被得汗出，约1小时，停熏蒸，再睡1～2小时，擦干，勿见风。适用于风寒湿痹阻肾经证。(《御医院方》)

(2) 熏洗方：川、草乌各10g，细辛10g，透骨草30g，桂枝10g，威灵仙20g，煎水熏洗，每日2次，每次15min，5～10天为1个疗程。适用于风湿痹阻肾经证。(贵阳医学院经验方)。

2. 离子导入　陈醋500g，威灵仙30g，浸2周后过滤，做直流电导入。适用于邪犯肾经证。(《实用中医内科学》)

(四) 推拿疗法

腰背部用捏脊舒筋法。自八髎开始，沿督脉上至大椎，推捏3遍，再沿膀胱经推捏3遍。肢体均可采用按、揉、推、散、提拿、归挤、扇打、劈叩、捋、顺、抖、颤等手法及各关节主动与被动活动的功能疗法。本疗法适用于肾虚为主，关节僵硬，活动不利者。

五、调摄护理

肾痹的发生与外感风寒湿热等邪气以及肾虚有关，一方面应当注意防寒、防潮，避免汗出当风，预防外邪侵犯人体，另一方面劳逸结合，房室有节，避免伤及肾气。适当运动，以增强体质，提高机体驱邪外出之力和御邪再侵之功。腰为肾之府，劳累或负重过度很容易损伤腰府，更至外邪直侵肾经。因此要注意保护腰脊，避免过于负重或闪挫或劳伤。

六、转归预后

肾痹初起，风寒湿热之邪停滞于肾经腰府关节等处，病邪尚轻浅，正气尚未大虚，如能及时治疗，不难治愈。如果失治或误治，病情迁延，久痹不愈，内舍入肾；或素体肾虚，或本为痰瘀壅盛之人，外邪与痰瘀互结，痹证不久即内舍于肾者，则正虚邪实，晚期甚则出现"尻以代踵，脊以代头"之症，预后多不良。

第十六节 尪 痹

尪痹是指具有关节变形、肿大、僵硬、筋缩肉卷、难以屈伸、骨质受损症状的痹病。

尪痹（Wang bi）其起病缓慢，反复迁延不愈，多因感受风寒湿邪而反复发作。初起多以小关节呈对称性疼痛肿胀，好发于指关节或背省、晨僵，活动不利；病久受累关节呈梭形肿胀、压痛拒按，活动时疼痛；后期关节变形僵直，周围肌肉萎缩。舌淡胖，苔白消、脉沉弦。血查类风湿因子阳性，发作期血沉增快。X线摄片可见骨质疏松改变等。本病属西医的类风湿性关节炎，中医辨证且有风寒湿阻、风湿热郁、痰瘀互结、肾虚寒凝、肝肾阴虚、气血专虚等证型，但常相互兼杂。临床所见，以肾虚、风、寒、湿、痰、瘀兼杂致病者居多。故治宜祛风散寒除湿。益肾化痰祛瘀。

本病主要包括西医学中骨关节疼痛、变形的疾病，如类风湿关节炎、强直性脊柱炎、大骨节病、结核性关节炎等，但其中以类风湿关节炎最为多见。在临床上治疗西医上述疾病时，可参考本节有关内容进行辨治。

一、病因病机

"风寒湿三气杂至合而为痹"这一痹病的基础病因病机，也是尪痹的总病因病机。但在尪痹的病因病机中，更重要的还是"肾虚，寒湿深侵入肾"的特点。

（一）素体肾虚，寒湿深侵入肾

或先天禀赋不足，或后天失养，遗精、滑精，房事过度，劳累过极，产后失血，月经过多等，而致肾虚，正不御邪，肾藏精、生髓、主骨，肾为作强之官，肝肾同源，共养筋骨。肾虚则髓不能满，真气虚衰，三气之邪，如寒湿偏盛，则乘肾虚深侵入肾。肾为寒水之经，寒水之经，寒湿之邪与肾同气相感，深袭入骨，痹阻经络，血气不行，关节闭塞。肾虚不能生养肝木，肾主骨，肝主筋，筋骨失养，渐致骨松筋挛，关节变形，难以屈伸，甚至卷肉缩筋，"肋肘不得伸"，几成残疾。

（二）冬季寒盛，感受三邪，肾气应之，寒袭入肾

《素问·痹论》中说所谓："痹者，各以其时，重感于风寒湿之气也。"时，指五脏气王之时（季节）。肾气王于冬，寒为冬季主气，冬季寒盛，感受三邪，肾先应之，故寒邪可伤肾入骨，致骨重不举，瘦削疼痛，久而关节肢体变形，成为抵羸难愈之疾。

（三）复感三邪，内舍肝肾

痹病若迁延不愈，有反复感受三气之邪，则邪气可内舍其所合而渐深入，使病变复杂而深重，冬春季节，气候寒冷，此时复感三邪，寒风气胜，内舍肾肝，肝肾同源，筋骨同病，渐成旌痹。

（四）湿邪化热，久郁不解，伤肾损骨

湿热之域，阳性体质之人，因热贪凉，风寒湿深侵入肾，邪从热化，而形成湿热伤肾；或湿热过盛肾不胜邪、入肾伤骨而病，肾为水火之脏，湿从火化则肾火浮动致肾失坚蛰封藏之性能而受伤。由于湿热蕴蒸，耗伤阴精，肝肾受损，筋骨失养，渐成尪痹。

可见尪痹的病因病机比一般的风、寒、湿痹更为复杂，病情更为深重。主要是风寒湿三邪已经深侵入肾，并已影响到肝，致骨损筋挛，且病程较长，寒湿、贼风、痰浊、瘀血等互为交结，凝聚不散，经络闭阻，气血不行，又可加重病情进展，这是尪痹病因、病机与其他痹病不同之处，应予注意。

部分患者因属阳盛体质，寒邪久郁，从阳化热，或原为肾虚寒盛证，经服用温补肾阳，辛热祛寒药物，阳气骤旺，寒邪从阳化热；或近阶段又受热邪，或气郁化火，或积有灸煿之火，可见热象，此现象属肾虚寒盛为本，热象为标。

二、诊断与鉴别诊断

尪痹除具有痹病共有的关节疼痛、肿胀、沉重及游走窜痛等症状外，主要是骨质损害，关节变形，臂腿枯细，膝踝肿大，肘膝不得伸，功能活动受限，甚则生活不能自理，病程较长。并有腰膝酸痛、疲乏倦怠、下肢无力、足跟疼痛、夜尿频多、经少经闭、眩晕耳鸣、尺脉弱小等肾虚证候，关节疼痛多昼夜重，喜暖怕凉，遇暖痛减，并多见形寒肢冷、遇寒加重、舌苔白、脉沉细等寒实之证。

如为肾虚标热证，见关节微红，发热，或夜间喜将患部置于被外（但久放后又可使疼痛加重）等化热症状，经加减药物治疗后，则又出现腰膝酸痛、喜暖怕冷等肾虚寒盛证。

（一）诊断要点

1. 晨僵　患者晨起各关节僵硬，活动受限一至数小时。

2. 疼痛　自觉疼痛发自骨内，由于邪气深入阴分，故疼痛多是昼轻夜重，古人常称"其痛彻骨，如虎之啮"。

3. 肿胀　对称性关节肿胀（同一关节左右侧同时受累），多见于近端指关节受累。

4. 关节变形　肢体关节肿大变形，筋挛肉缩，臂腿枯细，活动不灵，甚则不能步履，久而不愈而成废人。

5. 舌象　以沉弦之象最为多见，示病在里，以疼痛为主，较多患者出现尺脉小于寸关之脉或沉而无力，或沉细而弱，说明痹多为肾虚。湿重者可见细数之象。

脉象居"四诊"之末，可做参考，不可孤立去看，应"四诊合参"才为全面。

（二）鉴别诊断

本病应与着痹、热痹、行痹、痛痹、大偻等相鉴别。

1. 着痹　着痹的特点是受病的肢体、关节或筋骨肌肉，感到沉重明显，举动费力，自觉似带有重物。或有局部肿胀，或有顽麻不仁。虽也有些酸楚疼痛。但以沉重感为明显。此为三邪侵入，湿邪偏胜所致。无尪痹的"肘膝肿大，臂细小"或"两膝肿大……不能屈伸，腿枯细"等症。

2. 热痹　热痹的特点是患病的关节或肢体某处红、肿、热、痛而拒按，局部发热或兼有全身发热、痛处喜凉爽、口渴、汗出、小便黄赤、大便秘结等。此为三气之邪从阳化热或感受湿热之邪所致，与尪痹的肾虚标热证不同。尪痹寒邪化热时虽然可出现关节疼痛而热，局部可略有发热，皮肤可略有发红，喜将患肢放到被外，但肢体在被外放久受凉，又可加重疼痛，须重新放回被内，没有明显的关节红、肿、热痛之症。尪痹虽也可有口干咽燥、五心烦热、小便黄、大便干、舌质红、苔黄厚而腻等症，但比热痹为轻，脉常滑数或弦滑数，尺脉多沉小。

热痹病程短，无关节变形，并且关节痛处红肿甚剧，皮肤也赤红灼热。尪痹病程较长，关节可变形，关节局部热象不显。

3. 行痹　行痹的特点是疼痛之处游走不定，有时痛在上肢，有时痛在下肢，或在肌肉，或在关节各处窜走，为三邪之中风邪偏胜所致。经疏风散寒，化湿祛寒法治疗，疼痛可以缓解，不会出现尪痹的关节肿大变形、难以屈伸、骨质受损等症。

4. 痛痹　痛痹以剧烈疼痛为其特点。肢体关节或筋骨肌肉有严重的疼痛，痛处固定，遇寒加重，为三邪中寒气偏胜所致。与尪痹之疼痛不同处在于，尪痹之痛发自骨内，痛如虎咬，夜间痛重。

5. 大偻　大偻的特点是腰骶、脊背疼痛，痛连颈项，晨起僵痛，或僵硬弯曲，直腰、弯腰受限，活动不利，可有髋、膝、踝、肘等大关节肿痛，非对称性，男性多见，类风湿因子多阴性。尪痹以小关节的对称性疼痛、肿胀为主，很少影响到骶髂关节，类风湿因子多为阳性，女性多见。

三、辨证论治

本病的辨证要点是肾虚，寒湿深侵入肾，经络痹阻，气血不行，关节闭塞，筋骨失养，渐致骨松筋挛，关节变形，难以屈伸，甚至卷肉缩筋，几成废疾。既有风寒湿（寒湿为主）之邪内侵，又有肾（肝）亏虚之内因，属本虚标实之证。

尪痹基本病变是关节疼、肿、变形且喜暖怕冷的肾虚寒盛证，故在其病程的始终都应以补肾祛寒为主，辅以化湿散风、养肝柔筋、祛瘀通络。肝肾同源，补肾亦能养肝、荣筋。祛寒、化湿、散风，促使风寒湿三气之邪宣化而解。祛瘀通络可祛瘀生新。由于病机转化，若出现邪郁化热之势时，又须暂投以补肾清热法，待标热得清后，再渐渐转为补肾祛寒之法，以治其本。若出现新的症状，又要与其他治法合用。

（一）肾虚寒盛证

证候：腰膝酸痛，两腿无力，易疲倦，不耐劳作，喜暖怕冷，膝、踝、足趾、肘、腕、手指等处关节疼痛、肿胀，僵挛变形，晨起全身关节（或最疼痛的关节）发僵发硬，筋挛骨重，肢体关节屈伸不利，甚至变形，脊柱僵直，舌苔多白，脉象多见尺部弱、小、沉细，余脉可见沉弦、沉滑、沉细弦等。

治法：补肾祛寒，化湿散风，强壮筋骨，祛瘀通络。

方药：补肾祛寒治尪汤加减。

川续断12～20g，补骨脂9～12g，熟地黄12～24g，淫羊藿9～12g，制附片6～12g（如用15g以上时，需加蜜3～5g先煎25分钟）骨碎补10～20g，桂枝9～15g，赤、白芍各9～12g，知母12g，独活10～12g，防风10g，麻黄3～6g，苍术6～10g，威灵仙12～15g，伸筋草30g，牛膝9～15g，干姜6～10g，炙山甲6～9g，土鳖虫6～10g，透骨草20g，自然铜（醋淬，先煎）6g，焦神曲12g。

加减：上肢关节病重者，去牛膝，加片姜黄10g、羌活10g；瘀血症状明显者，加红花10g、皂角刺5～6g、乳香6g、没药6g或苏木15～20g；腰腿痛明显者，可去苍术，加桑寄生30g，并加重川续断、补骨脂用量，随汤药嚼服胡桃肉（炙）1～2个；肢体关节蜷挛僵曲者，可去苍术、减防风，加生薏苡仁30～40g、木瓜9～12g、白僵蚕10g；脊柱僵直变形、屈曲受限者，可去牛膝、苍术，加金狗脊30～40g、鹿角胶9g（烊化）、羌活9g；关节疼痛重者，可加重附片用量，并再加制草乌3～6g、七厘散1/3管，随汤药冲服；舌苔白厚腻者，可去熟地黄，加砂仁3～5g或藿香10g；脾虚不运、脘胀纳呆者，可去熟地黄，加陈皮、焦神曲各10g。

中成药：尪痹冲剂，益肾蠲痹丸。

分析：本证肾虚为本，寒盛为标，乃本虚标实之证。肾主骨，肾为肝之母，肝主筋，寒湿之邪深侵入肾，骨失所养，筋失所荣，故致骨质受损、骨松筋缩、关节屈伸不利、僵挛变形等症。寒湿偏盛，故关节喜暖怕冷，遇寒加重，形成肾虚寒盛的证候。方用川续断、补骨脂补肾壮筋骨；制附片补肾阳、祛寒邪；熟地黄填精补血，补肾养肝，共为主药。以骨碎补、淫羊藿、透骨草、自然铜、焦神曲温补肾阳，强壮筋骨；桂枝、独活、威灵仙搜散筋骨肢体风寒湿邪；白芍养血荣筋，缓急舒挛，共为辅药。又以防风散风，且制附子之毒，麻黄散寒，苍术祛湿，赤芍化瘀清热，知母滋肾清热，山甲通络散结，土鳖虫治瘀壮骨，伸筋草舒筋活络，共为佐药。牛膝下行引药入肾为使药。其中赤芍、知母、土鳖虫又有反佐之用，以防温热药助化邪热。

（二）肾虚标热轻证

证候：患者夜间关节疼痛时，自觉关节内微有发热，喜将患肢放到被外，似乎疼痛减轻，但患肢久置又觉疼痛加重，急需收入被中，手足心也有时感觉略发热，痛剧的关节或微有发热，但皮肤不红，肢体乏力，口干便涩，舌质微红，舌苔微黄，脉沉弦细略数。

治法：补肾为主，兼以坚肾清热

方药：加减补肾治尪汤。

生地黄15～20g，续断15～18g，骨碎补15g，桑寄生30g，补骨脂6g，桂枝6～9g，白芍15g，知母12～15g，酒炒黄檗12g，威灵仙12～15g，炙山甲9g，羌活独活各9g，红花9g，制附片3～5g，忍冬藤30g，络石藤20～30g，土鳖虫9g，伸筋草30g，生薏苡仁30g。

中成药：尪痹冲剂合湿热痹冲剂同用

分析：此证为肾虚邪实，寒邪久郁或服温热助阳药后，或年轻体壮阳气较盛，而邪欲从阳化热之征，此证较肾虚寒胜证少见，但在我国南方则比北方多见，方中用生地黄凉血补血填精，续断、补骨脂补肾壮筋骨，骨碎补补肾壮骨，桂枝、羌活、独活、威灵仙搜散筋骨肢体风寒湿邪，白芍养血荣筋、缓急舒挛，知母滋肾清热，穿山甲通经散结，红花活血化瘀，忍冬藤、络石藤通经络，祛风热，土鳖虫化瘀壮骨，伸筋草舒筋活络，生薏苡仁利湿通利关节。本方是在补肾祛寒治尪汤的基础上，减去温燥之品，加入苦以坚肾、活络疏清之品而成，制附片量已减少，但未完全去掉羌活、独活、桂枝、制附片等祛风寒湿之药。临床上本方较补肾祛寒治尪汤应用为少。

（三）肾虚标热重证

证候：患者关节疼痛而热，肿大变形，用手扪其肿痛之处，局部可有轻度发热，皮肤也略有发红，因而喜将患处放到被外，但在被外放久受凉后，疼痛可加重，故又放回被内，不久又放到被外，如此，一夜可数次。口干咽燥，五心烦热，小便黄，大便干，舌质红，舌苔黄厚而腻，脉象常滑数或弦滑数，尺脉多沉小细数。

治法：补肾清热，散风化湿，强壮筋骨，祛瘀通络。

方药：补肾清热治尪汤。

生地 15～20g，续断 15g，地骨皮 10g，骨碎补 15g，桑枝 30g，赤芍 12g，秦艽 20g，知母 15g，黄檗 12～15g（用黄酒泡 3 小时以上，取出入煎）威灵仙 10g，羌活、独活各 6～9g，制乳香、没药各 6g，土鳖虫（或炙山甲）9g，白僵蚕 9g，蚕砂 10g，红花 10g，忍冬藤 30g，桂枝 6～9g，透骨草 20g，络石藤 20～30g，桑寄生 30g。

加减：可参看补肾祛寒治尪汤的加减。如大便结滞不下，可加桃仁泥 10g、酒军熟大黄 3～6g；口渴思冷饮者，加生石膏 30g（先煎）。

中成药：尪痹冲剂合湿热痹冲剂。

分析：本证乍看，好像是热痹，但结合其临床特点和病程来分析，此实为本虚标实，标邪郁久化热或服温热助阳药后，阳气骤旺，邪气从阳化热之证，与一般的热痹不同（热痹病程短，无关节变形，关节痛处红肿甚剧，皮肤也赤红灼热）。此证临床上虽也能见到，但较之肾虚寒盛证则属少见之证，本证有时见于年轻体壮患者的病情发展转化过程中，但经过治疗后，则多渐渐出现肾虚寒盛之证，再经过用补肾祛寒、强壮筋骨、通经活络等治疗而愈。本证在我国南方则比北方多见。方中用生地黄补肾壮水，黄檗坚肾清热，川续断补肾壮筋骨，骨碎补补肾祛骨风，共为主药。以桑寄生补肾强筋、除风通络，地骨皮益肾补劳热，威灵仙祛风湿，除痹痛，羌、独活搜肾与膀胱经之风湿，共为辅药。以赤芍活血散瘀凉血，知母降火清热、除烦消蒸，忍冬藤、络石藤通经络、祛风热，红花活血通经，乳香、没药化瘀定痛，土鳖虫（或炙山甲）活瘀通络，有虫蚁搜剔之能，桂枝温阳宣痹，配羌、独活之辛温，可以免除方中大队凉药抑阳涩滞之弊，共为佐药。以桑枝通达四肢，祛内湿利关节为使药。服用本方治疗，标热证消退后，大多数又可出现肾虚寒盛证，这时仍需运用补肾祛寒治尪汤随证加减，治疗寒湿深侵入肾而收功。

（四）湿热伤肾证

证候：病程较长，关节肿痛，用手扪之发热，或下午潮热久不解；膝腿酸痛无力，关节蒸热疼痛，痛发骨内，关节有不同程度的变形。舌苔黄腻，脉滑数或沉细数，尺脉多小于寸、关。

治法：补肾为主，化湿清热。

方药：补肾清化治尪汤。

骨碎补 15～20g，续断 10～20g，怀牛膝 9～12g，黄檗 9～12g，苍术 12g，地龙 9g，秦艽 12～18g，青蒿 10～15g，豨莶草 30g，络石藤 30g，青风藤 15～25g，防己 10g，威灵仙 10～15g，银柴胡 10g，茯苓 15～30g，羌、独活各 9g，炙山甲 6～9g，生薏苡仁 30g，忍冬藤 30g，泽泻 10～15g。

加减：四肢屈伸不利者，加桑枝 30～40g，片姜黄 10～12g，减银柴胡、防己；疼痛游走不定者，加防风 9g，荆芥 10g，去地龙；痛剧难忍者，可加闹洋花 0.3～0.6g；肌肉痛者可加晚蚕砂 9～15g。（闹洋花毒性较大，故有时加制草乌 3g，不用闹洋花）。

中成药：六味地黄丸合尪痹冲剂。

分析：此证多见于我国南方及常年湿热的地域，因气候炎热、潮湿，感受寒湿之邪，从阳化热，湿热蕴蒸，耗伤阴精，肝肾受损，筋骨失养，渐成尪痹。根据"从化理论"，也可能初起时会有一些寒证，经过从化转变，形成热证。方中用骨碎补补肾壮骨，续断补肾壮筋骨，黄檗坚肾清热，苍术燥湿健脾，地龙清热利水、通经络，秦艽祛风利湿、退骨蒸劳热，青蒿清虚热、退骨蒸，豨莶草祛风除湿、舒筋活络，忍冬藤、络石藤通经络、祛风热，青风藤祛风除湿、通经活络，防己祛湿利水、泻下焦血分湿热，威灵仙祛风湿、除痹痛。

四、其他疗法

（一）针灸治疗

1. 穴位注射　药物用追风速注射液。该药由凤仙、透骨草、骨碎补等药组成。每选3～6个穴位，每穴注射药液0.5～0.8mL，10次为1个疗程，3个疗程休息2～4周。取穴：上肢组穴有肩髃、曲池、外关、阳池、合谷，以曲池、外关为治疗主穴；下肢组穴位有鹤顶、阳陵泉、犊鼻、绝骨、解溪、昆仑、太冲，以阳陵泉为治疗主穴；腰背组穴位有大椎、身柱、大杼、至阳、阳关、命门，以大杼为治疗主穴。若病程日久，累及脏腑者，选用相应的背俞穴或华佗夹脊穴。针刺取穴原则同前，随证加减。上肢加八邪；指关节肿痛配阳溪、中渚、手三里；下肢加八风、复溜、阳陵泉、丘墟、照海。此疗法有疏导经气、调节脏腑的功能。

2. 毫针　主穴：大杼、肾俞、足三里、三阴交。配穴：腕、掌、指关节取阳池、合谷、后溪；膝、踝关节取犊鼻、昆仑、太溪、丘墟；肩、肘关节取肩髃、肩贞、肩髎、曲池；可配阿是穴。方法：宜深刺透穴，留针10～20分钟。酌情温针、艾灸（悬灸或者肤灸）。

（二）单方验方

1. 桂枝芍药知母汤　桂枝12g，白芍9g，甘草6g，麻黄6g，生姜12g，白术15g，知母12g，防风12g，制附片6g。水煎服。

2. 骨碎补丸　荆芥穗、制附片、牛膝、肉苁蓉各30g，骨碎补、威灵仙、砂仁各15g，广地龙、没药各7.5g，自然铜（酒淬9遍）、草乌、制半夏各15g。共为细末，酒煮神曲为糊丸，如梧桐子大，每次服5～7丸，温黄酒送下，妇女可用当归汤送服，孕妇忌服。（《太平惠民和剂局方》）

3. 青风藤　味辛、苦，性温，具有祛风胜湿通络止痛之功。药用青风藤30～50g，秦艽、寻骨风各15g，何首乌30g，治疗本病获效颇佳。

4. 雷公藤　以雷公藤及其制剂治疗本病的研究较为深入，但其不良反应亦较多，长期服用可出现胃肠道不良反应和男性不育、女性闭经等。

5. 蚂蚁　利用蚂蚁及其制剂治疗本病也取得了较好的疗效。

（三）饮食疗法

1. 枸杞羊肾粥　枸杞叶500g，羊肾2对，羊肉250g，葱茎少许，五味子、佐料适量，粳米50g先煮枸杞叶、羊肾、羊肉、调料，汤成下米。熬粥，晨起及晚上各食1次。枸杞叶可用枸杞子30g代之。（《饮膳正要》）

2. 羊脊骨羹　羊脊骨一具，槌碎，肉苁蓉30g，草果3个，荜茇6g，熬成汁，入葱白、五味子，作面羹食之，腰脊疼痛明显者适用。（《饮膳正要》）

（四）外治法

1. 熏洗法　水蓼50g，透骨草20g，川芎25g，炙麻黄20g，桂枝15g，羌、独活各30g，冰片3g，香白芷9g，葱白40g，生姜10片。前6味，加水3升，煮沸后待15min加入后4味，再待5分钟连药带汤一并倒入大口茶缸中，将茶缸4周用棉絮包裹保温，缸对准疼痛部位熏蒸，用毛巾将缸口4周封好，勿使漏气，以能耐受为宜，约熏半小时，每日2次。本方法可开毛窍，发腠理，逐风湿，通经活络。

2. 药棒疗法　药液由川乌、草乌、三七、细辛、乳香、没药等组成，由市售白酒浸泡，渗漉制得。药棒叩击方法：右手持10～40cm长的木棒，木棒外形、长短根据使用部位不同塑成不同形状。握棒以拇指和食指第2关节及中指第3关节横纹处适握为宜，棒尾紧贴劳宫穴，操作宜稳。用右手的腕力对准穴位进行叩击。叩击手法大致可有点叩、平叩、横叩、混合叩4种。叩击穴位的选择应以痛为腧，以点及面；局部取穴和远道取穴相结合；经筋结聚穴取穴为原则。根据患者虚实不同，予以不同叩击手法。实证者，予重叩、快叩，叩击频率一般在每分钟200次左右；虚证者，予轻叩、慢叩，叩击频率一般在每分钟90次左右。药棒疗法具有温通祛邪、通经止痛的作用，并可调整全身经脉气血及调和营卫。

3. 外涂法　以痹痛定外涂，药用生川乌20g，洋金花24g，闹洋花16g，陆英20g，紫肉桂20g，花椒6g，樟脑3g，为粗末。上药用75%乙醇溶液300mL，浸泡5～7d，过滤去渣。用脱脂棉沾药液涂患处，日2次，可祛寒活络止痛。（焦树德经验方）

4. 热敷法　药用山柰、羌活、独活、川芎、白芷、徐长卿、青木香、苏木、桂枝、当归、制乳香、制没药、细辛各等分，冰片少许。上药研细末，与淘洗干净的细砂2份拌匀，装入布袋内，放锅内隔水蒸半小时取出，叠在另一未蒸之药袋上，放于疼痛处，留置0.5～1h，每日1次，10次为1个疗程。具有温经散寒，祛瘀止痛之功效。（朱良春经验方）

（五）按摩疗法

可根据其病理过程及不同病期，进行按摩治疗，或可适当配合电疗、超声波等疗法，以达到缓解疼痛、消肿胀、改善功能障碍、预防及纠正关节进一步强直的目的。

（六）物理疗法

1. 超短波、微波疗法　属高频电疗法，能深部透热，改善血液循环，增强新陈代谢，消散，有利于骨与软骨营养。

2. 音频电疗　具有消炎、镇痛、松解组织的作用，并能促进用部血液循环。改善骨及软骨的营养作用。每日1次，每次20min，20次为1个疗程。

3. 超声波疗法　超声波的机械振荡作用，对细胞产生微细的按摩作用，使组织松解。因此应用本法可使关节软骨上覆盖的血管翳发生松动，从而重新获得关节滑液囊营养。

五、调摄护理

（一）调摄

1. 要使患者了解到本病病程长，病情缠绵，努力保持精神愉快，建立起战胜疾病的信心。

2. 注意防寒防潮，劳动汗出后勿当风吹，内衣汗湿之后应及时换洗；劳动或运动后，不可乘身热汗出便入水洗浴；被褥应勤洗勤晒，以保持清洁干燥；避免久卧湿地、冒雨涉水，以防寒湿之邪侵犯人体。

3. 注意饮食调养，饮食应忌生冷的食物，以免损伤阳气，可少量进食辛温补品。

4. 劳逸适度，病情未得到控制时，应绝对休息；病情得以控制而稳定处于康复期时锻炼。

5. 避免过度劳累，节制房事，以免损伤肾气。

（二）护理

肾虚寒盛是尪痹的病机特点，在其发生及发展过程中，由于过服温热药物，或自身体质等原因，可表现为肾虚标热轻证、肾虚标热重证，因此，在尪痹患者的护理过程中，除应做到各项护理常规外，尚须观察患者病变部位皮肤的颜色、舌质及舌苔，询问患者畏寒及畏热的情况，从而给予辨证施护。

肾虚寒者以关节变形、晨僵、畏寒为主症。在护理时，应注意保暖。及早开始功能锻炼，逐步增加关节活动度，增强肌力、耐力，特别是强调手的灵活性，对有明显功能障碍者，应训练日常生活动作，使其生活能独立自理或部分自理，如移动训练、饮食训练、个人卫生训练及家务料理训练等。亦可配合热水浴或热疗、超声波疗法、激光治疗及音频电疗等理疗。

肾虚标热证者，多由肾虚寒盛证转化而来。在护理时应避免过早的功能锻炼，饮食忌食辛辣肥甘厚味之品，配合紫外线治疗、槽浴水杨酸离子导入疗法、醋离子导入疗法等理疗。

六、转归预后

尪痹一般病程较长，反复发作，时发时休，临床上常见到发作期与稳定期交替出现。在稳定期应注意预防外邪入侵，以防疾病反复或恶化。尪痹在临床上常可出现以下几种转归情况：

1. 急进型起病急骤，病邪嚣张，愈发愈甚，持续发展则病情难以控制，直至关节变形而成残疾，卧床不起，生活不能自理。但这种患者不多。此常为肾气虚弱，寒湿深侵入肾，迅速波及筋骨所致。

2. 波浪型病情起伏，波动不稳，缠绵不止，缓解、发作交替出现，迁延多年，对机体消耗甚大，造成全身情况差，形体消瘦，影响患者情绪，这种情况在临床多见，占尪痹患者的绝大多数。

3. 弧度型发病起始重笃，经过及时治疗，病情逐渐趋向缓和、稳定，甚至自然缓解。占10%～15%。

第十七节 历 节

又称"历节风"。见《金匮要略·中风历节病脉证并治》。简称"历节"，以关节红肿，剧烈疼痛，不能屈伸为特点。多由肝肾不足而感受风寒湿邪，入侵关节，积久化热，气血郁滞所致。因其主要病变为关节剧痛，发展很快，又称为"白虎历节"。如因寒湿偏胜，则以关节剧痛不可屈伸为主证。类于急性风湿性关节炎，类风湿性关节炎，痛风等疾患。

西医之类风湿关节炎、强直性脊柱炎、痛风、骨性关节炎、大骨节病、骨结核与本病相似，可参照本节内容辨治。

一、病因病机

历节之发生，外因是条件，内因是根本。如《灵枢经·百病始生》说："风雨寒热，不得虚，邪不能独伤人，卒然逢疾风暴雨而不病者，盖无虚，故邪不能独伤人。此必因其虚邪之风，与其身形，两虚相得，乃客其形"。说明人体正气的强弱是疾病发生的关键。决定人体正气强弱的因素是多方面的，如先天禀赋不足、后天失养、因病致虚等，皆能引起人体正气的不足，使外邪易侵，如脾虚易感湿，阳虚易感寒、阴虚易感热、血虚易感风，正虚受邪，内外相合，痹病因之而作。正气不足，体质差异，还影响发病后的转化，如阴虚多热化而为热痹，阳虚多寒化而为寒痹，血虚多患行痹，气虚多患湿痹等。有少部分患者未感受外邪而发为历节，可因风寒湿热、痰浊、瘀血由内而生，留滞关节，停于经脉，闭阻气血，使历节由内而发。

历节成因，有以下几点：

（一）正气不足

肝肾不足、气血亏虚为本病发病的内在因素。

1. 气血不足，表虚脉空　气血有温煦肌表、滋养经脉、濡润筋骨、灌溉脏腑之能。气血充盈，则表卫固密，筋骨强劲，关节清利，脏腑调和。气血不足，则表虚卫疏，腠理开泄，血脉空虚，外邪易侵，留滞经脉，闭阻不通，而成历节。气血不足可由过度劳倦，或产后失血，或久病不愈，或先天不足等，成为历节之因。本病以女性为多，从女子的生理来分析，女子具经、孕、胎、产、乳的特点，女体属阴，以血为主，以血为用。气血之间是相互资生，维系平衡的，伤于血必及于气，血脱则气脱，血虚则多伴气虚。女子的月经、胎孕、泌乳等皆伤营卫气血，气血久亏必及肝肾，冲任督带空虚，外邪乘虚侵袭而致历节。故女子历节病发生率高。

2. 脾失健运，水湿内生　湿有内外之别。外湿为六淫之一，由外界气候潮湿、涉水冒雨、久处卑湿、水中作业等，使湿从外入。内湿由脾虚所生。历节之湿，由外湿可以引起，然更不能忽视脾虚产生之内湿。由于中焦脾虚，健运失职，水湿内生，再感外湿，则易入侵，留于关节，发为痹病。湿留关节，则关节肿胀疼痛，晨起僵硬；留于肌表，则肢体水肿，四肢沉重；留于脾胃，则纳谷不香，呕吐腹胀，舌苔腻；湿邪久羁，化生痰浊，阻滞经络，则关节肿大变形等；湿为阴邪，故天阴、雨季、夜间、潮湿、寒冷等阴胜之时，资助阴邪，更伤阳气，加重病情；湿性黏滞，故痹病缠顽难愈；湿为重着之邪，必依附他物而行，内蕴之湿，多可从化，非附于寒热不能肆于里，感于寒则为寒湿，兼有热则为湿热，夹之风则为风湿。故湿邪在痹病的发生、发展、转归中是一个重要因素。

3. 脾胃虚弱，四肢失养　"脾主四肢"、"脾主一身之肌肉"，四肢肌肉依赖水谷精气的滋养。水谷之源又在脾胃，胃纳正常，脾气健运，气血布流不息，则肌肉丰满，关节灵活，四肢轻劲。反之，水谷之气不能达于四末以养四肢，则肌肉失充，四肢失养，出现"脾气虚则四肢不用"之症。历节病变部位主在四肢的肌肉和关节，凡见四肢活动不利、关节疼痛、肢体麻木、肌肉萎缩、四肢倦怠、痿软不举，甚则变形者等，应从脾胃调治，通过补脾胃以达实四肢。

4. 气虚失运，血液瘀滞　历节以血脉痹阻不通为主要病机，许多患者见舌黯、瘀斑、关节疼痛固定、妇女月经量少色黑等瘀血之证。说明痹多夹瘀。究其瘀血之由，寒凝、血热、湿阻、外伤引起者有之，然气虚失运，血脉瘀阻者亦不少见。往往以气虚为本，血瘀为标，或兼夹痰浊、寒凝、湿热。血瘀为气虚的病理产物，使陈者不去，新者不生，血愈瘀而气愈虚，气愈虚而血愈瘀，互为因果，加重病情，正虚邪恋，缠绵不已。

5. 血虚不荣，变生内风　历节常见关节游走疼痛、麻木、恶风、筋脉拘急，甚则屈伸不利等风胜之症。外风可以引起，血虚亦能致此。血虚则肌肉、筋骨失养，故关节疼痛、屈伸不利、筋骨拘挛、肌肉麻木、恶风等。血虚变生内风，则出现疼痛游走不定、恶风、麻木等症。内风之存在，又易引动外风入侵，故血虚之人多患行痹。血虚也可引起风胜之症。

6. 肝肾不足，筋骨失养　肝藏血，主全身之筋膜，人的一举一动，莫不由乎筋力，筋强乃能约束关节肌肉，动作矫健而协调。筋所以能强，盖由肝气肝血之煦养。肝的气血充盈，才能淫气于筋，筋膜得以煦养，则筋膜柔软，肢节灵活。反之，则肢体麻木、挛急、关节屈伸不利，筋缩不曲，不耐疲劳等。肾藏精，主骨生髓，髓在骨内，有滋养骨骼之功。肾精充足，骨髓化生有源，骨骼得以滋养，则骨质发育旺盛，坚固有力，耐久立而强劳作。肾精亏损，骨髓化源枯竭，骨骼失养，则骨质疏松，酸软无力，致关节屈伸不利，活动受限，甚则变形、肿大、强直不屈等。肝肾先虚为本，再感外邪发为历节。既病之后，又使肝肾精血进一步耗损，加重病情。所以历代医家一向重视肝肾在历节中的作用。

7. 阴阳亏损，寒热有别　人体之阳气具有固卫肌表，抵御外邪，温煦脏腑，柔养筋骨之功；阴精具有荣养经脉，濡润筋骨，灌溉脏腑之用。阴阳在历节发生发展中占有重要位置。阳气不足，功能衰退，阳不制阴，则生内寒；阴精匮乏，失其滋养，阴不制阳，则生内热、历节因机体对病邪的反应性各有不同，故有化寒或化热、从虚或从实的不同转化。阳气虚衰或阴盛之体，寒从内生，则寒湿之邪易侵，感受风热之邪亦多从寒化而为寒湿痹，若阴精亏损，或阳旺之体，内有蕴热者，则热邪易侵，感受寒湿之邪多从热化而为湿热痹。

（二）外邪入侵

风寒湿热之邪是本病的外在因素，由于久居严寒之地，缺乏必要的防寒保暖措施，或因饮酒当风，或汗出入水中，或贪凉卧露，或冲风冒雨，水中作业等。均可用致风、寒、湿、热之邪入侵。

（三）痰浊与瘀血

痰浊与瘀血是历节之病理产物，又是病因。痰之因可由过食生冷肥甘，或饮食自倍，或素体脾胃虚弱，致脾虚失运，水湿内停，聚而生痰。或外湿侵袭，内因于脾，内外相合，聚而生痰，瘀血之因或寒凝，或湿阻，或热煎，或气虚，或气滞，造成血脉瘀阻，气血不通，瘀血乃成。痰与瘀可互结为患，也可与外邪相合，阻闭经脉，痰瘀形成后，若停留于关节、筋骨，闭阻气血，深入骨骱，则致关节肿胀、疼痛、僵硬、畸形，使病情逐步加重，缠顽难愈。临床观察表明，许多历节风都兼见痰浊与瘀血之证。

本病的病位主在关节、筋骨，也累及肌肉、皮肤，甚则脏腑。病性以虚为本兼有标实，以气血虚弱、肝肾亏虚为本，以风、寒、湿、热、痰浊、瘀血为标。多数患者起病缓慢，病程较长，部分患者起病较急，高热不退，关节疼痛剧烈，甚则很快变形残疾。

二、诊断与鉴别诊断

（一）诊断要点

1. 多发于青壮年，女性为多。

2. 具有四肢多个小关节、筋骨的剧烈疼痛，游走不定，遍历关节，痛如虎咬，或关节肿胀、晨僵、重着、麻木、酸楚、屈伸不利、畸形，肌肉萎缩等表现。

3. 素有肝肾亏损，气血不足，复感外邪病史，气候变化病情加重。

4. 脉多弦紧或沉细弱。

（二）鉴别诊断

本病应与鹤膝风、痿证相鉴别。

1. 鹤膝风　鹤膝风是因禀赋不足，足三阴亏损，风寒之邪侵袭，留于膝、肘关节，以单侧或双侧膝关节肿大、变形、肌肉萎缩，形如鹤膝之状，甚则化脓溃败，一般不侵犯小关节，病变部位固定不游走，无晨僵及明显的残废表现，预后较佳。

2. 痿证　痿证与历节虽均是肢体疾患，都有肌肉萎缩及瘫痪，但二者病机、临床表现并不同。历节的病因病机是肝肾不足，气血亏虚，复感外邪，致血脉闭阻，气血运行受阻，脏腑功能失调，关节、肌肉、筋骨失养，引起关节、肌肉的疼痛、肿胀、着重、麻木、酸楚、屈伸不利、变形、肌肉萎缩等临床表现，痿证的病因病机是因精血亏虚，血虚火盛，肺热叶焦，湿热浸淫而成，与历节风的成因有别，痿证以手足痿软无力，患肢枯萎瘦小为特征，严重者手不能握，足不能行，但肢体关节一般不痛，且多发于下肢。历节的病机是邪气阻痹经络，气血运行受阻，关键在于"痹而不通"，以痛为主，重有关节肿胀、变形等症，痿证的病机是精血亏损，无以灌溉周流，经脉失养，关键在于虚。

三、辨证论治

（一）辨证要点

1. 明标本　分清标本，决定治则。本病正气虚弱，气血不足，肝肾亏损为本，风寒湿热、痰浊、瘀血为标。急则治标，缓则治本，或标本兼治。

2. 辨虚实　本病一般新病多实，久病多虚。病初，多因外邪入侵，阻闭气血，以邪为主，如反复发作，邪气壅滞，营卫不和，湿聚成痰，血脉瘀阻，痰瘀互结，多为正虚邪实；病久入深，气血亏耗，肝肾损伤，以正虚为主，但临床所见有纯虚、亦有纯实，然更多见虚实夹杂，多证候相兼。治疗之时，依据虚实孰多孰少，决定或攻或补，或攻补兼施之法。但扶正大法贯穿于本病治疗的全过程。热胜多养阴以清热，寒胜多温阳以散寒，湿胜多健脾以祛湿，风胜多养血以熄风等。

3. 分寒热　本病虽证型复杂，但不外寒热两端，历节多夹湿，故临床主药为寒湿或湿热两大证候，寒湿盛者以关节肿大、冷痛、触及不热、喜热畏寒，天阴加重，舌淡苔白腻为特点；湿热盛者以关节肿大、热痛、触及发热、舌苔黄腻为特点。治疗中或清热祛湿通络或散寒祛湿通络为本病治疗的基本治法。

4. 审体质　体质的偏胜偏衰在本病的发病、证候类型、转归、预后等方面有重要意义。如阳盛或阴虚体质多热化而成热痹，阴盛或阳虚体质多寒化而为寒痹；血虚体质多患行痹；气虚体质多患湿痹。治疗时依据患者体质之强弱，在辨证施治基础上，或滋阴，或清热，或补阳，或散寒，或益血，或补血，或健脾，或祛湿，随证用之。

5. 识病邪　本病的病邪有风、寒、湿、热、痰浊、瘀血之异，临床表现各有特点。如风邪轻扬，善行数变，其痛游走不定；寒邪凝滞，痛处固定，挛急痛剧，遇寒加重；湿邪黏滞，缠顽难愈，关节肿胀，重着酸楚；热邪易伤津液，关节红肿热痛，触及发热，身热口渴；痹多夹痰，又多夹瘀，症见关节痛如针刺、麻木、肿胀、变形、僵硬，舌黯苔腻等。往往风寒湿热、痰浊、瘀血相互兼夹。

6. 查病位　本病的病位，早期病轻，一般在肌肉、血脉、关节；继则筋骨、关节；中晚期病重，多在筋骨，甚则入脏。

病在经脉、关节、肌肉者易治，治以散风、祛湿、温经、通络祛邪为主，兼以扶正；病在关节、筋骨、脏腑者难疗，治以补肝肾、健脾胃、益气血、调脏腑为主，兼以祛邪。

（二）分证论治

历节风的治疗原则主要以扶正培本、宣通祛邪、分清标本、三因分治为基本原则。在治疗中首先要分清虚实，辨明寒热，方可或补或攻，或清或温。并考虑患者体质、气候条件、生活习惯等。如体质阳虚者，宜温补为主，阴虚体质者宜养阴为主，血虚体质者宜养血为主，气虚体质者宜益气为主，再兼以祛邪等。气候条件不同，其生理特点和历节的病变特点也不尽相同，因而治疗用药也随之有异。如西北地区地势高寒，人体腠理开少而闭多；南方地区地势低而温湿，人体腠理开多而闭少。以本病的证候为例，北方地区多患风寒湿证候，而南方地区多患湿热证候。即使同一证候，如风寒湿证候，在选用祛风散寒除湿药时，西北地区须比南方地区药力雄而量大；如同患湿热证候，在选用清热化湿通痹药时，南方比北方地区用量须大。因此，在治疗历节时，不能孤立地考虑病证，更要注意人的体质、气候、地域之不同，全面考虑，具体分析，方能收到良好的效果。

1. 湿热阻络证

证候：关节或肌肉局部红肿、灼热、疼痛、晨僵、有重着感，发热，口渴不欲饮，步履艰难，烦闷不安。舌质红，苔黄腻，脉濡数或滑数。

治法：清热化湿，宣痹通络。偏于热盛者，以清热为主，兼以化湿通络；偏于湿盛者，以化湿为主，兼以清热通络。

方药：宣痹汤化裁。

防己10g、秦艽15g、忍冬藤30g、土茯苓30g、蚕砂10g、生薏苡仁24g、赤小豆20g、黄檗10g、滑石30g、连翘15g、栀子10g。

加减：热甚者加生石膏、生地黄；湿甚者加木通、白茅根；痛甚者加全蝎、地龙、蜂房、白芍；屈伸不利加木瓜、伸筋草等。

中成药：湿热痹颗粒，雷公藤多苷片。

分析：因素体阳气偏盛，内有蕴热，感受风寒湿热之邪；或寒湿阻络证经久不愈，蕴而化热，或过用温燥之品所致。热为阳邪，阳盛则热，湿为阴邪，重着黏滞，湿盛则肿，湿热交结于经络、关节，故关节肌肉红肿、灼热、重着。气血痹阻，血脉不通，故关节疼痛，骨节屈伸不利，步履艰难。口渴、舌红、苔黄腻、脉滑数皆为湿热之象。因湿热互结，胶固难解，其病多缠顽。方用防己、秦艽、忍冬藤、土茯苓清热利湿，通络止痛；蚕砂、生薏苡仁、赤小豆祛湿通络；连翘、栀子、滑石、黄檗增强清热利湿之功。诸药共用，具有清热利湿、通络止痛之功。

2. 寒湿阻络证

证候：关节或肌肉冷痛重着，痛处固定，触之发凉，天阴雨天加重，遇寒加剧，得热则缓，畏寒喜暖，夜间加重。舌淡胖，苔白腻，脉弦紧或弦缓或沉紧。

治法：温经散寒，祛湿通络。兼以温肾阳以散阴邪，健脾气以化湿浊。

方药：乌头汤化裁。

乌头6g（先煎）、附子10g（先煎）、麻黄10g、细辛5g、桂枝10g、黄芪30g、白芍10g、甘草10g。

加减：腰膝酸软者，加熟地黄24g、巴戟天15g、独活15g、补骨脂15g；肿甚者，加薏苡仁24g、苍术15g、土茯苓30g；痛甚者，加制乳香5g、制没药5g、蜂房5g、制马钱子粉0.5g（分

2次冲服）。

中成药：寒湿痹冲颗粒、尪痹冲剂，疏风定痛丸。

分析：因素体阴气偏胜，阳气不足，内有寒湿、外感风寒湿热之邪，或湿热阻络证候，久之不愈，或过用寒凉之品，损伤阳气所致。寒为阴邪，其性凝滞，主收引疼痛，气血被寒邪凝滞，经脉不通，故关节冷痛，天阴时或遇寒加重；寒湿内盛，留于关节，故关节肿胀；舌淡、舌体嫩、苔白腻皆为寒湿之象。方用乌头大辛大热，配附子、麻黄、细辛、桂枝以温阳散寒止痛；黄芪健脾化湿；白芍养血，甘草解乌头毒而止痛。诸药合用，具有温阳散寒、祛湿通络之功。

3. 热毒阻络证

证候：关节赤肿掀热、疼痛剧烈，触之发热，得凉则舒，壮热烦渴，或见关节肿胀，皮下结节，其色红紫，面赤咽痛，甚则神昏谵语。舌红或红绛，苔黄或黄腻，脉滑数或弦数。

治法：清热解毒，凉血宣痹。本证属历节之活动期重症，在清热解毒与凉血宣痹的比重上，要侧重清热解毒。

方药：清热地黄汤加味。

水牛角30g、生地黄30g、赤芍30g、牡丹皮10g、生石膏30g、黄檗10g、生薏苡仁30g、甘草10g。

加减：热毒伤津者，丹参15g、玄参20g、白芍15g；夹湿者，加萆薢15g、防己10g、蚕砂10g；痛甚者，加制马钱子0.5g；神昏谵语者，加石菖蒲15g、郁金10g。

中成药：新癀片，雷公藤多苷片，清瘟败毒丸，安宫牛黄丸。

分析：因素体阳盛阴虚有热，感受风寒湿热之邪，留滞经络，郁于肌肤而化热，或受热毒所致。热盛化火，火极为毒，热毒交炽，流于关节、肌肤，血脉壅滞，痹阻不通，故关节、肌肉赤肿掀热，疼痛剧烈；热灼筋脉，故关节屈伸不利；热毒入营耗血，故壮热烦渴，神昏谵语，或见肌肤红紫、斑疹、结节；面赤咽痛、溲赤便秘、舌红苔黄、脉滑数，皆为热盛毒炽之候。方用水牛角、生地黄、赤芍、牡丹皮清热凉血，配生石膏增强清热之力；黄柏、薏苡仁清热化湿；甘草调和药性而缓痛。

4. 风寒湿阻络证

证候：关节肌肉冷痛、重着，痛处游走不定。或见关节肿胀，屈伸不利，阴天加重，得热则舒，遇寒加重，恶风畏寒。舌淡红或黯，苔薄白或白腻，脉浮紧或弦紧或弦缓。

治法：祛风除湿，散寒通络。

方药：蠲痹汤化裁。

羌活15g、独活15g、桂枝10g、秦艽15g、海风藤30g、当归10g、川芎15g、乳香6g、木香6g、细辛10g、甘草5g、黄芪30g。

加减：风偏胜者加防风、荆芥；寒盛者加附子；湿盛者加防己、薏苡仁、苍术。

中成药：寒湿痹颗粒，九味羌活丸，豨桐片，疏风定痛丸。

分析：风性善行，走窜不定，寒为阴邪，易伤阳气，湿邪重着，阻遏气机。风寒湿互结，阻遏气血，经络不通，故见关节冷痛、重着、肿胀、痛处游走不定。方用羌活、独活、秦艽、海风藤祛风宣痹；桂枝、细辛温经通阳，散寒除湿；黄芪、甘草健脾益气，化湿缓痛。诸药共奏散风除湿、温经通络之功。

5. 痰瘀阻络证

证候：痹阻日久，肌肉、关节刺痛、固定不移；关节肌肉肿，色黯，按之稍硬，肢体顽麻或重着。关节僵硬变形，屈伸不利，有硬结、瘀斑，面色黧黯，眼睑水肿，或胸闷痰多，舌质紫黯或瘀斑，苔白腻，脉象弦涩。

治法：活血化瘀、祛痰通络。痰瘀互结，缠顽胶着，且有孰轻孰重之别，痰胜者，以化痰为主，兼以活血；瘀重者，以活血为主，兼以化瘀。

方药：身痛逐瘀汤合二陈汤化裁。

桃仁15g、红花15g、川芎10g、当归15g、地龙15g、制没药6g、羌活15g、陈皮10g、秦艽15g、半夏10g、茯苓15g、甘草5g、全蝎6g、蜈蚣2条

加减：若痰流关节，皮下结节，加制南星10g、白芥子10g；痰瘀不散，疼痛不已者，加炮山甲10g、白花蛇10g、细辛10g、土鳖虫10g；面色不华，神疲乏力者，加党参10g、黄芪30g；恶寒肢冷者，加附子10g；兼有热象者，加桑枝10g、土茯苓30g、黄檗10g、忍冬藤30g等。

中成药：瘀血痹颗粒，小活络丹。

分析：痰饮、瘀血为有形之邪，留阻于经络、关节、肌肉，瘀阻脉络、关节肿胀刺痛；留于肌肤，则见结节、瘀斑；深入筋骨，致骨变筋缩，关节僵硬变形，难以屈伸；痰瘀阻滞，经脉肌肤失去气血荣养，故肌肤顽麻不仁；舌质紫黯或有瘀斑、苔腻、脉涩皆为痰瘀之候。方用桃仁、红花、川芎、当归、地龙活血化瘀，通络止痛；没药、全蝎、蜈蚣增强活血搜剔、通络止痛之效；羌活、秦艽散风祛湿；陈皮、半夏、茯苓化痰通络，甘草调和药性而缓痛。

6. 气血两虚，血脉瘀阻证

证候：面黄少华，关节肌肉酸痛无力，活动后加剧；心悸气短，头晕自汗，肢体麻木酸痛，指甲淡白。或见关节变形，肌肉萎缩；头目昏眩，食少便溏，筋惕肉瞤。

治法：补益气血，宣痹通络。

方药：黄芪桂枝五物汤化裁。

生黄芪30g、党参10g、白术15g、当归15g、白芍15g、川芎10g、熟地黄24g、鸡血藤30g、桂枝10g、细辛10g、甘草5g、全蝎6g。

加减：寒盛者，加附子10g、川乌6g；湿盛者，加苍术15g、薏苡仁30g、荆芥10g；血瘀者，加地龙15g、丹参15g；夹痰者，加陈皮10g、半夏10g、茯苓10g、白芥子6g。

中成药：痹祺胶囊，十全大补丸，人参养荣丸。

分析：素体气血不足，腠理空虚，风寒湿热之邪乘虚而入，流注筋骨血脉搏结于关节所致。痹病日久，气血衰少，正虚邪恋，肌肤失充，筋骨失养，致肌肉关节酸痛无力，关节变形，肌萎着骨，气短乏力，汗出纳少，面黄少华，舌淡苔薄，脉沉细弱，皆为气血两虚之象。方用生黄芪、白术、甘草、党参健脾益气，化湿消肿；熟地黄、当归、白芍、川芎、鸡血藤以养血活血；桂枝、细辛以温经散寒；全蝎搜剔通络止痛正常人诸药合用，具有补气血、通经络之功。

7. 肝肾阳虚，经脉瘀阻证

证候：关节筋骨冷痛、肿胀，昼轻夜重，屈伸不利，腰膝酸软，足跟疼痛，下肢痿软。或见畏寒喜暖，遇寒加重，手足不温；或面色㿠白，口淡不渴；或头发早白或脱落，齿松早脱；或面浮肢肿；或妇女月经不调；或小便频数。舌质淡或胖嫩，苔白滑，脉沉弦无力。

治法：温补肝肾，通络止痛。

方药：补肾祛寒治尪汤化裁。

附子10g、熟地黄30g、川续断15g、补骨脂15g、淫羊藿10g、狗骨10g、独活15g、川芎10g、桂枝10g、威灵仙15g、白芍15g、牛膝15g、麻黄10g、苍术15g、穿山甲10g、甘草5g。

加减：上肢痛甚者加羌活15g、片姜黄10g；血瘀者加全蝎6g、苏木10g、地龙15g、乳香6g、没药6g；湿盛者加炒薏苡仁30g、茯苓15g；气虚者加炙黄芪30g、党参30g；骨骼变形者加透骨草15g、寻骨风15g、自然铜10g；脊柱僵化变形者加金狗脊15g、鹿角胶10g、羌活10g。

中成药：尪痹冲剂，蠲痹益肾丸。

分析：肾主骨，肝主筋，肾为作强之官，肝为罢极之本，肝肾阳虚，其气衰弱，筋骨失于温煦，精血不足，气血不行，痹阻经络，致关节筋骨冷痛、肿胀、屈伸不利。阳气不足，则畏寒喜暖，手足不温。肾主下元，腰为肾府，肾阳不足，故腰膝酸软，下肢无力。足少阴肾经循足跟，肾虚经脉失养，而致足跟酸痛。舌体胖色淡、脉沉弦皆为阳虚之象。方用附子、补骨脂、川续断、熟地黄、骨碎补、淫羊藿、狗骨温补肝肾，强筋壮骨；以独活、威灵仙、牛膝补肝肾，祛风湿；以白芍、川芎、穿山甲养血活血，通络止痛；以麻黄、桂枝散寒，苍术祛湿。诸药合用，具有温补肝肾、通络止痛之效。

8. 肝肾阴虚，经脉痹阻证

证候：关节热痛，筋脉拘急，腰膝酸软，昼轻夜重，或见五心烦热，形体消瘦、头晕目眩、咽干耳鸣、关节屈伸不利，或肿胀变形，肌肉萎缩，男子遗精，女子经少。舌红少苔或无苔，脉细数或弦细数。

治法：滋补肝肾，壮骨通络。

方药：虎潜丸化裁。

知母15g、黄檗15g、生地30g、龟甲30g、当归15g、白芍15g、狗骨15g、牛膝15g、川续断15g、山萸肉15g、甘草5g。

加减：热盛者加秦艽、忍冬藤、防己、牡丹皮；湿盛者加生薏苡仁、防己、滑石、木通；血瘀者加地龙、全蝎、蜈蚣；夹痰者加半夏、竹茹、枳壳；上肢痛甚者加桑枝、片姜黄；下肢痛者加独活、马钱子。

中成药：健步壮骨丸。

分析：肾藏真阴寓元阳而主骨，为先天之本。肝藏血体阴用阳而主筋。肝肾阴虚，精血不足，筋骨关节失养，则见筋脉拘急，关节热痛，屈伸不利。甚则血脉不通，气血凝聚，则关节肿大变形。腰为肾府，肾阴不足，则腰膝酸软，头晕耳鸣，男子遗精，女子经少。昼为阳，夜为阴，邪入于阴，正邪相争，故夜重日轻。阴虚生内热，则五心烦热，舌红脉数。方用知母、黄檗、生地黄滋阴降火；山萸肉、龟甲、当归、白芍滋阴补肾，狗骨、牛膝、川续断强筋壮骨。诸药合用，具有滋补肝肾、壮骨通络之功。

四、其他疗法

（一）针灸治疗

1. 灸法　取阿是穴，艾条灸 15～20min。

2. 毫针　主穴：内关或外关、足三里、丰隆。配穴：肩关节取肩髃、肩髎；肘、腕、掌指关节取曲池、尺泽、合谷；膝关节取梁丘、犊鼻、内膝眼；踝、趾关节取昆仑、丘墟、解溪、承山。偏虚者宜用泻法，偏虚者易用温补法。

3. 拔火罐　根据患病部位，选用大小相宜的火罐，在疼痛部位拔罐，每次可用 3～5 个，每次留罐 5 分钟。

4. 穴位注射　复方当归注射液，每穴注入 2～4mL；或复方丹参注射液，每穴注入 2～4mL；或野木瓜注射液，每穴注入 2:4mL。均按针灸穴位或阿是穴分别注射，每日 1 次。

（二）单方验方

1. 青风藤 50g，秦艽 15g，寻骨风 15g，何首乌 30g，水煎服。

2. 鲜闹羊花侧根 500～800mg，牛膝 60～90g，鸡蛋 10 个。先将蛋清去壳，放入药中文火熬 6 天 6 夜，待蛋白变黑、蛋黄微黑即可，每日早饭后蒸服 1 个，10 天为 1 个疗程。疗程间隔 7 天。轻者 3～4 个疗程，重者 9 个疗程。

3. 生地黄 100g，切碎，加水 600-800mL，煮 1h，分 2 次服，治疗历节病偏于湿热证。

4. 雷公藤 15g，制川乌 5g，制草乌 5g，红花 10g，杜仲 10g，当归 10g，生黄芪 30g，每日 1 剂，水煎服。

5. 附子 30g，狗肉适量，炖服。适于历节病偏于寒湿证者。

（三）外治法

1. 外敷法

（1）关节红肿热痛者，可用如意金黄膏涂抹患处，用纱布盖好，每天换 1 次，至肿消为度，或用仙人掌适量，或鲜紫花地丁适量，捣成泥状，涂抹患处，每天 1 次，具有清热、消肿、止痛之功。

（2）蒲公英 120g，加水煮成药液，用毛巾浸透，敷于患处。

（3）川乌、草乌、松节、生南星、生半夏各 30g，研末，酒浸擦患处。

（4）黄檗、生地黄、知母各 50g，桑枝 30g，金银藤 40g，威灵仙 30g，制乳、没各 20g，冰片 6g。上药共为粗末，用 75% 乙醇溶液 5000mL 渍 10 天后，滤取浸出液，再将冰片兑入，待溶后装入瓶即成。外擦患处，每天擦 3 次。不可内服。

（5）寒痛乐敷于疼痛关节部位。

（6）坎离砂，与醋混合后，产热，直接熨敷局部。

（7）麝香壮骨膏贴于患处。

2. 熏洗法

（1）海桐皮、海风藤、两面针、生地黄、忍冬藤各 30g，水煎，趁热熏洗关节，每日 1～2 次，每次 20～30 分钟。

（2）川、草乌各 20g，白芷 50g，伸筋草 60g，羌、独活各 50g，细辛 10g，川芎 30g，桂枝 30g，透骨草 60g，威灵仙 60g。水煎，趁热熏洗患处。每日 2～3 次，每次 15 分钟。

（3）花椒、透骨草各9g，艾叶3g。水煎，用热气熏患处，温后洗之，每日2次。

（4）海桐皮、桂枝、海风藤、路路通、宽筋藤、两面针各30g。水煎，乘热洗关节，每日1～2次，每日20～30分钟。

（5）艾叶9g，透骨草30g，红花9g，花椒6g，水煎熏洗患处，每日1～2次。

（6）桑枝、柳枝、榆枝、桃枝各70g，水煎熏洗患处，每日2次。

（7）透骨草、追地风、千年健各30g，水煎熏洗患处，每日2次。

3. 离子透入

（1）干姜、桂枝、赤芍、当归各20g，羌活、川芎、乳香、姜黄各10g，分袋装约25cm×15cm。每袋装9～12g，缝口置蒸锅内加热至气透出布袋，取出稍降温至40～42℃，热熨敷患处加直流电导入。

（2）陈醋500mL，威灵仙30g，浸2周后过滤，做直流电导入。

（3）木瓜牛膝酒：木瓜120g，牛膝60g，桑寄生60g，加白酒500mL，浸泡7d。每服15mL。每日2次。（《食物疗法》）

还有蜂毒、药棒、烟熏、蒸汽、蜡疗、沐浴、冷疗等多种治法，皆可选用。内治与外治结合，疗效更佳。

五、调摄护理

历节风的发病与外邪风寒湿热关系密切，故受限应当注意防寒、防潮。特别是寒冷潮湿地区者，更应做好防范工作，避免寒湿之邪侵犯人体，天冷时随时增添衣物，出汗后勿当风而卧或露宿野外。勿过吹电扇取凉。以水为业者，要注意做好隔离防保工作，身湿者即用毛巾擦干，衣服适当即使换上干燥的衣服；劳动或运动后，不可乘身热汗出便入水中，被物应勤洗勤换，以保持清洁干燥。感受外邪后应积极治疗，防止病邪内传；病情较重者，应注意休息。

历节多为真气不足，肝肾亏虚，患者要加强调摄预防，要房室有节，起居有常，劳逸结合，饮食合理，积极锻炼，提高抗病能力。

精神调护：对病情尚轻或年轻的患者，表现不在乎，不遵医嘱，生活上不注意冷暖，不注意锻炼的患者，必须讲清本病的顽固性、反复性及遵医嘱治疗的重要性。使患者正确认识疾病，与医护人员配合治疗。对病情正在活动期时尚不能控制，性情比较急躁，求医心切的患者，必须加以宽慰，说明此病虽然反复发作，但经适当治疗后，可逐步缓解。病情较重的患者，往往情绪低沉，对治疗信心不足，要告诉患者治疗需要一定疗程，了解治疗的要求和目的，使患者树立治疗的信心。

饮食调护：饮食宜清淡。本病患者长期与药为伴，病作时食不香，睡不安，加之病因以湿为患，若多食膏粱厚味，易助湿生痰。故患者饮食不能过于滋腻，以清淡为宜。饮食勿偏食，要食有营养的食物，不能偏嗜，五谷为养，五果为助，五禽为益，五菜为充，谨和五味，骨正筋软，气血以流。饮食须有宜忌。本病活动期不宜吃热食品；寒湿较甚者忌食生冷寒凉食物；脾胃虚弱者少吃生冷瓜果。

功能锻炼：历节的病位在关节、筋骨、肌肉，通过关节活动，可避免出现僵直，防止肌肉萎缩，恢复关节功能，促进机体血运，改善局部营养，保持体健，在急性发作期全身严重肿痛，此时宜适当卧床休息。待疼痛缓解后，可做关节活动，按摩肿胀关节。病情稳定后，可下床活动，做主动与被动活动，以主动运动为主，活动各个关节，尤其是有病关节，并可打拳、练气功等。

药物康复：在历节病康复期，采用药物也是必要的，根据气血阴阳偏盛偏衰，脏腑虚实进行补偏救弊，调整平衡。如气虚者补气，血虚者补血，阳虚者补阳，阴虚者补阴，肝肾不足者增补肝肾，脾胃虚弱者健脾益胃等，使阴阳平衡、气血旺盛，脏腑充实，正气复，邪气祛，达到康复之目的。

六、转归预后

（一）转归

历节的转归后取决于患者体质的强弱、感受外邪的轻重、治疗及时与否、有无失治误治及精神、环境等因素。根据历节的病机和临床表现，可分为稳定期和活动期。稳定期多正虚邪恋，以虚为本，病势较缓，病情相对稳定，关节症状不明显；活动期多邪气较甚，以实为本，病势较急，病情相对比较严重，关节症状明显。若患者因劳累过度、感外邪，疾病加重；若积极治疗，调护适宜，正气得复，邪气被除，则疾病可由活动期转为稳定期或痊愈，历节的病情转变实际上是标本、虚实、缓急之间的相互转变。故在稳定期，劳逸适度，妥善调护，积极治疗，防止病邪入侵，可使病情稳定或使疾病向愈，不致反复发作或恶化；在活动期要积极治疗，采取有效的措施，使病情向稳定期发展或向痊愈方面转化。

（二）证候的转化

历节的各证候之间也会相互转化，往往是寒与热、虚与实之间的证候转化。如湿热阻络证经清热化湿药物治疗或久经不愈，耗伤阳气，使正气不足，可转化为寒湿阻络证；而寒湿阻络证经用大辛大热之剂治疗，助热伤津，可转化为湿热阻络证。以邪实为主的各证候，若久治不愈，或过用祛邪之剂而伤正气，可转化为肝肾不足、气血亏虚等以虚为主的证候；反之，如以虚为主的证候经扶正培本治疗，使正气得复，抗邪有力，可转化为以邪实为主的证候。

1. 湿热阻络证　本证多见于历节的活动期，经过正确治疗可以控制病情，使之向愈。也有部分患者虽经正确治疗而病情难以控制，出现疼痛加剧，关节肿胀，甚则变形。对本证候行正确及时的治疗，在防止病情恶化方面有重要意义。本证候持续时间长，久用清热化瘀之苦寒药，可伤阳耗气而出现寒湿阻络、气血不足、肝脾亏损等证候。

2. 寒湿阻络证　本证多见于历节的缓解期，多见于湿热阻络证、热毒阻络证经治疗之后。部分患者可为首发症状，本证经用温经散寒、祛湿通络治疗，可使病情减轻或痊愈。本证候一般不易转变，持续时间较长，如过用或久用大辛大热之剂，助热伤津，可转化为湿热阻络证或肝肾阴虚证等。

3. 热毒阻络证　本证多发生在历节早期，经清热解毒、化湿通络治疗，多可使毒热消，病向愈。部分患者可由本证转归为湿热阻络证。部分患者虽经正确治疗，仍不能控制。过用或久用苦寒之剂，可转化为寒湿阻络或气血不足、肝肾亏损证。

4. 风寒湿阻络证　本证经散寒利湿通络治疗，可以使本证向愈，部分可以转化为寒湿阻络或湿热阻络，或气血不足、肝肾损证。

5. 痰瘀阻络证　历节全过程一般多见此类证候，多兼夹他证。痰瘀互结，胶着难分，用化痰祛瘀治疗需较长时间，经治疗后，一般可使症情减轻或向愈，效不佳者，可使痰瘀深侵，出现关节变形、残疾。

6. 气血两虚，血脉疲阻证　本证多见于病之中晚期、稳定期，治疗需要较长时间，经益气养血、化湿通络治疗，一般可使病情缓解或痊愈。正气渐复可转化为湿热阻络或寒湿阻络证。但经误治者或机体抵抗力降低者，可转化为肝肾亏损或脾胃不足证。

7. 肝肾不足，经脉痹阻证　本证多见于中晚期，本证一般不易转化，多兼他证，在临床上，证候表现不是单一，往往是两个或两个以上的证候同现或先后出现。使病情表现更加复杂。最常见的是湿热阻络兼血脉疲滞或痰浊阻络；或寒湿阻络兼血脉瘀滞或痰浊阻络；或肝肾亏损，或气血不足，兼湿热、寒湿、痰浊，血瘀等。

第十八节　痛风

由于人体阴阳气血失调，外邪乘虚而入，引起肢体游走性剧痛为主要特点的一种病证。本病一年四季均可发病，发病年龄以中老年为多，男性多于女性。

痛风的病名，始见于金元时期李东垣、朱丹溪二氏之论。李东垣指出：痛风多属血虚，然后寒热得以侵之。朱丹溪认为痛风因病机有风、痰、湿、瘀之分。后世医家多认为痛风可归属于痹病范围，与痛痹或行痹相似。

西医的风湿性关节炎、类风湿关节炎、坐骨神经痛、痛风性关节炎等疾患，当局部出现发作性、游走性剧痛时，可参考本病有关内容辨证论治。

一、病因病机

痛风的病因病机。主要在于人体正气不足、阴阳失调、湿热痰瘀等病理产物聚于体内，留滞经络；复因饮食劳倦，房事不节，感受外邪，气血凝滞不通，故发为痛风。

（一）湿热

居处潮湿，淋雨涉水，感受外湿，积热既久，郁而发热，或脾运不健，水湿内聚，酿生湿热。湿热是导致本病的重要因素。

（二）痰浊

饮食不节，嗜食膏粱厚味，积热既久，熏灼津液为痰，痰浊流滞经络，一旦为外邪触动，气血愈加凝滞不通，则发为痛风。

（三）瘀血

湿热、痰浊久滞体内，必影响气血运行，不唯血瘀气滞，而且瘀血气滞之处又可为湿热痰浊胶结之处、凝聚之所而成为痛风。为实证最常见的病理因素。

（四）正虚

"邪之所凑，其气必虚"。痛风虽以湿热、痰浊、瘀血为常见病理因素，但诸邪之能久羁人体，实源于正气之不足，或因房事不节、肝肾亏虚、精血不足，或因脾虚失运而水湿停聚，或因气郁伤肝，肝失疏泄，亦临床所常见。

如上所述，痛风的病因病机可以归结为一点，即正虚邪实。临床上痛风多呈发作性，多由疲劳、房事不节、厚味多餐或感受风寒湿热等外邪诱发。发作时表现为某一局部剧烈疼痛，甚则背不能动，或手不能举，或足不能履地，并且有日轻夜重和转移性疼痛的特点，经休息和治疗后虽可获得好转，但时息时发，日久可致受损部位出现肿胀、畸形，恢复较为困难。

二、诊断与鉴别诊断

（一）诊断要点

本病以肢体关节疼痛为主要临床表现，临床上需注意掌握以下特点。

1. 疼痛多呈发作性，平时肢体肌肉关节酸胀疼痛，有的患者平时无明显症状。发作时肢体局部疼痛剧烈，活动受限，持续时间3～5天至1周不等。

2. 疼痛有游走性的特点，在上肢者，可能一个手指疼痛方罢，另一手指又痛；在下肢者，可能左膝疼痛方罢右膝又痛；在胸背者，痛点亦常不固定。

3. 疼痛多呈昼轻夜重，时有寒热，局部可出现肿胀及灼热感，甚至关节肿大酸胀麻木、重着。

（二）鉴别诊断

本病应与行痹、痛痹相鉴别。

痛痹、行痹虽然也有肢体关节疼痛时轻时重之时，但即使轻时也不会像痛风患者那样可毫无痛苦。此外，痛风发作时，用痹症通用外治法，如贴膏药、热敷、擦药酒等，不仅不会减轻疼痛，反而会使疼痛加重，这一点也是一般与痹病有异之处。

三、辨证论治

（一）辨证要点

痛风的辨证要点，主要是辨兼夹、辨虚实。本病之主要病因为湿热。兼夹之邪，一是外邪，二是痰浊瘀血。故在辨证方面需掌握其不同特征，以便了解何者为主、何者为次，而相应地在用药上有所侧重。如瘀滞甚者，局部皮色紫黯，疼痛夜重；痰浊甚者，局部皮色不变，但却有肿胀表现；湿热也能引起肿胀，但局部有灼热感等，本病多虚实兼见。虚证以气血亏虚证多见，重者则见肝肾亏虚证。气虚证的表现是倦怠乏力，面色苍白，食少，便溏，短气，自汗，舌淡，脉弱。血虚证的表现是面色少华，头晕，心悸，多梦，失眠，爪甲色淡，疼痛呈游走性，舌淡，脉弱。肝肾不足者则多头晕、心悸，腰痛，耳鸣，舌淡（阴虚火旺则舌质红），脉细弱。本病在早期以实证为主，中晚期则多见虚实兼见，甚至以虚证为主。

（二）分证论治

1. 下焦湿热证

证候：下肢膝以下关节及其周围组织突发性疼痛，初发时其痛有昼轻夜重的特点，疼痛剧烈，足不能履地，行走极其困难，痛点常呈游走性，局部肿胀灼热，舌质红，苔黄腻，脉滑数。

治法：清热、燥湿、利湿。

方药：四妙散加味。

苍术12g、黄檗10g、薏苡仁12g、牛膝10g、独活10g、防己10g、威灵仙10g、土茯苓30g、蚕砂10g（包煎）豨莶草15g。

加减：痛剧者加炙没药3～5g; 肿甚加大腹皮、槟榔、泽泻、穿山龙；痰多加制南星、法半夏、炒白芥子、竹沥。

中成药：湿热痹颗粒，二妙丸。

分析：湿为阴邪，其为病多发于下肢；湿与热合，黏滞缠绵，流聚无常，故痛点常不固定，而局部肿胀灼热；湿热为有形之邪，阻遏经遂，气血不得流通。故疼痛剧烈，活动严重受限。方用苍术燥湿、黄檗清热，为主药，薏苡仁、土茯苓、蚕砂、防己淡渗利湿，牛膝、独活、威灵、豨莶草通络止痛，脾湿热分清，气血流通，则肿痛自愈。下焦热盛者，加黄檗一味，酒浸，晒干为细末。每服3g，1日2次，此方名潜行散。

2. 瘀血阻络证

证候：手足关节疼痛剧烈，如针刺刀割，甚至手不能触，夜重昼轻，局部皮色发黯，或舌有瘀斑、瘀点，脉涩。

治法：活血化瘀，宣痹止痛。

方药红四物汤加减。

生地黄12g、当归10g、赤芍10g、川芎10g、威灵仙10g、秦艽10g、鸡血藤10g、防风10g、徐长卿12g、桑枝10g。

加减：无热象者可加桑枝；痛甚加姜黄、海桐皮；夹痰加制南星、白芥子；瘀滞日久，其痛日轻夜重，局部黯黑者，可配服活络效灵丹（当归、丹参、乳香、没药），以增强活血化瘀的作用。

中成药：瘀血痹颗粒。

分析：湿热久羁，气血不得宣通，留而为瘀。瘀血与湿热痰浊相合，经隧阻塞更甚，故疼痛剧烈，甚则如刀割针刺，活动严重受限，局部皮色发黯，舌有瘀斑，以及疼痛昼轻夜甚，也都是瘀血致病的特征。方用四物汤养血活血，桃仁、红花活血化瘀，威灵仙、桑枝、防风、徐长卿等宣通经络，合奏活血、宣痹之功。

3. 痰热夹风证

证候：手足关节突发性疼痛、肿胀，疼痛夜甚于昼，胸闷痰多，舌苔黏腻，脉弦滑，兼见恶风、自汗等表现。

治法：清热燥湿，化痰祛风。

方药：上中下痛风方。

黄檗10g、苍术10g、防风10g、威灵仙10g、白芷10g、桃仁10g、川芎10g、桂枝10g、羌活10g、龙胆6g、炮南星10g、红花6g、加减：痰多加半夏、白术、茯苓、陈皮。

中成药：风湿豨桐丸。

分析：痰热瘀滞日久，复感外邪，新感引动宿邪，故其痛突然发作。胸闷、痰多、苔黏腻、脉滑等，为痰热素盛之象。恶风、自汗为风邪袭于表的见证。方用黄檗、龙胆清热，苍术、南星燥湿，羌活、防风、白芷祛风，桃仁、川芎、红花活血，桂枝一味有温经络之长，丹溪谓其能"横行手臂，领苍术、南星等药至痛处"。

4. 气血两虚证

证候：倦怠乏力，短气自汗，食少便溏，多痰或饭后腹胀，面色苍白，指甲、目眦色淡，头昏心悸，舌淡，舌苔根部黄腻，脉细弱。

治法：行气养血为主。

方药：圣愈汤加减。

黄芪30g、党参15g、熟地黄12g、当归10g、山药15g、白术10g、川芎10g、白芍12g。

加减：夹风湿者，可酌加羌活、防风、豨莶草、桑枝之类，但不可纯作风治，否则反燥其血，终不能愈；夹湿热者，加酒炒黄檗；夹痰浊者加制南星、姜汁；病久肾阴不足加龟甲、肉苁蓉、怀牛膝。

中成药：痹祺胶囊，八珍丸，十全大补丸。

分析：痛风反复发作，日久气血两虚，故见上述脾肺气虚，肝血不足见证。脾主运化，其职不行，则酝湿酿痰，食后腹胀，甚则胸闷短气。舌根部主下焦，黄腻之苔见于此处，乃下焦湿热之征。方用党参、黄芪补气，熟地黄、当归、川芎、白芍养血活血，山药、白术健脾。脾气壮血活，经脉条畅，酸软疼痛不已。

四、其他治疗

（一）针灸治疗

1. 耳针　取相应区压痛点，交感、神门、内分泌、肾、脾等穴，针刺每日或间日1次，或以王不留行籽贴压，7次为1个疗程。

2. 毫针

(1) 下焦湿热证：针刺阳陵泉、膝阳关、梁丘、照海、昆仑、丘墟、申脉等穴。针用强刺激泻法，或刺血法，不宜灸，每日或间日1次，5～7日为1个疗程。

(2) 瘀血阻络证：针刺曲池、合谷、尺泽、外关、阳池、阴陵泉、犊鼻、丰隆、血海等穴。针用泻法或平补平泻，每日或间日1次，5～7日为1个疗程。

(3) 痰热夹风证：针刺阳溪、腕骨、外关、阳陵泉、梁丘、申脉等穴。针用泻法或平补平泻，每日1次，7日为1个疗程。

(4) 气血两虚证：针刺脾俞、肾俞、足三里、大椎等穴，用补法或平补平泻，留针15～20min，并可加用灸法，每日1次，7～10日为1个疗程。

3. 刺血疗法　取委中、委阳等穴或患肢静脉较表浅处，用三棱针刺入，使其自然出血。7～10天治疗1次。适用于瘀血阻络，下焦湿热证。

4. 穴位注射　采用当归注射液或野木瓜注射液等。于足三里、环跳、肩髃、曲池等穴注射1～2mL，间日1次，7～10次为1个疗程。瘀血阻络或气两虚证宜用。

（二）单方验方

1. 痛风经验方　土茯苓30g，萆薢20g，威灵仙30g，生薏苡仁30g，泽泻10g，泽兰10g，桃仁10g，当归10g，车前子12g。功在泄浊化瘀，治痛风关节肿胀疼痛。（《现代中医内科学》）

2. 樟木屑洗方　樟木屑1.5～2.5kg，置急流水中煮开，乘热浸洗，每次40min，每日1次，连洗7～10次。主治痛风关节疼痛。（《证治准绳》）

3. 趁痛散　乳香6g，桃仁10g，当归10g，地龙12g，五灵脂10g，牛膝10g，羌活10g，香附10g，生甘草6g。痰热加酒炒黄芩、黄檗各10g水煎，每日2次分服。治痛风属气血瘀滞者。（《医学纲要》）

4. 控涎丹　制甘遂、制大戟、白芥子，等分研末，水泛为丸。每服3～5g，每日1次，可连用3日。治痛风诸药不效，属痰涎流注者。此方药性猛峻，不可轻投，必须在医生指导下

服用。(《三因方》)

5. 外用药酒方　生川乌、生草乌、全当归、白芷、肉桂各15g，红花10g，白酒500mL，浸泡24小时后去渣取酒，再加入10瓶风油精（成药）装瓶中。用时涂于痛处，每日数次，10天为1个疗程，主治痛风关节疼痛。

五、调摄护理

1. 发病期间应卧床休息，但卧床时间不宜超过1周，待疼痛缓解后，即可下地活动。
2. 饮食选择清淡、易于消化者，若经检查血尿酸浓度高于正常值者，应限制高蛋白动植物饮食摄入量，可适当补充新鲜蔬菜及水果。

六、转归预后

痛风如经及时治疗，并注意调摄，可使发作减少，以至完全治愈。反复频繁的发作，不仅重伤气血，而且可导致关节肿胀、畸形，活动受限，影响正常的工作生活。

1. 节饮食　特别要注意减少饮食中的肥甘厚味，宜食清淡易消化之品。蔬菜、水果可适当多吃，并可适当多饮水，使大小便保持通畅。
2. 防外邪　居处不能潮湿，劳作汗出以后，要及时更换内衣，夏季不可食凉，冬季注意保暖。
3. 勤锻炼　患者可选择适合于自己年龄和爱好的体育项目，坚持锻炼。

第十九节　骨痿

骨痿是由于先天禀赋不足或失于调养而元阳虚衰，真阴耗损，不能充骨生髓；或后天脾胃虚弱，水谷精微摄入不足，气血生化之源匮乏，致筋骨失养；或久居湿地，湿聚或湿蕴化热，入侵筋骨，内外合邪，而致全身骨痛，下肢抽筋，甚则身长缩短、驼背、骨折等临床表现的病证。本病从中年即可患病，老年几乎都可患病，还可继发于多种疾病和用药（如激素）不当之后。女性发病早且多于男性。

语出《素问·痿论》。属痿证之一，症见腰背酸软，难于直立，下肢痿弱无力，面色暗黑，牙齿干枯等。由大热烧伤阴液，或长期过劳，肾精亏损，肾火亢盛等，使骨枯而髓减所致。

本病相当于西医的骨质疏松症。

一、病因病机

骨痿的病因病机主要在于肝脾肾亏虚，气虚血瘀，湿聚或湿热内蕴，骨失所养，经脉运行不畅所致。

（一）肝肾亏虚

后天禀赋不足或后天将息失宜，加以年老体衰脏腑脆弱，肾阳亏虚，寒邪凝滞，经脉痹阻；肾虚日久，不能主髓生髓，骨失髓养；肝肾阴虚，精血不能濡养筋骨经脉，是导致本病的重要因素。

（二）脾运失健

后天调养失宜，脾运无权，化源匮乏，气血不足，筋骨失其濡养，可致骨痹。

（三）气虚血瘀

肾气不足，脾气虚弱，气虚则无力推动血循，瘀血不去，阻滞脉络，骨失所养，发为骨痿。

（四）湿聚或湿热内蕴

久居湿地，湿邪凝聚或湿热蕴于四肢，浸淫筋脉，气血阻滞，不能养骨，骨失养日久而致骨痿。由斯以观，骨痿之病因病机为本虚标实，本虚为主，并非纯属于虚，不可忽视湿邪和瘀血的一面，但湿邪和瘀血是在正虚的基础上产生的，有着不可分割的关联性。

二、诊断与鉴别诊断

（一）诊断要点

诊断骨痿，应根据患者的性别、年龄、形体及临床症状等进行综合考虑，有下列情况者，要首先想到本病：

1. 年龄多为中老年人，女性多于男性。
2. 相当一部分患者有骨折病史。
3. 若因其他疾病并发骨痿者，多可找到原发病。
4. 女性"七七"之年常若有下肢抽筋、骨痛者。
5. 骨痛、抽筋、身长缩短、驼背明显者。

（二）鉴别诊断

本病宜与以下疾病作鉴别：

1. 转筋　是筋脉牵掣引起的手足拘急，不得屈伸，甚则牵引腹部拘急疼痛的一种病证。若是暴吐暴泻后的转筋谓之霍乱转筋，属危重急症，需及时抢救。
2. 痹症　主要表现为四肢关节痛，或关节有明显的红肿热痛，正确表现为全身性，广泛的肌肉疼痛，有时出现腰背疼痛。
3. 痿证　其表现为肢体痿软不用，肌肉萎缩，无骨骼改变的症状和体征，无抽筋。
4. 痉病　是因神明受扰、筋脉拘急挛缩而引起的急性危重症，临床表现为颈项强急、四肢抽搐，甚则口噤、戴眼、角弓反张等。

三、辨证论治

应首先辨明疾病原因，察虚实，明脏腑。病久不愈多为虚证。若以食少便溏，肌肉萎缩为主，为脾胃虚弱证。若腰背酸痛，伴五心烦热、口干舌燥、头晕，为肝肾阴虚证。若腰背冷痛，畏寒乏力，肢体痿软，则为肾虚寒凝证。本病亦有实证，以湿热浸淫于肢体，以下肢痿软，身重脘痞为主。

本病有虚实之分。实证之湿热浸淫者，宜清利湿热；病变以肝肾、脾胃虚为主者，施以滋养肝肾，益气健脾。肾虚者，当别阴阳而治。如有虚实夹杂，应兼顾之。本病日久不愈，气血经脉痹阻，可适当加入活血通络之品。

（一）肾虚寒凝证

证候：腰背冷痛，腰及双下肢酸软，难以久立，乏力气短，活动受限，甚则驼背，畏寒喜暖，遇寒加重，舌淡苔白，脉弦或沉细。

治法：温补肾阳，祛寒活络。

方药：右归丸合阳和汤去麻黄。

熟地黄 30g、山药 10g、山茱萸 15g、枸杞子 15g、鹿角胶 10g、炒菟丝子 15g、杜仲 15g、当归 10g、肉桂 10g、制附子 10g、白芥子 10g、干姜 10g、甘草 3g。

加减：下肢发凉加淫羊藿、仙茅；小腿抽筋加白芍；身痛较甚加路路通、络石藤、威灵仙。

中成药：益肾蠲痹丸，右归丸，仙灵骨葆胶囊。

分析：腰为肾之府，肾阳不足，失其温煦，寒邪凝滞。经脉痹阻，则腰背冷痛，腰及双膝酸软，难以久立，畏寒喜暖，遇寒加重。肾主骨，藏精而生髓以养骨，肾虚日久，骨失髓养，则驼背，乏力气短，活动受限，舌淡苔白，脉弦或沉细，均为肾之阳气亏虚之征。方中肉桂、制附子、鹿角胶温补肾阳，填精补髓；熟地黄、山药、山茱萸、枸杞子、菟丝子、杜仲滋阴益肾，阴中求阳；当归养血，干姜、白芥子温散寒凝之痰，甘草调和诸药。

（二）肝肾阴虚证

证候：腰背酸痛，腿膝胫痿弱不能久立，伴有五心烦热，头昏目眩，口干舌燥，舌红，脉细数。

治法：滋阴清热，补益肝肾。

方药：虎潜丸加减。

龟甲 30g、黄檗 10g、知母 10g、熟地黄 30g、当归 15g、白芍 15g、锁阳 10g、陈皮 10g、牛膝 15g。

加减：病久阴损及阳，见神疲畏寒，加淫阳藿、补骨脂、巴戟天；足热骨痿，加枸杞子、猪脊髓或牛脊髓。

中成药：健步壮骨丸，大补阴丸。

分析：肝主筋，肾主骨。肝肾阴虚，精血不能濡养筋骨经筋，故肢体无力痿弱。肾主藏精，肾虚不藏，腰为肾府，精虚髓空，则腰脊酸痛。肝肾阴虚，肝阳上扰，则头昏目眩。五心烦热，舌红脉细数，为阴虚内热之象。方中龟甲、黄檗、知母、熟地黄、滋阴清热；当归、白芍养血活血；锁阳、陈皮、虎骨（现已禁用）、牛膝补肾壮骨。

（三）脾胃虚弱证

证候：腰背酸痛，平素食少便溏，面白无华，气短，下肢无力，舌苔薄白，脉细。

治法：健脾益气，滋养胃阴。

方药：补中益气汤加减。

黄芪 30g、甘草 10g、人参 10g、当归 10g、陈皮 10g、升麻 6g、柴胡 10g、白术 15g。

加减：气血两虚重用参、芪，加枸杞子、龙眼肉；气阴两虚重用参、芪加五味子、麦冬；热伤胃阴加玉竹、石膏、天花粉、石斛。

中成药：补中益气丸，参等白术丸。

分析：脾气虚弱，运化无权则食少便溏。脾运失健，气血生化无源，四肢无以濡养，故下肢无力。面白无华，气短，舌苔薄白，脉细，均为脾胃气虚之证。方中黄芪、甘草、人参、白术补肺健脾；升麻、柴胡升举脾胃清阳，当归养血，使气有所依附；陈皮理气，可防补益之滋腻。

（四）湿热浸淫证

证候：腰背酸痛，肢体无力，以下肢为重，手足麻木，喜凉恶热，身重面黄，胸脘痞闷，舌苔黄腻，脉濡数。

治法：清热化湿。

方药：四妙丸加味。

黄檗 15g、苍术 15g、薏苡仁 30g、牛膝 15g、防己 10g、萆薢 15g、木瓜 10g、威灵仙 15g、独活 15g。

加减：湿热伤气阴，加太子参、麦冬、山药，湿热内蕴重，加苍术、黄芩、茯苓、泽泻。

中成药：四妙丸，湿热痹颗粒。

分析：久居湿地，湿热蕴于四肢，浸淫筋脉，气血阻滞，故肢体无力，手足麻木，喜凉恶热；湿性黏滞，湿热郁蒸，阻塞胸脘，则身重面黄，胸脘痞闷，舌苔黄腻，脉濡数。方中黄檗、苍术清热燥湿；牛膝、防己、萆薢、木瓜导湿热下行；薏苡仁健脾渗湿；威灵仙、独活祛风胜湿，活络止痛。

（五）气虚血瘀证

证候：腰背酸痛，四肢痿软，麻木不仁，舌青唇紫，四肢青筋暴露，有压痛点，舌淡有瘀斑或瘀点，脉涩。

治法：益气养血，活血通络。

方药：圣愈汤加减。

人参 15g、黄芪 30g、当归 15g、白芍 15g、川芎 10g、熟地黄 30g。

加减：瘀血明显加桃仁、红花、牛膝活血行瘀；手足麻木、舌痿不能伸缩加三七、穿山甲；肌肤甲错，形体消瘦，手足痿弱加用大黄䗪虫丸。

中成药：瘀血痹颗粒，大黄䗪虫丸。

分析：气虚无力推动血循，瘀血不去，阻滞脉络，则腰背酸痛，四肢痿软，麻木不仁；舌青唇紫，四肢青筋暴露，有压痛点，脉涩，均为瘀血内停之征；舌淡有瘀斑或瘀点，为气虚血瘀之象。方中人参、黄芪补益元气，当归、白芍、川芎、熟地黄活血养血。

（六）单方验方

1. 脾肾阳虚方　肉苁蓉 15g，牛膝 12g，骨碎补 15g，淫羊藿 9g，羌活 9g，独活 9g，桂枝 12g，制川乌 6g，薏苡仁 18g，水煎服，每日 1 剂，适用于骨痿属脾肾阳虚者。

2. 肝肾阴虚方　生地黄 18g，知母 9g，白芍 12g，桂枝 9g，秦艽 12g，鳖甲 30g，麦冬 12g，当归 9g，丹参 9g，骨碎补 12g，土鳖虫 6g，水煎服。每日 1 剂，适用于骨痿属肝肾阴虚者。

3. 滋阴益肾方　菟丝子 15g，补骨脂 12g，麦冬 9g，五味子 9g，枸杞子 12g，黄精 12g，女贞子 9g，水煎服，每日 1 剂，适用于骨痿属肾阴虚者。

4. 温补肾阳方　山药 12g，补骨脂 15g，菟丝子 15g，杜仲 11g，桂枝 15g，制附子 6g，肉苁蓉 12g，黄芪 9g，水煎服，每日 1 剂，适用于骨痿属肾阳虚者。

四、其他疗法

1. 运动疗法　持之以恒可增加骨矿含量。

2. 营养疗法　合理配膳，饮食中应增加钙、磷、维生素 D 及其他微量元素（锌、铜、锰）的摄入量，蛋白质适量，低钠。

3. 光线疗法　紫外线可促进维生素 D 合成，增加骨矿含量。可采用日光浴或人工紫外线照射。

4. 高频电疗　如短波、超声波，有改善循环和止痛作用。

五、调摄护理

（一）调摄

1. 未病的调摄　根据"上工治未病"的原则，本病宜重在未病时的调摄。

（1）应从儿童、青少年做起，合理膳食营养，多食含钙、磷高的食品，如鱼、虾、虾皮、海带、牛奶、鸡蛋等，坚持科学的生活方式，如坚持体育锻炼，多接受日光浴，不吸烟，不饮酒，少喝咖啡、浓茶，少吃糖、盐，尽可能将骨峰值提高到最大值。

（2）人到中年，尤其妇女绝经后，骨量流失加快，应每年进行骨密度检查。近年欧美学者主张妇女绝经后三年内开始长期接收雌激素替代疗法，同时坚持长期预防性补钙。注意积极治疗与本病有关的疾病如糖尿病、类风湿关节炎、脂肪泻、慢性肾炎、甲状旁腺功能亢进症、甲状腺功能减退症、慢性肝炎、肝硬化等。

2. 已病的调摄

对本病应积极进行药物治疗，还应加强防摔、防碰、防绊、防颠等措施。对中老年人骨折应积极手术治疗，实行坚强内固定，早期活动，配合体疗、理疗、康复治疗、营养治疗、心理治疗、补钙、止痛、促进骨生长、抑制骨量流失、提高免疫功能及整体素质等的综合治疗。

（1）心理调摄在不妨碍骨折治疗的原则下，鼓励患者保持心情舒畅，减少白天睡眠时间，日间多安排一些有益活动。

（2）肢体调摄脊柱骨折者应做腰背肌功能锻炼，越早越好，髋部骨折者，应做股四头肌、踝关节的主动活动，可预防肌萎缩和关节僵硬。

（二）护理

骨痿的护理主要是骨折后的护理。常见胸腰椎骨折、股骨颈骨折和股骨转子间骨折。长期卧床不起可引起压疮、泌尿系感染、肺部感染等多种并发症。正确合理的护理十分必要。

1. 硬板床上可垫海绵垫、充气垫，床铺宜平整、干燥、舒适。
2. 给予高蛋白、高营养、易消化的食物。
3. 按摩、热敷腹部，促进肠蠕动，多食蔬菜水果，利于排便。
4. 以热毛巾擦腰、臀、背、骶部，搽滑石粉或爽身粉预防压疮。
5. 鼓励多饮水、咳痰，预防泌尿系和肺部感染。

六、转归预后

（一）转归

本病起病缓慢，多为虚证。虚证初期可见脾胃虚弱证，日久气血无以化生，肝肾失养，形成肾阴虚证或肾虚寒凝证，或日久气虚无力推动血循，经脉瘀滞，则虚实夹杂，可见气虚血瘀证。亦有起病急剧，进展较快，多为实证。如居处湿地，湿热流浸于四肢筋脉，而成湿热浸淫证。

（二）预后

骨痿给患者带来不便和痛苦，治疗收效很慢。患者经积极合理用药，坚持运动，营养疗法，症状会有明显改善，若并发骨折，配合必要、恰当的护理，可降低并发症的发生率。

第二十节 颈痹

颈痹颈椎病,又称"颈椎综合征"。因颈部的椎体、关节、韧带和椎间盘发生退行性改变,引起钙化、损伤、增生或关节紊乱,刺激或压迫颈神经根、椎动脉、交感神经或脊髓而致颈痛和其他综合症状。本病属中医"痹症"、范畴,好发于 40~60 岁中老年人。本病常因年老体衰、肝肾不足、筋骨失养;或久坐耗气、劳损筋肉;或感受外邪、客于经脉,或扭挫损伤、气血瘀滞经脉痹阻不通所致。

历代医籍中,在"搏证"、"瘀证"、"痿证"、"眩晕"、"头痛"、"项强","颈肩痛"等条目下,类似本病的症状描述甚多,但无此病名记载。临床实践发现,发于颈部的痹证不仅是一种独立病证,而且也是一种发病率较高的疾病。

一、病因病机

颈痹的致病因素大致可归纳为内因和外因两个方面。外因多为感受风寒湿邪,或颈部急慢性损伤,或长期姿势不当。内因多为年老体弱,肾精衰少,或某些颈椎先天畸形。在内外因素共同作用下,导致颈部经络失常,气滞血瘀;或肝肾亏损,精血不足,筋骨肌肉失养而发病。疾病早期表现以邪盛为主,经输不利,或经络痹阻,或气滞血瘀;日久病邪由表入里,由经络内及脏腑,涉及肾、肝、脾等脏,兼具出现脏腑功能失调之证型。

(一)劳损

长期从事书写、缝纫、财会、刺绣、绘画及脑力劳动者,由于长期低头工作,损伤颈部经络气血、筋骨肌肉,易患颈痹。或长期睡姿不当、枕头不适等生活习惯,都易造成颈部筋骨肌肉劳损,气血运行不畅形成颈痹。

(二)外邪痹阻

感受外邪引起的颈痹以风寒湿邪为主。风为六淫之首,百病之长,风邪袭表,营卫失和,太阳经输不利,出现颈项强痛等症状。寒为阴邪,寒凝气滞,筋脉失养,可见筋肉挛缩。

(三)外伤

颈部挫闪、挤压、碰撞等急慢性损伤,可造成颈部筋骨肌肉损伤,气滞血瘀,形成颈痹。有些患者,青年时颈部曾发生外伤,但由于当时气血运行尚旺,未表现出颈痹症状,时至中年以后,正气渐虚,气血运行日渐涩滞,始出现颈痹症状。

(四)年老体虚、肾精衰少

肾主骨生髓,上通于脑,髓居骨中,滋养骨骼。肝藏血主筋,筋附于骨。久病体虚或人到中年以后,肾精日衰,肝血日虚,筋骨懈惰,颈部筋骨肌肉失养,形成颈痹。或先天肾精衰少,骨髓化源不足,形成某些颈椎先天畸形,气血运行不利,更易形成颈痹。

总之,颈痹之发生内因以素体虚弱、肝肾亏虚为本;外因以风寒湿邪、劳伤多见。病变涉及肾肝脾等脏,病变部位在颈部。

二、诊断与鉴别诊断

（一）诊断要点

颈痹虽然多发于 40 岁以上的中老年人，但也可见于青中年及长期从事书写、绘画等低头工作者。其临床症状繁多复杂，大致归纳如下。

1. 临床表现

（1）以肩臂疼痛麻木等症为主：多数患者表现为肢体的一侧，多见于上肢，肢体麻木、疼痛，或有放射样感觉，也有少数患者双侧均可出现，同时可伴有颈部僵硬感、活动不利等症。

（2）以头晕、目眩等症为主：头晕目眩多与头部活动有关，严重者不能睁眼，睁眼即觉天旋地转，甚至可致猝倒。可伴有恶心、呕吐、失眠、耳鸣、听力减退等症。

（3）以运动障碍等症状为主：下肢无力，步态不稳，易跌倒，或手部运动笨拙，进一步可出现肌肉萎缩，甚至痉挛瘫痪，可伴有肢体麻木，但多数颈部自觉无不适或仅有轻微不适感。

（4）以头颈疼痛等症为主：头、颈部疼痛，可伴有颈部活动不利，甚则肩背疼痛、肢体麻木，多因感受外邪而发。

2. 体征　颈痹患者体检时可能出现的阳性体征大致有：颈肌紧张，不同程度颈部活动受限，头颈部偏歪或强制体位，在病变相应的棘突周围或相应区域，如耳后、背、肩或上肢等部位一侧或双侧有压痛点。其他如牵拉试验阳性，压颈试验阳性，屈颈、伸颈试验阳性等。痛觉、温度觉或触觉等感觉异常，或肌力减弱等。

临床诊断颈痹尤需注意以下几点：①有上述比较典型的各类临床症状表现及相关体征。②40 岁以上的中老年人，或青中年长期从事低头工作者，或有颈部先天畸形。③颈部有外伤史。④颈部 X 线检查或 CT 检查见有相应病理改变。

（二）鉴别诊断

颈痹需与下列疾病鉴别。

1. 与落枕鉴别　落枕多于起床后突然发病，多因卧姿不良、枕头不当、劳累过度、外伤或复感风寒湿邪等原因引起的颈部一侧肌肉因扭伤而痉挛、肿胀，头痛，头偏向一侧，颈部活动受限，疼痛呈牵掣状，动则痛加剧，可牵涉肩背及上肢，患处可有肌紧张及压痛，轻者数日可愈，若治不及时或迁延不愈，或反复发作，可发展成颈痹。

2. 与眩晕鉴别　眩晕可是颈痹的主要症状之一，其特点是呈间歇性，发作与头部活动、姿势有明显关系，严重可发生猝倒。而内科杂病中的眩晕，是指头晕眼花，轻者闭目即止，重者如坐车船，旋转不定，不能站立，同时多伴有气血亏虚、肝阳上亢、肾精不足或痰湿中阻等脏腑阴阳失调的症状，而无颈痹的临床表现及体征。

发作性眩晕，西医称为梅尼埃病者，主要特征是：发作性眩晕，发作时眼球震颤、头痛、恶心、呕吐、耳鸣或耳聋，严重者汗出，面色苍白，甚至摔倒。此病虽与颈痹某些症状颇相似，但其发作多与劳累、睡眠不足等原因有关，而与体位、颈部活动无关，也无颈痹的体征及 X 线检查所见，前庭功能检查异常。

3. 与胸痹鉴别　胸痹以胸中闷痛，甚则胸痛彻背、短气、喘息不能平卧为主症，可向左肩臂放射。颈痹亦可出现胸闷、胸部刺痛、心悸等症而酷似胸痹，但颈痹的疼痛部位是以颈部或肩部或肩胛部或上肢为主、为先，多表现为长时间的灼痛、刺痛、胀痛、麻木等，颈部活动可使疼痛加剧，服用胸痹药物治疗无效，心电图正常。

4. 与肩痹鉴别　肩痹由于多发于中老年人，其发病与外伤、劳损及感受风寒之邪有关，其肩臂疼痛症状虽与颈痹相似，但其特点是疼痛夜甚，甚至因痛甚而不能入睡，肩部活动受限，早期可有肿胀、压痛，晚期僵硬，肌肉萎缩，但有放射痛及麻木感，且与颈部活动无关。

5. 与痫证鉴别　颈痹在眩晕剧烈或颈部活动时可突发猝倒而与痫证类似。但颈痹猝倒特征是突然四肢麻木，软弱无力而跌倒，神志清楚，多能自己起来，其发作与头部突然活动或姿势改变有关。痫证典型发作特点是突然昏倒，不省人事，口吐涎沫，两目上视，四肢抽搐，口中如猪羊叫声。

三、辨证论治

颈痹辨证首应辨外感内伤、虚实新久。新病一般多由外因引起，多属实证，为邪气偏盛，外邪阻滞或气滞血瘀，或痰瘀交阻。久病或内伤引起者以正虚为主，多表现为肝肾不足等证。治疗颈痹应根据虚实分别论治。初病未久，邪盛正实，经络痹阻，气滞血瘀，故治疗应以活血理气通络为基本原则。久病迁延或体虚之人，邪少正虚，多肝肾不足，气血衰少，故治疗应重视滋养肝肾，补益气血，同时通络理气以祛邪。

（一）经输不利证

证候：头、颈、肩、背疼痛，颈项强硬，颈肌发僵，颈部活动不利，伴有上肢疼痛或肌肤麻木，拘急怕冷，头痛，出汗或无汗，周身不适等症。舌质淡红，苔薄白或白腻，脉浮或浮紧或弦紧。

治法：疏风散寒，调和营卫。

方药：桂枝加葛根汤加减。

桂枝15g、葛根20g、白芍25g、炙甘草10g、生姜10g、大枣10g、羌活15g、桑枝25g、姜黄15g。

加减：颈项强痛明显葛根用30～50g以增加其解肌止痛之力；气虚者加黄芪、党参益气；兼有寒象重者加制附子、细辛以温经散寒。

中成药：川芎茶调散，天麻丸，小活络丹。

分析：风寒湿邪侵入体表经络、肌肉、关节部位，外邪束表，太阳经输不利，营卫失和，故出现拘急怕冷、头痛、周身不适等症。邪气郁滞，经络不畅，故头颈肩背等部位疼痛，颈项强硬，活动不利。气血运动不畅、肌肤失养，故肌肤麻木。舌、脉为邪气在表，经输不利之症。方中桂枝、桑枝温经以散风寒，葛根解肌止痛，桂枝配白芍以调和营卫，羌活祛风胜湿，姜黄化瘀止痛，生姜、大枣、甘草以和胃并调和诸药。

（二）经络痹阻证

证候：头颈肩背及四肢疼痛，颈部僵硬而活动受限，上肢麻木、无力或沉重，或手指麻胀甚则肌肉萎缩，恶寒喜热，头身困重不适，舌质淡红或黯红，苔薄白或白腻，脉沉弦或迟。

治法：祛风散寒，舒经通络。

方药：阳和汤加减。

熟地黄30g、鹿角胶9g、肉桂3g、麻黄2g、细辛3g、白芥子6g、葛根15g、白芍9g、甘草3g、生姜6g、白芷6g。

加减：颈肩痛甚葛根用至30g以解肌止痛；疼痛甚者加细辛、全蝎、蜈蚣以温经通络止痛；

寒甚加制附子以散寒，湿邪重加苍术、羌活以祛风胜湿；上肢痛甚加羌活、姜黄以祛湿化瘀；下肢痛甚加牛膝、独活、杜仲以补肾祛湿散寒。

中成药：天麻丸，骨刺消痛液，颈复康冲剂。

分析：风寒湿邪留滞太阳经脉、督脉等部位的肌肉、关节，经络痹阻，气血凝滞，故出现头颈肩背疼痛；邪气滞留，旁及周身，故手指麻胀，头身困重，四肢疼痛，恶寒喜热，舌脉为邪留经络痹阻症。中熟地黄、鹿角胶温补营血，填精壮骨，肉桂、麻黄、细辛温经散寒通络，白芥子祛寒痰凝滞，葛根、白芍、甘草、生姜配肉桂取桂枝加葛根汤之意，白芷散寒止痛。

（三）气滞血瘀证

证候：头、颈、肩、背及四肢疼痛、麻木，其痛多为刺痛或针扎样痛，痛处固定，日轻夜重，痛处拒按，指端麻胀，或有肌肉萎缩，可伴有失眠、头晕、耳鸣，烦躁不安、胸痛、四肢周身拘急不利、面色无华等症，舌质黯红或有瘀斑，脉弦细涩或细涩。

治法：活血祛瘀，通络止痛。

方药：血府逐瘀汤加减。

当归15g、桃仁10g、红花15g、赤芍15g、川芎15g、生地黄15g、枳壳15g、全蝎5g、地龙10g、细辛5g。

加减：气滞甚加乌药、木香以行气；瘀血明显加三七、乳香、没药以增加活血之力；气虚加黄芪、党参以益气；寒凝加桂枝、制附子以温通；瘀甚加延胡索理气活血止痛。

中成药：三七片，骨折挫伤散，骨刺消痛液。

分析：本证主要是因外伤或外邪久滞等各种病因导致颈痹日久，颈部筋骨肌肉关节或四肢气滞血瘀，经络闭阻所致。由于气血凝滞更甚故疼痛以刺痛为主，夜重拒按，气血凝滞，面目肌肤失养，故现面色无华、肌肉萎缩等症，久病由经络内及脏腑，脏腑失养，故出现失眠、头晕等脏腑功能失调症状。舌、脉均气滞血瘀之候。方中桃红四物汤以养血活血祛瘀，牛膝以通利血脉引血下行，枳壳、柴胡以行气，气行者血自通，全蝎、地龙通经活络止痛，加细辛以温通气血而止痛。

（四）痰瘀交阻证

证候：头颈肩背疼痛，头重如裹，眩晕，恶心或呕吐，心悸，转头加重，严重可致猝倒，胃脘满闷，纳呆，或大便溏泄，肢体困重乏力或麻木。舌质黯或有瘀斑，苔白或腻或黄腻，脉弦滑或弦涩细。

治法：祛湿化痰通络。

方药：温胆汤加减。

陈皮15g、半夏10g、茯苓20g、甘草10g、竹茹15g、枳实15g、大枣10g、厚朴15g、白芥子15g。

加减：痰盛加胆南星以祛痰；瘀血明显加地龙、三七、全蝎、红花以活血通络；气虚加黄芪、党参、白术以益气。

中成药：壮骨木瓜丸，骨刺丸，骨仙片。

分析：本证为瘀血痰浊阻滞于颈部经络肌肉关节，痰瘀交阻，相兼为病，气滞血瘀痰凝，病情复杂，故在上证基础又兼眩晕、恶心、呕吐、心悸、脘闷、纳呆，便溏等痰浊中阻及脾虚证，舌脉为痰瘀互结之象，苔黄腻为痰湿化热之证。上方中陈皮、半夏、枳实、厚朴理气化痰燥湿，茯苓健脾祛湿，竹茹、白芥子化痰湿，甘草、大枣调和诸药。

（五）肝肾不足证

证候：颈肩背不适或疼痛，肢体麻木乏力，步履蹒跚，甚至瘫痪，头脑空胀，耳鸣耳聋，失眠多梦，颧红盗汗，烦躁易怒，腰膝酸软，形瘦无力，或小便淋漓失禁，或大便无力、便秘或失禁，或阳痿，舌体瘦，舌质红绛，少苔或无苔，脉弦细，细涩或细数。

治法：滋养肝肾，益气养血。

方药：健步壮骨丸加减。

黄檗10g、知母15g、熟地黄10g、龟甲15g、白芍20g、陈皮15g、干姜10g、杜仲15g、山萸肉15g、木瓜20g。

加减：血虚加阿胶、鸡血藤、当归、桑寄生以养血；气虚加黄芪、西洋参以益气；夜寐不安加夜交藤、菖蒲、远志以安神；偏于阴虚加女贞子、枸杞子以滋补肝肾之阴；兼阳虚加补骨脂、肉桂、杜仲以温阳。

中成药：大活络丸，补正续骨丸，壮骨关节丸。

分析：本证乃病情迁延不愈。内及脏腑，肝肾受损，精血耗伤所致。肾主骨藏精，精生髓，肾虚髓少骨痿；肝主筋、藏血，筋附于骨，肝血亏虚，筋失所养则筋痿，故步履蹒跚，甚至瘫痪，肝肾亏虚，精血不足，肌肉关节失养，故肢体麻木无力，颈肩背部不适或疼痛，肝肾精血不足，阴阳失调，脏腑失养，故头晕、耳鸣、失眠、多梦等阴虚内热诸症变生。舌脉乃肝肾阴虚内热之象。上方中黄檗、知母清肝经虚热，熟地黄、龟甲滋补肝肾，杜仲、山萸肉益气补肝肾，白芍、木瓜缓急止痛，干姜温通，陈皮理气以制熟地黄、龟甲之腻。

四、其他疗法

（一）针灸治疗

1. 耳针

（1）耳穴压丸法　主穴：肝、胃、颈项。配穴：内分泌、交感、脾、神门、心、太阳、上背、枕、肩。配穴还可视病情加减。有调补肝肾、强壮筋骨、疏通血脉止痛之功。

（2）耳针夹颈夹脊穴注药法：主穴是：颈、枕、肾上腺。配穴：肩痛加肩；上肢麻木加肘、腕；眩晕加交感、神门；耳鸣加交感、内耳；心悸加心、神门；视力减退加肝、眼。用骨宁2mL，地塞米松5mg，眩晕加210～654mg，垂直刺入所选夹脊穴。

2. 体针

经输不利证：可先用风池、曲池、合谷、手三里、夹脊等穴，间日1次，3次1个疗程。

经络痹阻证：选用足三里、关元、肾俞、曲池、三阴交、合谷等穴，手法平补平泻。气滞血瘀证：可选用曲池、太冲、大陵、尺泽、阳溪、手三里、列缺、合谷等穴。痰瘀交阻证：选用足三里、脾俞、胃俞、丰隆、三阴交等穴。肝肾不足证：选用肾俞、肝俞、足三里、三阴交、风池等穴。

3. 灸法

（1）艾灸百会、风池、脾俞、关元、足三里等穴，每日1次，适于经输不利及经络痹阻证。

（2）本病病位在督脉，以督脉上的阿是穴为主，即以病变椎体为主，每次取3～4个穴，按隔姜灸常规操作,每次灸7～10壮。

4. 电针　以颈部夹脊穴为主,选用颈部阿是穴、天柱、风池、大椎、大抒、巨骨、曲池、外关、合谷等。如出现腰腿痛取肾俞、大肠俞、秩边、阳陵泉。每次取穴5～6个,交替选用,针感需趋向病所。

(二)单方验方

1. 骨蛇桂葛丸　骨碎补120g,金钱蛇3条,桂枝60g,粉干葛120g,羌活、当归各60g,制乳香、制没药各30g,生白芍90g,甘草、炮山甲各30g,鸡血藤、巴戟天各80g,共为细末,水泛为丸,成绿豆大小,晒干装瓷瓶中保存,每日3次,每次6粒。用于肝肾不足证。

2. 杨氏定眩汤　天麻、半夏、全蝎、僵蚕各9g,白芍、夜交藤各24g,钩藤20g(后下),茯苓15g,丹参30g,每剂水煎500mL,分2～3次服完,15天为1个疗程。每个疗程后停药20余天再服。用于痰瘀交阻证。

3. 化瘀栓　主要成分是中药水蛭。每日早晚各1粒,便后纳入肛门,连用9天为1个疗程。一般用1～3个疗程。

4. 颈痛宁冲剂　由丹参、赤芍、红花、川芎、葛根、地龙、细辛等组成,每包含生药12g,每次1包,日服3次,30天为1个疗程,空腹口服。适用于痰瘀交阻。

(三)外治法

1. 中药熏洗　葛根40g,丹参、威灵仙、防风、荆芥、桑枝、五加皮、当归各30g,煎药沸后,用毛巾蘸药水乘热洗颈肩部,也可将毛巾浸于60℃热水或热醋中,拧干后敷患处,每次30～40min,每天2～3次。

2. 中药外敷　经验方:三七10g,川芎15g,血竭15g,乳香15g,姜黄15g,没药15g,杜仲15g,天麻10g,白芷15g,川椒5g,麝香2g。本方具有祛风活络,消肿止痛之功。适用于颈肩腰背扭伤、疼痛、肿痛等患者。

用法:上10味药共研细粉,放入150mL白酒,微火煎成稠粥状,或用米醋拌成糊状,摊在纱布上,将麝香搽在上面,敷于患处,每付药可连用3～5次。

3. 离子导入　丹参15g,桃仁30g,红花10g,防风20g,桑寄生20g,独活15g,透骨草35g,威灵仙40g,鳖甲30g。上述中药煎成煎剂,然后将浸有此煎剂的药垫置于颈部皮肤,通过颈椎治疗仪直流电进行药液导入病变部位,每次25min,日1次,12次为1个疗程,具有活血通络祛湿之功。

(四)按摩疗法

采用各种按摩手法是治疗颈痹的重要手段之一。临床常用的按摩手法如推法、拿法、按法、摩法、揉法、攘法、搓法、摇法、抖法、提法、扳法、打法等,都是行之有效的治疗方法。许多著名医家在临床实践中创立了许多新的治疗颈痹的按摩手法。如杜子明的"点穴按摩""弹筋"、"理筋";刘寿山的"摇晃转捻法"、"拔伸推按法"、"提捏法"、"点穴开筋法"、"拨筋法"、"捻散法"、"捋顺法";黄乐山的"坐位按摩手法"、"仰卧位按摩手法"等,都是多年来临床经验的总结,极大地丰富了按摩手法的宝库。

临床选用按摩手法治疗颈痹要做到因人而异,辨证施治,不可盲目从事。要严格选好适应证,施手法前应向患者讲清有关问题,注意动作稳健、用力适中、手法柔和等,以免发生意外。

（五）饮食疗法

1. 常食胡桃、山萸肉、黑芝麻等以补肾；木瓜、当归舒筋活络，经常少量食用，可疏通气血，强身祛病，延年益寿。

2. 当归生姜羊肉汤　当归 30g，生姜 30g，羊肉 50g。将当归与生姜用清水洗净后切片，羊肉去骨剔去筋膜，入沸水锅内去血水，捞出晾凉，切条备用，将锅掺入清水适量，将羊肉条下入锅内再下当归和生姜，武火烧沸，捞去浮沫，改文火烧炖 1.5 小时至羊肉熟烂，汤肉分 3 次吃。适用于血虚寒凝疼痛证。

（六）牵引疗法

颈痹常采用牵引法，常用有两种：

1. 坐位牵引　用布制颈枕牵引带，重量由小开始，最多增至 5kg，每次 30min，日 1～3 次，10 次为 1 个疗程。

2. 卧床牵引　床头垫高 20～30cm，床面与牵线成 35°夹角，从 5kg 开始，最多不宜超过 10kg。

此外临床也采用手法牵引。

五、调摄护理

颈痹的调护应注意以下几点。

1. 良好的生活习惯

（1）正确的睡姿：睡眠的姿势要有利于休息，使身体各部肌肉尽量放松一般以仰卧、侧卧为宜。不正确的睡姿使肌肉长时间紧张状态，容易引起颈部气血运行不畅，筋骨肌肉受损。

（2）合适的睡床：是指睡眠时既有柔软感，又不致使躯体过分下沉，使脊柱颈部的气血运行畅利。

（3）合适的枕头：合适的枕头应柔软，压缩后略高于自己的拳高，10～15cm，长度超过肩宽 10～20cm，枕头应放在脖子后面，不要放在后枕部。

（4）纠正不良的姿势和习惯。防止单一持久的姿势，避免肌肉关节较长时间受损。

2. 避免外伤，有病早治；避免颈部外伤，发生外伤应及时彻底根治，避免病情迁延。

3. 加强锻炼　结合自己的年龄、体质，选择合适的锻炼项目，不断增强体质。

4. 调节情志　避免持久、强烈的精神刺激，保持情绪稳定，气血畅达，脏腑功能旺盛。

5. 饮食适宜，房事有节　饮食有节，五味适度，房室有节，劳逸结合，保持营养充分，阴阳平衡，防病延年。

六、转归预后

颈痹的转归及预后与起病原因、颈痹证候类型、素体强弱等因素有关。凡感受外邪新病，表现为太阳经输不利或经络痹阻等证候，病情大多轻浅，预后良好，若因颈部外伤、长期劳损，或素体虚弱，或虽感受外邪引起但失治，病情反复发作，都能使颈痹由轻到重，病情迁延，甚至内及脏腑出现气滞血瘀、痰瘀痹阻或肝肾不足等证候，出现眩晕加重，甚至血压升高，吞咽困难，视力、听力障碍等症，或下肢瘫痪、二便异常，严重影响患者生活能力，预后较差。

第二十一节 肩凝症

凝症又称五十肩、冻结肩、漏肩风、肩痹，属于西医学肩关节周围炎，是以肩长期固定疼痛，活动受限为主要表现的肢体痹病类疾病，中医认为其发病主要为年老体衰，肝肾不足、气血虚损，筋骨失于濡养，加之长期劳累，又因肩部露卧受凉，寒凝筋膜而致。日久则筋脉粘连，不能活动。故气血虚损，血不荣筋为内因，风寒湿邪侵袭为外因。

一、病因病机

《素问·上古天真论》曰："七八肝气衰，筋不能动，天癸竭，精少肾脏衰，形体皆极"。50岁以上的人，肝肾亏虚为生理改变。肝主筋，肾主骨，肝肾亏损则筋骨失荣而退变，此乃本病的内因，一旦感受风寒湿邪，或外伤闪挫，则局部经脉闭阻，诱发本病。

（一）体虚感邪

年老体弱，气血不足，腠理空疏，若加之睡时露肩，易受外邪，风寒湿邪留连筋骨、血脉，气血不通，以致肩痛。由于寒为阴邪，主收引，湿性黏滞，故肩痛夜间尤甚且缠绵不愈。

（二）停痰留瘀

人过七七，脾气失健，运化不利，水湿内停，聚而生痰，或外伤气血运行不畅，血停为瘀，痰瘀互结于肩，筋脉关节失于濡养，故而疼痛和功能障碍。

（三）肝肾亏虚

年逾七八，肝肾已虚，筋骨失于濡养，筋脉不舒，肩痛难举。

二、诊断与鉴别诊断

（一）诊断要点

本病多发于50岁以上的中老年，女性较多，主要症状是肩部疼痛，活动受限。初起肩部疼痛较轻，继则疼痛渐增，昼轻夜重，肩关节外展、内旋、后伸等功能受限，甚者不能穿衣、梳头、洗脸。肩部无明显红肿，但有明显压痛。肩前、后、外侧也有疼痛。病重日久者，肩臂筋肉萎缩，病程数月至1年，或达数年之久。

（二）鉴别诊断

本病主要需与骨痨肩不举、颈痹肩不举、肩扭伤肩不举、胸痹肩不举及其他风湿病所致的肩不举相鉴别。

1. 骨痨肩不举　多发于20～30岁的青年人。初起肩部隐痛，后出现运动障碍，以外展、外旋受限更为明显，被动活动正常，晚期出现关节僵直。X线片早期出现关节囊肿胀，骨质疏松，关节间隙增宽或狭窄，继则见肩肱关节的骨质破坏，同时伴有全身中毒症状，如低热、盗汗、消瘦、无力等，同时血沉增快，结核菌素试验强阳性。

2. 颈痹肩不举　头颈项疼痛，活动受限，上肢不能外展，抬举困难，肢麻尤以中指、无名指、小指为甚。患手握力下降，严重者双上肢肌肉萎缩，以肢指酸麻与漏肩风相鉴别。

3. 肩扭伤肩不举　多发生于青壮年或儿童，有外伤史，肩部有不同程度肿胀疼痛，活动受限，不能抬举，向上臂及手指端放射，活动时疼痛加剧，常将患臂紧缩胸腹部以减少肩部活动带来的疼痛。有外伤史为本病诊断要点。

4. 胸痹肩不举　此病为肩不举较重者，患者既有胸痹证，见心悸、气短、胸闷，心前区绞痛，多为刺痛，甚则胸痛彻背，肩不能举，入夜为甚；同时手指因疼痛肿胀而不能屈伸，病久不愈上肢肌肉萎缩，手指及指甲呈蜡黄色。

5. 其他风湿病所致的肩不举　多种风湿性疾病均可出现肩不举的症状，但其特点为并非只局限于肩关节发病，与漏肩风不难鉴别。

三、辨证论治

因病邪各异，病程长短不一，临床可分以下几个证候。由于本病乃由年老体弱，气血亏虚，风寒湿邪侵袭肌体，闭阻经络，气血运行不畅所致，故总的治则应是扶正祛邪，疏通经络气血。具体治法当是疏风祛湿、温经散寒、活血通络、补益气血，宜随证选用。

（一）风寒湿痹阻证

证候：肩部疼痛，向颈部及前臂放射，遇寒痛剧，得热则减，舌质胖淡，苔薄白或白腻，脉弦紧。

治法：祛风散寒，利湿通络。

方药：蠲痹汤加减。

生黄芪15g、羌活9g、防风6g、桑枝15g、姜黄6g、桂枝9g、赤芍9g、当归9g、细辛6g、炙甘草6g。

加减：寒盛则加附子以壮阳散寒；湿盛则加千年健、豨莶草以通经利湿；风盛则加秦艽、荆芥以散风温经。

中成药：小活络丹。

分析：年老体弱，气血失调，风寒湿邪乘虚袭入。寒为阴邪，其性凝滞，气血为寒邪阻遏，经脉不通则痛，遇寒或天气转冷则凝滞加重，故遇寒痛重，遇热则寒凝渐散，气血得以运行，故得热痛减。湿亦阴邪，重浊黏滞，故痛处不移。舌质淡、苔薄白或白腻、脉弦紧均为寒湿之象。方中以生黄芪、羌活、防风为主药，祛风利湿；辅以桂枝、细辛、姜黄、桑枝散寒通络；佐以赤芍、当归增强黄芪行气活血的功效；使以甘草调和诸药。全方共奏温而不燥、祛邪而不伤正之功。

（二）寒凝血瘀证

证候：患肩刺痛，固定不移，痛处拒按，动则痛剧，昼轻夜重，上肢活动受限，重者不能梳头、穿衣，舌质紫瘀，苔薄白，脉沉涩。

治法：温经散寒，活血舒筋。

方药：乌头汤合补阳还五汤加减。

黄芪20g、乌头10g（先煎）、赤白芍各30g、地龙15g、川芎9g、桃仁9g、防风6g、路路通9g、细辛6g、鸡血藤15g。

加减：发病初期加防风以散寒祛风；痛甚加桂枝，以温通经脉，散寒止痛；体虚加党参，配合黄芪以补气生血；久病入络加蜈蚣、全蝎以搜风通络；痛重加乳香、没药以活血止痛。

中成药：颈复康颗粒，疏风定痛丸。

分析：寒邪痹阻日久，气血运行不畅，则血瘀停聚，气滞不通则痛；血瘀不散，寒邪聚集而致疼痛固着不移,形同冻结;寒为阴邪,入夜阴盛阳微,阴邪作祟更甚,故其夜痛为甚,为本病的特点。舌质紫瘀为血行不畅,脉沉涩为寒凝血瘀之象。上方用乌头、细辛、防风辛温大热之品为主药,意在温经散寒而止痛;用辛温的川芎、桃仁、红花、黄芪为辅药,意在活血化瘀,行气止痛;用地龙、路路通、鸡血藤为佐药,取其通经疏络之功,使主辅药力到达病处,防止主辅药过热伤阴,并有舒筋之作用;使以赤白芍凉血活血,兼有行气、舒筋、止痛的功效。

(三)气血虚损证

证候:面色少华,患肩酸痛,时轻时重,缠绵不愈,患侧上肢肌肉萎缩无力,气短食少,舌质淡红,苔薄白,脉沉细。

治法:补益气血,行瘀通痹。

方药:黄芪桂枝五物汤合独活寄生汤加减。

黄芪30g、桂枝9g、赤白芍各20g、当归10g、羌、独活各20g、地龙15g、防风6g、秦艽10g、党参20g、炙甘草6g。

中成药:痹祺胶囊,养血荣筋丸。

分析:痹阻日久,气血衰少,正虚邪恋,肌肤失充,筋骨失养。而致肩部酸痛无力,肌肉萎缩;气虚则气短无力、纳差;血虚则面色少华;舌质淡红、苔薄白、脉沉细乃气血两虚之象。上方以补气生血的黄芪、当归和温经散寒的桂枝为主药;辅以赤白芍、党参以增强黄芪、当归的补气生血的功效;以防风、羌活、独活、秦艽增强桂枝的温阳散寒的作用;佐以地龙以通经止痛;使以甘草缓急止痛,调和诸药。共奏益气补血、行瘀通痹止痛之功。此方攻补兼施,补而不腻。肾气虚加用补骨脂、鹿角霜、淫羊藿以补肾填髓,温阳散寒。

四、其他疗法

(一)外治法

1. 热熨法

(1)食醋煎三四沸,入葱白,再煎一沸,布包,乘热熨之。

(2)柳桂15g,麦麸500g,醋炒,热熨。

(3)熨药袋:硫黄60g,白芷30g,川芎30g,乳香30g,没药10g。上药共碾细粉,装布袋中,压成0.3cm厚的板状,以线纵横固定。取生姜断面擦痛处后,将药袋置上面,外加热敷之,感灼热则移之,每日1次。用后密藏勿泄气,可用2周。

2. 贴敷法

(1)骨友灵贴膏,贴于肩前部,每日换1次,活血止痛效果好。

(2)生姜500g,葱籽250g,红酒100mL,捣烂炒敷痛处。每天1次。

(3)川乌、草乌、樟脑各等重,共碾细末,用陈醋调成糊状,匀敷于压痛点处,药厚约4cm,外裹纱布用热水袋熨10分钟。

(4)追风膏贴患肩。

(5)关节镇痛膏贴患肩。

(6)葱蒜、生姜各取汁300mL,米醋300mL,飞罗面(即灰面)60g,牛皮胶120g,凤仙花汁,合置锅内加热,煎浓时加入牛皮胶融化,再加入灰面搅匀成膏。取8cm²的布数块摊膏,敷于患侧之肩髎、肩髃、曲池等穴处,每日1次。

3. 熏洗法

(1) 樟木屑 1000g，煎水熏洗。

(2) 凤仙草（全草）、艾叶、苍术、松节各 20g，水煎熏洗肩部，每日 1 次。

4. 离子导入　将川芎、草乌各 9g，当归 12g，桂枝 12g，红花 12g，延胡索 9g，水煎后滤过装瓶备用（低温保存）。阳极导入流密度 $0.5\sim1.0mg/6m^2$，每天 1 次。

（二）推拿疗法

推拿疗法是本病的一种主要治法。其步骤与手法如下：①患者取坐位。施术者站在患者后面。②揉按肩背肌肉，拿斜方肌，功在放松该部肌肉，解除肌肉（包括血管）痉挛，散寒止痛。③点按肩背部有关穴位，可选天宗、秉风、肩井、肩中俞、肩外俞等，以疏通经络，行气活血。④肩周揉按，点阿是穴，旨在解除该部肌肉痉挛，松弛肌肉，恢复肌肉弹性，松解粘连，有止痛解痉、活血化瘀的作用。⑤局部筋结的分筋、弹筋，可解除肌肉痉挛，进一步松解粘连，有散结止痛，振奋阳气的作用。⑥点按肩部相关穴位，如肩髎、肩髃、肩臑等穴，有通经止痛作用。⑦摇、拔、牵、抖肩关节，即被动地强制性地帮助患者恢复肩关节功能，可松解粘连，恢复肩关节功能，操作时应注意循序渐进，用力恰到好处，掌握正确的操作方法，禁用暴力。⑧揉按点压上肢有关穴位及经络，穴位可选曲池、手三里、少海、内关、外关、合谷等穴，能达通经活络、行气止痛的目的。⑨放松，即于最后用拍打、抖按、擦挤的方法，再次放松肩背部肌肉。

（三）针灸治疗

1. 耳针　取肩区、锁骨、肝、肾皮质、神门等穴，留针 30min，间歇运针，令患者配合活动肩部。也可在上述穴位贴压王不留行籽，3～5d 换一次。

2. 头皮针　施术部位为顶颞前斜线（前顶穴至悬颅穴的连线）中 1/3 节段。患单肩者针对侧，患双肩者针双侧。具体操作：用 28～32 号 5cm 的不锈钢毫针在施术部位进针，用抽气法运针，以当即患部疼痛消失或减轻为得气，隔日 1 次，10 次为 1 个疗程，每疗程间歇 5d，在留针或运针时，嘱患者做臂上举、后伸、内收、外旋等动作，活动范围和强度由小到大，越大越好。

3. 体针　主穴：肩髃、极泉、肩井、肩前、曲池。配穴：天宗、巨骨、合谷、尺泽、太渊。先针刺肩部三穴，用平补平泻手法令针感传至手指，再酌情增加 1、2 个穴位，每日 1 次。

4. 芒针　取芒针施以肩髃、极泉透肩贞、条口透曲池、手三里的透刺，留针 10～20 分钟。

5. 水针　在患肩侧寻找阿是穴 3～5 个，选用丹参注射液或当归注射液等，每次穴位注射 0.5～1mL，隔日 1 次，10 次为 1 个疗程，休息 3～5d 后再进行下一个疗程。

6. 梅花针　取梅花针以中度力量叩刺患肩周围及肩颈和肩背处，3～4d 做 1 次。

7. 灸法　取患肩阿是穴和经穴（如肩髎、肩髃、天宗等），用艾条温和灸 5～10min，每日 1 次，10 天为 1 个疗程。施灸时以患者感觉温热舒适及皮肤潮红为度。

8. 火罐疗法　先在肩部较大范围用闪罐，后在阿是穴留罐 10min，每日或隔日 1 次。

9. 挑刺疗法　取患肩阿是穴，尤以可触及结节者为佳，以细三棱针或用缝针挑刺，3 个月 1 次。

10. 刮痧疗法　取患肩背处，自上而下，颈肩处由颈及肩峰，肩周部由肩峰向三角肌为止点，即肩胛大角方向刮拭，以皮肤潮红或出瘀斑为度，1 周 1 次。

（四）物理疗法

1. 短波或超短波透热疗法　每日1次，每次20～40min。
2. 微波疗法　90～140W，每日1次，每次10～20min。
3. 红外线与石蜡疗法　每日1次，每次20～40min。
4. 干扰电疗法　根据患者的年龄和耐受性选择0～100Hz，均5～10min，每日1次。
5. 间动电流疗法　密度3～5min，疏波5min，间升波5min，每日1次。
6. 电兴奋疗法　先用强感应电，后用30～50mA直流电，间断通电3～4次，每次约1秒。

（五）单方验方

(1) 桑枝一把，切碎水煎服，治风湿臂痛。
(2) 秦艽6g，羌活3g，红花5g，丝瓜络25cm，水煎服。治风寒湿阻臂痹。
(3) 桑寄生、威灵仙各30g，猪骨或羊骨250g，水煎服。治肝肾虚感寒之臂痛。
(4) 姜黄、川续断、川芎、秦艽、白芍、当归各10g，每日水煎1剂，分2次服。
(5) 杜仲、桑枝、羌活、防风、泽兰、桂枝各10g，水煎服1剂，分2次服。
(6) 老鹳草、伸筋草各20g，木瓜、延胡索、丹参10g，水煎服，服法同上。
(7) 牛膝、赤芍、黄芪、茯苓、血竭各10g，桂心2g，水煎服。
(8) 生草乌9g，生川乌9g，建曲9g，苍耳子9g，甘草3g，泡酒500mL，7天后可服，服时摇匀。每晚睡前饮3～6mL，禁风。

五、调摄护理

1. 注意双肩保护，防止邪气入侵，夜睡时应避免肩部暴露于外，夏天不宜用强风直吹肩部。
2. 由于肩部外伤及劳损是本病的病因之一，故在日常生活和工作中，应注意保护双肩，防止外伤与劳损。
3. 50岁左右的人应经常做肩部和足部肩关节反射区的保健按摩。
4. 罹患本病后，不要因肩痛而不敢活动之，应在可以忍受的情况下，每日进行1次肩关节各向运动的锻炼，以期减轻粘连。

六、转归预后

本病为慢性病，病程较长，常因肩关节广泛粘连而形成"冻结肩"，随之肌肉痉挛减轻。一般数月至1年，有的长达数年之久，部分患者可自行痊愈，多数遗留肩关节功能不全。通过积极治疗，可缩短疗程，加速康复。

第二十二节　腰痹

腰痹是以腰部或下腰部疼痛、重着、麻木甚则俯仰不便或连及一侧或双侧下肢为主要症状的一类病证。多因肾虚不足，外邪杂至而引起经脉气血痹阻不通所致，因其病位在腰，故名腰痹。

腰痹一病，历代医家多称腰痛。有关腰痛的论述，早在《内经》中就颇为丰富了，不仅记载了十二经脉皆可令人腰痛的特点，并指出"腰者，肾之府，转摇不能，肾将惫矣"。说明腰痛与肾关系密切。继后《金匮要略》记载了"肾着"的病名,是腰痹的一个类型。后世医家有关腰痛的论述颇多,或视其为一个独立病种,或将其列在痛证及痹证中论述。根据临床实践及历世医家的论述,中华中医药学会风湿病分会全体委员讨论后决定,将腰痛属风寒湿邪阻络或痰浊、血瘀痹阻者,命名为腰痹。

该病主要包括西医学的急慢性腰肌劳损、腰椎间盘突出症、第三腰椎横突综合征、血清阴性脊柱炎、腰椎骨质增生,骨质疏松症、腰骶神经炎或神经根炎等疾病。一般的内科疾病如慢性肾炎、急慢性肾盂肾炎等也可参考本节辨证论治。

一、病因病机

腰痹的致病原因大致分为外感、内伤两大因素,而正气虚弱,肾虚不足是发生腰痹的根本原因。

(一)外邪痹阻

素体正气不足,腠理疏松,感受风寒湿邪,寒性凝滞收引,湿性重浊黏滞不化,风寒湿邪客于经脉,血行受阻,气血运行不畅发生腰痹。或湿热毒邪入侵经脉,或寒湿蕴积日久化生湿热,或过食肥甘辛辣之品内生湿热,也可阻遏经络,烧伤血脉,气血闭阻发生腰痹。

(二)气滞血瘀

跌仆挫闪损伤经脉气血,瘀血内阻;或长期体位不正,腰部用力不当;憋气闪挫,或郁怒伤肝,气滞血瘀;或因手术长期卧床导致气机闭阻,气血阻滞于腰部经络,腰失气血濡养而发生腰痹。

(三)肾亏体虚

先天禀赋不足,房劳伤肾,久病体虚,年老体弱,均可致肝肾不足,肾精亏损。肝主筋,肾主骨,腰部有全身大关节,故肝肾不足首先累及腰部,使经脉失于濡养而发生疼痛,肾阳不足,经脉失于温煦,寒湿之邪易于侵袭,寒凝血脉而致痹痛。久病脾胃虚弱,气血亏虚,经脉失养,外邪留滞,久而成痹。妇人产后失血过多,肾精亏损,也会导致经脉失养而发生腰痹。

本病的病位主要在腰,可累及肾、骨及下肢。腰为肾之府,又为一身之骨之主,乃肾之精气所溉之域,肾主骨,故腰痹与肾关系最为密切。然肾与膀胱相表里,腰为足太阳经脉所过,奇经八脉中,冲、任、督、带脉均布行于腰部,任何一经有病均可致腰痹。肝肾精血同源,肝肾同出于下焦,脾胃为气血精津生化之源,肝脾功能失调可损及肾脏发生腰痹。

腰痹的发生多因肾虚不足,经脉失养所致,故多起病缓慢,以老年人居多,但因体虚感受外邪而发病者,起病多较急,或致病情突然加重。因外伤、跌仆挫闪而发病者则起病急骤,疼痛难忍。

腰痹的基本病理特点多因于肾虚不足,经脉痹阻所致,肾虚是其发病的关键,而风寒湿热之邪痹阻不行和跌仆闪挫等,常常是发病之诱因。故《杂病源流犀烛·身形门·腰脊病源流》云:"腰痛,精气虚而邪客病也。……肾虚本也,风寒湿热痰饮,气滞血瘀闪挫其标也"。一般偏于肾阳不足多易感受寒湿之邪,而肾阴亏虚则多易受湿热之邪,久治不愈,肾精亏损,内生痰瘀,阻闭经脉,发生瘀血腰痹,久则伤筋败骨。故腰痹实为本虚标实之证。

二、诊断与鉴别诊断

（一）诊断要点

1. 发病特点　腰痛发病缓慢者，多以年老体弱或妇人产后者居多，也可见于先天禀赋不足的青年人及长期体位不正者，病程多较长；腰痛发病较急者，与季节因素有关的多为感受外邪，年龄不限，病程较短，多伴有寒热症状；因外伤发病者，起病急，病情重，多伴有活动障碍，及时治疗得当者，可迅速缓解，治疗不当或病情复杂者，可致缠绵不愈。

2. 临床表现　以腰部或下腰部疼痛为主，疼痛性质多为隐痛、钝痛、刺痛，或局部压痛伴活动不利、俯仰不便、不能持重、步行困难、肢倦乏力等症状，甚至出现腰部前屈、后伸、侧弯等功能障碍，弓背畸形出现"尻以代踵，脊以代头"的表现，舌淡或黯红，有瘀斑或瘀点，脉沉弱尺部尤甚或浮紧。

（二）鉴别诊断

本病应与肾痹、骨痹相鉴别。

1. 肾痹　肾痹为骨痹不已，加之肾气亏虚复感外邪，内舍于肾所致，临床表现为关节疼痛，四肢拘挛，骨重不举，腰背酸痛，偻屈不伸，步履艰难，甚则也可"尻以代踵，脊以代头"。病位在肾、在骨，与腰痹的症状和病位均有相同之处，但肾痹是由骨痹发展而来的，并伴有骨痹的临床症状，起病多由四肢关节开始，与腰痹之初起即以腰部疼痛为主明显不同，其病史及初发症状为其鉴别要点。

2. 骨痹　骨痹多为冬季感受风寒湿邪深侵入骨而发病，临床以肢体关节疼痛，肢体羸瘦，恶寒怕冷，活动受限，骨重不举，腰膝酸软为特征的一类痹病，多由肾阳不足，感受风寒湿邪为病，易与腰痹混淆。但骨痹病位在骨，发于四肢诸关节为主，伴有腰膝酸软之症状，与腰痹不同。

三、辨证论治

腰痹的辨证，首先当辨寒热和虚实。《景岳全书·杂证谟·腰痛》云："盖此证有表里虚实寒热之异，知斯六者，庶乎尽矣，而治之亦无难也"。大抵感受外邪为病者，多属表属实，起病急，病程短，其病在标；年老体虚，肾精虚衰发病者，多属里属虚，起病缓慢，病程较长；若腰部疼痛发生于秋冬季节，伴畏寒怕冷，遇寒加剧，得热则舒，多属寒、属虚；若发病于夏暑季节，疼痛者灼热感，遇热加剧，小便短赤者，多属热证。若疼痛呈刺痛，固定不移，按之痛剧者，属瘀血内阻；若久治不愈或体虚当病，复感外邪者，属于虚中夹实之证。或腰痛长期不愈，逐渐加重，累及脊背及下肢，甚至出现偻屈不伸，弓背畸形者，则属正气不足，肾精亏损，病邪深入骨髓，瘀血顽痰阻滞经脉，正虚邪实之证，病难治愈。

腰痹的治疗，因于外感者当急则治其标，以祛邪为先；因闪挫瘀血为病者则以活血化瘀为基本大法，配以祛寒除湿、清热化湿通络、理气等。补正、补肾、通经活络应贯穿于腰痹治疗的整个过程。

（一）寒湿痹阻证

证候：腰部冷痛重着，转侧不利，逐渐加重，痛有定处，日轻夜重，遇寒痛甚，静卧痛不减，或伴关节肿胀，舌体胖质淡，苔白腻，脉沉而迟缓或沉紧。

治法：散寒除湿，温经通络。

方药：甘姜苓术汤加味。

干姜10g、茯苓15g、白术15g、甘草10g、防己15g、薏苡仁20g、炮附子10g、狗脊15g。

加减：可加杜仲10g、生川续断30g补肾壮腰；如向下肢窜痛，加独活15g、青风藤15g，以祛风散寒，除湿止痛。若寒邪较甚，冷痛明显者，可选用附子汤，重用附子温经通阳，怯寒胜湿止痛；白术、茯苓助附子散寒除湿，人参助附子温补元阳以除寒湿；芍药和营止痛，又制参、附燥裂。

中成药：寒湿痹颗粒，盘龙七片，益肾蠲痹丸。

分析：本证是由于正气不足，腠理疏松或脾阳不振，寒湿之邪侵袭腰部，痹阻经络所致，寒性收引凝滞，湿邪黏腻重浊，阻遏气机，故腰部冷痛重浊，痛处不移，转侧不利，痛有定处。寒湿均为阴邪，得阳气则运化，故日轻夜重，静卧湿邪更易停滞则加重。寒湿内盛，留于关节，血行受阻则出现关节肿胀。舌脉为寒湿内盛之象。方中以干姜、甘草温中散寒，白术、茯苓健脾渗湿，防己、薏苡仁除湿通络止痛，附子温阳散寒，通络止痛，狗脊补肝肾，祛风湿。此为温化渗湿之法，使寒去湿化则腰痛自愈。

（二）湿热痹阻证

证候：腰部灼热胀痛、重着，口干渴不欲饮，夏季或阴雨天加重，活动后减轻，小便短赤，舌质红苔黄腻，脉濡数或滑数。

治法：清热利湿，通络止痛。

方药：四妙丸加味。

炒苍术10g、炒黄檗10g、川牛膝15g、炒薏苡仁20g、木瓜15g、川草薢30g、苦参15g、防己10g。

加减：热甚加栀子10g、连翘30g、赤小豆30g、以清热解毒利湿；病程较长者加赤芍15g、丹参20g活血通络；痛甚加海桐皮10g、虎杖30g、秦艽15g以除湿通络止痛；肾阴虚加生地黄20g、龟甲10g补肾通痹止痛。

中成药：湿热痹冲剂，加味二妙丸。

分析：素体阳气偏胜或阴虚阳亢之体，内有蕴热，感受湿热之邪蕴于腰部，或寒湿之邪留于经络，经久不愈化热所致。湿热痹阻腰部，经脉弛缓，经气不通，故腰部灼热疼痛、重着，热盛则胀；湿热内结伤阴则口干不欲饮，湿热下注膀胱则小便短赤；活动后气机舒展，湿滞得减，故腰痛减轻；舌质红主热，苔黄腻为湿热内盛，脉濡数或滑数为湿热内盛之象。方中苍术苦温燥湿，黄檗苦寒清下焦湿热，配以薏苡仁健脾利湿，牛膝通利关节，强壮筋骨，木瓜、防己除湿通络止痛，川草薢、苦参清热利湿。

（三）气滞血瘀证

证候：腰部刺痛，痛有定处，或向下肢窜痛，时轻时重；痛重时腰不能转侧，痛处拒按，局部肿胀或有硬结舌质黯或有瘀斑，苔薄白或薄黄，脉沉涩或沉弦。

治法：行气活血，化瘀通络。

方药：身痛逐瘀汤加减。

桃仁10g、红花10g、当归12g、川芎15g、没药6g、五灵脂10g、怀牛膝15g、地龙

10g、羌活10g、秦艽15g、生川续断30g、土鳖虫10g、香附15g。

加减：年老体虚者加杜仲10g、狗脊15g、熟地黄15g；久病气血亏损加生黄芪30～60g；恶寒者加桂枝10g、炮附子10g；痛甚不解者加山甲10g、制川乌10g、蜈蚣2条以增加化瘀止痛之力；若局部有硬结者为痰瘀互结，加天南星15～20g、炒白芥子10g、制半夏10g以祛痰散结。

中成药：疲血痹颗粒，大黄䗪虫丸，活络效灵丹。

分析：该证多由腰痹日久，经脉阻滞，气血运行不畅致瘀血停聚，或素体虚弱，突然跌仆闪挫致瘀血内阻，或由肝郁气滞，瘀血阻络，故腰痛如刺，痛有定处不移，血瘀不散，实邪聚集故拒按，血瘀气滞，经脉不通则连及下肢，若气机得畅则血瘀减轻，故可时轻时重。气滞血瘀，水湿停蕴，则局部可有肿胀，湿聚成痰，痰瘀互结可有硬结，舌脉为气滞不畅，瘀血内结之征象。方中桃仁、红花、当归、川芎养血活血；没药、五灵脂、香附理气化瘀，消肿止痛；牛膝、土鳖虫、地龙疏利关节，搜剔经络，增加化瘀之力；秦艽、羌活通经活络；川续断补肾强腰。

（四）气血两虚，风寒痹阻证

证候：腰背冷痛，伴四肢关节游走性疼痛，遇寒加重，或屈伸不利，恶风畏寒，神疲乏力，面白少华，劳累后加剧，舌淡嫩苔薄白，脉沉缓或沉紧无力。

治法：益气养血，怯风散寒。

方药：独活寄生汤加减。

桑寄生30g、杜仲10g、怀牛膝15g、熟地黄15g、川芎15g、当归10g、白芍15g、党参10g、茯苓10g、炙甘草10g、独活10g、细辛6g、桂枝10g、秦艽15g、防风10g。

加减：寒邪偏胜者加制川乌10g、炮附子10g、散寒通络止痛；夹湿者加苍术15g、防己15g除湿通络，痛甚夹瘀血者加桃仁10g、丹参20g；中气不足明显，头晕乏力，多汗畏风者，加生黄芪30g。

中成药：痹祺胶囊，壮骨酒，史国公酒。

分析：多因久病体虚，气血不足或产后失血过多，风寒之邪乘虚而入，阻痹经脉，故腰部冷痛或肢体关节疼痛；风善行而数变，故疼痛可游走不定；气血两虚，阳气不足，遇寒则阴寒更甚故腰痛加剧，寒主收引则屈伸不利；气血两虚，不能荣养机体故神疲乏力；血虚不能上荣于面而面白少华。舌脉为气血不足，风寒内阻之象。方中独活、桑寄生祛风湿通络止痛，牛膝、杜仲、地黄补肝肾、强筋骨，为治疗腰痛之要药细辛、桂枝温经散寒，通络止痛，川芎、当归、白芍养血活血，党参、茯苓、甘草健脾益气，秦艽、防风祛风除湿。

（五）肝肾阴虚，筋骨失养证

证候：腰部酸软疼痛，痛处喜按，遇劳加剧，伴双下肢酸痛、拘急、屈伸不利、心烦失眠、手足心热、形体消瘦，或见男子遗精、女子月经量少，舌质红体瘦或有裂纹，少苔，脉沉细或细数。

证候：滋补肝肾，强化筋骨。

方药：左归丸加减。

地黄20g、枸杞子10g、山萸肉10g、龟甲胶10g(烊化)、鹿角胶10g(烊化)、菟丝子30g、怀牛膝15g、狗脊15g、桑寄生30g、当归10g。

加减：若病程较长，反复治疗仍腰痛不止者，多夹瘀阻络，加乌梢蛇30g、丹参20g、地龙20g；夹风湿者10g，出现关节疼痛、重着，加防己15g、秦艽15g、威灵仙10g；夹湿热者舌苔黄腻，加炒薏苡仁20g、土茯苓15g、木瓜10g，清利湿热，通络止痛；阴虚内热甚者，加用生地黄30g、女贞子10g、墨旱莲15g。

中成药：健步壮骨丸，杞菊地黄丸。

分析：肾主骨，为阴阳之本；肝主筋，体阴而用阳，司全身筋骨关节之屈伸。肝肾阴虚，水不涵木，筋骨关节失濡养，腰者肾之府，故首先表现为腰部酸痛乏力，伴下肢酸痛。屈伸不利，遇劳则耗伤阴血更甚故加剧其证属虚，无实邪内聚故喜按，阴虚内热则心烦失眠，手足心热，形体消瘦。舌脉为肝肾不足阴虚内热之象。方用地黄、枸杞子、山萸肉、龟甲胶填补真阴，育阴潜阳；配菟丝子、鹿角胶峻补精血；配牛膝、桑寄生、狗脊补肾壮腰；当归养血。共奏滋补肝肾、填精益髓、强壮筋骨之效。

（六）脾肾阳虚，寒凝经脉证

证候：腰部隐痛，喜温喜按，四肢不温，形寒怕冷，腰痛遇劳则甚，静卧则舒，或少腹拘急，腹胀便溏，面色㿠白，少气乏力，舌淡有齿痕，苔薄白，脉沉缓或沉迟弱。

治法：温补脾肾，散寒止痛。

方药：阳和汤加减。

炮附子15g、肉桂10g、熟地黄20g、鹿角胶10g（烊化）、干姜10g、麻黄10g、千年健15g、杜仲10g、生川续断20g、菟丝子15g、狗脊15g、白芍15g、生甘草10g。

加减：夹寒湿者，加炒薏苡仁20g、防己15g、白芥子10g除湿通络止痛；夹瘀者加芍药6g、炒山甲10g、水蛭10g、蜈蚣2条，活血化瘀，搜剔经络；痛甚加川乌10g、威灵仙15g、青风藤15g。

中成药：尪痹冲剂，仙灵骨葆胶囊，益肾蠲痹丸，金匮肾气丸。

分析：老年体弱，脾肾不足。肾为一身阳气之本，阳虚生内寒，不能温煦脾阳及经脉，故腰部隐痛，喜温喜按；阳虚不能达于四末，则四肢不温，畏寒怕冷，劳则耗气，故遇劳痛甚，静卧则舒；脾肾阳虚，阴寒较盛，运化失司则少腹拘急、腹胀便溏；面色㿠白，少气乏力为阳气不足之外象；舌淡或有齿痕为阳虚不足，阴寒内盛之证；脉沉主里，沉缓或沉迟弱为阳气不足之里虚证。方用附子、肉桂温阳散寒，通络止痛；配熟地黄、鹿角胶、菟丝子补肾益髓，温而不燥；附子、干姜相伍温补脾肾，补阴和阳，温通经脉；千年健、杜仲、狗脊补肝肾，强筋骨，祛风湿，通络止痛；麻黄发散寒邪，白芍、甘草缓急止痛，又可制约姜、附之温燥。

（七）肾精不足，痰瘀阻络证

证候：腰部疼痛经久不愈，伴筋脉拘急，屈伸不利，甚则出现强直或脊柱畸形，背偻弯曲，形体消瘦，腰膝酸软，步履维艰，畏寒怕冷，头晕耳鸣，潮热盗汗，舌嫩红或有齿痕，苔薄白或少苔，脉沉细无力或沉涩。

治法：补益肾精，祛痰化瘀，通络止痛。

方药：自拟方。

鹿角胶10g（烊化）、龟甲胶10g（烊化）、补骨脂10g、杜仲15g、巴戟天6g、山萸肉 10g、熟地黄 15g、生黄芪 30g、赤芍 20g、没药 6g、炒白芥子 10g、皂角刺 30g、炒山甲 10g、蜈蚣 2 条水蛭 4g、土鳖虫 10g、怀牛膝 15g。

加减：兼气虚者重用黄芪 30g 补气通阳；气滞不行者加香附、青皮理气解郁；阴虚内热较重者加炒黄檗 10g、炒知母 20g；肌肉萎缩，四肢无力者加制马钱子 0.5g，分 2 次冲服；痛甚不解者加川乌 10g、川续断 30g、细辛 6g。

中成药：参桂再造丸，益肾蠲痹丸。

分析：腰痹日久不愈，正虚邪恋，肾精亏损，阴阳气血两虚，筋骨长期失于濡养，邪留腰部，气血凝滞，痰瘀互结，痹阻经脉，伤筋败骨，出现腰部疼痛经久难愈，屈伸不利、强直、畸形等症；肾精不足，腰府失养，髓海空虚，则腰膝酸软、头晕耳鸣、形体消瘦、步履艰难；偏于肾阳不足则恶寒怕冷，偏于肾阴不足则潮热盗汗，阴阳失调，则可同时出现。舌脉为肾虚不足、气血亏虚之象，脉沉涩为夹瘀、夹痰、血行不畅之征。方用鹿角胶、龟甲胶补肾填精益髓；杜仲、巴戟天、山萸肉、熟地黄助龟、鹿调补阴阳，补肾壮腰；补骨脂、怀牛膝补肝肾，通络止痛；赤芍、没药活血化瘀，配炒白芥子、皂角刺祛痰散结通络，更用炒山甲、水蛭、蜈蚣、土鳖虫搜剔经络，化瘀止痛。诸药合用，补肝肾，益精髓，调阴阳，强筋骨，祛痰化瘀，疏通经络，用于腰痹之晚期效果最佳。

四、其他疗法

（一）针灸治疗

1. 毫针　肾虚腰痛者，取肾俞、昆仑、委中，用平补法加灸 5～7 壮；扭伤腰痛者以肾俞、志室、大肠俞、阳关、委中配环跳、秩边、承山等穴，用平补平泻法，也可用梅花针叩击压痛点再拔火罐，留罐 10～15min。

2. 小针刀　患者俯卧，医者以右手拇指指腹在腰部按压，寻找压痛点或结节处。常规消毒后，用右手拇指与食指持小针刀柄，中指与无名指紧抵针身，快速刺入病变组织，用纵向疏通剥离法和横向剥出法剥 3～5 下，每一痛点用一枚小针刀。达到针下酸麻感后出针，针孔用创可贴敷之，48 小时勿沾水，整个过程应严格掌握无菌操作和针刺深度。

（二）单方验方

1. 治腰痛药酒　川乌 10g，金银花 20g，怀牛膝 15g，枸杞子 20g，鹿茸片 10g，以低度白酒或黄酒浸泡 10～15 天；每日早晚各饮 50mL。用于治疗肾虚腰痛偏于寒者效果最佳。

2. 治腰痛新方　紫河车 50g，蜈蚣 10 条。将上药焙干研末，装入胶囊，每次服 2 粒，每日 2～3 次。治疗腰部酸痛，久治不愈。（经验方）

3. 用小川乌头 3 个生捣为末，加少许盐水调，摊于纸帛上，贴痛处，须臾止。治风冷寒痹腰痛。（《太平圣惠方》）

4. 腰伤一方　当归 12g，赤芍 12g，续断 12g，秦艽 15g，木通 10g，延胡索 10g，枳壳 10g，厚朴 10g，桑枝 30g（先煎），水煎服。具有行气活血，通络止痛功效，用于腰部扭伤，积瘀肿痛，小便不利。（《经验方》）

（三）饮食疗法

1. 枸杞羊肾粥　用枸杞叶 500g（可用枸杞子 30g 代之），羊肾 2 对，羊肉 250g，葱茎少许，五味子佐料适量，粳米 50g。先煎枸杞、羊肾、羊肉，调料汤成下米，熬粥，晨起及晚上各食一次。

适用于脾肾阳虚、腰膝酸痛无力证。(《饮膳正要》)

2. 干牛骨髓粉 烤干牛骨髓粉300g，黑芝麻300g，略炒香研末，加白糖适量合拌，每次9g，每日2次。治肾虚腰痛。(《实用中医内科学》)

3. 治腰脚疼痛方 用杜仲30g，东流水约500mL，再用羊肾4枚，细切去脂膜，入药汤煮熟，次入韭白、椒、盐、姜、醋做羹，空腹食之。2～3次后即腰脚倍健。(《太平圣惠方》)

4. 苡米丝瓜汤 薏苡仁60g，丝瓜60g，山楂60g，水煎60～90min，每日早晚做粥食之。治湿热腰痹。

(四) 外治法

1. 离子导入 川乌10g，细辛12g，川椒10g，红花15g，没药10g，防己10g，青风藤30g，鸡血藤30g，杜仲15g，忍冬藤15g。上药共水煎入药垫浸透，敷于腰部（患处）分别置离子导入仪两极板，通直流电后，以皮肤自然有温热感为宜。每次30min，日1次，10天为1个疗程。

2. 擦洗法

(1) 红花酒外擦方（经验方）：当归60g，红花36g，川椒30g，樟脑15g，肉桂60g，细辛15g（研成细末），干姜30g。将上药用75%乙醇溶液100mL浸泡7d备用。用棉花蘸药酒在痛处揉擦，每日2次，每次10min。具有散寒、活血、止痛之功效。

(2) 骨科洗方（经验方）：桂枝15g，威灵仙15g，防风15g，五加皮15g，细辛10g，荆芥10g，乳香10g，没药10g。将上药放入布袋浸泡蒸热后放在腰部，也可蒸汤熏洗，每次30min，每日2次，1付药可用3d。

(五) 按摩疗法

1. 点穴法 按摩的同时可用分筋手法点按肾俞、志室、大肠俞、命门、阳关、委中、环跳等穴，以及寻找局部压痛点由上往下逐个进行点穴按摩。

2. 推拿法 患者俯卧，先将脊柱拔伸，再自肩部起循脊柱两旁自上而下揉按，过承扶穴则改为揉捏，下至殷门、委中、承山穴，反复3次。然后提腿扳动，摇晃拔伸数次，再在脊柱两旁自上而下推拿揉捏，轻轻叩击腰部并揉捏按数次，按摩后腰部适当制动，卧硬板床，待症状减轻后再进行腰肌锻炼。

(六) 物理疗法

物理疗法如制动、温热、牵引、运动疗法等，能减轻腰痛并发挥辅助治疗作用。制动疗法（用硬腰围、软腰围固定腰部）对急性肌性腰痛（闪腰）后肌肉断裂修复、愈合方面占有主要治疗地位。温热疗法（热敷、微波等）对慢性肌性腰痛症、椎间盘变性、变形性脊椎病、强直性脊椎骨质增生等有效；牵引疗法对椎间盘变性、腰椎管狭窄、腰椎间盘脱出有很好的疗效；运动疗法（肌力锻炼、威廉斯体操等）对慢性肌肉性腰痛症、腰椎变性疾病有治疗作用。

五、调摄护理

(一) 调摄

1. 保持患者精神愉快，树立与疾病做斗争的信心同时应该使患者了解腰痹的特点；病程长，往往缠绵难愈，必须有坚持治疗的决心和信心。

2. 平时保持正确的站、立、行止姿势，保持良好的体位，有利于康复。

3. 注意腰部保温，避免感受寒湿，夏暑季节要常用温水洗澡，防止湿浊夹热侵袭腰部。

4. 调整饮食，不宜过食肥甘辛辣之品，多食易消化食物，同时可根据病情配合食疗。

（二）护理

1. 病之初起，病情较重者，应卧床休息，不可强行运动，避免抬举重物，卧床时要注意更换体位。

2. 加强功能锻炼　人体是一个有机的整体，强化腹部、腰部肌肉的锻炼有利于腰部患者的康复。临床可根据患者的年龄和不同情况做适当的腰部保健操，提高腰部运动功能。

3. 进行外治疗法　应注意避免腰部暴露部位受寒凉刺激，同时也应该防止电热烧伤局部皮肤。

（三）预防

由于腰痹是临床常见病、多发病，且发病隐匿，病程长，故注意预防、强健身体是非常重要的。

1. 肾虚是发生腰痹的基础，因此平时注意保养身体，防止酒色过度，劳欲伤肾或七情忧郁，使肾精内藏，筋骨坚固，气血调和是防止腰痛的关键所在。

2. 风寒湿热外邪也是引起腰痹的原因之一，故防寒保温避潮湿，也是防止腰痹发生的重要一面。

3. 保持良好的生活习惯，站、坐、卧体位正常，避免突然用力，闪挫。老年人勿抬过重物品，防止跌仆外伤。

4. 调节饮食，忌过食肥甘辛辣之品，使湿热内生。寒冬季节可少量饮酒以助阳行气，切勿过饮伤正。

【转归预后】

腰痹的转归与预后一般较好，主要取决于患者年龄的大小、体质的强弱、病程的长短、病邪的轻重等因素；一般说年纪轻，正气不虚，病程短，感邪较轻者，病易治愈；若年老体虚，病程长，病情较重者，病难治愈。因于外伤、跌仆、挫闪所致者，主要看病情轻重及治疗是否得当，若病情较重或失治误治，均可腰痛迁延不愈，严重者影响患者的劳动和生活能力。素体肾精不足，复感外邪，久治不愈，病深入侵，痰瘀内结，伤筋败骨致腰部畸形，背偻不伸，屈伸不利者，预后较差。

寒湿阻络和湿热痹阻证，多见于腰痹之初起，其病在表在络，症状单纯，故易治疗，若治疗不当，失治误治，寒湿阻络证可转为湿热痹阻证，或损伤正气，出现气血，两虚或脾肾阳虚夹余邪未尽，病当缠绵难愈。肝肾阴虚及脾肾阳虚型多见于年老体弱、久病体虚，房劳伤肾，正气不足者，经及时治疗，适当休息，病可逐渐缓解或好转。气滞血瘀证除见于外伤跌仆外，也可由其他类型发展而来。一般血瘀阻络，其病已深，必须坚持治疗，方可邪去正安。各种证型久治不愈，失治误治，正气虚损，邪气留滞，最终导致肾精亏损，瘀痰阻络。此证已属腰痹之晚期，如不及时治疗，不仅可以出现弓背畸形、屈伸不利，影响正常的劳动及生活，甚至可连及下肢萎废不用，瘫痪不起。故腰痹患者也应及时及早治疗，以免预后不良。

第二十三节 膝痹

膝痹以膝关节变形、肿大疼痛，肌肉枯细，下肢形如鹤膝之状为特征。故又名膝游风、游膝风、膝眼风、鹤膝风、膝眼毒、膝疡等。膝痹由调摄失宜，足三阴经亏损，风寒之邪乘虚而入引起，以致肌肉日瘦，肢体挛痛，久则膝大而腿细，如鹤之膝。本病是一种慢性消耗疾病，统属于中医"痹病"的范畴。

本病相当于西医的类风湿关节炎、骨结核、化脓性关节炎、骨膜炎、骨关节炎以及其他以关节肿大、积水、变形为特征的关节疾病。

一、病因病机

膝关节骨性关节炎的发病过程是这样的，该病是从膝关节软骨面开始病变，正常的软骨面外观是浅蓝色，润滑而光泽，压之坚韧，开始发病时。软骨面的一部分变为浅黄色，粗糙失去光泽，压之较软，以后该部分骨面出现裂隙，或呈绒毛状外观，成绒毛状外观变性的软骨面软化、碎裂和脱落而消失。软骨板就暴露在膝关节腔内，裸露的软骨下骨板直接接受到反应力的冲击后，出现反应性骨质增生。肉眼下呈牙样的外观，附着于骨端周围的韧带亦因关节软骨面消失而松弛，关节的各种活动可刺激软骨膜，故骨断边缘往往有骨刺形成。似牙样骨板有许多裂孔，关节运动的压力波可通过这些裂孔传导至骨端松质骨的髓腔内，使骨小梁因受压萎缩而被吸收，骨端因呈囊肿样改变。囊肿的内容物是关节液，有些是纤维组织和纤维软骨组织，本病早期关节滑膜都无明显改变，晚期可见滑膜成绒毛状样增生，关节囊肥厚，关节内有时还出现游离体。我们知道，在伸直状态，膝关节无论是旋转还是内收和外展时都是很稳定的，软组织把它牢牢地控制住了，而在屈曲时，从0°～90°，它的活动的幅度就越来越大，所以，膝关节在我们走路时一屈一伸，而屈的幅度完全在30°以内。

总的来说，膝痹的形成是以足三阴亏损为内因，风寒之邪侵袭为外因。膝痹多由禀赋体虚，调摄失宜，足三阴亏损，风邪外袭，阴寒凝滞而成。或妇人因胎产经行失调，或郁怒亏损引起。小儿多因先天所禀，肾气虚弱，阴寒凝居于腰膝引起，非风寒所痹，现于外而知其内也，或因利后脚痛，不能行履，膝肿大而胫枯。

本病虽多发于膝关节局部，但局部病变往往会影响到全身，早期不甚明显，在中晚期尤为明显。因其禀赋不足，三阴亏损，督脉经虚，风寒湿邪结于经脉，血脉不流，阴寒凝滞，以致筋缩而股瘦，膝者筋之府，诸筋皆属于节，筋病变归于节，邪蕴化热，则湿热壅滞，湿流关节，关节红肿热痛，屈伸不利，若失治或误治则邪陷深变，成为肿疡化腐证。然膝痹本是慢性消耗性疾病，属虚，病久必损及阴阳，偏阳则为阳虚证，偏于阴则可出现肝肾阴虚证。

二、诊断与鉴别诊断

本病发病主要在膝、肘关节，是一种慢性迁延性疾病，一旦遇有外邪，时邪侵袭或身体某部感邪均可诱发，使慢性病损变为急性发作。起伏不休，最后导致关节变形，失去关节活动能而致残，给生活带来不利影响。

（一）诊断要点

1. 青少年患者较多，性别上无差异，起病较缓慢，为进行性、消耗性疾患。

2. 全身症状可有发热或低热，午后潮热，五心烦热，形体消瘦乏力，食欲减退，盗汗等，舌淡红或淡，苔薄或薄腻，脉细数或滑数。

3. 关节症状以膝关节为多见，其次是肘关节，甚则可影响到髂关节活动，关节局部肿、红、热、痛，逐渐关节变形，活动受限，关节附近肌肉萎缩，跛行。单侧或双侧均可发生。

本病以关节症状为主，结合全身症状，本病不难确诊。

（二）鉴别诊断

本病应与痿病以及外科的流注、流脓、大关节病相鉴别。

1. 流注　是外科疾患，其发于长骨，流注于肌肉，无固定部位，随处可生，大多为多发性。起病较快，疼痛较甚，化脓即易，溃后亦容易收口。

2. 附骨疽（化脓性骨髓炎）　虽多发与长骨，但起病较快，开始就有高热，局部压痛明显，后期可以化脓。

3. 大骨节病　本病为地方病，其主要病变在骨之两端。常见踝关节呈骨性粗大，病变发展迟缓，多个关节肿大，全身矮小，肢体呈缩短畸形，永不化脓为其特征。

4. 痿病　虽同是肢体疾患，但痿症以手足软弱无力，甚则肌肉枯萎瘦削，关键在于肌肉"痿弱不用"，关节相对"变大"，但无疼痛及活受限。

5. 流脓　多发于脊椎、环跳、肩、肘、腕部，其次下肢，亦可走窜，一般以单发，但脓肿形成常可走窜，患处隐隐酸痛，虽然起病慢，化脓亦迟，溃后亦不易收敛，但关节骨性变形较少；但在损伤筋骨时轻者致残，重者可危及生命。

三、辨证论治

本病病性属阳虚寒凝，但常易寒化为热，阴转为阳，或痰瘀互结，化热伤阴，由此应抓住病情机转，辨证论治，及时治疗，控制病情，截断疾病发展的趋势，使邪消散、吸收，则邪去正安。

膝痹以"虚"、"寒"、"里"为要点，再结合临床具体病情和阴阳寒热辨析其证，有的放矢。除积极治疗外，还须增强患者体质，注意营养，减少活动，适当休息，这些都不可忽视，治疗上以祛风邪、除寒湿和活血通络、滋肾强骨等为基本法则，但需要针对其病邪深浅、性质、程度之不同，做出针对性的治疗方法。其原则是"扶正祛邪"。

（一）寒湿凝滞证

证候：单侧或双侧关节肿大，疼痛较剧，难以履步，发热恶风，形寒肢冷，面色黯略青。苔白滑，舌质紫黯或淡，脉沉紧或沉迟。

治法：温经散寒，化湿通络。

方药：五积散加减。

麻黄10g、肉桂3g、川厚朴10g、苍术10g、当归10g、姜半夏10g、羌活10g、白芷10g、陈皮5g、茯苓10g、芍药10g、川芎10g、干姜3g、枳壳10g。

加减：表寒者重用桂枝；表证不明显，可去麻黄等疏解之药物；表虚有汗者，则去麻黄、苍术，加白术、黄芪之类；里寒甚者加吴茱萸、细辛等温散里寒。

中成药：阳和丸，寒湿痹冲剂，盘龙七片。

分析：多见于本病初期症状，由于禀赋不足，外邪风寒湿气乘虚侵入人体，流滞关节，则关节酸痛，活动受限，但尚未变形。方用麻黄、白芷解表散寒，厚朴、苍术燥湿运脾，肉桂、干姜温里和中，陈皮、半夏、茯苓、甘草燥湿化痰，桔梗、枳壳升降并用，条畅气机，当归、白芍、川芎补血活血，通经行滞。诸药合用则宣通表里，解表温中，化湿除痰，理气和血。本证以"寒"、"湿"为主要邪气，"寒"须辨析其表里之受邪轻重；"湿"邪盛者，则需配苍、白术；纳谷不馨者加焦山楂。

（二）湿热壅阻证

证候：关节局部红、肿、热、痛，关节局部扪之灼手，按之濡软，小便溲黄，大便先干后溏，舌质淡红或红、苔薄黄或黄腻，脉滑数或濡数。

治法：清热化湿，通络宣痹。

方药：三妙丸合萆薢化毒汤加减。

苍术10g、黄檗10g、萆薢15g、当归10g、牡丹皮10g、牛膝20g、防己10g、木瓜10g、薏苡仁20g、秦艽10g。

加减：热盛则加金银花、紫花地丁；祛湿宜注意利小便，加车前子、木通之类。

中成药：醒消丸，湿热痹冲剂。

分析：本证在早、中期最为多见，由于病邪深入，稽留经络，郁而化热，热壅湿阻，流注关节，则关节局部出现红肿热痛，屈伸活动明显受限，关节疼痛加剧。方以黄檗苦寒清下焦湿热，配苍术之苦温，协同燥湿，一清一燥，加牛膝逐瘀通经、利关节，萆薢、防己、木瓜祛湿化浊，当归和血，牡丹皮清血分之热，薏苡仁健脾利湿，秦艽祛风而不燥，为祛风之润剂。本证由寒湿壅郁化热而成，而湿为黏腻之邪，不易化，热势缠绵，或湿盛阳微，湿郁热伏所致，及早治疗本证，可以截断邪陷深处枢机。

（三）肿疡化腐证

证候：关节局部漫肿胀剧痛，势如虎咬，屈伸困难，伴神委心烦，口渴不欲饮。偏寒者关节局部皮色不变，且有阴凉感。舌淡白而润，脉滑；偏热者膝关节局部皮色红，按之热感，身热烦渴，小便短赤，大便干结，舌质红苔黄且干，脉滑数。在中、晚期，病邪深陷，热盛则肿，肉腐成脓，痰瘀互结，而成本证。但由于机体强弱和邪入深浅之不同，而有寒热之分，寒者关节肿大，周围皮色不变，甚则有阴凉感，其脓液多为清稀样；热者关节肿大，其皮色红发烫，关节疼痛加剧，其脓液为稠黏样。

治法：偏寒则以温养散寒化瘀通滞为主，偏热则以清热解毒，活血通络为主。

方药一：偏寒者用阳和汤加减。

熟地黄10g、鹿角胶（烊化）、10g、炮姜3g、肉桂1g、麻黄10g、白芥子10g。

加减：寒甚者加干姜、细辛、附块。

分析：阳和汤方中地黄温补营血，鹿角胶生精益髓，养血助阳，肉桂温补肾阳，温通血脉。上药相合，精血充沛，气复阳生，麻黄温散寒邪，使熟地黄、鹿角胶补而不滞，且麻黄得熟地黄而不发表，熟地黄得麻黄补而不腻；炮姜温通血脉，白芥子通经祛痰，两药相用能通经散寒而消痰滞，甘草调和诸药，兼有解毒之功。全方合用，则温阳补血，散寒行滞，消痰通络。

方药二：偏热者用大秦艽汤加减。

秦艽10g、石膏30g、当归10g、独活10g、防风10g、黄芩10g、白芷10g、白术10g、川芎10g、生、熟地黄各10g、茯苓10g、细辛3g、甘草3g。

加减：热盛者加寒水石、金银花、紫花地丁、蒲公英。

分析：大秦艽汤方中秦艽祛风湿要药，羌独活祛游伏之风，防风、白芷散风之品，地、芍、归、芎四物养血祛风，黄芩、石膏清热驱邪，细辛温通，甘草调和诸药。本证因邪陷深入而成，病势急而肿疼痛者属热，皮色不变而关节局部漫肿者属寒，查其脓液稠黏厚者属实热为多，脓液稀薄以寒以虚为多，如黄芪、阿胶之类酌情参入治之。

（四）阳虚阴疽证

证候：关节局部漫肿沉痛，或不疼或酸，活动时疼痛加剧，难以转侧，畏寒怕冷，面色苍白，疲乏无力，食欲不振，大便不实，小溲清长，舌质淡白或嫩胖，苔白腻而润，脉沉缓，或沉细无力。

治法：温补肾阳，填充精血，扶阳以配阴。

方药：大防风汤加减。

党参15g、防风10g、白术10g、附子10g、当归10g、川芎5g、杜仲10g、黄芪10g、羌活10g、地黄10g、牛膝10g、甘草3g、上肉桂3g。

加减：若阳虚阴寒盛加鹿角、细辛；体虚加河车大造丸。

中成药：斑龙丸。

分析：病久损及阴阳气血，阳虚于内，阴寒之邪更盛，黏腻重浊，深流于关节（膝或肘），着于筋骨，致使气血阻滞成瘀，浊化成痰，痰湿流注，损筋腐骨。方中防风、羌活祛风之首药，牛膝、杜仲补肾，牛膝、杜仲补肾之要药，合十全大补取气血双补之意，加附子温养，偏于温补肾阳，精血得充，阴翳自消。因病久损气血者，则宜加气血双补之品，但慎防滋腻，阻碍脾胃气机。

（五）肝肾阴虚证

证候：关节肿大，不红不热或微热，按之应指，关节活动痛甚，多为跛行，骨蒸潮热，五心烦热，午后两颧潮红，口干喜饮，盗汗，形态消瘦，溲赤便秘，舌淡白或黯红，苔薄或少苔，脉细数或细无力。

治法：甘寒养阴，滋补肝肾。

方药：左归丸为主。

熟地黄10g、山药10g、山茱萸10g、枸杞子10g、菟丝子10g、怀牛膝10g、鹿角胶10g、龟甲胶10g。

中成药：左归丸。

分析：病久累及肝肾，阳损及阴，肾阳不足，精髓不充，骨亏络空，肝阴不足，筋失所养，且阴寒之邪深袭，凝聚损腐筋骨，郁久寒化发热，更耗伤阴液，内热滋生，症见颧红，五心烦热，骨蒸劳热或午后潮热。本证多系晚期患者，形态羸瘦，病久难复。本方乃六味地黄丸减去"三泻"药物，重用熟地黄甘温滋肾，以填真阴为主药。山萸肉、枸杞子滋养肝肾，养阴益精，合地黄可增强滋补肾阴之功；山药健脾滋肾，可补养脾胃之阴，开拓肾精化源，使肾精不断得到补充；鹿角胶峻补肾阳，龟甲胶滋阴益肾，二药合用，阴阳并治，育阴潜阳，峻补精血；菟丝子补而不峻，益阴而固阳，怀牛膝补肝肾，强筋骨。诸药合用，系纯甘壮水之剂。但要注意精血既亏，虚火必旺，真阴愈竭，孤阳妄行，因此骤补真阴时，必须承制虚火。即使治疗不好本证，对病情转化、稳定病情势也有积极的意义。

四、其他疗法

（一）外治法

局部药物热敷，如系寒湿凝滞证时用当归、透骨草、制川草乌、白芥子等分熏洗，每日可熏1～2次，每次10～20min，或关节外敷回阳玉龙膏或冲和膏之类。湿热壅阻证，关节局部敷金黄膏或雨露膏。肿疡化腐证，化脓或破溃时，请外科会诊，做手术切开引流。术后，属热者局部用八二丹药线引流，金黄膏外敷，脓尽则用生肌散、生肌白玉膏外敷；属寒者脓稀者，局部用阴毒内消散、阳和解凝膏外敷。

（二）饮食疗法

本病在补虚治本治疗中，应适当注意饮食调补。如阳虚阴疽证，可配合食疗，多食牛羊肉等血肉有情之品。肝肾阴虚证，配合食疗清蒸鳖甲、莲肉红枣汤。但在肿疡化腐证时或湿热壅阻时，尚需以清淡饮食为主，忌食生冷辛热、油腻炙馎和荤腥易发的食品。

五、调摄护理

1. 膝痹是一种慢性消耗性疾病，有一定的致残率，给患者精神上、肉体上带来不少痛苦，由此产生了对疾病的恐惧、焦虑等复杂心理活动，这对疾病的发展与恶化都有很大影响。因此患者应保持精神上的愉快，注意情志的调节，树立战胜疾病的信心，注意劳逸结合，是预防鹤膝风的重要内容，保护和增强人体正气，坚持体育锻炼，活动肢体筋骨，对关节功能保持一定的活动度起着很重要的作用。

2. 日常生活中注意保暖、御寒、防湿、避风，使外邪不易侵入机体。

3. 加强饮食　调摄本病是一种消耗性疾病，注意营养尤为重要，如食牛奶、鸡蛋、豆浆、牛骨髓等。营养丰富有利于本病的康复。在病情活动期，忌服鱼腥、蒜椒等辛温、腥燥易发的食物。

4. 劳逸适度　病情处于活动期，全身症状未控制者，应绝对休息，避免关节活动。膝关节肿胀明显，压力增高时，应避免关节受压，防止破溃。当病情稳定，处于恢复期时，进行户外散步，呼吸新鲜空气，适当曝晒日光等，并注意关节功能锻炼，如关节操、太极拳、气功锻炼等。

5. 注意生活调摄　生活作息必须有规律，按时服药，定时进食，戒烟禁酒，忌服辛辣等过于刺激食物。

六、转归预后

（一）转归

1. 寒湿凝滞证　本证多见于本病早期，抓住这一治疗时机使邪不蕴郁化热尤为重要。忽视或误治往往引起病情的发展。

2. 湿热蕴阻证　一般出现在早、中期。由邪壅化热而来。膝搏多误认为纯阴无阳的阴证之候，但当邪蕴化热或肿疡化腐，可暂有阴转阳之见证。因此及时把握治疗，是截断病情发展的关键。

3. 肿疡化腐证　本证多在中、晚期见到，邪陷已深，化腐成脓。应注意辨析其性质属寒属热。寒证有脓液清稀者，宜双补气血，脓液增多，托邪外出使病情有所转机。积极治疗本证，对防止关节变形和功能障碍，可起关键的作用。若用消散、托化毫无转机，应考虑手术处理，请外科医生及时会诊。

4. 阳虚阴疽证　本证由肿疡化腐证发展而成，多在本病晚期出现。关节骨质已有破损，经治疗可使病情得到控制，在稳定的基础上求得治愈的目的。

5. 肝肾阴虚证　本证在中、晚期患者较多见。根据关节骨质破坏的程度，采取扶正培本治疗多能控制病情。若系小儿患者，多为禀赋不足，宜着重从补益肝肾着手，尚可得到满意的效果。

（二）预后

膝痹发于单侧者轻，双则侧者重，若左膝方愈，复病右膝，右膝方愈，复病左膝者，属险，《张氏医通》云："若肿高赤痛者易治，浸不赤痛者难治"。又云："二三月溃而脓稠者易治，半截者溃而脓清者难治，误用攻伐，复伤元气，尤为难治也。"

本病一般多易反复发作，部分严重者易导致终身残疾。故患病后，应积极治疗，控制病情。同时应注意调摄，重视防护，坚持适当的锻炼，增强机体抵抗力。若关节肿大变形，骨质改变病情缠绵，反复发作，肿疡溃出，脓水清稀形成窦道，迁延不愈，损筋坏骨，轻则致残，重则成劳，并可毙命。

第二十四节　足痹

足痹是肾肝脾亏虚、风寒湿热之邪侵袭，跌打积劳损伤等致足部肌肉、筋骨、关节失养，或气血凝滞，经脉闭阻而引起的以足部疼痛、重着、肿胀、麻木、活动功能障碍为特征的一种病证。

足痹一词，始见于《灵枢》。虽然未见古今文献中有将足痹作为病者，但《灵枢》的"踵下痛"、"跟肿痛"，《素问》的"足下痛"，以及后世文献记载的"脚跟颓候"、"足跟痛"、"脚痹"、"脚痛"、"脚垫"等，皆当属本病的范畴。

西医学的跟骨滑囊炎、跟骨脂肪垫炎、跟骨骨刺、跟骨骨软骨炎、跖痛症、跖骨头骨软骨病、跖管综合征、滑囊炎及足部畸形（平足症、姆外翻）等在表现以足痹为主要证候时，皆可参照本节辨证治疗。

一、病因病机

足部筋细骨小，肌肉菲薄，位于身体最下部，承受全身重量，是足三阳、足三阴经脉的交接处，又是阴跷脉、阳跷脉、足三阳、足三阴经脉的起点，故足部极易患病。足痹的病因也很复杂。诸如素体亏虚，过劳伤正，年老体衰，风寒湿热诸邪的侵袭、跌打、积劳损伤，饮食不节及身体肥胖等内、外多种因素，皆可成为足痹的原始病因。继则在这些因素作用下可引起肾肝脾亏虚、气血不足、足部肌肉、筋骨、关节失养，或邪气内阻、瘀血内停，痰湿下注，致足部气血凝滞，经脉闭阻，遂成足痹。足痹又常因遭受寒凉潮湿、饮酒嗜辛、久立远行、过度劳累或不慎损伤等诱因而反复发作。

（一）肾亏骨虚

肾主骨生髓，髓充养则骨健。若素禀不足，或年老体衰，或久病伤肾，或久立远行，负重过多，或形体肥胖，积劳损骨伤肾，以致肾之精气亏虚，精不生髓，则髓减骨虚，骨失所养而成足痹。

（二）肝脾亏虚

肝主藏血，脾主化生气血。若饮食劳倦伤脾，脾虚气血化生不足，或月经、胎产损血过多，久患失血，或跌打损伤于外而气血耗损于内，则引起肝脾气血不足。肝主身之筋膜，脾主四肢肌肉，则筋脉、肌肉失养而痛，筋弛肉削而活动功能障碍，发为足痹。

（三）寒湿痹阻

寒从脚起，湿从下受。素虚之人，经脉空疏，若久居卑湿阴冷之地，或下肢汗出之后，骤用冷水洗脚，或严冬时节，鞋袜单薄，履冰踏雪，寒湿侵袭足部，稽留筋骨，痹阻经脉，则发为足痹。

（四）湿热蕴积

海暑熏蒸，湿热侵袭，或素体阴虚，内热偏盛，寒湿之邪郁久化热，或嗜酒无度，过食乳酪肥甘，伤脾生湿蕴热，湿热下注蕴积于足，内舍筋骨，痹阻经脉，亦发为足痹。

（五）瘀血痹阻

遭受跌打、挤压，或强力扭转，或地面不平，跑跳失当（多与职业有关），致筋骨损伤，络破血瘀，或者鞋跟过高，鞋尖过窄，脚被长期挤压磨伤，或久病入络等，皆可使足部肌肉、筋骨、关节气血运行不畅，经脉瘀阻，渐成足痹。

（六）痰湿痹阻

邪滞经脉，津液停而成痰，或嗜食肥甘，伤脾生痰。痰湿之性重浊，下注于足，留于筋骨、关节，痹阻经脉，亦成足痹。本病的病位主要在足部的肌肉、筋骨、关节，因肾主骨，肝主筋，脾主肌肉，故涉及的脏腑主要是肾、肝、脾。本病的基本病机是足部的肌肉、筋骨、关节失养，或气血凝滞，经脉痹阻。因此，本病的病性有虚有实。

本病初起或虚或实，随着疾病的发展，虚者易感外邪，实者久病伤正。无论是由虚致实，还是由实致虚，皆可导致虚实夹杂之证。故本病迁延久者，往往成为以一种病因病机为主，伴有多种病机的一种复杂证候。

二、诊断与鉴别诊断

足痹的临床表现以足部疼痛为主。或以足跟痛为主，站立或行走时跟底疼痛，早晨起床后站立时最明显，行走片刻后疼痛反而减轻，但行走过多时疼痛则又加重。疼痛可向前放射到足底；或主要表现为前足底疼痛，走路、承重或劳累后前足底发生局限性疼痛，有时呈闪电样疼痛，痛引足趾，不承重时疼痛立即减轻或消失，严重时可痛连小腿，行走或站立时不敢用前足着地，有时需改变着力点才能减轻疼痛；或足跟后方疼痛为主。在跑跳、上楼时出现疼痛，运动后加重，休息后减轻。其次为足部活动功能障碍，疼痛严重时痛处不敢着地，影响活动，可有跛行，部分病例在晚期关节肿大畸形和活动受限更为明显。其他症状可有麻木、重着、肿胀、足底紧张绷急感等。

检查：多见疼痛部位的压痛，被动活动受累关节可使疼痛加重，或前足变宽，横弓松弛下塌，或在内踝后方触到发硬的梭形肿胀物，跖骨头肿大，或足部触觉减退、肿胀等。

（一）诊断要点

1. 发病可缓可急，但以缓慢起病者居多发病年龄从少年儿童开始，直至中老年，但以中老年居多。男女均可患病。寒湿证多发于冬季，湿热证多发于夏季，肾肝脾亏虚证发生于负重或活动过多之后。
2. 足部疼痛。
3. 足部运动功能障碍。
4. 足部重着、肿胀。
5. 足部麻木。
6. 足部相应部位压痛和相关体征。

（二）鉴别诊断

足痹应与着痹、痛痹、热痹、脚气等相鉴别。

1. 痛痹、着痹、热痹　在有足部病变时，痛痹、着痹与足痹的寒湿痹阻证，热搏与足痹的湿热蕴积证，分别有诸多相似之处。其鉴别要点在于痛痹、着痹、热痹当具有肢体其他部位痹证的表现，而足痹则始终只具足部的痹证表现。

2. 脚气　脚气病为维生素B_1缺乏症，主要累及神经系统、心血管系统和水肿及浆液渗出，以足胫软弱、麻木，或肿或不肿，行动不变为特征，其足部麻木肿痛与足痹相似。然脚气病为双足对称性发病，两足软弱无力，缓纵不收，甚者出现心胸悸动、水肿、喘促等一系列全身症状，病变广泛，与本病常为单足发病，两足并不缓纵甚或僵硬，病变始终以足部为主者，自不难鉴别。

三、辨证论治

足痹的辨证要点主要是辨寒热虚实。症状以足部关节冷痛、受凉加重，得热痛减，足凉为特点者，属寒证；以局部红肿、灼热疼痛，饮酒嗜辛则加重，舌质红，苔黄为特点者，属热证。起病缓慢，足部绵绵作痛，足跟空虚感，喜揉搓或晃动，压痛不明显，不能久行久立，休息后减轻，脉虚，或有久病卧床，月经过多等病史者，多属虚证；起病较急，足部刺痛、抽掣痛、热痛、灼痛，痛势较剧，痛处拒按，伴有肿胀，脉实有力，或有激烈运动史者，多属实证。

足痹论治当分虚实。虚者补之，实者攻之。虚证根据脏腑亏虚的不同当分别施以补肾壮骨、养肝补脾、益气生血等法；实证则据邪气之异，分别采用温经散寒、健脾除湿、清热、化瘀、燥湿涤痰、通经活络止痛诸法。若虚实并见则宜攻补兼施；痛势较剧，标实为主者，当先祛邪以治其标；痛势较缓，本虚为主者，当扶正以图其本。通经活络止痛法应贯彻本病治疗的始终。

本病常见的证候主要有肾阴亏虚证、肾阳虚衰证、寒湿痹阻证、瘀血痹阻等。

（一）肾阴亏虚证

证候：足跟酸痛，或痛引足心，痛处不红不肿，腰膝酸软，不耐久立，足胫时热，头晕耳鸣，咽干，尿黄，舌质红，苔少，脉沉细无力或细数。

治法：滋肾壮骨。

方药：六味地黄丸加减。

熟地黄30g、山茱萸10g、山药30g、茯苓15g、枸杞子10g、怀牛膝20g、菟丝子30g、当归10g、鸡血藤30g、制首乌20g、寻骨风15g。

加减：腰酸膝软较甚者，加川续断30g、桑寄生30g；头晕者加菊花10g；耳鸣者加磁石30g；咽干者加生地黄15g；足胫时热，足心潮热者，加牡丹皮10g、知母10g、黄檗10g。用此方滋肾熟地黄剂量应大，可用30～50g；若苔腻则用炒熟地黄，并加砂仁10g。

中成药：知柏地黄丸。

分析：肾之阴精亏虚，髓不生则骨不得充养而骨虚，跟骨虚故足跟酸痛；足少阴肾经斜走足心，别入跟中，故跟痛痛引足心；腰为肾之府，肝肾亏虚，筋骨不健，故腰酸膝软，不耐久立；脑为髓之海，肾开窍于耳，肾精亏虚，髓海不足，故眩晕耳鸣；阴虚生内热，肾阴不足，故足胫时热；足少阴之脉循喉咙夹舌本，虚火循经上炎，故咽干；舌质红、苔少、脉沉细无力或细数均为肾阴亏虚之象。方用熟地黄、山茱萸、山药、枸杞子、牛膝、菟丝子、制首乌滋肾填精壮骨；当归、鸡血藤补血生精；茯苓健脾渗湿，以防滋腻碍脾；寻骨风通络止痛。全方共奏滋肾填精、生髓壮骨止痛之功。

（二）肾阳亏虚证

证候：足部冷痛，或足跟隐痛，足跟有空虚感，不能久蹲久立，足部发凉，腰膝酸软无力，畏寒喜暖，面色㿠白，口淡不渴，舌质淡，苔薄白，脉沉细无力。

治法：温补肾阳，生髓健骨。

方药：金匮肾气丸加减。

熟地黄30g、山茱萸10g、山药30g、茯苓15g、肉桂10g、制附片30g、补骨脂30g、骨碎补20g、淫羊藿15g、怀牛膝30g、鹿角胶10g、当归10g。

加减：畏寒较甚者加干姜10g；神倦乏力者为兼气虚，加黄芪30g、党参15g；足部沉重肿痛者为夹湿，加独活10g，并可同时服用史国公药酒。

中成药：尪痹颗粒，金匮肾气丸，全鹿丸。

分析：肾阳虚衰，机体失于温养，故畏寒喜暖，面色㿠白，足部冷痛或发凉；阴阳互根，无阳则阴无以为生，肾阳虚则肾阴不足，致髓减骨虚跟空，故足跟隐痛，足跟有空虚感，不能久蹲久立；腰为肾之府，肾阳亏虚，故腰膝酸软无力；口淡不渴、舌质淡、苔薄白、脉沉细无力均为肾阳不足之征。"阳生于阴"，故方用熟地黄、山茱萸、山药、牛膝补肾滋阴填精，以获补肾生阳之功；肉桂、附子、补骨脂、淫羊藿、鹿角胶温补肾阳，当归补血生精，通经活络止痛；茯苓健脾除湿以为反佐。全方共奏温补肾阳、生髓健骨之功。

（三）肝脾亏虚证

证候：足底皮肤松弛，弹性减弱，足跟踏地似无足垫，犹如跟骨直接踏于地面，或跟腱部肿胀，站立时候痛剧，坐卧则痛减或消失，其痛常随体质强弱而增减，神倦乏力，舌质淡，苔薄白，脉细弱。

治法：养肝补血，健脾益气。

方药：八珍汤加减。

熟地黄20g、白芍15g、当归10g、川芎10g、党参30g、白术15g、茯苓15g、黄芪30g、炙甘草5g。

加减：偏肝血不足者，加枸杞子10g、制首乌20g、女贞子15g；食少便溏者，加山药30g、鸡血藤30g；兼寒湿者加制附片20g、苍术10g。

中成药：八珍丸。

分析：肝脾亏虚，气虚不足，筋肉失养，则筋膜缓弱，肌肉松弛，瘦削薄弱，故足底皮肤松弛，弹力减弱，足跟踏地似无足垫，犹如跟骨直接踏于地面；站立时足部承受身体重压，坐卧则其重压消失，故站立时疼痛剧增，坐卧时疼痛消失；体质好转，肝脾健旺，则筋膜坚韧、肌肉坚满，足能任身，而体质转弱，肝脾亏虚，筋弛肉削则病情加重，故其痛常随体质强弱而增减；面色欠华，神倦乏力，舌淡，苔白，脉细弱，均为肝脾亏虚，气虚不足之象。方选熟地黄、白芍、当归、川芎，即四物汤，滋养肝血，荣筋活络；党参、白术、茯苓、甘草即四君子汤，补脾益气，实四肢，养肌肉。原方加黄芪以增益气之力，加鸡血藤以增补血活络之功。本证多见于体质虚弱患者，除服药外尚应配合足部肌力锻炼。方法是：患者采取坐位或卧位，踝背屈与跖屈交替，灌暗劲入足，时间长短不限，若能长期坚持，有助于提高疗效。

（四）寒湿痹阻证

证候：足部麻木冷痛，得温痛减，遇阴雨寒冷则痛增，疼痛剧烈时会出现跛行，或痛处肿胀，不红不热，下肢重着，足心酸胀，肌肤冷，面色苍白，舌质淡，苔薄白，脉沉细或弦紧。

治法：温经散寒，除湿通络。

方药：乌附麻辛桂姜汤加味。

制川乌10g、制附片30g、麻黄10g、细辛5g、桂枝10g、干姜10g、威灵仙15g、独活10g、鸡血藤30g、炙甘草10g、蜂蜜30g。

加减：疼痛剧烈加乳10g、没药10g，或加草乌5g；苔白厚腻为湿偏重，加苍术15g、独活10g；脚转筋加木瓜15g、白芍20g；伴麻木加当归10g、炙黄芪30g。

中成药：寒湿痹颗粒，盘龙七片。

分析：寒性凝滞收引，寒湿痹阻经脉，气血运行不畅，肌肤失于营养，故足部麻木疼痛，疼痛剧烈；阴寒凝滞，阳气不运，故足部冷痛，得热则气血可暂时较为流畅，故得热痛减，遇阴雨寒冷之邪益甚，内外相引，血益凝涩，故其痛增；湿盛则肿，故痛处肿胀；湿性重浊黏滞，湿留于肌肉，故见下肢重着，足心酸胀，寒属阴邪，易伤阳气，肌肤失于温煦，故肌肤冷而面色苍白；舌淡、苔薄白、脉沉细或弦紧，皆属寒湿或寒湿伤阳之征。方用大辛大热的川乌、附子直入关节深处温经散寒；麻黄、细辛、桂枝既能引乌、附深入关节，又能导寒湿外出；附子无干姜不热，再以干姜温中使中阳振奋，并助附子以温肾阳；威灵仙、独活除湿止痛；鸡血藤补血通络；甘草、蜂蜜甘以缓急，并能解乌、附之毒。诸药合用则具温经散寒、除湿通络止痛之效。

（五）湿热蕴积证

证候：足部肌肉、关节红肿，灼热疼痛，痛势较剧，痛不可近，着地即痛，甚至不能行走，或两足麻木灼热，得凉则舒，口干，小便黄赤，舌质偏红，苔黄，脉滑数或濡数。

治法：清热除湿，通络止痛。

方药：四妙丸加味。

苍术10g、黄檗10g、薏苡仁30g、川牛膝30g、海桐皮20g、防己15g、萆薢30g、赤芍15g、木瓜15g、木通10g、栀子10g、生甘草5g。

加减：若局部红肿较甚者可加虎杖15g、忍冬藤30g；湿热伤阴而见舌红少苔者，加生地黄20g。

中成药：四妙丸，湿热痹颗粒。

分析：热为阳邪，阳盛则热，湿性重浊黏滞，湿盛蕴积，熏灼肌肉、关节，致使其部气血壅滞不通，故足部肌肉、关节红肿、灼热、疼痛；用手触按，或足部踏地，气血益壅滞，故痛不可近，着地即痛，甚至不能行走；湿热壅滞经脉，筋肉经脉失养，故两足麻木灼热；得凉则热势稍缓，故得凉则舒；热盛伤津则口干，小便黄赤；舌质偏红，苔黄，脉滑数濡数，皆为湿热所致。方选苍术、薏苡仁健脾除湿；黄檗、栀子清热；防己、萆薢、木通清热利湿；木瓜化湿通络；川牛膝，海桐皮、赤芍化瘀通络止痛。诸药合用共奏清热除湿、通络止痛之功。

（六）瘀血痹阻证

证候：足痛如刺，痛有定处而拒按，有时不能用脚踏地，稍一用劲，如踩刀锥，疼痛难忍，局部皮肤可见青紫，扪之可有灼热感，日轻夜重，肌肤麻木，舌质紫黯，或有瘀斑、瘀点、脉涩，多有跌打损伤史。

治法：活血化瘀，通络止痛。

方药：身痛逐瘀汤加减。

桃仁15g、红花15g、当归10g、川芎20g、五灵脂10g、地龙15g、川牛膝30g、秦艽15g、䗪虫10g、延胡索20g、广木香10g、甘草5g。

加减：若扪之痛处发热，则加赤芍15g、黄檗10g清热；兼寒湿者，加桂枝15g、制附片15g、独活10g温经散寒；局部肿胀者加泽兰30g活血消肿。

中成药：瘀血痹颗粒，七厘散。

分析：瘀血痹阻，气血运行不畅，故足痛如刀锥所刺，痛有定处，局部皮肤青紫；手按患处，或以足踏地，则局部气血更滞，血运更为不畅，故痛处拒按，不能用脚踏地，稍一用劲，如踩刀锥，疼痛难忍；瘀久化热，故用手触之可有灼热感；夜间阴气盛，阴血凝滞更甚，故疼痛夜重；瘀血阻络，气血不行，肌肤失养，则足部肌肤麻木不仁；舌质紫黯，或有瘀斑、瘀点脉涩等，均为血瘀之征。方用桃仁、红花、川芎、地龙、牛膝、䗪虫、延胡索活血化瘀；没药、五灵脂通络止痛；当归活血补血；秦艽祛风湿；广木香行气止痛；甘草调和诸药。全方则有活血化瘀通络止痛之效。若瘀结较甚，药后疼痛不解，则必须重用活血化瘀之品，方能奏效。上述活血药如红花、川芎、地龙、川牛膝皆可加至30g，但须避开妇女月经期、孕期。

（七）痰湿痹阻证

证候：足部酸胀麻木，足心作痛，但久坐卧后起则痛甚，活动则痛缓，形体丰盛，舌质黯淡，苔薄腻，脉沉弦。

治法：健脾燥湿，化痰通络。

方药：导痰汤加味。

制南星10g、陈皮10g、法半夏15g、茯苓30g、枳实5g、白芥子10g、木瓜15g、萆薢

15g、防己 15g、甘草 5g。

加减：足心痛加干姜 10g、白术 15g；有化热倾向者加苍术 10g、黄檗 10g。

中成药：盘龙七片，指迷茯苓丸。

分析：痰湿痹阻，气血凝滞，肌肤失养，故足部出现酸胀麻痛，足心作痛；动则生阳而血畅，静则生阴而血涩，故但久坐卧后起则痛甚，活动则痛缓；痰湿壅盛，故形体肥胖；舌质黯淡、苔薄腻、脉沉弦亦为痰湿之征。方用南星、陈皮、法半夏、茯苓、白芥子健脾燥湿，理气化痰，气滞则津停，津停则痰生，故用枳实行气以消炎；痰由湿聚而成，故用木瓜、萆薢、防己利湿以消痰，兼以活络。诸药合用，标本兼治，使脾健津行湿除痰化而络通痛止。

四、其他疗法

（一）针灸治疗

1. 头针　取患者对侧的足运感区，横刺进针一定深度后，以每分钟 150～200 次的速度捻转 2～3min，间歇 10min，再按上法反复运针 3 次，隔日 1 次，10 次为 1 个疗程。适宜足跟痛。

2. 毫针

（1）取风市、阴陵泉、三阴交、太溪、昆仑穴为主，各穴直刺 1～1.5 寸，用补法加灸，留针 20～30min，隔 5～10min 运针 1 次，每周为 1 个疗程。适宜足跟痛。

（2）针刺风池：每 10 分钟捻转 1 次，留针 50min。适用于足跟痛。

3. 灸取　足跟部疼痛点（阿是穴），将鲜生姜切成 0.3～0.5cm 的薄片，中间以针刺数孔，另将艾绒捏成塔形后放在姜上，灸之，待艾炷将烧尽，脚跟感灼痛时，术者用姜片摩擦局部，每日 1～2 次。用于足跟痛。

（二）单方验方

1. 威灵仙　500g，洗干，好酒适量，浸 7 日，为末，面糊丸梧子大，以浸药之酒送服，每服 20 丸。治风湿脚痛。（《本草纲目》）

2. 除痹通络汤　制川乌 15g，石楠藤 30g，白芷 30g，桃仁 12g，川芎 15g，全蝎 10g（冲服），乌梢蛇 20g，伸筋草 30g，五加皮 15g，巴戟天 12g，仙茅 10g。适用于妇痛症。

3. 当归鸡血藤汤　当归 15g，熟地黄 15g，桂圆肉 6g，白芍 9g，丹参 9g，鸡血藤 15g，水煎服，日 1 剂。（《中医伤科学·足踝部筋伤》）

（三）饮食疗法

1. 薏苡仁粥　取薏苡仁、大米等淘净，加水适量，煮粥食。用于湿气偏盛之足痹。（《食鉴本草》）。

2. 羊脊骨羹　羊脊骨 1000g，葱白 50g，粳米、姜、花椒、盐各适量。羊脊骨槌碎，与调料一起加水炖汤，取骨汤入粳米调味作羹，空腹食之。用于治疗骨虚足痛。（《太平圣惠方》）

（四）外治法

1. 熏洗法

（1）跟痛醋泡方：威灵仙 100g，川乌、草乌各 30g，红花 20g，南星 30g，穿山甲 10g，皂角刺 30g，细辛 15g，苍耳子 30g。上药加入上等醋 1.5kg，浸泡 1 周后使用。先将醋倒入盆内，加温至 60℃，将患足放入盆内浸泡 1 小时，1 日 2 次。用后仍将醋放回盆内继续浸泡。醋量减少，应予补充。用于寒湿痹阻证。

(2) 制川乌、制草乌、木瓜、红花各30g，水煎浸泡足跟，每日3次，每剂药用2天。适用于治疗老年性足跟痛。

2. 外敷法　威灵仙5～10g，捣碎，用陈醋调成膏状，备用。用时先将患足浸泡热水5～10min，擦干后将药膏敷于足跟，外用布绷带包扎。晚上休息时，可将患足放在热水袋上热敷，每2天换药1次。用以治疗足跟痛。

（五）按摩疗法

1. 推拿足跟部　患者俯卧位，两腿伸直，足跟向上，首先在压痛点和其周围用轻滚或推法，以促进局部血液循环，然后再用拇指按法、屈指点法或弹拨法，以松解足跟部痉挛和分离其粘连的软组织，最后用掌揉法结束按摩。适用于足跟痛。

2. 揉压涌泉穴　患者坐于床上，足底向下。医者一手拇指依顺时针方向揉压患者涌泉穴，边揉边压，揉压结合，每次治疗10分钟。用于治疗足底痛。

3. 木棒推顶法　用一丁字形木棒，棒头圆形光滑，一手握住棒柄，另一手固定患足，木棒头在足底顶准压痛点，稍作斜形，用力推顶3～4下，3日1次，6～9次为1个疗程。适用于足跟痛。

五、调摄护理

（一）调摄

1. 体弱易疲劳者，应适当加强营养。
2. 病情较重着，应减少体重，减少站立和行走，症状好转后也要避免走长路，以免复发。肥胖者应减轻体重。
3. 鞋子应宽松，垫以厚软的鞋垫，鞋底以富有弹性的橡胶底为佳。

（二）护理

1. 热敷，或每日用热水泡双足，足部要保暖。
2. 根据不同病情鞋底放置适宜鞋垫，如跟痛在足跟下，可垫以海绵垫，在压痛对应处挖空，以免局部压迫。足部畸形者，可穿矫正鞋。
3. 为预防本病，应尽量不穿瘦而紧的高跟鞋或硬底鞋；对有平足遗传倾向者，在儿童和少年发育期，应避免过久站立及过度负重，并从幼年起进行足外缘行走的锻炼。

【转归预后】

本病初起多虚证，主要是肾虚证和肝脾气血两虚证。随着病情的发展，风寒湿邪乘虚侵袭，或脾虚生成痰湿下注于足，则成为虚实兼见证。部分寒湿证患者由于素体阳气较盛，郁久而从热化转变成湿热证。而外伤所致的瘀血证，其后因邪伤正气，也可成为虚实夹杂证，但大多仍以实证为主。

本病预后较好，除足部畸形和严重损伤者外，一般经过正确治疗，大都可以痊愈。不少病例在年过六旬之后，由于活动减少，病情尚可自行缓解。

第二十五节 产后痹

产后痹，指产褥期间出现肢体、腰膝、关节疼痛、酸楚、麻木，重着者，又称产后关节痛，或产后遍身疼痛。如已过产褥期，则属内科范围。多因产后气血大虚，血虚筋脉失养；或气虚卫阳不固，风寒湿邪乘虚袭入关节肌肉，痹阻经脉而致全身肢节酸痛；或瘀血阻滞脉络，气血运行受阻所致。临床以痛痹、行痹较为多见。治宜扶正为主，佐以祛邪。血虚证可用黄芪桂枝五物汤加秦艽、当归、鸡血藤；外邪侵入者用独活寄生汤；血瘀证用四物汤加泽兰、桃仁、红花、没药等。亦可选用荆防四物汤随证加减。产后痹证，正气甚虚，切忌过用辛燥之药。

产后痹的范围较广，凡西医学之风湿性疾病发于产褥期或产后百日内者，均可参考产后痹治疗和调护。

一、病因病机

产后痹是妇女在产褥期或产后百日内，由于机体虚弱，气血不足，筋脉失养；或湿寒之邪因虚乘之；或痰浊内生，蕴郁化热；或瘀血阻滞经络，或病久体虚，复感外邪，内外相引，病邪深入脏腑，虚者更虚。致病原因虽繁，归纳起来，可为外因与内因两大类。

（一）外因

感受风、寒、湿、热之邪。产后居住潮湿之地，或分娩在春、秋、冬之季，室内过冷或过暖，衣衾被褥增减失宜；或产期在盛夏炎热之时，室内用空调、冷气、电扇消暑，皆易感受风、寒、湿、热诸邪，邪气痹阻经络而发病。

（二）内因

产后诸证皆因产后气血大亏，百脉空虚，故内因最为关键。

1. 气血两虚　妇人在妊娠期间，大量气血孕育胎儿，因之，易致气血不足。加之产后失血过多，或难产，或分娩时间过长，精力损耗过度；或产后恶露不净，气血再伤，机体、肌肤、筋脉、关节、脏腑、骨骼等全身组织失于濡养。气虚则阳不固，血虚则阳无所附，风、寒、湿、热之邪易侵犯人体，引发本病。

2. 脾肾两虚　先天不足，形体失充；后天失调，机体失养，则脏腑功能薄弱。体质素虚，加之妊养胞胎气血亏耗，或平时房劳、强劳过度，肾元亏虚，逢产后益甚，少感外邪即病。

3. 肝肾阴虚　肾主水，肝肾同源。若肝肾阴虚，肝无以藏，筋脉无所主。逢产后气血大伤，肝肾阴液再度亏耗，筋脉失养，易受外邪，诱发本病。

4. 湿邪阻滞　素体丰腴，脾湿内盛，或贪凉饮冷太过，伤及脾肾之阳，脾虚运迟，肾虚而失气化，寒湿内生阻滞经脉，痹而不通。正值产后气血不足，内外相引而成。若湿从寒化，湿阻寒凝，则成寒湿痹。湿邪蕴久化热，或外感湿热之邪，或过食辛辣油腻、滋补之品，湿热内生，稍感外邪，则易形成湿热之痹。

5. 热邪壅结　外感火热之邪，或本为阳盛之体，或血中伏火或过食油腻肥厚，温补过极，热从内生，热邪壅滞经脉，与外邪相合而发本病。

6. 瘀血阻滞　产后恶露不下，或下之不尽而致瘀。故有"产后多瘀"之论，若产后恶露不净，瘀血留滞经络，或平时血热致瘀；或痰浊瘀血阻滞所致。

二、诊断与鉴别诊断

（一）诊断要点

1. 发病在产褥期，或产后百日内。
2. 有产后体虚感受外邪史。
3. 主要临床表现肢体关节、肌肉疼痛不适、重着肿胀、酸楚麻木，筋脉拘挛，屈伸不利，甚或关节僵硬、变形。伴有汗出畏风，或局部红肿发热、面色无华、体倦乏力、腰膝酸软等症。
4. 舌质舌苔表现舌质淡，或舌嫩，或紫黯有瘀点。舌苔薄白或薄黄，或少苔，或苔白厚腻。
5. 脉象脉细濡，或沉濡而数，或沉涩。

（二）鉴别诊断

产后痹应与痿证、产后痉证加以鉴别。痿证以肢体痿软无力而关节不痛为产后痹鉴别。痉证以四肢抽搐、项背强直，或口噤不语、角弓反张等，没有肢体关节疼痛之症，可鉴产后痹别。

三、辨证论治

产后痹的证候特征表现正虚为主，亦可有邪实者或虚实夹杂者。

产后痹的治疗，根据产后亡血伤津、气血不足、肝肾亏虚、多虚多瘀的特点，本着"勿拘于产后，勿忘于产后"的原则，治疗之时，除辨证运用祛风、散寒、除湿、清热等祛邪治疗之法外，还须重视益气养血、补益肝肾之法。审其虚实，或先标后本，或标本同治，并遵循补益勿过壅滞、风药勿过辛散、祛湿勿过刚燥、清热勿过寒凉，用血肉有情之品勿过滋腻等用药规律。

（一）气血两虚证

证候：遍身关节疼痛，肢体酸楚、麻木，时轻时重，甚至筋脉挛急，肌肉瞤动。并有头晕、气短、心悸、自汗等症。舌质淡嫩，苔白或少苔，脉细弱或细数。

治法：益气养血，活血通络。

方药：黄芪桂枝五物汤加味。

生黄芪30g、炒白术15g、桂枝10g、白芍10g、当归15g、川芎10g、秦艽15g、豨莶草30g、地龙10g、生姜5片、大枣5枚。

加减：关节痛重者，加海桐皮、丹参；周身关节筋挛急、麻木者，加伸筋草、木瓜；易汗出者，加生牡蛎（先煎）。

中成药：养血荣筋丸，八珍丸，人参养荣丸。

分析：素体禀赋不足之人，妊娠期需大量气血以养胎儿，本已先虚，又因产时耗气伤血，气血愈虚。或情志抑郁，五志过极，阴精暗耗，虚损尤著。风、寒、湿邪极易乘虚而入，使经络痹阻，肢体、筋脉、关节失其温煦濡润，故遍身关节疼痛，肢体酸楚、麻木，甚则筋脉挛急。气血不能上荣于头，则头晕气短；血不养心则心悸；卫气不固则自汗。舌淡苔白或苔少、脉细无力，皆气血两虚之候。本方由当归补血汤、桂枝汤、四物汤化裁而来。方中用黄芪、当归益气生血，又能固表止汗；桂枝、生姜、白芍、大枣调和营卫，荣筋缓急，且当归、白芍、川芎同用，有补血活血之功；配秦艽、豨莶草，地龙散风祛湿，通经活络，使血活则风自息，气壮自能托邪外出。

（二）外感风寒证

证候：全身肢体、关节、肌肉疼痛，以肩背、肘、腕、手等处为主，肌肉酸楚，屈伸不利，或痛无定处，或冷痛剧烈，得热则缓，或有肢体关节肿胀、重着、麻木，畏寒恶风等。舌质淡，苔薄白。

治法：益气健脾，温经活血，祛风散寒。

方药：趁痛散加减。

当归15g、黄芪30g、白术15g、炙甘草5g、肉桂10g、独活15g、牛膝15g、生姜5片、薤白10g。

加减：上肢疼痛者，加威灵仙、片姜黄；气短易汗出者，去羌活，加生黄芪、桂枝；下肢痛重者，去桑枝、羌活，加独活、防己、车前草；膝关节疼痛者，去秦艽、羌活，加松节、地龙、伸筋草、海桐皮。另可加熟地黄、山萸肉等补肾填精养血，鸡血藤养血补血；若偏于瘀者，可加红花、鸡血藤以增活血行瘀，宣络止痛之效。

分析：产后气血亏耗，风寒之邪乘虚而入，留滞经络关节，气血受阻，痹阻不通，筋脉失养，故关节疼痛，屈伸不利，肌肉酸楚，风邪偏胜则痛无定处；寒邪独盛则疼痛剧烈，得热则缓。湿邪偏盛则肢体肿胀重着。畏寒恶风、舌淡苔白、脉浮紧皆外感风寒之象。方中当归养血和营，黄芪、白术、甘草温阳益气，助脾运化，以资气血生化之源。以独活、牛膝、寄生养肝补肾，则筋骨自健，关节滑利。少用肉桂、薤白，取其温通之性，温阳益气，行血止痛。产后气血耗伤，故肉桂、薤白用量宜少，以免耗伤阴血，于湿胜之时，可以苍术易白术，于产后身痛轻症，常以桂枝易肉桂，防肉桂大辛大热，耗伤阴血，用桂枝辛散温通，外行肌表而奏解表之效，内行血脉而有祛瘀之功。若偏于虚者，可以黄芪用量五倍于当归为君，取当归补血汤益气养血之意。

（三）寒湿痹阻证

证候：肢体关节肿胀，重着、酸楚、隐痛，屈伸不利，肌肤麻木，肢倦乏力，以下肢尤甚，胸闷脘痞，纳呆腹胀，大便黏腻不爽，或畏寒腰痛，四肢逆冷，舌质淡，苔白滑，脉细弱而弦或濡缓。

治法：健脾祛湿，养血活血，散风通络。

方药：温经蠲痹汤（路志正经验方）。

生黄芪、当归、桂枝、白芍、炒白术、茯苓、川附、防风、老鹳草、桑寄、生红花、甘草。

加减：风湿盛者，加络石藤，甚则加川草乌。膝关节疼痛者加松节；上肢痛重者加威灵仙、片姜黄；下肢沉重者，加车前草、防己；胸闷脘痞，纳呆腹胀者，加砂仁、佛手。

中成药：盘龙七片，大活络丹，寒湿痹冲剂，木瓜丸。

分析：素体寒湿内盛，产后气血亏虚，或居处潮湿，复感寒邪，或贪凉饮冷，嗜食肥甘，致使脾虚运迟，湿浊内蕴，内湿外湿相引。客于肌肤关节，阻遏气机，气血运行不畅，肢体关节失养，故见肢体关节重着酸楚，肌肤麻木，肢体沉重，屈伸不利。水湿滞留多见肿胀，水湿之性，沉滞而趋下，故以下肢为甚。湿阻中焦，升降失常，则胸脘痞闷，纳呆腹胀，大便黏滞；若寒邪偏胜，困阻阳气，则畏寒腰痛，四肢逆冷。舌质淡苔白滑，脉细弱而弦或濡缓，皆寒湿壅盛之征。本方是由补血汤、甘草附子汤、桂枝附子汤、玉屏风散等衍化而来。方中用黄芪、当归益气补血，桂枝、附片温经散寒，白术、茯苓健脾祛湿，防风、桑寄生、老鹳草疏风通络，红花、白芍、甘草活血缓急止痛。

（四）湿热痹阻证

证候：关节灼热、红肿、疼痛，肢体沉重酸软无力，口干不欲饮，或见发热，夜寐盗汗，形体消瘦，胸脘痞闷，纳呆食少，大便或干或溏，则小便黄赤，舌尖边红，苔白厚腻或黄腻，脉濡细数。

治法：清热利湿，宣痹止痛。

方药：宣痹汤加减。

生薏苡仁 30g、晚蚕砂 10g、防己 10g、杏仁 10g、滑石 10g、连翘 10g、茵陈 10g、炒苍术 10g、半夏 10g、赤小豆 24g、车前草 15g。

加减：关节红肿疼痛甚者，方中去滑石、杏仁，加忍冬藤、木通、生地黄；周身关节酸楚者，去滑石、杏仁、赤小豆，加桑枝、西河柳、豨莶草；筋脉拘急者，去滑石、赤小豆，加松节、藕节；口干渴思饮者，去半夏、滑石，加生地黄、麦冬；下肢关节灼热疼痛者，去滑石、杏仁，加黄檗、知母、忍冬藤；腰膝酸软无力者，去滑石、杏仁、半夏，加桑寄生。

中成药：湿热痹颗粒。

分析：素体壮实或脾虚湿盛，产后过于贪凉饮凉，或偏食辛辣油腻，或情志郁闷不得宣泄，运化呆滞，湿热内生，郁久化热多成此证。湿热交蒸，滞于筋脉关节，痹阻不通，故局部红肿热痛；湿邪流注于关节，必见肿胀或成为积液，肢体沉重无力，运动受限，产后体虚，湿邪黏滞则见重着酸楚，倦怠乏力。产后阴亏，再加邪热烧伤阴液，虚损更著，故见阴虚发热，夜寐盗汗，形体消瘦，湿邪中阻，则胸闷脘痞，纳呆食少，口干不欲饮，饮亦不多。大便不爽，小便黄赤，苔黄脉数，均为湿热蕴蒸之象。方中用连翘、赤小豆皮、滑石、茵陈、车前草、防己、生薏苡仁清热利水，祛风止痛；晚蚕砂、半夏、杏仁降逆和胃，祛风燥湿。诸药相合，共奏清热利水、祛风胜湿、宣痹止痛之功。

（五）瘀血阻滞证

证候：遍身关节肌肉疼痛，或刺痛，四肢关节屈伸不利，按之痛甚。恶露量少，色紫夹血块，小腹疼痛拒按，舌质紫黯，苔薄白，脉弦涩。

治法：养血活血化瘀通络。

方药：身痛逐瘀汤。

秦艽 15g、川芎 10g、桃仁 10g、红花 10g、甘草 5g、羌活 10g、没药 5g、当归 15g、五灵脂 10g、牛膝 15g、香附 10g、地龙 10g。

加减：若痛处不温，喜热熨者，可酌加姜黄、川乌、草乌以温经散寒止痛；若兼关节红肿热痛、身体重着、舌苔黄腻等湿热征象者，可加苍术、黄檗清热燥湿；若病久气虚，症见眩晕耳鸣、心悸气短、动则汗出、倦怠乏力等，可加黄芪、党参以扶正气。

中成药：瘀血痹颗粒。

分析：产后余血未尽，恶露不下，瘀血留滞于经络骨节之间，气血运行不畅，则遍身关节肌肉疼痛，按之疼痛尤甚。瘀阻经脉关节，血行不畅，则四肢关节屈伸不利。瘀血客于胞脉，则恶露量少，色紫有块，小腹疼痛拒按。舌质紫、苔薄白、脉弦涩皆血瘀之征。方中当归、川芎、红花、桃仁活血化瘀，秦艽、羌活祛风除湿，没药、五灵脂、香附行气活血止痛，牛膝、地龙疏通经络以利关节，甘草调和诸药。若身痛较甚，脉络青紫者，酌加鸡血藤、桂枝以增强活血行瘀、温经通络止痛之效。

（六）脾肾阳虚证

证候：周身关节冷痛，屈伸不利，四末不温，畏寒怕冷，甚则关节肿胀积液，或关节僵硬变形，肌肉萎缩，面白无华，气短乏力，形寒肢冷，腰背酸痛，下肢酸软，足跟冷痛；或有腹胀便溏，或五更泄泻。舌质淡苔白，脉沉细而弱。

治法：温补脾肾，祛寒除湿，散风通络。

方药：附子汤。

附子10g、防风10g、独活15g、细辛3g、萆薢15g、山茱萸15g、牛膝15g、肉桂5g、川芎10g、白术15g、枳壳10g、石菖蒲15g、菊花5g、天麻10g、生姜8片。

加减：湿重者加薏苡仁、茯苓、苍术；风盛者加白僵蚕、白花蛇；寒重者加制川乌、麻黄；关节不利用白芥子除皮里膜外之痰浊；下肢沉重疼痛者加木瓜、千年健。

中成药：尪痹颗粒。

分析：素体阳虚，产后气血皆衰，若过早操劳，调护失宜，或贪凉饮冷，或药投苦寒太过更伤阳气，久病内耗，致脾肾阳虚而温煦失职，寒湿内生。或产程延久，或气候恶劣，产室阴冷，寒湿之邪自外乘之。湿阻寒凝，气血运行受阻，故周身关节冷痛，屈伸不利。寒湿之邪流注关节，则肿胀疼痛或有积液；经脉关节失于气血濡养，则关节僵硬，甚则变形或肌肉萎缩。脾阳虚则脾气不升，气血不能上荣，则气短乏力，面白无华；脾肾阳虚，督脉亏损，则形寒肢冷，腰背冷痛，下肢酸软，足跟疼痛，或四末不温；脾阳不振，则腹胀便溏，五更泄泻，小便清长；舌淡苔白，脉沉细弱，为脾肾阳虚，阴寒内盛，气化失常之征。方中附子通行十二经脉，大辛大热，温阳散寒疗痹痛为主药。防风、独活、细辛、萆薢祛风散寒除湿，使风寒之邪得以外解。山茱萸、牛膝、肉桂益肾温阳，共为辅药。川芎、当归活血通络，黄芪、白术、枳壳补气健脾行气，石菖蒲祛湿通窍，菊花清利头目，天麻祛风通络，共为佐药。生姜辛温发散，散寒通络为使药。诸药相伍，以行其温阳补肾、散寒祛风湿、通经止痛之能。

（七）肝肾阴虚证

证候：肢体关节肌肉烦痛入夜尤甚，屈伸不利，筋脉拘急，肌肤麻木，腰膝酸软，活动时加重，日久则关节变形，形体消瘦；或咽干口燥，头晕耳鸣；或失眠多梦，烦躁盗汗，两颧潮红，五心烦热，便干溺赤；恶露量多或少，色紫红，质黏稠。舌质红苔少，脉虚数或细数。

治法：养阴增液，荣筋通络，活血止痛。

方药：养阴蠲痹汤（路志正经验方）。

生地黄30g、山药15g、山萸肉15g、枸杞子15g、茯苓10g、丹参15g、赤白芍10g、路路通24g、蜂房6g、鸡血藤30g、豨莶草30g。

加减：口干喜饮者，加麦冬、玉竹；上肢关节疼痛者，加片姜黄；盗汗者，加浮小麦、生龙牡；耳鸣甚者，加珍珠母。

中成药：健步壮骨丸，知柏地黄丸，大补阴丸。

分析：女子以肝为先天，体阴而用阳。若阴虚内热之躯，历经孕育胎儿而气血亏耗，分娩失血而阴液大伤。肝肾同源，肝阴不足肾阴亦衰，筋脉、肌肉、脏腑皆失其濡养，故关节疼痛，屈伸不利，筋脉拘急；昼阳夜阴，邪入于阴，故入夜尤甚；腰为肾之府，肾阴不足，则腰膝酸软，动则加重，肾主骨，久病伤肾，则关节变形，形体消瘦，头晕耳鸣；若虚热内扰则失眠多梦，五心烦热；虚热上越则两颧潮红，热迫津泄则盗汗；热扰胞宫则恶露色紫质稠；热灼津伤则便干溺赤。舌质红苔少，脉虚数或细数皆阴虚内热之征。方中生地黄、山萸肉、枸杞子、白芍滋补肝肾，养阴增液；丹参、赤芍、鸡血藤补血通络，濡养筋脉；山药健脾补肾；蜂房、豨莶草散风祛湿。群药相伍而奏养阴荣筋、活血通络、除痹止痛之功。

四、其他疗法

（一）针灸治疗

对产后诸疾采取针灸治疗，前人多认为有夺气伤血之弊，故用之十分谨慎。针灸有通经脉、调气血、止疼痛、疏风散寒等功效，但必须根据具体证候，虚则补之，实则泻之，运用恰当，灵活而治，勿犯虚虚实实之诫。

1. 风寒阻络证

治法：疏风活络，通经止痛。

处方：风池、阳池、外关、风市、阳陵泉、关元、命门、肾俞。

进针部位：地部。

手法：用烧山火法，寒甚者，可同时用灸法；或将艾炷置于姜片上灸阿是穴。

2. 寒湿痹阻证

治法：健脾祛湿，温经散寒，活血止痛。

处方：中脘、天枢、气海、命门、悬钟、足三里、肩髃、合谷、肾俞、脾俞。

进针部位：地部。

手法：用烧山火法补之。寒甚者，可同时采用灸法。

3. 湿热痹阻证

治法：清热利湿，通痹止痛。

处方：大椎、大杼、中脘、合谷、大横、阴陵泉、行间。

进针部位：先入地部，后提至天部，再和人部。

手法：泻法。用迎、开法泻地部和天部，平补平泻法和人部。

4. 气血两虚证

治法：益气补血，通经止痛。

处方：中脘、关元、足三里、合谷、脾俞。

进针部位：地部。

手法：用随、合、烧山火联合补法补之。

5. 瘀血阻络证

治法：活血化瘀，通络止痛。

处方：膈俞、中脘、气海、合谷、太冲、足三里。

进针部位：人部。

手法：平补平泻，可配合瘀阻部位皮肤三棱针点刺或所选穴位三棱针放血。

6. 脾肾阳虚证

治法：温补脾肾，通阳蠲痹。

处方冲脘、关元、合谷、足三里、大椎、命门、脾俞、肾俞、太溪、百会。

进针部位：地部。

手法：烧山火、随、合、吸等联合补法补之。

7. 肝肾阴虚证

治法：养阴增液，活血止痛。

处方：中极、血海、内关、太溪、复溜、心俞、肝俞、脾俞、三阴交。

进针部位：地部。

手法：平补平泻，先泻后补。

以上各证候中所列穴位，每次可酌情选择其中数穴，分组交替针治。

（二）单方验方

1. 真茅山苍术2000g，洗净，先以米泔浸3宿，用蜜酒浸1宿，去皮。用黑豆一层拌苍术一层，蒸2次，再用蜜酒蒸1次。用河水砂锅内熬成浓汁，去渣，将煎液静置。取清液浓缩成膏。日服2次，每次15g。适于产后湿痹。（《先醒斋医学广笔记》）

2. 苍术散　苍术30g，黄檗15g。苍术用米泔水浸1宿，盐炒。黄檗酒浸1昼夜，炙焦。前药用水800～1000mL煎成400mL，日服2次，每服200mL。适于产后湿热痹。（《经验丹方汇编》）

3. 甜瓜子丸　甜瓜子90g（洗净炒黄），干木瓜45g，威灵仙30g，川乌头（制）15g。上药共细末，酒煮面糊为丸，如梧桐实大，每日付2次，每次6g，温开水送下。适于产后风痹。（《瑞竹堂经验方》）

4. 补肾地黄酒　大豆60g，生地黄30g，生牛蒡子根30g。上药洗净，包于纱布口袋内，置入600mL的酒坛内，浸5～6日后即可饮用。适于产后阴虚痹。（《必用全书》）

5. 九节菖蒲酒　九节菖蒲250g，浸入1000m l 60度白酒中，密封半月后，每日早晚各服15mL。1个月为1个疗程。（经验方）

（三）饮食疗法

1. 生地粥　生地黄25g，薏苡仁75g，养阴生津。适用于阴虚搏患者。制法：将生地切碎，用适量清水煮约半小时后取汁，复煎第2次。并发两次药液去渣，浓缩至100mL左右备用。将白米洗净，熬成白粥，兑入生地黄煎液，加适量糖调味。（《饮膳正要》）

2. 食栗补肾方　生栗子250g，猪肾1具，粳米250g，陈皮6g，花椒10g，粒食盐2g。功能健脾和胃，补肾强身。适用于寒湿痹腰腿疼痛者。制法：将板栗阴干去皮待用；猪肾洗净，撕筋膜，剖开片去腰腺，切成小方块；陈皮洗净待用；粳米洗净，同猪肾、陈皮、花椒（布包）一起下入锅内，加入清水2500mL，置火上徐徐煨熬成粥，挑出陈皮，加入食盐即成。分2～3次食用。（《对山医话》）

3. 猪肾汤　方猪肾1具，糯米50g，当归15g，知母10g，葱白7茎带须，苟药15g，治产后肾劳，四肢疼痛。制法：以水1200～1300mL煮猪肾，待水煎成700～800mL时去猪肾，入诸药，慢火煮至300～400mL时停火，1次服。（《经效产宝》）

4. 薏米粥　薏苡仁150g，薄荷（另包）15g，荆芥（另包）15g，豆豉50g。功能健脾祛湿，散风除痹。治风湿阻络而一身尽痛,筋脉挛急,屈伸不利。制法:将荆芥、薄荷、葱白、豆豉洗干净后,放入干净的锅内,加清水1500mL,烧开后文火煎10min,滤汁去渣。将薏苡仁入锅内,加入药液,煮至薏苡仁开裂酥烂为度。(《神巧万全方》)

5. 归芪蒸鸡 黄芪50g,当归10g,嫩母鸡半只,绍酒15g,味精1.5g,胡椒粉1.6g,食盐1.5g,葱、姜适量。功能益气补血,散风祛湿。适用于产后气血虚痹。此方是当归补血汤加入温经通脉之绍酒,辛散祛风湿及寒邪的葱、姜和调料组合而成。制法:将鸡除内脏及爪洗净,再用开水焯去血水,捞在凉水内冲洗干净,沥净水分。当归、葱、姜洗净,姜切成大片,葱剖开切成长段。将当归、黄芪装入鸡腹内,腹部向上放于盘或大碗内,摆上葱、姜,注入清汤,加入盐、绍酒、胡椒粉。放在笼屉内蒸熟,去葱、姜,加入味精,调好味即成。(民间验方)

6. 附片羊肉汤 羊肉500g,附片(布包)7.5g,生姜12.5g,葱12.5g,胡椒1.5g,食盐2.5g。功能温经壮阳,散寒止痛。适用于产后寒痹及阳虚痹。制法:①羊肉洗净入沸水内,加姜、葱各6g焯至淡红色,捞出切成约2.5g方块,入清水中浸去血水。②将附片装入纱布袋内扎口,姜洗净拍破,葱缠成团待用。③将砂锅内注入清水,置于火上,入葱、姜、胡椒、羊肉、川附片(布包)入汤中,用武火煮沸约30min后,改用文火煸烂,去附片即成。(民间验方)

(四)外治法

1. 贴敷法

(1)捉虎膏:独蒜汁、韭菜汁、葱汁、艾叶汁、姜汁各120g,白酒600mL。制法:上汁煎至沸,入麻油120g,熬至滴水成珠,加松香、东丹搅匀成膏,用布摊贴。适用于产后伤风致手足麻木、骨节疼痛等症。(《洄溪秘方》)

(2)痛痹方:芥菜子为末,鸡白调敷痛处。(《急救良方》)

(3)足膝冷痛方:生姜、生艾、生葱等分捣烂,烧酒炒,用布包,热熨痛处。适用于寒湿阻滞所致产后关节、肌肉疼痛者。(《赛金丹》)

2. 洗浴法 嘱患者稍事休息,测心率、血压、体温后,将药浴室预热并准备一次性用品(隔离罩、毛巾、拖鞋),遵医嘱调配药液加入热水,测试水温40~42℃;扶持患者将全身浸泡在药水中,自行洗浴并按摩皮肤、肌肉,活动关节和疼痛部位,持续时间40~50min。水温降低时再适量加入热水,至皮肤潮红和微微汗出的状态。洗浴过程中可适量饮水,注意询问有无不适;出浴时擦干全身皮肤,穿好衣服,注意保暖,休息10~15min,方可离开。

3. 离子导入 利用电离子导入的原理,增强药物浓缩液接触局部皮肤的通透性,从而提高治疗的效果。选用方药应遵循辨证施治的原则。如湿热痹阻证用忍冬藤、桑枝、黄柏、海桐皮、雷公藤、莪术、芒硝等组方,效果较好。

(五)按摩疗法

根据风湿病所发部位的不同,除选用上面每个证候中所介绍的穴位外,可根据病情的轻重缓急,在局部选择穴位进行治疗,或循本经经脉走向点穴治之,亦可依病发部位所属脏腑的表里关系,选择其所属经脉的穴位点按之。

在治疗中,要注意扶正培本,以增强机体的抗病能力。酌情选择脾经、胃经、肾经、肝经、膀胱经的穴位,以培后天、充先天,提高机体防御功能。按摩有循经按摩、点穴按摩之别。一般产后体质较弱,采取循经按摩为宜,且手法不宜过重,以防对产后骨质疏松者引起不良反应。

在循经按摩中，以太阳膀胱经为主，依经脉自上而下的循行方向及病发部位推、揉、搓、按。在疼痛明显的部位，手法可稍重，用力要均匀，让指力、掌力达到患部一定深度，方有治疗作用。在四肢、脾胃经、三焦经、大肠经、肺经及肩背处，用力皆可稍重，但在胸背一定要力量适度，以防过重时伤及内脏。

五、调摄护理

（一）调摄

1. 生活起居，产后注意保暖，使身体经常处于微微出汗的状态；室内既要通风，又不能让风直接吹向产妇的身体，尤其是夏天更应注意，切忌汗出当风；特别注意头部和足部的保暖，不能赤足行走，不要接触冷水；室内要保持干燥、卫生，避免潮湿，随气温变化增减衣被，衣物被服常换洗。

2. 饮食调养，多吃易于消化且又富含高营养的汤类食物，如猪蹄汤、鲫鱼汤、鸡汤等；多吃高蛋白食物，如瘦肉、鸡蛋等；多吃补血类食物，如肝、枣、木耳、莲子等；也要多吃新鲜蔬菜和水果，以保持大便通畅。禁食寒凉食物和冷饮，禁食辛辣和肥腻食物。

3. 适当运动，在室内进行适当的活动，如广播体操等，量力而行，不可过劳。如能行走，可在户外晒晒太阳，以防缺钙，或去公园散步，活动肢节，呼吸新鲜空气，陶冶情志，一举多益。如行动困难，亦可安心静养，练习腹式呼吸，也能条畅气机，增强免疫功能。

4. 心情舒畅，妇人产后内外环境发生变化，极易产生紧张、焦虑、烦躁、抑郁等，家庭成员和医护人员都应做好患者思想工作，使其身心愉悦，增强战胜疾病的信心。产后痹病如病程缠绵，更应坚持积极治疗，防止病情转化，增加痛苦。

（二）护理

1. 对重证患者，要按时巡察，严防他变，及时治疗。
2. 对卧床患者，要定时改变卧床姿势，防生压疮。
3. 对患者的衣服、被褥定时洗换。
4. 洗脸、洗澡、洗手要用温水。有条件者，可采用药浴，以提高疗效。
5. 室内通风处，不要直吹患者，且温度要适宜。夏季最好不采用冷气、空调等消暑方法，以自然通风为宜。

六、转归预后

产后痹的转归与预后，其关键取决于人体正气之盛衰，体质之强弱，与产妇年龄和感邪之浅深也有一定关系。

产后虽气血损伤，百脉空虚，但若素体强健，正气存内，即使感受风、寒、湿、热之邪，受邪较轻，正能胜邪，稍经调理，易于治愈，预后较好。

若平时体质虚弱，更由于产后气血亏耗，正气不足，腠理不密，内风与外风合邪相引则重，病位较深，正不胜邪，病邪易向内传变，病程长，治愈较难，预后较差。

产后痹病的初期，卫阳不固、汗出津液外泄之时，外风极易乘虚而入，且血虚亦可生风，又有翕翕发热、汗出恶风、肢体酸痛等症状。一般易于忽视。若不及时治疗，极易与温、热邪相合，而成风温或风热之候。

若由寒湿之邪所致。一般起病缓慢，症状隐匿，病程较长，时轻时重，缠绵难愈。须树立信心，坚持治疗。

由于人的禀赋不同，体质强弱的差异，若过服补益、辛温刚燥药物，寒湿郁久化热，可转化成为湿热搏阻证或热邪壅滞证。

若阳气衰微，不能行温煦之职，气血运行受阻，导致血瘀痰结，可发为瘀血痹阻证候久之则肌肉、筋骨、经脉、关节长期失养，关节变形，而成为尪痹。

由上可知，病在表者易治，在里者难安。正如《素问·阴阳应象大论》中所指出的故善治者治皮毛，其次治肌肤，其次治筋脉，其次治六腑，其次治五脏。治五脏者，半死半生也"。此教导人们未病先防，既病早治，把疾病消灭于萌芽状态。

第二十六节 狐惑

狐惑因感染虫毒，湿热不化而致的以目赤眦黑、口腔咽喉及前后阴腐蚀溃疡为特征的疾患。亦作狐。以神情恍惚，口腔、眼、外阴溃烂为特征的一种疾病。中医认为，其发病初期多由感受湿热毒气所致，继之，中阳受损，脾虚而聚湿酿热，湿热内生；或烁伤阴津，虚火内炽。热邪在内则扰乱神明，在外则发为痈疡。与西医的白塞氏病类似。

本病任何年龄均可患病，以青壮年为多（16～40岁），我国女性患者略多于男性（1∶0.77），发病有明显的地理差异性。

狐惑一名，首见于《金匮要略》。《诸病源候论》、《医宗金鉴》、《金匮要略方论本义》等医籍对本病的病因、病机、治疗均有进一步阐述。近代医家提出一些新的见解及治疗方法。

一般认为，本病与西医学之白塞病相类似。

一、病因病机

狐惑病的病因比较复杂，多由感受湿热毒邪，或因热病后期，余邪未尽，或脾虚湿浊内生，蕴久化为湿毒，或素体阴虚，房室劳，虚火销烁等，致使湿热毒邪内蕴，弥漫三焦，阻于经络，浸渍肌肤，上攻于口眼、下蚀于二阴，导致津伤液亏，气滞血凝，痰浊瘀阻，形成虚实错杂的证候。初期多以邪实为主，中晚期则见虚中夹实，本虚标实之证。

（一）湿热熏蒸，邪毒壅盛

久处潮湿之地，湿邪侵袭、久滞化热，湿热蕴毒、留于脏腑；或忧思恼怒，致肝郁化火，木郁克土，脾虚生湿，而酿成湿热。湿热熏蒸、邪毒壅盛，弥漫于三焦，内扰心神，外攻于口、眼、外阴，发生本病。

（二）脾虚湿蕴，邪郁化热

素体脾虚失运，或寒邪直中脾胃，损伤脾阳，或过食肥甘厚味，损伤脾胃，或过用苦寒克伐之剂，伤及脾胃，导致湿浊内蕴，积久化热。脾虚湿阻，邪郁化热，循经络上攻下注，亦成本病。

（三）阴虚内热，虚火夹湿

素体阴虚，肝肾不足，或热病后期，气阴耗伤，余邪留恋，致阴虚内热，或过用汗、下等法，更伤阴津，虚火妄动，或房劳过度，命门火动。虚火壅湿，上浮损及口、咽喉、眼，下注溃蚀二阴，内扰心神，发为狐惑。

（四）脾肾阳虚，寒湿阻络

素体脾肾阳虚，温煦失职，寒湿之邪壅盛，阻于经络关节，或过用苦寒克伐之剂，损伤脾肾阳气，运化失司，不能敷布精微，口咽、阴部溃烂不易愈合。

（五）气滞血瘀，余邪留恋

邪气久稽未尽，阴遏气血，导致气滞血凝，经脉瘀阻，三焦气机不畅，出现脘腹胀痛，呕恶纳呆，关节疼痛，结节红斑，肢体疼痛或瘀斑等。

总之，本病的病因主要与湿、火、毒、瘀、虚有关，病机不外邪热内扰，湿毒熏蒸，上攻口、眼、下注外阴，外侵肌肤，搏于气血，瘀滞脉络，内损脏腑。其病位在心、肝、脾、肾，并与肺、胃、胆、三焦有关，表现为寒热错杂，虚实相兼的证候。

二、诊断与鉴别诊断

本病起病分急性和慢性。少数急性起病，数天或3个月内出现口腔、皮肤、眼等多处损害，局部及全身症状重。大多数为慢性起病，全身症状轻，以局部损害为主。病程长短不一，多为反复发作，缠绵难愈。

（一）诊断要点

1. 口腔溃疡反复发作，多位舌、颊、唇、咽喉、牙龈等处溃疡。可为单发，或成批出现，米粒或黄豆大小，圆形或椭圆形，边缘清楚，深浅不一。溃疡部位常有明显灼热痛，甚则不能进食，1～2周后自行消退。

2. 生殖器溃疡反复发作，常发生于阴茎、龟头、阴囊及女子外阴、阴道等处，溃疡深大，疼痛明显，愈合缓慢。

3. 眼部症状　目赤如鸠眼，畏光流泪，肿痛，视物模糊，甚则视力下降。

4. 皮肤症状　皮肤结节红斑，眼睑溃疡，毛囊炎，疱疹、丘疹、痤疮样皮疹等，以及血栓性静脉炎。

5. 关节症状　关节疼痛、肿胀，大小关节均可受累，常为非对称性单关节或小关节疼痛，一般不引起关节变形。

6. 全身症状　可伴有发热，疲乏无力，头晕头痛。烦躁不安，神情恍惚，声音嘶哑，脘腹胀痛，呕恶纳呆，腹泻黑便。

7. 舌质淡红、黯红或红光少津；苔黄白腻或黄燥；脉滑数或细数而弦。

具备第1项，加上2、3、4项中的任何2项，即可确定狐惑病的诊断。

（二）鉴别诊断

狐惑应与舌疳、喉疳、口疮、口糜、天行赤眼、百合病等相鉴别。

1. 舌疳　舌疳是指舌上生肿物。初起如扁豆状，头大蒂小，局部疼痛，甚则溃烂的一种病证。狐惑病舌面溃疡为凹陷状，与此有别。另外，舌疳无外阴溃疡及眼部症状。

2. 喉疳　喉疳是喉间表皮发生腐烂、疼痛的一种病。有风热相搏，也有杨梅结毒而致的。此病多发生于喉咽部，初起先见潮红疼痛或生水泡；白点呈分散状，多少不等，大小不一。白点周围有红晕，这与狐惑病的口腔损害显然有别。

3. **口疮** 口疮是指口、舌黏膜上发生黄白色大小不等的疱疹，甚则溃烂，局部灼痛的一种病证。其口腔溃疡虽与狐惑病口腔症状相似，但无外阴、眼部症状及神志的改变。

4. **口糜** 口糜是指口腔黏膜糜烂，或泛见白色糜点，形如苔藓，或满口赤烂如米粥样的一种病证。其口腔糜烂点较狐惑病为多，但无外阴溃疡及眼部症状。

5. **天行赤眼** 天行赤眼是感受四时风热毒疠之气而致。初起目赤肿痛，流泪畏光，眵多黏结，多先一目患病而后传至另一目。天行赤眼以眼部症状为主，而无口腔及外阴症状，与狐惑病有别。

6. **百合病** 百合病的发病原因与狐惑病有相似之处，也有神情不安、恍惚迷乱的精神症状，但无口腔、外阴和眼部症状。

三、辨证论治

本病早期多为热邪内扰，湿热毒邪熏蒸，表现以邪实为主。湿热毒邪弥漫三焦，循经上攻下注，扰及心神，壅塞脾胃。中期湿热毒邪渐衰，而正气耗伤，表现为脾虚湿蕴、邪郁化热、虚火夹湿以及气滞血瘀、余邪留恋，属虚实夹杂之证。晚期则可表现为脾肾阳虚之证。临床表现比较复杂，辨证要点是掌握疾病不同阶段的正邪关系以及虚实转化。

早期热邪内扰，湿热毒邪熏蒸，多以邪实为主。治以清热除湿、泻火解毒为法。中期以虚实夹杂多见，表现为脾虚湿蕴、邪郁化热、阴虚内热、虚火夹湿及气滞血瘀、余邪留恋。治疗原则为扶正祛邪，攻补兼施，分别治以健脾化湿清热、养阴清热除湿、理气血通络法。晚期脾肾阳虚，寒湿阻络，以正虚为主，治以健脾补肾，通阳散寒法。

（一）脾胃积热证

证候：舌、口腔黏膜和牙龈处溃烂红肿，大小不等，疼痛较甚，并见外阴部溃疡。常伴有低热心烦，或见脘腹痞满，不思饮食，或饥而不欲食，渴欲冷饮，干呕欲吐，口臭，小便短赤，大便秘结。舌质红，舌苔黄燥，脉多洪大而数。

治法：清热除湿，泻火解毒。

方药：清胃散加减。

黄连10g、生地黄15g、牡丹皮10g、升麻15g、当归10g、土茯苓15g、黄芩10g、生石膏30g、薏苡仁15g、苦参10g、连翘15g、甘草10g。

加减：热毒炽盛者，加白花蛇舌草30g、蒲公英20g；大便秘结，脘腹胀痛者，加大黄10g、玄明粉10g；关节疼痛者，加桑枝30g、金银藤30g。本证多见于狐惑初起，邪热较甚，正气未虚，故用祛邪重剂，治疗及时，常可痊愈，否则迁延日久，易转为慢性复发证候。当邪退热减，应随时调整方药，以防过于苦寒，伤及脾胃，致正气虚衰，病邪入里。

中成药：黄连上清丸，牛黄解毒丸。

分析：湿热之邪，蕴结脾胃，升降失调，运化失常，故见脘腹痞满、口渴纳呆、干呕口臭等症；湿热内蕴，上扰心神则见发热心烦，阻于经络，侵于肌肤，流注口、咽及外阴，则见溃疡。舌红、苔黄、脉洪大而数，乃湿热蕴结之征象。方中以黄连配黄芩、石膏，苦寒清泻胃火；牡丹皮、生地黄清热凉血；土茯苓、薏苡仁、苦参清热除湿；升麻散火解毒，为阳明引经药；当归养血活血，消肿止痛。诸药合用，共奏清泻脾胃积热、祛湿凉血解毒之功。

（二）肝胆湿热证

证候：口腔、咽喉、外阴部溃破灼痛，目赤肿痛，畏光，发热，心烦易怒，卧起不安，默默欲眠，小便黄赤，大便干结，舌质红，舌苔黄腻，脉弦滑数。

治法：清肝胆湿热，泻火解毒。

方药：龙胆泻肝汤加减。

龙胆6g、黄芩10g、栀子10g、泽泻15g、车前子15g（包）、青黛4～6g、白芍15g、蒲公英20g。

加减：咽喉肿痛加山豆根10g、青果10g；目赤肿痛甚者，加青葙子10g、密蒙花10g。

中成药：龙胆泻肝丸，黄连解毒丸。

分析：肝胆湿热，循经上攻下注，则见口腔、咽喉、外阴溃烂灼痛，目赤肿痛，畏光流泪。肝失疏泄，湿热化火，内扰心神，则见心烦易怒、卧起不安、口苦纳呆等症。发热、尿黄便结、舌红苔黄、脉弦滑数均为湿热壅盛之象。方用龙胆草泻肝经实火，除下焦湿热；黄芩、栀子、石膏清热泻火；车前子、泽泻清利湿热，茵陈、青黛清肝胆湿热，蒲公英清热解毒；生地黄、白芍凉血柔肝；甘草解毒并调和诸药。全方清利肝胆湿热，泻火解毒凉血。本证湿热交蒸，毒火内扰，故用苦寒峻剂，直折火势。若邪热已退，即可随证调方，否则恐伤正气，引发变证。

（三）脾虚湿蕴证

证候：口腔、外阴溃疡，或眼部肿痛、溃烂，溃烂处久不敛口，患处色淡而呈干塌凹陷状，伴有低热，倦怠乏力，头重如裹，脘腹满闷，不思饮食，神情恍惚迷乱，大便溏薄，舌体胖大，舌质淡红，苔白或白腻，脉沉濡或弦滑。

治法：益气健脾，清热除湿。

方药：补中益气汤合五苓散加减。

黄芪20g、党参10g、白术10g、当归10g、陈皮10g、升麻6g、柴胡6g、茯苓15g、泽泻15g、桂枝10g、连翘15g、炙甘草10g。

加减：溃疡久不收敛者，加凤凰衣10g；脾虚湿热较甚者，用甘草泻心汤加减，辛开苦降，清热除湿。

中成药：人参健脾丸，参苓白术散。

分析：脾虚运化失常，湿聚化热，湿热熏蒸，上攻下注，则生口、眼、外阴溃疡；湿热困脾，脾气虚弱，不能输布精微，故溃烂处久不敛口，并见倦怠乏力、脘痞纳差等症；神情恍惚迷乱乃虚热内扰之证；舌胖色淡、脉沉缓乃脾虚征象。方中黄芪、党参、炙甘草、白术、山药健脾益气；升麻、柴胡、黄芪升举清阳，桂枝温通阳气；茯苓、白术健脾除湿，连翘清热，当归养血。诸药合用，益气健脾，升举清阳，利湿清热。本证虚实夹杂，注意攻邪而不伤正，扶正而不恋邪。

（四）阴虚内热证

证候：口、咽、外阴、眼溃烂灼痛，局部色黯红，目赤肿痛，畏光，午后低热，五心烦热，神情恍惚，失眠多梦，口干口苦，小便短赤，大便秘结，舌质红绛或光红无苔，脉弦细数。

治法：滋补肝肾，清热解毒。

方药：知柏地黄汤加减。

生地黄20g、牡丹皮10g、山药20g、茯苓10g、泽泻10g、知母10g、黄檗10g、白花蛇舌草 30g、女贞子 10g、墨旱莲 10g、连翘 10g、白芍 15g、当归 10g。

加减：阴虚发热者，加制鳖甲 20g、青蒿 20g；目赤肿痛甚者，加菊花 15g、青葙子 10g、密蒙花 10g；心烦不眠，加夜交藤 15g、酸枣仁 15g。

中成药：知柏地黄丸，杞菊地黄丸。

分析：素体禀赋不足，或病久阴虚，虚火扰动，则见午后低热，五心烦热，心神不宁，睡卧不安；阴津亏耗，不得输布上承，见口干，舌质红绛或光红无苔；阴虚生内热，热腐血肉，乃生口、眼、外阴溃疡。脉象细数为阴虚内热之征。方中生地黄、山药、女贞子、墨旱莲、牡丹皮滋补肝肾之阴，兼能清血分之热；知母、黄檗、茯苓、泽泻清利湿热，使滋阴不恋邪；白花蛇舌草、连翘清热解毒；白芍、当归养血活血。全方补肝肾，清虚热，祛湿解毒。

（五）气滞血瘀证

证候：口、咽、眼、外阴溃疡，反复发作，下肢瘀斑或结节红斑，关节疼痛、肿胀，烦躁不安，脘腹胀痛，女子月经不调、痛经，舌质黯或有瘀斑，苔薄白，脉弦细或细涩。

治法：理气活血，化瘀通络。

方药：身痛逐瘀汤加减。

当归 10g、桃仁 10g、红花 10g、牛膝 15g、甘草 10g、香附 10g、生地黄 20g、柴胡 10g、赤芍 10g、白花蛇舌草 30g。

加减：关节疼痛甚者，加穿山甲 10g、桑枝 20g；下肢结节红斑，加夏枯草 15g、生牡蛎 20g；口、阴部溃疡严重者，加黄芩 10g、黄檗 10g；乏力、怕风者，加黄芪、桂枝益气通阳。

中成药：血府逐瘀胶囊。

分析：湿热久恋，与气血相搏，阻碍经络与三焦气机，脉络瘀滞，导致口、外阴溃疡，下肢瘀斑或结节红斑，关节疼痛，伴烦躁不安，脘腹胀痛，女子月经不调、痛经等症；舌黯或有瘀斑，苔薄白，脉弦细涩为气滞血瘀之象。方中桃仁、红花、赤芍活血祛瘀；柴胡、香附疏肝解郁，行血中之气；甘草、白花蛇舌草解毒清热，生地黄凉血清热。全方理气活血，化瘀通络为主，辅以解毒清热凉血。

（六）脾肾阳虚证

证候：口腔、外阴溃疡，疼痛不著，色淡平塌凹陷，伴形寒肢冷，肢体困倦，神疲欲寐、关节疼痛僵直，腰膝酸软、纳少，大便溏薄，小便清长，舌质淡胖苔白或白腻，脉沉细。

治法：健脾补肾，温阳化湿。

方药：金匮肾气丸加减。

附子 10g、肉桂 6g、黄芪 20g、熟地黄 20g、山萸肉 10g、泽泻 15g、茯苓 15g、山药 10g、当归 10g、白芍 15g、甘草 10g。

加减：下肢水肿明显，生姜 10g；怕冷明显，加仙茅 10g、淫羊藿 15g。

中成药：金匮肾气丸。

分析：脾肾阳虚，无以化生，敷布气血精微，不荣亦痛，故溃疡疼痛不著，色淡平塌凹陷；寒湿内蕴，阻于经络，故形寒肢冷，肢体困倦，关节疼痛僵直；肾阳不足，不能温养下焦，故腰膝酸软，大便溏薄，小便清长；舌质淡胖、舌苔白或白腻、脉沉细为脾肾阳虚之象。方中以金匮肾气丸温补肾阳，黄芪、山药、茯苓健脾益气，白芍、当归养血活血，泽泻祛湿。全方健脾补肾，温阳化湿，养血活血。

四、其他疗法

（一）饮食疗法

赤小豆粥（《饮食辨录》）：赤小豆30g，白米15g，白糖适量。先煮赤小豆至熟，再加入白米作粥，加糖，具有清热解毒之功。适用于口、眼、外阴溃疡。

（二）单方验方

1. 狐惑汤　黄连15g，佩兰10g。水煎服，1日2次。治口、咽、外阴溃疡。（《备急千金要方》）

2. 赤小豆当归散　赤小豆50g，当归15g。上二药为散，每次调服3～5g，每日3次。（《金匮要略》）

3. 苦参地黄丸　苦参（切片，酒浸湿，蒸晒9次为度，炒黄为末，净）500g，生地黄（酒浸1宿，蒸熟，捣烂）200g。上药和匀，炼蜜为丸，如梧桐子大（每服1丸，每日2次。具有清热利湿解毒之功效。用于口、咽、外阴溃疡，发热疼痛等。（《医宗金鉴》）

4. 养阴解毒汤　生地黄20g，麦冬10g，薄荷6g（后入），玄参15g，牡丹皮10g，知母10g，板蓝根15g，生甘草10g。水煎服，1日1剂分2次服。具有养阴清热、泻火解毒之功效。用于阴虚内热之口腔、咽部溃疡疼痛等。（《中医外科临床手册》）

5. 土茯苓汤　土茯苓30～40g，水煎服，治外阴溃疡，疼痛烦躁等。（《景岳全书》）

（三）针灸治疗

脾胃积热证，取曲池、合谷、上巨虚、内庭、胃俞（点刺出血）等穴，针用泻法，1日1次，7日为1个疗程。

肝胆湿热证，取曲池、合谷、内关、阳陵泉、蠡沟、行间、关冲（点刺出血）等穴，针用泻法，1日1次，7日为1个疗程。

脾虚湿蕴证，取丰隆、足三里、阴陵泉、公孙、内关等穴，针用平补平泻法，留针15～25min，每日1次，10次为1个疗程。

阴虚内热证，取太溪、照海、合谷、内庭、关元、肾俞、膈俞等穴，针用平补平泻法，留针15～25min，每日1次，10次为1个疗程。

气滞血瘀证，取足三里、三阴交、血海、太冲、合谷、曲池等穴，针用泻法，1日1次，7日为1个疗程。

脾肾阳虚证，取中脘、关元、足三里、肾俞等穴及外阴溃疡局部，用艾灸器或艾条，灸时以局部红晕为度。对于溃疡部位施灸，要以溃疡表面糜烂发干为度；每日1～2次，10次为1个疗程。

（四）外治法

1. 熏洗疗法

(1) 苦参汤：100g，蛇床子50g，白芷15g，金银花15g，菊花100g，黄檗15g，地肤子15g，大菖蒲10g。水煎去渣，临用时亦可加猪胆汁4～5枚，一般洗2～3次即可，每日1次。用于外阴溃疡疼痛。（《疡科心得集》）

(2) 银花甘草汤：金银花10g，甘草5g。用水2碗，煎成1碗，漱口，每日5～6次。用于口、咽溃疡疼痛。（《中医喉科学讲义》）

(3) 三黄洗剂：大黄、黄柏、黄芩、苦参各等分，共研细末。上药10g，加入蒸馏水100mL，医用石碳酸1mL。用时摇匀，以棉花蘸药汁搽患处，1日4～5次。具有清热消肿，收涩敛疮功效。用于口腔、外阴溃疡。（《中医外科临床手册》）

2. 涂搽法

(1) 青黛散：青黛50g，凡士林100g，滑石100g，黄檗50g，共研细末，和匀，掺于患处。具有清热解毒，燥湿收敛之功。适用于口、眼、外阴溃疡。

(2) 青黛膏：青黛100g，凡士林100g。先将凡士林烊化冷却，再将药粉徐徐调入即成，将药膏涂于纱布块上贴患处。用于外阴溃疡，久不敛口。（《中医外科临床手册》）

(3) 冰硼散：元明粉（风化）10g，朱砂1.2g，硼砂（炒）10g，冰片0.8g。共研细末，和匀备用。用吹药器喷入患处，每日2～3次。用于口、咽、外阴溃疡灼热疼痛。（《医宗金鉴》）

五、调摄护理

（一）调摄

1. 调整情绪，保持心情舒畅，避免精神紧张，情绪急躁，影响治疗。
2. 保持口腔清洁，勤换衣裤，促使溃疡尽快修复，避免局部感染。
3. 饮食清淡，少食肥甘厚味，戒烟忌酒。
4. 起居有规律，避免过劳，预防感冒。

（二）护理

1. 注意患者情绪变化，保持良好心情，配合治疗。
2. 对急性活动期患者，注意休息，发热患者多饮水。
3. 对口腔、咽部、外阴溃疡面较大，患者痛苦较甚者，应及时给予局部处理。清洁漱口；对外阴部溃疡定期用药液消毒清洗，促使愈合。
4. 居室注意通风，保持空气新鲜，预防感冒。

六、转归预后

狐惑的转归与预后主要取决于感邪的轻重、正气的强弱及治疗是否及时得当。素体强壮，正气不虚，感邪较轻者，预后较好，不易复发。素体虚弱，正气不足，感邪后则发病较重，常常反复发作。

狐惑初起，正气尚足，多以邪实为主，治疗及时，用药得当，不难治愈。因感邪过重、治疗不当或调护失宜，使病情迁延，易损伤脾胃，导致湿邪内蕴；或耗伤津液，导致阴虚内热；或正虚邪恋，与气血相搏，导致气滞血瘀等虚实夹杂之证。晚期可出现脾肾阳虚之证。

若本病反复发作，经年不愈，口、咽、外阴溃疡久不敛口；眼部症状加重，可出现化脓，甚至失明；累及血管，出现脉痹；累及脑，出现头晕头痛，甚至神志改变等严重后果。

（李浩炜）

第三十八章 中医综合治疗

第一节 针灸治疗风湿病

对于风湿病的治疗，其目标目前公认的至少有4个方面：抗感染；减轻炎症反应、提高痛阈起到镇痛作用；防止组织损伤；调整各系统功能促进组织和功能的恢复。

针灸对风湿病有显著的疗效，我们认为其作用途径应是遵循以上4大目标而进行的，同时做为一种独具特色的生命现象，针刺效应的产生应是与人体复杂的自我调控系统息息相关，并受系统各环节的影响，我们目前在探讨针灸治疗风湿病的机制，一方面，通过实验设计与结果分析为针刺效应的客观实在性提供科学依据，另一方面，在不断探索针刺在风湿病治疗对各相关系统的影响中发现、风湿病在人体系统中的变化及针刺效应途径的多样性。如果机械地认为针刺效应的取得是通过几个途径而取得的，本身就违背了人体在系统中各子系统密切相关相互影响的一个基本事实。

结合目前对针灸治疗风湿病的机制研究，现将其作用机制归纳为以下四类：

一、抗感染

清除抗原阻断发病的原始环节。针灸可相对提高白细胞总数，还可兴奋网状内皮系统和白细胞的吞噬功能，增强抗病能力，对多种细菌病毒有良好的抑制或杀灭作用。另外，针灸还可提高正常人体液中的补体、备解素、裂解素、调理素、干扰素、溶菌酶等的滴定度，以提高机体免疫力，有利于抗原的清除，从而阻断了抗原抗体反应的始动环节。

二、减轻炎症反应、提高痛阈起到镇痛作用

针灸对炎性递质的有明显的抑制作用。针灸能降低人体血浆内某些具有明显的致炎作用的蛋白质多肽和各神炎症细胞分泌的炎性递质，重要的炎性递质有缓激肽、补体、纤维蛋白、溶酶体蛋白水解酶、前列腺素、白三烯、血小板活化因子等，使炎症发生发展的速度减慢。针刺还能兴奋穴位感受器→神经冲动沿传入神经纤维脊神经跟进入中枢神经系统→传出冲动经交感神经→节后纤维和肾上腺髓质→释放儿茶酚胺，从而抑制血管的通透性。针刺还可激起下背侧丘脑－垂体－肾上腺皮质系统的活动，引起17—羟皮质类固醇排泄量增多，血液ACTH活性增高，肾上腺皮质合成皮质类固醇加强，肾上腺抗血栓含量减少，肾上腺皮质增厚，从而抑制炎症灶的血管通透性白细胞游出和肉芽组织增生等炎症反应。血液流变学的兴起，提示了血液流变学诸指标的改善有益于风湿病的康复，针灸"活血化撒"进而达到改善血液流变性，降低血液粘度、促进炎性物质的吸收、消除炎性水肿亦为临床所证实。而炎症反应的抑制，又起到间接的镇痛作用。众所周知，针刺镇痛的主要机制是针刺激发了存在于神经系统内的镇痛结构和功能，后者调制着来自穴位和来自痛源部位两种不同传入冲动在神经系统各级水平上的相互作用，使疼痛刺激信号向不同的方向转化，并阻滞了痛觉信号在外周神经系统和中枢神经系统的传递，提高了痛阈。针刺还可调节体内某些化学物质以达到镇痛作用，即针刺后体内脑脊液、中央灰

质、尾核、纹状体、下背侧丘脑、垂体等处的脑啡肽、内啡肽、强啡肽等吗啡样物质含量或释放量增加，中缝核群及有关脑区内 5—HT 代谢加速，合成和释放增多，大脑内乙酰胆碱含量增高。以达到镇痛作用。针灸治疗风湿病的机制是从减轻炎症反应，提高机体痛阈值，对体内内源性吗啡样物质阿法肽分泌的调节，从而达到镇痛作用。

三、防止组织损伤

风湿病在发生发展过程中对全身的胶原纤维、小血管各关节滑膜，软骨、骨、皮肤、肌肉、各内脏都有致损作用，针灸在风湿病的治疗中防止组织损伤应是通过穴位的特异性，在血液流变学各指标改善及调节机体应激反应强度方面来达到这一目的，但更深层地来说，仍是在对机体免疫系统的双向良性调节来起作用。在现今针灸临床及作用机制所提出的一些特异不是很强因子、激素不仅仅是揭开了人体冰山中的一角。

四、调整各系统功能促进组织和功能的恢复

穴位的特异性决定了针灸对有关组织及器官的良性刺激，在功能恢复中，针灸对神经—内分泌—免疫网络的调节起着重要作用，其降低炎性渗、改善血液流变性、降低血液粘度、促进炎性物质的吸收、消除炎性水肿，促进受损组织修复，但最直接的神经递质及相关激素仍是目前研究中的一个难点，但在对资料的回顾中，我们隐然感到一个复杂调控系统的存在。

目前医学界对风湿病的病因认识有很大进展，但大多数风湿病的病因，人们对之认识尚欠缺，而对于"灰箱操作"的传统医学来说则有着现代医学无可比拟的优势。针灸学运针传统的中医学理论做指导，通过针刺、艾灸等诸多手段对穴位刺激，从而激活机体内在调控系统，机体通过自身的调节来达到针对病因所应答的改善方式。如在临床中观察到针灸对吞噬细胞和淋巴细胞的调节，以及对白介素的抑制都说明了中医"正气抗邪"的合理性。在这个问题上的研究，对目前临床滥用药物颇有意义，这方面的突破有可能在治疗领域上大放异彩。穴位的特异性也为我们在研究针刺机制方面提供了一个思路，即目前对少数穴位对机体激素的调节并不能涵盖针灸治病的机制，它应是一个更为复杂的调控系统在起作用。

我们在粗略论及针灸对风湿病的作用机制，同时我们感受到，作为一种特异的生命现象，针灸治病的机制似乎像一把钥匙在打开人体自身潜能发挥的开关，让人体自身去对抗疾病。人类在自身演变的同时，不断调整自身结构去适应外环境，同时也在应答外环境的同时形成一种独特的保护机制。经络现象及穴位的特异性应是解开这一机制的关键。

第二节 体针治疗风湿病

体针疗法是以毫针为针刺工具，运用不同的操作手法刺激人体的经络腧穴，以达到疏通经络，调和气血，调整脏腑功能而治疗疾病的一种方法。

体针疗法是以经络腧穴为基础，经络是中医学重要组成部分之一。《灵枢·经脉》说："经脉者，所以能决死生，处百病，调虚实，不可不通。"又说："经络所过，主治所及。"腧穴是人体脏腑经络之气输注于体表的特殊部位。通过针刺经络腧穴，能调整并激发人体内在的抗

病能力，调整脏腑气血功能，促进机体代谢，从而产生防病治病的效应，在养生保健方面更有其重要的意义。

体针治疗风湿病的常用穴位及配伍应用。

一、治疗法则

（一）同病异治

某些疾病，其受病部位和症状虽然相同，但病因病机却不同，所以在治则和治法上也因之而异。

（二）异病同治

有些疾病，其受病部位和症状虽然不同，但主要病机相同，就可采用同一方法治疗。

二、常用方法

（一）泻法

泻法是用针灸祛除邪气，恢复正气的一种治法，放血也属于泻法，运用于实证。

1. 发汗解表　取风池、大椎、身柱、风门、合谷，针用泻法。

2. 泻热通里　取大肠俞、天枢、丰隆、足三里，针用泻法。

3. 活血祛瘀，消肿散结　取膈俞、血海，针用泻法，局部选择数出，用三棱针刺出血，以泻其恶血。

注意事项：虚症不可用泻法，虚实夹杂不可单用泻法。

（二）补法

1. 补肾固本　取肾俞、关元俞、膀胱俞、关元、三阴交，针用补法或针后加灸，以补肾气，固本扶正。

2. 补中益气　取中脘、天枢、气海、足三里，针后补法或针后加灸以补中焦脾胃之气。

3. 补益气血　取足三里、三阴交、气海、膈俞、脾俞、肝俞、针用补法或针后加灸，以益气生血。

4. 补益肾阴　取志室、太溪、照海，针用补法，留针，以益肾补阴。

注意事项：邪气实不能用补法，邪气未尽不能早用补法，虚中加实不能单用补法。

（三）温法

1. 温经通络　根据寒邪所在部位，循经取穴，针用补法，留针，或用温针，针后加灸，使其产生热感，主治风湿痹痛等症。

2. 温中散寒　取上脘、中脘、下脘、梁门、建里、足三里，针用补法，留针，或用温针，针后加灸，使其产生热感，以治疗虚寒之症。

3. 回阳固脱　取关元、神阙，用灸法，时间宜长，用以治疗目合口张、手撒遗尿、四肢厥冷、脉象微弱之元阳欲脱之症。

注意事项：实热症不可用温法，阴虚体质慎用灸法。

（四）清法

清法是用针灸疏风散寒、清热解毒开窍的一种治疗方法适用于热症，是与治热及寒的意义一致的。

1. 疏风散寒　风府、风池、身柱、肺俞，用三棱针刺出血，合谷、列缺针用泻法，主治风热、表热症。

2. 清热开窍　取百会、人中、承浆、十宣、点刺法出血，用泻法以治疗热盛窍闭之症。

3. 清热解毒　取大椎、颊车、翳风、合谷，针用补法，取少商、商阳点刺出血，以治疗湿毒热等症。

4. 清泻湿热　根据热在何脏何腑，取本经之井穴或荥穴，用毫针点刺出血，以治疗脏腑热症。

（五）开法

开法是用针灸升阳益气、提举下陷的方法，适用于清阳不升、头晕目眩、中气下陷等症。

1. 升阳益气　取内关、气海、足三里、三阴交、百会，斜刺用补法，或加灸关元，治疗清阳不升

2. 升举下陷　取百会、长强、大肠俞，针用补法，可针后加灸，治疗中气下陷证。

注意事项：阴虚阳亢者禁用升法。

（六）降法

用针灸降气、潜阳的方法，适用于气阳上亢之症。

1. 和胃降逆

2. 潜降肝阳

（七）消散法

1. 消食导滞　属通里攻下的范畴。

2. 消积排石　适用于癥瘕积聚和肝胆结石、泌尿结石等病。

3. 软坚散结。

4. 祛瘀消肿。

（八）针灸经穴处方

1. 近取法是指选取病痛的局部和邻近的腧穴。

2. 远取法是指选取距病痛的较远的腧穴。有本经取穴、异经取穴。

3. 随症取穴法是针对某些全身疾病，结合腧穴的特异性治疗作用内来选取穴位的方法。

（九）配穴方法

1. 单穴独用和同穴双侧配穴法

2. 前后配穴法　前指胸腹，唇指腰背。前后相呼应的配穴法多用于胸腹腰背疼痛症及脏腑疾患。

3. 表里配穴法　是以脏腑经脉的表里关系作为配穴关系。

4. 左右配穴法　是以经络循行左右对称、交会交叉的特点作为取穴的依据。

5. 上下配穴法　将人身上部腧穴与下部腧穴配合成处方的方法。

三、体针对风湿病的治疗

（一）痛风

1. 痰瘀凝滞证

治疗原则：祛痰化瘀，调和气血。

处方：膈俞，大杼（-），丰隆（-），三阴交（+），气海俞（+）（双）病变关节周围，取天应穴。

穴解：取血会之膈俞，以调血和营，活血祛瘀，取骨会之大杼，以壮骨利节，泻丰隆，以祛痰化湿；补气海俞，以益气活血通络；补三阴交，以调和气血。

操作手法：进针得气后行提插捻转补泻手法，留针20分钟。

疗程：隔日1次，10天为一个疗程。

2. 湿热内蕴证

治疗原则：清热除湿，散风通络。

处方：风门(-)。曲池(-)，阳陵泉(-)，胃俞(-)，阴陵泉(-)(双)病变关节周围取天应穴。

穴解：取风门，曲池，阴清热祛风通络，阳陵泉，为筋会，有通络利关节的作用。胃俞，阴陵泉，针之则能健脾益胃，化湿通络，配合病变关节周围的穴位，则可疏通患部气血，通则不痛。

操作方法：进针得气后行提插捻转补泻手法，留针20分钟。

疗程：急性每日1次，通常隔日1次，10次为一个疗程。

（二）类风湿性关节炎

1. 风湿热痹证

治疗原则：驱风除湿，清热通络。

处方：大椎(-)，曲池(-)，脾俞(+)，阴陵泉(-)，三焦俞(-)(双)。参阅《风寒湿痹证》酌情选配穴。

穴解：大椎，为诸阳之会，曲池，为阳明经合穴。阳明经多气多血，泻之以疏风，清热通络。脾俞，阴陵泉，刺之以健脾益气，化湿通络，泻三焦俞，则清泄三焦通利水湿。

操作方法：进针得气后行提插捻转补泻法，留针20分钟。

疗程：急性期可每日针刺1次，慢性期隔日1次，10天为一个疗程。

2. 风寒湿型

治则：祛风散寒，除风通络。

主穴：风门(-)，阳陵泉(-)，脾俞(+)，肾俞(+)，关元(+)。

配穴：脊柱关节，加夹背穴（患部）(-)；骶髂关节，加小肠俞(-)、膀胱俞(-)；肩关节，加天宗、肩髃、臑俞；肘关节，加曲池、天井、手三里；腕关节，加阳溪、阳池、腕骨；指间关节，加四缝、天应；掌指关节，加外关、八邪、上八邪；髋关节，加秩边、环跳、居髎、绝骨；膝关节，加膝眼、梁五、曲泉。踝关节，加解溪、丘墟、昆仑；跖趾关节，加八风、束骨、公孙。

穴解：风门，行泻法以驱风散寒通络；阳陵泉为筋会，有舒筋活络，通利关节之效。针脾俞，则健脾化湿，行气通络；肾俞、关元，针刺后加用温针，以振奋阳气，温通经络，祛除阴邪。配穴，主要是根据经络循行及病变部位选取，进行局部治疗，以求局部疏通经气。

操作方法：进针得气后行提插捻转补泻法，留针20min，也可用湿针，或温受10～15min。

疗程：急性期或病情较重者，可每日针1次，慢性期则隔日1次，10次为一个疗程。

3. 肾虚寒凝证

治疗原则：补益肝肾，温阳化瘀。

处方：肾俞(+)，肝俞(+)，脾俞(+)，膈俞(-)，丰隆(-)，足三里(+)(双)。

配穴：参阅"风寒湿痹"选穴。

穴解：肾主骨，肝主筋，脾主肉，取肾俞，脾俞，肝俞，行补法以壮筋骨，养肌肉，利骨节。膈俞为血会，理血之要穴；丰隆，能祛湿化痰；足三里，平补平泻，用意于调理脾胃，畅通气机，通经活络。

操作方法：进针得气后行提插捻转补泻法，留针20～30min。

疗程：隔日1次，10次为一个疗程。

（三）红斑狼疮

1. 肝郁血瘀证

治疗原则：疏肝理气，活血化瘀。

处方：肝俞(+)，期门(-)，膈俞(-)，血海(-)（双），膻中(+-)。

配穴：口苦胁痛，加行间(-)，太冲(-)；胸脘痞满，加中脘(-)，内关(-)；月经不调，加三阴交(-)。

穴解：肝俞，期门，分别为肝脏的俞募穴，相配及疏肝理气，养血柔木，调和阴阳，取膈俞，血海、则理血和营，活血化瘀，膻中，为气会，针之是理气行气，调畅气机，配肝经荥原穴行间，太冲经疏肝利胆，两胁而治口苦胁痛；内关，中脘，则宽胸和胃，治胸脘痞满；佐妇科要穴三阴交，则能调经理血，治月经不调。

操作方法：得气后行提插捻转补泻手法，留针20min。

疗程：隔日1次，10次为一个疗程。

2. 毒热炽盛证

治疗原则：清热解毒，凉血和营。

处方：大椎(-)，委中(-)，合谷(-)，内庭(-)，大陵(-)（双）便秘纳呆，加足三里；口渴欲饮，加金津、玉液；神情恍惚，加十宣；关节肿痛，加阳陵泉。

穴方简释：大椎，为诸阳之会，泻之以清阳分之热；委中，点刺出血，以泻血分之热；内庭，为足阳明经之荥穴，荥主身热，泻内庭，起清理阳明，泻火解毒的作用；大陵，为手厥阴心包经之输原穴，有清心凉血合营的作用。神情恍惚，点刺十宣出血以泄营分热毒，醒神清脑；口渴欲冷饮，则敛津、玉液点刺放血，以清热津生渴止，纳呆便秘，则配用足三里调和脾胃。阳陵泉为筋会，有舒经利节之效，为治关节痛之要穴。

操作方法：得气后行提插捻转泻法，留针10～15min。+定点刺出血。

疗程：隔日1次，10次为一个疗程。

3. 阴血亏虚证

治疗原则：补益肝肾，滋阴养血。

处方：肝俞(+)，肾俞(+)，太溪(+)，劳宫(-)，曲池(-) 风池(-)。

配穴：头晕失眠，加神门，失眠穴，心悸气短，加内关；潮热盗汗加阴郄。

穴解：精血同源，取肾俞，肝俞两穴相配，以补益肝肾，滋阴养血；太溪，为肾经原穴，劳宫为心经荥穴，一补一泻，取益肾清心火，养阴法热，引火下行之意；取曲池，风他，则祛风活络，通利头面五官；佐神门，失眠穴，以宁神安眠；内关，理气宽胸，宁心安神；阴郄，起养阴止汗作用。

操作方法：进针得气行提插捻转补泻法，留针 20min。

疗程：隔日 1 次，10 次为一个疗程。

（四）风湿热

1. 一般风湿热治疗

治疗原则：清热、驱风、祛湿、通络。

处方：大椎 (-)，曲池 (-)，脾俞 (+)，阴陵泉 (-)，三焦俞 (-)（双）。

配穴：脊柱关节，加夹背穴（患部）(-)；骶髂关节，加小肠俞 (-)、膀胱俞 (-)；肩关节，加天宗、肩髃、臑俞；肘关节，加曲池、天井、手三里；腕关节，加阳溪、阳池、腕骨；指间关节，加四缝、天放；掌指关节，加外关、八邪、上八邪；髋关节，加秩边、环跳、居髎、绝骨；膝关节，加膝眼、梁丘、曲泉。踝关节，加解溪、丘虚、昆仑；跖趾关节，加八风、束骨、公孙。

穴解：大椎，为诸阳之会，曲池，为阳明经合穴。阳明经多气多血，泻之以疏风，清热通络。脾俞，阴陵泉，刺之以健脾益气，化湿通络，泻三焦俞，则清泄三焦通利水湿。

2. 影响致心脏病变的治疗

(1) 心脉瘀阻

治疗原则：化瘀通脉。

处方：内关 (-)，神门 (-)，郄门 (-)，巨阙 (-)，膈俞 (-)（双）咳嗽，咳血加尺泽（双）。

穴解：取血会膈俞配手厥阴之郄门以祛心脉瘀阻，取心募巨阙配神门以调气宁神；内关为手厥阴之络穴，取之以宁心安神。

操作方法：得气后提插捻转之泻法，动留针 20～30min。

(2) 气血两亏证

治疗原则：益气养血。

处方：间使 (+)，少府 (+-)，心俞 (+)，气海 (+)，脾俞 (+)（双）。

穴解：本证由气血不足，心失所养而致，故取气海与脾俞相配，益气健脾以充后天之本；取心俞，以补益心气，取于厥阴经穴间使，称阴之荥穴少府，以宁心调气。

操作方法：针刺手法以提插捻转之补法，水分，阴陵泉闸提插捻转之补法为是，动留针 30min。

(3) 心肾阴虚证

治则：心俞 (+)，神门 (+)，肾俞 (+)。内关 (+-)，水分 (+)，阴陵泉 (+)。

穴解：肾俞配足太阴之合阴陵泉及水分以温肾利水，取心俞，神门，肾俞，内关用提插捻转之补法，水分，阴陵泉用提插捻转之泻法。动留针 30min。

疗程：每日或间日 1 次，5 次为一个疗程。

（五）硬皮病

1. 气血瘀滞型

治疗原则：行气活血，调和营卫。

处方：膈俞 (-)，血海 (-)，曲池 (-)，足三里 (+)（双），中脘 (-) 酌情选配心俞、内关、丰隆。局部病变皮肤散刺或围刺。

穴解：膈俞，为血会；气海，为理血要穴，二穴同用以理血活血，使肌肤得养。曲池，为手阳明经之合穴,阳明经多气多血,针之调和气血,祛风通络;中脘,为胃募穴;足三里,为胃经合穴,起健脾理气行血之效;配用心俞、内关,则宽胸理气、宁心活血;丰隆,祛痰化湿。

操作方法:进针得气后,行提插捻转补泻法,留针20～30min。疗程:隔日1次,10次为疗程。

2. 阴虚寒凝症

治疗原则:湿补脾肾,驱寒通络。

处方:大椎,肾俞(+),脾俞(+),肺俞。

配穴:性欲减退,加关元,气海;关节疼痛,加阴陵泉;纳谷不香,加足三里。

穴解:大椎,为诸阳之会,为全身阳气之根本,取之以振郁阳气,散通络;肾俞脾俞则能补益脾肾,温经通络。肺主毛皮,为一身之表,取肺俞以散寒通络,温养肌肤,配关元,气海,以培补肾气,取筋之会穴阳陵泉,滑利筋节;足三里,益脾健运,调理后天。

操作方法:进针得气后行提插捻转补泻法,也可用温针,或艾条温灸10～15min。

疗程:隔日1次,10次为一个疗程。

(六)骨性关节炎

治疗原则:祛风散寒除湿,调经调和气血。

处方:

1. 腰椎关节 肾俞(+),气海俞(+),大肠俞(-),关元俞(+),委中(+-),昆仑(-)。

2. 腰骶关节 关元俞(+),小肠俞(-),膀胱俞(-),腰阳关(+),委中(-),昆仑(-),

3. 髋关节 环跳(-),居髎(+-),阳陵泉(-),绝骨(+)。

4. 膝关节 膝眼(-),足三里(+),阳陵泉(-),血海(-)。

穴解:根据病患部循行的经脉,采取局部与远道相结合的原则选穴。目的是通其经络,调其气血,祛其昏湿。

操作方法:进针得气后,用提插捻转泻法,留针30min。配合灸法或温针,疗效更佳。

疗程:隔日针刺1次,病情严重者可每日针刺,10次为一个疗程。

经验配穴:腰椎夹背,上,次,中,下谬。

(七)颈椎病

1. 痹阻型

治疗原则:祛风散寒,舒经通络。

处方:风府(-),曲池(-),天柱(-),外关(-),列缺(-),大椎(-)+落枕(-),后溪(-)(双)。

操作方法:进针后得气后用提插捻转泻法,留针10～20min,针后艾条熏灸5min。

穴解:风府,风池,外关,祛风通络;风府,大椎,通调督脉之阳气,以祛寒湿等阴霜之气,天柱配后溪,以疏通太阳经气,列缺,落枕,是治颈项强痛的经验要穴,列缺,有主治头项疾患的作用。

2. 瘀阻型

治疗原则:活血化瘀,疏经通络。

处方:天柱(-),大椎(-),身柱(-),膈俞(-),曲池(-),阴郄(-),阳溪(-),后溪(-)(双)。

操作方法：进针得气后用提插泻法，留针 20～30min。

穴解：膈俞，血之会穴；阴郄，为心经之郑穴，心主血。泻此二穴，能起活血化瘀之作用；大椎，身柱，疏通督脉之经气；天柱，疏通太阳经气，且督脉太阳经均循行颈项，故共奏行气通经之功，为治项强的要穴；曲池，阳溪，通调阳明经气。

3. 肝肾不足型

治疗原则：滋水涵木，调和气血。针刺用补法。

处方：肝俞(+)，肾俞(-)，血海(+)，膈俞(+)，气海(+)，申脉(+)，绝骨(+)，髀关(+)，足三里(+)(双)。

穴解：补肾俞，血海，膈俞，滋阴血濡筋骨；气海，补穴气以行血；肝俞，悬钟，补髓壮筋骨，足三里，健脾胃以利气血生化之源；申脉，疏于太阳和阳跷经气为上病下取法。

疗程：隔日治疗1次，10～15次为一个疗程。

经验选穴配穴：琐肩痛；天柱，定喘，颈夹背穴，肩髃，外关，曲池，中渚；颈项疼痛，选大椎，头痛及后枕痛，用风池，风府，上臂痛，取肩部，臂部，前臂痛及指麻，取曲池，合谷。

（八）肩周炎

1. 寒邪偏盛疾治则：温经散寒，通络止痛。

处方：肩髃(-)，肩髎(-)，肩贞(-)，肩部阿是穴(±)，大杼(±)，合谷穴解：泻合谷并间接灸或温针灸肩部诸穴，能温通阳明经气而达散寒止痛之目的；大杼为骨会，此穴平补平泻，以调和筋骨气血，达到正安驱邪的目的。

操作方法：针刺得气后，用提插捻转神泻法，重用温针或灸法，留针 15～30min。

疗程：隔日1次，10～15次为一个疗程。

2. 湿邪偏盛

治则：除湿通络，行气止痛。

处方：肩髃(-)，巨骨(-)，曲池(-)，足三里(-)，天宗(-)。

穴解：取阳明经穴，以疏通阳明经气，使脉络通，湿邪除。临床常以疼痛部位的不同，选取不同经脉的穴位，疏通经络，达到"通则不痛"的目的。如肩臂前外廉疼痛者，常选肩锅、臂臑、合谷；如肩臂内外廉疼痛者，常选肩内陵、尺泽、列缺；如肩臂外后廉疼痛者，常选肩髃、臑俞、腕骨。

操作方法：针刺得气后，提插捻转补泻法，留针15～30min，亦可用温针，以收温化湿邪之功。

疗程：隔日1次，10～15次为一个疗程。

对于患肢功能活动障碍者，可按"上病取下"法，取阳陵泉或条口，得气后行中强刺激，并令患者缓慢而幅度尽可能大地活动患肢5min左右，一般可使患者疼痛即刻减轻，活动幅度增大。

山西省师怀堂治验：肩部取肩髃、肩贞。臂臑，毫针强刺激，不留针，远道取健侧条口透承山，留针30min，并活动患肢；并用火针点刺患侧肩三针及天井、肩外俞、秉风等穴，每周2～3次。老年体虚，病程较长加足三里、上巨虚等穴，或用艾灸。

（九）艾滋病临床症状的治疗

1. 肺胃阴虚型

治则：益气养阴，清热宣肺。

取穴：合谷、内关、太渊、偏历、肺俞、膏肓、足三里。

手法：平补平泻，留针15min，1次／日，10次／疗程。

2. 脾胃虚损型

治则：扶正祛邪，培补脾土。

取穴：足三里、血海、上巨墟、三阴交、膏肓。

手法：平补平泻。

3. 脾肾两亏型

治则：扶正祛邪、温补脾肾。

取穴：足三里、血海、内关、上巨墟、三阴交、阳陵泉、肾俞、膏肓。

手法：平补平泻，灸涌泉，足三里。

疗程：1次／日，30分钟／次，10次／疗程。

4. 热盛痰蒙型

治则：滋补肝肾、调理脾胃。

取穴：选二阴交、涌泉、蠡沟、足三里、昆仑、内关。

疗程：1次／日，15分钟／次，10次为一个疗程。

（十）强直性柱炎

1. 风寒湿型

治则：温经散寒，化湿通络。

处方：督俞(0)(△)，胃俞(0)(△)，次髎或膀胱俞(△)，委阳(-)或委中(-)(双)。

配穴：疼痛部位局部夹背穴或背俞穴。

操作方法：取俯卧位。进针得气后，用提插泻法，留针15～20min。腰背部加拔火罐。

2. 肝肾两虚

治则：温补肝肾。

处方：肾俞(+)，关元俞(+)，腰眼(+)，复溜(+)，阳陵泉(+)。

操作方法：取俯卧位，进针得气后，用提插捻转补法，留针20～30min，加用温针和拔罐。

（十一）白塞病

治则：清热利湿，益气通络。

处方：大椎(-)，曲池(-)，脾俞(-)，阴陵泉(-)，

配穴：肩部及上肢疼痛不适：肩髃、手三里、合谷、曲池，髋关节疼痛不适：环跳、居髎、阳陵泉，膝关节：足三里、阴陵泉。踝关节：解溪、丘墟、昆仑。

（十二）瑞特综合征

治则：清热利湿，通络止痛。

处方：大椎(-)，合谷(-)，曲池(-)，脾俞(-)，阴陵泉(-)，太冲三阴交(+)(双)。

穴解：方中大椎，谷合，曲池，清热解毒，阴陵泉，三阴交，健脾利湿，太冲清泄肝热。

（十三）风湿性多肌痛

1. 风湿热型

治疗原则：驱风除湿，清热通络。

处方：大椎（-），曲池（-），脾俞（+），阴陵泉（-），三焦俞（-）（双）。

配穴：以"风寒湿证"酌情选配穴。

穴解：大椎，为诸阳之会，曲池，为阳明经合穴。阳明经多气多血，泻之以疏风，清热通络。脾俞，阴陵泉，刺之以健脾益气，化湿通络，泻三焦俞，则清泄三焦通利水湿。

操作方法：进针得气后行提插捻转补泻法，留针 20 分钟。

疗程：急性期可每日针刺 1 次，慢性期隔日 1 次，10 天为一个疗程。

2. 风寒湿型

治则：祛风散寒，除风通络。

主穴：风门（-），阳陵泉（-），脾腧（+），肾腧（+），关元（+）。

配穴：脊柱关节，加夹脊穴（患部）（-）；骶髂关节，加小肠腧（-）、膀胱腧（-）；肩关节，加天宗、肩髎、臑俞；肘关节，加曲池、天井、手三里；腕关节，加阳溪、阳池、腕骨；指间关节，加四缝、天应；掌指关节，加外关、八邪、上八邪；髋关节，加秩边、环居髎、绝骨；膝关节，加膝眼、梁丘、曲泉。踝关节，加解溪、丘墟、昆仑；跖趾关节，加八风、束骨、公孙。

穴解：风门，行泻法以驱风散寒通络；阳陵泉为筋会，有舒筋活络，通利关节之效。针脾腧，则健脾化湿，行气通络；肾腧、关元，针刺后加用温针，以振奋阳气，温通经络，祛除阴邪配穴，主要是根据经络循行及病变部位选取，进行局部治疗，以求局部疏通经气。

操作方法：进针得气后行提插捻转补泻法，留针 20min，也可用温针，或温灸 10～15 分钟。

疗程：急性期或病情较重者，可每日针 1 次，慢性期则隔日 1 次，10 次为一个疗程。

3. 肾虚寒凝证

治疗原则：补益肝肾，温阳化瘀。

处方：肾俞（+），肝俞（+），脾俞（+），膈俞（-），丰隆（-），足三里（+-）（双）。

配穴：以"风寒湿型"选穴。

穴解：肾主骨，肝主筋，脾主肉。取肾俞，脾俞，肝俞，行补法以壮筋骨，养肌肉，利骨节。膈俞为血会，理血之要穴；丰隆，能祛湿化痰；足三里，平补平泻，用意于调理脾胃畅通气机，通经活络。

操作方法：进针得气后行提插捻转补泻法，留针 20～30 分钟。

疗程：隔日 1 次，10 次为一个疗程。

天津周时伟等取穴：①合谷（-）、曲池（-）、太冲（-）、太阳、上星、百会；②后溪（-）、申脉（-）、风池（-）、天柱（-）、膈俞（-）、天宗（-）、秉风（-）、曲垣（-）、肩中俞（-）、肩外俞（-）。

（十四）银屑病

1. 热证

治则：疏风清热凉血。

处方：大椎（-），合谷曲池（-），脾腧（-），太冲（-），太渊（-），风池（-）。三阴交（+）（双），阿是穴。

穴解：方中大椎，合谷，曲池，清热解毒。肺主皮毛，取太渊配风池散皮肤之热。太冲清泄肝热。

2. 血虚风燥

治则：养血润燥。

处方：曲池（-），膈俞（+）（双），血海（+）（双）、三阴交（+）（双），阿是穴。

穴解：曲池，清热解毒。膈俞、血海、三阴交补血活血，使气血充调，风燥自去。

配穴：银屑病所致关节炎，膝关节加内外膝眼，踝关节加申脉、照海、昆仑、丘墟。手指关节，大陵，外关，八邪。脊柱加疼痛部位背俞穴、夹脊穴。

（十五）多发性肌炎和皮肌炎

湿热阻络证

处方：大椎（-），曲池（-），谷合（-），中脘（-），气海（-），足三里（-），阴陵泉（-）（双），大陵（-），腕骨（-），八邪（-）。

穴解：大椎有益气，清热之功，中脘，足三里，以和中健胃，化湿降浊，气海，阴陵泉，可益气化湿，曲池，足三里为手足阳明经穴，可疏谰阳明经气，以通经活络，腕骨为手太阳经原穴，可清热利湿疏筋与大陵，八邪，共疏通手腕部经气。

（十六）结节性多动脉炎

治则：行气活血，化瘀通脉。

处方：内关（+-），太渊（+-），尺泽（+-），云门（+-）、曲泽（+-）（双）。

穴解：脉会太渊，故本方用之以通脉，寸口属太阴肺经，故取穴尺泽以通经络，取内关以益心气，以心主血脉之故。云门，曲泽。有助于宣通心肺两经之气，而起复脉之功。

操作方法：本病不适宜于强烈的刺激，针刺各穴，特别是主穴，应用轻的平补泻法，以疏通经气。

（十七）纤维肌痛综合征

治则：开窍醒神、舒肝解郁、活血止痛。

取穴：第一组（仰卧位）合谷、太冲、曲池、太阳、上星、百会。

第二组（俯卧位）后溪、申脉、风池、天柱、膈俞、天宗、秉风、曲垣、肩中俞、肩外俞。

操作：合谷、太冲、风池、天柱、后溪、申脉施以捻转泻法；曲池、膈俞、天宗、秉风、曲垣、肩中俞、肩外俞、施以提插泻法，上星、百会、太阳平刺0.5寸，不施手法以免出血。疼痛剧烈者施以温灸，并配合刺络拔罐。

穴解：其病因病机应属于肝郁气滞，疏泻失常，气机运行阻滞，运血无力，瘀血内停所致。合谷、太冲为手阳明大肠经，足厥阴肝经之原穴。二穴配合共同起到开四关通机转之功效。配合曲池共同解除胸中满闷以达到心理治疗目的。上星、百会、太阳三穴相配，起到开窍醒神的目的。后溪、申脉为八穴交会穴，专治疗项背之疾患。风池、天柱、膈俞、天宗、秉风、肩中俞、肩外俞、曲垣为邻近穴，针刺可起到局部活血之功效。

（十八）巨细胞动脉炎的临床症状与治疗

1. 头痛

治疗原则：益气活血化瘀止痛。

处方：膈俞(+)，血海(+-)，太阳(-)，足三里(+)，三阴交(+-)，合谷(-)，风池(-)。

穴解：血海，肠俞，足三里以健脾益气朴血，三阴交活血化疯。风池，太阳，合谷共同疏通头部之经气。

2. 中风和短暂脑缺血发作

中经络

治疗原则：疏通经络，调和气血。

处方：肩髃、曲池、合谷、外关、环跳、阳陵泉、足三里、解溪、昆仑。

穴解：阳主动，肢体运动障碍，其病在阳，故本方取手足三阳经的腧穴。阳明为多气多血之经，阳明经气血通畅，正气旺盛，则运动功能易于恢复，故三阳经中又以阳明为主。日久，患肢则筋肉萎缩或强直拘挛，故根据上下肢经脉循行路线，分别选用手足三阳经的要穴，以加强疏通经脉、调和气血的作用，促进康复。

配穴：上肢取肩髃、阳池、后溪、大椎、肩外俞。下肢：风市、阴布、悬钟、腰阳关、白环俞。财部拘挛加曲泽。腕部拘挛加大陵。膝部拘挛加曲泉。踝部拘挛加太溪。手指拘挛加邪。足趾部拘挛加八风。语言謇涩加廉泉、通里。肌肤不仁可用皮肤针轻扣患部。口眼歪斜取地仓、颊车、合谷、内庭、承泣、阳白、攒竹、昆仑、养老。流涎加承浆。

阳闭

治疗原则：平肝熄风，降火开窍，佐以活血化瘀。

处方：人中(-)(点刺出血)，风府(-)，劳宫(-)，太溪(+)，(双)，太冲(-)。

穴解：人中，风府为督脉要穴，泻之泄阳邪。通阳气，调和督脉气血运行。同时取"十宣"穴点刺出血，泻阳邪以开窍。泻心包经穴劳宫，以泄热降火，泻肝经原穴太冲以镇肝熄风。补肾经原穴太，以补肾阴，以潜之元之气火，上盛下虚，引而下之的治法。组方配伍达到补肾阴，泻阳邪，熄肝风，化瘀血，开窍醒脑作用。

阴闭

治疗原则：豁痰熄风，温通开窍。

处方：十二井穴（点刺出血风府(-)，内关(-)，关元，涌泉（双）可配人中(-)，哑门(-)。丰隆(-)，足三里(+)，劳宫。

穴解：人中，风府，哑门泻之以清脑开窍。十二井穴（点刺出血以决壅开窍，接通三阴，三阳经气，协调阴阳，使之平。取关元灸之，以培补元气，温补真阳，加灸心包经"劳宫"，肾经井穴涌泉，温通开窍助阳气以布四肢。补胃经下合穴足三里，诤络穴丰膛，内关，以疏泄气机，蠲浊化痰。组方配伍达到温通开窍，豁痰熄风作用。

也有用：①取大椎，腰阳关，合谷，太冲，"五脏俞"加膈俞，大椎，腰阳关刺提手法，配以火针点刺患侧阳经，继用五脏俞加胸俞。②助限开痹法：大椎，合谷，太冲强刺激，用腧穴按压法查其募六，在膻中，中胺，天枢，关元有压痛遂针之。

也有取肩部，曲池，合谷，阳陵泉，太冲左补右泻法。石学敏醒脑开窍法3也有取隐白，大敦强刺激。以及取中府穴外旁开0.5寸（臂丛神经刺激点）、郄门穴（正中神经刺激点）、秩边直下0.5寸（坐骨神经刺激点）、委中直上2寸（腓总神经刺激点）、委中直下1.5寸（胫神经刺激点）、直刺神经干，上肢针感放散至手，下肢针感放散至足趾，有一种抽搐感。刺激3～5下出针。

还可取前顶、承光、颔厌，悬厘。平刺1寸至帽状肌膜，行强捻转1min，同时让患者抬举上肢。

第三节 腹针在风湿病中运用

腹针疗法是在中医理论指导下，通过针刺腹部特定的穴位以调整气机阴阳，实现人体阴阳动态平衡，从而治疗全身性疾病的一种全新的针灸疗法。

一、腹针的定义

腹针是薄智云教授发明的，通过刺激腹部穴位调节脏腑失衡来治疗全身疾病，以神阙布气假说为核心形成的微针系统。

二、腹针的原理

腹针属针灸学新开展的一种治疗方法，是其创始人薄智云教授研究近30年的结晶。它以中医理论为指导，其精华是以腹部的神阙为调控系统，提出入之先天，从无形的精气到胚胎的形成，完全依赖于神阙系统。

从中医的角度来看，腹部不仅包括了内脏中的许多重要的器官，而且还分布着大量的经脉，气血向全身输布，也是审察症候，诊断、治疗疾病的重要部位。因此其治疗内脏疾病和慢性全身疾病疗效显优势。

其治疗体系为以腹部的肚脐为中心进行调控，因为人在出生前，脐带是维系生命的纽带，人体的生长发育所需的营养依赖于脐带的输送。腹部又是五脏六腑汇聚的地方，所以采取腹部穴位治疗可调整全身的经络，而达到治疗全身疾病的目的。

三、腹针的定位及取穴

（一）循经取穴

同传统取穴。

（二）定位取穴法

腹针理论认为以神阙为核心的腹部存在着两个全身的经络调控系统，其中阔节外周的系统位于前腹壁浅居是一个全身缩影的全息影像。定位取穴法便是利用腹部的这一特点以腹部的区域调节全身的取穴法，也是腹针疗法中的一种重要的取穴方法。

1. 定位取穴法的内容　现代研究表明：生物体内存在着局部是全局的缩影，并且在一定程度上可再现整体之象的规律。这一规律被称之为生物全息律。

从生物全息律看，生物体每一相对独立的部分都是源于同一生物胚胎的延续，在化学组成的模式上与整体相同，是整体成比例的缩小。因而像头，耳，鼻，眼，腹，背，手，足等微针系统都是生物全息律的体现。腹针作为一个微针系统，同样其每个特定区域和穴位都包含着整个机体的生命信息，都是构成整体的全息单位，在结构上是整体成比例的缩小。同时也存在着"全息反馈"现象，即人体整体的信息也对腹部发生影响，生产调疗和控制作用，反过来，腹部的信息不但反映着整体的状况，也对整体产生影响和调控作用。腹针中通过腹部的全息分布特点对人体相应部位进行对应的调节便是腹针取穴中的一种重要的治法，即定位取穴法的核心内容。

2. 腹部的全息影像特点 笔者经过大量的临床反复研究发现，腹部的经络是一个多层次的空间结构，人体在腹部的全息影像酷似一个伏在前腹壁上的神龟。其颈部从两个商曲穴处伸出，其头部伏于中脘穴上下，尾部从两个气旁穴（气海旁开五分）向下延伸终于关元穴附近，其前肢分别由滑肉门引出，在上风湿点屈曲，止于上风湿外点（上风湿点位于滑肉门外出五分上五分，上风湿外点位于滑肉门外一寸），其后肢由外陵穴向外伸展止于下风湿下点穴（外陵穴下1寸外1寸）。在厚厚的腹壁覆被组织中，这一影像分布于腹壁的浅层，构成了神阙调控系统中外周调节系统的主体，而腹部定位取穴法又主要是调节与人体相对应的部位，因此，腹部定位取穴法以腹部的神龟生物全息影像为特征。

3. 定位取穴法的特点 人体的整体是一个庞大的生物体，而腹部的全息影像是整体经过缩微的图像，因此整体反映在腹部便形成了穴位点状密集的穴区带，故在临床中能否准确地选用与肢体相关的穴位是临床疗效的关键，必须在临床上不断地揣摩才能掌握腹穴与整体的应答关系，并在此基础上逐步熟悉疾病的变化规律及相对的个体差异才能取得很好的临床效果。

4. 八廓辨证取穴法：在腹部八廓定位时，以神阙为中心把腹部分成大致相等的八个部位，为记忆的方便各以一个穴位为核心代表一人部位如：中脘为火，为离，主心与小肠1关元为水，为坎，主肾与膀胱；左上风湿点为地，为坤，主脾胃；左大横为泽，为兑，主下焦；左下风湿点为金，为乾，主肺与大肠；右上风湿点为风为巽，主肝与中焦；右人横为雷，为震，主肝胆；右下风湿点为土，为艮，主上焦。腹针的适应证、禁忌证：同传统针灸一致。

四、腹针的针刺手法

（一）针具的选择

为了避免针刺意外的发生，便于控制进针的深度，腹针时通常采用每一个患者使用统一长度的针具来进行治疗。一般而言，体形较高大或胖短体形的人，腹壁的脂肪层较厚，太短的针有时达不到施治的深度，一般选用具50mm长度的针具治疗。而中度肥胖及普通体型的人，腹壁的脂肪层适中，一般采用于50mm长度的针具治疗。消瘦体型的人，腹壁的脂肪层很薄，较易刺激穿腹壁层，一般采用更短一些的如40mm长度的针具治疗。这样，不仅可施术时针具得心应手，而且可以在进针时咸少患者的痛苦及使进针的深度可以很好地控制。

（二）进针的深度

腹壁层较厚，针刺时不仅疼痛程度较轻而且便于施术。由于腹壁的各层局部解剖结构各不相同，因此影响的外周系统亦有明显的不同，往往同样的一组穴位可以依据进针的深浅不同而治疗多种疾病。故腹针时将进针深度分为天、地、人三部。一般病程较短的病或其邪在表的病，针刺天部（即浅刺）；病程虽长，未及腑脏或其邪在腠理的病，针刺入部（即中刺病程较长，累及脏腑或其邪在里的病，针刺地部（即深刺）。但是，在运用时也有例外，如腰部的疼痛，虽病程短而往往采用针刺地部较易收到立竿见影的效果。因此，在临床成用时亦应灵活多变。

（三）针刺的手法

腹部进针时首先应避开毛孔、血管、然后施术要轻，缓。如针尖抵达预计的深度时，一般采用只捻转不提插或轻捻转，慢提插的手法，便用于腔内的大网膜有足够的时间游离，避开针体，以避免刺伤内脏。施术时一般采用三部法，即候气，行气，催气尹法。进针后，停留3~5分钟谓之候气，3~min后再捻转使周部产生针感，谓之行气；再隔5min行针1次加强针感使之向四周或远处扩散谓之催气；留针30min起针。

（四）常用的针刺法

1. 梅花刺　梅花针刺是以主穴为中心，上下左右各距3分各刺一针，共5针使针体形成梅花的图案的针刺方法。这种针法适宜于病情较重且病程较长的患者，也可在三星法疗效不佳时采用，使治疗的强度得到增加。

2. 三星法　三星法是以主穴为基础向上下，左右或与神阙呈放射性排列，各距主穴5分，分别各刺1针，形成并列排列的针刺方法。这种针法适用于症状呈带状或条状的疾病，如坐骨神经痛等。针与针之间的距离视患病部位的长短而定。

3. 三角针　三角针是以主穴为顶点向上或向下各距3~5分，分别再刺两针便三针形成等腰或等边三角形的针刺手法。这种针法适用于症状比较局限的疾病。如膝关节疼痛，局部关节疼痛等。针与针之间的距离则由患病部位的大小以定远近。

五、腹针的常用处方

（一）天地针的组成及适应证

天地针是一组腹针的常用方，由中脘、关元组成。遛针以神阙为中，中脘为天，关元为地。中脘胃之募穴，胃与脾相表里，有水谷之海之称；关元是小肠的募穴，别名丹田，有培肾固本，补气回阳之功，故两穴合用具有补肾气之功能。

（二）引气归元的组成及适应证

引气归元由：中脘、下脘、气海、关元4穴组成。方中中脘，下脘均属胃脘，两穴含有理中焦，调升降的作用；且手太阴肺经起于中焦，故兼有主肺气肃降的功能。气海为气之海，关元培肾固本；肾又主先天之原气，因此，四穴含有"以后天养先天"之意，故名"引气归元"。《难经·四难》曰"呼出心与肺，吸入肾与肝"，故此方有治心肺，调脾胃，补肝肾的功能。

（三）腹四关、调脾气、风湿点的组成及适应证

腹四关由：滑肉门，外陵左右共4个穴位组成。滑肉门位于神阙之上，治疗躯干上段及上肢的疾患，外陵位于神阙之下，治疗下腹及下肢的疾患。该4穴具有通调气血、疏理经气使之上输下达肢体末端的作用，是引脏腑之气向全身布散的妙穴，故称"腹四关"，临床用于治疗全身性疾病，与引气归元或天地针合用时，兼有通腑之妙。调脾气由左右两个大横穴组成。大横是足太阴脾经的经穴，文献记载以治大风逆气，四肢不举，多寒，善悲为主。但近年来大横穴的临床应用除用于驱虫外，其他报道甚鲜。根据作者的多年经验认为大横具有阑整脾脏功能，祛湿，健脾，滑利关节的作用，故常与腹四关节合用治疗腰部疾患和坐骨神经痛，与风湿点合用治疗全身关节炎或肩周炎等症。风湿点是作者的经验穴，上风湿点位于滑肉门六的外5分，上5分；下风湿点位于外陵穴的外5分下5分3风湿点消肿。止痛的作用与大横合用可祛风滑利关节，消肿痛开嵌血。治疗肩、肘疾病时可仅用上风湿点，治疗下肢疾病时，也可仅配下风

湿点。

六、风湿病的腹针治疗

（一）风湿性关节炎

主穴：大横（双侧）、腹四关。即滑肉门（双侧）、外陵（双侧）。

配穴：肩及上肢疼痛不适：上风湿点、上风湿外点。

膝关节及下肢疼痛不适：下风湿点、下下风湿点。

（二）类风湿性关节炎

主穴：引气归元、腹四关，即中脘、下脘、气海、关元、滑肉门（双侧）、外陵（双侧）配穴：肩膀及上肢疼痛不适：上风湿点。手腕及手指疼痛不适：上风湿外点。

膝关节及下肢疼痛不适：下风湿点。踝及足部疼痛不适：下下风湿点。

日久脾虚：大横（双侧）。

虚寒证：神阙灸。

（三）骨性关节炎

1. 颈椎病

主穴：天地针。即中脘、关元。商曲、滑肉门。

配穴：神经根型：石关。椎动脉型：下脘上。上肢麻木、疼痛：商曲、滑肉门、上风湿点、上风湿外点。头痛、头晕、记忆力下降：气穴。耳鸣眼花：气旁。

2. 腰椎骨质增生

主穴：引气归元。即中脘、下脘、气海、关元。

配穴：以腰痛为主：外陵、气穴、四满。下肢疼痛不适：外陵、气旁（对侧）、下风湿点、下下风湿点。

3. 膝关节骨质增生

主穴：天地针。即中脘、关元。加外陵、气旁（对侧）、下风湿点。

配穴：湿热证：大横、上风湿点、下风湿点。

肩部：滑肉门。

4. 其他部位骨质增生

主穴：天地针。即中脘、关元＝加气穴（双侧）。

手部：滑肉门、上风湿点、上风湿外点。

肩部：滑肉门。

髋关节：即滑肉门、外陵。

跟骨：下风湿点、下下风湿点。

（四）强直性脊柱炎

主穴：引气归元。即中脘、下脘、气海、关元。

配穴：颈部疼痛不适：商曲、滑肉背部疼痛不适：滑肉门、太乙、石关。腰背部疼痛不适：商曲、天枢。腰痛：水分、金河、外陵。寒湿证：上风湿点、下风湿点。虚寒证：神阙灸。肩膀及上肢疼痛不适：商曲、滑肉门、上风湿点、上风湿外点。膝关节及下肢疼痛：外陵、下风湿点、下下风湿点。

(五) 白塞病

本病针刺反应阳性，故针刺操作应慎重。腹针治疗主要针对关节病变治疗。

主穴：引气归元。大横、上风湿点、下风湿点。

配穴：肩膀及上肢疼痛不适：滑肉门、上风湿点、上风湿外点（患侧）。髋关节：即滑肉门、外陵（患侧）。膝关节及下肢疼痛不适：下风湿点、下下风湿点。踝及足部疼痛不适：下下风湿点（患侧）。手腕及手指疼痛不适：上风湿外点（患侧）。

(六) 瑞特综合征

主穴：上风湿点（双侧）。

配穴：肩膀及上肢疼痛不适：滑肉门、上风湿点、上风湿外点（患侧）。下肢疼痛不适：外陵、下风湿点、下下风湿点。膝关节疼痛不适：下风湿点（患侧）。踝及足部疼痛不适：下下风湿点（患侧）。手腕及手指疼痛不适：上风湿外点（患侧）。骶关节疼痛不适：水分、气海、外陵。（双侧）。

(七) 硬皮病及硬皮病综合征

腹针治疗主要针对骨和关节、肌肉、筋膜病变治疗，具有镇痛、改善症状的作用。

主穴：引气归元。神阙灸。

配穴：肩膀及上肢疼痛不适：滑肉门、上风湿点、上风湿外点（患侧）。下肢疼痛不适：外陵、下风湿点、下下风湿点。

(八) 系统性红斑狼疮的临床症状治疗

1. 关节病变（包括炎症性关节病、晶体沉积性关节病、痛风、化脓性关节病、吸收性关节病）。

主穴：腹四关、上风湿点（双侧）。

配穴：膝关节炎：滑肉门、外陵、下风湿点。（双侧）踝及足部关节炎：下下风湿点（双侧）。手腕及手指关节炎：滑肉门、上风湿点、上风湿外点（双侧）。

2. 骨病变（包括骨坏死、骨质疏松）、主要缓解症状主穴：天地针，即中脘、关元。加气穴（双侧）。

配穴：股骨头坏死：滑肉门、外陵（双侧）。肱骨头坏死：滑肉门、上风湿点、上风湿外点（患侧）。手腕：滑肉门、上风湿点、上风湿外点（患侧）。小腿及足部：外陵、下风湿点、下下风湿点（患侧）。

(九) 银屑病关节炎

1. 不对称关节炎

膝关节炎：滑肉门、外陵、下风湿点（患侧）。踝及足部关节炎：下下风湿点。（患侧）。手腕及手指关节炎：滑肉门、上风湿点、上风湿外点。（患侧）。

2. 对称关节炎

膝关节炎：滑肉门、外陵、下风湿点（双侧）。踝及足部关节炎：下下风湿点（双侧）。手腕及手上指关节炎：滑肉门、上风湿点、风湿外点（双侧）。

3. 银屑病脊柱炎

主穴：引气归元。神阙灸。气穴、气外、外陵（双侧）。

配穴：颈部疼痛不适：商曲、滑肉门。背部疼痛不适：滑肉门、太乙、石关。腰背部疼痛不适：商曲、天枢。腰痛：水分、金河、外陵。寒湿证：上风湿点、下风湿点。虚寒证：神阙灸。肩膀及上肢疼痛不适：商曲、滑肉门、上风湿点、上风湿外点。髋关节及下肢疼痛：外陵、下风湿点、下下风湿点。

（十）风湿性多肌痛

主穴：腹四关、大横。

配穴：肩胛痛：滑肉门（患侧三角刺）、商曲（健侧）。上肢疼痛不适：上风湿点、上风湿外点。（患侧）。下肢疼痛不适：外陵、下风湿点、下下风湿点。膝关节疼痛不适：下风湿点（患侧）。踝及足部疼痛不适：下下风湿点（患侧）。手腕及于指疼痛不适：上风湿外点（患侧）。

（十一）多发性肌炎和皮肌炎的关节病变治疗

其关节病多影响手部小关节，故其取穴：双侧滑肉门、上风湿点、上风湿外点。

（十二）干燥综合征主穴：引气归元

配穴：肩胛痛：滑肉门（患侧三角刺）、商曲（健侧）。上肢疼痛不适：上风湿点、上风湿外点。（患侧下肢疼痛不适：外陵、下风湿点、下下风混点。膝关节疼痛不适：下风湿点（患侧）。踝及足部疼痛不适：下下风湿点。（患侧手腕及手指疼痛不适：上风湿外点（患侧）。

（十三）结节性多动脉炎的关节和肌肉病变治疗其表现类似类风湿性关节炎

主穴：引气归元、腹四关。即中脘、下脘、气海、关元、滑肉门（双侧）、外陵（双侧配穴：肩膀及上肢疼痛不适：上风湿点。手腕及手指疼痛不适：上风湿外点。

膝关节及下肢疼痛不适：下风湿点。踝及足部疼痛不适：下下风湿点。

日久脾虚：大横（双侧）。

虚寒证：神阙灸。

（十四）过敏性血管炎的关节和肌肉疼痛症状治疗（包括过敏性紫癜、荨麻疹血管炎）

其表现类似风湿性关节炎。

主穴：大横（双侧）、腹四关。即大横（双侧）、滑肉门（双侧）、外陵（双侧）。

配穴：肩膀及上肢疼痛不适：上风湿点、上风湿外点。（患侧膝关节及下肢疼痛不适：下风湿点、下下风湿点。（患侧）。

（十五）巨细胞动脉炎临床症状治疗

1. 头痛 中脘、下脘、关元。

2. 中风和短暂脑缺血发作

主穴：引气归元。即中脘、下脘、气海、关元。加患侧滑肉门上风湿点，下风湿点、外陵。

配穴：头痛、头晕：阴都（患侧）。商曲（健侧）。言语不利：中脘上。面瘫：阴都（患侧）、商曲（健侧）。肩胛痛：滑肉门（患侧三角刺）、商曲（健侧）。手功能障碍：上风湿点、上风湿外点（患侧）。下肢无力：大巨（患侧）、气旁（健侧）。足内翻：下风湿点（患侧）、气旁（健侧）。踝关节不利：下下风湿点（患侧）、大巨（患侧）。上半身功能障碍：滑肉门（健侧）。下半身功能障碍：大横（健侧）。

（十六）皮肤血管炎

1. 变应性皮肤血管炎累及关节和关节炎的治疗

主穴：腹四关。即滑肉门（双侧）、外陵（双侧）。

配穴：手腕及手指关节：上风湿点、上风湿外点（患侧）膝关节：下风湿点。（患侧）

踝关节：下风湿点、下下风湿点（患侧）。

2. 持久性隆起红斑的关节疼痛

主穴：腹四关。即滑肉门（双侧）、外陵（双侧）。

配穴：肩膀及上肢疼痛不适：上风湿点。上风湿外点。

膝关节及下肢疼痛不适：下风湿点、下下风湿点。

日久脾虚：大横（双侧）。

虚寒证：神阙灸。

3. 荨麻疹血管炎

主穴：腹四关。即滑肉门（双侧）、外陵（双侧）。

配穴：肩膀及上肢疼痛不适：上风湿点、上风湿外点。

膝关节及下肢疼痛不适：下风湿点、下下风湿点。

日久脾虚：大横（双侧）。

虚寒证：神阙灸。

（十七）免疫缺陷病中的普通变异型免疫缺陷病

其伴发的类风湿性关节炎、系统性红斑狼疮的临床症状治疗参照前面类风湿性关节炎、系统性红斑狼疮的临床症状治疗。

（十八）艾滋病的并发症的治疗

1. 腹泻主穴　引气归元。加大横（双侧）、神阙灸。

2. 累及关节和关节炎的治疗　主要为类风湿性关节炎样病变、瑞特综合征、不能分类的脊柱炎、银屑病关节炎等参照前面类风湿性关节炎、瑞特综合征、强直性脊柱炎、银屑病关节炎等病的治疗。

（十九）复发性软骨炎

其并发的类风湿性关节炎、白塞病、瑞特综合征、强直性脊柱炎等参照前面类风湿性关节炎、白塞病、瑞特综合征、强直性脊柱炎等病的治疗。

（二十）冷球蛋白血症的关节痛的治疗

主穴：大横（双侧）、腹四关。即滑肉门（双侧）、外陵（双侧）。

配穴：肩膀及上肢疼痛不适：上风湿点、上风湿外点。（患侧）。

膝关节及下肢疼痛不适：下风湿点、下下风湿点（患侧）。

（二十一）多中心性网状组织细胞增生症

其首发症状为对称性关节炎。

主穴：腹四关。即滑肉门（双侧）、外陵（双侧）、加上风湿点（双侧）。

配穴：肩、肘、腕及指间关节疼痛不适：上风湿外点（双侧）。膝关节：下风湿点（双侧）。

髋关节：外陵三角刺（双侧）。踝关节：下风湿点、下下风湿点（双侧）。

（二十二）肩周炎

主穴：滑肉门三角刺（患侧）上风湿点（患侧）。神阙灸。

（二十三）代谢性骨病的骨质疏松症

主穴：天地针。即中脘、关元。加气旁（双侧）。

配穴：肩膀及上肢疼痛不适：上风湿点、上风湿外点（患侧）。

膝关节及下肢疼痛不适：下风湿点、下下风湿点（患侧）。

（二十四）骨坏死

主穴：天地针、腹四关。即中脘、关元、滑肉门（双侧）、外陵（双侧）。加气旁（双侧）。神阙灸。

配穴：股骨头坏死：外陵三角刺（患侧）。肱骨头缺血性坏死：滑肉门三角刺（患侧）、上风湿点（患侧）。腕关节缺血性坏死：下风湿点三角刺（患侧腕关节缺血性坏死：上风湿点、上风湿外点（患侧）。足观部组织缺血性坏死：下风湿点、下下风湿点。（患侧）。

（二十五）痛风

主穴：腹四关。即滑肉门（双侧）、外陵（双侧）、加大横（双侧）。

配穴：肩、肘、腕及指间关节疼痛不适：上风湿外点（患侧）。

膝关节：下风湿点（患侧）。

踝及脚趾关节：下风湿点、下下风湿点（双侧）。

（二十六）碱性磷酸钙结晶沉积病

其多数于沉积肩部。故取穴为：滑肉门（患侧三角刺）、上风湿点（患侧）。

（二十七）大骨节病

主穴：人地针。即中脘、关元。商曲、滑肉门。

配穴：以腰痛为主：外陵、气穴、四满。下肢疼痛不适：外陵、气旁（对侧广下风湿点、下下风湿点；膝关节：外陵、气旁（对侧）、下风湿点。

眉部：滑肉门。手部：滑肉门、上风湿点、上风湿外点。髋关节：即滑肉门、外陵。跟骨：下风湿点、下下风湿点。湿热证：大横、上风湿点、下风湿点。

（二十八）纤维肌痛综合征

主穴：引气归元，腹四关、加大横（双侧）、神阙灸。

加大横（双侧）、神阙灸。

配穴：肩膀及上肢疼痛不适：上风湿点、上风湿外点（患侧）。

髋关节及下肢疼痛不适：下风湿点、下下风湿点（患侧）。颈部疼痛：商曲。

腰背部疼痛：水分、天枢。腰骶部疼痛：气旁（双侧）。

（二十九）儿童各类风湿病均参照成间类疾病治疗。

（三十）焦磷酸钙沉积病

其临床表现有6种关节炎的表现。

1. A型—假性痛风

主穴：腹四关。即滑肉门（双侧）、外陵（双侧）。加大横（双侧）。

配穴：肩、肘、腕及指间关节疼痛不适：上风湿外点（患侧）。

膝关节：下风湿点（患侧）。踝及脚趾关节：下风湿点、下下风湿点（双侧）。

2. B 型—假性类风湿性关节炎

主穴：引气归元、腹四关。即中脘、下脘、气海、关元、滑肉门（双侧）、外陵（双侧）

配穴：肩膀及上肢疼痛不适：上风湿点。手腕及手指疼痛不适：上风湿外点。

膝关节及下肢疼痛不适：下风湿点。踝及足部疼痛不适：下下风湿点。

日久脾虚：大横（双侧）。

虚寒证：神阙灸。

3. C 型—假性骨性关节炎伴反复急性发作、

主穴：天地针。即中脘、关元。商曲、滑肉门。

配穴：以腰痛为主：外陵、气穴、四满。下肢疼痛不适：外陵、气旁（对侧）、下风湿点、下小风湿点。

膝关节：外陵、气旁（对侧）、下风湿点。

肩部：滑肉门。手部：滑肉门、上风湿点、下风湿外点。髋关节：即滑肉门、外陵，跟骨：下风湿点、下下风湿点。湿热证：大横、上风湿点、下风湿点。

4. D 型—假性骨件关节炎不伴反复急性发作

参照 C 型—假性骨性关节炎伴反复急性发作。

第四节 放血疗法

一种缺乏临床研究的治疗方法，在世界各地的早期医疗历史上大都有所谓的放血疗法。

中医的放血疗法是以针刺某些穴位或体表小静脉而放出少量血液的治疗方法。操作时，先行皮肤常规消毒，选用三棱针或粗毫针，速刺速出，针刺入一般不宜过深。常用于中暑、头痛、咽喉肿痛、疔疮、腰痛等。

本疗法的产生可追溯至远古的石器时代，当时，人们在劳动实践中发现用锐利的石块—砭石，在患部砭刺放血，可以治疗某些疾病。砭刺的工具随着科学的发展，产生了金属针，以后又根据医疗实践的需要，出现了专门用来作放血治疗的"锋针"本疗法最早的文字记载见于《黄帝内经》，如"刺络者，刺小络之血脉也"；"菀陈则除之，出恶血也"。并明确地提出刺络放血可以治疗癫狂，头痛，暴瘴，热喘，衄血等病证。相传扁鹊在百会穴放血疗法治愈虢太子"尸厥"，华佗用针刺放血治疗曹操的"头风症"。唐代时期，本疗法已成为中医大法之一。《新唐书》记载，唐代用头顶放血法，治愈了唐高宗的"头眩不能视物"。宋代已将该法编入针灸歌"玉龙赋"中。金元时期，张子和在《儒门事亲》中的针灸医案，几乎全是针刺放血取效，并认为针刺放血，攻邪最捷。至明清，放血疗法已甚为流行，针具发展也很快，三棱针已分为祖，细两种，更适合临床应用。杨继渊《针灸大成》较详细地记载了计刺放血的病案；叶天士用本疗法治愈喉科疾病；赵学敏和吴尚先收集了许多放血疗法编入《串雅外编》、《理瀹骈文》中，近代，尤其在民间广为流传。用放血疗法，其价值渐为人们认识和接受。

一、起源

中医的放血疗法最早的文字记载见于《黄帝内经》，如"刺络者，刺小络之血脉也"；"菀陈则除之，出恶血也"。并明确地提出刺络放血可以治疗癫狂、头痛、暴暗、热喘、衄血等病证。相传扁鹊在百会穴放血治愈虢太子"尸厥"，华佗用针刺放血治疗曹操的"头风症"。唐宋时期，本疗法已成为中医大法之一。

《新唐书》记载：唐代御医用头顶放血法，治愈了唐高宗的"头眩不能视症"。宋代已将该法编入针灸歌诀"玉龙赋"。

金元时期，张子和在《儒门事亲》中的针灸医案，几乎全是针刺放血取效，并认为针刺放血，攻邪最捷。衍至明清，放血治病已甚为流行，针具发展也很快，三棱针已分为粗、细两种，更适合临床应用，现在的一次性点刺针更适合临床应用和百姓大众的自我治疗方式。杨继洲《针灸大成》较详细地记载了针刺放血的病案；叶天士用本疗法治愈喉科疾病；赵学敏和吴尚先收集了许多放血疗法编入《串雅外编》、《理瀹骈文》中。

西方的放血疗法的理论基础是源自古希腊的医圣希波克拉底和伽林，说人的生命依赖四种体液，血、黏液、黑胆汁和黄胆汁，这四种体液对应空气、水、土和火，和中国的"金木水火土"接近，多了个"气"少了"金木"。

古希腊人认为血在四种体液中是占主导地位的，伽林大夫认为血是人体产生的，经常"过剩"，正如中医里滋阴派讲的"阳常有余阴常不足"一样，中医滋阴，古西医于是就放血。伽林还和把人体皮下的动静脉血管和身体各个内脏器官联系起来，所谓"相表里"，得不同的病，就在"相表里"的血管上开口子放血，例如放右臂静脉的血治疗肝病，放左臂静脉的血治疗脾脏的病。

二、针具的选择

1. 三棱针，由不锈钢制成，分为粗细两种，针尖部有三面三棱，十分锋利。粗针长7～10cm，针柄直径2mm，适用于四肢，干部位放血，细针长5～7cm，针柄直径1mm，适用于头面部及手足部放血。

2. 小眉刀，长7～10cm，刀刃长1cm，十分锋利。

3. 临时没有上述工具，也可暂用缝衣针，注射针头，瓷片，刮脸刀片等代替。

三、操作方法

1. 先将针具煮沸消毒，然后操作者的双手和患者的放抛部位进行常规消毒。

2. 临床常用的放血方法有刺络法和划割法两种。

(1) 刺络法：该法又分点刺，丛刺三种刺法。点刺有速刺（对准放血处，迅速刺入1～3mm，然后迅速退出，放出少量血液或黏液，该法运用较多，大多数部位宜采用），缓刺（缓慢的刺入）静脉1～2mm，缓慢地退出，放少量血液，适用于肘窝，头面部放血）之分；刺是针刺入皮肤或静脉后，随即针身倾斜，刺破皮肤或静脉放出血液或黏液，适用于胸，背，耳背静脉等处的放血，丛刺是用集束针在一定的部位作叩刺，刺数多，刺入浅，以有血珠渗出为度，适用于扭挫伤，脱发，皮肤病等。同时还经常配合拔罐疗法。

(2) 划割法，多采用小眉刀等刀具，持刀法以操作方便为宜，使刀身与划割部位大致垂直，然后进刀划割。适用于口腔内膜，耳背静脉等处的放血。

(3) 在用于右手刺络或划割放血的同时，另一手作提，捏，推，按等辅助动作，以配合放血。

四、治疗机制

本疗法根据经络学说和针刺原理，用针具刺破特定部位或穴位放血，以疏通经络，调气理血。促邪外出。临床证明，本疗法有镇定，止痛，泻热，消肿。急救，解毒，化疲等功效。

五、放血疗法在风湿病中的用

（一）风湿性关节炎、类风湿性关节炎

1. 豹文刺刺血法　取穴部位：循经取穴与局部取穴相配合，每次取穴2～4处。

操作方法：常规消毒，用1/2～1寸26号毫针在穴位上下左右迅速刺入3～2分，随即出针，反复约10数次，以出血为度。

2. 割治出血加敷药法　取穴部位：取阿是穴和经络穴位或于椎旁开2寸处及指，趾关节处取点。

操作方法：用手术刀割破皮肤长约1～2寸，出血少许，然后涂以白降丹少许，不须敷盖。割点数根据病情轻重而定，每3天割1次，5次一个疗程，每疗程间隔2～3周。

（二）红斑性肢痛症

1. 三棱针刺血法　取穴部位：患肢趾尖端或足趾井穴，患肢足三里穴。

操作方法：常规消毒，以三棱针或注射针头对准趾尖端或井穴，迅速而轻轻的刺破皮肤，挤出绿豆大血液1～2滴，每日1次。经第一次治疗症状不减轻者，加刺足三里穴。

2. 针刺，刺血加拔罐法　取穴部位：毫针针刺取穴；上肢>颈<5-胸3夹脊穴，曲池，外关，下肢，腰俞，夹脊穴，秩边，阳陵泉；刺血拔罐取穴：上肢，八邪穴或上邪穴手背第1～5指掌关节后沿之间凹陷处；下肢：八风穴或上邪穴（手背第1～5趾跖关节后沿两跖骨之间）。

操作方法：交替取穴：每次1穴为主，消毒后以三棱针点刺，然后拔罐，吸出5～7mL血为度，隔日或2日1次，5次为1疗程。

（三）急性腰痛（包括腰椎增生、腰椎间盘突出症、强直性脊柱炎）

1. 三棱针刺血法

取穴部位：委中及患部阿是穴或腧穴

操作方法：上穴常规消毒后，以三棱针刺入委中及患部阿是穴周围小静脉血管处，委中可出血10～20mL，其余穴位出血1～3mL。

2. 刺血加拔罐法

操作方法：上穴常规消毒后，以三棱针刺入委中及患部阿是穴出血，或以梅花针扣打局部压痛点，至有稠密出血点为宜，然后拔火罐5～10min。

慢性腰痛

3. 三棱针刺血加拔罐法

取穴部位：肾俞穴，腰部阿是穴。

操作方法：病者胸腹紧贴于床面，取上穴常规消毒后，以三棱针刺血数处，然后拔火罐15～20分钟。隔日1次，5次为一个疗程。

4. 七星针刺血加拔罐法

取穴部位：第五腰椎旁开1.5寸（相当于关元俞处）压痛点。

操作方法：以七星针叩刺腰部阿是穴至皮肤微出血为度。再拔火罐。每日1次，5～10次为1疗程。

5. 梅花计刺血加拔罐法

取穴：患椎，夹脊穴及邻近俞穴。

操作方法：局部消毒后，以梅花针叩刺患处至浸出血珠为止，再拔罐分钟。伴坐骨神经痛取穴部位1组：腰俞，中旅俞，白环俞，上髎，次髎，下髎，环跳；2组：承扶：委中，委阳，阳交，悬钟，跑阳，丘墟，昆仑；3组：腰俞，环跳，委中，中脉，坐骨穴；4组：大抒（双）。神厥，命门。

操作方法：以上任选1组，每次取2～4个穴位或穴位周围暴露的静脉血管，常规消毒，用三棱针点刺出血，待血自止，随即拔火罐约2～3min。第一次数血总出血约50～60mL，第二，三次出血约10～30mL。根据病情轻重可间隔2～10天再刺1次，3次为1疗程。

（四）肩关节周围炎

1. 刺血加拔罐法

取穴部位 肩髃、肩髎，肩贞，臂臑，尺泽，曲池，曲泽及患者肩附近压痛点。

操作方法：每次取3～5穴，常规消毒后，以三棱针对准所选穴位或穴周围的小静脉快速刺入分，出针后即拔火罐＞吸出血3～20mL，即可去罐。

2. 正中静脉抽血法取穴部位 正中静脉。

操作方法：用注血射器于正中静脉抽血3mL，隔周1次。

（五）肱骨外上髁炎

皮肤针刺血法。

取穴部位：阿是穴。

操作方法：常规消毒后，以皮肤针叩刺局部，至有出血点止。亦可配合艾条。

（六）颈椎综合征

刺血拔罐法

取穴部位：大椎，风门，天宗，肩宗穴及颈椎棘突压痛点。

操作方法：常规消毒后，以三棱针点刺所选穴位出血，或以梅花针叩打至局部微出血，然后拔罐5～10min即可。

（七）膝关节增生性关节炎

1. 梅花针刺血加艾灸法 取穴部位：病灶处。

操作方法：先于皮损处以梅花针叩打至有点状出血，再以艾条悬灸10～15min，每日1次，2周为1疗程。

2. 豺文刺刺血法

取穴部位：循经取穴与局部取穴相配合，每次取穴2～4处。

操作方法：常规消毒，用1/2～1寸26号毫针在局部穴位上下左右迅速刺入1～2分，随即出针，反复约10数次，以出血为度。

3. 皮肤针刺血法 取穴部位：阿是穴。

操作方法：常规消毒后，以皮肤针叩刺局部，至有出血点止。亦可配合艾条。

4. 刺血加拔罐法

取穴部位：内外膝眼及患者膝关节附近压痛点。

操作方法：每次取3～5穴，常规消毒后，以三棱针对准所选穴位或穴周围的小静脉，快速刺入1～3分，出针后即拔火罐，吸出血3～20mL，即可去罐。其他部位骨质增生可参照治疗。

（八）银屑病

1. 三棱针刺血法

取穴部位：耳背显露的静脉；耳根三穴（位下耳后根部），内中魁三穴（位于中指第一指节处）。操作方法：以三棱针刺破耳背静脉或穴位，使出血数滴即可。

2. 刺血加拔罐法

取穴部位：主穴：大椎，陶道，肩胛冈，户髎；配穴曲池，肾俞，肝俞，膈俞，血海，百会。操作方法：取2～3穴消毒后，以三棱针点刺，随即拔火罐5～10min，以拔出0.3～0.6mL血液为度。每日或隔日1次。

3. 割治出血法

取穴部位：耳穴心，肺。

操作方法：以三棱针或小刀片刺破耳穴，使出血少许。亦可于割治部位埋入预先配制好的药末，两者敷料固定。

4. 梅花针刺血加艾灸法

取穴部位：病灶处。

操作方法：先于皮损处以梅花针叩打至有点状出血，再以艾条悬灸10～15min，每日1次，2周为1疗程。

（九）痛风豹文刺刺血法

取穴部位：循经取穴与局部取穴相配合，每次取穴2～4处。

操作方法：常规消毒，用1/2～1寸26号毫针在局部穴位上下左右迅速刺入2分，随即出针，以出血为度。

（十）白塞病、瑞特综合征

1. 三棱针刺血法

取穴部位：委中及患部阿是穴或腧穴。

操作方法：上穴常规消毒后，以三棱针刺入委中及患部阿是穴周围小静脉血管处，委中可出血10～20mL，其余穴位出血1～3mL。

2. 刺血加拔罐法

操作方法：上穴常规消毒后，以三棱针刺入委中及患部阿是穴出血，或以梅花针叩打局部压痛点，至有稠密出血点为宜，然后拔火罐5～10min。

（十一）巨细胞动脉炎临床症状治疗（头痛）

1. 七星针刺血法

取穴部位：主穴：大椎。配穴：合谷。

操作方法：患者取俯卧位。大椎上穴常规消毒后，以七星针叩刺穴位皮肤约2分钟、使其潮红或微出血为度。隔日1次，7次为1疗程。

2. 其他

有高血压者配合关元艾灸15min，隔日1次。精神萎靡多眠者配合百会穴打刺微出血为度。隔日1次。

第五节 推拿疗法

推拿又称按摩，是人类最古老的一种外治疗法。推拿疗法是在理论指导下，结合现代医学理论，运用推拿手法作用于人体特定的部位和穴位，已达到防病治病目的的一种治疗方法。

由于本疗法具有疏通经络，滑利关节，调节脏腑气血功能，增强人体抗病能力等综合效应，又有不受设备，器械等条件限制，不干扰或影响人体正常的生理活动等特点，因而千百年来一直广泛地应用于临床各种疾病的防治，并发展成为一门具有独特治疗规律的学科。

一、推拿疗法的种类

根据推拿治疗的目的、操作方法的不同，可分为医疗推拿，保健推拿，被动推拿，自我按摩等类别。

1. 医疗推拿　是指由医生根据患者的病情，在辨证论治原则指导下择用合适的推拿方法来治疗各种疾病的总称。

2. 保健推拿　以强身，保健和防治疾病为目的，通过日常坚持不懈的按摩推拿，或配合以某些肢体活动的疗法，属于保健推拿的范围。

3. 被动推拿　系由医生对患者进行推拿或施以屈伸内收外展，旋转牵引等被动性活动的各种疗法。

4. 自我按摩　患者以双手在自己身上按摩，以强健身体，防病祛疾的方法。

二、推拿常用手法

（一）按压类手法

是以按压方式作用于机体的一类手法。根据治疗需要，按压的力量有强有弱，按压的面积有大有小，按压的时间有长有短。具体包括：按法、压法、揉法、点法、掐法、拨法、押法、掩法、扪法、抄法、踩揉法。

（二）摆动类手法

摆动类手法是通过腕部有节奏的摆动，使压力轻重交替地呈现脉冲式持续作用于机体的一类手法，包括有一指禅推法，缠法，滚法等。

（三）摩擦类手法

是以在肌肤表面摩擦的方式进行治疗的一种手法。其中，有些手法是使之摩擦发热，有些手法是推动气血，有些手法则是以摩擦的形式揉搓肌肤。摩擦发热的手法，主要是擦法。适用于胸腹，四肢，腰背部；推动气血的手法有摩法，开法，合法，推法，运动，拂法，刮法等。

适用于头面，胸腹及四肢部；揉搓肌肤的手法有搓法，勒法，抹法，扫散法等，适用于四肢或头面等部。

（四）捏拿类手法

是以挤压提捏肌肤的方式作用于机体的一类手法。这类手法有拿法、弹法、捻法、抓法、捏法、挤法、拧法、扭法、提法、挪法、扯法。

（五）捶振类手法

是以拍击的方式作用于机体，或使机体产生振动感应的一类手法。常用的捶振法有拍、击、捶、扣、劈、啄、振、抖、揭等手法。

（六）活动关节炎手法

是指对患者的肢体关节进行屈伸，内收，外展，旋转，牵引等形式可根据关节的结构特点和病症治疗的需要选用。操作时，患者肌肉要尽量放松，力量要恰当，不可突然强力牵拉，以免加重肌痉挛和引起损伤。主要有：摇法、拉法、扳法。

三、推拿治疗的部位

主要有位于体表的腧穴，特定的推拿穴区及皮部，经筋等。

（一）腧穴

腧穴又称"穴位，气穴，孔穴，穴道"，是脏腑经络气血输注流行之处，是推拿手法的主要作用区域，有感受信息和传递信息的作用。目前公认的十四经穴有361个。此外，还有尚归属于十四经范围而有明确位置和穴名的，则称之为"经外奇穴"。一般说来，在这些穴位上均可用某种或某些推拿手法进行治疗。然而其与针灸治疗作用于穴位上的方式有所差异，针灸作用于穴位呈点状，推拿手法用呈"点"状着，如指按法，指揉法，点法等。而有些手法则是作用于以腧穴心的一个"面"或一条"线"（或条形区域）上。

（二）推拿特定穴区

由于古代医家在推拿治疗的实践中不断丰富和发展了推拿手法的操作技巧，并且在体表的一点，"线"与"面"的推拿实践中取得了明显的疗效，从而渐渐认识并发展的推拿的特定区域正常人如乔空，阑门，利尿，冈下，髂腰，臀上等穴，以及小儿推拿疗法中所应用的"三关""六腑""五经""八卦""大肠""小肠""七节骨"等穴。推拿特定穴区的应用，在小儿推拿疗法中迤着相当重要的作用，它大部分分布于上肢和头面部，在上肢又多集中于手部。

四、体表各部推拿手法常规操作步骤

1. 头面部　有一指禅推法、拿五经、扫散法、掌抹法。
2. 项背部　有一指禅推法、㨰法、拿法、按法、摇法、胸腹部、一指禅推法、分推法、擦法、搓法、摩法、推拿法、揉法、按法。
3. 肩及上肢部　有一指禅推法、㨰法、按法、拿法、捻法、摇法、搓法、抖法、擦法。
4. 腰及下肢部　有㨰法、按法、擦法、摇法、板法。

五、推拿辅助器物

推拿治疗一般以徒手操作为主，有时为治疗的需要，也可以使用一些辅助器物，以获取最佳效应。常用的辅助器物包括锝针，桑枝棒，小锤及一些药物递质（如药膏，药酒等）。

（一）工具类辅助器物

远古时代先民们应用的医疗工具—砭石，除了有针刺切割等作用外，也可用以揩摩肌肉分理，这便是最远古的按摩辅助工具。

（二）辅助药物

推拿时应用辅助药物的历史十分久远，在汉代张仲景《金匮要略》中即载有"膏摩"治病的方法，近年来在武威出土的汉代医药简牍中也有膏摩药方的记载，可见在汉代将药膏涂于患处，再施以推拿按摩手法的膏摩疗法已相当流行。目前在临床上以冬青油膏摩治疗风湿痹痛等疾病的治法，即为古代膏摩法之继续。

六、临床应用

推拿作为一门有其独特治疗规律和方法的临床学科，主要是在人体体表的经路穴位上运用各种手法，并通过经络的内联外络，气血的循行流注而产生局部和全身的治疗效应，因此，推拿疗法可以广泛应用于内，外，妇，儿，五官等各种疾病的治疗，尤其对骨伤科疾患及各种疼痛性疾病更有十分显著的疗效。

（一）颈椎病

推拿疗法患者正坐，术者按揉风池，天鼎，缺盆，肩井，肩中俞，肩外俞，曲池，手三里，合谷，小海，内关，外关，神门等穴。然后术者站于患者背后，以滚法放松颈肩部，上背部及上肢的肌肉 5～10min，再拿揉颈部，并配合推乔空，推肩臂部等法。

（二）肩周炎

1. 一指禅推拿疗法　推拿肩前，肩贞，风门，天宗，云门，拿肩前，曲池，合谷，摇肩，搓肩臂，抖上肢。

2. 滚法推拿疗法　在急性期以渗出性炎症为主，组织充血水肿。此期机体组织对于手法力度较为敏感，在肩部施用滚法宜轻柔缓和，不宜配合任何形式的被动运动。粘连期以组织粘连为主，炎症渐消退。此期滚法力量可适当增大配合各种被动运动使粘连分离。恢复期以肩关节囊围组织纤维化，关节力学平衡失调为主。此期应当指导患者以自主性功能锻炼为主。

3. 推拿疗法

(1) 患者取仰卧位或坐位，术者站（或坐）于患侧。用滚法或一指禅推法施术于患肩前部及上臂内侧，往返数次，配合患肢被动外展，外旋活动。

(2) 患者取侧卧位，患侧在上，术者一手提住患肢的肘部，另一手在肩外侧腋后部用滚法配合按摩肩部，肩贞，并作患肢上举，回收等被动活动。

(3) 患者取坐位，先点按肩部，肩前，肩调，臑上等穴。术者站在患者的患侧稍后方，一手扶住患者，另一手握住腕部或托住肘部，以肩关节为轴心作环转运动，幅度由小到大。然后术者一手托起前臂，使患者屈肘，患侧内收，患侧之手搭在健侧肩上，再由健肩绕过头顶到患肩，反复环绕 5～7 次，在肘拿捏患肩。

(4) 术者站在患者患侧肩稍前方，一手提住患侧腕部，并以肩部顶住患者患侧肩前部。

(5) 术者站在患者患侧肩稍后方，用一手扶健侧肩，防止患者上身前厢，另一手握住患侧腕部，从背后将患肢向健侧牵拉，渐用力，加大活动范围，以患者能忍受为度。

(6) 术者站在患者患侧肩外侧，用双手握住患肢肩部稍上方，将患肢提起，用提抖的方法向斜上牵拉。牵拉时要求患者先沉肩曲肘，术者缓缓向斜上方牵抖患肢。活动幅度逐渐增加，手法力量由小到大，须注意用力不能过猛，以防发生意外。

4. 指拨疗法　患者取立位，医者站在患侧一方，嘱患者上臂作上举，后弯、外展或外旋等动作，找出明显痛点后，即保持此体位不动。医者以拇提按住其"痛点"、将患肢适当作转动，上举疼痛者，即于上举疼痛时将患肢作内旋外旋，外旋痛者，于疼痛体位作内旋，后弯疼痛者，即于疼痛之体位旋转患肢，条必使"痛点"转化为"不痛点"后，施以向外，向下方向的拇指平推手法。然后嘱患者复原，重复上述动作，找出新"痛点"，再按上法予以推拿'直至疼痛减轻消失为止。

（三）腰痛腰椎骨质增生、退行性脊柱炎

1. 腰椎间盘突出症　按照症状，治疗方法要顺序进行。

（1）解除腰臀部肌肉痉挛：患者需在患侧腰臀及下肢轻柔的滚、按等手法行治疗，促使患部气血循环加快，从而加速突出肌中水分的吸收，减轻其对神经根的压迫，同时使紧张痉挛的肌肉放松，为下一步治疗创造条件。

（2）拉宽椎间隙，低盘内压力：患者仰卧，用手法或器械进行骨盆牵引，椎间隙增宽，从而降低椎间盘压力，甚至出现负压，便于突出物回纳，同时可扩大椎间孔和神经根管，减轻突出物对神经的压迫。

（3）增加椎间盘外压力：患者俯卧，用双手有节奏地按压腰部，使腰部振动，然后在固定患部情况下，用双下肢后伸板法，使腰部过伸。本法可促使突出物回纳或改变突出根的位置。

（4）调整后关节，松解粘连：用腰部斜扳或旋转复位手法，以调整后关节紊乱，相对扩大神经根管和椎间孔。由于斜扳和旋转复位时，腰椎及其椎间盘产生旋转扭力，从而改变突出物与神经根的位置。反复多次进行，可逐渐松解突出物与神经根的粘连。再在仰卧位用强制直腿抬高以牵拉坐骨神经和国绳肌，对松解粘连可起一定作用。

（5）促便受损的神经根恢复功能：沿受损神经根及分布区域用滚、按、点、揉拿等法，促使气血循行，从而使萎缩的肌肉及麻痹的神经根逐渐恢复正常功能。

2. 指拨疗法　患者取立位，医者站其背后，嘱患者作腰部前俯、后仰、侧弯等动作直至出现疼痛后，即保持体位不动。医者以拇指按住痛点，并嘱患者作相反方向的运动，或施以缓慢的旋转。务使"痛点"转化为"不痛点"在"痛点"转化为"不痛点"后，根据不同部位予以指拨。如痛点位于腰部足太阳膀胱经第1、2侧线外侧者，常可向外、向下作拇指平推法。如痛点位于腰部华佗夹脊穴一线，常可向内、向下作拇指平推法，减轻或解除疼痛后，再向外、向下作拇指平推法。如痛点固定于骶髂关节处，其位置较深者，常须用稍重指力，向深部作拇指或食指扣拨法。如疼痛依然如故时，则可进一步配合抬腿踏步动作，在运动过程中，向关节深部作拇指"十"字状扣拨滑动，如此反复多次。直至减轻或解除疼痛为止，慢性外伤性腰痛以及有近骨处固定痛点的患者，运用指拨推拿疗法，更加要有耐心，要反复进行，往往可在指下获得"撕帛感"，腰痛即可减轻，甚至于完全消除。再作指拨推拿术后，要嘱患者减少腰部活动，并切忌随意用力按捺原痛处。一般可在局部加贴膏药以固定患处，减少其活动度。

3. 推拿疗法

（1）患者俯卧，术者站其旁侧，用磙法施于腰部病变处及腰椎两侧配合指按命门，阳关，气海俞，大肠俞，关元俞，或掌握按脊椎两旁夹脊穴，接着从腰部到臀部施以磙法治疗，有下肢牵痛时，磙法沿股后面向下至小腿，同时配合下肢抬腿活动。

(2) 患者侧卧，术者用斜扳法活动腰椎，左右各1次。

(3) 患者仰卧，如下肢牵痛者，术者可用滚法施于大腿前侧和外侧，并向下直至小腿外侧，上下往返治疗，随后拿委中、承山。按阳陵泉、足三里等穴。

(4) 患者取坐位，上身略向前俯，两手撑在大腿上，术者用磙发施于腰椎及两侧。

（四）类风湿性关节炎、风湿性关节炎

推拿疗法：

1. 上肢部 患者取坐位，术者站于一侧，一脚踩凳上，将患肢搁在大腿上，用磙法在手臂内、外侧施治，从腕部到臂部，上下往返，同时适当配合各关节的被动活动。再从臂部到腕部，上下往返用拿法，重点在肩、肘、腕部、配合按揉肩髃、肩贞、肩髎、曲池、尺泽、手三里、合谷、阳池、大陵等穴。患者再取坐位，术者坐于前侧，捻揉腕部及各掌指和指间关节，同时适当配合摇法，摇肩、肘关节，搓上肢4～5次。

2. 下肢部 患者取坐卧位，术者施用滚磙法于臀部，并向下至小腿后侧，在髋膝、踝关节后面作重点治疗，同时配合髋后伸、外展及膝关节的伸屈被动活动，然后点环跳、居髎、委中、承山。患者再取仰卧位，术者施用磙法于大腿前部及内外侧，向下至小腿外侧，沿足三里、阳陵泉穴向下至踝部，同时配合髋关节的外展、外旋被动活动。再在膝关节周围用磙法治疗，同时按揉膝眼。然后在踝关节周围及足背用磙法治疗，配合踝关节屈伸及内外翻活动，再捻摇足趾，摇踝关节，再拿委中，沿小腿后侧向下直到跟腱。最后搓下肢，从大腿到小腿。

（五）强直性脊柱炎、髂胫束牢损（弹响髋）

推拿疗法 患者俯卧，在患侧臀部施用深沉而缓和的磙法，并沿臀大肌方向连续进行，同时配合髋关节后伸外展等被动活动，使臀大肌放松，再按揉和弹拨骶部及髂嵴外侧，然后患者侧卧，患肢在上，从阔筋膜张肌沿髂胫束到膝部用磙法治疗，在阔筋膜肌部手法宜深沉而缓和，到大腿外侧髂胫束处，宜轻柔而缓和；再弹拨髂前上嵴上方的髂嵴部和大转子处的索状物，随后沿髂胫束进行按、揉、手法宜缓和而有力；再用擦法沿大腿外侧骼胫束及臀大肌、阔筋膜展肌、顺肌纤维方向治疗，以热透为度。

（六）巨细胞动脉炎的临床症状治疗

1. 中风 磙法推拿疗法一般在中风后两周，血压稳定，全身情况良好后进行。先施磙法于脊柱两侧足。太阳膀胱经部，并向下推至赞部，大腿及小腿后侧，再施以磙法于上肢外侧及肩关节后外侧部，配合患肢的内收及上举等被动运动；再沿患侧下肢外侧自髋至踝施以磙法。然后施磙法于上肢内侧，配合患肢的外展、内旋、外旋及屈肘，伸肘等被动运动。继而在腕及拿指部施以磙法，再摇腕关节，捻手指。再施磙法于下肢，主要以股四头肌，胫前肌群及踝部为主，并配合背屈踝部的被动运动，接着拿委中，承山。

2. 头痛 推拿疗法患者取坐位，术者用一指禅推法沿颈项部两侧足太阳膀胱经上下往返治疗3～4min，然后按风池，风府，天柱等穴；再拿两侧风池，沿项部两侧足太阳膀晚经由上而下操作4遍。术者再以一指禅推法：从印堂向上，沿前额发际至头维，太阳、往返3～4遍，配合按印堂，鱼腰，太阳，百会等穴；然后用五指拿法从头顶拿至风池，再改用三指拿法，沿足太阳膀胱经拿至大椎两侧，往返次。

3. 周围神经病变综合征　参照肌肉痹证的推拿疗法。

（七）肌肉痹证

推拿疗法先按，揉患部及其周围的穴位，再用㨰法在患部及周围治疗，并配合按，拿法然后在患部用擦法治疗，以适热为度。肌肤麻木不仁者可用拍击法治疗。

七、注意事项

应用推拿疗法治疗疾病，必须辨证论治，正确施用手法。对结核性或化脓性骨关节病症，以及肌肤破损，烫伤，肿瘤或正在出血的局部，不宜进行推拿。妇女怀孕期或月经期，在腹部和腰骶部慎用推拿手法，骨折脱位应以整复手法为主。在患者空腹状态下或剧烈运动之后，不宜立即施用推拿手法。

推拿是中医学中重要的治疗大法之一。影响推拿治疗效果的因素有手法，穴位，适应证，时机，体质及功能状态等。手法要得心应手，操作自如，针对性强，不失时机，达到恰当的作用量，同时选穴得当，定穴准确，才能取得预期的效果。其他风湿病的治疗可参照以上疾病和症状治疗。

第六节 抓痧疗法治疗风湿病

抓痧疗法，是在患者一定部位或穴位上，拧起一个橄榄状的充血点，以治疗疾病的一种方法。

一、抓痧的含义

（一）适应证与禁忌证

1. 适应证　此法主要用于治疗痧证。急性胃炎、肠炎、中暑、流行性感冒、伤风等，都属于痧证范畴。

2. 禁忌证　此法主要是用来治疗痧证的，治疗范围较小，适应证之外的病症不宜使用。

（二）递质

1. 液体　选用能起到润滑作用的液体，如水、油等。

2. 固体　选用质地柔软、细腻的软质固体，如凡士林、面霜等。

3. 药物　根据病情，可以选配一些草药煎汤使用。

4. 消毒类　用于挑痧疗法的皮肤消毒时使用，如75%的酒精或苯扎溴铵等。

（三）器具的选择原则

1. 便于持握　抓痧疗法的有效程度其根本在于施术者施术力度的渗透是否到位，选择一个便于持握的器具，可以更好地实现施术者操作意图，达到治疗目的。

2. 边缘光滑圆润　刮痧疗法主要是依靠物体在体表的摩擦滑动来达到医疗的目的。选择边缘光滑圆润的物体可以避免划伤皮肤，还可以达到预期的治疗目的。

3. 尖端锋利　挑痧疗法主要是用针具尖端刺激皮肤、经络，达到治疗疾病的目的，故尖端一定要锋利，以减轻皮肤被刺时的疼痛刺激。

（四）抓痧的体位

由于抓痧是一种比较疼痛的刺激，为防止意外，一般多采用卧位，但也可根据具体情况采用坐位、立位等，常用的体位有：

1. 俯卧位　患者俯卧于床上，两臂顺平摆于身体两侧，颌下垫一薄枕，此位有利于刮治背部、腰部、腘窝及下肢的后侧和足跟腱等处。

2. 侧卧位　患者侧卧于床上，同侧腿屈曲，对侧腿自然伸直位，双上肢屈曲放于身体的前侧，此位有利于刮治胁肋部及对侧小腿外侧等外。

3. 仰卧位　患者自然平躺于床上，双上肢平摆于身体两侧，此法有利于刮治头面部、胸部、腹部及双下肢的前处，前内侧等处。

4. 坐位　患者倒骑于椅子上，双上肢自然放于椅背上，此法有利于刮治双上肢和背部等处。

（五）抓痧的分类及操作方法

1. 撮痧　撮痧是施术者用食、中指或拇指相对用力，拧提患者体表的一定部位，至拧出痧痕为止，用食中两指拧时，用力不要过猛，紧夹松开，反复3～5遍，至痧痕显示为止，撮法中又有"扯法"、"拧法"、"夹法"、"抓法"之分。

(1) 拧法：以食，中指屈曲对抗用力提拧患者表皮，至出现痧痕为止，操作时两指对抗用力夹，皮肤并拉起，提至最高处时，两指同时带动夹起皮肤一同旋转后，放松两指，使皮肤恢复原状，此法以能够听到皮肤的弹响为最佳。

(2) 扯法：以拇、食指用力提挤患者表皮，至出现痧痕为止，操作时两指对抗用力，将皮肤提起：当提到最高点时，两指做上下或旋转的错动。如此3～5遍，至出现痧痕为止，此法力度较大，具有发散解表，通经疏郁的功效，但要以患者能忍受为度。

(3) 夹法：术者以两手拇、食指作对抗挤压至出现痧痕止。操作时，以两手拇、食指同时放于患者体表，并围出约1～2平方cm面积的表皮，作对抗用力挤压，如此3～5下，至出现痧痕为止，此法的作用点多选择在腧穴穴位上，具有通经活络、活血止痛、调和阴阳、引血下行的功效。

(4) 抓法：术者以拇、食、中三指对抗用力在患者体表游走，至出现痧痕止。操作时以单手或双手拇指与食、中二指对抗用力，交替、反复、持续、均匀地提起施治的部位或穴位。被着力的局部在指的不断对合转动下提走，以手指的自然滑动，使皮肉自指间滑行移动，如此反复至出现痧痕止。此法具有调和气血、健脾和胃、疏通经络，行气活血的功效。

(5) 撮法：在身体各部常用的部位。①颈部，颈中间和两侧三个痧痕点，项部第五颈椎旁开各有一个痧痕点。②胸部，华盖穴左右旁开5～7个痧痕，脐前纹上二寸左右各一痧痕点。③腹部，脐中旁开一寸，左右各有一痧痕点，下丹田及左右手旁开各一痧痕点。④腰背部，第三胸椎旁开各一痧痕点，第十二胸椎旁开各一痧点，第三腰椎旁开各一痧痕点。

2. 刮痧　是以边缘光滑圆润物体在体表刮动，使出现痧痕的一种方法。操作时以手器具，醮上递质，然后在患者阵表的一定部位从上而下沿左右两侧向外刮动，至皮下呈显出一条长形紫红色瘀痕为止。刮动时用力要均匀，一般采用腕力，同时要根据患者的反应随时调整刮动的力量，其各部位的刮治方法是：

(1) 背部：患者取侧卧位或俯卧位或坐位，医者侧立于患者背侧，先从第七颈椎沿脊椎从上向下刮至第五腰椎为止。然后从第一胸椎旁开，沿肋间向外侧斜刮，左刮一道痕，右刮一道痕，一般左右侧各刮出 5～7 道痧痕即可。

(2) 颈部：颈部两侧各刮一道痧痕，项部两侧各刮一道痧痕，双侧肩胛骨部各刮一道痧痕。

(3) 胸部：患者取仰卧位或坐位，从胸骨向外侧在第二、三、四肋间各刮一道痧痕，乳房禁刮。

(4) 四肢体位：以方便到治为主，于肘部、腘窝、上下肢双侧各刮出一道痧痕。

3. 挑痧　挑痧是通过针刺患者体表的一定部位，于皮下挤出点滴痧血来治疗的方法，一般取消毒好的三棱针在挑刺部位，以手提起皮肤，用针刺之，以出血为度，常用的挑痧方法有：

(1) 挑刮法：是一种先刮后挑的综合手法。操作时，先在预定的体表上压到皮肤，使之出现痧痕后用挑法，把痧斑挑破出血，刮时宜先轻后重，从上而下，顺序而刮。此法具有透痧解表、清热解毒的作用。

(2) 挑点法：是用针尖对准身体体表做快速挑提的一种方法。操作时，以针尖对准体表挑嵌点，快速进针，随后快速将针挑出，施术时，针部不应有摇摆牵拉的动作。又不可以将表皮挑破开口。此法具有活血祛瘀，通络散结的功效。

(3) 挑筋法：是一种以挑提摇摆的动作为主的挑法。操作时，以针尖抵于挑点中心，缓慢进针，穿破表皮后，可放松左手食指的压力，右手同时把针尖翘高一点，提高针体做左右摇摆动作。把挑出的表皮拉断，（表皮处很容易被挑破，只作开口之用），待挑开口后，便可挑出一些稍具有黏性的纤维，挑一条拔出一条，直至把开口处纤维挑完为止。此法是最常用的方法之一，且可补可泻，作用较强而且持久，适应范围广。

(4) 截根法：是在挑点上从浅到深，一层一层，快速把筋挑起，再挑断或切断的一种方法。操作时术者左手拇、食指张开，固定患者要挑部位，右手横握针柄，针尖准挑点中心，用挑筋法从浅到深，把皮肉或皮下筋膜的纤维挑起，并用小刀割断，残端自然缩回此法功效与挑筋法相似，但效果较挑筋法弱。

(5) 挑挤法：是一种先挑后挤的方法。操作时先以针挑破皮层，再在出针时和出针后用左手指作相应的挤压，但应注意针口不宜太小，挤压时要顺着针口向外按压，以利祛除病邪、湿毒；切勿向里方向挤压，否则变成迫邪入内，病情加重。此法多用于指尖、耳尖、鼻尖、印堂、四缝等毛细血管丰富的地方。

(6) 挑脂法：是挑破皮层后取出皮下脂肪的一种方法。操作时，术者和助手以双手按于挑点周围并压紧，以挑法迅速挑开皮层进入皮下，这时皮下脂肪小体会被挤出然后用针尖边挑边刮，把分布在脂肪团上的稀疏纤维挑断，尽量挤出脂肪小体，最后用针体把针口残留的脂肪刮干净，此法有利于祛痰除湿，健脾醒胃的功效。

(7) 挑提法：是指在挑点上挑起一定的皮肤，垂直向上提高，至皮肤拉紧时，再放下来，如此反复进行。操作时，术者以针尖对准挑点，缓慢进针，穿皮后即可挑提出，一提一放，力量逐渐加重。每点大约 3～20min，注意不可挑断皮肤。此法常用于腰腿痛、肩臂痛等症。

(8) 挑抖法：是指以针挑起皮肤，斜向拉动的方法。操作时，术者以针尖对准挑点，缓慢进针，穿皮肉后即以针斜向抖动，一提一放，力量逐渐加重。此法功效与挑提法相似，应用范围更广泛。

(9) 挑摆法：是以左右手摇摆动作为主的针刺方法。操作时，术者以针尖对准挑点，缓慢进针，穿皮肉后，提起皮肤拉紧后，做有节奏的摆动，幅度视所穿部位皮肤的松紧度而定，此法有疏通经脉、祛瘀止痛、散结活血的作用。

(10) 挑痧在身体各处常用的部位：①头部，从头眉心部起，双侧太阳穴各一个痧痕点。②颈部，颈部两侧各一痧痕点，项部两侧各一痧痕点。③胸部，胸骨两面三刀侧肋间各有5～7个痧痕点，中脘穴处一个痧痕点，脐中两侧各一个痧痕点，下丹田左右各一个痧痕点。④腰背部，背部备俞穴均可作为痧痕点。⑤四肢部，四肢各经腧穴均可作为痧痕点。

（六）抓痧的应用原则

1. 抓痧的补与泻

(1) 操作时间较短，力量渗透较表浅，作用范围比较局限者为补法，反之如操作时间较长，力量渗透较深厚、作用范围比较广泛者为泻法。

(2) 操作时，手法力量较轻，动作幅度较小，操作范围较小者为补法，反之如手法力量较重，动作幅度较大，操作范围较大者为泻法。

(3) 操作时，动作运行速度较慢，术后效果维持时间较长者为补法；反之，操作时，动作运行速度较快，术后效果维持时间较短者为泻法。

(4) 选择痧痕点个数少者为补，选择痧痕点数量多者为泻法。

(5) 操作的方向顺经脉运行方向者为补法；操作的方向逆经脉运行的方向者为泻法。

(6) 抓痧后加温灸者为补法；抓痧后加拔罐者为泻法。

2. 应用原则

(1) 临症者，一定要做出正确诊断，在操作过程中，手法要准确，轻重要适宜，以免增加不必要的痛苦。

(2) 颈部、腋下、腰除等处均有浅表淋巴散布，操作时，手法宜轻揉松放，切不可强力牵拉，以免引起筋脉的损伤，造成不良后果。

(3) 患者经治疗后，应给予适当休息，有出汗者，要及时擦汗，切忌当风受凉，忌食酸辣油腻或难消化之食物，宜多饮一些清凉茶，以助清热解暑。

（七）抓痧的治疗机制

1. 传统中医学对抓痧的认识　人体是一个有机的整体，五脏六腑、四肢百骸各个部分，都不是孤立存在的，而是内外相通、表里相应、彼此协调、相互为用的整体。刺激机体的某个部位或某部位发生变化时，都会引起相应的全身反应。传统中医学认为：人体是通过经络系统将内外、表里、阴阳、脏腑、筋脉等联系成为一个统一的协调整体，人体内在系统发生了变化，必然会通过经络系统反应于体表，同样术者对于人体外在的刺激也会通过经络系统传导到人体的内部，以达到刺激机体，调整系统功能的效果。在经络理论中，皮部是经脉功能反映于体表的部位，也是络脉之气散布的所在，居于人体最外层，是机体的卫外屏障，具有卫外、安内的功效。起到对外接受信息，对内传达命令的作用，是机体的常受纳器和效应器。因此，皮部在人体的生理、病理和治疗中，有着十分重要的通信联络作用。抓痧是一种借助特殊工具，对体表皮肤的特定部位进行良性刺激的一种中医外治法之一，它作用于人体表面的特定部位，有选择地寻找对于某些疾病的特殊反应点或腧穴进行有程序的刺激,这种刺激通过经络的传导作用,传至体内,激发并调整体内紊乱的生理功能,使之各部之间的功能协调一致,增强人体抗病能力。同时,通过对皮部的络脉、穴位的刺激,可以充分发挥卫气的卫外作用,起到祛除邪气,疏通经络的作用,以达到扶正祛邪,治愈疾病的目的,因此,抓痧疗法的基本功效如下:

(1) 祛除邪气、疏通经络:通过刮拭患者的皮肤,使皮肤出现充血现象,腠理得以开启,将充斥于体表病灶、经络、穴位乃至深层组织,器官的风、寒、痰、湿、瘀血、火热、脓毒等各种邪气从皮毛透达于外,从而廓清经络穴位,使其得以疏通。

(2) 活血止痛:通过对皮部的刺激,传导至机体内部,使内部经脉通畅、气血得以加速运行,荡涤体内瘀血。

(3) 消炎解毒、清热消肿:由于抓痧的刮、放血等手法的刺激,使内部邪气透达体表,最终排出体外,故而清除体内之瘀热,肿毒。

(4) 祛痰解痉、软坚散结:通过刮拭的作用,使腠理开启,湿邪脓毒得以透达体外。

(5) 调和阴阳、健脾开胃:由于抓顿对机体的良性刺激,使得机体各系统功能得以调整,使机体处于阴平阳密的状态。

调整气血、改善脏腑功能:当气血凝滞或经脉空虚时、通过刮拭的刺激,可以引导营、卫之气始行输布,鼓动经脉气血、濡养脏腑组织器官,温煦皮毛,同时使虚衰的脏腑功能得以振奋,鼓舞正气,加强驱除病邪之力,当脏腑、经脉气机逆乱、升降失常时,可通过穴位的刮顿,引导气机恢复正常。

2. 现代医学对抓痧的功效研究

(1) 循环系统:通过对皮肤的刺激会使血液和淋巴液的循环增强,使肌肉和末梢神经得到充分的营养,从面可促进全身的新陈代谢。

(2) 呼吸系统:对呼吸中枢具有镇静作用。

(3) 神经系统:通过刺激神经末梢而增强人体的防御功能。

(4) 内分泌系统:通过刺激可增强细胞的免疫能力。

抓痧可使局部组织血液循环加快,新陈代谢旺盛,营养状况改善,血管的紧张度与黏膜的渗透性改变,淋巴循环加速,细胞吞噬作用增强,由于抓痧局部所出的瘀血导致自身溶血的一个延缓的良性弱刺激过程,不但可以刺激免疫功能,使之得到调整,还可以通过向心性神经作用于大脑皮质继续起到调节大脑的兴奋与抑制过程及内分泌系统的平衡,整个反应过程在对正常生理无异常影响的情况下,使机体的防御能力增强,使病理过程好转,甚或完全抑制病理过程。

3. 禁忌证

(1) 对于破伤风、狂犬病等病的患者,不宜抓痧

(2) 对于精神失常、精神病发作期的患者不宜抓痧。

(3) 对于身体极度消耗,或出现恶病质的患者不宜抓痧。

(4) 对于血小板减少症、活动性出血性疾病、血友病、白血病及有凝血障碍的患者,不宜抓痧。

(5) 对于传染性皮肤病、性传染性皮肤病及皮肤不明原因包块的患者,不宜直接在病灶外抓痧。

（6）对于年老体弱，或空腹的患者，不宜重力抓痧。

（7）对于有皮肤过敏史的患者，不宜以其过敏物为工具抓痧。

（8）对于皮肤有明显皮损的皮肤病患者，不宜于皮损处直接抓痧。

（9）对于恶性肿瘤的中期或后期的患者，不宜抓痧。

（10）对于高月份孕妇的腹部及双侧乳部，不宜抓痧。

（11）对于有心，或肾、呼吸功能衰竭的患者，不宜抓痧。

二、配穴

临床上配穴处方应根据中医基本理论，在辨证论治的原则指导下，结合腧穴的功能、特性、严密组织，进行配穴处方，做到有方有法，灵活多变，君臣佐使等配伍严密有序。

（一）选穴原则

1. 近部取穴。

2. 远部取穴。

3. 随时证取穴。

4. 按神经分布取穴。

（二）常用配穴方法

配穴是将主治相同或相近的腧穴，同时配合应用，以发挥其协同作用，使其相得益彰，在处方组成方面，同传统针灸一样有近部远部和随证取穴等形式。

1. 本经配穴法。

2. 表里配穴法。

3. 前后配穴法。

4. 上下配穴法。

5. 左右配穴法。

（三）特定穴的应用

1. 五腧穴。

2. 募、俞穴。

3. 原、络穴。

4. 八脉交会穴。

5. 八会穴。

6. 郄穴。

7. 下合穴。

8. 交会穴。

（四）神经特定作用点的应用

1. 眼神经额支作用点　其位于耳前屏上切迹旁开至发鬓前缘处，或眶上缘中外2/3处；或眶上内侧眉头处，属手足少阳经、阳明经，具有主治三叉神经痛、眼病等功效。

2. 上颌神经作用点　其位于下颌骨切迹中间或鼻尖与眼外角连线的中点处，属足少阳经和足阳明经，具有三叉神经痛、颞颌关节痛、咀嚼肌、咬肌病变、牙痛等功效。

3. 下颌神经作用点　其位于下颌骨切迹中间，或口角下方一横指处，或耳屏前缘。属手、足阳明经，具有主治偏头痛、神经性耳鸣、耳聋、牙痛等症的功效。

4. 面神经作用点　其位于耳后乳突前下缘处，或乳突与下颌髁状突连线中点处，属手少阳经，手、足阳明经。具有主治面瘫痪、神经性耳鸣、耳聋、味觉异常、而肌痉挛等症的功效。

5. 舌下神经作用点　其位于下颌角与舌骨大角的连线的中点处。属手、足阳明经，具有主治舌肌麻痹、喉痛、失语等症的功效。

6. 副神经作用点　其位于胸锁乳突肌前缘处或胸锁乳突肌后缘中点上一cm处或斜方肌前缘巾、下三分之一处。属手、足阳明经，具有主治斜颈、肩垂症、颈椎病、颈肩综合征等症的功效。

7. 枕大神经作用点　其位于第二颈椎两侧。属足太阳经，具有主治眼病，后头痛、发热，脑炎后遗症的功效。

8. 耳大神经作用点　其位于下颏角后缘一横指处。属手三阳，具有主治失眠、耳鸣、耳聋、神经衰弱等症的功效。

9. 颈丛神经作用点　其位于胸锁乳突肌后缘的中点处，属足少阳、手、足阳明经。具有主治颈痛、咳嗽、气喘、呃逆等症的功效。

10. 枕小神经作用点　其位于枕外粗隆与乳突后缘连线的中点处。属足少阳、手、足阳明经，具有主治后头痛、精神病、失眠、高血压等症的功效。

11. 颈皮神经作用点　其位于胸锁乳突肌后缘中点下1cm处。属手三阳经，具有主治咳嗽、支气管哮喘、嘶哑等症的功效。

12. 锁骨上神经作用点　其位于锁骨内、中、外的上缘约1cm处各取一点。属足阳明经，具有主治颈痛，胸壁上郊和肩上部病痛的功效。

13. 膈神经作用点　其位于胸锁乳突肌中点至锁骨的垂线上，属手、足阳明经，具有主治膈肌痉挛、肝区痛、咳嗽、呼吸困难、颈肩痛等症的功效。

14. 臂丛神经作用点　其位于锁骨中点上1cm处。属手、足阳明经，具有主治上肢痛、瘫痪和肩病等症的功效。

15. 桡神经作用点　其位于肱骨外上髁与肘窝中心的连线中点处，或肱骨外上髁下3cm处。属手阳明经，具有主治腕垂症，指伸展运动障碍，上臂后侧，前臂背侧、手背桡侧和第一、二指部分的皮肤感觉障碍。

16. 尺神经作用点　其位于内上髁与鹰嘴的连线处，或内上髁前内侧与腕骨的桡侧连线处，属手少阴经，具有主治鹰爪手、尺神经麻痹或无力，无名指和小指部分皮肤感觉障碍，心血管疾病等症的功效。

17. 正中神经作用点　其位于肘横纹中内1/3与腕横纹中点的连线处，属手厥阴经，具有主治正中神经麻痹或无力，猿掌手，心神病等的功效。

18. 肌皮神经作用点　其位于三角肌抵止点处，或肘横纹中外1/3与桡骨茎突连线处，属手太阴经，具有主治肌皮神经痛、屈肘无力、肘痛和呼吸系统疾患等功效。

19. 腋神经作用点　其位于肩胛冈与三角肌抵止点连线的中点处。属手太阳经，具有主治腋神经麻痹、肩酸痛、麻木、抬肩困难、屈肘无力等症的功效。

20. 腰丛神经作用点　其位于第一、二腰椎横突的末端的连线中点，或同法取第二、三腰椎横突的中点。属足太阳经，具有主治局部病变，及消化、泌尿、生殖等系统的病症的功效。

21. 骶丛神经作用点　其位于髂后上棘外下2～3cm处。属足太阳经，具有主治局部病变，及泌尿、生殖等系统和坐骨神经等病症的功效。

22. 股神经作用点　其位于腹股沟韧带中点后方外测约1cm处，属足阳明和足太阴经，具有主治大腿前痛，屈髋和伸膝障碍等病症的功效。

23. 闭孔神经作用点　其位于耻骨结节下2cm处，或腹股沟韧带中，内1/3与股骨内踝连线的中点。属足太阴经，具有主治内收肌瘫痪、大腿内侧皮肤麻木、外阴病和疝气等病症的功效。

24. 股外侧皮神经作用点　其位于髂前上棘下内约2cm处，或髂前上棘与胫骨外踝连线处，属足阳明、足少阳经，具有主治股外侧皮神经炎的功效。

25. 腓总神经作用点　其位于腓骨小头后下方，属足少阳经，具有主治腓总神经痛、瘫痪、腰腿痛、胃肠功能紊乱、食欲不振等病症的功效。

26. 胫神经作用点　其位于腘窝正中，或小腿正中线中上1/3处，或跟腱与内踝连线的中点处，属足太阳经，具有主治小腿后侧肌群萎缩、腰腿痛、胫神经瘫痪等病症的功效。

27. 股后皮神经作用点　其位于臀纹中点至腘窝中点的连线处，属足太阳经，具有主治股后局部疾患，及坐骨神经痛，下肢瘫痪等病症的功效。

（五）抓痧疗法的必选腧穴

1. 全身疾病　大椎、身柱。
2. 下半身疾病　命门。
3. 呼吸系统疾病　风门、肺俞、脾俞、中府、膻中。
4. 循环系统疾病　心俞、厥阴俞、督俞、肝俞、脾俞、神道、灵台、巨阙。
5. 消化系统疾病　膈俞、肝俞、脾俞、三焦俞、大肠俞、胆俞、中脘、上脘、天枢、关元、至阳、期门。
6. 泌尿系统疾病　肝俞、脾俞、肾俞、膀胱俞、八髎、关元、中极。
7. 内分泌系统疾病　肺俞、心俞、肝俞、脾俞、肾俞、神道、灵台。
8. 神经系统疾病　心俞、厥阴俞、肝俞、脾俞、神道、灵台。
9. 脑血管疾病　心俞、厥阴俞、肝俞、脾俞、神道、灵台。
10. 运动系统疾病　肾俞、脾俞、肩髃、肩贞、肩中俞、肩外俞、八髎、秩边、环跳、阴门、伏兔、命门、阳关。
11. 五官及皮肤系统疾病　风门、肺俞、肝俞。

三、风湿病的治疗

（一）足跟痛

1. 注意事项　患者在治疗的同时，还需注意劳逸结合，避免风冷潮湿，并坚持适当的功能锻炼，以利于疾病早日康复。

2. 治疗原则

肝肾亏损：补益肝肾，通络止痛。

气虚血亏：益气养血，通络止痛。

寒湿凝滞：温经散寒，祛湿通络。

3. 治疗操作　操作时，患者取俯卧位，选取边缘光滑圆润的瓷勺或水牛角板，以食油或水为递质，刮取太溪、阿是穴，至出现痧痕为止，并以指点揉水泉、照海、昆仑、解溪、仆参、申脉穴，每日一次，若肝肾亏损则加刮太冲穴，并以针点刺涌泉穴，手法力度较轻，操作范围较广泛；若气虚血亏则加刮足三里、复溜穴，并以针排刺足底，手法力度较轻，操作范围较广泛；若寒湿凝滞则加刮阴陵泉、血海穴，并以针排刺足底，手法力度中等，操作范围较广泛。

（二）类风湿性关节炎

1. 注意事项　患者在治疗期间，宜慎起居，避风寒，以免症状加重或复发。

2. 治疗原则

风寒湿痹：散寒祛湿，祛风通络。

痰瘀痹阻：祛痰化瘀，通络止痛。

3. 治疗操作　操作时，患者取俯卧位，选取边缘光滑圆润的瓷勺或水牛角板，以食油或水为递质，刮取背部夹脊穴、腘窝处，至出现痧痕为止，后再令患者取仰卧位，刮取肘关节周围、指关节周围及膝关节前侧，至出现痧痕为止，每日一次。若风寒湿痹则加刮八髎穴，手法力度中等，操作范围较广泛；若痰湿痹阻则加刮背部督脉诸穴，手法力度中等，操作范围较广泛。

（三）颈椎病

1. 注意事项　在治疗过程中，患者直注意纠正不良姿态和习惯，避免颈部长时间保持一种姿势，每隔半小时左右要抬头，做摇颈动作，缓解颈部肌肉群痉挛紧张，睡眠宜用低枕，放于枕后部，衬托颈曲，防止颈部疲劳。

2. 治疗原则

经脉闭阻：祛风散寒，舒筋活络。

气滞血瘀：活血化瘀，散寒止痛。

肝肾不足：滋补肝肾，填精益髓。

3. 治疗操作　操作时，患者取俯卧位，选取边缘光滑圆润的瓷勺或水牛角板，以食油或水为递质，刮取风池、肩井、天柱、天宗、大杼、膈俞、肾俞、大椎穴，至出现痧痕为止，后再令患者取仰卧位，刮取曲池、列缺、合谷穴，至出现痧痕为止，每日一次，若经脉闭阻则加刮颈椎病夹脊穴、昆仑穴，手法力度中等，操作范围较广泛；若气滞血瘀则加刮血海、三阴交穴，并以针点刺极泉穴，手法力度中等，操作范围较广泛；若肝肾不足则加舌颈椎夹脊、完骨、太溪、太冲、三阴交穴，手法为度中等，操作范围较广泛。

（四）硬皮病

1. 注意事项　患者在治疗期间，要保持心情愉快，克服悲观失望的情绪，并避免寒冷，防止冻伤，并适当增加营养，增强抵抗力，以助疾病恢复。

2. 治疗原则

风湿外袭：祛风除湿，通络活血。

肾阳不足：温补肾阳，固卫和营。

寒邪外袭：温经散寒，调和营卫。

血瘀经脉：活血化瘀，通经活络。

久痹及肺：宣肺化痰。

胸阳痹阻：宣痹通阳，活血化瘀。

脾胃虚弱：健脾和胃。

3. 治疗操作　操作时，患者取俯卧位，选取边缘光滑圆润的瓷勺或水牛角板，以食油或水为递质刮取夹脊穴，至出现痧痕为止，后再令患者取仰卧位，刮取曲池、足三里、三阴交穴，至出现痧痕为止，每日一次。若风湿外袭则加刮合谷、血海、阳陵泉穴，手法力度中等，操作范围较广泛；若肾阳不足则加刮肾俞、命门穴，手法力度较轻，操作范围较广泛；若寒邪外袭则加刮合谷、太冲穴，手法力度中等，操作范围较低广泛；若血瘀经脉则加刮肩髃、外关、合谷、阳陵泉、足三里穴，手法力度中等，操作范转较广泛；若久痹及肺则加刮风门、肺俞、膻中、孔最、丰隆穴，手法力度中等，操作范围较广泛；若胸阳痹阻则加刮心俞、督俞、厥阴俞、膈俞、内关、神门穴，手法力度较重，操作范围较广泛；若脾胃虚弱则加刮脾俞、胃俞穴，手法力度较轻，操作范围较广泛。

（五）腰椎管狭窄症

1. 注意事项　患者于早期应注意休息，避免风寒劳累，以免使症状加重，另外再配合适当体育锻炼，多作背伸、拱桥、直腿抬举、晃腰、双手举足等动作增强腰背部肌肉力量，增强脊柱稳定性，预防本病反复发作。

2. 治疗原则

寒湿侵袭：祛邪通络。

瘀血停着：行气活血，化瘀止痛。

肾阳亏虚：温补肾阳，通络止痛。

肾阴不足：滋补肾阴，通络止痛。

3. 治疗操作　操作时，患者取俯卧位，选取边缘光滑圆润的瓷勺或水牛角板，以食油或水为递质，刮取嚸俞、肾俞、大肠俞，至出现痧痕为止，后再令患者取仰卧位，刮取承扶、阳陵泉、绝骨、三阴交穴至出现痧痕为止，每日一次。若寒湿侵袭则加刮腰阳关、命门、志室、环跳穴，手法力度中等，操作范转较广泛；若瘀血停滞则加刮膈俞、血海、太溪、昆仑穴，手法力度中等，操作范围较广泛；若肾阳亏虚则加刮命门、腰阳关、次髎、足三里穴，手法力度较轻，操作规程范围较广泛；若肾阳不足则加刮命门、腰阳关、志室、环跳、足三里穴，手法力度较轻，操作范围较广泛。

（六）腰椎间盘突出症

1. 注意事项　患者于早期应注意平卧木板床，避免风寒劳累，以免缓解之症状加重或复发，对于中后期患者，除平时注意避免风寒劳累，跌仆闪挫，平卧木板床外，尚应配合适度的功能锻炼，如背伸、拱桥、直腿、抬举、晃腰、双手举足等动作，以增强腰背部肌肉力量，维持脊柱稳定性，预防本病再度发作。

2. 治疗原则

寒湿侵袭：通络散寒止痛。

肝肾亏虚：通经活络，补肾培元。

瘀血停着：活血化瘀，通经止痛。

3. 操作原则　操作时，患者取俯卧位，选取边缘光滑圆润的瓷勺或水牛角板，以食油或水为递质，刮取肾俞、大肠俞、腰阳关、次髎、环跳、殷门、委中、承山穴，至出现痧痕为止，后再令患者取仰卧位，刮取阳陵泉、悬钟穴、并以指点揉昆仑穴，至出现痧痕为止，每日一次，若寒湿侵袭则加刮腰俞、志室、昆仑穴，手法力度中等，操作范围较广泛；若肝肾亏虚则加刮关元、三阴交、太溪、秩边穴，手法力度较轻，操作范围较广泛；若瘀血停着则加刮膈俞、血海、三阴交、阿是穴，手法力度中等，操作范围较广泛。

（七）肩关节周围炎

1. 注意事项　患者在治疗的同时，应积极进行肩部关节功能锻炼，如肩外旋，肩上举，肩外展，擦汗，展旋等动作，并应保持双肩温暖，避免受寒，以免症状加重或复发。

2. 治疗原则

风寒袭络：疏风散寒，温经通络。

经筋失养：温经活血，强筋壮骨。

3. 治疗操作　操作时，患者取俯卧位，选取边缘光滑圆润的瓷勺或水牛角板，以食油或水为递质，刮取缺盆、中府、天柱、肩井、肩髃、天髎、天宗、肩贞、曲池、外关穴，至出现痧痕为止，后再令患者取仰卧位，刮取阳陵泉、太溪穴，至出现痧痕为止，每日一次，若风寒袭络则加刮臑俞、秉风、曲肩中俞、阿是穴，手法力度中等，操作范围较广泛；若经筋失养则加刮肩内陵、肩外陵、阿是穴，手法力度较轻，操作范围较广泛。

（八）急性腰扭伤

1. 注意事项　患者在治疗期间，宜平卧木板床，慎避风寒，并配以轻度功能锻炼，以利于早日康复。

2. 治疗原则

气滞型：理气通络，活血止痛。

血瘀型：活血化瘀，行气止痛。

3. 治疗操作　操作对，患者取俯卧位，选取边缘光滑圆润的瓷勺或水牛角板，以食油或水为递质，刮取腰俞、大肠俞、委中穴，至出现痧痕为止，后再令患者取仰卧位，刮取委阳、阳陵泉、昆仑穴，至出现痧痕为止，每日一次。若为气滞则加刮气海、太溪、腰阳关穴，手法力度中等，操作范围较广泛；若为血瘀是加刮膈俞、血海、悬钟穴，手法力度中等，操作范围较广泛。

（九）颈肩纤维织炎

1. 注意事项　患者在治疗期间宜做轻度功能锻炼，适劳逸、避风寒，以避免症状加重或复发。

2. 治疗原则

风寒侵络：疏风散寒，温经通络。

气血瘀滞：行气活血，通络蠲痹。

3. 治疗操作　操作时，患者取坐位，选取边缘光滑圆润的瓷勺或水牛角板，以食油或水为递质，刮取风池、颈部夹脊穴、肩井、肩骨、肩贞、天宗穴，至出现痧痕为止，再令患者取仰卧位-刮取曲池、臂臑尺泽、太溪穴，至出现痧痕为止，每日一次。若风寒侵侵袭则加刮合谷。列缺、人迎穴，手法力度中等，操作范围较广泛；若气血瘀滞则加刮气海、血海、天柱穴，手法力度中等，操作范围较广泛。

（十）坐骨神经痛

1. 注意事项　患者在日常工作生活中，应避免损伤性动作，避风寒，以免症状加重再复发。

2. 治疗原则

寒湿留着：祛寒行湿，温经通络。

瘀血阻络：活血化瘀，通络止痛。

3. 治疗操作　操作时，患者取俯卧位，选取边缘光滑圆润的瓷勺或水牛角板，以食油或水为递质，刮取腰俞、肠俞、环跳、殷门、委中、承山穴，至出现痧痕为止；后再令患者取仰卧位，刮取阳陵泉、悬钟、昆仑穴，至出现痧痕为止，每日一次。若寒湿留着则加刮腰阳关、次髎穴，手法力度中等，操作范围较广泛；若瘀血阻滞则加刮膈俞、血海、三阴交穴，手法力度中等，操作范围较广泛。

第七节　风湿病的中医外治疗法

一、热敷疗法对风湿病的治疗

热敷疗法是用热的物体如热水袋或热毛巾置于痛处来消除或减轻疼痛，这就是一种古老的热敷疗法。它能使局部的毛细血管扩张，血液循环加速，起到消炎、消肿、祛寒湿、减轻疼痛、消除疲劳的作用。由于此法简便易行，收效迅速，不仅从古沿用至今，还成为人们的日常生活中自我防病治病的常用疗法之一。热敷疗法一般可分为药物热敷疗法、黄土热敷，水热敷疗法、盐热敷疗法、沙热敷疗法、砖热敷疗法、蒸饼热敷疗法等。

早在原始社会，人们学会了使用火后，就已有本疗法之萌芽。如用兽皮或树皮，包上烧热的石块或砂土，贴附在身体上，以取暖或治疗腹痛、关节痛等，并可消除疲劳。正式运用于临床，可追溯至春秋战国时期。《史记·扁鹊仓公列传》中载："扁鹊，乃使于豹为五分之熨，以八减之齐（剂）和煮之，以更熨两胁下，太子起坐。"长沙马王堆汉墓出土的医帛书中，也有用热敷治疗疾病的记录。华佗曾巧妙地运用本疗法治疗多种常见病。《肘后备急方》、《丹溪治法心要》、《外科大成》、《医宗金鉴》等都有关于本疗法的记载。由于本疗法简便易行，收效甚捷，故一直沿用至今；热敷疗法可分为水热敷法、醋热敷法、姜热敷法、葱热敷法、盐热敷法、沙热敷法、砖热敷法、蒸饼热敷法及铁末热敷法等。

（一）操作方法

1. 水热效法　水袋法：取热水（60～70℃）灌入热水袋内，外包一块毛巾，放置于治疗部位，也可以用橡皮袋等代之。②水湿热敷法：取纱布或毛巾浸于热水中5min后，捞出，拧去多余的水后，敷于患处。

2. 醋热敷法　取生盐250g左右，放入铁锅内，炒爆后，即用陈醋约半小碗，洒入盐内，边洒边搅，醋洒完后，再略炒一下，即倒入布包内，包好趁热置放治疗部位。

3. 姜热敷法　取生姜500g，洗净捣烂，挤出姜汁，然后将姜渣放在锅内炒热，用布包后敷患处。待冷再倒入锅内，加些姜汁，炒热后再敷。

4. 葱热敷法　取鲜葱白500g，捣烂后放入铁锅内炒热，用布包裹、扎紧、置放患处。

5. 盐热敷法　取粗盐500g，放在铁锅内用急火爆炒，趁热用纸包裹，外面再包一层布，置放患处。

6. 沙热敷法　同盐热敷法。

7. 蒸饼热敷法　取面粉做成约0.5cm厚的蒸饼，趁热将饼切成两片，每片上放密陀僧6g，紧挟在腋下，待冷即温热再用。

8. 铁末敷热法　取钢铁细末，洗净，炒至发红，倒出晾冷。装入布袋（铁末占布袋容量的1/3），倒入100mL陈醋后，用两手搓揉布袋，使铁末发热，把布袋拍成饼状，外包毛巾，置放患处。

9. 砖热敷法　取两块青砖，用火烘热，在需敷处放上四五层纱布或两层毛巾，然后将热度适宜的砖放置在纱布或毛巾上。两块砖轮流热敷，时间一般不宜超出1h。

（二）治疗原理

虽然方法较多，但治疗原理可归结为两种：一是单纯的物理（温热）作用。皮肤层充满血管和毛细血管，当热的物质接触皮肤时，皮肤的血管即扩张充血，使机体代谢加快，促进炎症的消散、吸收。热敷后肌肉内的废物也加快排泄而减少疲劳，缓解僵硬和痉挛，使肌肉松弛而舒服。热也可使汗腺分泌增加，促进身体散热。另一种则是药理和物理的双重作用。由于热敷的作用，增强了局部新陈代谢，可使伤口迅速修复，形成新的皮肤。如用药液敷于患部，因水分和药液与皮肤的直接接触，药物有效成分就会渗透到组织中去，起到外治给药的作用。

（三）临床应用

1. 风湿性关节炎、类风湿性关节炎、肩周炎、强直性脊柱炎、增生性关节炎、腰椎间盘突出引起坐骨神经痛、硬皮病、白塞病、风湿性多肌痛、瑞特综合征、银屑病、关节炎、痛风以及其他风湿病引起的关节肌肉病变等中医辨证属风、寒、湿痹者，寒性腰腿痛。

2. 取生姜60g，白酒50mL，先将生姜切碎，并与白酒混合，加热（勿令燃烧），热敷痛处，以菜叶或油纸包扎，绷带固定，隔日换药1次。

3. 以水热敷法，或沙热敷法，热敷关节炎处。强直性脊柱炎、增生性关节炎（脊椎、颈椎、腰椎、膝关节骨质增生）取铁末1500g，陈醋100mL，以铁末热敷法，热敷患处。每次6h，每天1次，7d为一个疗程。每次使用时应更换新的铁末。

其他风湿病的治疗可根据辨证参考以上风湿病的治疗方法进行治疗。

（四）注意事项

1. 凡高烧、皮肤过敏或中医辨证属热证者，不宜使用本疗法。

2. 注意热敷温度，以患者能耐受为度，避免烫伤。

3. 治疗某些重病时，要随时注意观察患者的脉搏和呼吸变化。如肠梗阻，一般热敷1～6h即有缓解，24h内可解除梗阻；若热敷后症状加重，应及时送往医院，不得延误。

4. 应用过程中，如感到不适或局部有不良反应，应立即停止。同时注意防止因病者出汗过多而致虚脱。

（五）按语

本疗法主要通过物理作用而达到治疗效果，简便易行，取效亦较快，临床适用范围较广，对于边远农村和山区有一定的推广价值。

二、药熨疗法对风湿病的治疗

将药物（如药袋、药饼、药膏及药酒）加热后置于患者体表特定部位，作热罨或往复运动，促使腠理疏松、经脉调和、气血流畅，治疗寒湿、气血瘀滞、虚寒病证的方法。

（一）熨药配制

1. 配伍原则　熨剂的配伍原则与内服药的配伍原则相同，均应根据患者的病情辨证论治，选择合适的药物配制成剂。吴尚先在《理瀹骈文》中指出："若行道者适遇急症，恐病家嫌膏药力尚缓，请非处汤不可，则不妨竟以古汤头煎服之方改为研末炒熨，于医理无悖，于外治一门亦变而不失其正，与医家亦分途而合辙。"吴氏虽然是就急症权变为治而论，其实质仍然说明了熨药配制也是在医理指导之下的辨证措方，无非是变内服为外治，给药途径有异而已。

然而，药熨治疗毕竟是一种外治方法，需要通过皮肤的吸收而产生其治疗效应。因此，一般说来熨剂大多选取气味辛香雄烈之品为主配制而成。如具有温通经脉、散寒祛湿、行气活血、舒筋活络等作用的药物常为熨剂的主体。根据患者的病情，也可酌选辛凉解表、清泄热毒之品组合成剂。

熨剂的药味可随宜增损，原则上专治一证者，药味宜少而精；病情复杂或兼证较多，虚实夹杂者，也可酌情多选配几味，但不宜过多过杂。

2. 制剂方法　熨剂的配制调剂主要有药袋、药饼、药膏三种剂型。

(1) 药袋：将药物打碎或制成粗末，装入缝制好的药袋中备用。药袋的大小应备置多处规格，以便按照熨引的部位、范围择用。

(2) 药饼：将药物研为细末，然后根据患者病情，酌取面糊、水、酒、醋等调剂制成大小、厚薄不等的药饼备用。

(3) 药膏：将药物研为极细末，加入饴糖、黄蜡等赋形剂调制成厚薄适度的药膏备用。

此外，还可将药物浸泡于酒中制成药酒，或将药物煎汤取汁，趁热用纱布熨引患处等。

（二）操作方法

1. 熨引工具　常用的熨引工具有熨斗、热水袋、煎炒药锅、蒸煮器具等。也可就地取材，选用大口玻璃瓶、水壶等器皿，因地制宜地进行药熨治疗。

2. 操作步骤　根据不同的药熨制剂，其操作步骤也不尽相同。一般常用的有炒熨法、蒸煮熨法、贴熨法、熨斗熨法等。

(1) 炒熨法：以绢、布等包裹炒热的药物熨引患处，即为炒熨法。先将配制好的药物打碎，置于炒锅中炒热，在翻炒的过程中，可以根据病情酌加酒、醋等敷料；炒热后以绢布包裹适量熨剂，趁热直接熨引患处或有关的治疗部位（如腧穴、经脉循行处等）。待其温度降低，则可更换药包熨引。一般可反复熨引多次，技术熨引 20～40min，或根据病情适当延长熨引时间。

(2) 蒸煮熨法：将预先配制好的药袋投入药锅或笼屉中蒸煮后热熨治疗部位，药熨方法和时间与炒熨法相同。

(3) 贴熨法：取配制好的药膏于火上略加烘烤，趁热敷贴患处，或将药膏涂敷于治疗部位后以熨斗等加热器具熨引。

(4) 熨斗熨法：将药袋、药饼、药膏等熨剂置于患处或治疗部位，其上覆以厚布，取熨斗或热水袋、水壶等热熨器具加以烫熨，以患者能忍受而不烧伤皮肤为度。此外，还可将熨药与铁末和匀装入药袋，使用时倒入适量陈醋，用手搓揉药袋，10分钟左右药袋自行发热，置于治疗部位热熨。

(三) 临床应用

药熨疗法可广泛用于临床各科疾病的治疗，在中医辨证属寒湿、气血瘀滞或虚寒性的病证治疗上，更有其他疗法所不可替代的治疗作用。

1. 风湿性关节炎、类风湿性关节炎、肩周炎、强直性脊柱炎、增生性关节炎、腰椎间盘突出引起坐骨神经痛、硬皮病、白塞病、风湿性多肌痛、瑞特综合征、银屑病关节炎痛风以及其他风湿病引起的关节肌肉病变等中医辨证属风、寒、湿痹者，采用本疗法热熨有显著疗效。

(1) 干姜、桂枝、川乌、生附子各15g，乳香、没药、姜黄、川芎、赤芍各10g，海桐皮、忍冬藤各20g。打碎和匀，分装于20×15平方cm的药袋中，放入蒸锅中加热约25min，取出，降温至40～45℃热熨患处。药袋凉即换之，每天热熨1～2次，每次30～50min。

(2) 水菖蒲120g，干姜12g，小茴香60g，樟脑90g，松香300g。前三药研细末，先将松香熔化，加入樟脑及诸药末，搅拌均匀，制成膏药。使用时将膏药软化贴于患处。每天在贴膏药处热熨1～2次，每次15～30min。

(3) 晚蚕砂500g，炒热，加100mL白酒，装入药袋，趁热熨引患处。

(4) 坎离砂（又名风寒砂，成药）250g，倒入陈醋50～100mL，待其发热后装入布袋，热熨患病部位，以能耐受为度。每次熨引20～40min，每天1～2次。

(5) 川椒60g，泡桐30g，威灵仙25g，路路通、两面针、海风藤、桂枝各15g。水煎30分钟；取药渣包裹热熨患处约30min，稍凉则将药袋浸渍于药汁中加温。然后再将药汁浸渍患处。本方适用于关节肿痛，活动不利者。

(6) 青盐500g，小茴香120g，同炒热，分装药袋热熨。每天2次，每次30～50min。

(7) 生川乌、生草乌各30g，白芷、姜黄、防风各10g，络石藤60g。捣碎，装入药袋，加酒或醋适量，入蒸锅中加热30min，取出热熨患处。本方适用于关节疼痛、活动受限，局部得热则减，遇寒则甚者。

(8) 防风、葛根各25g，桂枝45g，生姜120g，青葱白150g。上药共为精细末，蒸煮后热熨患处。每次30min，日2～3次。本方适用于颈、肩部疼痛，转侧不利，遇寒冷加重者。

2. 肋软骨炎 透骨草30g，红花、当归、川芎各15g，酒军、川乌、赤芍各10g。共为粗末，装入药袋，水煎取汁涂抹患处，然后用药袋热熨患处。每天1～2次，每次30～45min。一般治疗2～4d即可见效。

3. 骨质增生症、强直性脊柱炎 川乌、草乌、川芎、苍术、元胡、牛膝各等份。研粗末，分装药袋，煮沸后热熨患处，凉即更换；每天2～3次，每次30min。

颈椎增生加羌活、独活、防风、红花、延胡索、苏木等。

腰椎增生加独活、秦艽、牛膝、细辛、延胡索、千年健、伸筋草。

膝关节增生加透骨草、红花、苏木、路路通、伸筋草、木瓜。

4. 肩周炎

(1) 川乌、草乌各25g,白芷、姜黄、防风各15g,络石藤60g。捣为粗末,加醋或酒适量共蒸,趁热熨于患处肩背。每天1～3次,每次30～45min。主治肩周炎、肩关节疼痛、活动受限、遇寒则加重者。

(2) 红花、川芎、赤芍、当归、乳香、没药各9g,羌活、葛根、姜黄各15g,天南星20g。诸药捣为粗末,加酒、醋、姜汁适量翻炒,入川椒15g,炒烫热熨患处。主治肩周炎、肩关节活动受限者。若寒甚,加生附子或川乌、草乌适量。

5. 腰椎间盘突出(急性期)、增生性关节炎有红肿热痛症状、软组织损伤

(1) 生地60g,红花20g,元胡30g。共为粗末,分装药袋,蒸热后熨引患处。主治软组织损伤、局部肿痛明显者。

(2) 大黄60g,红花15g,伸筋草30g。为细末,酒或醋调和糊于伤损处,局部加热熨引。主治挫伤后红肿疼痛,或筋脉挛急、关节活动不利者。

(3) 杨柳皮适量,切为粗末,分装药袋,加黄酒煎煮,趁热将药袋沾取药液熨引患处。主治软组织损伤及肢体疼痛、关节屈伸不利等。

(4) 羌活、独活、细辛各15g,川乌、草乌、桂枝各10g,威灵仙、伸筋草、透骨草各30g。共为粗末,加白酒拌炒,热熨患处。主治腰肌劳损、风湿性脊椎炎等病证。

其他风湿病的治疗可根据辨证参考以上风湿病的治疗方法进行治疗。

(四)注意事项

1. 在进行药熨治疗时,根据患者的病情及其治疗部位,采取适当的体位。由于患者在治疗时要充分暴露患处或治疗部位,寒冷季节应有取暖设备,以免着凉感冒。

2. 医生在操作时要严格掌握热熨的温度和熨引手法力量的大小。热熨温度以患者能够耐受为度,熨剂温度过高容易烫伤皮肤,过低则影响药效的渗透。熨引手法有推、揉、擦、按等,力度应恰当,温度高时手法宜轻快;温度稍降,手法可稍重一些。

3. 在操作过程中,医生要经常检查熨剂的温度,询问患者的反应。如果患者出现头晕、头痛、心悸、呕恶及皮肤烫伤、擦伤等现象,应及时停止治疗。

4. 皮肤感染、破损处,孕妇的腹部和腰骶部,不得施以本疗法。

5. 治疗后应避风保暖,静卧休息。

(五)按语

由于本疗法是变内服为外治、主要通过体表热熨将药力导入肌腠,产生温通经脉、散寒祛邪、理气活血、调理脏腑功能等治疗效应,因此其临床应用范围较为广泛,不仅对痈疽疮疡、跌打损伤、风寒湿痹等体表局部病变有较好的疗效,而且对某些脏腑功能失调或全身性疾病也有一定的治疗作用,故吴尚先有"统治百病"之说。此外,本疗法尚有操作较为简便,一般无药物治疗的毒副反应,患者(尤其是小儿)乐于接受等优点,因此可以作为在医生指导下的家庭保健疗法而加以推广。

三、敷贴疗法对风湿病的治疗

敷贴疗法又称外敷疗法,是将药物研为细末,与各种不同的液体调制成糊状制剂,敷贴于所需的穴位或患部,以治疗疾病的方法,是中医常用的外治疗法之一。敷贴疗法除能使药力直

达病灶所发挥作用外,还可使药性通过皮毛腠理而由表及里,循经络传至脏腑,以调节脏腑气血阴阳,扶正祛邪,从而治愈疾病。敷贴疗法对感冒的治疗效果较好。

注意事项:请在专业医师的指导下使用本疗法,皮肤过敏者慎用本疗法。若敷后出现药疹、水疱等,则洗去药物,暂停外敷,或用芒硝30g,白矾30g溶化,纱布浸湿敷。

(一)药物选用

若选用鲜品药物,自身含有汁液,只需捣烂外敷即可。若药物为干品,则须将药物研为细末,然后加入适量的赋形剂,如鸡蛋清、酒、水、蜜糖等,调成糊状敷用。由于外敷药的药性有寒、热之分,所以应用时当分别使用,赋形剂也应辨证选用。

(二)敷贴方法

当外疡初起时,宜敷满整个病变部位;当毒已结聚,或溃后余肿未消,宜敷于患处四周,不要完全涂布。敷贴应超过肿热范围。

1. 痹证风湿性关节炎、类风湿性关节炎、肩周炎、强直性脊柱炎、增生性关节炎、腰椎间盘突出引起坐骨神经痛、硬皮病、白塞病、风湿性多肌痛、瑞特综合征、银屑病关节炎痛风以及其他风湿病引起的关节肌肉病变等中医辨证属风、寒、湿痹者。

(1)取生川乌、生草乌、生南星、生半夏各15g,肉桂、炮姜、白芷各10g,共研细末,以蜂蜜调匀,涂敷于患处。用于风寒湿痹。热痹禁用。

(2)取甘松根20g,细辛10g,干姜100g,白芥子20g,肉桂10g,生川乌、生草o各20g,红花20g,共研细末,用烧酒或黄酒调成糊状。用于膝部冷痛。

2. 风湿热、痛风(急性期)、瑞特综合征、增生性关节炎有红肿热痛症状、软组织损伤。

(1)取生半夏15g,生栀子30g,生大黄15g,桃仁10g,红花10g,当归15g,研末,用醋调匀,敷于患处。用于关节红肿热痛的热痹。

(2)取土茯苓30g、薏苡仁30g、黄檗10g、黄芩10g、芒硝30g、草乌10g、川乌10g、当归10g、乳香10g、没药10g,生大黄30克用醋调匀,敷于患处。

3. 增生性关节炎、强直性脊柱炎、腰椎间盘突出、扭挫伤

(1)取生栀子30g,乳香10g,没药10g,生大黄30g,共研为末,以蜂蜜或饴/调成糊状,外敷患处,用于新伤。如陈旧伤用热酒调敷。

(2)取紫荆皮、南星、半夏、黄檗、草乌、川乌、当归、川芎、乌药,补骨脂、白芷、刘寄奴、牛膝、桑白皮各等量,同研为细末,用饴糖调成糊状,外敷肿痛处。

4. 白塞综合征

(1)伴口腔溃疡:①用青吹口散外敷口腔溃疡面。②取五倍子30克炒黄,加入白糖2g,再炒致糖完全溶化,倒出晾干,和枯矾同研为细末,用香油调成糊状,外敷患处。③取吴茱萸15g,胡黄连6g,大黄6g,生南星3g,同研为细末,用醋调成糊状,晚上敷于足心涌泉穴。

(2)伴外阴部溃疡:①用青黛散敷外阴部溃疡面。②用青吹口散外敷外阴部溃疡面。

5. 巨细胞动脉炎所致头疼(中医风寒湿头痛可参考) 取白附子3g,川芎3g,研为细末,再将葱白一端捣成泥状,加入白附子和川芎末调匀,摊在纸上,贴于两侧太阳穴,用于风寒头痛。

取生川芎,白芷,麻黄各2g,同研为细末,和大葱共捣为泥,敷两侧太阳穴。用于风寒头痛,取生川乌,南星各等份,共研细末,用鲜大葱汁或鲜姜汁调成糊状,敷两侧太阳穴。用于风寒

头痛。

取荜茇3g，细辛6g，干姜10g，共研细末，用酒调为糊状，敷于头部痛处。用于虚寒头痛。取大黄9g，芒硝9g，生石膏15g，研末，醋调为糊状，敷于前额。用于热盛头痛。取山豆根10g，白芷10g，薄荷6g，栀子10g，共研细末，用浓茶调匀，敷于前额，用于热盛头痛。

取全蝎9g，地龙9g，五倍子12g，生南星15g，生半夏15g，白附子15g，木香9g，共研细末，备用。每次用药末适量，并加入1/2的面粉，用酒调成两个药饼，敷于太阳穴。用于三叉神经痛。

取草决明60g，石决明10g，研末，以浓茶汁调成糊状固定，次日起床时去掉。用于肝风头痛。

取吴茱萸20g，研末，醋调，临睡时敷两足涌泉穴，用纱布固定，次日起床时去掉。用于高血压头痛。

取川乌、草乌各6g，薄荷1g，细辛1g，生石膏12g，胡椒1g，共研细末，以白酒调成糊状，敷于太阳穴。

其他风湿病的治疗可根据辨证参考以上风湿病的治疗方法进行治疗。

（三）注意事项

1. 在应用过程中，如出现皮肤过敏、瘙痒潮红，发出小水泡，应立即停用。

2. 外敷时注意调节干湿度，过湿容易外溢流失，若药物变干，须随时更换，或加调和剂湿润后再敷上。

四、药膏疗法对风湿病的治疗

药膏疗法是将外用药膏敷贴于肌肤，药膏通过皮肤、黏膜的吸收，起到行气活血、疏通经络、祛邪外出的作用，以治疗损伤、骨折、局部感染等的方法。

长沙马王堆汉墓出土的医帛书《五十二病方》中已载述外用膏剂治疗外伤、痂等，用水银膏外敷治疗痈肿等。《内经》则更为详细地描述了药膏疗法的方法："其化为脓者，泻则合膏。……疏砭之，涂以豕膏，六一已勿裹之。"通过历代医家的临床实践，使本疗法更臻完善。清代吴尚先《理瀹骈文》肯定了本疗法的功效，并系统地总结了各种药膏的作用和用法。

（一）药膏的配制方法

根据不同的病症，选择适宜的药物配制成方，一般多用气味芳香之品，以便药力渗透和促进皮肤、黏膜的吸收，而发挥其治疗作用。配制和调剂敷贴药膏时，先应将药物研成细末，然后选用饴糖、蜜、油、水、鲜药汁、酒、醋、凡士林等赋形剂调成厚糊状的药膏，即可存贮备用。赋形剂与药物之比大约在3：1的比例范畴内酌予调整。用于闭合性损伤者，敷药的赋形剂可选用饴糖，取其硬结后的固定和保护作用，也可加入少许醋以增强药物渗透功效。如用于开放性创面者，古代多以黄白蜡熔化后作为赋形剂，近代多以凡士林作为调料，取其柔软、滋润作用，润泽创面，以利于生肌长肉。对陈旧性损伤、血肿等可取酒作为调料，以增强其活血通络、消肿止痛功效。对新伤患者也可用水作为调料，或以鲜药捣烂外敷。总之，应根据患者的病情，因时因地调配制作。

（二）使用方法

按照患处部位，把敷药摊在大小适宜、折叠为4～6层的桑皮纸或纱布上。无创口者在敷药上加盖一张极薄的棉纸敷于患部，这样既可使药力渗透，不影响药效的发挥，又可减少对皮肤的刺激。敷上药膏后应加以包扎，以免脱落。关节部位应采用"8"字形或螺旋形包扎，使患部处于功能位置。包扎不宜过紧，以防血液循环受限，也不宜过松而导致脱落。

换药时间应根据病情变化、肿胀程度、气候特点来决定，一般2～3天更换一次古人的经验是"春三、夏二、秋三、冬四"。药膏疗法是通过与皮肤接触，使药物经皮肤或黏膜渗入而起到治疗作用。

由于药物直接作用创面，有利于消除肿胀，促进炎症的吸收和创口的愈合，比口服药物作用更为直接，取效也快，故为临床广泛应用。

（三）临床应用

1. 舒筋活血类　多由偏于温通舒筋、活血祛瘀、强壮筋骨等药物组成。适于闭合性的骨折，伤筋之初中期，肿胀未尽，活动未愈者。如三色敷药。

组成：黄荆子、紫皮、全当归、五加皮、木瓜、丹参、羌活、赤芍、白芷、片姜黄、独活、甘草、秦艽、天花粉、怀牛膝、川芎、连翘、威灵仙、木防己、防风、马钱子。

用法：研成细末，用饴糖调敷患处。

功用：消肿止痛，接骨续筋，利关节。用于外伤初中期，或寒湿痹痛、关节活动不利者。

2. 消瘀止痛类　多由药性偏凉，具有清热解毒、活血化瘀、止痛消肿等功用的药物组成。适于跌打损伤早期肿胀明显、局部疼痛者。

（1）膜韧膏

组成：白凤仙花、牛栀子、北细辛、红花、羌活、独活、当归、乳香、没药、苏木、樟脑、生甘草、丁香、血余炭、生石膏、山柰、红粘合子、血竭。

用法：研为细末，用调糖调配。

功用：活血消肿，通络止痛。用于各种早期闭合性损伤。

（2）消瘀止痛膏

组成：生木瓜、生栀子、生大黄、蒲公英、地鳖虫。

用法：研为细末，用饴糖或凡士林调敷患处。

功用：活血化瘀，消肿止痛。用于闭合性骨折、伤筋初期肿痛剧烈者。

3. 接骨续筋类　适用于一切骨折骨碎、筋断筋裂等严重筋骨损伤中期者。如接骨膏。

组成：自然铜、荆芥、防风、五加皮、皂角、茜草、川续断、羌活、独活、骨碎补、接骨木、红花、赤芍、地鳖虫。

用法：研为细末，用饴糖或蜂蜜调配。

功用：接骨续筋。用于各种骨折、筋断之中期者。

4. 温经通络类　温散寒湿，通络利关节。适用于陈旧性损伤、关节炎等感受感风寒湿邪者。如温经膏。

组成：乳香、没药、麻黄、马钱子。

用法：共研为细末，用饴糖调配。

功用：祛风通络，除湿利关节。用于风寒湿痹、关节不利者。

（1）类风湿性关节炎

风寒湿型

治则：祛风散寒，祛风通络。

用药：温经膏、三色敷药。

风湿热痹证

治则：驱风除湿，清热通络。

用药：消瘀止痛膏、膜韧膏。

(2) 痛风

急性期：清热、祛湿、通络。

用药：消瘀止痛膏、膜韧膏。

慢性期：温经通络。

用药：温经膏。

(3) 风湿热

急性期：清热、驱风、祛湿、通络。

用药：消瘀止痛膏、膜韧膏。

慢性期：温经通络。

用药：温经膏。

(4) 骨性关节炎

治则：祛风散寒除湿，温经通络。

用药：温经膏、三色敷药、接骨膏。

(5) 肩周炎

治则：温经散寒除湿，行气通络止痛

用药：温经膏、三色敷药。

(6) 强直性脊柱炎

治则：温经散寒，化湿通络。温补肝肾。

用药：温经膏、三色敷药、接骨膏。

(7) 白塞病

治则：清热利湿，益气通络。

用药：可以用黄金膏等外涂皮肤感染处。

其他风湿病的治疗可根据辨证参考以上风湿病的治疗方法进行治疗。

(四) 注意事项

1. 敷药容易发酵发霉，一次不宜调配过多。收贮装盒时，应留有适当空隙，以防敷药发酵外溢。若敷药硬化，可酌加少量饴糖调匀。

2. 敷药时要摊得平整，切勿留有空隙，以免夹板固定时挤压成疮；四周应留适当空隙，以防药膏沾污衣服。

3. 对有开放性伤口者，可先在敷药中间预留小孔，便于伤口换药。

4. 凡用饴糖配制的药膏，须随调随用，搁置时间过长则干结变硬，有擦伤皮肤之虞。

5. 每次换药时，要把旧药揩洗干净。闭合性损伤使用敷药，多可衬以薄棉纸；开放性创口创面，或油膏类敷药宜用棉花轻轻揩净，不宜用现代医学的换药法。

6. 孕妇、产妇忌用或慎用本疗法。

7. 敷贴药膏后局部出现瘙痒、皮肤潮红、出疹等，系药物过敏，不宜再用本疗法。

（五）按语

本疗法是常用于伤外科局部病症的外治法，其疗效卓著，应用方便，故为临床广泛采用。近年研究证实损伤后应用本疗法，可减轻损伤局部的炎症性反应，抑制创面病菌，促进上皮细胞生长和组织修复。

五、熏洗疗法对风湿病的治疗

熏洗疗法，是利用药物煎汤乘热在皮肤或患处进行熏蒸、淋洗的治疗方法（一般先用药汤蒸气熏，待药液温时再洗）。此疗法是借助药力和热力，通过皮肤、黏膜作用于肌体，促使腠理疏通、脉络调和、气血流畅，从而达到预防和治疗疾病的目的。

（一）作用机制

本法是通过蒸汽和热水的渗透途径使药物直接作用于病变组织，发挥药物及物理温热作用，共奏驱逐风、寒、湿邪于体外之效。

1. 药物渗透作用　药物煎煮中产生大量蒸汽，中药有效成分呈离子状态，以离子特性渗透皮肤进入人体，对疾病产生药物治疗作用。同时，可通过洗浴，用中药煎剂作浸泡液进行浸泡洗浴，在此过程中通过皮肤透析，药物可进入体内，对疾病产生治疗作用。

2. 改善微循环　熏蒸使关节周围皮肤温度升高，导致皮肤微小血管扩张，血流加快，组织温度升高，从而改善局部血液循环，促进新陈代谢，加速组织再生能力和细胞活力。

3. 蒸汽物理温热作用　蒸汽的热作用可降低神经末梢的兴奋性及消除皮肤紧张，缓解肌肉、肌腱和韧带痉挛及僵直状态，产生镇痛效果。熏蒸发汗具有祛风散寒、除湿祛邪、消除疲劳及改善情绪作用。浸泡药浴使人体接触药物的时间延长，更加强了药物的治疗作用。

熏蒸药物的有效成分经皮肤吸收，直接作用于脊柱关节周围软组织，起到了活血化瘀、祛风散寒的功效，并能松弛肌腱、韧带，从而达到抗感染、解痉镇痛的目的。在熏洗后脊柱关节周围肌腱、韧带、纤维组织处于松弛状态下进行间歇牵引，能使挛缩的肌腹和肌腱延长，达到促进脊柱关节功能恢复的目的。本疗法治疗后血沉、补体C_3、C反应蛋白明显降低，与患部微循环改善，炎症得到控制有关。风关痛是一中医病因命名，在中医学中属于痹症范畴，是由于人体正气虚弱，阳气卫外不固，风寒湿邪侵入体内，导致气血运行不畅，经脉受阻而出现肌肉、关节疼痛、酸重、活动不利等临床表现，治愈后关节功能恢复正常，不留畸形。治疗原则是以彻底驱除侵入人体的风湿寒邪为主，熏洗药物选用祛风散寒、利湿通络、活血化瘀的药物。

（二）基本内容

本疗法可分成全身熏洗法和局部熏洗法。局部熏洗法又可细分为手部熏洗法、足部熏洗法、眼熏洗法、坐浴熏洗法等。

按病证配制处方，经煎煮后，倒入容器，外罩布单，将患部与容器盖严，进行熏疗，待药液不烫时再进行淋洗、浸渍。若熏洗眼部，可将药液放入保温瓶中，先熏后洗，以消毒棉花蘸药频频热洗患眼，亦可用洗眼杯洗眼。本疗法一般每日2次，每次20～30min。

现代医学研究证明，熏洗时湿润的药液，能加速皮肤对药物的吸收，同时皮肤温度升高，皮肤毛细血管扩张，促进血液和淋巴液的循环，有利于血肿和水肿消散。由于温热的刺激能促进活跃网状内皮系统的吞噬功能，提高新陈代谢等作用。对霉菌、细菌感染性引起的疾病，药物熏洗能直接起到抑制与杀灭作用。

（三）临床应用

1. 痛风湿热内蕴证

治则：清热除湿，通络止痛。

蒲公英、苦参、黄檗、连翘、木鳖子、金银花、白芷、丹皮、生甘草。

透骨草、元胡、当归、姜黄、川椒、海桐皮、威灵仙、川牛膝、乳没、羌活、白芷、五加皮、红花、土茯苓各等份煎汤熏洗。

生川乌、生草乌、生南星、生半夏、芒硝、白鲜皮、土茯苓、苏木、赤芍、丹皮煎汤熏洗。

2. 类风湿性关节炎

(1) 风寒湿型

治则：祛风散寒，除风通络。

取虎杖、桃树枝、杨树枝、桑树枝、槐树枝各250g，煎煮后倒入桶内，先熏后洗。每日2次，每次30～60min。

取羌活、独活、威灵仙、松树针、狗脊各60g，煎煮后趁热熏洗患处，每日1～2次，每次30～60min。

取制川乌、制乌草、透骨草、片姜黄、海桐皮、威灵仙、苏木、五加皮、红花各15g，共研细末，用纱布包后，加水煮沸20min，趁热熏洗处。每日1～2次，每次30～60min。

透骨草、元胡、当归、姜黄、川椒、海桐皮、威灵仙、川牛膝、乳没、羌活、白芷、五加皮、红花、土茯苓各等份煎汤熏洗。

桑枝、桂枝、川草薢、伸筋草、乳没、川羌活、川当归、落得打、补骨脂、大独活、川牛膝、淫羊藿、透骨草、川红花、川木瓜煎汤熏洗。运用于关节活动功能障碍者。

川乌、草乌、苍术、羌活、桂枝、防风、艾叶、花椒、红花、刘寄奴、透骨草、伸筋草煎汤熏洗。运用于关节活动功能障碍者。

透骨草、刘寄奴、苏木、赤芍、红花、羌活、独活、秦艽、防风、艾叶、威灵仙、甲珠、乌梅、木瓜各等份煎汤熏洗。运用软组织增厚坚硬、肌腱粘连、肌肉僵凝、关节活动功能障碍者。

伸筋草、海桐皮、秦艽、大当归、山钩钩、大独活、川红花、兔儿风、乳没。运用于无明显肿胀、关节活动功能障碍者。

丹参、五加皮、透骨草、川椒、川牛膝、木瓜、艾叶、白芷、红花、边桂煎汤熏洗。

防风、秦艽、苍术各100g，煎汤熏洗。

荆芥、防风、艾叶、蒜瓣各50g，煎汤熏洗。

络石藤（爬山虎）150g、苏木100g，煎汤熏洗。

威灵仙、生甘草各200g，煎汤熏洗。

荆芥、防风、艾叶、海桐皮、当归、透骨草各5钱、花椒3钱，煎汤熏洗。

防风、苍术各200g，威灵仙、当归、秦艽各50g，煎汤熏洗。

樟木煎汤熏洗。

海桐皮、透骨草、五加皮、姜黄、苏木、乳没、元胡、红花、川椒、羌活各3钱，煎汤熏洗。

生草乌、生川乌、羌活、独活、透骨草、自然铜、黄檗、川牛膝、刘寄奴、石榴皮、乳没各3钱，煎汤熏洗。

艾叶 150g，煎汤熏洗。

生姜 50g，青葱、苏叶、艾叶各 100g，乌药 150g，水菖蒲 200g，煎汤熏洗。

取透骨草 30g，艾叶 60g，独活 30g，桂枝 15g，刘寄奴 30g，煎汤熏洗。

胞当归 12g，鸡血藤 15g，石楠藤 30g，落得打 30g，乳香 10g，没药 10g，独活 15g，苏木 30g，煎汤熏洗。

取制川乌 15克！制草乌 15g，甘松 30g，艾叶 30g，细辛 15g，海桐皮 15g，络石藤 30g，透骨草 30g，刘寄奴 30g，五加皮 15g，煎汤熏洗。

透骨草、元胡、当归、姜黄、川椒、海桐皮、威灵仙、川牛膝、乳没、羌活、白芷、五加皮、红花、土茯苓各等份煎汤熏洗。

桑枝、桂枝、川革薢、伸筋草、乳没、川羌活、川当归、落得打、补骨脂、大独活、川牛膝、淫羊藿、透骨草、川红花、川木瓜煎汤熏洗。

刘寄奴、苏木、益母草、红花、丹参、赤芍、防风、羌活、花椒、透骨草、五加皮、姜黄煎汤熏洗。

川乌、草乌、苍术、羌活、桂枝、防风、艾叶、花椒、红花、刘寄奴、透骨草、伸筋草煎汤熏洗。

透骨草、刘寄奴、苏木、赤芍、红花、羌活、独活、秦艽、防风、艾叶、威灵仙、甲珠、乌梅、木瓜各等份煎汤熏洗。运用于软组织增厚坚硬、肌腱粘连、肌肉僵凝、关节活动功能障碍者。

伸筋草、海桐皮、秦艽、大当归、山钩钩、大独活、川红花、兔儿风、乳没煎汤熏洗。运用于无明显肿胀、关节活动功能障碍者。

丹参、五加皮、透骨草、川椒、川牛膝、木瓜、艾叶、白芷、红花、边桂煎汤熏洗。

(2) 风湿热痹证

治则：驱风除湿，清热通络。

蒲公英、苦参、黄檗、连翘、木鳖子、金银花、白芷、丹皮、生甘草、透骨草、元胡、当归、姜黄、川椒、海桐皮、威灵仙、川牛膝、乳没、羌活、白芷、五加皮、红花、土茯苓各等份煎汤熏洗。

生川乌、生草乌、生南星、生半夏、芒硝、白鲜皮、土茯苓、苏木、赤芍、丹皮煎汤熏洗。

3. 硬皮病

(1) 硬皮病的皮肤症状疗法

透骨草、鸡血藤、干姜、当归、红花、姜黄、二棱、莪术各 50g，甲珠 10克煎汤熏洗。

透骨草、伸筋草、川芎、川椒、生草乌、生川乌、干姜各 5钱，细辛 3钱，煎汤熏洗。

透骨草、伸筋草、桑枝、生草乌、生川乌、松节、刘寄奴、艾叶各 50g，煎汤熏洗。

苏木、红花、干姜、乳没、千年健、鸡血藤、金银花、樟脑各 5钱，透骨草 50g，官桂、细辛各 3钱，煎汤熏洗。

熟附子、川椒、艾叶、桑枝适量，煎汤熏洗。

艾叶、羌活、独活、葱白、苏木煎汤熏洗。

(2) 硬皮病的关节肌肉症状疗法

取羌活、独活、威灵仙、松树针、狗脊各60g，煎煮后趁热熏洗患处。每日1～2次，每次30～60min。

取制川乌、制乌草、透骨草、片姜黄、海桐皮、威灵仙、苏片、五加皮、红花各15g，共研细末，用纱布包后，加水煮沸20min，趁热熏洗患处。每日1～2次，每次30～60min。

透骨草、元胡、当归、姜黄、川椒、海桐皮、威灵仙、川牛膝、乳没、羌活、白芷、五加皮、红花、土茯苓各等份煎汤熏洗：

桑枝、桂枝、川萆薢、伸筋草、乳没、川羌活、川当归、落得打、补骨脂、大独活、川牛膝、淫羊藿、透骨草、川红花、川木瓜煎汤熏洗。运用于关节活动功能障碍者。

川乌、草乌、苍术、羌活、桂枝、防风、艾叶、花椒、红花、刘寄奴、透骨草、伸筋草煎汤熏洗。

透骨草、刘寄奴、苏木、赤芍、红花、羌活、独活、秦艽、防风、艾叶、威灵仙、甲珠、乌梅、木瓜各等份煎汤熏洗。运用于软组织增厚坚硬、肌腱粘连、肌肉僵凝、关节活动功能障碍者。

丹参、五加皮、透骨草、川椒、川牛膝、木瓜、艾叶、白芷、红花、边桂煎汤熏洗。

络石藤（爬山虎）150g、苏木100g，煎汤熏洗。

荆芥、防风、艾叶、海桐皮、当归、透骨草各5钱、花椒3钱，煎汤熏洗。

防风、苍术各200g，威灵仙、当归、秦艽各50g，煎汤熏洗。

海桐皮、透骨草、五加皮、姜黄、苏木、乳没、元胡、红花、川椒、羌活各3钱，煎汤熏洗。

艾叶150g，煎汤熏洗。

生姜50g、青葱、苏叶、艾叶各100g，乌药150g、水菖蒲200g，煎汤熏洗。

取当归12g，鸡血藤15g，石楠藤30g，落得打30g，乳香10g，没药10g，独活15g，苏木30g，煎汤熏洗。

取制川乌15g，制草乌15g，甘松30g，艾叶30g，细辛15g，海桐皮15g，络石藤30g，透骨草30g，刘寄奴30g，五加皮15g，煎汤熏洗。

透骨草、元胡、当归、姜黄、川椒、海桐皮、威灵仙、川牛膝、乳没、羌活、白芷、五加皮、红花、土茯苓各等份煎汤熏洗。

刘寄奴、苏木、益母草、红花、丹参、赤芍、防风、羌活、花椒、透骨草、五加皮、姜黄煎汤熏洗。

川乌、草乌、苍术、羌活、桂枝、防风、艾叶、花椒、红花、刘寄奴、透骨草、伸筋草煎汤熏洗。

透骨草、刘寄奴、苏木、赤芍、红花、羌活、独活、秦艽、防风、艾叶、威灵仙、甲珠、乌梅、木瓜各等份煎汤熏洗。

4. 骨性关节炎、骨坏死

(1) 腰椎骨质增生

取透骨草30g，艾叶60g，秦艽、伸筋草、牛膝、千年健30g，独活15g，刘寄奴30g，煎汤熏洗。

取当归12g，鸡血藤15g，石楠藤30g，落得打30g，乳香10g，没药10g，羌活、独活15g，伸筋草、苏木30g，煎汤熏洗。

取制川乌 15g，制草乌 15g，独活、红花、甘松 30g，伸筋草、千年健、艾叶 30g，延胡索、细辛 15g，煎汤熏洗：

透骨草、元胡、伸筋草、千年健、当归、姜黄、川椒、海桐皮、威灵仙、川牛膝、乳没、独活、白芷、红花、土茯苓各等份煎汤熏洗。

桑枝、桂枝、川萆薢、伸筋草、乳没、川羌活、川当归、落得打、补骨脂、大独活、川牛膝、淫羊藿、透骨草、川红花、川木瓜煎汤熏洗。

刘寄奴、苏木、伸筋草、红花、丹参、赤芍、防风、羌活、透骨草、五加皮、姜黄煎汤熏洗。

川乌、草乌、苍术、独活、桂枝、防风、艾叶、花椒、红花、刘寄奴、透骨草、伸筋草煎汤熏洗。

透骨草、刘寄奴、苏木、赤芍、红花、羌活、独活、秦艽、防风、艾叶、威灵仙、甲珠、乌梅、木瓜各等份煎汤熏洗。运用于软组织增厚坚硬、肌腱粘连、肌肉僵凝、关节活动功能障碍者。

伸筋草、海桐皮、秦艽、大当归、山钩钩、大独活、川红花、独活、乳没煎汤熏洗，运用于颈椎关节活动功能障碍者。

丹参、五加皮、透骨草、川椒、川牛膝、木瓜、艾叶、白芷、红花、独活、延胡索、伸筋草、千年健煎汤熏洗。

(2) 颈椎病

治则：活血化瘀，疏经通络。

取透骨草 30g，艾叶 60 党，羌活、红花、延胡索、苏木、独活 30g，桂枝 15g，刘寄奴 30g，煎汤熏洗。

取当归 12g，鸡血藤 15g，石楠藤 30g，落得打 30g，乳香 10g，没药 10g，羌活、独活 15g，苏木 30g，煎汤熏洗。

取制川乌 15g，制草乌 15g，羌活、红花、甘松 30g，艾叶 30g，延胡索、细辛 15g，海桐皮 15g，络石藤 30g，透骨草 30g，刘寄奴 30g，五加皮 15g，煎汤熏洗。

透骨草、元胡、当归、姜黄、川椒、海桐皮、威灵仙、川牛膝、乳没、羌活、白芷、五加皮、红花、土茯苓各等份煎汤熏洗。

桑枝、桂枝、川萆薢、伸筋草、乳没、川羌活、川当归、落得打、补骨脂、大独活、川牛膝、淫羊藿、透骨草、川红花、川木瓜煎汤熏洗。

刘寄奴、苏木、益母草、红花、丹参、赤芍、防风、羌活、花椒、透骨草、五加皮、姜黄煎汤熏洗。

川乌、草乌、苍术、羌活、桂枝、防风、艾叶、花椒、红花、刘寄奴、透骨草、伸筋草煎汤熏洗。透骨草、刘寄奴、苏木、赤芍、红花、羌活、独活、秦艽、防风、艾叶、威灵仙、甲珠、乌梅、木瓜各等份煎汤熏洗。运用软组织增厚坚硬、肌腱粘连、肌肉僵凝、关节活动功能障碍者。

伸筋草、海桐皮、秦艽、大当归、山钩钩、大独活、川红花、羌活、乳没煎汤熏洗。运用于颈椎关节活动功能障碍者。

丹参、五加皮、透骨草、川椒、川牛膝、木瓜、艾叶、白芷、红花、羌活、延胡索、边桂煎汤熏洗。

(3) 膝关节增生

取透骨草 30g，

30g，煎汤熏洗。

艾叶 60g、秦艽、伸筋草、川牛膝、路路通、木瓜各 30g，桂枝 15g，刘寄奴。

取当归 12g，鸡血藤 15g，路路通、木瓜 30g，落得打 30g，乳香 10g，没药 10g，羌活、独活 15g，伸筋草、苏木 30g，煎汤熏洗。

取制川乌 15g，制草乌 15g，路路通、羌活、木瓜、红花、甘松各 30 壳，伸筋草、千年健、艾叶 30g，延胡索、细辛 15g，海桐皮 15g，络石藤 30g，透骨草 30g，刘寄奴 30g，五加皮 15g，煎汤熏洗。

透骨草、元胡、伸筋草、木瓜、当归、姜黄、川椒、海桐皮、威灵仙、川牛膝、乳没、羌活、白芷、五加皮、红花、土茯苓各等份煎汤熏洗。

桑枝、桂枝、川草薢、伸筋草、乳没、川羌活、川当归、落得打、补骨脂、大独活、川牛膝、淫羊藿、透骨草、川红花、川木瓜煎汤熏洗。

刘寄奴、苏木、伸筋草、红花、丹参、赤芍、防风、羌活、花椒、透骨草、五加皮、姜黄煎汤熏洗。

川乌、草乌、苍术、独活、桂枝、防风、艾叶、花椒、红花、刘寄奴、透骨草、伸筋草煎汤熏洗。

透骨草、刘寄奴、苏木、赤芍、红花、羌活、独活、秦艽、防风、艾叶、威灵仙、甲珠、乌梅、木瓜各等份煎汤熏洗。运用于软组织增厚坚硬、肌腱粘连、肌肉僵凝、关节活动功能障碍者。

伸筋草、海桐皮、秦艽、大当归、山钩钩、路路通、大独活、川红花、羌活、乳没煎汤熏洗。运用于关节活动功能障碍者。

丹参、路路通、透骨草、川椒、川牛膝、木瓜、艾叶、白芷、红花、独活、延胡索、伸筋草、千年健煎汤熏洗。

有关节红肿热痛者。

蒲公英、苦参、黄檗、连翘、木鳖子、金银花、白芷、丹皮、生甘草。

透骨草、元胡、当归、姜黄、川椒、海桐皮、威灵仙，川牛膝、乳没、羌活、白芷、五加皮、红花、土茯苓各等份煎汤熏洗。

生川乌、生草乌、生南星、生半夏、芒硝、白鲜皮、土茯苓、苏木、赤芍、丹皮煎汤熏洗。

5. 风湿热

治则：清热、驱风、祛湿、通络

蒲公英、苦参、黄檗、连翘、木鳖子、金银花、白芷、丹皮、生甘草。

透骨草、元胡、当归、姜黄、川椒、海桐皮、威灵仙、川牛膝、乳没、羌活、白芷、五加皮、红花、土茯苓各等份煎汤熏洗。

生川乌、生草乌、生南星、生半夏、芒硝、白鲜皮、土茯苓、苏木、赤芍、丹皮煎汤熏洗。

6. 肩周炎

治则：温经散寒除湿，活血行气通络止痛

取虎杖、桃树枝、杨树枝、桑树枝、槐树枝各 250g，煎煮后倒入桶内，先熏后洗。每日 2 次，每次30～60min。

取羌活、独活、威灵仙、松树针、狗脊各60g，煎煮后趁热熏洗患处。每日1～2次，每次30～60min。

取制川乌、制乌草、透骨草、片姜黄、海桐皮、威灵仙、苏片、五加皮、红花各15g，共研烩末，用纱布包后，加水煮沸20min，趁热熏洗处。每口1～2次，每次30～60min。

桑枝、桂枝、川萆薢、伸筋草、乳没、川羌活、川当归、落得打、淫羊藿、透骨草、川红花、川木瓜煎汤熏洗。运用于关节活动功能障碍者。

川乌、草乌、苍术、羌活、桂枝、防风、艾叶、花椒、红花、刘寄奴、透骨草、伸筋草煎汤熏洗。

运用于关节活动功能障碍者。

透骨草、刘寄奴、苏木、赤芍、红花、羌活、秦艽、防风、艾叶、威灵仙、甲珠、乌梅、木瓜各等份煎汤熏洗。运用于软组织增厚坚硬、肌腱粘连、肌肉僵凝、关节活动功能障碍者。

伸筋草、海桐皮、秦艽、大当归、山钩钩、大独活、川红花、兔儿风、乳没。运用于无明显肿胀，关节活动功能障碍者。

荆芥、防风、艾叶、蒜瓣各50g，煎汤熏洗。

络石藤（爬山虎）150g、苏木100g，煎汤熏洗。

威灵仙、生甘草各200g，煎汤熏洗。

荆芥、防风、艾叶、海桐皮、当归、透骨草各5钱、花椒3钱，煎汤熏洗。

防风、苍术各200g，威灵仙、当归、秦艽各50g，煎汤熏洗。

海桐皮、透骨草、五加皮、姜黄、苏木、乳没、元胡、红花、川椒、羌活各3钱，煎汤熏洗。

生草乌、生川乌、羌活、透骨草、刘寄奴、石榴皮、乳没各3钱，煎汤熏洗。

艾叶150g，煎汤熏洗。

取透骨草30g，业叶60g，独活30g，桂枝15g，刘寄奴30g，煎汤熏洗。

取当归12g，鸡血藤15g，石楠藤30g，落得打30g，乳香10g，没药10g，独活15g，苏木30g，煎汤熏洗。

取制川乌15g，制草乌15g，甘松30g，艾叶30g，细辛15g，海桐皮15g，络石藤30g，透骨草30g，刘寄奴30g，-加皮15g，煎汤熏洗。

刘寄奴、苏木、益母草、红花、丹参、赤芍、防风、羌活、花椒、透骨草、五加皮、姜黄煎汤熏洗。

川乌、草乌、苍术、羌活、桂枝、防风、艾叶、花椒、红花、刘寄奴、透骨草、伸筋草煎汤熏洗。

7. 风湿性多肌痛

(1) 风寒湿型

治则：祛风散寒，除风通络。

取虎杖，桃树枝、杨树枝、桑树枝、槐树枝各250g，煎煮后倒入桶内，先熏后洗。每日2次，每次30～60min。

取羌活、独活、威灵仙、松树针、狗脊各60g，煎煮后趁热熏洗患处。每日1～2次，每次30～60min。

取制川乌、制马草、透骨草、片姜黄、海桐皮、威灵仙、苏木、五加皮、红花各15g，共研烩末，用纱布包后，加水煮沸20min，趁热熏洗处。每日1～2次，每次30～60min。

透骨草、元胡、当归、姜黄、川椒、海桐皮、威灵仙、川牛膝、乳没、羌活、白芷、五加皮、红花、土茯苓各等份煎汤熏洗。

桑枝、桂枝、川革榭、伸筋草、乳没、川羌活、川当归、落得打、补骨脂、大独活、川牛膝、淫羊藿、透骨草、川红花、川木瓜煎汤熏洗。运用于关节活动功能障碍者。

川乌、草乌、苍术、羌活、桂枝、防风、艾叶、花椒、红花、刘寄奴、透骨草、伸筋草煎汤熏洗。

运用于关节活动功能障碍者：

透骨草、刘寄奴、苏木、赤芍、红花、羌活、独活、秦艽、防风、艾叶、威灵仙、甲珠、乌梅、木瓜各等份煎汤熏洗。运用于软组织增厚坚硬、肌腱粘连、肌肉僵凝、关节活动功能障碍者。

伸筋草、海桐皮、秦艽、大当归、山钩钩、大独活、川红花、兔儿风、乳没。运用于无明显肿胀，关节活动功能障碍者。

丹参、五加皮、透骨草、川椒、川牛膝、木瓜、艾叶、白芷、红花、边桂煎汤熏洗。

防风、秦艽、苍术各100g，煎汤熏洗。

荆芥、防风、艾叶、蒜瓣各50g，煎汤熏洗。

络石藤（爬山虎）150g，苏木100g，煎汤熏洗。

威灵仙、生甘草各200g，煎汤熏洗。

荆芥、防风、艾叶、海桐皮、当归、透骨草各5钱，花椒3钱，煎汤熏洗。

防风、苍术各200g，威灵仙、当归、秦艽各50g，煎汤熏洗。

樟木煎汤熏洗。

海桐皮、透骨草、五加皮、姜黄、苏木，乳没、元胡、红花、川椒、羌活各3钱，煎汤熏洗。

生草乌、生川乌、羌活、独活、透骨草、自然铜、黄檗、川牛膝、刘寄奴、石榴皮、乳没各3钱，煎汤熏洗。

艾叶150g，煎汤熏洗，

生姜50g、青葱、苏叶、艾叶各100g，乌药150g，水菖蒲200g，煎汤熏洗。

取透骨草30g，艾叶60g，独活30g，桂枝15g，刘寄奴30g，煎汤熏洗。

取当归12g，鸡血藤15g，古楠藤如g，落得打30g，乳香10g，没药10g，独活15g，苏木30g，煎汤熏洗。

取制川乌15g，制草乌15g，甘松30g，艾叶30g，细辛15g，海桐皮15g，络石藤30g，

透骨草30g，刘寄奴30g，五加皮15g，煎汤熏洗。

透骨草、元胡、当归、姜黄、川椒、海桐皮、威灵仙、川牛膝、乳没、羌活、白芷、五加皮、红花、土茯苓各等份煎汤熏洗。

桑枝、桂枝、川草薢、伸筋草、乳没、川羌活、川当归、落得打、补骨脂，大独活、川牛膝、淫羊藿、透骨草、川红花、川木瓜煎汤熏洗。

刘寄奴、苏木、益母草、红花、丹参、赤芍、防风、羌活、花椒、透骨草、五加皮，姜黄

煎汤熏洗。

川乌、草乌、苍术、羌活、桂枝、防风、艾叶、花椒、红花、刘寄奴、透骨草、伸筋草煎汤熏洗。

透骨草、刘寄奴、苏木、赤芍、红花、羌活、独活、秦艽、防风、艾叶、威灵仙，甲珠、乌梅、木瓜各等份煎汤熏洗。运用于软组织增厚坚硬、肌腱粘连、肌肉僵凝、关节活动功能障碍者。

伸筋草、海桐皮、秦艽、大当归、山钩钩、大独活、川红花、兔儿风、乳没煎汤熏洗。运用于无明显肿胀，关节活动功能障碍者。

丹参、五加皮、透骨草、川椒、川牛膝、木瓜、艾叶、白芷、红花、边桂煎汤熏洗。

(2) 风湿热型

治则：驱风除湿，清热通络：

蒲公英、苦参、黄柏、连翘、木鳖子、金银花、白芷、丹皮、生甘草。

透骨草、元胡、当归、姜黄、川椒、海桐皮、威灵仙、川牛膝、乳没、羌活、白芷、五加皮、红花、土茯苓各等份煎汤熏洗。

生川乌、生草乌、生南星、生半夏、芒硝、白鲜皮、土茯苓、苏木、赤芍、丹皮煎汤熏洗。

8. 强直性脊柱炎

治则：温经至散寒，化湿通络。温补肝肾。

取透骨草30g，艾叶60g，秦艽、伸筋草、川牛膝、千年健30g，独活15g，刘寄奴30g，补骨脂、桑寄生、川续断各15克煎汤熏洗。

取当归12g，鸡血藤15g，石楠藤30g，落得打30g，乳香10g，没药10g，羌活、独活15g，伸筋草、苏木30g，煎汤熏洗。

取制川乌15g，制草乌15g，独活、红花、甘松30g，伸筋草、千年健、艾叶30g，延胡索、细辛15g，海桐皮15g，络石藤30g，透骨草30g，刘寄奴30g，五加皮15g，煎汤熏洗。

透骨草、元胡、伸筋草、千年健、当归、姜黄、川椒、海桐皮、威灵仙、川牛膝、乳没、独活、白芷、红花、熟地黄、仙灵脾各等份煎汤熏洗。

伸筋草、乳没、川羌活、川当归、落得打、补骨脂、大独活、川牛膝、淫羊藿、透骨草、川红花、川木瓜煎汤熏洗。

刘寄奴、苏木、伸筋草、红花、丹参、赤芍、防风、羌活、透骨草、五加皮、姜黄煎汤熏洗。

川乌、草乌、苍术、独活、桂枝、防风、艾叶、仙灵脾、红花、刘寄奴、透骨草、伸筋草煎汤熏洗。

透骨草、刘寄奴、苏木、赤芍、红花、羌活、独活、秦艽、防风、艾叶、威灵仙、甲珠、乌梅、木瓜各等份煎汤熏洗。运用于脊柱关节活动功能障碍者。

伸筋草、海桐皮、秦艽、大当归、山钩钩、大独活、川红花、独活、乳没煎汤熏洗。运用于脊柱关节活动功能障碍者。

丹参、五加皮、透骨草、川椒、川牛膝、木瓜、艾叶、白芷、红花、独活、延胡索、伸筋草、千年健煎汤熏洗。

9. 多发性肌炎和皮肌炎

治则：驱风除湿，清热通络。

蒲公英、苦参、黄檗、连翘、木鳖子、金银花、白芷、丹皮、生甘草。

透骨草、元胡、当归、姜黄、川椒、海桐皮、威灵仙、川牛膝、乳没、羌活、白芷、五加皮、红花、土茯苓各等份煎汤熏洗。

生川乌、生草乌、生南星、生半夏、芒硝、白鲜皮、土茯苓、苏木、赤芍、丹皮煎汤熏洗。

10. 结节性多动脉炎

治则：行气活血，化瘀通脉。

透骨草、鸡血藤、干姜各 50g，煎汤熏洗。

新鲜松针 1 束，煎汤熏洗。

透骨草、伸筋草、桑枝各 50g，草乌、川乌、松节、刘寄奴、艾叶各 3 钱，煎汤熏洗。

苏木、红花、干姜、乳没、千年健、鸡血藤、金银花、樟脑各 5 钱，透骨草 50g，官桂、细辛各 3 钱，煎汤熏洗。

熟附子、川椒、艾叶、桑枝适量，煎汤熏洗。

艾叶、羌活、独活、葱白、苏木煎汤熏洗。

透骨草、伸筋草、川芎、川椒、川乌、草乌、干姜各 5 钱，细辛 3 钱，煎汤熏洗。

11. 大骨节病

透骨草、苍术、桑枝、各 150g，艾叶、硫黄各 100g，花椒 3 钱，煎汤熏洗。

12. 白塞综合征皮肤感染

苍耳子、白矾、野菊花、苦参各 3 钱，蛇床子、地肤子各 5 钱，煎汤熏洗。

马齿苋 200g，煎汤熏洗。

地肤子、蛇床子各 50g，煎汤熏洗。

13. 银屑病

秦艽 100g，煎汤熏洗。

苦楝皮 50～100g，煎汤熏洗。

艾叶、鹤虱、菖蒲各 50g，煎汤熏洗。

苦参、徐长卿各 50g，煎汤熏洗。

其他风湿病的治疗可根据辨证参考以上风湿病的治疗方法进行治疗。

（四）注意事项

1. 药物煎煮加水要适量，太多则浓度降低。蒸煮时间据药物性质而定。芳香性药物一般煮沸 10～15min，块状和根茎类药物则须煮沸 30min。

2. 应用时药液温度要适宜，防止烫伤皮肤。

3. 熏洗后要用干毛巾擦干患部，并注意避风和保暖。

4. 妇女经期和妊娠期不宜坐浴和熏洗阴部。

5. 熏洗药不可内服。

（五）按语

本疗法简便易行，适应证广，疗效显著，亦无不良反应，尤其对于皮肤，关节、肛门等疾病，可直接作用于病所，能发挥较好的治疗作用。

六、药浴对风湿病的治疗

药浴对人体具有独到功效,自古以来一直受医学界重视。沐浴前在水中"加料"亦有助促进健康,例如加入适量白酒、白醋等,可清洁身体及消除疲劳,更能治疗痔疮、便秘及有助增强性能力。药浴,在中国已有几千年的历史。据记载自周朝开始,就流行香汤浴。所谓香汤,就是用中药佩兰煎的药水。其气味芬芳馥郁,有解暑祛湿、醒神爽脑的功效。伟大爱国诗人屈原在《云中君》里记述:"浴兰汤兮沐芳华。"其弟子宋玉在《神女赋》中亦说:"沐兰泽,含若芳。"从清代开始,药浴就作为一种防病治病的有效方法受到历代中医的推崇。

(一)黄腐植酸(FA)药浴疗法

黄腐植酸是腐植酸的一个重要组成部分,腐植酸是动植物残体在大自然中经长期风化和细菌的腐解作用而形成的一类大分子有机聚合。腐植酸根据分子量不同又分为黄腐酸、棕腐酸、黑腐酸。黄腐酸是分子量最小的一种。我国早在400年前明代李时珍《本草纲目》中即有城东腐木乌金石治疗多种疾病的记载,而国外的泥炭浴(主要成分为腐植酸)治疗风湿病、多种皮肤病使用已久,至今仍受欢迎。

1991年《创面骨科学报》发表了北京积水潭医院、北京南口长城医院张树洁、吴钟秀等人的"腐植酸治疗类风湿关节炎100例临床疗效观察"。1994年《中西医风湿病杂志》发表了北京燕竹医院吕洪英的"FA治疗强者炎200例临床疗效观察"。他们的结论如下:

1. 腿药浴治疗风湿类疾病时,多数患者在接受治疗数次后即有明显舒适感,继续治疗疼痛可有明显减轻,个别患者经数次或一个阶段药浴后,突然出现疼痛反而加剧,这种情况称反跳现象,若能继续坚持治疗,疼痛会逐渐缓解。其远期疗效更佳。

2. FA药浴的镇痛作用出现缓慢,但关节红肿可逐渐消退,血沉缓慢下降,说明FA有明显的消炎作用。

3. FA有多种治疗作用,与抗风湿一线药相比,除抗感染、止痛作用外,尚有免疫调节作用,改善微循环和激素样药理作用。

4. FA是理想的辅助治疗手段,由于改变给药途径,使药物经皮肤吸收,故可以与经消化道给药同时进行,使治疗作用增强,而不会增加消化道不良反应。

(二)黄腐植酸的临床应用

由中国康复医学会药浴专业委员会主任委员张树杰研制FAⅠ号为主,配以中西医结合治疗风湿类疾病,已被国家20个省市40余家医疗单位引进并用于临床,治疗类风湿性关节炎已达几十万人次。

1. 用FA药浴的方法

(1) 以FA药浴Ⅰ号治疗为主:30mLFAⅠ号加入100kg 38~40℃水中,全身浸浴20min,每日1次,每周5~6次,15次为1疗程,一般2~4个疗程。

(2) 辅助药物治疗:维脑路通400mg加入500mL葡萄糖溶液中静脉滴注,配合草乌甲素0.2~0.4m克及10%葡萄糖酸钙10~20mL滴管给药,每日1次,10天为1疗程,一般3~4疗程。

(3) 在以上两种治疗的基础上,加强综合治疗。

①体育疗法对于风湿类疾病,运动可以保持脊柱生理弯曲度,防止手足关节畸形,防止和

减轻肢体废用而致肌肉萎缩,维持骨密度和强度,防止骨质疏松。②理疗配合按摩、针灸、电疗、离子导入。

2. 药浴在综合治疗中的优越性

(1) FA 有类固醇样结构,所以对人有类固醇作用又无类固醇的不良反应。

(2) 使用热水浴,可促进周身血液循环,加快了皮肤对 FA 的吸收,使 FA 迅速到达受损伤的局部组织,产生药理作用,可增加医疗体育锻炼,对畸形关节功能恢复有良好作用;

(3)FA 药浴简便、易行,浸润全身关节,最适合类风湿性关节炎疾患,并避免服用抗类风湿药物引起的多种不良反应,既健身又治病。

医院应用 FA 药与治疗其他一些免疫系统的疾病如牛皮癣、糖尿病等,均获良好疗效。FA 的药理作用还等待进一步开发,其制剂也有待进一步研制,以期得到更广泛的应用。

(三) 中药药浴疗法

1. 洗浴方

药物组成:威灵仙、生甘草各 60g,羌活、独活、川乌、草乌各 30g,地鳖虫 20g。

功效:疏通经络,活血化瘀,行气止痛。

主治:痛痹,腰背痛重者。

用法:用蒸熏治疗机,每日蒸熏 2 次,每次 30～40min,3～4 周为一个疗程。

2. 浸浴方

药物组成:川椒目、海藻、鸡血藤各 30g,羌活、独活、制半夏、昆布、木瓜、桂枝各 15g,制川乌、制草乌各 5 克;

功效:温通经络,化瘀止痛。

主治:最适用于强直性脊柱炎,腰背疼痛,活动受限者。

用法:上药纱布包之,用水 3kg,煎 20min,倒入浴缸温水中,水量以能浸泡整个人体为度。每次浸浴半小时,每周 2 次。

七、矿泉疗法

化学作用主要表现在矿泉水中的阴阳离子、游离气体、微量元素及放射性物质,不断地刺激体表及体内的感受器官,改善中枢神经的调节功能。物理作用可分为温度和机械作用。温度作用即温度对皮肤、心血管系统、呼吸、胃肠功能、免疫机制等有益刺激。机械作用即静水压、浮力及矿泉水中液体微粒运动对皮肤的按摩作用。这些综合作用促使大脑皮层逐渐形成正常的协调活动,抑制并逐渐代替紊乱机体的病理过程,从而使慢性疾病得到缓解或痊愈。

1. 矿泉的分类

(1) 按温度分类:冷泉:< 25℃;微温泉:25～33℃;温泉:34～37℃;热泉:38～42℃;高热泉:43℃以上。

(2) 按 pH 来分:酸性泉:pH 2～4;弱酸性泉:pH 4～6;中性泉:pH 6～7.5;弱碱性泉 pH 7.5～8.5;碱性泉:pH 8.5～10。

(3) 按渗透压来分:低渗泉:可溶性固体 1～8g/L;等渗泉:可溶性固体 8～10g/L;高渗泉:可溶性固体 10g/L 以上。

2. 矿泉的医疗作用

(1) 温度的刺激作用：矿泉水的温度刺激人体皮肤、血管和神经，使机体发生相应的变化。

低温浴＜34℃可是皮肤、血管收缩，脉搏缓慢，血压升高，胃肠蠕动减慢，血糖增加，神经兴奋等。

温热浴37～41℃可使血管扩张、血压下降、脉搏加快、血流加速、呼吸增快。

高温浴42℃以上，对人体的刺激更强，使血管先收缩，后扩张，可产生一过性内脏贫血和低血压，甚至由于出汗量大而虚脱，故大于42℃的高温浴不宜应用。

(2) 机械刺激作用：由于水有以下作用：①浮力作用，肢体活动较易进行，利于关节功能的恢复。②水的静压作用，促进血液回流，具有消肿作用。③动水压作用，矿泉水的分子运动及气体逸出，给皮肤神经末梢以安抚作用，从而产生镇静止痛，改善血液循环的作用。

3. 各类矿泉对风湿性疾病的治疗作用

(1) 氡泉：泉水中氡气含量达到30mg/L以上者称为氡泉。氡泉浴有调节机体的免疫功能和消炎止痛作用。但温度不宜过高，以40℃左右为宜，且风湿病的急性发作期不宜用氡泉浴。

(2) 硫化氢泉：泉水中硫的总含量在2mg/L以上称硫化氢泉，有刺激和激活结缔组织和抗感染的作用，一般在风湿病急性发作后的五个月禁用。

(3) 氯化物泉：泉水中固体总量在1g/L以上，其中阴离子主要是Cl^-，含量在25mmol/L以上者称氯化物泉，对治疗疼痛有较好的作用。

4. 矿泉水浴注意事项

(1) 空腹或饱食后不宜入浴。空腹入浴易引起头晕、恶心、虚脱；饱食入浴影响消化和呼吸功能。

(2) 老年体弱者不宜选择高温矿泉浴。

(3) 浸浴中如出现头晕、心悸、汗多等不适症状，应立即停浴。

(4) 进行硫化氢浴时，应注意室内通风良好，防止硫化氢中毒。

(5) 女性月经期应暂停矿泉浴以免月经量过多。

(6) 矿泉浴浸泡期，患者往往会出现一些不适症状，如头晕、头痛、失眠、汗多、疲乏、皮肤潮红以及关节肿胀、疼痛等，有此反应的占60%～80%，一般持续一周左右。

（李浩炜）